肝胆膵の CT・MRI

編集

本田　浩 九州大学大学院医学研究院臨床放射線科学分野 教授
角谷眞澄 信州大学医学部画像医学教室 教授
吉満研吾 福岡大学医学部放射線医学教室 教授
蒲田敏文 金沢大学大学院医薬保健学総合研究科放射線科学 教授
入江裕之 佐賀大学医学部放射線医学講座 教授

CT and MRI of Hepatobiliary and Pancreatic Diseases

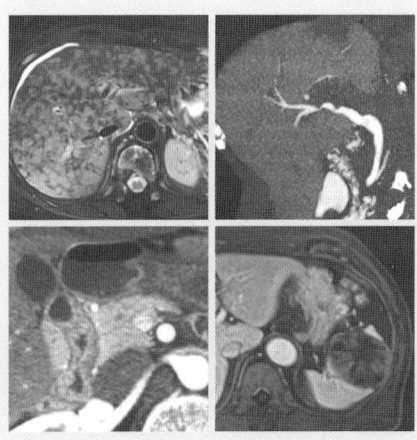

メディカル・サイエンス・インターナショナル

CT and MRI of Hepatobiliary and Pancreatic Diseases
First Edition
Edited by Hiroshi Honda, Masumi Kadoya, Kengo Yoshimitsu, Toshifumi Gabata, Hiroyuki Irie

©2016 by Medical Sciences International, Ltd., Tokyo
All rights reserved.
ISBN 978-4-89592-846-5

Printed and Bound in Japan

執筆者一覧 (執筆順)

編集者代表
本田　浩	Hiroshi Honda	九州大学大学院医学研究院臨床放射線科学分野 教授	

I. 肝　　　　　　　　　　　　　　　　　　　　　　　　　　　　　　編集：角谷　眞澄

角谷　眞澄	Masumi Kadoya	信州大学医学部画像医学教室 教授
山田　哲	Akira Yamada	信州大学医学部画像医学教室 助教
久保雄一郎	Yuichiro Kubo	国立病院機構九州がんセンター放射線科
高山　幸久	Yukihisa Takayama	九州大学大学院医学研究院臨床放射線科学分野 助教
藤永　康成	Yasunari Fujinaga	信州大学医学部画像医学教室 准教授
岡本　大佑	Daisuke Okamoto	九州大学大学院医学研究院臨床放射線科学分野 助教
高松　繁行	Shigeyuki Takamatsu	金沢大学大学院医薬保健学総合研究科放射線科学 助教
篠崎　賢治	Kenji Shinozaki	地域医療機能推進機構九州病院放射線科 医長
上田　和彦	kazuhiko Ueda	がん研究所有明病院画像診断部 肝胆膵領域担当部長
浅山　良樹	Yoshiki Asayama	九州大学大学院医学研究院先進画像診断・低侵襲治療学共同研究部門 教授
黒住　昌弘	Masahiro Kurozumi	信州大学医学部附属病院放射線部 助教
柿原　大輔	Daisuke Kakihara	北九州市立医療センター放射線科 部長
藤田　展宏	Nobuhiro Fujita	九州大学大学院医学研究院臨床放射線科学分野 助教
松下　剛	Tsuyoshi Matsushita	信州大学医学部画像医学教室 助教
米田　憲秀	Norihide Yoneda	金沢大学大学院医薬保健学総合研究科放射線科学 助教
石神　康生	Kousei Ishigami	九州大学大学院医学研究院臨床放射線科学分野 講師
西江　昭弘	Akihiro Nishie	九州大学大学院医学研究院臨床放射線科学分野 准教授
池野　宏	Hiroshi Ikeno	金沢大学大学院医薬保健学総合研究科放射線科学
牛島　泰宏	Yasuhiro Ushijima	九州大学大学院医学研究院臨床放射線科学分野 助教
北尾　梓	Azusa Kitao	金沢大学大学院医薬保健学総合研究科放射線科学 助教
田嶋　強	Tsuyoshi Tajima	国立研究開発法人国立国際医療センター病院 放射線診療部門長
小松　大祐	Daisuke Komatsu	信州大学医学部画像医学教室
松下　美奈	Mina Matsushita	信州大学医学部画像医学教室
藤田　幸恵	Sachie Fujita	信州大学医学部画像医学教室
細田　玲	Rei Hosoda	信州大学医学部画像医学教室
金子貴久子	Kikuko Kaneko	信州大学医学部画像医学教室
柳澤　新	Shin Yanagisawa	信州大学医学部画像医学教室 助教
塚原　嘉典	Yoshinori Tsukahara	信州大学医学部画像医学教室
高橋　正明	Masaaki Takahashi	信州大学医学部画像医学教室 助教
吉田耕太郎	Kotaro Yoshida	金沢大学大学院医薬保健学総合研究科放射線科学 助教

| 藤田　顕 | Akira Fujita | 信州大学医学部画像医学教室 |
| 森田孝一郎 | Koichiro Morita | 九州大学大学院医学研究院臨床放射線科学分野 |

II．胆嚢・胆管　　編集：吉満　研吾

吉満　研吾	Kengo Yoshimitsu	福岡大学医学部放射線医学教室 教授
衣袋　健司	Kenji Ibukuro	三井記念病院放射線診断科 部長
藤光　律子	Ritsuko Fujimitsu	福岡大学医学部放射線医学教室 助教
浅山　良樹	Yoshiki Asayama	九州大学大学院医学研究院先進画像診断・低侵襲治療学共同研究部門 教授
中山　智博	Tomohiro Nakayama	公立学校共済組合九州中央病院放射線科 医長
柿原　大輔	Daisuke Kakihara	北九州市立医療センター放射線科 部長
久保雄一郎	Yuichiro Kubo	国立病院機構九州がんセンター放射線科
森田　彩子	Ayako Morita	福岡大学医学部放射線医学教室 助教
浦川　博史	Hiroshi Urakawa	福岡大学医学部放射線医学教室 助教
黒木　嘉典	Yoshifumi Kuroki	福岡大学医学部放射線医学教室 講師
竹原　康雄	Yasuo Takehara	浜松医科大学医学部附属病院放射線部 病院教授
品川　喜紳	Yoshinobu Shinagawa	福岡大学医学部放射線医学教室 助教
髙良　真一	Shinichi Kora	福岡大学医学部放射線医学教室 助教
光藤　利通	Toshimichi Mitsufuji	福岡大学医学部放射線医学教室 助教
納　彰伸	Akinobu Osame	福岡大学医学部放射線医学教室

III．膵　　編集：蒲田　敏文

蒲田　敏文	Toshifumi Gabata	金沢大学大学院医薬保健学総合研究科放射線科学 教授
小坂　一斗	Kazuto Kozaka	金沢大学大学院医薬保健学総合研究科放射線科学 講師
池野　宏	Hiroshi Ikeno	金沢大学大学院医薬保健学総合研究科放射線科学
井上　大	Dai Inoue	金沢大学大学院医薬保健学総合研究科放射線科学 助教
吉田耕太郎	Kotaro Yoshida	金沢大学大学院医薬保健学総合研究科放射線科学 助教
戸島　史仁	Fumihito Toshima	金沢大学大学院医薬保健学総合研究科放射線科学
香田　渉	Wataru Koda	金沢大学大学院医薬保健学総合研究科放射線科学 准教授
米田　憲秀	Norihide Yoneda	金沢大学大学院医薬保健学総合研究科放射線科学 助教
奥村健一朗	Kenichiro Okumura	金沢大学大学院医薬保健学総合研究科放射線科学
折戸　信暁	Nobuaki Orito	金沢大学大学院医薬保健学総合研究科放射線科学
南　哲弥	Tetsuya Minami	金沢大学附属病院放射線部 准教授

IV．脾　　編集：入江　裕之

入江　裕之	Hiroyuki Irie	佐賀大学医学部放射線医学講座 教授
笹栗　弘平	Kohei Sasaguri	佐賀大学医学部放射線医学講座 助教
野尻　淳一	Junichi Nojiri	佐賀大学医学部放射線医学講座 講師
中園　貴彦	Takahiko Nakazono	佐賀大学医学部附属病院放射線部 准教授
山口　健	Ken Yamaguchi	佐賀大学医学部放射線医学講座 助教

序

　近年のCT, MRI機器の進歩とともに画像診断は大きく進歩した．ことに腹部領域では，画像による肝癌研究を始め，肝臓，胆嚢・胆管，膵臓，脾臓領域での多くの優れた研究成果により，日本が世界をリードしていることは周知のことである．症例検討会などで，過去には知られていなかった知見や疾患を，事もなげに回答する若者の姿を見る機会が増えた．これらはひとえに先人達の不断の努力の賜物であると思う．

　一方，機器や撮像技術が発達しても，解剖，病因，病理学的知識が基盤であることは論じるまでもない．画像診断では，疾患の本質を解明し，わかりやすく可視化し，その所見を過不足なく拾い上げることが求められる．そのためには撮像機器の特性や造影理論，解剖や病理などへの幅広い知識とともにそれらを有機的に結びつける作業が必要となる．今回，幸運にもそのきっかけとなる専門書を編集する機会をいただいた．

　本書は，総論と各論から構成される．総論では，最新の画像診断・撮像技術の進歩や至適撮像プロトコールと同様に，外科医との意見交換にも役立つよう，ワンランク上の外科解剖解説にも重点を置いている．この総論はかなり重厚なものとなっており，本書の特徴でもある．是非じっくりと読み込んでいただきたい．各論では各疾患の理解が容易となるよう解説を原則見開き2ページとした．左頁には画像の成り立ちが理解できるような病理・病態解説を，右頁に代表的画像を配置し，単なる絵合わせに終わらないよう工夫されている．さらに癌の項目では質的診断にとどまらず，正確な病期診断も可能となるよう，各因子について十分に解説した．画像上のバイオマーカー・予後因子についても，最近の知見をもとに踏み込んで解説されている．

　読者の対象を，放射線診断専門医のみならず，後期研修医，消化器内科・外科医までの幅広い層とした．「この本を読めば肝胆膵脾領域の殆どが解決する」書を目指した．基本から最新知見までを網羅した本書を通読されれば，その趣旨をご理解いただけるものと思う．本書が，肝胆膵脾領域の教科書として皆様の座右の書となることを心から願っている．

　最後に，本書の編集にあたってはこの領域を牽引している金沢大学・信州大学・福岡大学・佐賀大学・九州大学の先生方にお願いした．忙しい中，快くお引き受けいただき，豊富な知識と経験を遺憾なくご執筆いただいた先生方に，心より感謝申し上げる．この夢のコラボレーションの実現は，企画時における東京大学大学院放射線医学講座 大友 邦教授のご推薦によるものであり，また刊行にはメディカル・サイエンス・インターナショナルの正路修氏はじめ編集部に多大なご協力をいただいた．併せて感謝申し上げる．

2016年2月

編集者代表　本田　浩

目 次

I. 肝

総 論 角谷眞澄 2

各 論

1. びまん性肝疾患

急性肝炎・劇症肝炎　acute hepatitis/fulminant hepatitis ……… 山田 哲 56
慢性肝炎　chronic hepatitis ……… 山田 哲 60
肝硬変・門脈圧亢進症　liver cirrhosis/portal hypertension ……… 山田 哲 62
原発性胆汁性肝硬変　primary biliary cirrhosis : PBC ……… 久保雄一郎 66
特発性門脈圧亢進症　idiopathic portal hypertension : IPH ……… 高山幸久 68
Budd-Chiari症候群　Budd-Chiari syndrome ……… 高山幸久 70
脂肪肝　fatty liver ……… 藤永康成 72
非アルコール性脂肪性肝疾患/非アルコール性脂肪肝炎　nonalcoholic fatty liver disease(NAFLD)/nonalcoholic steatohepatitis(NASH)… 藤永康成 74
鉄過剰症　iron overload disorder ……… 藤永康成 76
Wilson病　Wilson disease ……… 岡本大佑 78
トロトラスト　thorotrast ……… 岡本大佑 80
住血吸虫症　schistosomiasis ……… 岡本大佑 82
放射線肝炎　radiation hepatitis ……… 高松繁行 84
血流異常：third flow ……… 篠崎賢治 86

2. 腫瘤性肝病変：肝細胞性病変（悪性）

＜肝細胞癌＞

肝細胞癌　多段階発癌総論　hepatocellular carcinoma(HCC)multi-stage carcinogenesis ……… 上田和彦 90
再生結節　regenerative nodule ……… 上田和彦 96
前癌病変・早期肝細胞癌　premalignant lesion and early hepatocellular carcinoma(HCC) ……… 上田和彦 98
進行肝細胞癌（中分化型肝細胞癌）　progressed hepatocellular carcinoma(moderately differentiated hepatocellular carcinoma) ……… 上田和彦 100
進行肝細胞癌（低分化型肝細胞癌）　progressed hepatocellular carcinoma：poorly differentiated type ……… 上田和彦 102
門脈腫瘍栓を伴う肝細胞癌　hepatocellular carcinoma with portal vein tumor thrombus ……… 上田和彦 104
胆管腫瘍栓を伴う肝細胞癌　hepatocellular carcinoma with bile duct

tumor thrombus ······ 上田和彦 106
びまん型肝細胞癌　diffuse hepatocellular carcinoma ······ 浅山良樹 108
肝細胞癌：TACE, 経皮的治療後変化, 効果判定 ······ 黒住昌弘 110
肝細胞癌の予後因子・バイオマーカー　prognostic factor and biomarker of HCC ······ 山田　哲 114

＜肝細胞癌特殊型＞
硬化型肝細胞癌　scirrhous hepatocellular carcinoma ······ 柿原大輔 116
肉腫様肝細胞癌　sarcomatoid hepatocellular carcinoma ······ 藤田展宏 118
偽腺管型肝細胞癌　pseudoglandular type hepatocellular carcinoma
　······ 藤田展宏 120
CK19陽性肝細胞癌　CK19 positive hepatocellular carcinoma ······ 藤田展宏 122
金属沈着肝細胞癌　hepatocellular carcinoma with metallic accumulation ······ 柿原大輔 124

3. 腫瘍性肝病変：胆管細胞性病変（悪性）
肝内胆管癌：末梢腫瘤形成型　intrahepatic cholangiocarcinoma(IHC): mass forming type ······ 松下　剛 126
肝内胆管癌：胆管浸潤型　intrahepatic cholangiocarcinoma : periductal infiltrating type ······ 浅山良樹 128
肝内胆管癌：胆管内発育型　intrahepatic cholangiocarcinoma(IHC): intraductal growth type ······ 米田憲秀 130
肝内胆管癌のバイオマーカー, 予後因子　biomarkers and prognostic factors of intrahepatic cholangiocarcinoma ······ 浅山良樹 132
胆管内乳頭状腫瘍　intraductal papillary neoplasm of the bile duct : IPNB ······ 石神康生 134
肝粘液性嚢胞腫瘍　mucinous cystic neoplasm : MCN ······ 石神康生 136

4. その他の病変：悪性
細胆管癌　cholangiolocellular carcinoma ······ 上田和彦 138
混合型肝癌　mixed hepatocellular and cholangiocellular carcinoma ······ 西江昭弘 140
肝悪性リンパ腫　hepatic malignant lymphoma ······ 池野　宏 142
肝偽リンパ腫　hepatic pseudolymphoma ······ 池野　宏 144
肝血管肉腫　hepatic angiosarcoma ······ 池野　宏 146
肝類上皮血管内皮腫　epithelioid hemangioendothelioma : EHE ······ 米田憲秀 148
肝神経内分泌腫瘍　hepatic neuroendocrine tumor ······ 浅山良樹 150
転移性肝腫瘍　metastatic liver tumor ······ 山田　哲 152

5. その他の病変：良性
肝腺腫　hepatic adenoma ······ 牛島泰宏 158
肝血管筋脂肪腫　hepatic angiomyolipoma ······ 北尾　梓 160
肝内胆管腺腫　intrahepatic bile duct adenoma ······ 田嶋　強 162
胆管過誤腫症　biliary hamartoma(von Meyenburg complex : VMC)
　······ 小松大祐 164

Multicystic biliary hamartoma		牛島泰宏	166
肝血管腫　hepatic hemangioma		松下　剛	168
硬化性血管腫　sclerosing/sclerosed hemangioma		北尾　梓	170
肝囊胞　hepatic simple cyst		松下美奈	172
多発性肝囊胞　polycystic liver disease：PCLD		藤田幸恵	174
Biloma		藤田幸恵	176
Osler-Weber-Rendu 病（遺伝性出血性毛細血管拡張症）　hereditary hemorrhagic telangiectasia：HHT		藤永康成	178
肝紫斑病　peliosis hepatis		浅山良樹	180
前腸囊胞　foregut cyst		細田　玲	182
Peribiliary cyst		金子貴久子	184
肝膿瘍　hepatic abscess		柳澤　新	186
炎症性偽腫瘍　inflammatory pseudotumor：IPT		米田憲秀	188
肝幼虫移行症　hepatic visceral larva migrans		柿原大輔	190
A-P シャント　arterio-portal shunt		藤永康成	192
アルコール性肝障害にみられる過形成結節　hyperplastic nodule in alcoholic cirrhosis		北尾　梓	194
結節性再生性過形成　nodular regenerative hyperplasia：NRH		浅山良樹	196
限局性結節性過形成　focal nodular hyperplasia：FNH		塚原嘉典	198
FNH-like lesion		北尾　梓	200
Confluent hepatic fibrosis（塊状線維化巣）		小坂一斗	202
肝偽脂肪腫　pseudolipoma of the Glisson capsule		小坂一斗	204
限局性脂肪肝と focal spared area		高橋正明	206
胆管閉塞や膵炎に伴う肝実質の二次的変化　secondary changes of liver parenchyma due to biliary obstruction or pancreatitis		吉田耕太郎	208
肝の偽病変　hepatic pseudolesions		吉田耕太郎	210

付録 I-1
腫瘍の鑑別における細胞外液性 Gd 造影剤と Gd-EOB-DTPA との造影能の違い ……………………………………………………………………… 山田　哲　212

付録 I-2
EOB 造影 MRI の最新知見 ……………………………………………… 藤永康成　217

6. 小児
肝芽腫　hepatoblastoma		藤田　顕	220
成人型肝細胞癌　hepatocellular carcinoma：adult type		牛島泰宏	222
肝未分化肉腫　embryonal sarcoma of the liver		森田孝一郎	224
乳児血管腫　infantile hemangioma		森田孝一郎	226
間葉系過誤腫　mesenchymal hamartoma		森田孝一郎	228

7. 肝外傷
肝外傷　hepatic trauma		黒住昌弘	230
文献			235

II. 胆嚢・胆管

総論 ………………………………………………………………………………… 吉満研吾　244

各論

1. **発生異常・手術に必要な画像解剖**

   重複胆嚢　double gallbladder …………………………………………… 衣袋健司　274

   膵・胆管合流異常：分類　malfusion of pancreaticobiliary ducts :
   　　classification ……………………………………………………………… 衣袋健司　276

   先天性胆道拡張症　congenital dilatation of the bile duct : CDBD …… 藤光律子　278

   胆道閉鎖症　biliary atresia ……………………………………………… 浅山良樹　280

   腹腔鏡胆摘に関わる胆管・動門脈正常変異　anatomy of bile duct,
   　　hepatic artery, and portal vein for laparoscopic cholecystectomy … 衣袋健司　282

   肝内胆管癌の肝切除・再建に関わる胆管・動門脈正常変異　anatomy
   　　of bile duct, hepatic artery, and portal vein for intrahepatic chol-
   　　angiocellular carcinoma ………………………………………………… 衣袋健司　284

2. **胆嚢・胆道炎**

   急性胆嚢炎（含む無石胆嚢炎）　acute cholecystitis ………………… 中山智博　286

   急性胆嚢炎の合併症　complications of acute cholecystitis ………… 中山智博　288

   急性胆管炎　acute cholangitis …………………………………………… 中山智博　290

   慢性胆嚢炎　chronic cholecystitis ……………………………………… 中山智博　292

   特殊な胆嚢炎 1：黄色肉芽腫性胆嚢炎　xanthogranulomatous chole-
   　　cystitis : XGC ……………………………………………………………… 中山智博　294

   特殊な胆嚢炎 2：壊疽性胆嚢炎　gangrenous cholecystitis ………… 中山智博　296

   特殊な胆嚢炎 3：気腫性胆嚢炎　emphysematous cholecystitis …… 中山智博　298

   特殊な胆嚢炎 4：胆嚢捻転症　gallbladder torsion …………………… 中山智博　300

   特殊な胆管炎 5：IgG4 関連胆嚢炎・胆管炎　IgG4-related sclerosing
   　　cholecystitis/cholangitis ………………………………………………… 中山智博　302

   特殊な胆管炎 6：原発性硬化性胆管炎　primary sclerosing cholangitis
   　　………………………………………………………………… 柿原大輔，久保雄一郎　304

3. **胆嚢結石**

   胆嚢結石：CT 所見・検出率　gallstones : CT findings/detection rate
   　　………………………………………………………………………………… 森田彩子　306

   胆嚢結石：MRCP 所見・検出率　gallstones : MRCP findings/detec-
   　　tion rate …………………………………………………………………… 森田彩子　308

4. **胆管結石**

   胆管結石：CT 所見・検出率　bile duct stones CT finding/detection
   　　rate ………………………………………………………………………… 浦川博史　310

   胆管結石：MRCP 所見・検出率　bile duct stones : MRCT findings/
   　　detection rate …………………………………………………………… 藤光律子　312

5. 良性腫瘍・腫瘍類似疾患

- 胆囊ポリープ　gallbladder polyp ……………………………………………… 柿原大輔　314
- 胆囊腺筋腫症　adenomyomatosis of gallbladder …………………………… 柿原大輔　316
- 胆囊腺腫　adenoma of gallbladder ……………………………………………… 柿原大輔　318
- まれな良性胆道腫瘍：胆管断端神経腫　amputation neuroma ………… 中山智博　320
- まれな胆道腫瘍類似病変：門脈圧亢進症性胆道症　portal hypertensive biliopathy：PHB ………………………………………………………… 柿原大輔　322

6. 胆囊癌

- 胆囊癌の病期診断　staging of gallbladder carcinoma ……………………… 黒木嘉典　324
- 胆囊癌のバイオマーカー・予後因子　biomaker and prognostic factor of gallbladder carcinoma ………………………………………………… 黒木嘉典　326
- 胆囊癌の肉眼分類　macroscopic classification of gallbladder carcinoma ……………………………………………………………………………… 柿原大輔　328
- 特殊な胆囊癌：腺扁平上皮癌, 扁平上皮癌　squamous cell and adenosquamous carcinomas of the gallbladder ……………………………… 黒木嘉典　334

7. 胆管癌

- 胆管癌の病期診断　staging of bile duct cancer(cholangiocarcinoma) ……………………………………………………………………………………… 竹原康雄　336
- 胆管癌のリスクファクター　risk factor of bile duct cancer(cholangiocarcinoma) ………………………………………………………………… 竹原康雄　338
- Tubular(浸潤性)vs. papillary(内腔発育) adenocarcinoma ……………… 竹原康雄　340
- 胆管内乳頭状腫瘍　intraductal papillary neoplasm of the bile duct：IPNB ……………………………………………………………………………… 竹原康雄　342
- 十二指腸乳頭部癌　duodenal papilla cancer ………………………………… 竹原康雄　344

8. その他の上皮性胆道腫瘍

- 胆管神経内分泌腫瘍　neuroendocrine neoplasm of bile duct ………… 柿原大輔　346

9. 転移性胆囊腫瘍

- 転移性胆囊腫瘍　metastatic tumor of gallbladder ………………………… 柿原大輔　348

10. 症候群

- Mirizzi 症候群　Mirizzi syndrome ……………………………………………… 品川喜紳　350
- Lemmel 症候群　Lemmel's syndrome ………………………………………… 品川喜紳　352

11. 胆道出血

- 胆道出血　biliary hemorrhage ……………………… 高良真一, 光藤利道, 納　彰伸　354
- 文献 ……………………………………………………………………………………… 357

III. 膵

総　論 .... 蒲田敏文　364
各　論

1. 発生異常
膵管非癒合　pancreas divisum .... 小坂一斗　380
異所性膵　ectopic pancreas .... 小坂一斗　382
輪状膵　annular pancreas .... 小坂一斗　384
膵無形成，膵低形成　pancreatic agenesis, pancreatic hypoplasia ...... 小坂一斗　386

2. 膵炎
急性膵炎　acute pancreatitis .... 池野　宏　388
急性膵炎の合併症　complications of acute pancreatitis .... 池野　宏　390
急性膵炎のステージング　staging of acute pancreatitis .... 池野　宏　392
慢性膵炎　chronic pancreatitis .... 池野　宏　394
Hemosuccus pancreaticus : HP .... 井上　大　396
自己免疫性膵炎　autoimmune pancreatitis (AIP : Type 1) .... 井上　大　398
腫瘤形成性膵炎　mass forming pancreatitis .... 井上　大　400
Groove 膵炎　groove pancreatitis .... 井上　大　402

3. 膵良性病変
膵脂肪浸潤　lipomatous pseudohypertrophy .... 吉田耕太郎　404
膵真性嚢胞　true pancreatic cyst .... 池野　宏　406
von Hippel-Lindau 病　von Hippel-Lindau disease .... 池野　宏　408
常染色体優性多発性嚢胞腎　autosomal dominant polycystic kidney
　　disease : ADPKD .... 池野　宏　410
リンパ上皮嚢胞　lymphoepithelial cyst .... 吉田耕太郎　412
膵内副脾から発生した類表皮嚢胞　epidermoid cyst in intrapancre-
　　atic accessory spleen .... 戸島史仁　414
膵仮性嚢胞　pancreatic pseudocyst .... 池野　宏　416

4. 膵　癌
膵癌の病期分類　staging of pancreatic cancer .... 香田　渉　418
膵癌のバイオマーカー，予後因子　biomarker of pancreatic cancer/
　　prognostic factor .... 香田　渉　420
発生部位から見た膵癌　imaging features of pancreatic cancer in re-
　　lation to tumor location .... 香田　渉　422
膵腺房細胞癌　acinar cell carcinoma of the pancreas .... 戸島史仁　428
退形成癌　anaplastic carcinoma .... 戸島史仁　430
粘液癌　mucinous/colloid carcinoma .... 戸島史仁　432

5. 上皮性膵腫瘍 (嚢胞性)
膵管内乳頭粘液性腫瘍　intraductal papillary mucinous neoplasm :
　　IPMN .... 米田憲秀　434

膵管内乳頭粘液腺癌　intraductal papillary mucinous carcinoma :
　　　　　IPMC ··· 米田憲秀　436
　　　膵管内管状乳頭腫瘍　intraductal tubulopapillary neoplasm : ITPN ···· 米田憲秀　438
　　　粘液性囊胞腫瘍　mucinous cystic neoplasm : MCN ·························· 米田憲秀　440
　　　漿液性囊胞性腫瘍(腺腫)　serous cystic neoplasm : SCN ···················· 吉田耕太郎　442

付録III-1
　　　膵囊胞性疾患の鑑別　differential diagnosis of cystic pancreatic lesions ··· 吉田耕太郎　444

6. その他の上皮性膵腫瘍
　　　膵神経内分泌腫瘍(多血性, 乏血性)　pancreatic neuroendocrine tumor : PNET ··· 戸島史仁　446
　　　多発性膵神経内分泌腫瘍　multiple pancreatic neuroendocrine tumor ··· 戸島史仁　448
　　　膵芽腫　pancreatoblastoma ··· 戸島史仁　450
　　　Solid pseudopapillary neoplasm : SPN ······························· 戸島史仁　452

7. 転移性膵腫瘍
　　　転移性膵腫瘍　metastatic tumors to the pancreas ···················· 奥村健一朗　454

8. 非上皮性膵腫瘍
　　　膵悪性リンパ腫　malignant lymphoma of the pancreas ················ 奥村健一朗　456
　　　膵過誤腫　pancreatic hamartoma ·· 折戸信暁　458
　　　膵神経鞘腫　pancreatic schwannoma ··································· 折戸信暁　460
　　　膵リンパ管腫, その他　pancreatic lymphangioma and other diseases ··· 折戸信暁　463

9. 外傷・血管病変・その他
　　　膵動静脈奇形　pancreatic arteriovenous malformation : PAVM ········ 南　哲弥　466
　　　膵外傷　pancreatic injury ·· 南　哲弥　468
　　　膵周囲後腹膜出血・仮性動脈瘤　peripancreatic retroperitoneal hemorrhage・pseudoaneurysm ·· 南　哲弥　471

10. 膵病変を伴う全身疾患
　　　膵病変を伴う全身疾患 ··· 小坂一斗　474

付録III-2
　　　肝臓・胆道・膵臓手術の合併症 ··· 小坂一斗　477
　　　文献 ·· 482

IV. 脾

総論 　　　　　　　　　　　　　　　　　　　　　　　　　　　入江裕之　488
各論

1. 先天性・良性疾患
　　　無脾症, 多脾症　asplenia, polysplenia ·································· 笹栗弘平　498

副脾，脾症　accessory spleen, splenosis ……………………………… 笹栗弘平　500
脾性腺癒合　splenogonadal fusion ……………………………………… 笹栗弘平　502
遊走脾，脾捻転　wandering spleen, splenic torsion …………………… 笹栗弘平　504
脾動脈瘤　splenic artery aneurysm ……………………………………… 野尻淳一　506
脾梗塞　splenic infarction ………………………………………………… 野尻淳一　508
脾膿瘍　splenic abscess …………………………………………………… 野尻淳一　510
脾損傷　splenic injury ……………………………………………………… 野尻淳一　512
脾サルコイドーシス　splenic sarcoidosis ………………………………… 中園貴彦　514
うっ血脾　splenic congestion …………………………………………… 中園貴彦　516

2．良性腫瘍

脾囊胞　splenic cyst ………………………………………………………… 中園貴彦　518
脾血管腫　splenic hemangioma ………………………………………… 中園貴彦　520
脾過誤腫　splenic hamartoma …………………………………………… 中園貴彦　522
炎症性偽腫瘍　inflammatory pseudotumor …………………………… 山口　健　524
Sclerosing angiomatoid nodular transformation（SANT）…………… 山口　健　526

3．悪性腫瘍

脾悪性リンパ腫　splenic malignant lymphoma ……………………… 山口　健　528
脾血管肉腫　splenic angiosarcoma ……………………………………… 山口　健　530
転移，直接浸潤　metastatic splenic tumor, direct extension to the spleen …………………………………………………………………… 山口　健　532
文献 …………………………………………………………………………………… 534

索引

和文索引 …………………………………………………………………………………… 537
欧文索引 …………………………………………………………………………………… 543

I. 肝

総論

各論

1. びまん性肝疾患
2. 腫瘤性肝病変：肝細胞性病変(悪性)
3. 腫瘤性肝病変：胆管細胞性病変(悪性)
4. その他の病変：悪性
5. その他の病変：良性
6. 小児
7. 肝外傷

肝

総論

(文献 1〜35)

1. 序論

　肝は腹腔内の臓器としては最大で，被膜から連続する間膜によって横隔膜下に固定され，非対称的な形態を示す．肝十二指腸間膜内を肝外から流入する脈管構造としては動脈と門脈があり，肝内では Glisson 鞘内を走行する．一方，Glisson 鞘内を走行する胆管やリンパ管は，肝十二指腸間膜内で肝外へと流出する経路である．肝の灌流血液は肝静脈を流出路として肝外へ排泄され，下大静脈へ流れ出る．

　肝はウイルス感染や盛んな代謝に起因して多彩なびまん性異常をきたす．これらの肝障害を背景に肝細胞癌が発生するが，門脈系あるいは肝動脈経由による血行性転移の標的臓器であることもよく知られている．一方，肝には嚢胞や海綿状血管腫を筆頭にさまざまな良性腫瘍性病変が好発することも知られており，肝細胞癌や転移性肝腫瘍などの悪性腫瘍との鑑別は，治療方針の決定や切除術式を選択する際にも極めて重要である．

　肝の画像検査法としては，超音波検査(US)，CT，MRI ならびに核医学検査(RI)が利用できる．そのなかで，US は非侵襲的，簡便かつ経済的で，肝病変のスクリーニングに最も適している．しかしながら，被験者の体型や解剖学的死角による制限に加え，術者の技量に左右されることもあって，肝全体の精査には難点がある．

　CT や MRI は，肝全体を断層像として描出できるうえに3次元表示も可能である．CT は電子密度の差異を濃淡として反映できるだけでなく，細胞外液性造影剤を利用することで病変検出や鑑別能の向上が期待できる．MRI は水や脂肪の緩和時間の差異などを画像の濃淡として反映できるうえに，多彩な造影剤の利用が可能で，さまざまな肝腫瘤性病変の鑑別に極めて有用である．

　さらに，CT や MRI は肝内脈管の描出能にも優れ，脈管の分岐を基本とする区域診断や切除術式の評価にも欠くことのできない診断法となっている．また，CT や MRI は治療後の効果判定や経過観察にも有用性を発揮している．

　核医学検査では，FDG-PET が悪性腫瘍の肝外術後再発の早期発見に利用されることがある(表1)．

表1 肝の画像検査

検査法	内因子	造影剤
US	音響インピーダンス	微小気泡造影剤（ペルフルブタン）
CT	X線吸収値（電子密度）	水溶性ヨード造影剤
MRI	プロトン密度 緩和時間（T1, T2, T2*） 拡散係数 弾性率	細胞外液性Gd造影剤（Gd-DTPA, ほか） 網内系Fe造影剤（SPIO） 肝細胞胆道系Gd造影剤（Gd-EOB-DTPA）
核医学検査（RI）	放射性同位元素の体内分布	網内系（^{99m}Tc-Sn-colloid, ^{99m}Tc-phytate） 肝細胞性（^{99m}Tc-GSA） 肝胆道系（^{99m}Tc-PMT, ^{99m}Tc-EHIDA） 腫瘍系（^{18}F-FDG）

2. 肝の解剖

画像診断では正常解剖と変異を熟知しておく必要がある．肝病変の局在診断や局所治療は肝内脈管をメルクマークとして行われるため，肝の肉眼解剖とともに肝内脈管解剖を理解しておく必要がある．

a. 肝肉眼解剖（図1）

肝は横隔膜直下に位置する腹腔内の最大臓器である．肝右葉は十二指腸，結腸肝弯曲，右腎，右副腎に接し，肝左葉は胃と接する．内臓面の右葉と左葉（方形葉）との境界の胆嚢窩に胆嚢が位置する．胆嚢窩の後方に下大静脈溝が存在し，両者を結ぶ線がCantlie線で，中肝静脈が線上を走行し外科的左葉と右葉を分けている．

鎌状靱帯は頭側で冠状間膜に移行し，三角靱帯となって横隔膜に肝を固定している．冠状間膜で囲まれた領域は無漿膜野（bare area）とよばれ，肝内脈管と肝外脈管の潜在的吻合が存在する．

b. 肝内脈管解剖

1）肝内門脈

肝動脈に比して破格が少なく，肝区域診断の基準となる．門脈本幹は肝門部で右枝と左枝に分かれ，右枝はさらに前枝と後枝に分かれるのが一般的であるが，右前枝，右後枝および左枝が同時に三分岐する場合や，右後枝が本幹から単独分岐する場合がある．

肝内門脈枝はTakayasuらによって詳細に検討され，命名されている（図2）．門脈右枝の右前枝は右前上枝（P8）と右前下枝（P5）に，右後枝は右後上枝（P7）と右後下枝（P6）にそれぞれ分岐する．門脈左枝の近位部は水平部（transverse portion）とよばれるが，前方へ直角に曲がって臍部（umbilical portion）に移行する．この臍部から左外側区を灌流する左背外側枝（P2）と腹外側区域枝（P3）が，左内側区へは左内側区域枝（P4）がそれぞれ分岐する．尾状葉へは門脈右枝や左枝から直接分岐する複数の尾状葉枝（P1）が灌流する．

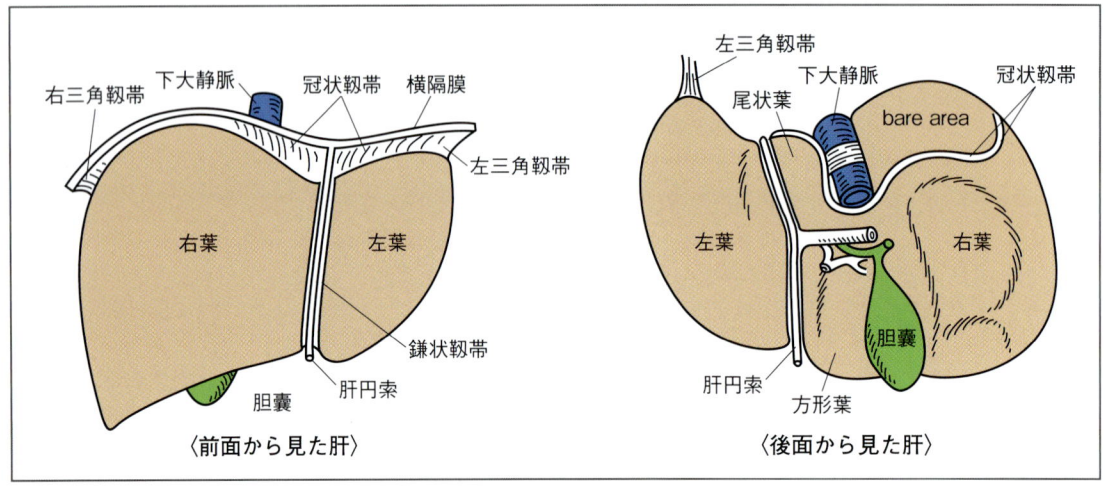

図1 肝の肉眼解剖
(文献1), p.42, より改変)

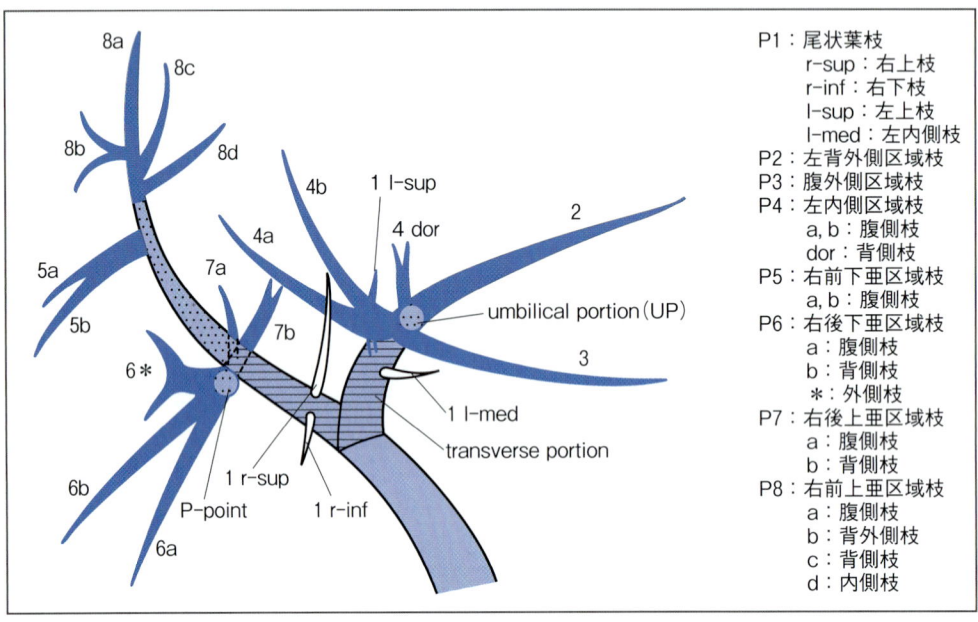

図2 肝内門脈
(文献1), p.43, より改変)

2) 肝動脈（図3）

　肝動脈は基本的に固有肝動脈から左右の肝動脈が分岐する．右肝動脈から前後枝が分岐した後，右前枝は右前上枝（A8）と右前下枝（A5）に，右後枝は右後上枝（A7）と右後下枝（A6）にそれぞれ分岐する．左肝動脈からは，門脈臍部から分岐する門脈枝に伴走しながら，左外側区を灌流する左背外側枝（A2）と左背内側枝（A3）が，左内側区へは左内側区域枝（A4）がそれぞれ分岐する．A4が右肝動脈から分岐することも多く，この変異ではA4を中肝動脈と呼称する．尾状葉へは右肝動脈や左肝動脈から直接分岐する複数の尾状葉枝（A1）が灌流する．

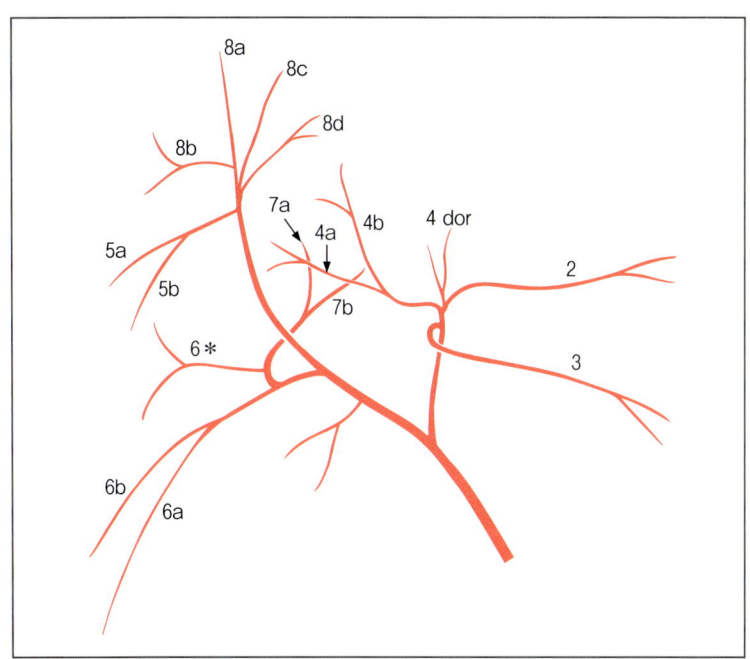

図3 肝動脈
(文献1), p.45, より改変)

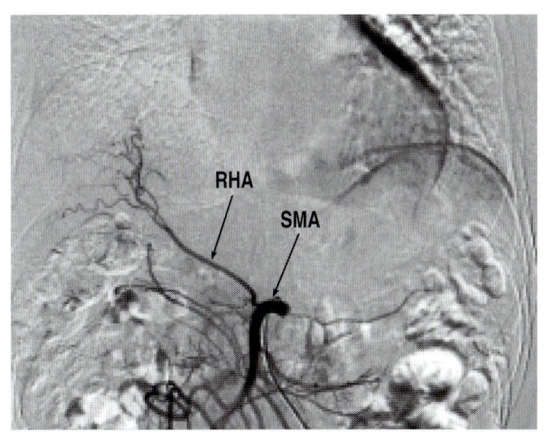

図4 転位右肝動脈(replaced right hepatic artery)
上腸間膜動脈造影　上腸間膜動脈(SMA)から右肝動脈(RHA)が分岐している.

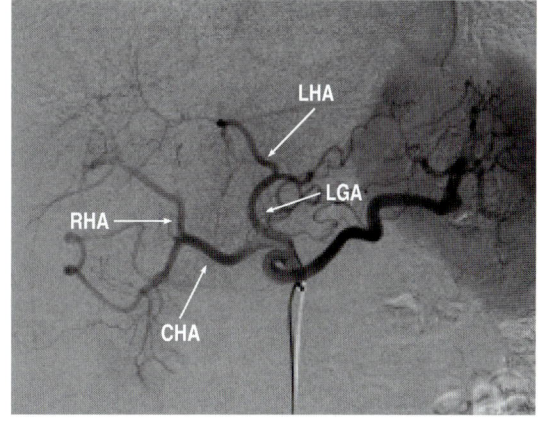

図5 転位左肝動脈(replaced left hepatic artery)
腹腔動脈造影　左胃動脈(LGA)から左肝動脈(LHA)が分岐している. CHA:総肝動脈, RHA:右肝動脈.

　肝内区域動脈の分岐形態はさまざまで, 血管造影では肝内門脈枝との伴走状態から判定することが多い. 右肝動脈が上腸間膜動脈から分岐する場合があり, 転位右肝動脈(replaced right hepatic artery)とよばれ, 膵および胃十二指腸動脈の背側を走り, 門脈と下大静脈の間を上行する(図4). また, 後下枝の一部が上腸間膜動脈, 後上膵十二指腸動脈, 胃十二指腸動脈などから分岐することがあり, 副右肝動脈(accessory right hepatic artery)とよばれる. 左肝動脈が左胃動脈と共通幹をなしている場合があり, 転位左肝動脈(replaced left hepatic artery)とよばれる(図5). 一方, 左肝動脈の一部が左胃動脈から分岐することもあり, 副左肝動脈(accessory left hepatic artery)とよばれる. 門脈臍部付近から分岐し肝胃間

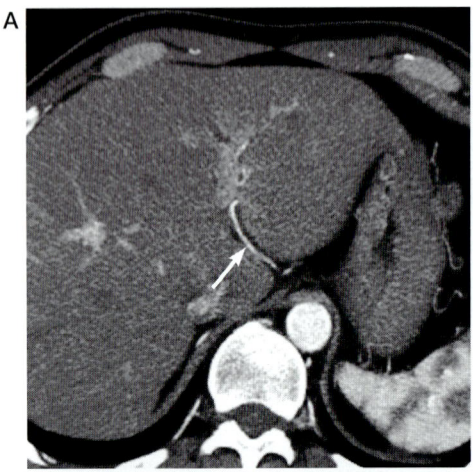
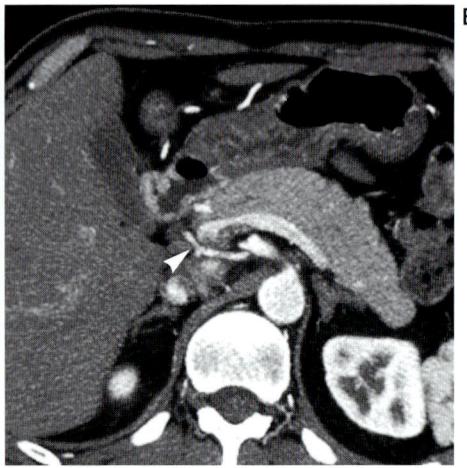
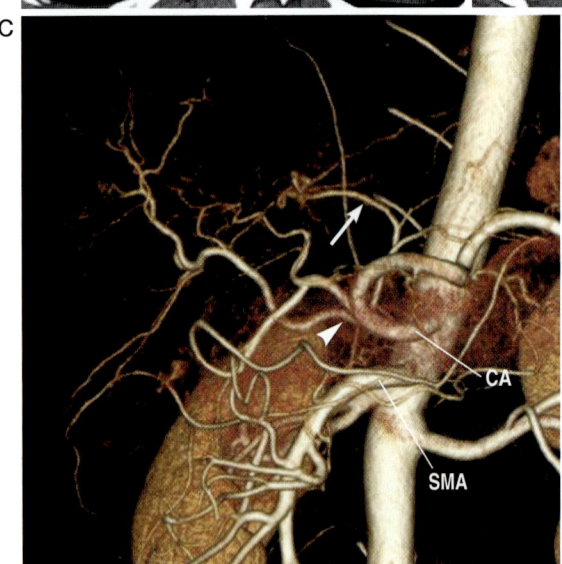

図6 造影CTで描出できた左右肝動脈の変異例
A：造影CT動脈相（門脈臍部レベル），B：造影CT動脈相（腹腔動脈起始部レベル），C：再構成3次元画像（VR：volume rendering） 門脈臍部レベルの造影CT動脈相（A）で，肝左背外側区と尾状葉の間の脂肪組織（肝胃間膜）内を横走する動脈（→）として副左肝動脈を認める．また腹腔動脈起始部レベルの造影CT動脈相（B）で，門脈背側に回り込む動脈（▶）として転位右肝動脈を認める．再構成3次元画像（C）で，分岐の変異が容易に理解できる（→：副左肝動脈，▶：転位右肝動脈）．CA：腹腔動脈，SMA：上腸間膜動脈．

膜内を走行するので，門脈背側に回り込む転位右肝動脈（replaced right hepatic artery）とともにCTでは比較的容易に同定できる（図6）．尾状葉へは右肝動脈から1ないしは2本が分岐することが多いが，CT・MRIでは同定困難である．

3）肝静脈

　肝血流の主たる還流血管は右・中・左肝静脈の3本で，横隔膜直下で下大静脈に開口している．右肝静脈は右葉の前・後区域の還流静脈で両区域の境界を走行する．下大静脈に流入する直前に右葉の表在静脈が合流し，右肝静脈は1本の血管として下大静脈へ流入することが多い．これに対して，中肝静脈と左肝静脈は共通幹を形成して下大静脈に流入することが多い．中肝静脈は右葉前区域と左内側区を還流し，左肝静脈は左外側区と内側区の一部を還流している．

　後下肝静脈ともよばれる小静脈が存在し，肝右葉後下区域から還流することを知っておく必要がある．尾状葉の静脈（caudate vein）は短肝静脈（short hepatic vein）ともよばれ，下大

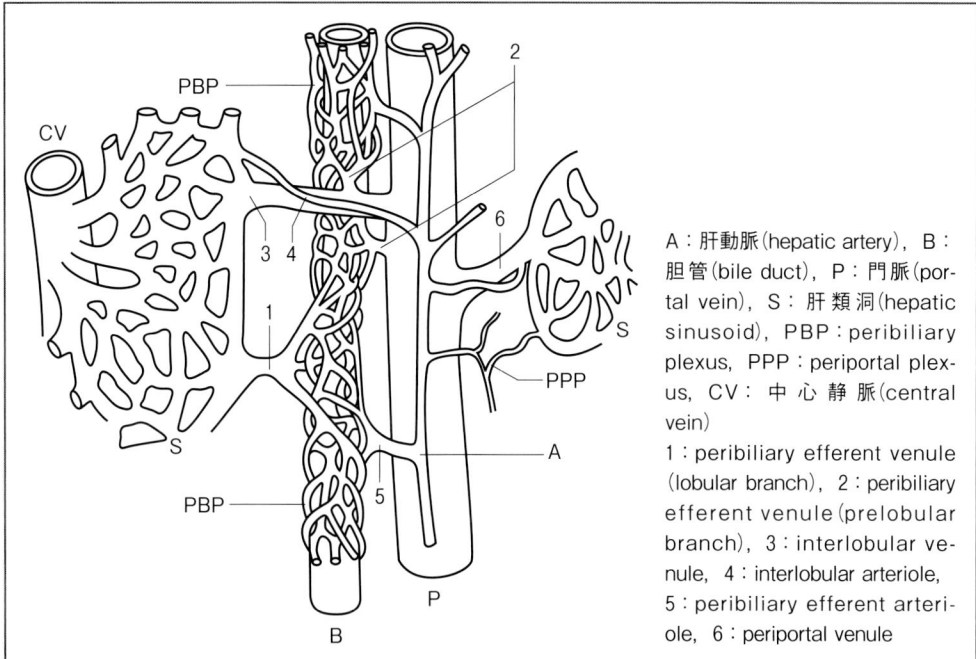

図7　肝内微細血管解剖
（文献1），p.47，から許可を得て転載）

静脈に直接流入していることがほとんどであるが，左肝静脈に開口するものもある．

4）肝内胆管

　右肝管は門脈右枝の腹側を頭側に走行し，前区域枝と後区域枝とに分岐するのが一般的である．前区域枝は前上区域枝（B8）と前下区域枝（B5）に分岐し，後区域枝は後上区域枝（B7）と後前下区域枝（B6）に分岐する．左肝管は門脈左枝の腹側を頭側に走行する．左腹外側枝（B3）は門脈左枝の腹外側枝（P3）の背側を，左背外側枝（B2）は背外側枝（P2）の腹側を走行する．右胆管は前区域枝と後区域枝とに分岐するのが一般的であるが，左胆管と右前区域枝・右後区域枝とが3分岐するものや，右後区域枝が左胆管と合流するものもある．

5）肝内微細血管解剖（図7）

　肝動脈と門脈はGlisson鞘内を伴走するが，同様にGlisson鞘内を走行する胆管周囲にはperibiliary plexus（PBP）とよばれる密な血管網が形成されている．また，Glisson鞘自体を栄養する血管網も存在し，periportal plexus（PPP）と呼称される．
　類洞（sinusoid）には肝動脈，門脈から直接流れ込む血流に加え，PBPおよびPPPを介して流れこむ血流が存在する．肝動脈血流の多くは豊富なPBPを介して門脈系に流入し類洞に達しているものと考えられる．したがって，門脈血流が減少した際にはPBPを通じて肝動脈血流で肝への血流を補うことができる．

c. 画像解剖

　CTやMRIは横断像が基本である．肝静脈や門脈枝の分岐は，造影CTの再構成矢状断や冠状断を加えることで，より正確に同定できる．MRIでは太いレベルの脈管は単純画像でも識別できることが多く，画像解剖の評価にも有用である．

　CTの横断像(図8)，冠状断像(図9)および矢状断像(図10)，ならびMRIの横断像(図11)を示す．

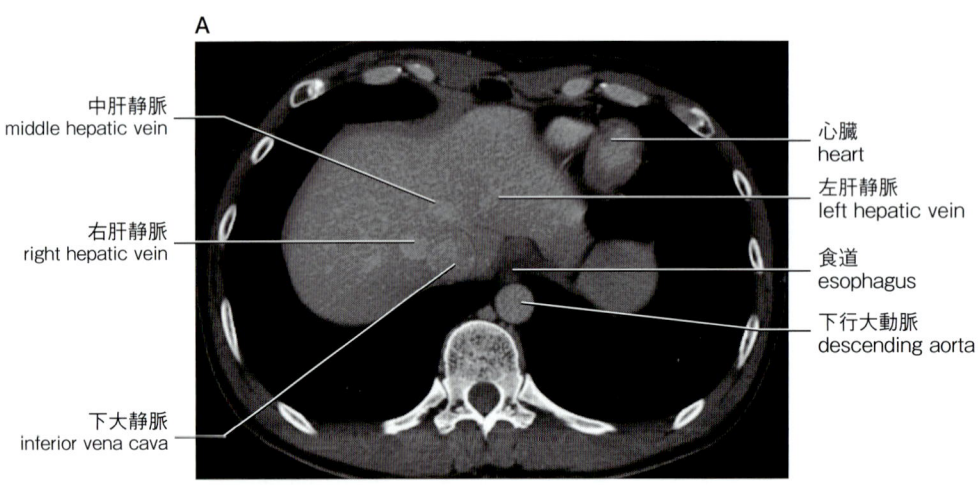

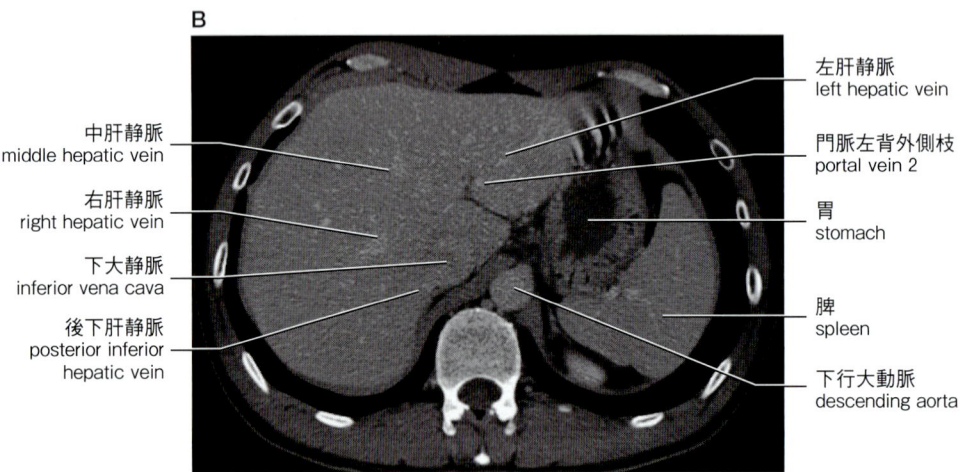

図8　肝臓のCT解剖(1)
造影CT横断像(頭側から尾側へA～G)

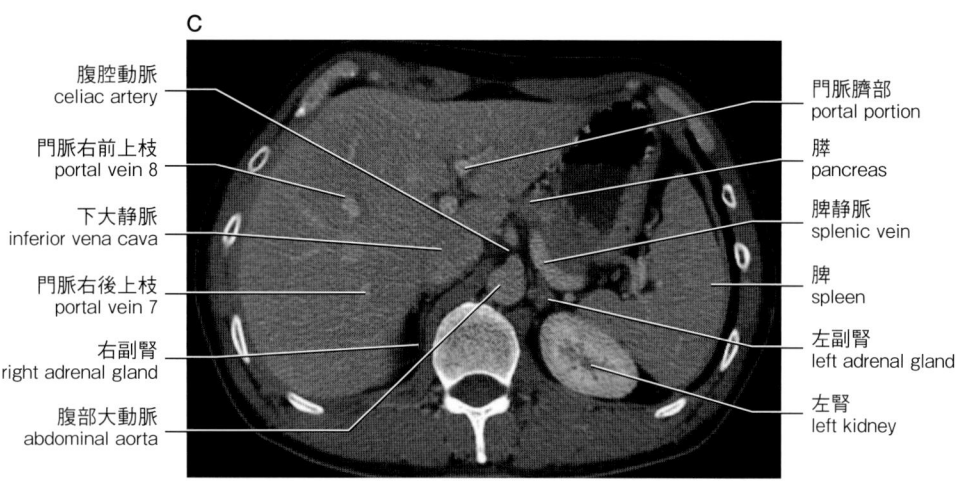

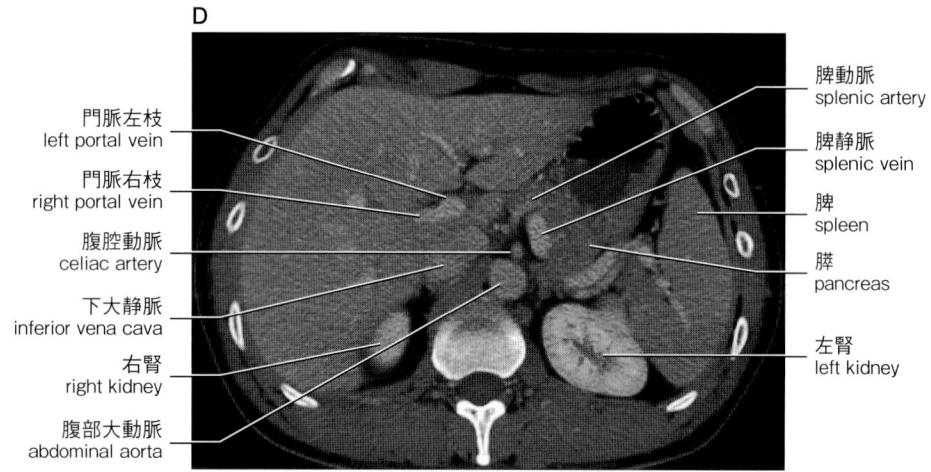

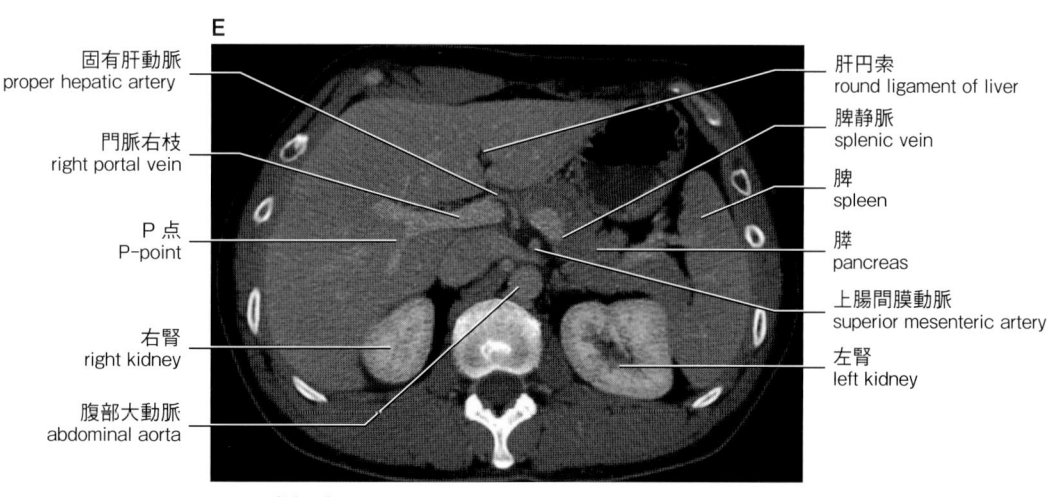

図8 （続き）

10 I. 肝

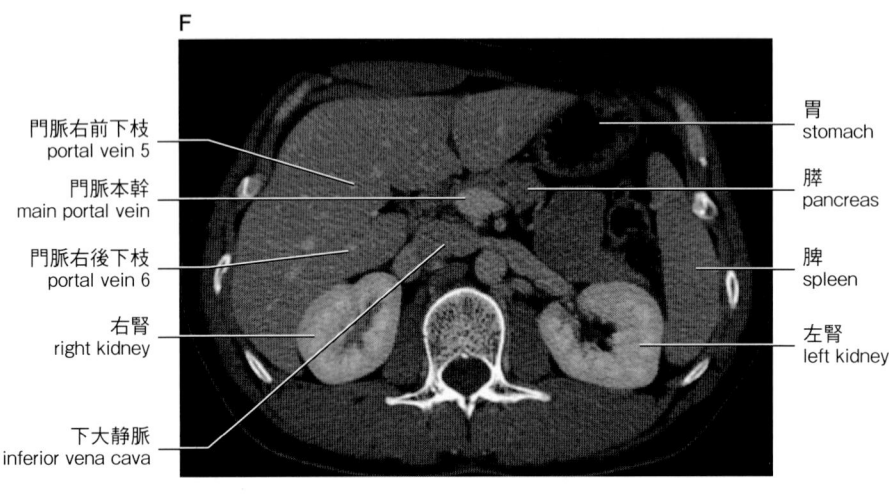

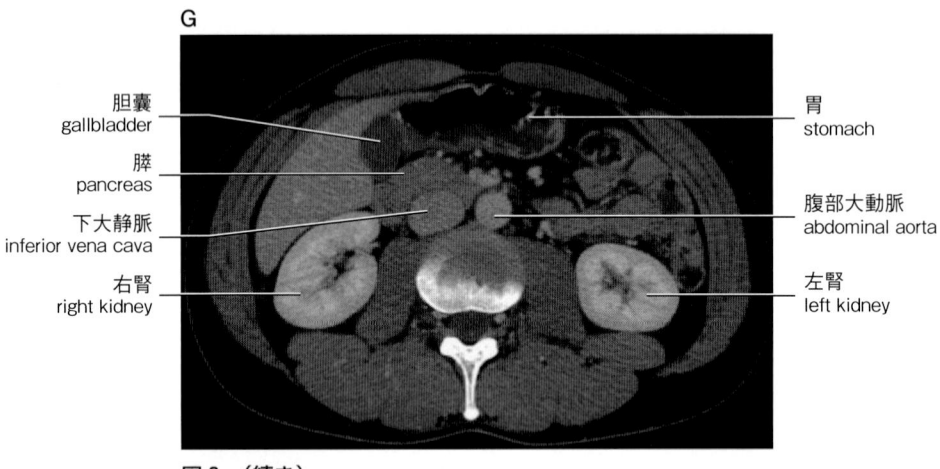

図8 (続き)

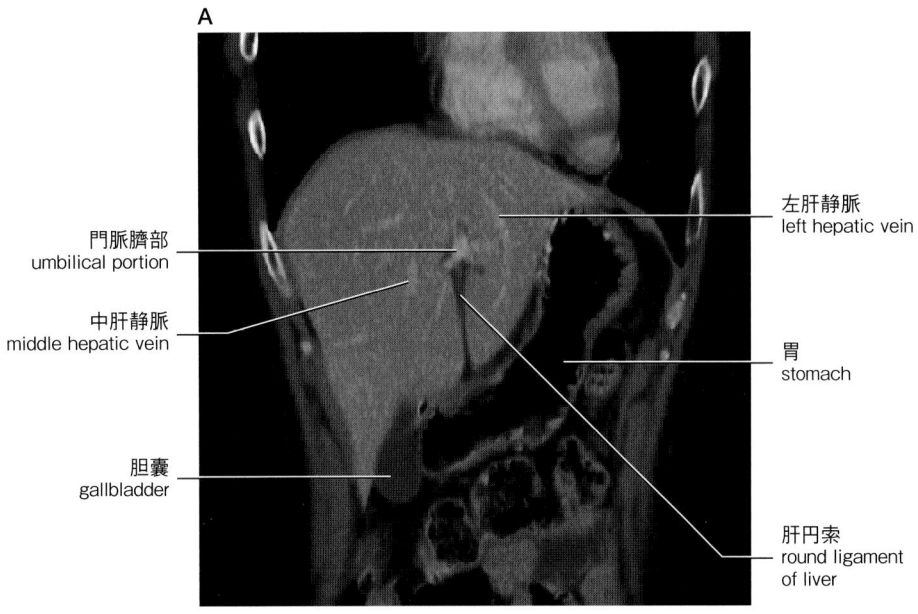

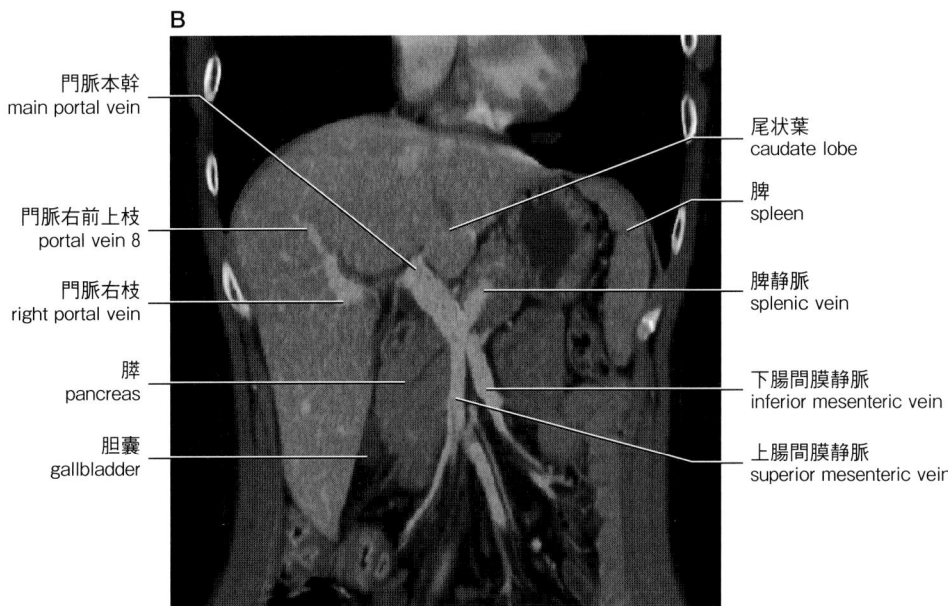

図9　肝臓のCT解剖(2)
造影CT冠状断像(腹側から背側へA～D)

12 I. 肝

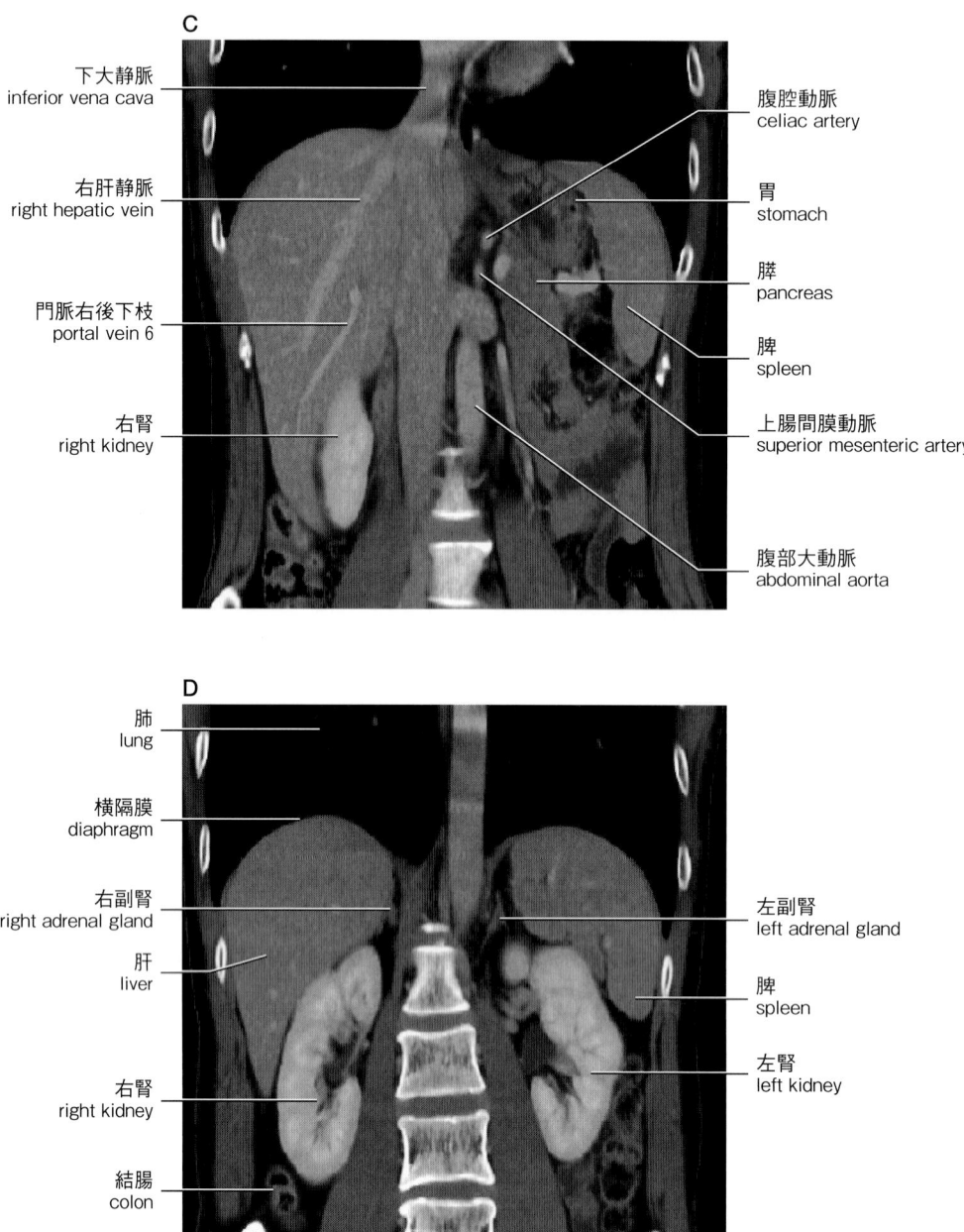

図9 （続き）

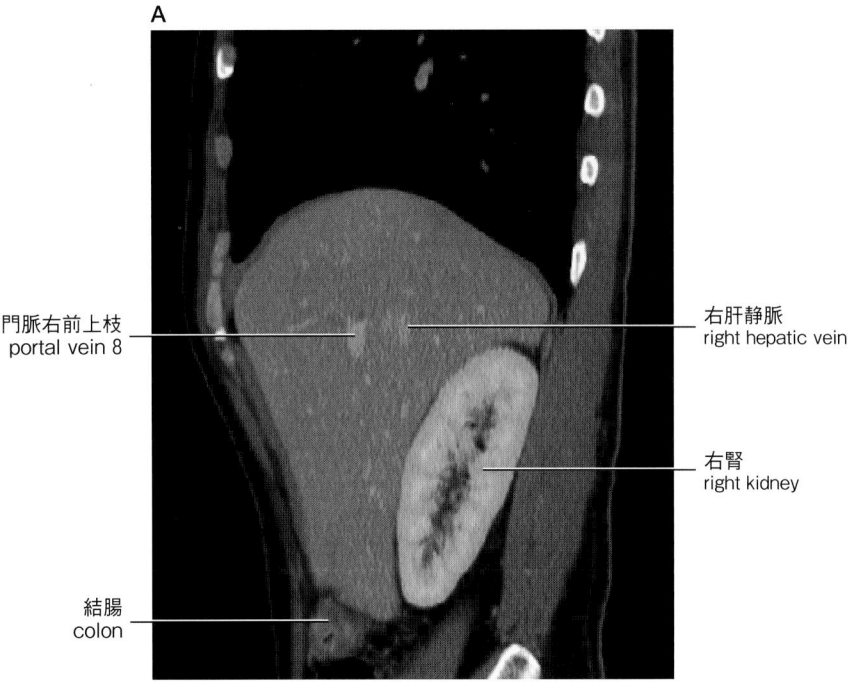

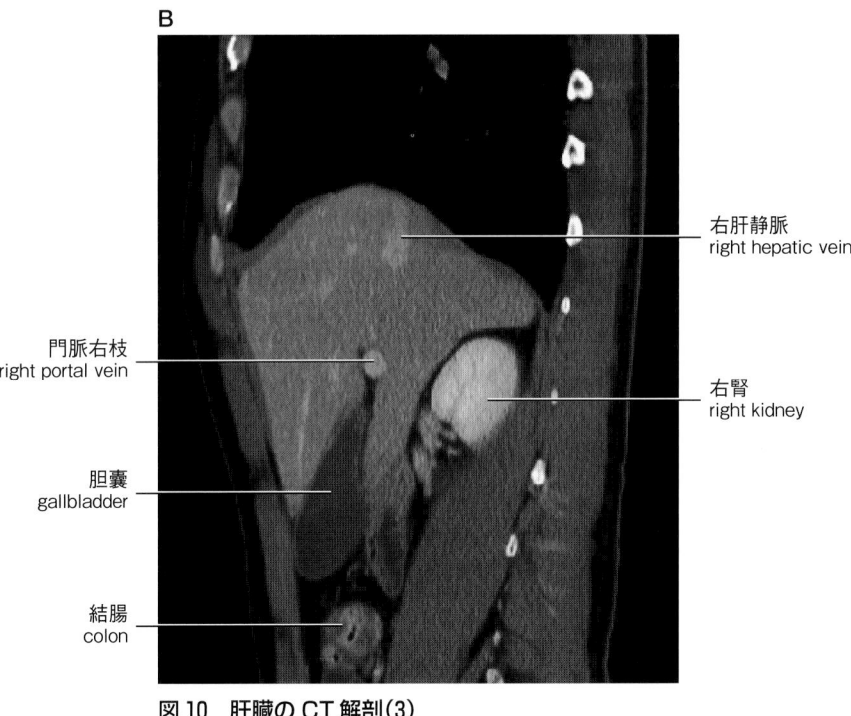

図10 肝臓のCT解剖(3)
造影CT矢状断像（右側から左側へ A〜E）

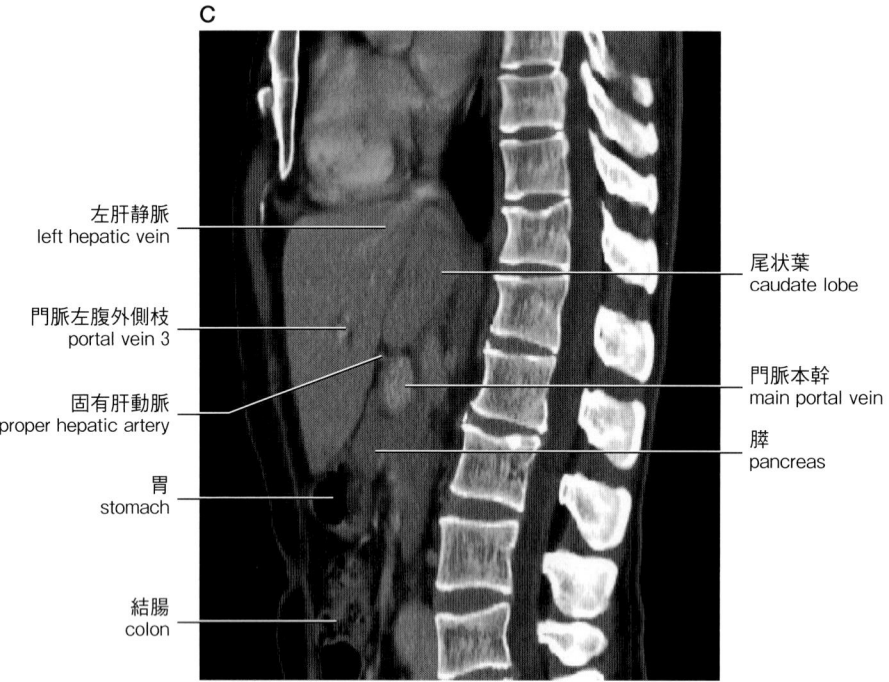

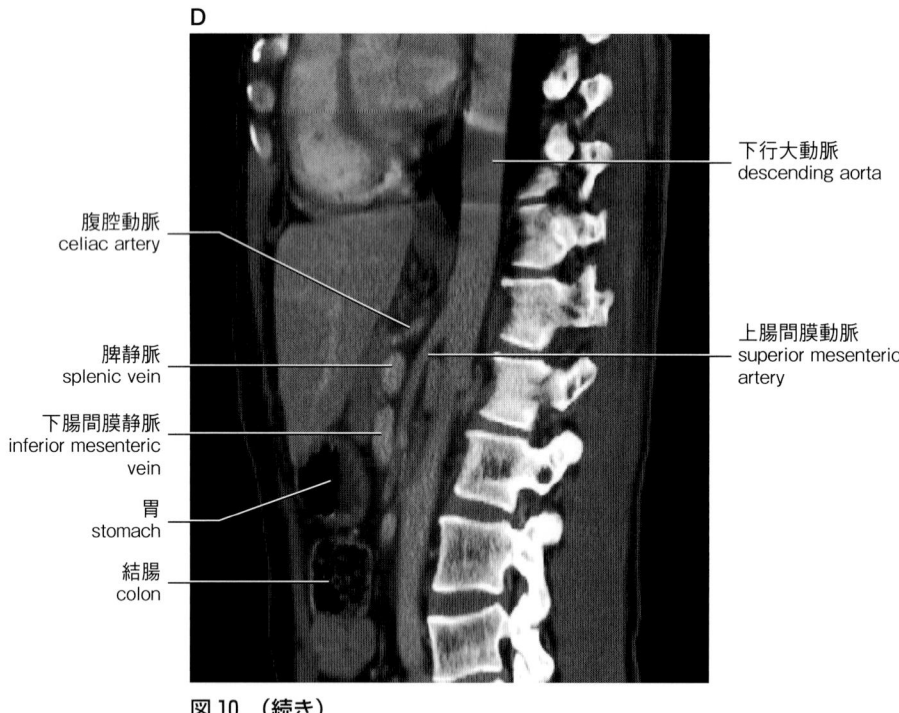

図10 (続き)

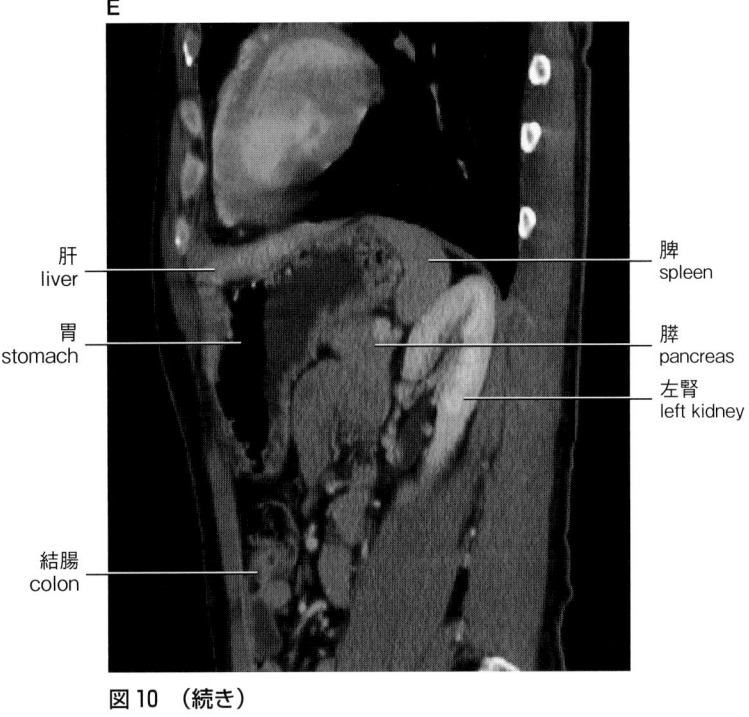

図10 (続き)

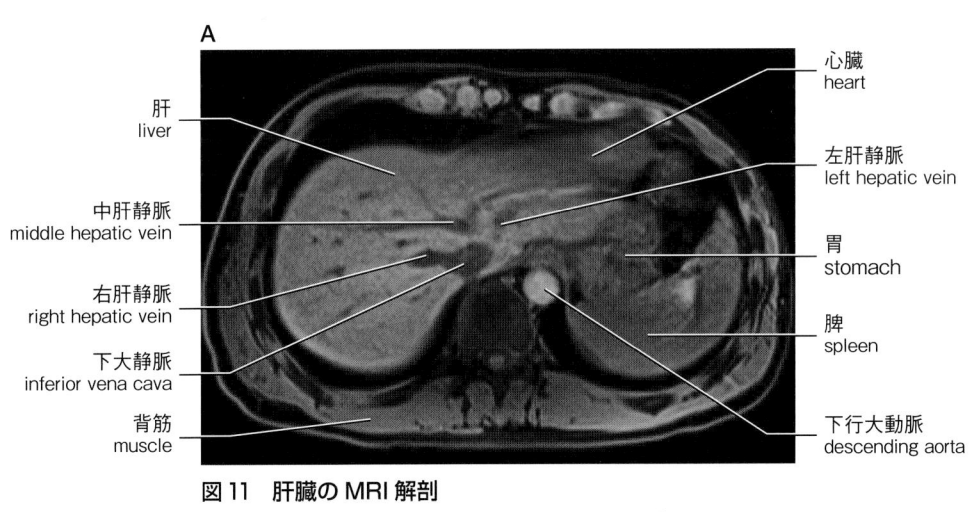

図11 肝臓のMRI解剖
脂肪抑制T1強調横断像(頭側から尾側へ A〜G)

B
門脈臍部
umbilical portion
中肝静脈
middle hepatic vein
門脈前上枝(P8)
anterior superior branch of the portal vein
右肝静脈
right hepatic vein
門脈後上枝(P7)
posterior superior branch of the portal vein
後下肝静脈
posterior inferior hepatic vein
右副腎
right adrenal gland
胃
stomach
結腸
colon
脾
spleen
脾静脈
splenic vein
左副腎
left adrenal gland
左腎
left kidney
背筋
muscle
C
門脈内側上枝(P4)
medial superior branch of the portal vein
中肝静脈
middle hepatic vein
門脈前上枝(P8)
anterior superior branch of the portal vein
右肝静脈
right hepatic vein
門脈後上枝(P7)
posterior superior branch of the portal vein
右副腎
right adrenal gland
背筋
muscle
門脈左枝
left portal vein
胃
stomach
腹腔動脈
celiac artery
結腸
colon
膵
pancreas
脾
spleen
左腎
left kidney
D
門脈内側上枝(P4)
medial superior branch of the portal vein
中肝静脈
middle hepatic vein
門脈前区域枝
anterior segmental branch of the portal vein
門脈右枝
right portal vein
右肝静脈
right hepatic vein
門脈後区域枝
posterior segmental branch of the portal vein
下大静脈
inferior vena cava
門脈外側下枝(P3)
lateral inferior branch of the portal vein
胃
stomach
横行結腸
transverse colon
膵
pancreas
脾動脈
splenic artery
腹腔動脈
celiac artery
脾
spleen
左腎
left kidney
背筋
muscle

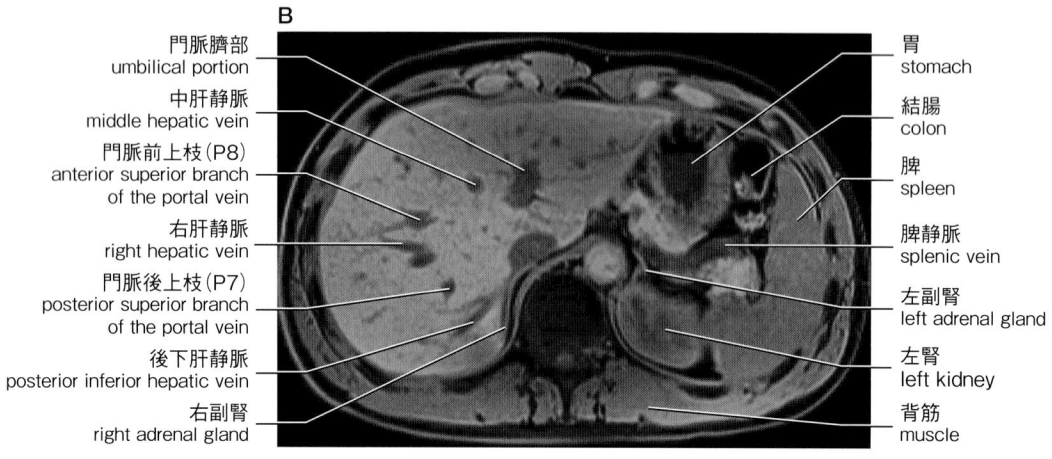

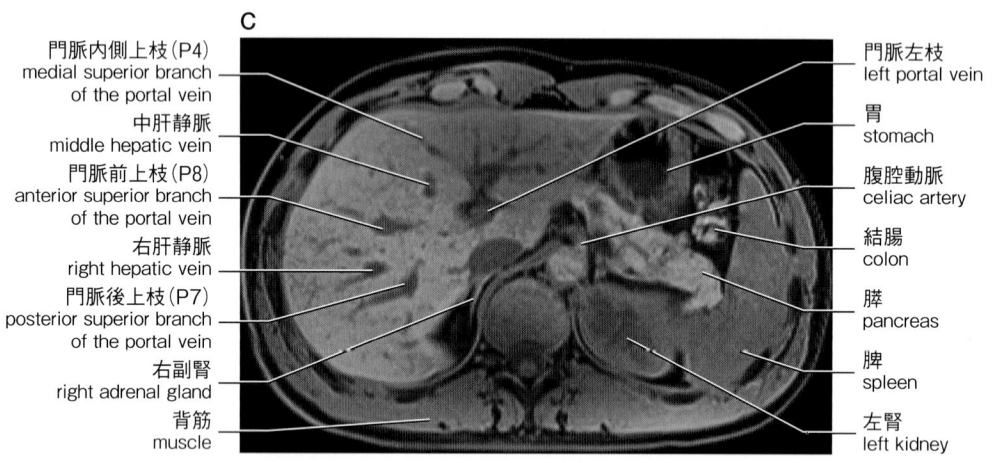

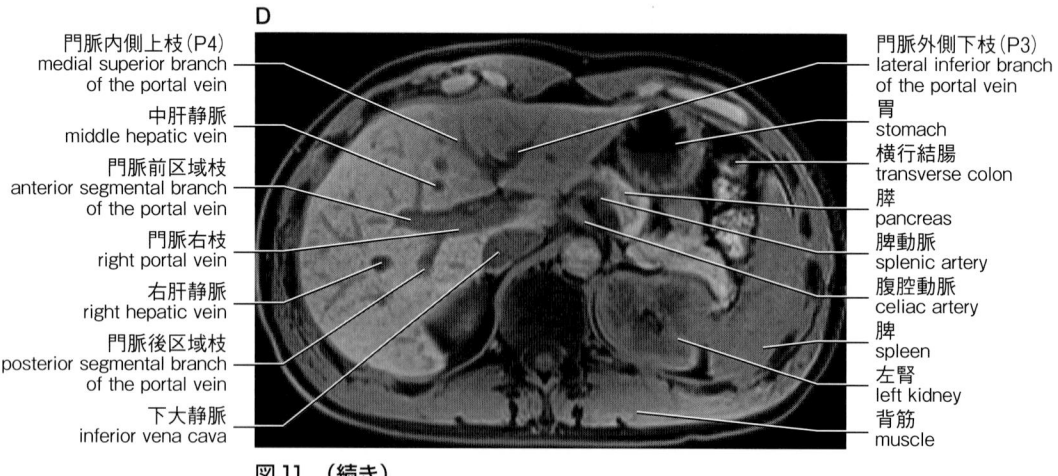

図11 (続き)

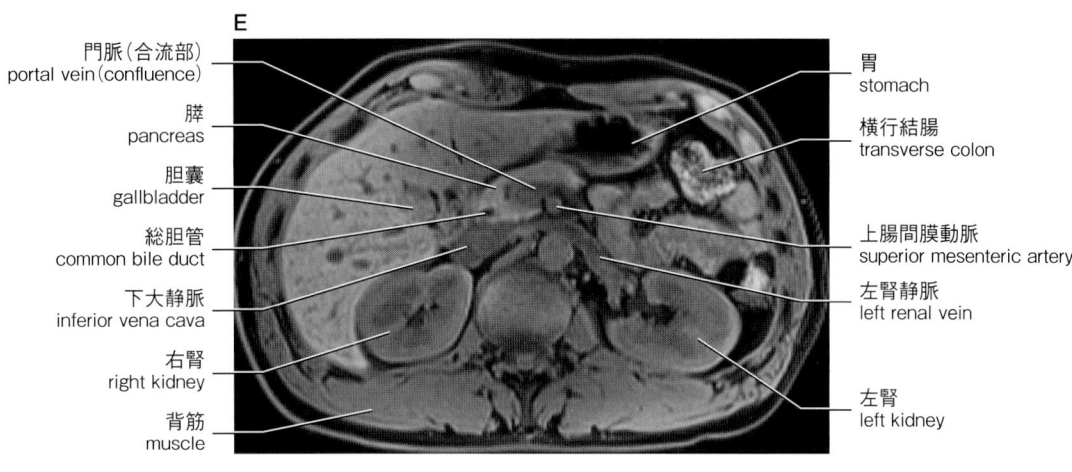

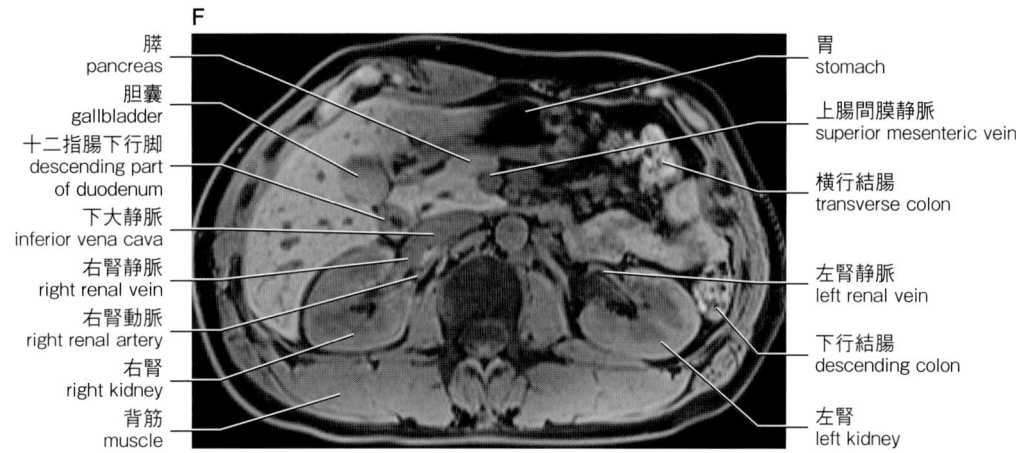

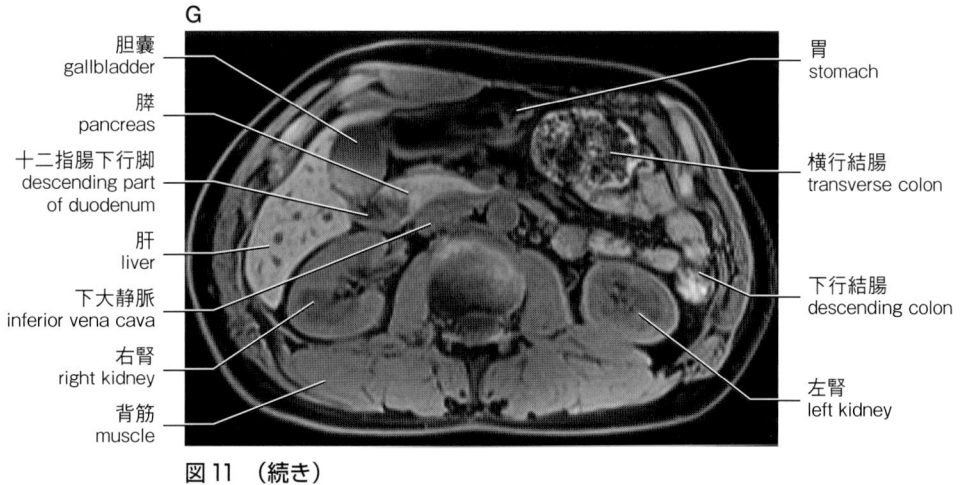

図11 （続き）

d. 肝区域

1) 日本原発性肝癌取扱い規約の区域分類

日本原発性肝癌取扱い規約の解剖学的事項は，門脈分岐様式から肝臓を segment 1～8 の亜区域に分類した Couinaud の区域分類に基づいている（図 12）．

① 区域

肝臓は胆囊窩と肝上部の下大静脈を結ぶ線（Rex 線；Cantlie 線）によりその左側を左葉，右側を右葉とし，さらにそれぞれを 2 区域に分けたのち，尾状葉とあわせ 5 区域に大別する．

1. 外側区域：肝鎌状靱帯から左側の区域（解剖学的左葉に相当）
2. 内側区域：肝鎌状靱帯と Rex 線の間の区域
3. 前区域：Rex 線と右肝静脈主幹の間の区域
4. 後区域：右肝静脈主幹より後側の区域
5. 尾状葉：肝門部背側に位置し下大静脈に接する葉

② 亜区域

各区域をさらに小さな領域に分類し，亜区域（subsegment）とする．亜区域は Couinaud の区域分類に準ずる．

segment 1：尾状葉（S1）
segment 2：左背外側区（S2）
segment 3：左腹外側区（S3）
segment 4：左内側区（S4）
segment 5：右前下区（S5）
segment 6：右後下区（S6）
segment 7：右後上区（S7）
segment 8：右前上区（S8）

CT による肝区域（図 13）を示す．

2) 肝静脈を基準とする区域解剖の問題点

左葉外側区は左背外側区（S2）と左腹外側区（S3）に分かれるが，両者の間を左肝静脈が走行している．左葉外側区と左内側区（S4）とは肝鎌状靱帯，肝円索，門脈臍部とで分けられる．左内側区（S4）と右葉は胆囊窩と下大静脈を結ぶ Rex 線（Cantlie 線）により区分されるが，この Cantlie 線上に中肝静脈が走行している．

右葉の前区域と後区域との境界を右肝静脈が走行する．右肝静脈の主幹部は下大静脈流入部であることから画像上の同定は容易である．一方，右肝静脈の遠位部では主幹と分枝との識別が容易ではなく，前後区域の区分は困難なことがある．したがって，門脈枝の分布を参考に区分する必要がある．

3) 新たな肝区域区分

日本原発性肝癌取扱い規約では，前区域と後区域は，それぞれの門脈 3 次分枝の灌流域に従い，前上区域（S8），前下区域（S5），後上区域（S7）および後下区域（S6）に分けられている．しかし，前区域枝が P5 と P8 に分岐せず腹側枝と背側枝に分岐しているとせざるをえない場合もある．また，S6 と S7 の境界が不明瞭なことも少なくない．

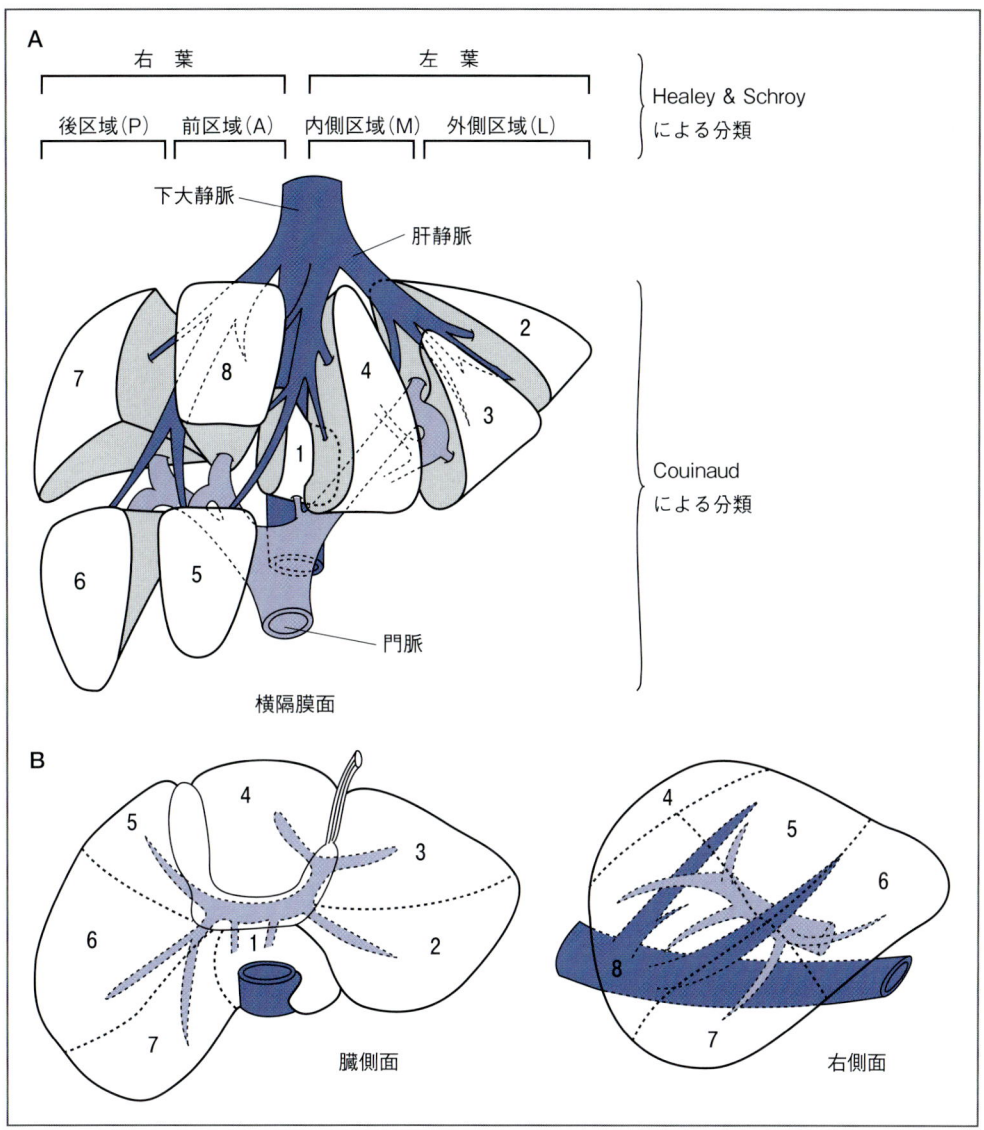

図 12 肝区域（原発性肝癌取扱い規約）
（文献 4）より許可を得て転載）

　このことから，肝右葉の前区域を前区腹側枝で支配される前腹側区域および前区背側枝で支配される前背側区域とし，その境界は AFV（anterior fissure vein）であるとして，肝右葉を前腹側区域，前背側区域ならびに後区域の 3 区域とする考え方もある（図 14）．この区分での肝区域境界線は，右葉と左葉を分ける Cantlie 線（下大静脈と胆嚢床とを結ぶ線），肝右葉を前区域と後区域に分ける右肝静脈，および右葉前区域を前腹側区域と前背側区域に分ける AVF である．一方，左葉は左肝静脈により外側区域（S2）と内側区域（S3＋S4）に区分される．

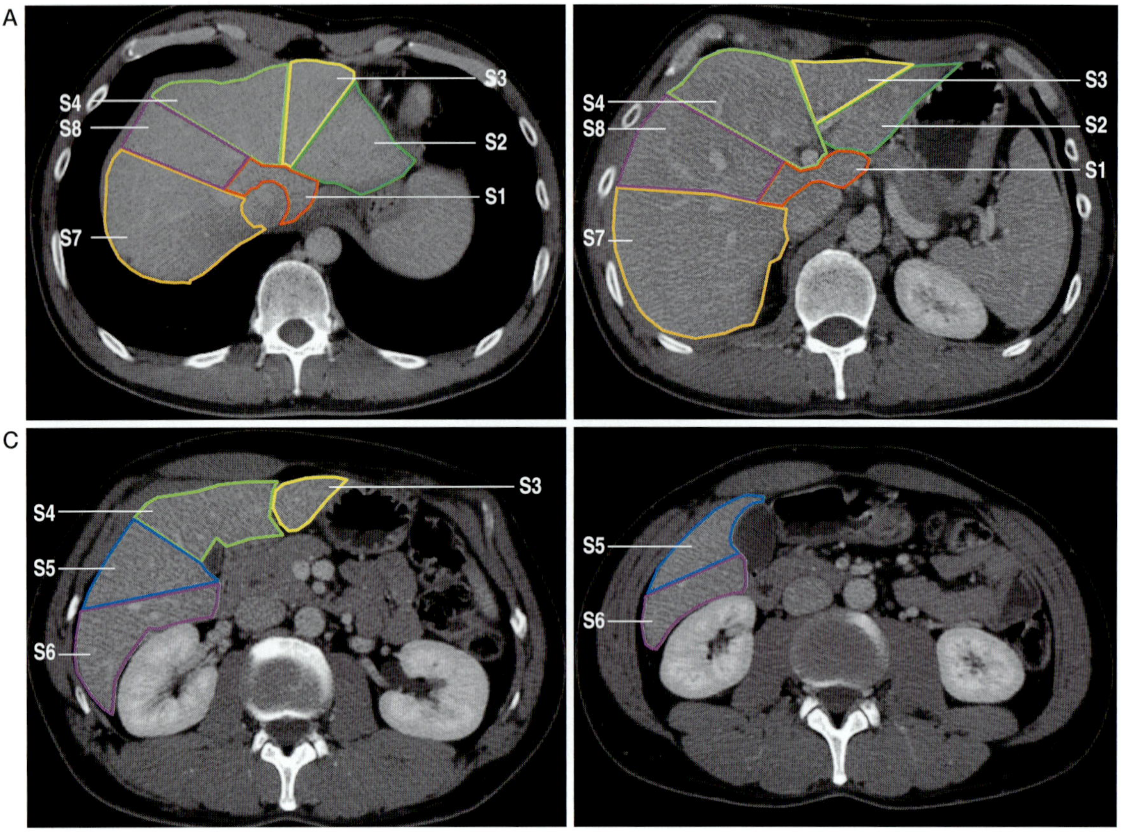

図13 CTでの肝区域
造影CT（頭側から尾側へ A〜D）

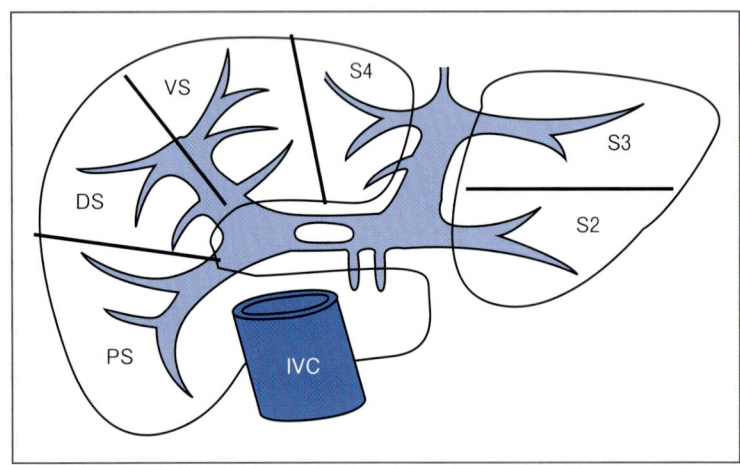

図14 新たな肝区域区分
DS：前背側区域，PS：後区域，VS：前腹側区域，IVC：下大静脈.
（文献6）より許可を得て転載）

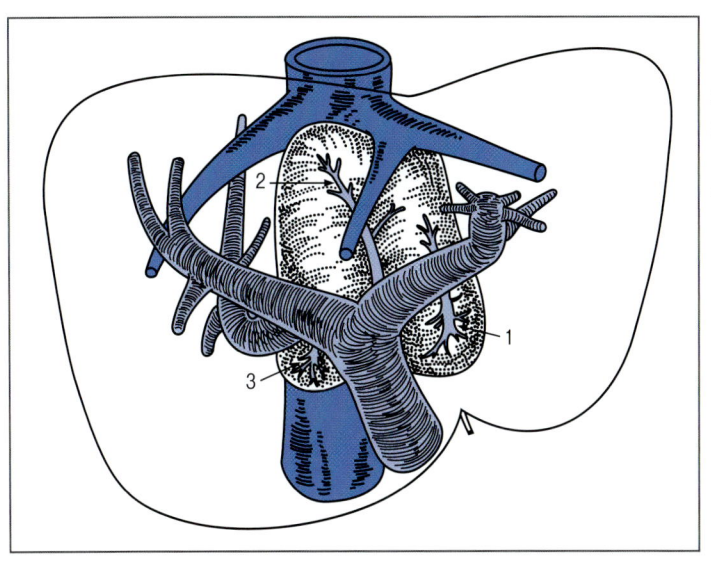

図15 尾状葉の門脈枝
1：lobe branch,
2：para-caval branch,
3：process branch
（文献7）より許可を得て転載）

4）S1の解剖

　一般に segment 1 が尾状葉に相当するとされている．公文は，門脈分岐様式から尾状葉を Spiegel 葉，突起部，傍下大静脈部の3つの部分に区分し，その範囲を門脈本幹，左右門脈1次分枝から背・頭側に向かって分岐する門脈枝に還流される領域とした（図15）．一方，Couinaud は，背側肝（posterior or dorsal liver：sector I）の概念を提唱し，尾状葉を左尾状葉（Spiegel 葉），突起部，右尾状葉と区分した．そして，右尾状葉を肝の背側で下大静脈の右側から前面に接し，右門脈茎の後上方，右-中肝静脈根部の尾側に存在する領域と定義している．

　公文と Couinaud との定義はほぼ一致しているが，逸脱している場合もある．門脈本幹および左右門脈1次分枝よりも末梢から尾状葉枝が分岐したり，尾状葉領域が右-中-左肝静脈根部を越えることがある．

3. 検査法

　肝の画像検査として，US，CT，MRI ならびに核医学検査（RI）があるが，ここでは CT および MRI について述べる．

a. CT

　CT は空間分解能に優れ，客観性および再現性が高いことから肝画像診断の中心的役割を担っている．

1）造影理論

　CT による肝腫瘤性病変の検出と鑑別診断には造影検査が欠かせない．肝実質は肝動脈血と門脈血の二重支配を受けている．静注された造影剤は心臓を経由して腹部大動脈から肝動脈へと流入し肝実質（類洞）に到達する．腹腔動脈から脾動脈へ流入し膵体尾部や脾臓を還流

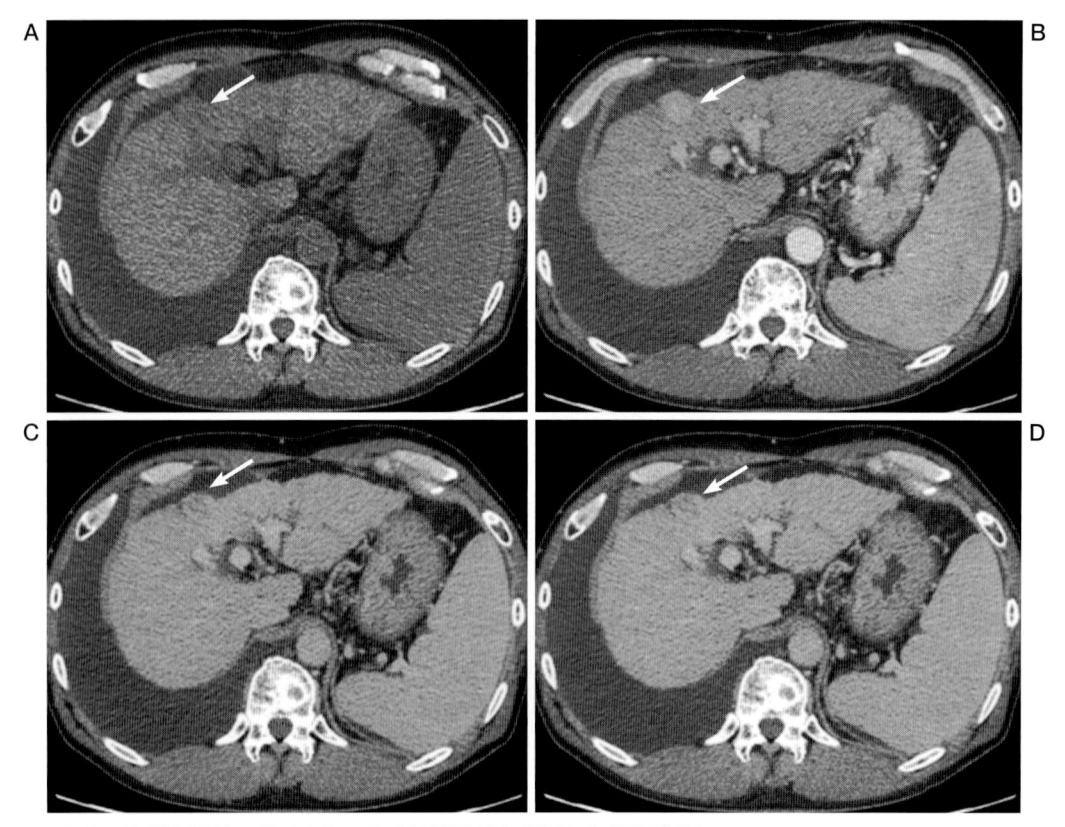

図16 60歳台男性　ダイナミックCT（肝硬変に併発した肝細胞癌）
A：単純（造影前），B：動脈優位相（造影後40秒），C：門脈優位相（造影後90秒），D：平衡相（造影後180秒）　肝硬変による肝の変形と，門脈圧亢進症に伴い脾腫と腹水を認める．肝細胞癌（→）は早期濃染を示し（B），門脈相（C）でwashoutを示している．

し脾静脈へ流出した造影剤と，上腸間膜動脈や下腸間膜動脈から流入し小腸，結腸を還流し上腸間膜静脈や下腸間膜静脈へ流出した造影剤は，門脈本幹で合流し肝実質（類洞）に到達する．したがって，肝実質のCT値（濃度）は，造影早期には肝動脈から流入した造影剤，後期には門脈から流入した造影剤の影響をより強く受けることになる．

2）ダイナミックCT

造影剤を急速静注し，動脈優位相，門脈優位相，さらには平衡相を撮影することで，血行状態を経時的に評価する造影パターンから，病変の検出と鑑別をめざすダイナミックスタディ（dynamic study）が可能である．

① 造影前CT（単純CT）

造影剤を投与する前に単純CTを撮影し，肝の大きさや形状の評価，びまん性あるいは限局性病変の存在を評価する（図16 A）．

② 造影CT

動脈優位相：肝動脈から流入する造影剤で肝実質が軽度濃染する時相で，多血性病変が明瞭な濃染像として描出される（図16 B）．

> **BOX 1　ダイナミック CT の至適画像**
>
> 1) 造影剤
>   ・容量，濃度，注入速度，注入時間
> 2) 除脂肪体重
> 3) 撮影タイミング
>   ・動脈優位相，門脈優位相，平衡相
>   ・ボーラストラッキング法，注入時間一定法

門脈優位相：造影剤を含む門脈血の還流で肝実質が最もが強く濃染する(図16 C)．
平衡相：すべての脈管系が同一の濃染程度を示す(図16 D)．
ダイナミック CT は，全肝の多血性病巣の検出に加え，病巣内の血行動態の評価による質的診断にも優れ，結節性病変の鑑別診断には必須の検査法である．さらに3次元再構成画像により病変の進展範囲診断の精度も高まっている．

3) 至適画像

病変の検出能が高く，鑑別診断に際しても有用な情報が得られる画像が「至適」といえる．検査の目的対象が動脈系か，腫瘍性病変かで至適な造影タイミングは異なる．腫瘍性病変でも多血性か乏血性かでも異なる．多血性といっても肝細胞癌と膵内分泌腫瘍の転移とでは至適造影タイミングは異なる．たとえば，進行肝癌は多血性病変の代表であるが，動脈性早期濃染を最も捉えやすい動脈優位相は，脾臓がパルプ状に不均一な濃染を呈する時相で，肝動脈に加えて門脈本幹から肝内門脈左右枝も造影されている時間帯である．一方，膵内分泌腫瘍の転移は肝動脈のみが造影されている，より早期の時相で腫瘍濃染のピークを認めることが多い．

肝を中心とする上腹部の造影 CT に際しては，臓器ならびに病変の造影剤による濃染(造影増強効果)を規定する因子が複数存在する(BOX 1)．検査手技に関係するのは，造影剤容量，造影剤濃度，注入速度，注入時間，ならびに撮影タイミングである．最近では管電圧も考慮する必要がある(BOX 2，図17)．また被験者の体重，体脂肪量，体表面積，循環血液量，心拍出量も関与する．

① 撮影タイミング

上腹部のダイナミック CT では，一般に 100 mL の造影剤を 3 mL/s で注入し，注入開始後 40 秒で動脈優位相を撮影し，さらに 90 秒後に平衡相を撮影すれば，造影パターンから多くの病変の評価は可能である(表2)．しかしながら，最適な撮影タイミングを設定する方法として，ボーラストラッキング法と注入時間一定法が考案されている．

ⅰ) ボーラストラッキング(bolus tracking)法

造影剤の静注開始後から撮影断面を数秒間隔で低線量下に連続撮影し，CT 値が閾値に達する時間を見い出す方法で，100 mL の造影剤を 3 mL/s で注入した後の本スキャンの撮影タイミングを最適化できる．

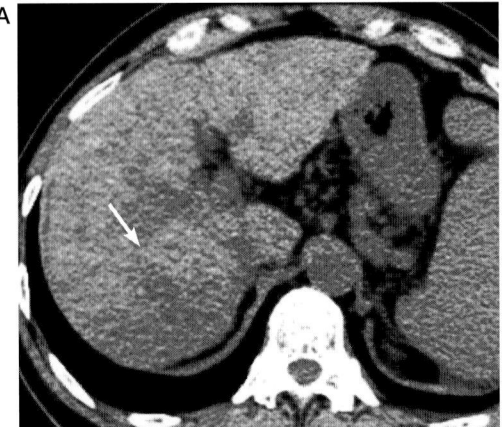

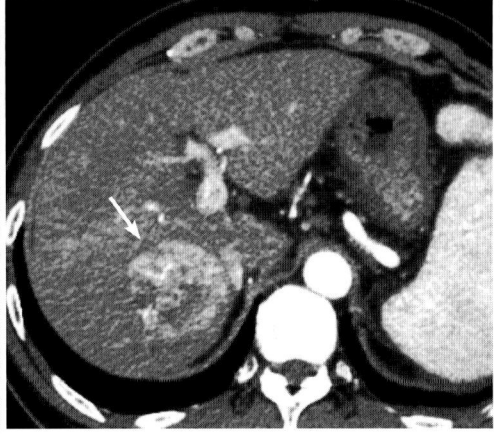

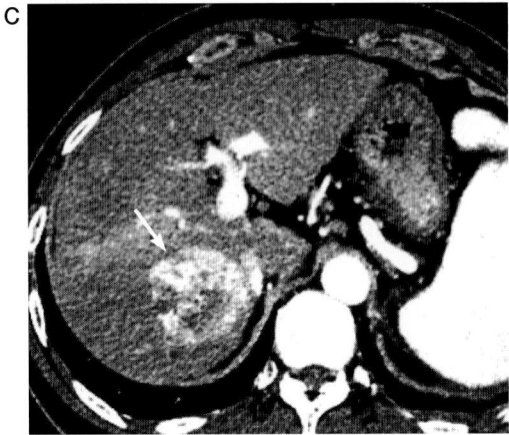

図17　60歳台男性　高電圧撮影と低電圧撮影（多血性の進行肝癌）
ダイナミックCT　A：造影前，B：造影早期（通常の高電圧 120 kVp），C：造影早期（低電圧 80 kVp）　多血性を示す進行肝癌の症例である．造影早期に濃染を呈しているが，通常の高電圧撮影(B)に比して低電圧撮影(C)では造影剤のコントラスト増強効果が顕著である．

BOX 2　低電圧撮影と造影 CT

　成人の腹部 CT では 120～140 kVp の高電圧が一般的であるが，近年，管電圧 80～100 kVp の低電圧撮影が注目を集めている．

　CT で用いる X 線エネルギーでは，X 線減弱係数(μ)はおもにコンプトン散乱と光電効果によって決定される．人体など低原子番号の物質(H, C, N, O, Ca)では，μ はコンプトン散乱で規定され，X 線のエネルギーにはほとんど影響されない．光電効果は物質の原子番号の 5 乗および X 線エネルギーの 3.5 乗に反比例するため，ヨード造影剤などの高原子番号の物質では X 線エネルギーを変化させると CT 値に大きく影響する．すなわち，120 kVp の高電圧のときに比して 80 kVp の低電圧撮影ではヨードの質量減弱係数・CT 値は大きく増加する．したがって，低電圧撮影では造影剤投与におけるコントラスト増強効果が向上するため，造影剤量を軽減することができる(図17)．

　従来から用いられてきた平均 X 線減弱係数(μ)の計算方法であるフィルタ補正逆投影(filtered back projection：FBP)法に代わり登場した逐次近似再構成法は，低線量であっても高画質が担保される計算法で，結果として低電圧撮影における造影 CT でのコントラスト増強と造影剤の減量が実現可能となっている．

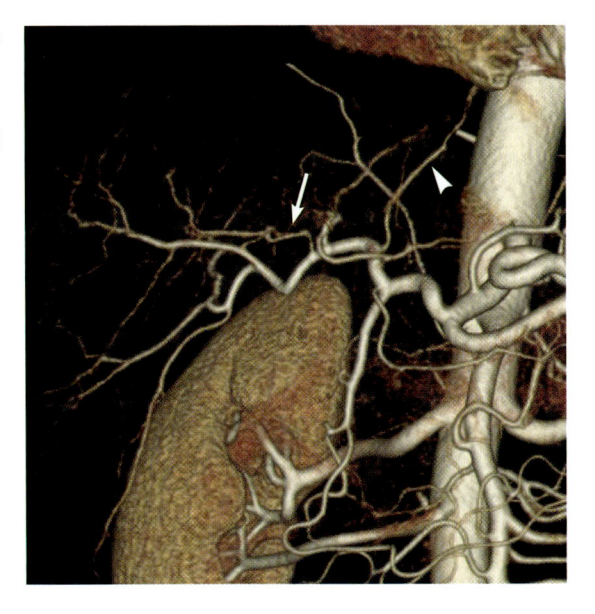

図18 40歳台男性 生体肝移植ドナーの造影CT動脈相の3次元画像

volume rendering（VR）法にて動脈相から再構成した3次元画像である．左葉内側区に供血するする動脈（A4）は中肝動脈として分岐している（→）．固有肝動脈から左下横隔動脈の分岐を認める（▶）．

BOX 3　3次元画像

　頭尾方向の空間分解能が1mm未満に達したCTやMRIでは，画像データに高精度の人体の3次元情報が含まれている．US，CT，MRIの撮像で発生する大量の画像データを収集し，高速で演算処理できる高性能コンピュータの支援と画像処理ソフト技術の進歩によって実現しているが，MDCTで得られた等方向性画素による再構成画像が最も有用で，鮮明な3次元画像が多方面で臨床応用されている．

　サーフェスレンダリング（surface rendering：SR）法やボリュームレンダリング（volume rendering：VR）法で3次元画像を描出すると，対象物の表面の輪郭を多方向から観察可能で，肝動脈，門脈，肝静脈などの分岐様式や立体像を把握するのに適している．

　multiplanar reconstruction（MPR）法やmaximum intensity projection（MIP）法では，3次元データから新たに任意の断面を抽出できる．複雑な形態を示す臓器内病変と，周囲を走行する脈管や胆管・膵管などの様子が正確に評価可能になる．肝臓では肝細胞癌とその腫瘍血管を3次元的に捉えたり，任意の断面を切り分け切除のシミュレーションに応用されている．

　肝移植のドナーでは血管の走行位置や分岐様式を術前情報として入手することは極めて重要である．ボーラストラッキング法を用いることで動脈相を確実に撮影できる．門脈相，肝静脈相ならびに平衡相については動脈相撮影後にそれぞれ所定の時間に撮影を開始することでおおむね良好な画像が得られ，3次元画像再構成（BOX 3）で目的とする脈管像が取得可能である（図18）．

ⅱ）注入時間一定法

　体重から規定した造影剤を一定の時間で注入すると，体重や注入速度の影響を受けずに，

一定の時間に大動脈の濃染ピークが一定の強度で得られる．個体間のばらつきが少なく造影効果の再現性が得られる方法として施行されている．

② 造影剤量

動脈優位相で検出率が低下する乏血性病変を門脈優位相にて描出するには，肝実質濃染を上昇させる必要がある．投与ヨード量は体重に規定されるが，脂肪組織には造影剤は分布しない．したがって，除脂肪体重で規定することで過剰投与とはならず，大動脈や肝実質の濃染を至適化できる．

③ 造影剤濃度

1秒間に体重1kg当たりに投与されるヨード重量(mg)を，fractional dose(FD, mgI/kg/s)とよぶ．このパラメータは動脈優位相での増強効果に関係し，高濃度造影剤を用いるほど(FDが多いほど)，多血性病変と肝実質とのコントラストが高くなる．

④ 注入時間

注入時間一定法では，肝細胞癌の良好な動脈性濃染が得られるFDは20 mgI/kg/s以上とされている．300 mgI/mL製剤であれば，体重50 kgの場合には100 mLを30秒(3.3 mL/s)で注入すれば，FDは20 mgI/kg/sに相当する．高体重患者であっても，注入速度が5 mL/sを超えることはまれである．

4）撮影プロトコール

ダイナミックCTの施行目的は，おもに肝腫瘍性病変の検出と鑑別である．肝細胞癌の早期発見と確定診断ならびに消化器癌転移の検出などがおもな役割である．

単純画像による造影前濃度の確認，造影早期相による動脈性濃染の多寡，造影後期相における造影パターンの評価，平衡相における遅延性濃染の有無などを評価できるプロトコールであれば十分である．表2に当院の標準的な撮影プロトコールを示す．

b. MRI

MRIの撮像に際しては多様なパラメータが存在し，プロトン密度強調像，T1強調像，T2強調像，T2*強調像および拡散強調画像，ならびにMRエラストグラフィなどが撮像できる．MRIを代表するT1強調像やT2強調像の有用性は，USやCTに比して組織コントラスト能に優れている点にある(図19)．

1）撮像法

① パルス系列

共鳴周波数のRF励起パルスを照射し核磁気共鳴現象を引き起こし，パルスを切ると緩和現象が始まりMR信号が放出される．このMR信号を収集しMRIを撮像するためには，励起RFパルスに続いて位相分散を再収束させる必要がある．その手段としてはRFパルスをさらに印加する方法と，反転磁場傾斜を付加する方法がある(表3)．

ⅰ）スピンエコー(spin echo：SE)法

再収束RFパルスを利用するパルス系列である．複数の再収束パルスを連続的に追加し撮像時間の短縮を図ることが可能で，高速スピンエコー(fast spin echo：FSE)法(図20 A)と超高速スピンエコー法(図20 B)がある．

図19　70歳台男性　MRIの組織コントラスト（肝細胞癌）
A：US（右肋間走査），B：単純CT，C：GRE法，D：高速SE法による呼吸同期下脂肪抑制T2強調像　US（A）では病変内部の線維性隔壁と病変辺縁部の被膜が低エコーを示すが，病変と周囲肝は同等のエコーレベルである．単純CT（B）では，病変は周囲肝に比してわずかに低吸収を呈する．T1強調像（C）では，病変は明らかな低信号に描出されている．T2強調像（D）では周囲肝とのコントラストは十分で，病変内部は不均一な高信号に描出されている．

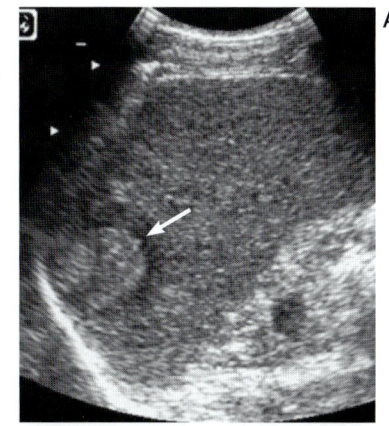

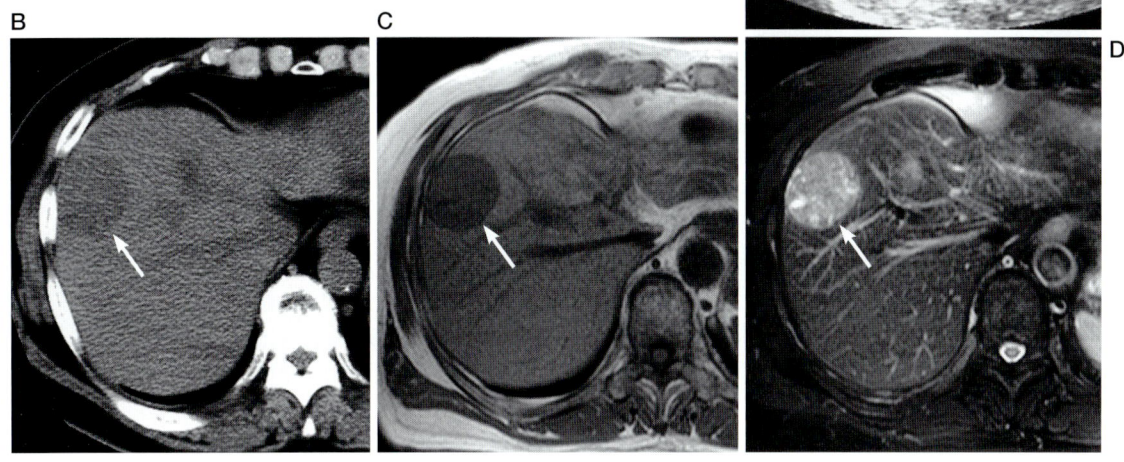

表2　ダイナミックCTの撮影プロトコール

適応	注入速度	造影第1相	造影第2相	造影第3相
肝臓ルーチン	3 mL/s	40	90	180
肝移植ドナー	3 mL/s	prep	47	53

単位はs（秒）

表3　MRIのパルス系列と撮像法

パルス系列	撮像法	呼吸状態	撮像時間
高速SE法	脂肪抑制T2強調像	呼吸同期下	数分
超高速SE法	T2強調像	呼吸停止下	1秒前後
GRE法	T1強調同位相像 T1強調逆位相像 脂肪抑制T1強調像 T2*強調像	呼吸停止下	20秒前後
高速GRE法	3D脂肪抑制T1強調像	呼吸停止下	20秒前後

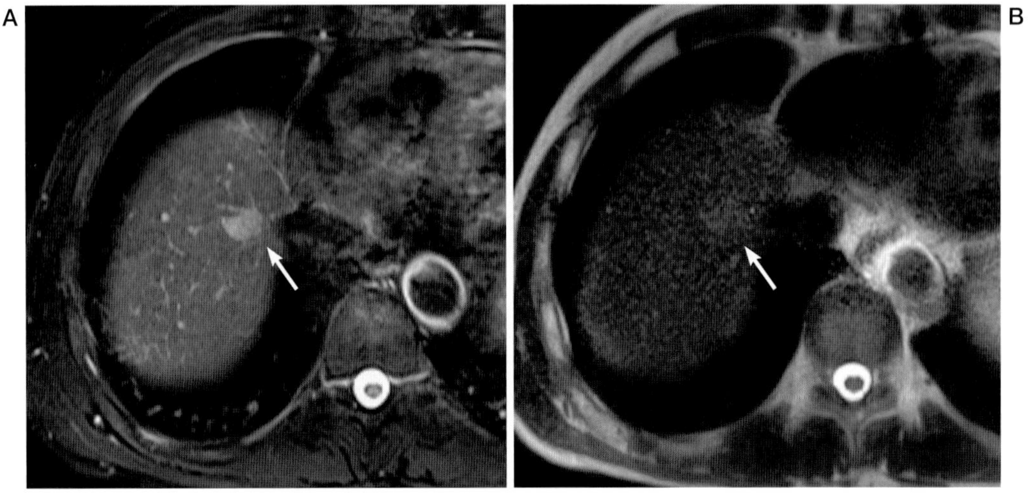

図20　60歳台女性　至適なT2強調像（肝細胞癌）
A：高速SE法による呼吸同期下脂肪抑制T2強調像，B：超高速SE法による呼吸停止下T2強調像　高速SE法による呼吸同期下脂肪抑制T2強調像(A)では撮像に約4分を要したが，脊髄液が著明な高信号に描出されるとともに，肝と病変とのコントラストも良好で，病変は高信号域として容易に識別できる．超高速SE法による呼吸停止下T2強調像(B)では約1秒で撮像された．脊髄液は著明な高信号に描出されているが，肝と病変とのコントラストは不十分である．

ii）グラジエントエコー（gradient echo：GRE）法

傾斜磁場を反転して位相分散を再収束する方法である．MR信号の測定時間（echo time：TE）を短くできるので，呼吸停止下に2Dのみならず3D画像のデータを収集できる．SE法とは異なり，GRE法では静磁場の不均一性，組織の磁化率の違い（図21），化学シフトによる位相分散を補正できない（図22）．

② 磁場強度

1.5T装置に比して，3T装置では高いS/N（信号雑音比）を生かした良質な画像が撮像できる（図23）．誘電効果の影響で均一な信号が得にくいなどの欠点があったが，これらを克服する手段が講じられた結果，頭部のみならず腹部領域での普及も進んでいる．

ただし，磁場強度が高くなるとT1が延長するのに対し，T2は短縮する．また，水と脂肪との間でみられる化学シフトも大きくなるため，T1強調像やT2強調像を撮像する際にはTRやTEの設定を調整する必要がある．磁化率効果も強くなるため，その影響が画像に反映される（図24）．

2）単純MRI

石灰化，骨皮質，空気（肺）などは信号源となる水や脂肪が存在しないため，MRIではすべての撮像法で無信号になる．プロトン密度強調像の画質は良好であるが組織性状の類推には適さず，腹部領域ではT1強調像，T2強調像ならびにT2*強調像がおもに利用される（BOX 4）．最近では化学シフト画像や拡散強調画像も頻用され，施設によってはMRエラストグラフィも利用されている．

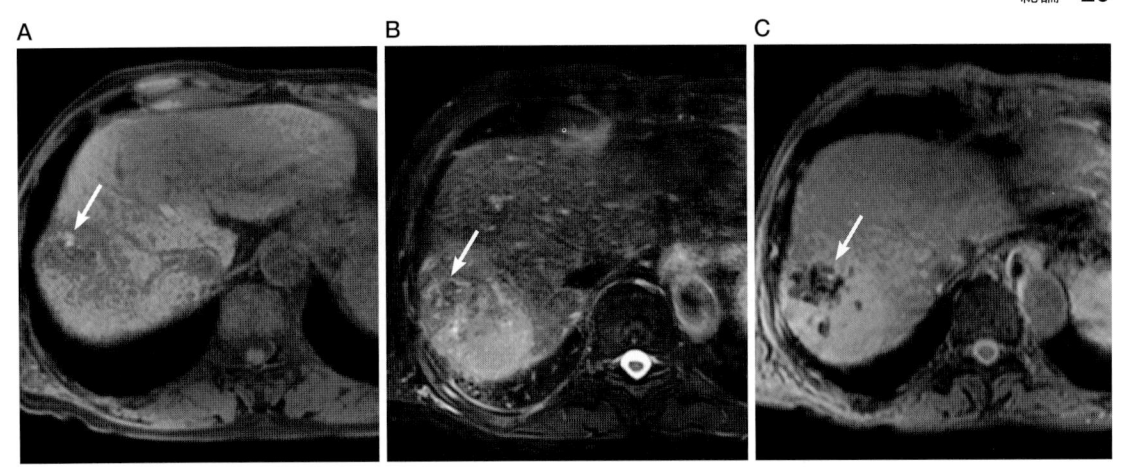

図21 50歳台男性 出血を伴う肝細胞癌
A：GRE法による呼吸停止下脂肪抑制T1強調像，B：高速SE法による呼吸同期下脂肪抑制T2強調像，C：GRE法による呼吸停止下脂肪抑制T2*強調像　GRE法による呼吸停止下脂肪抑制T1強調像(A)では，病変(→)は軽度低信号を示し，内部に出血を示唆する高信号域を伴う．高速SE法による呼吸同期下脂肪抑制T2強調像(B)では病変は不均一な高信号を示し，内部に出血を示唆する低信号域(→)も伴っている．GRE法による呼吸停止下脂肪抑制T2*強調像(C)では病変は軽度高信号を示し，内部に出血を示唆する明らかな低信号域(→)が広範囲に認められる．

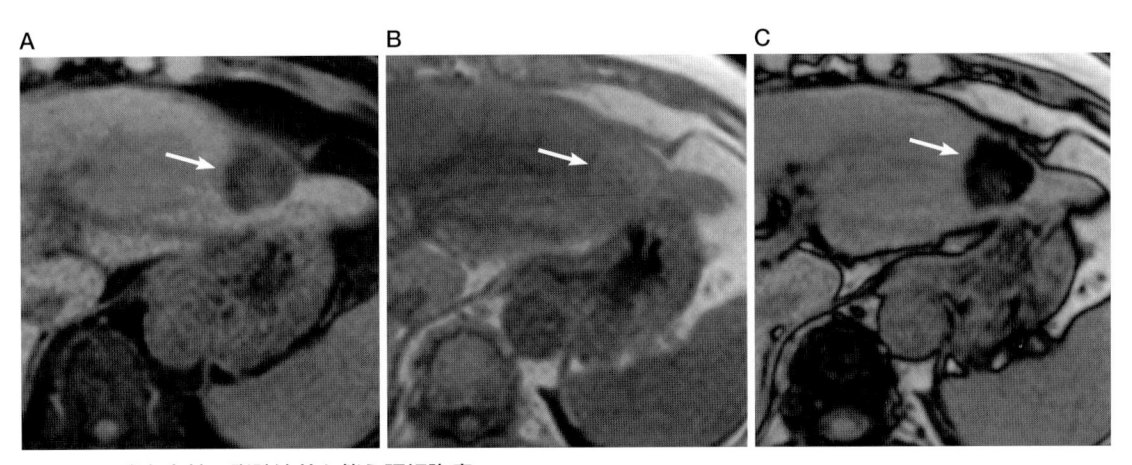

図22 70歳台女性 脂肪沈着を伴う肝細胞癌
GRE法による呼吸停止下T1強調像(A：脂肪抑制像，B：同位相像，C：逆位相像)　脂肪抑制像(A)では脂肪の信号が消失し腫瘤(→)は低信号を示す．同位相像(B)では脂肪沈着を反映し腫瘤(→)は軽度高信号を示す．逆位相像(C)では水と脂肪との信号の打ち消しあいで腫瘤(→)の信号が著明に低下している．

① T1強調像

　水や脂肪はnm範囲内で分子運動をしているが，分子運動の速度と方向性が緩和時間に差異をもたらす．緩和時間にはT1とT2との2種類があるが，T1には分子運動の速度が関与する．分子運動が速すぎる自由水も，逆に隣接する高分子化合物の影響で遅すぎる結合水もT1は長くなる．脂肪酸も分子運動をしているが，そのT1は正常組織の中では最も短くなる．T1強調像では，T1が長いほど低信号に(黒く)，短いほど相対的に高信号に(白く)描出される．GRE法によるT1強調(同位相)像の正常例を示す(図25)．

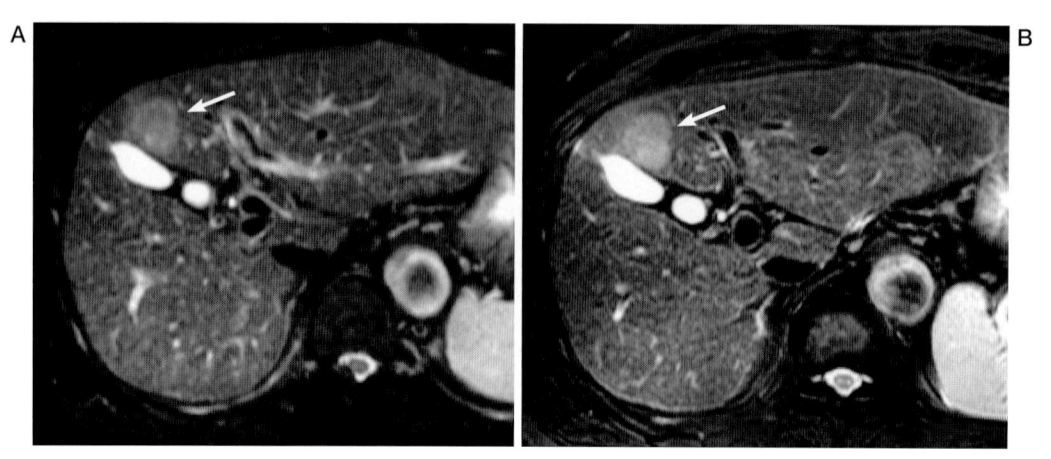

図23 60歳台男性　肝細胞癌
A：1.5TによるT2強調像（高速SE法），B：3TによるT2強調像（高速SE法）　1.5TによるT2強調像(A)に比して，3TによるT2強調像(B)で肝細胞癌(→)が明瞭な高信号域として描出されている．

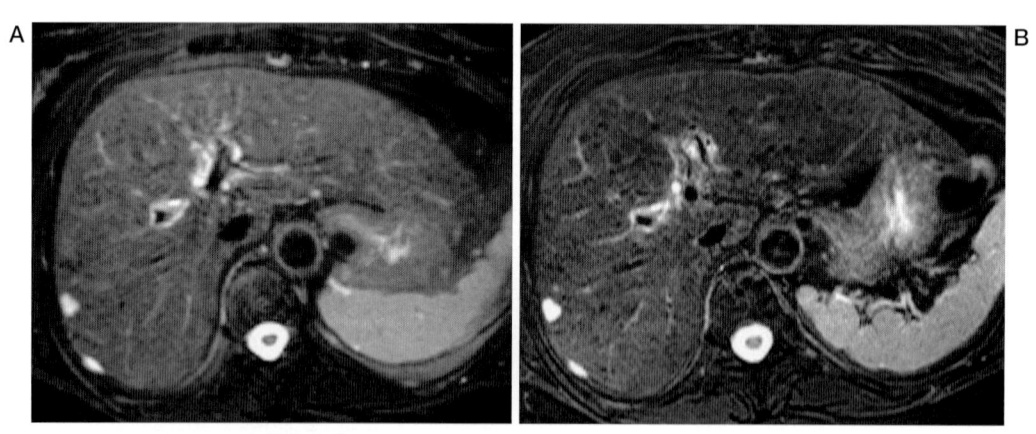

図24 60歳台男性　肝硬変に伴う鉄沈着再生結節
A：1.5TによるT2強調像（高速SE法），B：3TによるT2強調像（高速SE法）　1.5TによるT2強調像(A)に比して，3TによるT2強調像(B)で鉄沈着結節が明瞭な低信号域として多数描出されている（著明な高信号域は血管腫である）．

初期に利用されたSE法では撮像に数分を要するため，現在では呼吸停止下に多断面を撮像可能なGRE法での撮像が主流である（図19C）．T1が長い組織は低信号に，T1が短いと相対的に高信号に描出される．すなわち，脊髄液や筋肉が低信号に，肝や膵は腎や脾に比して軽度高信号を示すが，脂肪が最も高信号に描出される．

② T2強調像

T2には分子運動の方向性に関与し，分子運動の方向に束縛を受けない自由水はT2が長くなる．一方，分子運動の方向が制限される結合水のT2は短い．脂肪組織のT2は中間の値をとる．T2が長い組織は高信号に，T2が短いと低信号に描出される．したがって，T2が長い脊髄液は著明な高信号に，腎や脾は高信号に描出される．一方，肝や膵は腎や脾に比

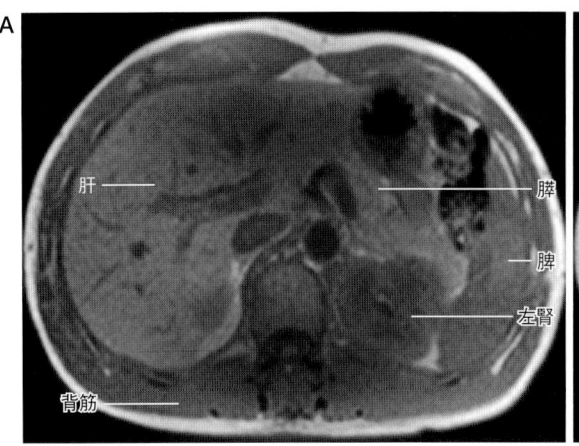

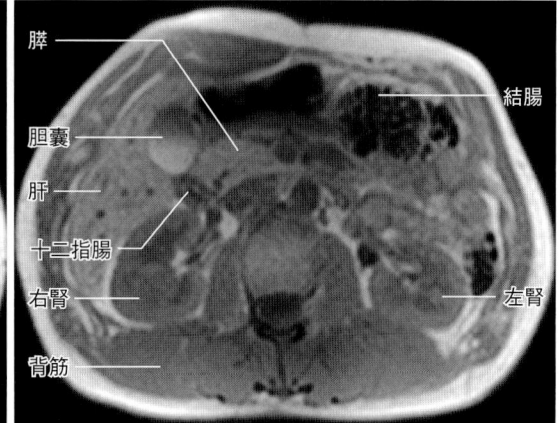

図 25 正常例
A, B：GRE 法による T1 強調同位相像

BOX 4　肝の単純 MRI

- MRI の信号源は水と脂肪酸の水素原子核である．
- 単純 MRI のパルス系列として，SE 法と GRE 法が利用される．
- 撮像法として，T1 強調像，T2 強調像，T2*強調像が利用され，画像の信号強度には緩和時間(T1，T2，T2*)がそれぞれ反映される．
- T1 強調像と T2*強調像には GRE 法が利用される．
- T2 強調像には呼吸同期下に撮像する高速 SE 法が利用される．
- 化学シフトを利用して，脂肪抑制画像や位相コントラスト画像を撮像できる．
- 脂肪抑制法は GRE 法による T1 強調像にも，SE 法による T2 強調像にも併用される．
- 位相コントラスト画像(同位相像と逆位相像)は，GRE 法による T1 強調像で撮像することが多い．
- 拡散強調画像は EPI で撮像できる．
- MR エラストグラフィで肝のずり弾性率(剛性率)を測定できる．

して軽度高信号を示し，筋肉が明らかな低信号に描出される．

　SE 法による T2 強調像では高い組織コントラストが得られ，肝の MRI に関する多くの知見は SE 法によって得られたものである．しかしながら，撮像には 10 分以上を要し motion artifact による画像の劣化も著しかった．

　これらの欠点を克服するため，1 回の励起パルスに続いて複数の再収束パルスを印加することで信号収集が高速化された．特に呼吸同期下に 5 分前後で撮像する高速スピンエコー(FSE)法は肝と充実性病変とのコントラストが良好で，現在では T2 強調像の主流となっている(図 19 D，図 20 A)．なお，これらの FSE 法では脂肪が著明な高信号を示し，肝と充実性病変とのコントラストがつけづらくなることから，後述する脂肪抑制法を併用することが多い(図 20 A)．

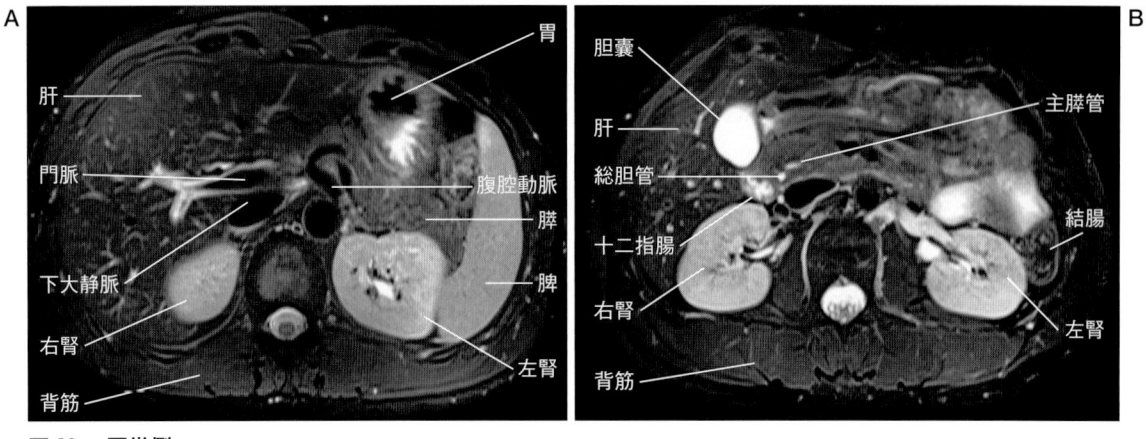

図 26 正常例
A, B：高速スピンエコー法による脂肪抑制 T2 強調像

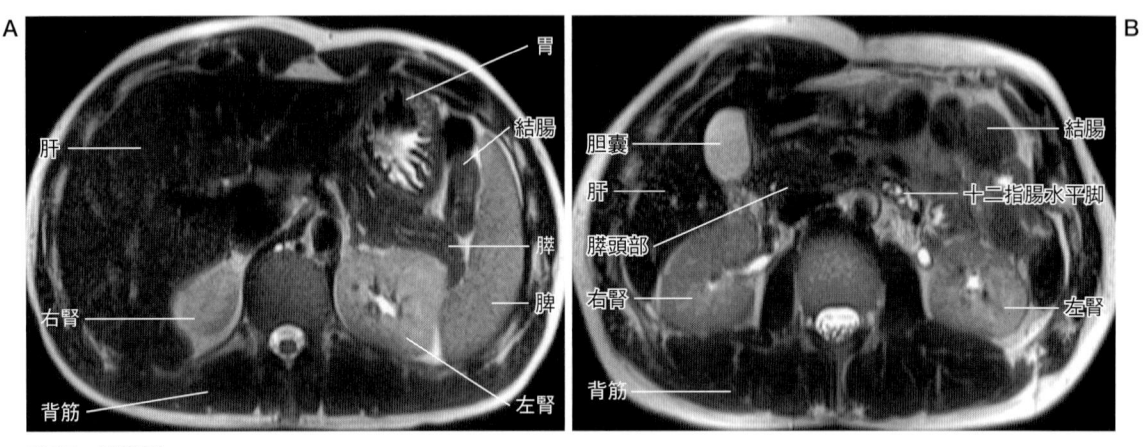

図 27 正常例
A, B：超高速スピンエコー法による T2 強調像

　高速スピンエコー（FSE）法による脂肪抑制 T2 強調像の正常例を示す（図 26）．再収束パルスの印加数をさらに増やすと 1 秒程度で撮像可能であるが，この超高速 FSE 法と呼称される T2 強調像は，著明な高信号に描出される囊胞性病変に対しては高い検出能を示す一方で，充実性病変に対しては十分なコントラストが得られず診断能は低いことに留意する必要がある（図 20 B）．超高速スピンエコー法による T2 強調像の正常例を示す（図 27）．

③ T2*強調像

　個々のプロトンの位相は分子運動による局所の揺動磁場に加え，外部磁場の不均一や化学シフト（後述）などの影響を受けて分散する．その時定数が T2*（T2 スター）である．分散が早いほど，T2* は短い．また，局所の T2* は T2 よりも短くなる．T2*強調像では，T2* が長いほど高信号に（白く），短いほど相対的に低信号に（黒く）描出される．また，鉄沈着などで引き起こされる局所磁場の不均一に鋭敏な T2*強調像も，時に撮像される

　T2*強調像は GRE 法で得られ，局所磁場の不均一を形成し T2* が短縮する病変部は，低

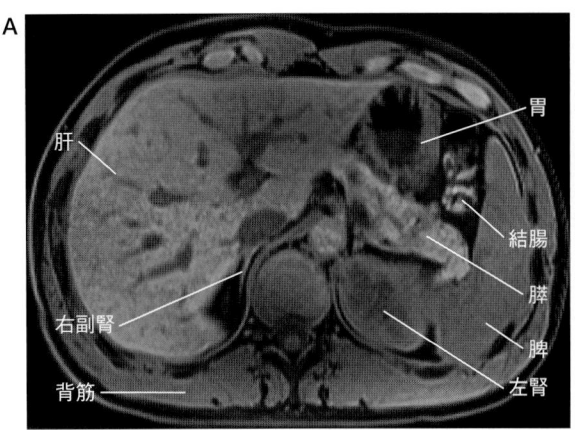

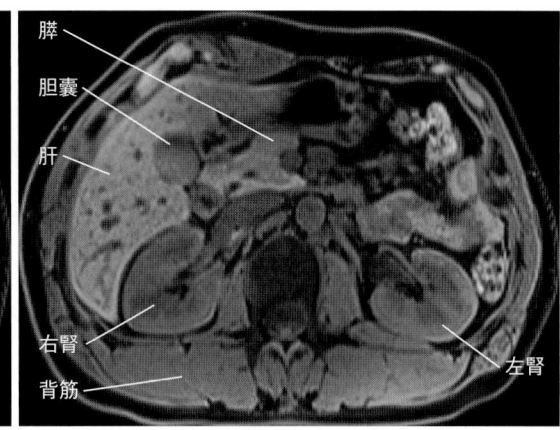

図 28 正常例
A, B：脂肪抑制 T1 強調像

信号に描出される．出血や鉄沈着などの診断に有用である(図 21 C)．

④ 化学シフト画像

水や脂肪酸を構成する水素原子は，酸素や炭素と共有結合している．共有される対電子は両元素の周囲に電子雲となり，静磁場とは逆方向に微弱な遮蔽磁場を形成する．酸素や炭素の電気陰性度の影響で，水素原子に対する磁気遮蔽の程度が異なってくるため，同一の静磁場に晒されても感じる磁場(実効磁場)が若干違ってくる．その結果として，歳差運動の速度も異なってくるため水と脂肪の水素原子核の共鳴周波数にも若干のズレが生じる．この現象を化学シフト(chemical shift)とよぶ．

化学シフトを反映した画像には，脂肪抑制画像(図 22 A)と位相コントラスト画像(図 22 B, C)がある．

ⅰ) 脂肪抑制画像

共鳴周波数の違いを利用して脂肪の信号を抑制し，水からの信号だけで画像を撮像することができる．これは GRE 法による T1 強調像(図 22 A)や T2* 強調像(図 21 C)にも，高速 SE 法による T2 強調像(図 19 D，図 20 A，図 21 B，図 23 A, B，図 24 A, B)にも併用できる．GRE 法による脂肪抑制 T1 強調像の正常例を示す(図 28)．

ⅱ) 位相コントラスト画像

GRE 法を利用すると，通常の水と脂肪の足し算の画像である同位相(in phase：IP)像(図 19 C，図 22 B)のみならず，両者の引き算の画像に相当する逆位相(opposed phase：OP)像(図 22 C)も撮像できる．これらは T1 強調像として撮像されることが多く，両者の信号強度を比較することで脂肪沈着の有無や多寡の類推が可能である．GRE 法による T1 強調逆位相像の正常例を示す(図 29)．

T1 強調同位相像(図 25)との違いは，脂肪との境界線が太く描出される点である．

⑤ 拡散強調画像

水分子は nm 範囲内で分子運動をしながら，マイクロメータ(μm)のスケールでブラウン運動しながら拡散する．拡散強調画像はエコープラナー(echo planar：EPI)法で撮像される．拡散の強調度は b 値(b value)で表され，8〜50 (s/mm^2)程度の b 値が小さい(low b)と

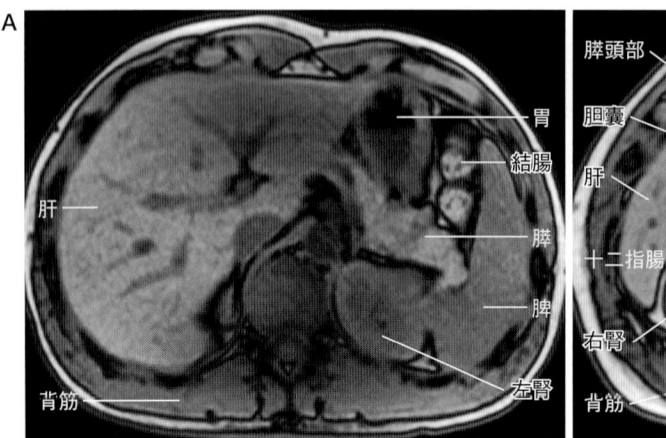

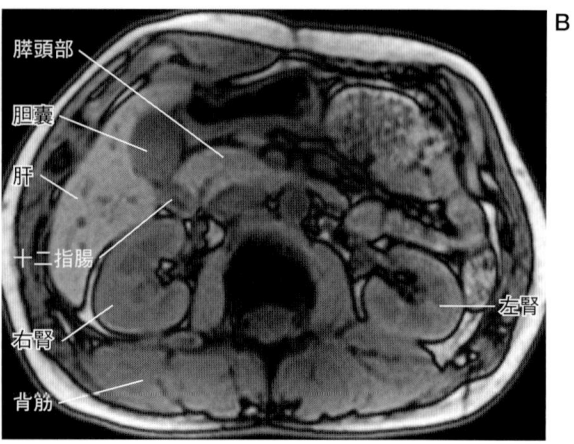

図29 正常例
A, B：GRE 法による T1 強調逆位相像

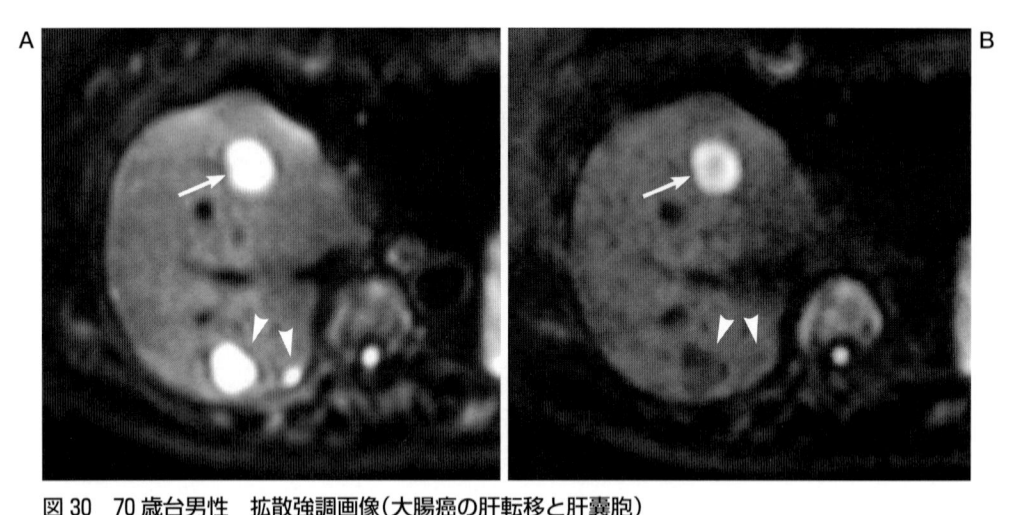

図30 70歳台男性 拡散強調画像（大腸癌の肝転移と肝嚢胞）
拡散強調画像（ERI 法） A：b＝200 s/mm², B＝1000 s/mm² 低 b 値（A）では T2 が反映され，肝転移（→），嚢胞（▶）ともに均一で著明な高信号に描出され鑑別できない．高 b 値（B）では拡散現象が反映され，肝転移（→）は高信号に描出されるのに対し，嚢胞（▶）は低信号に逆転している．なお，肝転移の中心が低信号に転じたのは液化壊死を反映しているためである．

きは，T2 強調像に近いコントラストになる．1000 程度の大きな b 値（high b）のときは拡散強調画像となり，液体のように拡散係数の大きい領域は低信号に描出される．一方，拡散が制限された状態は高信号に描出される（図30）．

拡散の程度を表す「見かけの拡散係数（apparent diffusion coefficient：ADC）」も信号強度に関与する．異なる b 値の 2 種類の画像の信号強度から ADC を算出可能で，これを画像化した ADC map では，拡散の自由度が高い領域ほど高信号に描出される．

⑥ **MR エラストグラフィ（MR elastography：MRE）**

MRI を用いて非侵襲的に肝のずり弾性率（剛性率）の値（単位：Pa）を測定する方法であ

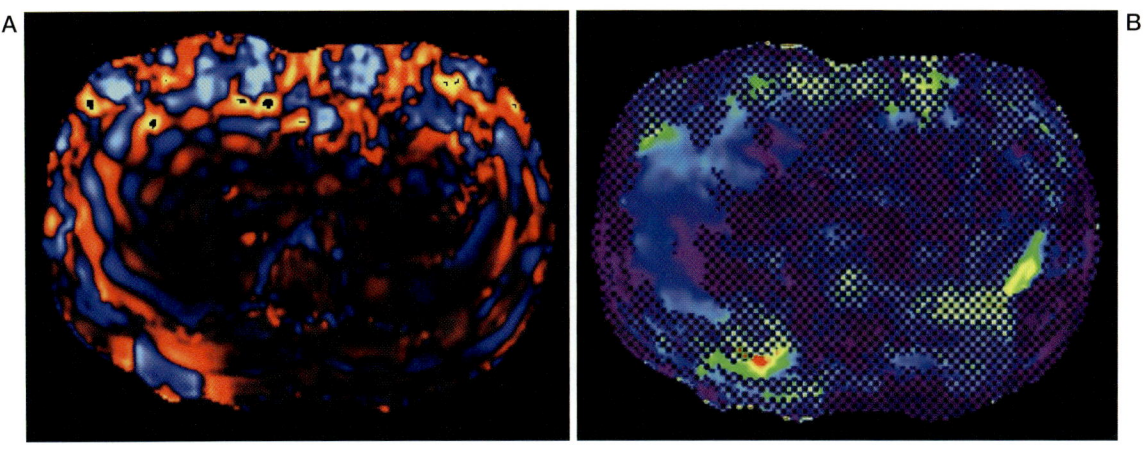

図31　MRエラストグラフィ(20歳台男性　健常者)
A：位相画像，B：弾性率マップ　位相画像(A)は，プロトンの回転位相をコントラストに反映させた画像である．弾性率マップ(B)は，ずり弾性率を画素値としたもので単位はパスカル(Pa)である．

BOX 5　肝の造影MRI

- 細胞外液に分布する非特異性造影剤と細胞内に取り込まれる特異性造影剤に大別され，後者には網内系と肝細胞胆道系がある．
- 細胞外液性造影剤として水溶性ガドリニウム(Gd)製剤が利用され，呼吸停止下にGRE法によるダイナミックスタディが施行される．
- 網内系造影剤として超常磁性酸化鉄粒子(SPIO)が利用され，尿中には排泄されないため腎機能低下例に対しても使用できる．
- 肝細胞胆道系造影剤としてGd-EOB-DTPAが利用され，呼吸停止下にGRE法によるダイナミックスタディが可能なうえに，造影15分以降の肝細胞(造影)相で肝細胞機能を評価できる．

る．加振装置による体外振動で肝に弾性波を生じさせ，その振動位相をプロトンの回転位相に変換させる位相コントラスト法の一種である(図31)．MREによる肝ずり弾性率の測定の客観性は高く，肝線維化診断に応用される．肝線維化が進行すると発癌率が増加することが知られており，MREによる弾性率の測定を肝発癌リスク因子の評価に利用する試みもなされている．

3）造影MRI

　MRIで利用される造影剤は多彩である．細胞外液に分布する非特異性造影剤と細胞内に取り込まれる特異性造影剤に大別され，後者には網内系と肝細胞胆道系がある(BOX 5)．

① 細胞外液性造影剤

　細胞外液に分布を示す水溶性ガドリニウム(Gd)製剤が利用される．経静脈的に投与されると細胞外液中に分布した後，腎から尿中に排泄される．水分子のT1短縮効果を有するため，造影剤の分布域はT1強調像で高信号に描出される．肝腫瘍性病変の鑑別に際しては，

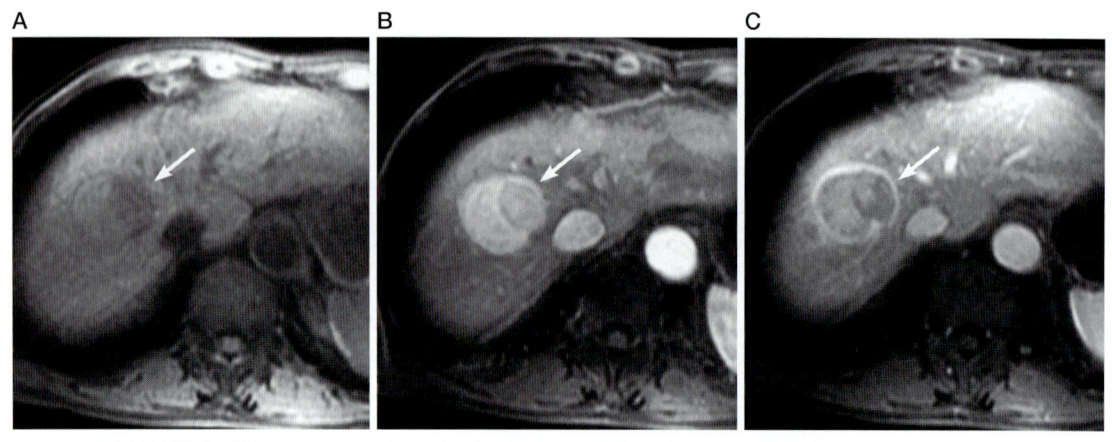

図32 細胞外液性造影剤によるダイナミックMRI(70歳台男性　結節型肝細胞癌)
A：造影前T1強調像，B：造影後T1強調像(動脈優位相)，C：造影後T1強調像(平衡相)　造影前(A)には被膜がリング状低信号に，腫瘍内部はモザイク状を呈している(→)．造影後動脈優位相(B)では病変が明瞭な濃染を示す(→)．平衡相(C)では病変は周囲と等信号を呈し，被膜を示唆するリング状高信号帯を認める(→)．

呼吸停止下にGRE法によるダイナミックスタディが施行される(図32)．ただし，後述する肝細胞胆道系造影剤の登場で，細胞外液性造影剤の使用は激減している．

② 網内系造影剤

超常磁性酸化鉄粒子(SPIO)が利用される．静注されたSPIOは肝のKupffer(クッパー)細胞，脾臓および骨髄などの網内系細胞に取り込まれて代謝され，尿中には排泄されない．したがって，腎機能低下例に対しても使用できる．

取り込まれた部位でクラスターを形成して局所磁場の不均一をきたし，T2やT2*短縮をきたす．このため，正常肝ではT2強調像やT2*強調像で信号は低下するのに対して，Kupffer細胞を伴わない病巣は相対的に高信号に描出される(図33)．

③ 肝細胞胆道系造影剤

水溶基と脂溶基を併せもつガドキセト酸ナトリウム(Gd-EOB-DTPA：EOB)が利用される．経静脈的に投与されると細胞外液中に分布した後，脂溶性であるため肝細胞に取り込まれ胆汁中に排泄される．一方，親水基も有するため静注された50％は尿中に排泄される．細胞外液性Gd製剤と同様，分布域はT1短縮効果によってT1強調像で高信号を呈する．ダイナミックスタディによる血流評価のみならず，EOB投与後15分以降に肝細胞(造影)相を撮像することによって肝細胞機能を反映した画像が得られる(図34)．

c. 動注CT

動注CTの原理，特徴ならびに今日的役割を述べる．

1) CTHAとCTAP

動脈造影併用下CT(動注CT)は動脈造影が前提の侵襲的検査法で，肝動脈造影下CT(CT during hepatic arteriography；CTHA)と門脈CT(経動脈性門脈造影下CT：CT during arterial portography；CTAP)に大別される．

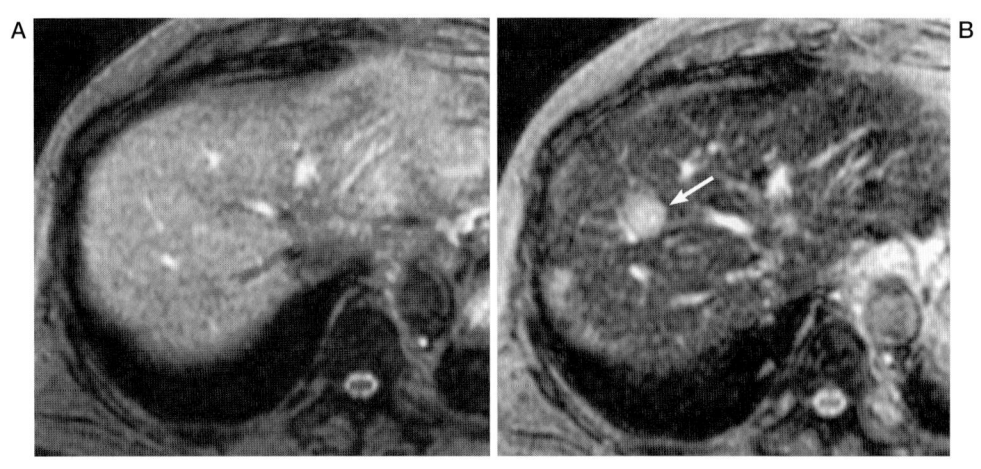

図33 超常磁性酸化鉄粒子(SPIO)による造影 MRI(60歳台男性 結節型肝細胞癌)
A：造影前 T2*強調像，B：造影後 T2*強調像　造影前(A)には病巣は周囲肝と等信号のため認識できない．造影後(B)には非腫瘍部は網内系細胞(Kupffer細胞)が存在し造影剤を貪食するため信号強度が低下する．Kupffer細胞が存在しない腫瘍には造影剤が取り込まれないため，明瞭な高信号に描出される(→)．

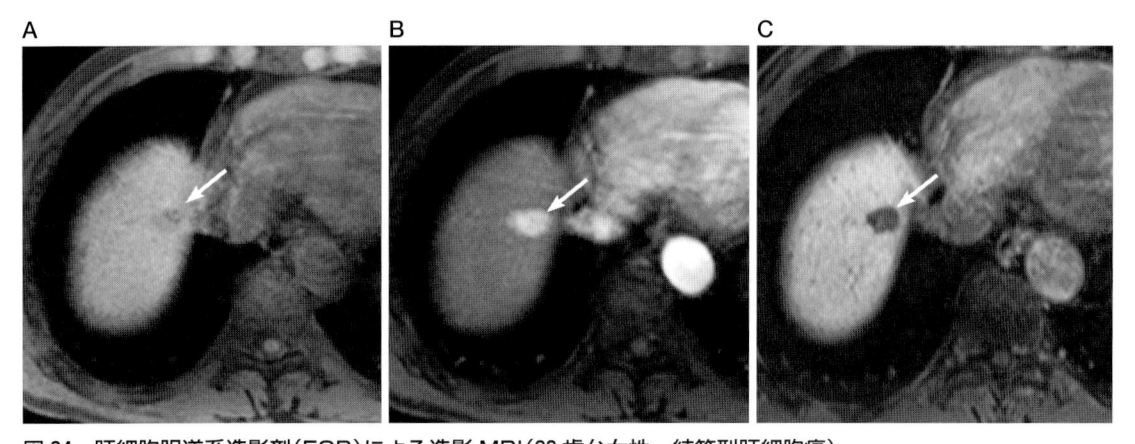

図34 肝細胞胆道系造影剤(EOB)による造影 MRI(60歳台女性 結節型肝細胞癌)
A〜C：脂肪抑制 T1 強調像(A：造影前，B：動脈優位相，C：肝細胞相)　造影前(A)には，病変(→)は低信号に描出されている．動脈優位相(B)では，病変(→)は早期濃染で高信号に描出されている．肝細胞相(C)では，病変(→)は周囲に比して低信号に描出され，EOBの取り込みがないと判断される．

① CTHA

　固有肝動脈あるいは総肝動脈から造影しながら CT を撮像する方法で，肝内病変の動脈血流の多寡を正確に評価できる(図35 A〜D)．ヘリカル CT や angio-CT の開発で全肝を同時に撮影できるようになり，臨床応用が盛んになった．

② CTAP

　経動脈性門脈造影を施行しながら全肝を連続スキャンする方法で，上腸間膜動脈あるいは脾動脈造影下に施行する．造影剤を含む門脈血流が類洞へ流入するため，正常肝実質は均一な濃染を示す．しかし，脾静脈からの血流と上腸間膜静脈からの血流は層流をなすことが多く，肝内の濃染がムラを起こすことが少なくない．そこで，上腸間膜動脈から造影剤を注入

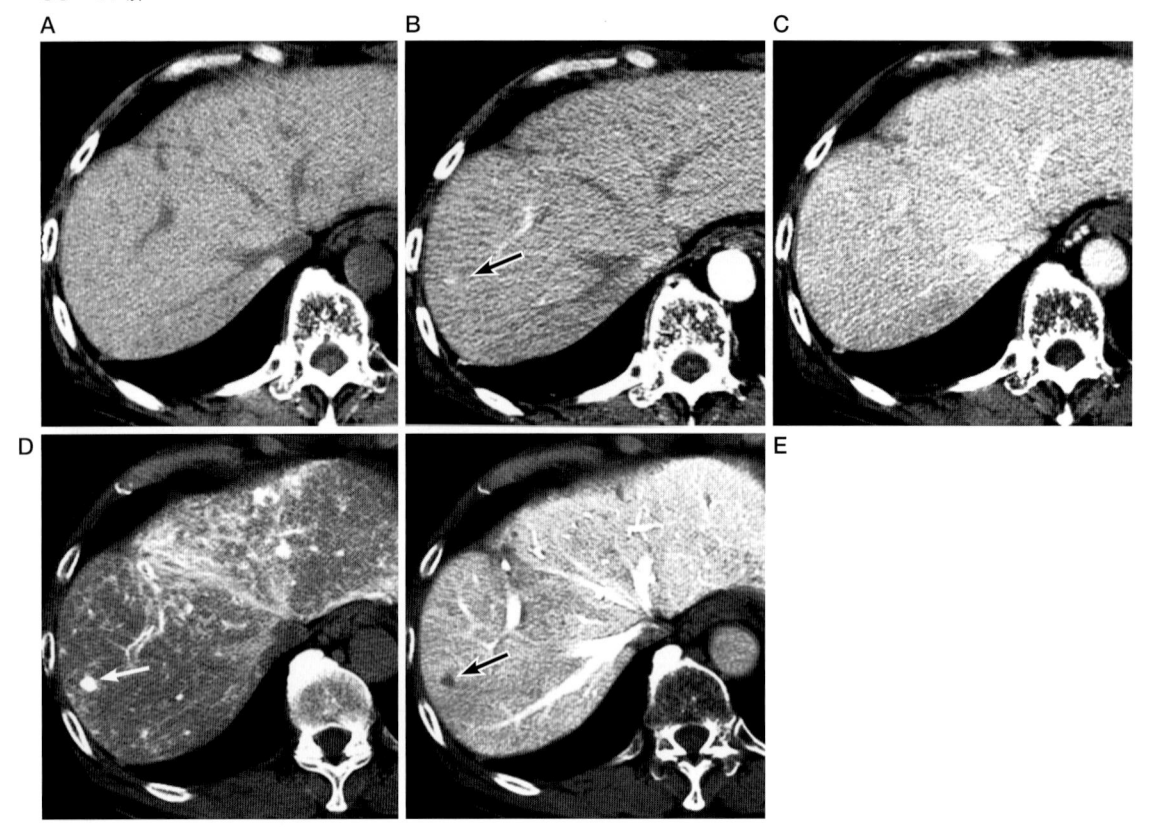

図35　60歳台男性　ダイナミックCTと動注CT(進行肝細胞癌)
A〜C：ダイナミックCT，D：CTHA，E：CTAP　造影前(A)には病変を指摘できない．造影早期(B)に淡い濃染域としてかろうじて描出されている(→)．造影後期(C)には再び指摘困難である．CTHA(D)では，病変は動脈性に明らかな濃染域として描出されている(→)．CTAP(E)では，病変は門脈血流が欠損するため非濃染域として明瞭に描出されている(→)．

する直前に血管拡張剤を動注し，上腸間膜静脈からの還流血を優位とすることで濃染ムラを防ぐ方法が一般的である．

　腫瘍性病変を門脈血流欠損域として検出できる最も鋭敏な方法である(図35 E)．ただし，異所性静脈還流を受ける胆囊床や左葉内側区肝門側なども還流欠損像(perfusion defect)を呈し，いわゆる偽病変となる欠点がある．

2) 動注CTの特徴

　CTHAおよびCTAPは肝癌の微細診断・検出を目的に開発されたが，肝内の肝動脈・門脈血流分布を極めて鋭敏かつ高分解能に描出できることから，多くの有用性がある．一方，検査法の問題点・留意点も明らかにされている．

① CTHA

　通常は固有肝動脈から造影するが，右肝動脈の上腸間膜動脈からの起始異常や左肝動脈の左胃動脈からの起始異常などの分岐の変異があると，全肝を同時に評価できない欠点がある．
　肝内病変の動脈血流の多寡を鋭敏に描出できるため，小肝細胞癌の検出に極めて有用であるが，A-Pシャントなどの非腫瘍性異常も動脈性濃染を示す(図36 A)．両者の鑑別には濃

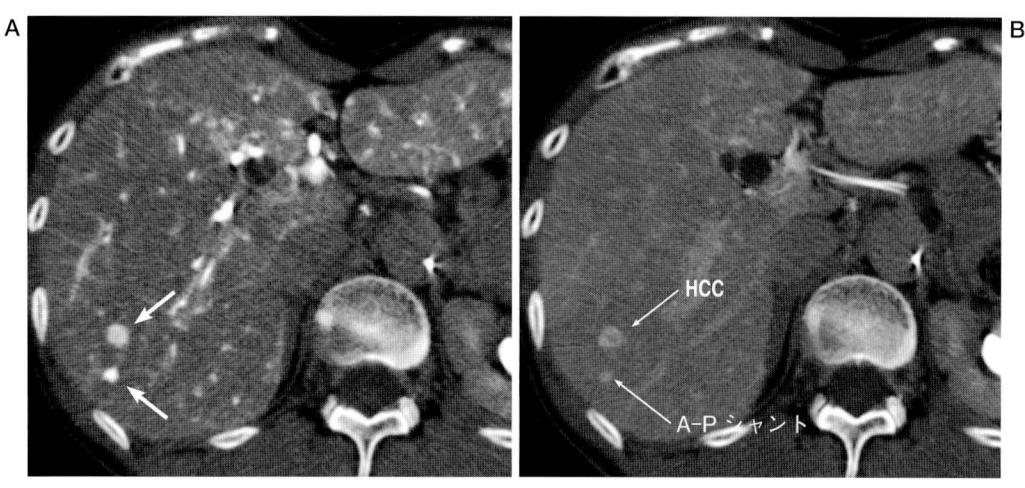

図36 70歳台男性 2相性CTHA(進行肝細胞癌とA-Pシャント)
A：CTHA(第1相)，B：CTHA(第2相) CTHA第1相(A)で，動脈性濃染を示す2病変が指摘できる．CTHA第2相(B)では，腹側の病変内の濃染は低下(washout)し，周囲に濃染域が広がっている(corona濃染)ことから，肝細胞癌と診断できる．一方，背側の濃染は消失傾向を示すが，corona濃染を示さず，A-Pシャントと判断できる．

染部を1〜2秒に1回程度で連続撮影するシングルスライス・シネCTHAによる血行動態評価が有用である．MDCT(マルチスライス)CTの登場で全肝の多相撮影が可能となり，病変の動脈血流のみならず排出路の評価も可能で，鑑別診断におけるCTHAの有用性が再確認されている(図36 B)．

② CTAP

門脈本幹から血流を受ける肝実質はCTAPで明瞭な濃染域として描出され，門脈血流を欠く病変は動脈血流の多寡にかかわらずCTAPでは造影欠損域として描出される．

肋骨や横隔膜脚で圧迫を受ける肝表域が造影欠損を呈することがある．

門脈本幹以外の血管で肝内門脈枝と交通し，肝実質に異所性静脈還流を引き起こすものは第3の流入脈管(third inflow)と呼称され，cholecystic vein, parabiliary venous system, epigastric-paraumbilical venous systemの3種類に大別される．これらのthird inflowが流入する領域はCTAPで造影欠損(perfusion defect)を示し，いわゆる偽病変(pseudolesion)として描出される．inflow領域に応じて，胆嚢床や肝左葉内側区(S4)背側区，S4鎌状間膜付着部周辺などの特定部位に好発する．

一方，同領域は血流異常に伴い，いわゆる偽腫瘍(pseudotumor)とよばれる器質的変化をきたすことがある．脂肪肝症例における限局性非脂肪沈着域(図37)，非脂肪肝症例における限局性脂肪沈着，および肝硬変症例における限局性過形成などがこれに該当する．

3) 動注CTの今日的役割

動注CTの臨床的有用性としては，転移性肝腫瘍の検出，進行小肝癌の早期発見，肝細胞癌の多段階発癌に伴う血行支配の変化にもとづく早期肝細胞癌の診断などがある．3相以上のCTHAで流出系も評価することで，多血性病変の鑑別診断にも有用である．しかしなが

40 　I. 肝

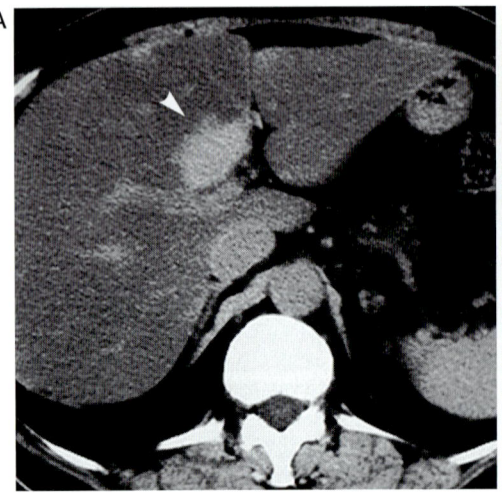

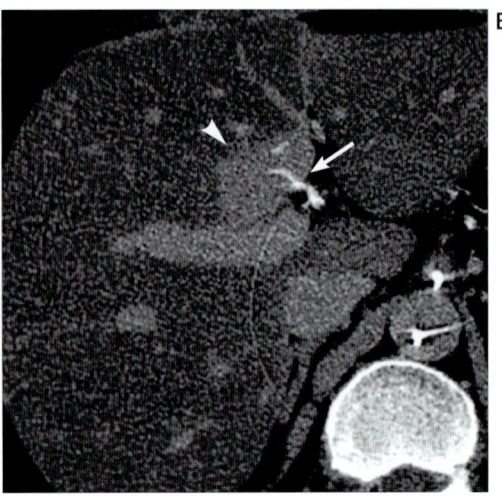

図37　60歳台女性　異所性静脈還流域の限局性非脂肪沈着
A：単純CT，B：右胃動脈造影下CT　単純CT（A）では著明な脂肪沈着で肝の濃度は脈管よりも低下しているが，肝S4背側は脂肪沈着を免れ限局性病変のようにみえる（▶）．右胃動脈造影下CT（B）で，還流静脈（→）が同部位に流入していることがわかる．

ら，本法は血管造影の手技を必要とする侵襲的検査であるとともに，放射線被曝，手技にもとづく合併症，ヨード造影剤によるアレルギー発症の可能性などの問題点がある．

　CTやMRIの技術的進歩とMRIや超音波検査（US）における各種造影剤の臨床応用で，非侵襲的検査法が飛躍的に向上し，動注CTが施行される機会は激減した．一方，これらの非侵襲的検査法では機器の性能の差異，検査技術の差異，アーチファクトの発生，肝機能・心機能・腎機能の影響などで，画像の劣化や恒常性に欠ける点もある．

　したがって，動注CTは，US，CTならびにMRIにて確定できなかった肝病変の鑑別診断に際しての最終的検査として位置づけられている．

4. 肝疾患の鑑別診断

　画像所見から疾患・異常をしぼりこみ，検査法を組み合わせながら鑑別を狭めていくのが一般である．通常はCTが施行され，精査を目的にMRIが追加されることが多い．さらなる精査法として動注CTがあるが，その適応は限定される傾向にある．

　画像上の異常の有無は，肝ならびに肝内病変の形態と白黒（CTでは吸収値，MRIでは信号強度）および肝外の付随所見から評価する．近年，安易に異なる検査法を追加したり造影検査へ移行する傾向があるが，いかなる画像検査においても単純画像における異常所見（白黒の程度）の評価を忘れてはならない．CTおよびMRIによる鑑別診断のアプローチを述べる．

a. CT
1) 単純CT（BOX 6）

　びまん性腫大，限局性腫大，萎縮・変形などの形態を評価する（図16A参照）．次いで肝

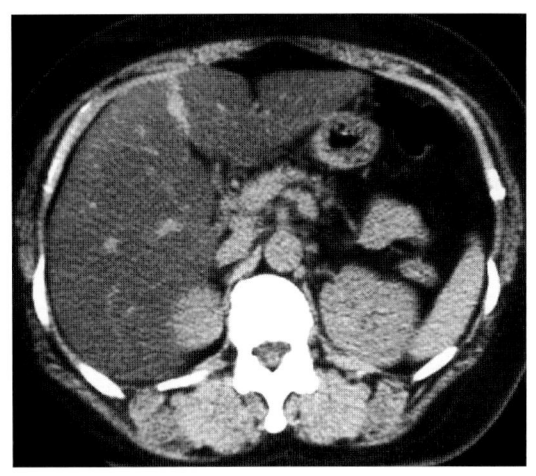

図38 60歳台男性 脂肪肝
単純CT 肝の吸収値が低下し，相対的に肝内脈管，脾，腎が高吸収を呈する．

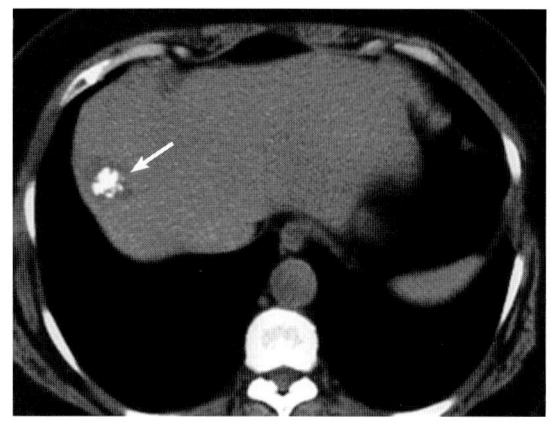

図39 50歳台女性 粘液性大腸癌の石灰化肝転移
単純CT 低吸収を示す腫瘤内に石灰化を伴う(→).

BOX 6　単純 CT による鑑別

1) 形態の異常
   - びまん性腫大：うっ血，沈着症，炎症性疾患
   - 限局性腫大：腫瘍，非腫瘍性腫瘤
   - 萎縮・変形：肝硬変

2) 濃度の異常
   - 著明な低吸収：囊胞
   - 脈管より低吸収：脂肪沈着
   - 低吸収：腫瘍，炎症をはじめとする大部分の病変
   - 高吸収：石灰化，ヘモジデローシス，肝細胞癌のリピオドール併用動脈塞栓術後
   - ガス像：胆管内（胆道腸管瘻，胆管空腸吻合術後，胆道感染），門脈内（壊死性腸炎），肝実質内（膿瘍）

3) 付随所見
   - 腹水，脾腫，側副血行路，リンパ節腫大など

の濃度を評価し(図38)，さらに限局性病変の有無と濃度を評価する(図39，図40 A)．また，肝外の付随所見にも留意する(図16 A 参照)．

2) 造影 CT (BOX 7)

　細胞外液は間質に分布するが，間質は血管内と血管外に大別される．造影 CT で利用する水溶性ヨード造影剤は細胞外液性で，血管の多寡と血管外間質の状態を評価できる．
　造影剤を急速静注し，病変の血行状態を経時的に評価するダイナミックスタディ(dynam-

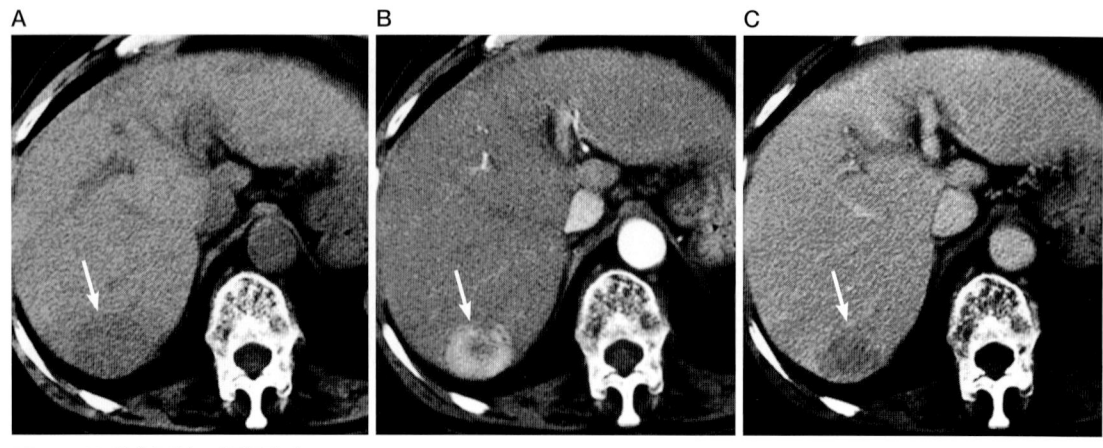

図40　60歳台男性　肝細胞癌

ダイナミックCT　A：造影前，B：造影早期（動脈優位相），C：造影後期（門脈優位相）　造影前(A)には，病変(→)は低吸収に描出されている．造影早期(B)では動脈性濃染で高吸収に描出される(→)．造影後期(C)では再び低吸収を呈する(→)．

BOX 7　細胞外液性造影剤を用いたダイナミックスタディによる鑑別

1) 動脈優位相
- 結節状濃染：肝細胞癌，細胆管癌，肝細胞腺腫，血管筋脂肪腫，高速血流の海綿状血管腫，限局性結節性過形成，アルコール性過形成結節，A-Pシャント，内分泌腫瘍の肝転移
- 乏血性：異型結節
- 辺縁部濃染：遅速血流の海綿状血管腫
- リング状濃染：胆管細胞癌，消化器癌の肝転移

2) 門脈優位相
- washout：肝細胞癌
- コロナ濃染：肝細胞癌，血管筋脂肪腫
- fill-in：遅速血流の海綿状血管腫

3) 平衡相（遅延相）
- 持続濃染：遅速血流の海綿状血管腫
- リング状濃染（被膜）：肝細胞癌
- 遅延性濃染：胆管細胞癌，消化器癌の肝転移

---

ic study)が一般的である．

① 動脈優位相

　進行肝細胞癌に代表される多血性病変が早期濃染像（early staining）として描出される（図40B）．細胆管癌，肝細胞腺腫（HCA），限局性結節性過形成（FNH），血管筋脂肪腫（AML），高速血流の海綿状血管腫，A-Pシャントなどが鑑別の対象となる．内分泌腫瘍の肝転移も結節状早期濃染を示すが，胆管細胞癌や消化器癌の肝転移はリング状濃染を示すこ

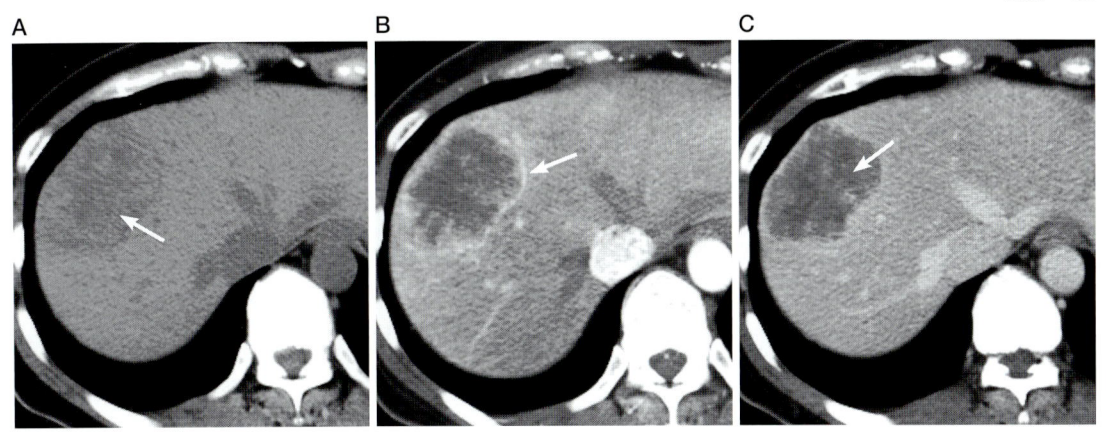

図41 50歳台女性　大腸癌肝転移
ダイナミックCT　A：造影前，B：造影早期(動脈優位相)，C：造影後期(門脈優位相)　造影前(A)では，病変(→)は不均一な低吸収に描出されている．造影早期(B)では辺縁部がリング状濃染を呈し(→)，中心部の濃染は指摘できない．造影後期(C)では辺縁部の濃染は消退し，中心部に軽度ながら遅延性濃染を認める(→)．

とが多い(図41)．遅速血流の海綿状血管腫では辺縁部にのみ早期濃染(peripheral enhancement)を呈することが多い(図42 B)．

② 門脈優位相

造影剤を含む門脈血の還流で肝実質が最も強く濃染する．肝細胞癌では病変内から造影剤が洗い出される(washout)ため，低吸収域として描出されることがある(図40 C)．また，コロナ濃染は肝細胞癌や血管筋脂肪腫でも認められることがあるが，造影CTで描出できることは少ない．遅速血流の海綿状血管腫では病変内部へと濃染域が広がっていく所見(fill-in phenomenon)を呈する．

③ 平衡相(遅延相)

腎から尿中へと造影剤が排泄される時相である．すべての脈管系が同程度に濃染するが，海綿状血管腫も濃染が持続する(prolonged enhancement)．血管内間質から造影剤が消退し始めるが，粘液成分や線維化を伴うような血管外間質に分布した造影剤は排泄が遅れるため，遅延性濃染(delayed enhancement)として描出される．

b. MRI

1) 単純MRI (BOX 8)

T1強調像やT2強調像の信号強度を決定する緩和時間には，高分子水和効果や常磁性効果などの緩和機構が大きく影響する．

① 高分子水和効果

肝実質は肝細胞索と類洞からなるが，結合水の割合が多く緩和時間が短くなる．その結果，肝はT1強調像では軽度高信号，T2強調像では軽度低信号を呈する．

液体の信号源は自由水で，T1もT2も他の組織に比して明らかに長いため，囊胞性病変や血管腫は一般にT1強調像では低信号に，一方T2強調像では著明な高信号に描出される(図43)．

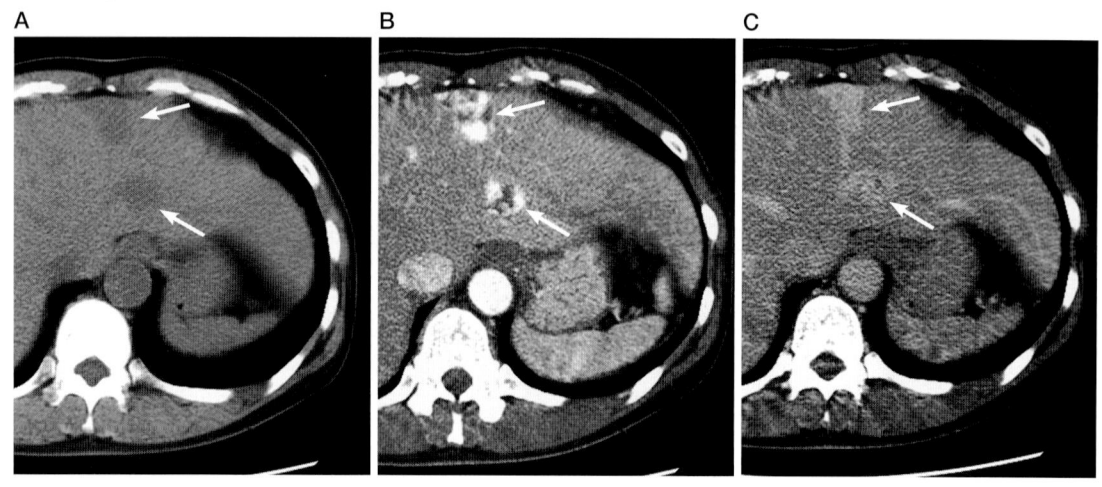

図42　60歳台女性　海綿状血管腫
ダイナミックCT　A：造影前，B：造影早期(動脈優位相)，C：造影後期(平衡相)　肝左葉の2個の病変(→)は造影前(A)には低吸収，動脈優位相(B)では辺縁部にのみ早期濃染(peripheral enhancement，→)を呈し，平衡相(C)では均一な濃染が全域に認められる(prolonged enhancement，→).

BOX 8　単純MRI(T1強調像とT2強調像)の信号強度による鑑別

- T1強調像で低信号，T2強調像で高信号：非特異的(腫瘍，炎症，浮腫など多くの病態)
- T2強調像で著明な高信号：肝細胞癌(peliotic change)，海綿状血管腫，嚢胞
- T1強調像で高信号：脂肪沈着，出血(亜急性期)，メラニン(メラノーマ)，脈管(flow related enhancement)，細胞密度の増加(異型結節，過形成結節)
- T2強調像での低信号：細胞密度の増加(異型結節，過形成結節)，凝固壊死
- T2強調像およびT2*強調像での低信号：ヘモジデリン沈着(ヘモジデローシス，再生結節，異型結節)，出血(急性期，慢性期)
- T1強調像およびT2強調像で無信号：石灰化，脈管(flow void)

　肝内に発生する充実性病変は一般に自由水の増加を伴うため，T1強調像では低信号，T2強調像では高信号を示すことが多いが，細胞密度が増大する異型結節や早期肝細胞癌は自由水が減少し，T1強調像で軽度高信号，T2強調像で軽度低信号に描出される．これに対して，進行肝癌はT2強調像では軽度高信号を呈するため，T2強調像の信号強度から組織学的悪性度の類推が可能である(図44)．肝細胞癌のpeliotic changeや偽腺管構造が顕著な領域，転移性腫瘍で粘液産生が豊富な領域などは，T1強調像で明らかな低信号，T2強調像では著明な高信号を示し，海綿状血管腫との鑑別が必要になる．

　蛋白，脂質などの高分子化合物の存在は水和効果により束縛水(結合水，水和水，構造水)の割合を増加させ内容液の粘稠度が高くなる結果，T1, T2はともに短縮する．しかし，粘稠度の低い段階ではT1強調像で高信号に描出されることはまれである．

② 常磁性効果

　不対電子を持つ遷移金属イオンは常磁性を有し，自由水の緩和時間を著明に短縮する．

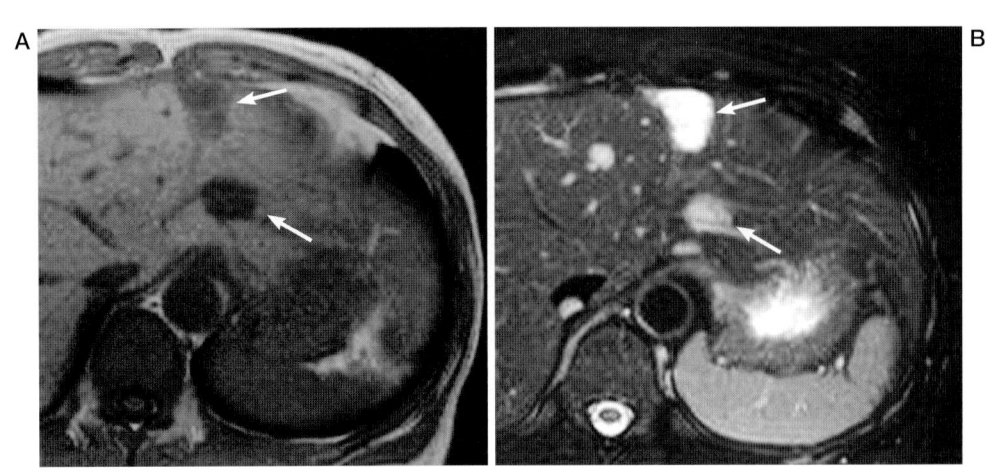

図43 60歳台女性 海綿状血管腫(図42と同一症例)
A：T1強調像，B：T2強調像 2個の病変(→)は，T1強調像(A)では低信号に，T2強調像(B)では著明な高信号に描出される．

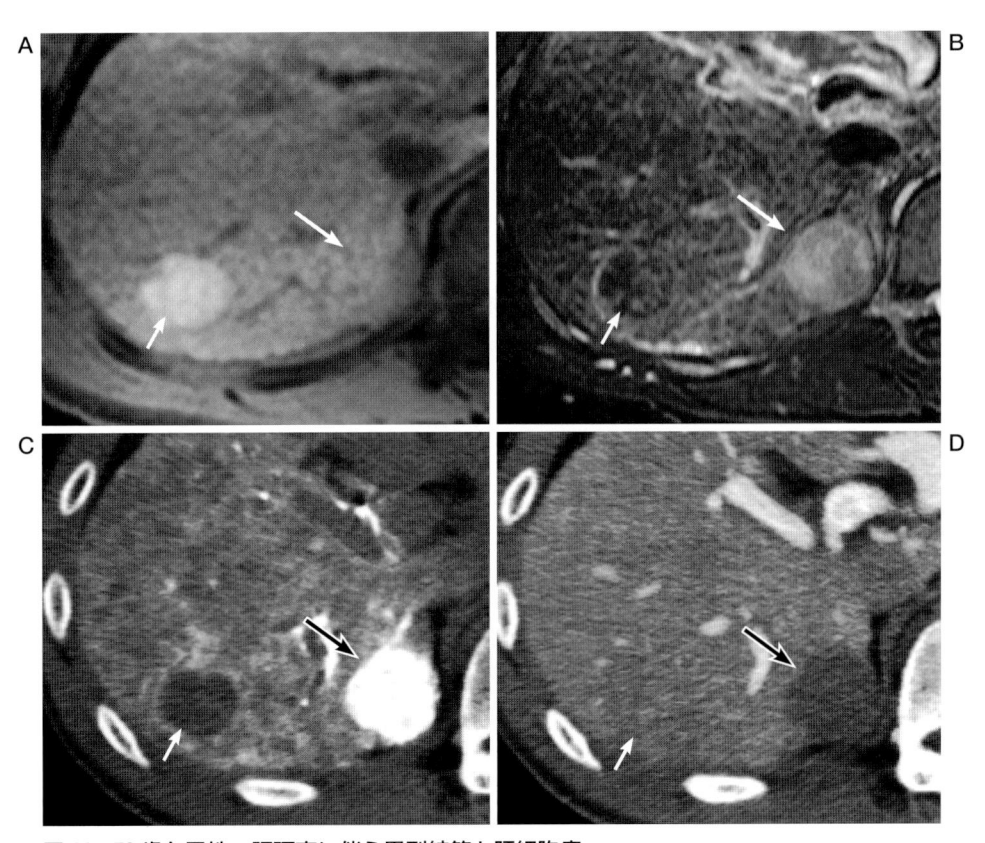

図44 70歳台男性 肝硬変に伴う異型結節と肝細胞癌
A：T1強調像，B：T2強調像，C：肝動脈造影下CT(CTHA)，D：経動脈性門脈造影下CT(CTAP) T1強調像(A)では異型結節(小矢印)は高信号に描出されているのに対し，肝細胞癌(大矢印)は等信号を示し同定できない．T2強調像(B)では，異型結節(小矢印)は軽度低信号に，肝細胞癌(大矢印)は高信号に描出されている．CTHA(C)では異型結節(小矢印)は動脈血流低下で低吸収に描出され，肝細胞癌(大矢印)は動脈血流の増加で著明な濃染像を示している．CTAP(D)では，異型結節(小矢印)は門脈血流が保たれているため，周囲と等吸収を示し病変として捉えられない．肝細胞癌(大矢印)は門脈血流が欠損しているため低吸収に描出されている．

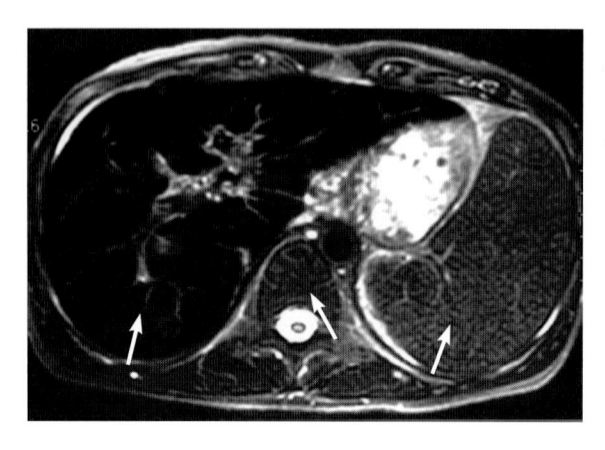

図45 30歳台女性 ヘモジデローシス
T2強調像 再生不良貧血に対する大量輸血後で,ヘモジデリン沈着により肝に加え,脾,骨髄の信号低下も認識できる(→).

ⅰ) 出血

　血腫内のヘモグロビンの代謝過程で不対電子が出現し,周囲に存在する自由水の緩和時間を短縮させる.代謝物の性状と存在状態の違いから,出血部位はT1強調像(図21 A 参照)で高信号を呈したり,T2強調像(図21 B 参照)やT2*強調像(図21 C 参照)で低信号に描出される.出血を伴った囊胞では,溶血した状態ではT1強調像で著明な高信号が,T2強調像でも高信号に描出される.

ⅱ) 金属沈着(鉄沈着・銅沈着)

　ヘモジデリン沈着(図45)やメラニン沈着では鉄イオンの不対電子の関与が知られており,MRIでは著明な信号強度の変化として鋭敏に描出される.T2強調像で低信号を示し,T2*強調像でその程度が顕著になるときは,鉄(ヘモジデリン)沈着の可能性が高い.また,肝細胞癌では,銅沈着に伴う信号変化も報告されている.

③ 化学シフト(脂肪沈着)

　T1強調像(同位相像,逆位相像ならびに脂肪抑制像)での信号強度を比較することで,脂肪沈着の有無や多寡を類推できる.水のT1は長く,脂肪のT1は短い.T1強調同位相像でもT1強調逆位相像でも,T1の長い水は低信号に,短い脂肪組織は高信号にそれぞれ描出される.しかし,水と脂肪が混在する病変では,T1強調逆位相像で信号が低下する.

　脂肪沈着は肝細胞性結節性病変の特徴であるが,血流変化に伴う代謝障害による可能性が高く,癌化の早期診断上も重要である.明らかな脂肪沈着は,T1強調像で高信号に描出される.軽度の場合はT1強調同位相像で等信号あるいは軽度高信号に描出され,脂肪沈着の同定が困難である(図46 A)が,脂肪抑制T1強調像やT1強調逆位相像で信号低下が確認できれば脂肪沈着が示唆される(図46 B).

④ 拡散現象

　拡散強調画像やADC mapは,T1強調像やT2強調像の付加的画像として有用で,病変の検出や鑑別に利用される.肝では異型結節と肝細胞癌との鑑別の一助として有用である(図47 A).

2) 造影MRI

　細胞外液性造影剤,網内系造影剤,肝細胞胆道系造影剤を適宜利用する.

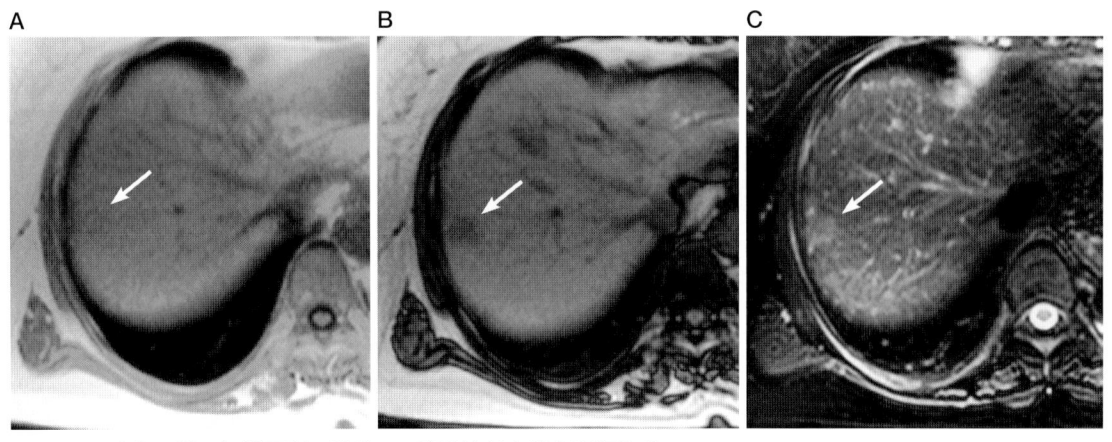

図46 70歳台男性 慢性肝炎に併発した脂肪沈着を伴う肝細胞癌
A：T1強調同位相像，B：T1強調逆位相像，C：脂肪抑制T2強調像　T1強調同位相像(A)では，病変(→)は周囲肝と等信号で識別困難である．T1強調逆位相像(B)では，病変(→)は信号低下を示し，脂肪沈着を伴うことが判定できる．T2強調像(C)では，病変(→)は軽度高信号を呈しており，肝細胞癌で矛盾しない．

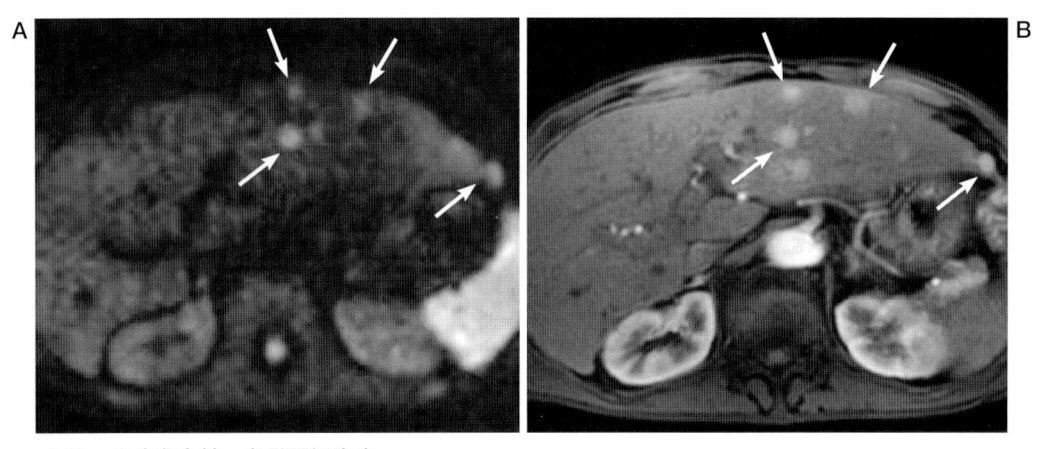

図47 70歳台女性 多発肝細胞癌
A：拡散強調画像，B：細胞外液性造影剤によるダイナミックMRI(動脈優位相)　拡散強調画像(A)で左葉に多発病変(→)が高信号域として指摘できる．ダイナミックMRIの動脈優位相(B)で，拡散強調画像(A)で高信号を呈した病変(→)が早期濃染を示し，肝細胞癌であることがわかる．

① 細胞外液性造影剤によるダイナミックMRI（BOX 7参照）

　細胞外液に分布を示す水溶性ガドリニウム(Gd)製剤は，水分子のT1短縮効果を有するため，造影剤の分布域はT1強調像で高信号に描出される．肝細胞癌などの多血性病変の検出，腫瘍性病変の鑑別に有用である(図47B)．静注後数分して撮像すれば，壊死，嚢胞の確認(非造影領域)や線維化成分の類推(遅延性濃染域)が可能である．造影所見はダイナミックCTと同様であるが，増強効果が顕著であるため，再精査を目的にダイナミックMRIが施行される．

② 網内系造影剤によるSPIO-MRI（BOX 9）

　超常磁性酸化鉄粒子(SPIO)はKupffer細胞に取り込まれ局所磁場の不均一をきたすた

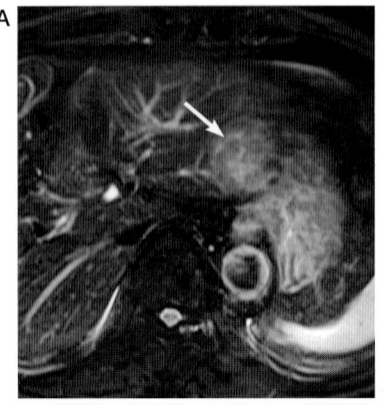

図48 60歳台男性 肝細胞癌
A：脂肪抑制T2強調像，B〜D：脂肪抑制T1強調像によるEOB-MRI（B：造影前，C：動脈優位相，D：肝細胞相） 脂肪抑制T2強調像（A）では，病変（→）は明らかな高信号に描出されている．造影前T1強調像（B）では，病変（→）は低信号に描出されている．EOB-MRIの動脈優位相（C）では，病変（→）は早期濃染で高信号に描出されている．EOB-MRIの肝細胞相（D）では周囲と等信号（→）に描出され，EOBの取り込みがあることがわかる．

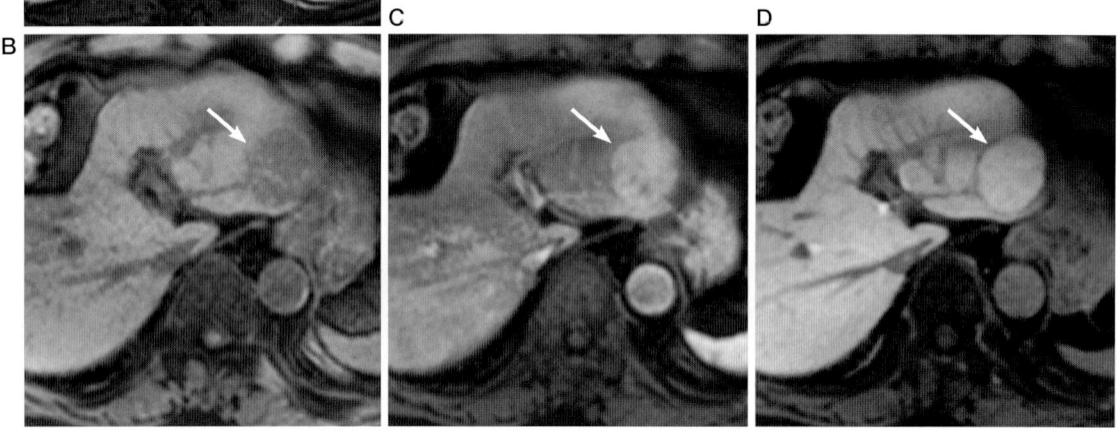

め，T2強調像やT2*強調像で正常域の信号は低下を示し，病巣は高信号に描出される（図33 B）．

　転移巣の検出や他診断法での偽病変の評価に特に有用である．肝細胞癌は一般に高信号に描出されるが，異型結節，限局性結節性過形成など内部にKupffer細胞が存在する肝細胞性結節では信号が低下する．しかし，高分化型肝細胞癌の一部はKupffer細胞を含有し信号が低下することがあり，鑑別診断には限界がある．

③ 肝細胞胆道系造影剤によるEOB-MRI（BOX 10）

　肝細胞胆道系造影剤はT1短縮効果を有するため，T1強調像で造影効果が評価される．ダイナミックスタディによって病変の血流状態を評価できるため，細胞外液性造影剤と同様な鑑別診断ができるうえに，造影15分後には肝細胞機能を反映した鑑別が可能となることから，肝の造影MRIでは第一選択として利用される．

　消化器癌の肝転移や早期肝細胞癌は乏血性であるが，肝細胞相では明瞭な低信号域として描出される．肝細胞癌は典型的な早期濃染と後期相での相対的信号低下を示し，肝細胞相では明瞭な低信号域として描出される（図34 C）．偽病変やA-Pシャント域は肝細胞相で造影剤の取り込みを示すことから，悪性腫瘍の否定につながる．一方，限局性結節性過形成などの肝細胞性病変では早期濃染を示した後，肝細胞に取り込まれた造影剤によって高信号を呈する．ただし，高分化型や中分化型肝細胞癌の一部では取り込みが亢進し高信号に描出されることがあるため，鑑別に際しては留意する必要がある（図48）．EOBの肝細胞への特異的な取り込みには類洞側の肝細胞膜に発現しているOATP1B3（organic anion transporter

BOX 9　SPIO-MRI による鑑別

- 高信号：肝転移，進行肝癌，胆管細胞癌，血管筋脂肪腫，海綿状血管腫
- 低～等信号：限局性結節性過形成，異型結節，アルコール性過形成結節，一部の高分化型肝癌，A-P シャント，CTAP における偽病変

BOX 10　EOB-MRI 肝細胞相による鑑別

- 低信号：肝転移，進行肝細胞癌，海綿状血管腫
- 等～高信号：偽病変，A-P シャント，限局性結節性過形成，肝細胞癌（一部の高～中分化型）

BOX 11　造影 MRI の要点

1) 細胞外液性造影剤による造影 MRI

多血性病変の検出，腫瘤性病変の鑑別に有用である．静注数分後に撮像すれば，壊死，囊胞の確認（非造影領域）や線維化成分の類推（遅延性濃染域）が可能である．

2) 網内系造影剤

転移性肝腫瘍や進行肝癌は高信号に描出されるのに対し，限局性結節性過形成や異型結節は低信号を呈し，鑑別に有用である．ただし，高分化肝癌の一部も低信号に描出されることがあり，注意が必要である．

3) 肝細胞胆道系造影剤による造影 MRI（EOB-MRI）

ダイナミックスタディによって病変の血流状態を評価できる．乏血性早期肝癌が造影 20 分後の肝細胞相では低信号域として検出可能である．一方，限局性結節性過形成や一部の肝細胞癌では取り込みが亢進し高信号に描出されることがあり，注意が必要である．

---

polypeptide 1B3）がおもに関与している（BOX 11 参照）．

5. 術前画像情報

　肝悪性腫瘍における画像診断の役割は，病変の早期発見と良性病変との鑑別に加え，悪性度の評価も重要である(BOX 12). 悪性腫瘍と診断されれば治療方針が検討され，手術適応の有無が評価される．悪性腫瘍に対する手術術式は多彩であるが，術式は病巣の局在と進展度をもとに決定される．

a. 存在診断

　USは非侵襲的，簡便かつ経済的で，病変のスクリーニングに最も適している．また，超音波造影剤の導入で検出能の向上が期待できるが，被験者の体型や解剖学的死角による制限に加え，術者の技量に左右され，小病変の検出は容易ではない．

　全肝のスクリーニングにはCTが有用である．CTで診断に難渋した際にMRIを施行することで，有用な情報を得ることができる．びまん性病変はUSやCTで認識しづらいことがあるが，組織コントラストの高いMRIは，病変の存在を明瞭に描出できる(図49). FDG-PETは微細な肝転移の検出には不向きで，動注CT (CTHAおよびCTAP)，術中超音波検査，MRI，造影CTの順で検出能が高い．

b. 鑑別診断

　肝に腫瘤性病変が検出された場合には，手術の適応となる悪性腫瘍であるかどうかを鑑別する必要がある．

1）原発性肝癌

　肝細胞癌は多段階的に発癌する．このため，同時期に前癌状態である異型結節，高分化な早期肝細胞癌，中〜低分化の進行肝癌が多発していることもある．進行肝癌は外科的切除も含め治療の対象となるが，異型結節や早期肝細胞癌の進行は緩徐であることから経過観察となることが多い．このため，画像検査で進行度(悪性度)を評価することは極めて重要である．

　USや単純CTでは特徴的な所見はつかめないが，単純MRIではT1強調像とT2強調像の信号強度から悪性度の推定が可能である．

　CTやMRIでは，動脈血流の多寡を細胞外液性造影剤によるダイナミックスタディで評価できる．動注CTでは病変の動脈血流と門脈血流の有無・多寡を高い精度で評価できることから，異型結節や早期肝癌と進行肝癌との鑑別，すなわち悪性度の評価の切り札として利用されてきた．MRIでは肝特異性造影剤が利用できる．Kupffer細胞の機能を評価できるSPIO-MRIは，異型結節と進行肝癌の鑑別には有用であるが，高分化肝癌の一部はKupffer細胞を含有し信号が低下することがあり，鑑別診断には限界がある．SPIO-MRIに代わって，現在では肝細胞胆道系造影剤(Gd-EOB-DTPA)による造影MRI (EOB-MRI)が頻用されている．EOB-MRIはダイナミックスタディで病変の血流状態を評価できるうえに，造影15分以降の肝細胞相で病変の肝細胞機能を評価できる．ただし，一部の肝細胞癌は肝細胞相で高信号を示し，肝細胞膜に発現するトランスポータとの関連が明らかにされてきている．

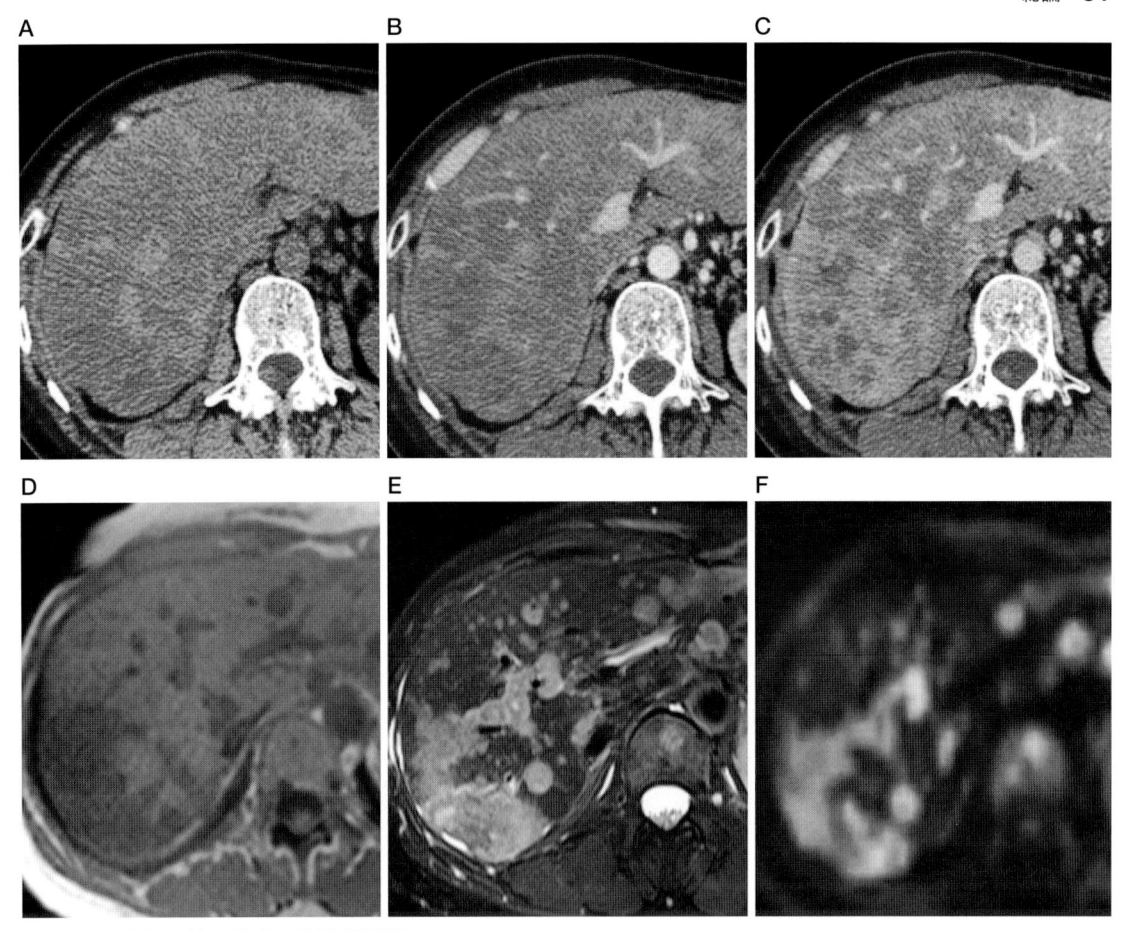

図49 50歳台女性　乳癌の多発肝転移
A〜C：ダイナミックCT（A：造影前，B：造影早期相，C：造影後期相），D〜F：単純MRI（D：T1強調像，E：脂肪抑制T2強調像，F：拡散強調画像）　ダイナミックCT（A〜C）にて肝右葉を中心に濃度の不均一を認めるが病変を正確に識別できない．単純MRI（D〜F）では全肝に多数の結節性病変が明瞭に描出されており，切除困難であることは一目瞭然である．

BOX 12　肝悪性腫瘍に対する画像診断の役割

- 存在診断（スクリーニング）
- 鑑別診断（性状診断）
- 病期診断（広がり診断・進展度診断）
- 治療の効果判定
- 経過観察

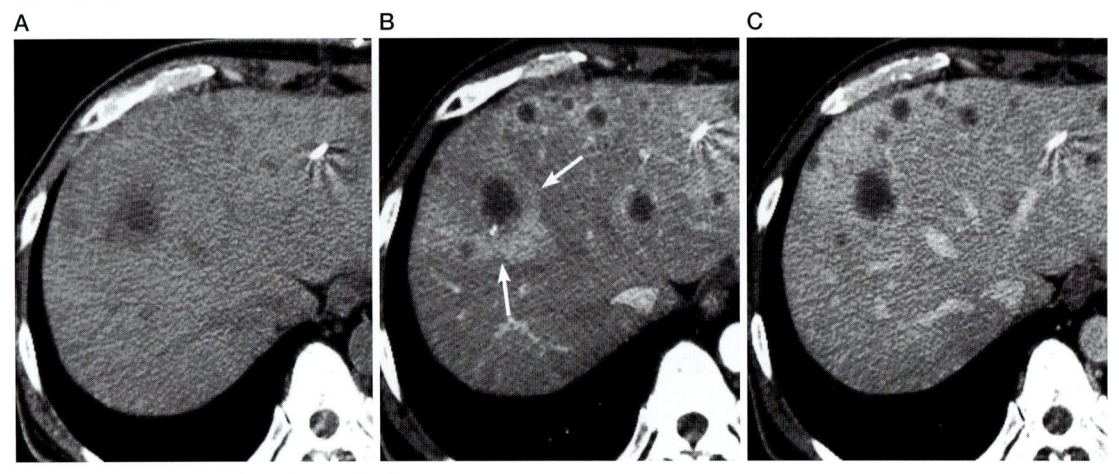

図50　60歳台男性　膵癌の多発肝転移
ダイナミックCT　A：造影前，B：造影早期相，C：造影後期相　造影前CT（A）で肝内に大小の低吸収結節が多数認められ，造影早期相（B）にてリング状濃染に加えて楔状濃染域（→）がみられる．

2）転移性肝腫瘍

　転移性肝腫瘍の組織学的性状は原発巣に類似するが，肉眼的には結節型，塊状型，肝門・Glisson浸潤型，連続浸潤型および顕微鏡型の5型に分類されている．結節型の大半は血行性転移で，肺癌や乳癌のような経動脈性転移と，胃癌や膵癌のような経門脈の転移がある．単純CTでは類円形の低吸収を呈し，造影CT早期相ではリング状濃染を示すことが多い（図41参照）．膵癌の転移巣は脈管浸潤による門脈血流障害をきたし，結節周囲に代償性動脈血流増加による区域性早期濃染を伴うことが多い（図50）．

c. 局在診断

　肝内病変の局在診断には脈管との関係が極めて重要である．USでは任意の断層面で病巣と脈管との位置関係がリアルタイムに描出できるが，比較的近位の分岐レベルに限定される．
　造影CTは再現性と客観性に優れ，再構成画像で任意の断面像のみならず3次元的に局在ならびに進展度の評価が可能である（図51）．肝内門脈枝や肝静脈枝を明瞭に描出できるCTAPの再構成画像は病巣と脈管との関連を高い精度で描出できるうえ，切除肝あるいは残肝容積の計測を含めた肝切除シミュレーションにも応用できる．最近は肝実質と脈管とのコントラストが高いMRIが利用されている．単純MRIも有用であるが，EOB-MRIの肝細胞相の3次元データから病巣の局在を明確に描出できることが多い（図52）．
　また，肝内胆管の分岐様式が評価できるMR胆管膵管撮影（MR cholangiopancreatography：MRCP）も術前検査として利用されている．

d. 進展度診断
1）原発性肝癌

　原発性肝癌取扱い規約によれば，肝細胞癌の進行度（Staging）は，T因子，N因子およびM因子によって決定される（表4）．リンパ節転移を認める場合（N1）や遠隔転移がすでに存在する場合（M1）には，通常は肝切除の適応とならない．癌腫の「個数」，「大きさ」ならび

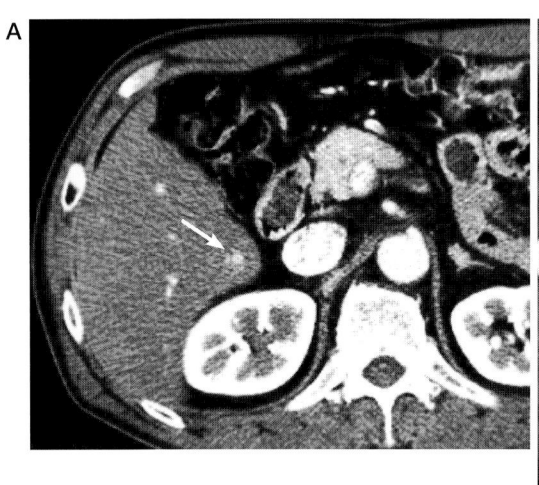

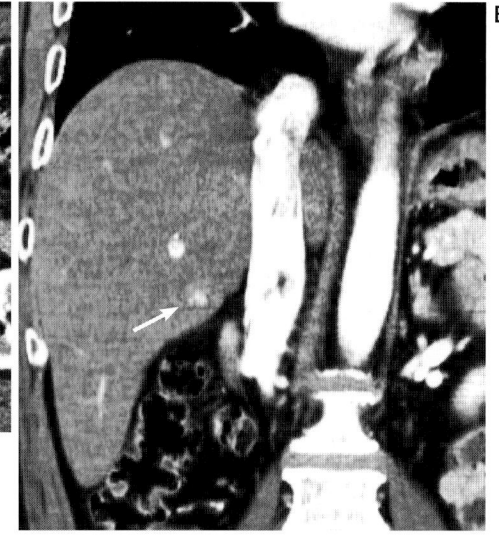

図51 50歳台男性 肝細胞癌
ダイナミックCT動脈優位相　A：元画像の横断像，B：再構成冠状断像　動脈優位相(A)で肝S6に肝細胞癌を示唆する早期濃染を認める(→)．再構成冠状断像(B)では同病変の解剖学的位置がよく理解できる(→)．

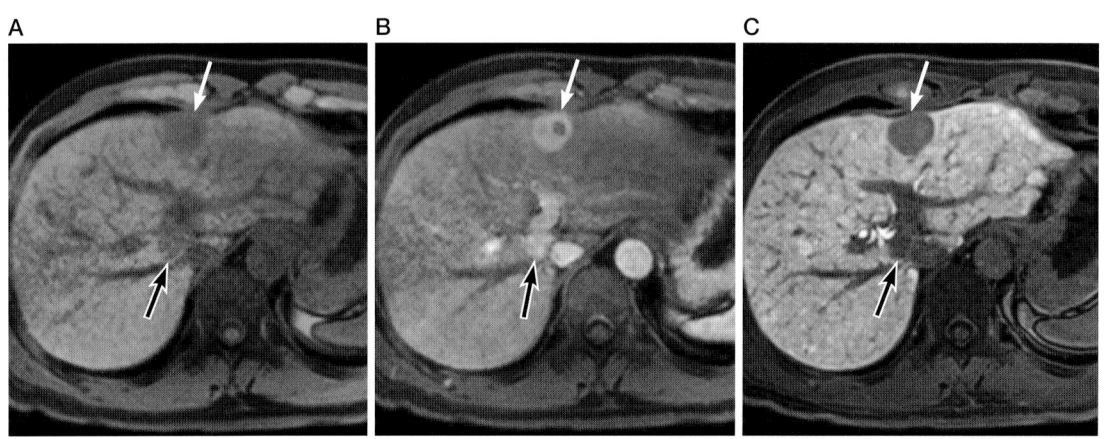

図52 60歳台 肝細胞癌
3D GRE法によるダイナミックEOB-MRI　A：造影前，B：動脈優位相，C：肝細胞相，D：肝細胞相再構成矢状断像　造影前(A)，動脈優位相(B)，肝細胞相(C)でS3/4の病変(白矢印)の認識は容易であるが，S1の病変(黒矢印)は隣接する門脈との識別は難しい．肝細胞相再構成矢状断像(D)では，S3/4の病変(白矢印)のみならずS1の病変(黒矢印)も明瞭に描出されており，解剖学的位置も容易に認識できる．

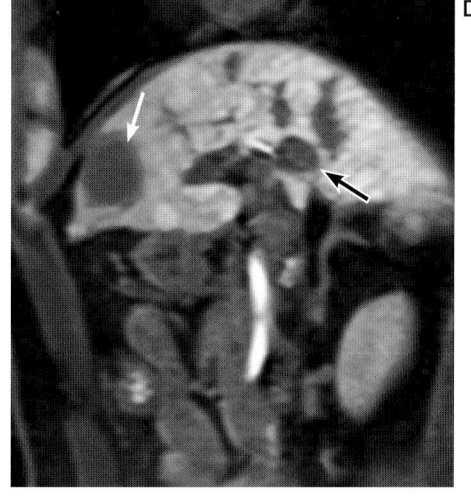

表4 肝細胞癌の進行度

	T因子	N因子	M因子
Stage I	T1	N0	M0
Stage II	T2	N0	M0
Stage III	T3	N0	M0
Stage IVA	T4	N0	M0
	T1, T2, T3, T4	N1	M0
Stage IVB	T1, T2, T3, T4	N0, N1	M1

①腫瘍個数　単発
②腫瘍径　2cm以下
③脈管侵襲　なし
　（Vp₀, Vv₀, B₀）

T1: ①②③すべて合致
T2: 2項目合致
T3: 1項目合致
T4: すべて合致せず

（文献4）より改変）

に「脈管侵襲」の3項目により規定されるT因子で腫瘍進展度を評価し，肝予備能から総合的に術式が決定される．さまざまな画像検査が存在するが，進展度診断には精度の高い画像診断が極めて重要である．

2）転移性肝腫瘍

転移巣の肉眼型や脈管浸潤，隣接臓器浸潤，肝内微小転移巣，さらには肝門部リンパ節転移などの局所進展度は，切除術式に関わるだけでなく肝切除後の予後因子として重要である．したがって，転移巣の肉眼型を念頭においた画像診断が重要で，隣接臓器浸潤としては横隔膜や胆囊と接する病巣には留意する必要がある．

FDG-PETは微小病変の検出には不向きで，動注CT，術中超音波検査，MRI，造影CTの順で検出能が高い．一方，術後の再発診断に際してはFDG-PETは全身検索法として利用できる．

e. 残肝予備能の予測

　EOB 投与後 15 分以降に肝細胞(造影)相を撮像することによって，肝細胞機能を反映した画像が得られる．EOB 造影 MRI を用いた肝予備能評価の検討も行われており，肝細胞癌の治療方針決定にも有用性が期待されている．

1. びまん性肝疾患

急性肝炎・劇症肝炎
acute hepatitis/fulminant hepatitis （文献36）

■ 臨床像
　肝炎の原因は感染性・薬剤性・代謝性など多岐にわたるが，本邦では約8割がウイルス感染に起因する．無症状の不顕性感染から致死的な劇症型までさまざまな程度の肝機能障害に起因した症状を呈する．症状発現後8週以内に高度の肝機能障害に基づいて肝性昏睡Ⅱ度以上の脳症をきたし，プロトロンビン時間40％以下を示すものが劇症肝炎と定義される（BOX）．発病後10日以内に脳症が出現する急性型と，それ以降に出現する亜急性期型があり，亜急性期型は特に予後不良である（1981，犬山シンポジウム）．B型急性肝炎の約5～10％，C型急性肝炎の約75％が急性肝炎の症状消失後も持続感染により慢性肝炎に移行する．

■ 病理・病態
　肝にびまん性の急性炎症が認められる．肝細胞壊死に白血球や組織球の浸潤を伴う．小葉中心域（zone 3）には著明な肝細胞壊死がみられ，門脈域では細胞性浸潤が顕著で胆汁うっ滞がみられることがある．残存する肝細胞にはグリコーゲンが保持され，脂肪化はまれである．Kupffer細胞にはリポフスチンと鉄がみられる．劇症肝炎では架橋壊死（bridging necrosis）を主体とする高度肝細胞壊死がみられ，しばしば複数の肝領域にまたがって観察される（亜広範肝壊死 submassive hepatic necrosis）．肝臓は萎縮し，壊死後性瘢痕を伴う．広範肝壊死（massive hepatic necrosis）はすべての肝領域に肝壊死が及ぶ状態で予後不良である．劇症化しても2週間以上生存する患者では結節性再生が認められる．

■ 画像所見
　急性肝炎の画像所見は非特異的であるため，類似の症状を呈しうる他疾患（胆道結石，びまん性肝転移，肝硬変など）の除外が画像診断の役割でもある．

■ **超音波検査（US）**：肝腫大と肝エコー輝度のびまん性低下で，相対的に門脈域のエコー輝度が上昇し，いわゆる"starry night"パターンを呈すれば急性肝炎を疑う．しかし，肝エコー輝度に変化のないことも多く，US所見を根拠に急性肝炎を除外することはできない．

■ **急性肝炎のCT・MRI**：急性肝炎におけるCT，MR所見は肝腫大と門脈周囲の浮腫性変化を反映したものであるが，特異的ではない．門脈周囲の浮腫は単純CTでは低吸収域（periportal collar，図1A，図2A），MRIのT2強調像では高信号域（periportal abnormal intensity）として描出される（図1B）．肝に区域性のT1強調像で低信号，T2強調像で高信号がみられることもあるが，信号強度に変化がないことも多い．肝炎の重症度に応じて肝外所見として胆囊壁の浮腫性肥厚（図1C），腹水貯留がみられる．肝門部リンパ節腫大は，急性肝炎から慢性肝炎にかけて共通してみられる所見である（図1C）．

■ **劇症肝炎のCT・MRI**：劇症肝炎では壊死領域に一致して単純CTで低吸収域，MRIのT1強調像で低信号域，T2強調像で高信号域がみられ，残存する肝実質には再生結節の形成が肝表優位に認められる（図2B～F）．再生結節のほかにも，脾腫大，門脈側副血行路の発達，逆行性門脈血流および腹水貯留などの肝硬変と類似した画像所見が劇症肝炎の経過中にみられることがある．肝萎縮に伴い相対的に門脈が拡張し，肝静脈は狭小化ないしは描出

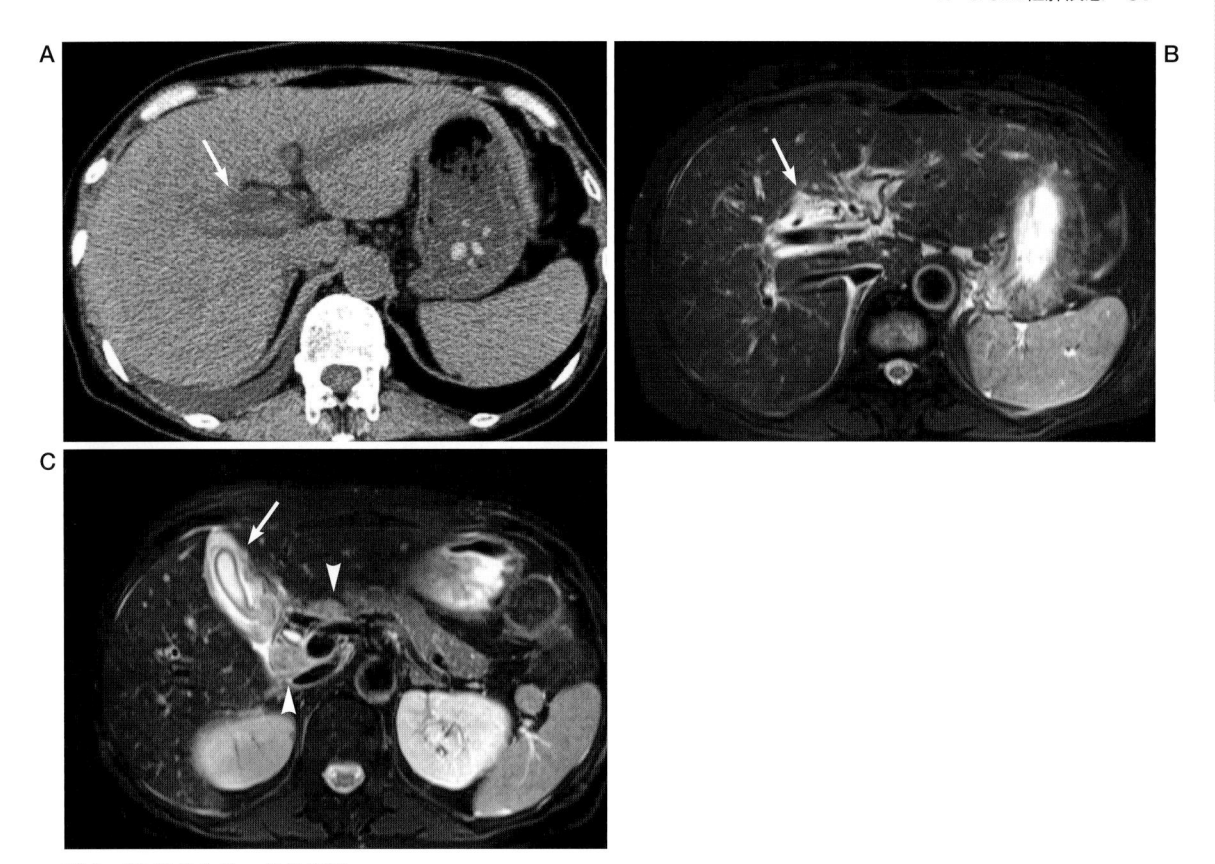

図1　60歳台女性　急性肝炎
A：単純 CT，B：脂肪抑制 T2 強調像，C：脂肪抑制 T2 強調像　単純 CT（A）では肝内門脈枝の周囲に帯状の低吸収域が認められる（→）．脂肪抑制 T2 強調像（B）では同部は帯状の高信号域として描出されている（→）．脂肪抑制 T2 強調像（C）にて肝門部リンパ節の腫大（▶），胆囊壁の肥厚と信号上昇（→）がみられる．

不良となる．造影 CT にて肝壊死領域が増強効果を示し，再生結節が相対的に低吸収に描出されことがある（図2D）．CT による肝体積の継時的観測は劇症肝炎の予後推定に有用とされており，生存例では急速に肝体積減少が進行したのちに緩徐な肝体積の増加がみられる（図2B, C）が，肝体積減少が持続する場合には予後不良である．肝全体の CT 値と肝体積は肝予備能と高い相関を示し，急性肝炎と劇症肝炎の鑑別および劇症肝炎の予後推定に有用である．

58 I. 肝

図2

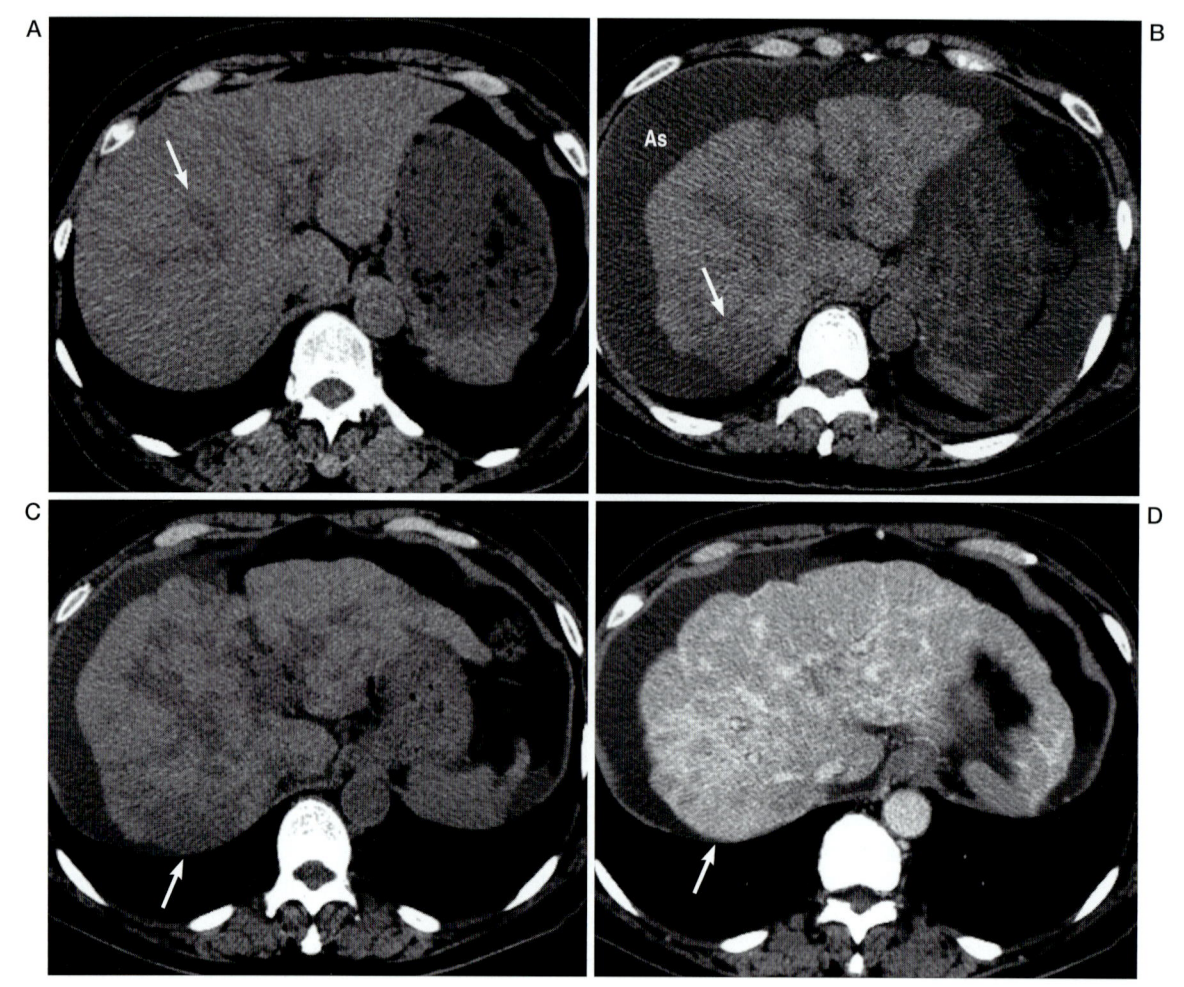

鑑別診断と鑑別点

- **胆管拡張**：胆管拡張は門脈の片側に認められるのに対し，門脈域の浮腫は門脈の両側に所見が認められる．また，門脈域の浮腫はT2強調像にて胆汁ほど高信号を示さないことが鑑別点となる．
- **びまん性肝転移**：肝は腫大し，異常所見が門脈域のみならず肝内にびまん性に分布する．
- **肝硬変**：劇症肝炎では肝硬変と比較して肝の萎縮が急速に進行する．

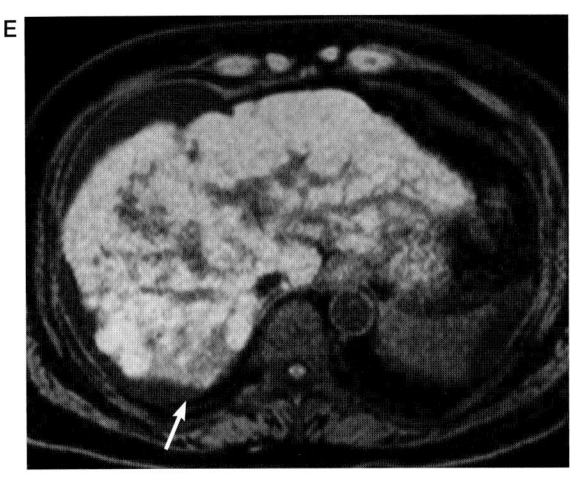

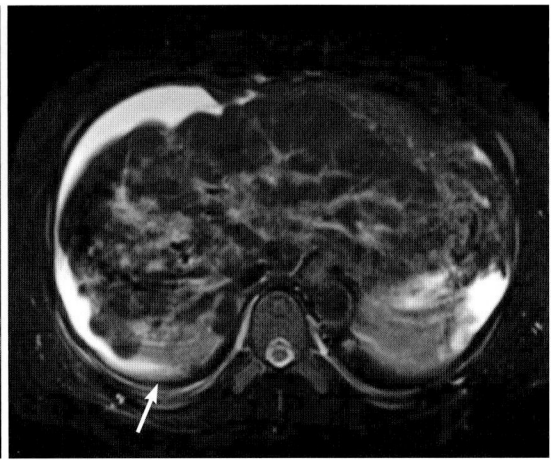

図2　60歳台女性　劇症肝炎
A：単純CT（発症時），B：単純CT（発症5週間後），C：単純CT（発症7週間後），D：造影CT（発症7週間後），E：脂肪抑制T1強調像（発症7週間後），F：脂肪抑制T2強調像（発症7週間後）　発症時の単純CT（A）では肝門脈域に帯状の低吸収域が認められ（→），急性肝炎の所見として矛盾しない．発症5週間後の単純CT（B）では肝の萎縮と不均一な低吸収域（→），腹水（As）貯留が出現している．劇症肝炎として合致する所見である．発症7週間後の単純CT（C）では，肝体積の増加と腹水の減少がみられ，劇症肝炎の改善を示す所見である．低吸収を示す瘢痕組織（→）は造影CT（D）にて濃染を示し（→），脂肪抑制T1強調像（E）にて低信号（→），脂肪抑制T2強調像（F）にて高信号を呈している（→）．瘢痕組織に囲まれた結節状の領域が残存する正常肝実質に相当する．

BOX　急性肝不全（劇症肝炎）のおもな成因

- 感染症：A・B・C・D・E型肝炎ウイルス，輸血後感染ウイルス（TTV），単純ヘルペスウイルス
- 薬物および毒物：アセトアミノフェン，抗うつ薬，ハロタン，イソニアシド-リファンピシン，非ステロイド性抗炎症薬，キノコ中毒，漢方薬，メチレンジオキシメタンフェタミン
- 虚血性：虚血性肝炎，外科的ショック，急性Budd-Chiari症候群
- 代謝性：Wilson病，妊娠性脂肪肝，Reye症候群
- その他（まれ）：びまん性悪性腫瘍の肝浸潤，重症の細菌性感染，心原性ショック

1. びまん性肝疾患

慢性肝炎
chronic hepatitis

(文献37)

■ 臨床像
　慢性肝炎は肝における慢性の炎症反応と定義され，急性肝炎と肝硬変の間に位置づけられる病態である．約1/3の症例は急性肝炎後に慢性肝炎に移行したものであるが，一般的に潜行性に生じ，多くは無症状である．最も重要な症状は倦怠感であり，身体所見としてはくも状血管腫，肝脾腫などがみられることがある．通常，黄疸はみられない．臨床的に診断可能な門脈圧亢進に伴う徴候(腹水，食道静脈瘤からの出血など)は病期が進行するまで現れない．血清トランスアミナーゼ値は通常，高値を示し，おおよその組織学的活動性の指標として有用である．

■ 病理・病態
　おもな組織学的変化は肝小葉内の炎症と壊死であり，炎症細胞浸潤により門脈域が拡大し，炎症が高度となるとともに線維化が生じる．炎症と壊死の程度は組織学的グレードとして評価され，組織学的な進行速度の目安とされている．一方，線維化と改築の程度はステージ(F0～F4，BOX)として評価され，長期の進行度，病期の指標とされている．血管構造に変化をきたすような集合壊死は bridging necrosis とよばれる．集合壊死は門脈域間あるいは門脈域と中心静脈域との間で起きるが，後者のほうがより進行した状態である．肝細胞には腫大(風船様変性)，縮小(好酸性変化)，好酸体形成などがみられる．胆汁うっ滞はまれである．胆管障害はC型慢性肝炎でみられることが多い．

■ 画像所見
　超音波検査(US)では異常所見を呈さない例が多いが，肝エコーのテクスチャの粗糙化と輝度の上昇に伴う門脈域の不明瞭化などがみられることがある．これらの所見は脂肪肝でみられる所見と基本的に類似している．CT，MRIでは肝線維化の進行に伴う肝表面の凹凸不整，肝右葉の萎縮，左葉外側区域および尾状葉の相対的腫大などの形態的変化を観察可能であるが，これらの所見は早期の線維化ステージではみられないことが多い．
　このため，拡散強調画像やperfusion study，Gd-EOB-DTPA造影MRI(EOB-MRI)，MRエラストグラフィ(MR elastography：MRE)といった新たな手法による線維化の早期診断が試みられている．肝線維化の進行に伴い拡散強調画像での信号上昇，perfusion studyでの動脈/門脈血流比の上昇，EOB-MRI肝細胞相での増強効果減弱(図1A～C)，ならびにMREでの肝硬度上昇などが報告されている．肝硬度の測定にはMRIのほか，USを用いたものがある．

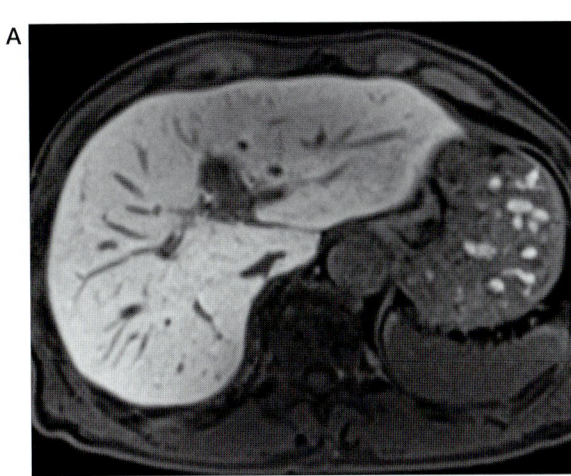

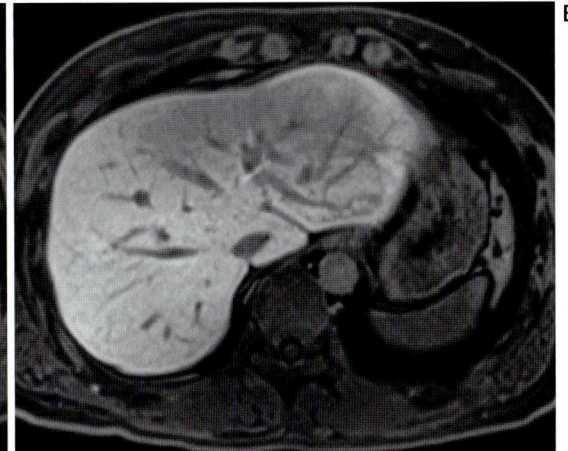

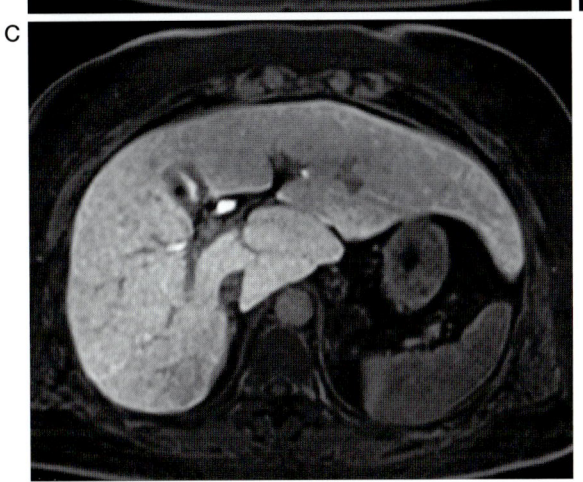

図1 慢性肝炎

EOB-MRI 肝細胞相　A：50歳台男性　F0，B：50歳台男性　F2，C：60歳台男性　F3　EOB-MRI 肝細胞相にて，F0 の症例(A)では肝表面不整，肝縁鈍化などの形態変化は認められず，均一な肝の増強効果がみられる．F2 の症例(B)では肝の形態変化は目立たないが，肝の増強効果の減弱・不均一化が認められる．F3 の症例(C)では肝の形態変化に加え，肝の増強効果がさらに減弱し不均一となっている．肝線維化の進行を示唆する所見である．

鑑別診断と鑑別点

- 特発性門脈圧亢進症，Budd-Chiari 症候群：肝の形態変化は慢性肝炎以外にも肝の血流異常によっても引き起こされ，これらの疾患では特徴的な肝の中心性肥大が認められる．
- 閉塞性黄疸：胆汁うっ滞をきたしうる病態であれば，EOB-MRI 肝細胞相における肝増強効果の減弱は非特異的に生じうるため，閉塞性黄疸との鑑別には胆管拡張の有無，器質的な胆道閉塞部位の同定が重要である．

BOX　線維化と構築の変化に基づいた慢性肝炎の組織学的ステージのスコア方式

F0：線維化なし．
F1：軽度の線維化（門脈域の線維性拡大）
F2：中等度の線維化（門脈域間の隔壁形成）
F3：高度の線維化（小葉のひずみを伴う bridging fibrosis）
F4：肝硬変

1. びまん性肝疾患

肝硬変・門脈圧亢進症
liver cirrhosis/portal hypertension (文献38)

■ 臨床像
種々の程度の肝細胞機能不全と門脈圧亢進をきたし，臨床的には代償性肝硬変と非代償性肝硬変に分類される(BOX)．代償性では生化学的検査値は正常に近いこともあるが，非代償性では肝性脳症，黄疸(高血清ビリルビン値)，腹水などが出現し，これらの有無は血清アルブミン値やプロトロンビン時間とともに肝予備能の半定量的指標として用いられている(Child-Pugh分類)．最も予後不良のGrade Cでは，外科的手術に伴う死亡率は最も予後良好なGrade Aの約8倍と報告されている．肝硬変は肝細胞癌発生の危険因子でもあり，リスクは60倍以上である．

■ 病理・病態
慢性肝炎の終末像であり，肝全体に線維化と結節形成が解剖学的に認められる場合に肝硬変と定義され，結節形成のない線維症である先天性肝線維症，線維化のない結節形成であるpartial nodular transformation(PNT)は，肝硬変とは区別される．肝硬変の結節は，アルコール性や代謝性肝障害では小結節型(3mm未満)が，B型慢性肝炎や自己免疫性肝炎では大結節型(3mm以上)が多いとされるが，結節径による厳密な成因推定は困難である．

肝硬変では類洞の形態が比較的保たれている再生結節末端部に門脈血流が反れ，結節中心部(zone 3)の血流不全が引き起こされる．肝障害が持続すると細胞外マトリックスの異常な増加が生じ，類洞の毛細血管化・結合組織によるDisse腔の充填などがみられ，血液と肝細胞との間の代謝交換が阻害される．

さまざまな組織学的変化により門脈血流抵抗が増大し，門脈圧亢進症をきたす．大循環系への側副血行路が発達すると求肝性門脈血流がさらに減少し，肝血流の肝動脈への依存が増加する．一方，側副血行路の発達は結果的に門脈系の循環亢進状態を引き起こし，心拍出量の増大と全身血管拡張が認められる．おもな側副血行路・静脈瘤の発達部位として，食道・胃・直腸の粘膜下，後腹膜，腹壁などが知られている．

■ 画像所見
肝表面の凹凸不整，右葉の萎縮と左葉外側区域や尾状葉の腫大による肝の変形に加え，門脈側副血行路の発達がみられる(図2A〜C)．MRIでは線維性隔壁がT1強調像で低信号，T2強調像および拡散強調画像で高信号を呈する(図2D〜F)．再生結節は，T1強調像で等〜高信号を呈し，T2強調像では低信号を呈する．ただし，再生結節が鉄沈着を伴うsiderotic nodulesでは，T2強調像ならびにT2*強調像にて著明な低信号を呈する．超常磁性酸化鉄(superparamagnetic iron oxide：SPIO)製剤による造影MRI(SPIO-MRI)では，再生結節がSPIOを取り込み信号が低下するため，T2強調像およびT2*強調像で線維性隔壁はより明瞭な高信号域として描出される(図1)．細胞外液性Gd造影MRI(Gd-MRI)では，肝全体が動脈性に濃染を示したのち，線維性隔壁は遅延性濃染を呈する(図2G, H)．Gd-EOB-DTPA造影MRI(EOB-MRI)では再生結節への造影剤の取り込みにより肝細胞相にて結節構造が明瞭な高信号域として描出される(図2I)．

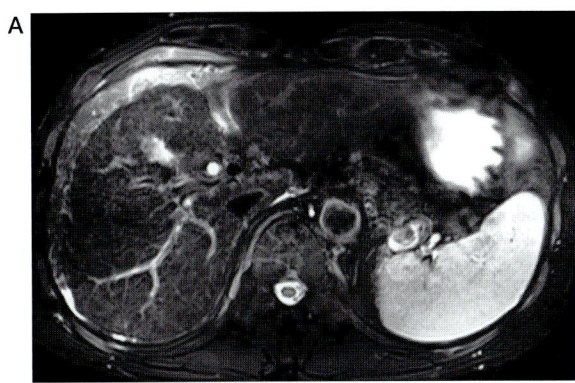

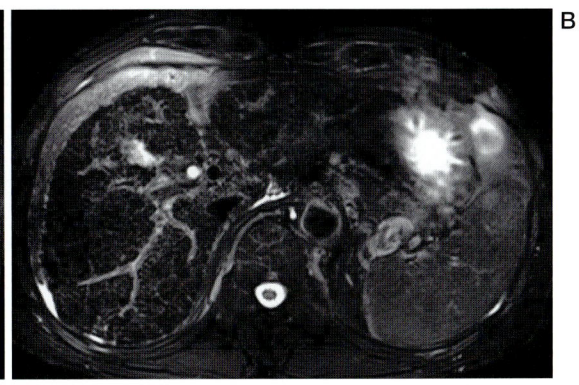

図1　60歳台男性　肝硬変
A：脂肪抑制T2強調像，B：SPIO造影脂肪抑制T2強調像　SPIO投与前のT2強調像（A）と比較してSPIO投与後のT2強調像（B）では肝および脾の信号強度の低下がみられ，肝の線維性隔壁を反映した網状の高信号域がより明瞭に描出されている．

鑑別診断と鑑別点

- **脂肪肝，閉塞性黄疸，うっ血肝**：CTにおける肝の濃度低下は線維化のほかにも脂肪沈着や胆汁うっ滞，浮腫によっても生じうる．これらの鑑別には選択的に脂肪と水を画像化できる化学シフトMRIが優れている．
- **びまん性肝転移**：びまん性肝転移では肝に腫大がみられるが，肝硬変では肝は萎縮していることや結節形成部が正常肝実質である点が鑑別点となる．

BOX　肝硬変のおもな成因

- ウイルス性：B・C・D型肝炎ウイルス
- アルコール性
- 代謝性：鉄過剰，銅過剰，$α_1$-アンチトリプシン欠損症，糖原病Ⅳ型，ガラクトース血症，チロシン血症，非アルコール性脂肪性肝炎（NASH）
- 胆汁うっ滞
- 肝静脈流出障害：Budd-Chiari症候群，心不全
- 自己免疫性肝炎
- 毒素および薬物：メトトレキサート，アミオダロンなど
- 原因不明

64 I. 肝

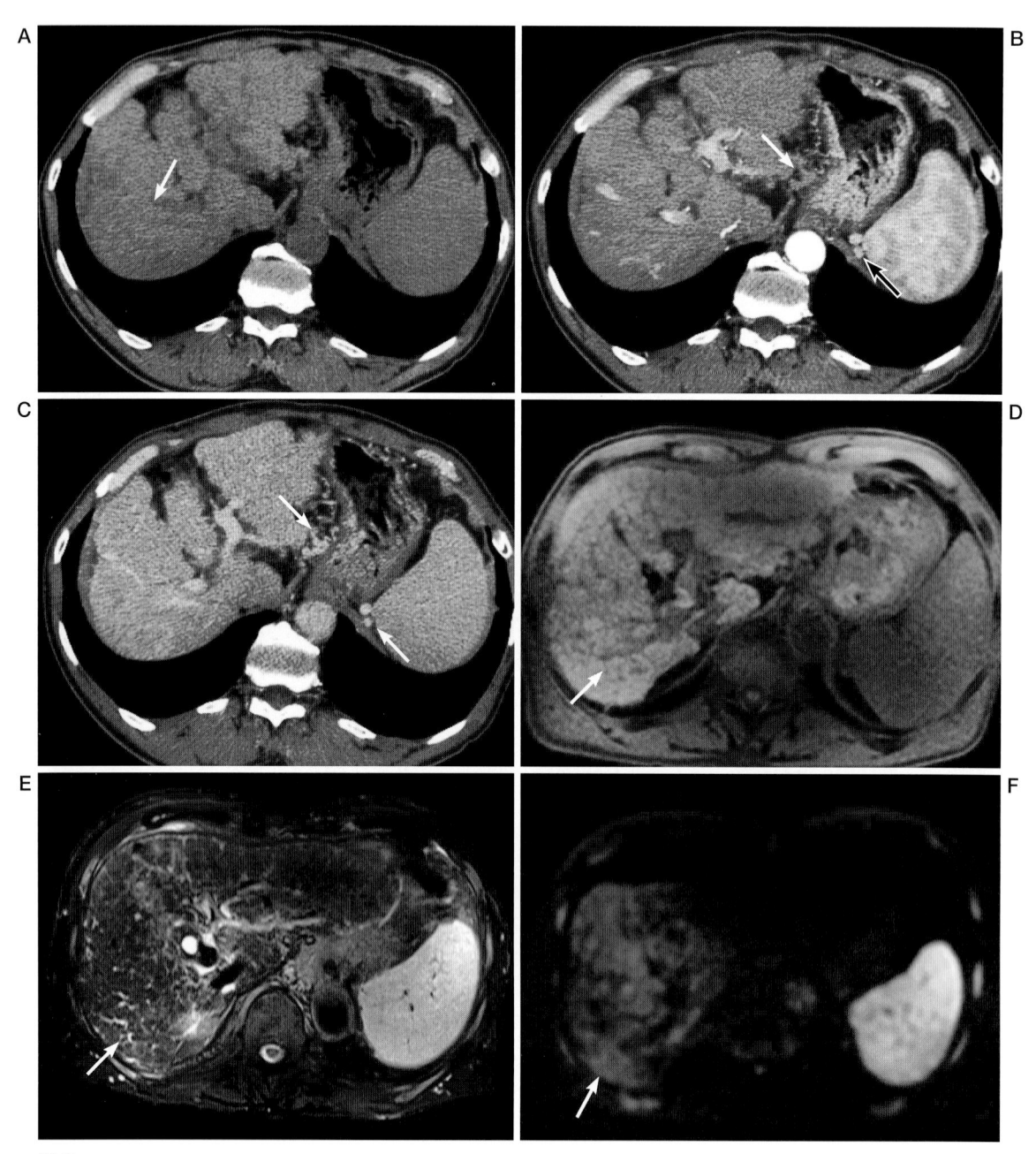

図2

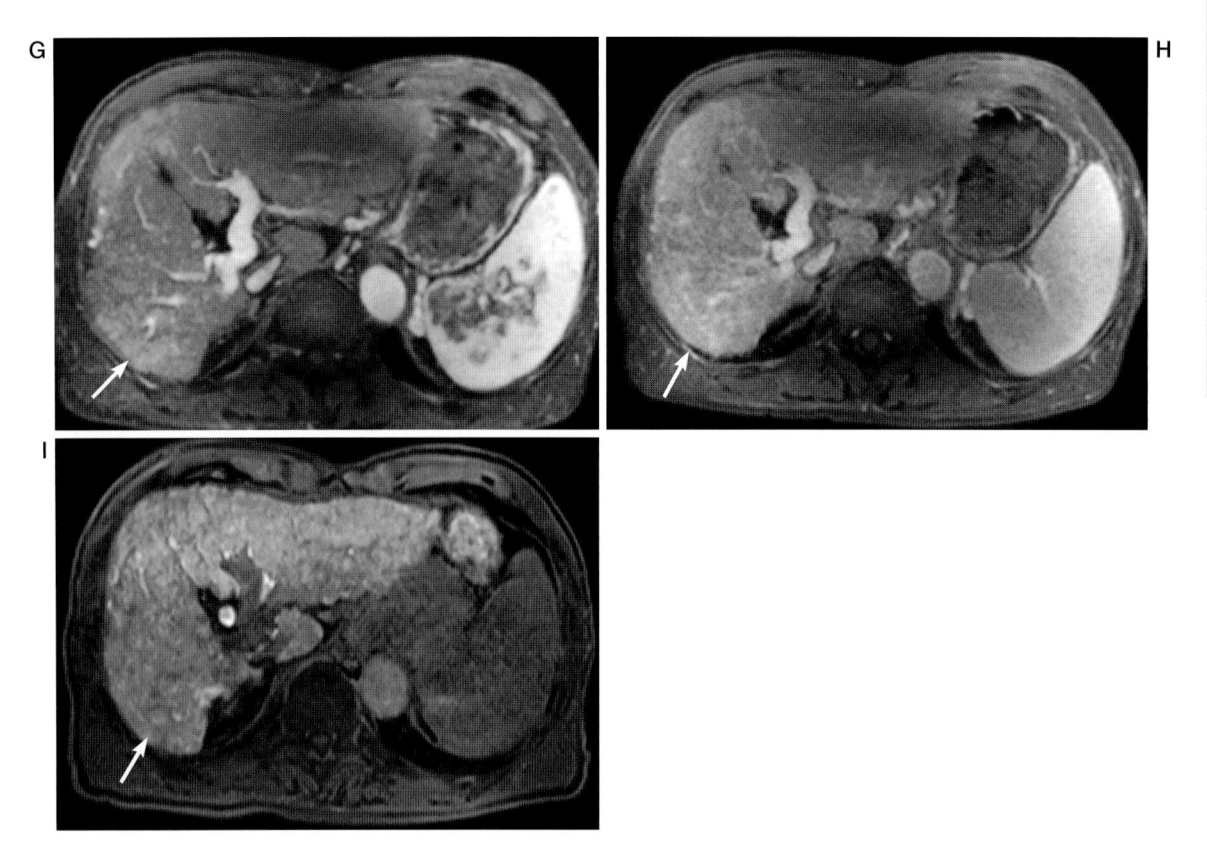

図2　70歳台男性　肝硬変
A：単純CT，B：造影CT（動脈優位相），C：造影CT（平衡相），D：脂肪抑制T1強調像，E：脂肪抑制T2強調像，F：拡散強調画像（b＝1000 s/mm²），G：Gd-MRI（動脈優位相），H：Gd-MRI（平衡相），I：EOB-MRI（肝細胞相）　単純CT（A）では脾腫大，肝の萎縮と肝表面の不整がみられ，特に萎縮の強い右葉後区域には線維性隔壁を反映した網状の低吸収域が認められる（→）．造影CT動脈優位相（B）から平衡相（C）にかけて胃周囲の門脈側副血行路の発達が認められる（→）．線維性隔壁はT1強調像（D）にて低信号（→），T2強調像（E）にて高信号の網状域として描出され（→），拡散強調画像（F）にて肝は全体に高信号を呈している（→）．Gd-MRI動脈優位相（G）にて，肝は全体に動脈性の濃染が増強しており，Gd-MRI平衡相（H）では線維性隔壁が網状の高信号域として描出されている（→）．これらの所見は造影CT（B,C）と比較して細胞外液性Gd造影MRI（G,H）にてより明瞭に描出されている．EOB-MRI肝細胞相（I）では線維性隔壁が低信号，肝実質が高信号を呈することから肝内の結節形成がより明瞭に描出されている（→）．

1. びまん性肝疾患

原発性胆汁性肝硬変
primary biliary cirrhosis：PBC

(文献 39, 40)

■ 臨床像

原発性胆汁性肝硬変(PBC)は，中年以降の女性に好発する慢性進行性の胆汁うっ滞性肝疾患である(男女比1：7)．自己抗体のひとつである抗ミトコンドリア抗体(anti-mitochondrial antibody：AMA)が90％以上の症例で検出され，診断的意義が高い．臨床的には胆汁うっ滞に伴う瘙痒感が特徴的であるが，臨床症状がまったくみられない無症候性PBCの症例も多く，このような症例は長年無症状で経過し予後もよい．進行すると，黄疸や腹水，肝性脳症など，肝硬変に伴う症状が出現する．Sjögren症候群，慢性甲状腺炎，関節リウマチなど，種々の自己免疫性疾患を合併することが多い．

■ 病理・病態

病因はいまだ不明であるが，自己抗体のひとつであるAMAが特異的かつ高率に陽性化し，また，慢性甲状腺炎，Sjögren症候群などの自己免疫性疾患を合併しやすいことから，胆管障害の機序として自己免疫学的機序が考えられている．病理組織学的には慢性非化膿性破壊性胆管炎(chronic non-suppurative destructive cholangitis：CNSDC)と肉芽腫の形成を特徴とし，胆管上皮細胞の変性・壊死によって肝内小型胆管(小葉間胆管〜隔壁胆管)が破壊され消失することにより慢性進行性の胆汁うっ滞を呈する．胆汁うっ滞に伴い肝実質細胞の破壊と線維化を生じ，胆汁性肝硬変へと進展し，肝細胞癌を伴うこともある(BOX)．

■ 画像所見

比較的早期で肝臓の変形の出現以前から高度の脾腫を認める傾向がある．また，CNSDCがみられる時期には，CNSDCに伴う微小レベルでの門脈血行障害を反映して，造影CT，造影MRIの動脈相で肝内にA-Pシャントの多発を認める場合がある．また，T2強調像で門脈域の高信号(periportal abnormal intensity：PAI)や造影CTで門脈周囲低吸収域(periportal collar)を認める場合があり，CNSDCに伴う門脈域の炎症や浮腫性変化を反映した所見と考えられるが，本疾患に特異的な所見ではない．T2強調像や造影T1強調像で"periportal halo sign"が観察されることは比較的特徴的とされる．また，Gd-EOB-DTPA造影MRI(EOB-MRI)肝細胞相で門脈域周囲の高信号が観察される場合がある．肝硬変へ進展すれば肝の形態変化や一般的な肝硬変の随伴画像所見を認める．肝門部や門脈-下大静脈間に反応性リンパ節腫大が高頻度にみられる傾向がある．時に肝細胞癌を併発することがあり，注意を要する．

BOX　原発性胆汁性肝硬変の特徴

- 病変の主座は小葉間胆管から隔壁胆管である．
- 特異的な画像所見に乏しい．
- AMA陽性が特異的である．
- 進行すると，胆汁うっ滞性肝硬変に進展する．
- 肝細胞癌の併発に注意を要する．

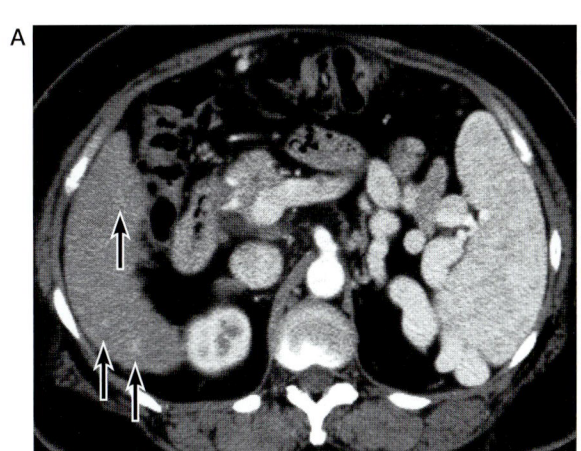

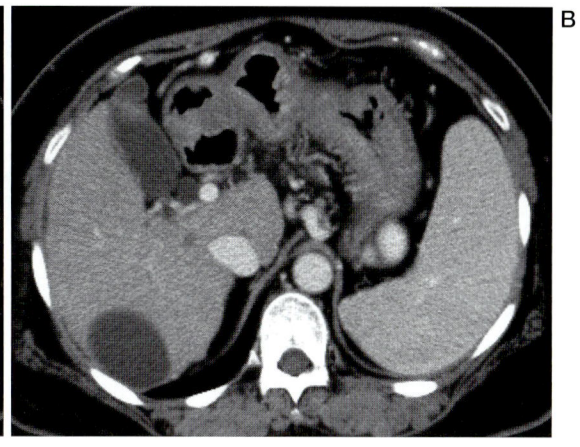

図1　60歳台女性　原発性胆汁性肝硬変
ダイナミックCT　A：動脈相，B：門脈相　ダイナミックCT（A, B）では肝の変形，脾腫，側副血行路の発達を認める．動脈相（A）ではA-P shuntがみられる（→）．CNSDCの病期を過ぎるとperiportal collarは消失する．

図2　70歳台女性　原発性胆汁性肝硬変
ダイナミックCT門脈相　硬変肝および脾腫を認め，肝門部に反応性のリンパ節腫大（▶）を認める．

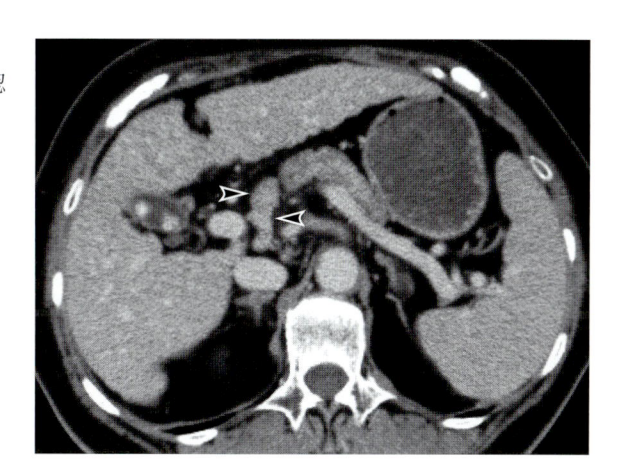

鑑別診断と鑑別点

●原発性硬化性胆管炎（PSC）：PBCと異なり病変の主座は肝内外大型胆管であり，MR胆管膵管撮影（MR colangiopancreatography：MRCP）で大型胆管の狭窄と拡張が交互に現れる数珠状所見（beaded-appearance）や，肝内胆管の細枝が狭窄し分枝が減少してみえる所見（pruned-tree appearance）などを認める（II. 胆囊・胆管，p. 304参照）．

1. びまん性肝疾患

特発性門脈圧亢進症
idiopathic portal hypertension : IPH　　　　　　　　　　　　　　　　（文献40, 41）

■ 臨床像
　特発性門脈圧亢進症（IPH）は，成因となるような疾患がなく，長年にわたる類洞周囲腔の門脈圧亢進，脾腫，貧血などで特徴づけられる病態である．自己免疫疾患の説もあるが，成因は確立されていない（BOX）．肝機能は正常もしくは軽度異常にとどまることが多く，脾腫や門脈圧亢進による食道静脈瘤などに関連した症状や，他疾患の精査にて施行された画像診断で偶然発見されることもある．日本では男女比，1：3であり，発症のピークは40～50歳台である．

■ 病理・病態
　肝内門脈末梢にて，門脈壁硬化，門脈周囲線維化による末梢レベルでの狭窄や閉塞により門脈圧が亢進する．慢性的な門脈血流低下により，被膜下肝実質に肝細胞のアポトーシスや壊死による萎縮が生じるが，肝硬変類似の変形はみられない．肝内には静脈-静脈吻合異常が生じる．脾臓は血流増加による赤色髄腫大が認められる．

■ 画像所見
　CT，MRIでは，通常は肝硬変の形態は呈することはなく，脾腫，脾動静脈の拡張，食道・胃静脈瘤などの門脈-大循環短絡路の発達を認める．病態が進行すると被膜下肝実質の萎縮により肝変形が進むが，著明な萎縮や表面凹凸ではなく，中心性肥大（central hypertrophy）を呈する．肝内門脈血流障害により，肝表面に静脈-静脈吻合を認め，肝静脈造影にて肝静脈のしだれ柳様（weeping willow）の所見がみられる．門脈圧亢進症による太い門脈内に血栓を生じることがある．造影CTや造影MRIでは，肝内に早期濃染結節を認めることがある．特発性門脈圧亢進症の約1/3にみられ，慢性的な虚血に起因した結節状過形成（nodular hyperplasia）とされる．肝細胞癌との鑑別が必要になるが，特発性門脈圧亢進症は肝細胞癌の発生母地にならないと考えられており，留意しておくことが重要である．

BOX　特発性門脈圧亢進症の成因，臨床所見

- 全身性エリテマトーデス（SLE），慢性甲状腺炎，混合性結合組織病（MCTD），進行性全身性硬化症（PSS）などとの関連を示唆する報告がある．
- 血液検査では，肝機能は正常もしくは軽度の異常を示す程度で，脾腫に起因した汎血球減少が最も多い．
- 被膜下肝実質の変形の有無，肝臓の容量と重量，門脈血栓を画像評価することで，I～IVのステージに分類する提唱もある．

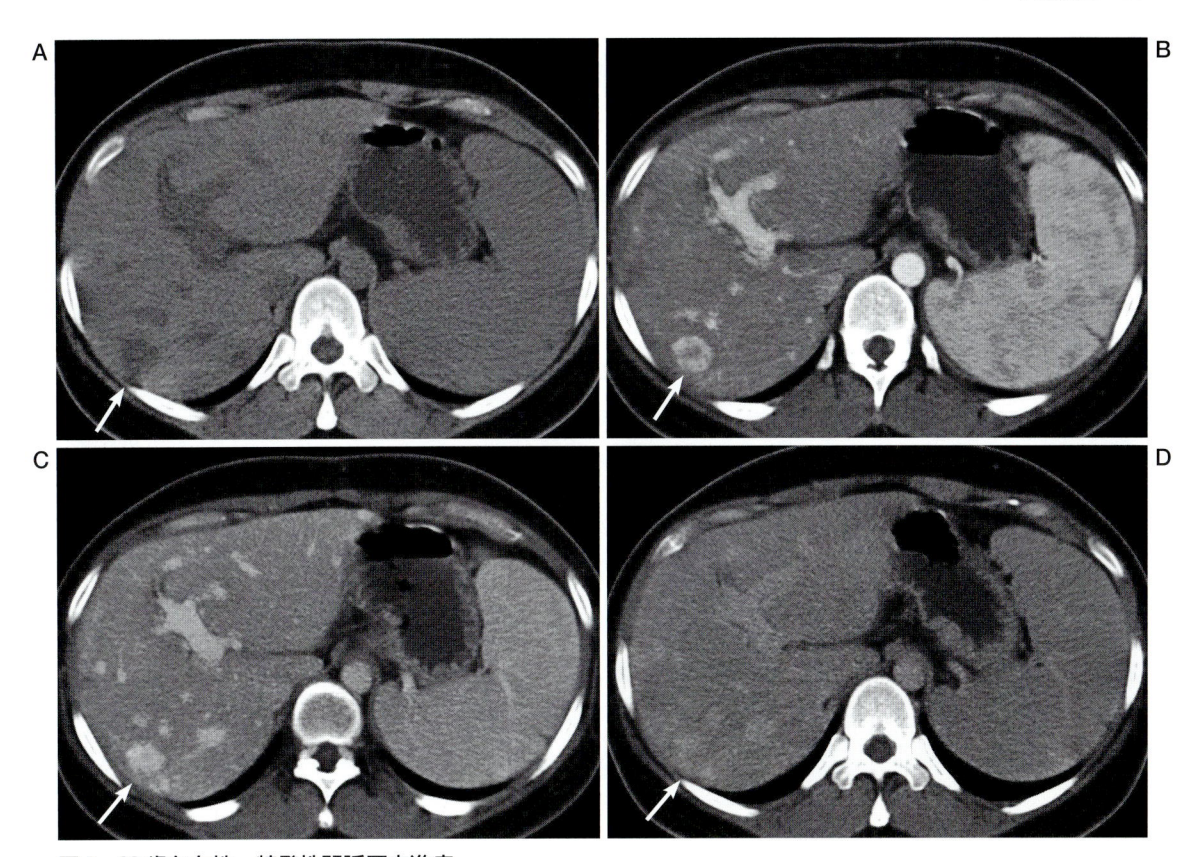

図1 30歳台女性　特発性門脈圧亢進症
A：単純CT，B：造影CT（早期相），C：造影CT（門脈相），D：造影CT（平衡相）　肝臓は被膜下が萎縮し，中心域の腫大がみられ，脾腫も認める．肝S6/7には2.5cm程度の結節を認め（→），単純CT（A）では周囲肝実質よりも低吸収を呈している．造影CTでは早期相（B）にて濃染を示し，門脈相（C）ならびに平衡相（D）でも増強効果が持続している．無治療にて10年間の経過観察でも増大は認めないことから，特発性門脈圧亢進症に生じた結節状過形成と推測される．

鑑別診断・鑑別点

　血液検査では，肝機能は正常もしくは軽度異常を示す程度である．

　脾腫と脾動静脈拡張，門脈圧亢進症による門脈-大循環短絡路発達の所見を認めるため，肝硬変をきたす他疾患との鑑別が重要である．肝内に早期濃染を呈する結節を認めた場合，結節状過形成と肝細胞癌との鑑別が必要で，肝細胞癌の危険因子の評価が鑑別に重要となる．

　生検も局所の評価にとどまるため，診断に難渋することもある．画像所見の特徴を捉えることで診断に寄与できる．

1. びまん性肝疾患

Budd-Chiari 症候群
Budd-Chiari syndrome　　　　　　　　　　　　　　　　　　　　　　　　（文献 43, 44）

■ 臨床像
　Budd-Chiari 症候群は，肝静脈流出路（肝静脈または肝部下大静脈）の閉塞や狭窄により門脈圧亢進をきたす病態である．原発性と続発性に分けられ，原発性は血栓，静脈炎に関連して生じる．成因として骨髄増殖性疾患，全身性エリテマトーデス，発作性夜間血色素尿症，特発性肉芽腫性細静脈炎，血液凝固異常，経口避妊薬，感染など，さまざまに報告されているが，不明なことが多い．続発性は，腫瘍による肝静脈や下大静脈の閉塞または狭窄に起因する．肝腫大，腹痛，腹水貯留などの症状で発見されることが多い．日本では男女比，1.6：1 であるが，欧米では女性のほうがやや多い．発症のピークは 30〜40 歳台であり，男性のほうがより若年に発症しうる．

■ 病理・病態
　肝静脈閉塞により血栓の広がりを認め，悪性腫瘍や感染が原因の場合は，悪性腫瘍細胞や膿が混在していることがある．うっ血，肝細胞減少，線維化が特徴とされる．急性期は，肝臓が腫大し，紫斑状となる．静脈うっ血，被膜下のリンパ管が拡張する．門脈，静脈がともに閉塞し，梗塞，肝実質の減少と線維化が生じる．慢性期では，尾状葉の腫大とそれによる下大静脈の圧排がみられる．門脈血流低下の代償として動脈血流の増加が生じ，それに関連した結節性再生性過形成（nodular regenerative hyperplasia）などが生じてくる．

■ 画像所見
　CT，MRI では，肝静脈や肝部下大静脈の閉塞もしくは狭窄を認める．静脈閉塞による浮腫やうっ血が生じ，肝内に斑状濃染（patchy enhancement）がみられる．急性期では末梢領域の造影効果が低下し，尾状葉など中心域の造影効果は強くみられる．亜急性期では，肝内もしくは肝外の静脈-静脈吻合が発達してくる．慢性期では，尾状葉が腫大し，末梢域は萎縮し，線維化による遅延性濃染がみられる．肝外では，脾臓が腫大し，門脈-大循環短絡路発達を認める．肝細胞癌の発生母地となりうるため，過形成性の結節との鑑別が重要となる．

> **BOX　Budd-Chiari 症候群の治療**
>
> 　　対処療法となる．抗凝固療法，経皮的血管形成術による肝静脈流出路の閉塞解除，腹水のコントロールが行われる．それらの治療効果が不良である場合は，経頸静脈肝内門脈体循環シャント術（transjugular intrahepatic portosystemic shunt：TIPS），外科的な門脈体循環シャント術が選択される．治療効果が得られない場合は肝移植術の適応となる．

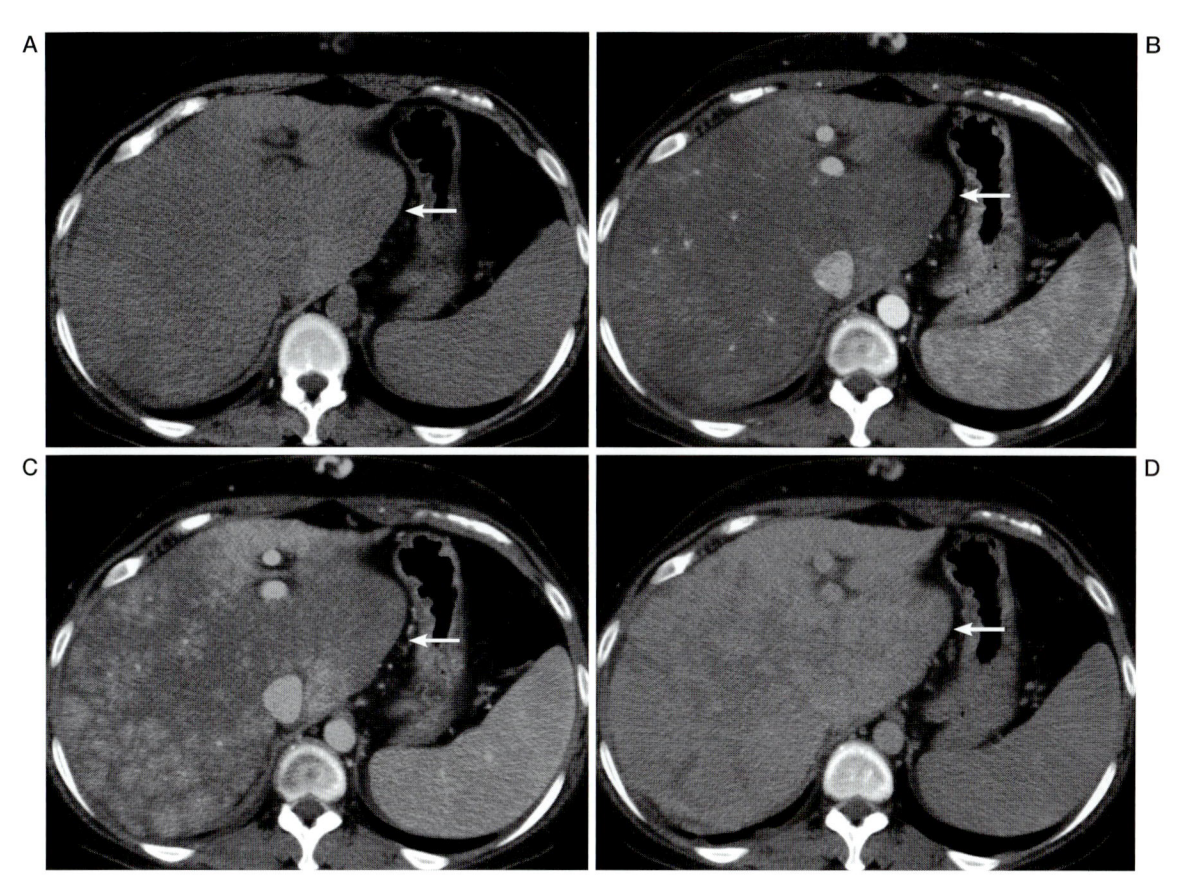

図 1　30 歳台男性　特発性門脈圧亢進症
A：単純 CT，B：造影 CT（早期相），C：造影 CT（門脈相），D：造影 CT（平衡相）　肝静脈は単純 CT（A）および造影 CT のいずれの相（B～D）でも描出不良であり，閉塞した状態である．造影早期相（B）や門脈相（C）では肝右葉主体に斑状濃染（patchy enhancement）を複数認め，浮腫やうっ血による変化と考えられる．肝の末梢域の萎縮，S1 の腫大（→）および軽度の脾腫も認める．

鑑別診断・鑑別点

　CT，MRI による肝静脈や肝部下大静脈の閉塞もしくは狭窄を評価することが重要である．急性期はうっ血肝の変化であるため，CT，MRI に加えて，超音波ドプラ検査による血流評価も有用である．

　早期診断と早期治療により静脈閉塞を解除できると，肝硬変への進行を予防でき，長期生存率を改善することに寄与できる（BOX）．

1. びまん性肝疾患

脂肪肝
fatty liver

(文献 45〜47)

■ 臨床像
　脂肪肝とは肝に脂肪が過剰蓄積した状態であり，近年のメタボリックシンドロームの増加に伴い増加傾向にある．ほとんどの場合，無症状であり，健康診断や人間ドックにおいて肝機能障害を指摘され，見つかることがほとんどである．脂肪肝の一部は，アルコール性肝炎や非アルコール性脂肪肝炎(nonalcoholic steatohepatitis : NASH)に進行し，さらに進行すると肝硬変や肝癌の発生につながる．

■ 病理・病態
　原因は生活習慣と密接に関係しているといわれ，アルコール多飲，過栄養による肥満，糖尿病が原因となっていることが多い．そのほかには，薬物性や高カロリー輸液などによるものがある．肝には通常でも3〜6%の脂肪がみられるが，脂肪肝の定義は国際的にも基準がないのが現状であり，脂肪沈着の程度により，①軽度(肝小葉面積の10〜30%)，②中等度(30〜50%)，③高度(50%以上)，の3段階に分類し，中等度以上を脂肪肝とすることが多い．

■ 画像所見
■ 超音波検査(US)：最も簡便で非侵襲的な検査法であり，30%以上の肝脂肪化を有する脂肪肝では，感度85〜100%，特異度90〜93%と報告されている．Saadehらの肝の脂肪化Grade分類によると，Grade 0：肝実質のエコーレベル上昇，Grade 1：軽度エコーレベルの上昇と肝内脈管と横隔膜の正常描出，Grade 2：中等度実質エコーの増強と肝内脈管と横隔膜の軽度描出不良，Grade 3：高度実質エコー上昇と肝内脈管と横隔膜の著明な描出不良，の4段階に分類されている．しかしながら，脂肪量の定量は困難である．

■ CT：肝に脂肪が沈着すると，濃度が低下する．一方，通常，肝の濃度は脾よりも高い(60〜80 HU)．したがって，肝と脾との濃度比(肝のCT値/脾のCT値)が低下すると脂肪肝と診断する．Saadehらの肝の脂肪化Grade分類によると，Grade 0：正常，Grade 1：肝濃度が脾臓よりやや低い，Grade 2：肝濃度が脾臓よりもさらに低く，肝内脈管が描出されないか脾臓よりやや高吸収，Grade 3：著明な肝濃度の低下と脈管とのコントラスト明瞭化，の4段階に分類されている．脾切除後で濃度比にて評価できない場合は，肝のCT値が40 HU以下であれば，脂肪肝が強く疑われる．

> **BOX　IDEAL (Iterative Decomposition of water and fat with Echo Asymmetry and Least-squares estimation)法**
>
> 　3-point Dixon法をベースとした水・脂肪分離技術法であり，フィールドマップ技術の向上により，磁場の不均一による影響を補正できるようになった．一度の撮像で，4種類の画像〔水画像，脂肪画像，同位相(in phase)，逆位相(opposed phase)〕を得ることができ，脂肪画像の信号/(脂肪画像の信号＋水画像の信号)はproton density fat fraction (PDFF)とよばれ，PDFFを用いた肝内脂肪化の定量が試みられている．

1. びまん性肝疾患　73

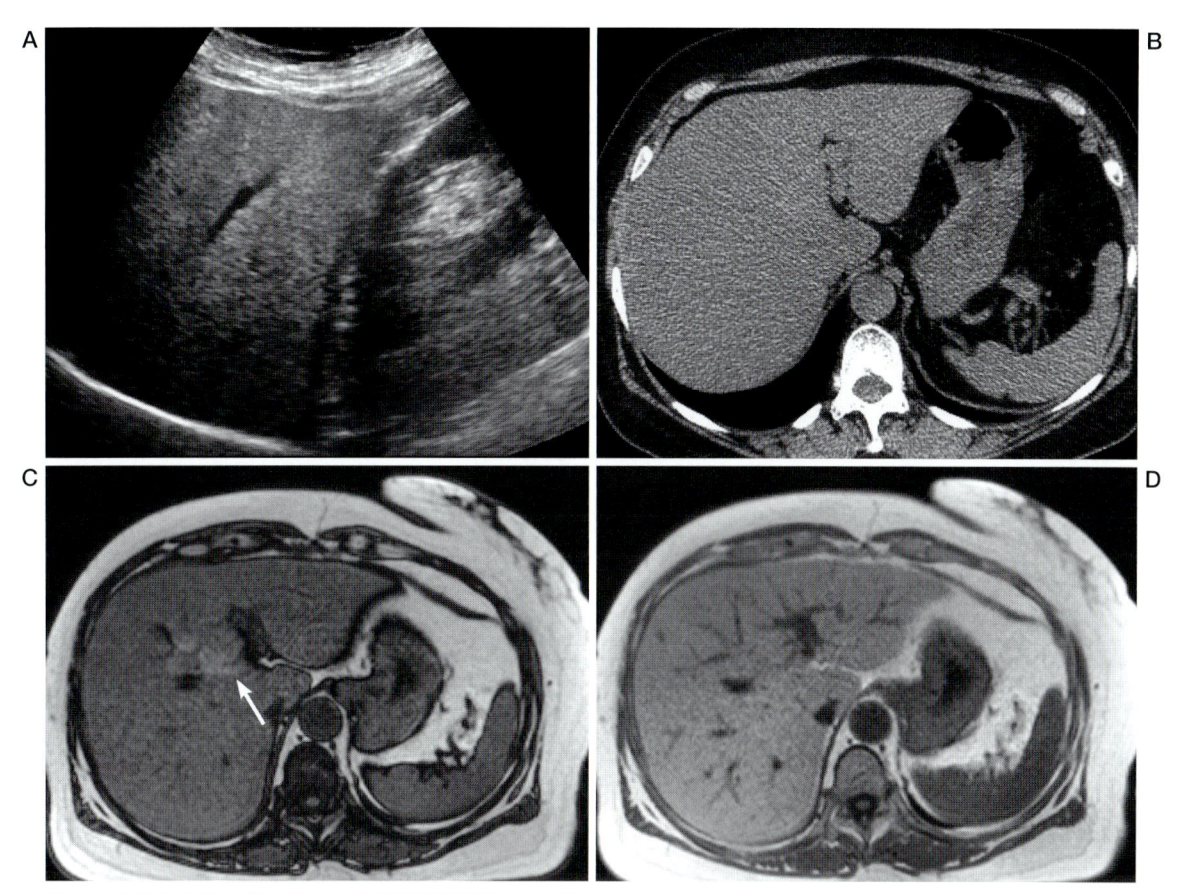

図1　50歳台女性　非アルコール性脂肪肝炎(NASH)
A：US，B：単純CT，C：T1強調逆位相(OP)像，D：T1強調同位相(IP)像　腹部US(A)にて肝腎コントラストが認められる．単純CT(B)にて肝の濃度は脾よりもやや低く，肝内の脈管は不明瞭である．肝の信号は，T1強調OP像(C)にてT1強調IP像(D)よりも全体的に信号が低い．T1強調OP像で，S4背側には信号低下のみられない限局性の非脂肪肝が認められる(→)．

■MRI：肝脂肪化を鋭敏に反映することから，脂肪肝の診断能はUSやCTよりも優れている．肝内脂肪化の定量法が可能で，MRスペクトロスコピー(MR spectroscopy：MRS)，位相コントラスト法，IDEAL法(BOX)などが用いられる．位相コントラスト法やIDEAL法において，逆位相(opposed phase：OP)での肝の信号が同位相(in phase：IP)よりも低ければ，脂肪肝が疑われる．

鑑別診断と鑑別点

　肝のCT値がびまん性に低下する疾患の鑑別が必要になる．
●びまん性の腫瘍浸潤：USにて高エコーを示さない．脂肪抑制T2強調像や拡散強調画像にてびまん性に高信号を呈する．
●他のびまん性肝疾患(劇症肝炎，薬剤性肝炎，Budd-Chiari症候群，アミロイドーシスなど)：肝変形の程度，病歴や血液生化学所見の聴取が鑑別に重要である．

1. びまん性肝疾患

非アルコール性脂肪性肝疾患/非アルコール性脂肪肝炎
nonalcoholic fatty liver disease(NAFLD)/nonalcoholic steatohepatitis(NASH)　　(文献 45)

■ 臨床像
　NAFLD/NASH は無症状の例が多いが，倦怠感，右上腹部不快感，睡眠障害，うつや不安症状との関連性があるといわれている．危険因子として確立されているものに，肥満，2型糖尿病，脂質異常症，メタボリックシンドロームがあり，高血圧，睡眠時無呼吸症候群，多嚢胞性卵巣症候群，甲状腺機能低下症，下垂体機能低下症，成長ホルモン分泌不全症などとの関連が示唆されている．膵頭十二指腸切除術などの外科的手術や中心静脈栄養なども原因となる．

■ 病理・病態
　病理学的には，肝細胞の大滴性脂肪化に加えて，炎症を伴う肝細胞の風船様変性を認めるものを NASH とする．一方，非アルコール性脂肪肝(nonalcoholic fatty liver：NAFL)は，肝細胞障害(風船様変性)や線維化を認めない NAFLD を指す．NASH の病理診断法は種々の報告があり，表に示す．

■ 画像所見
　画像診断上，肝細胞の大滴性脂肪化や炎症を伴う肝細胞の風船様変性を描出することは難しく，画像診断の役割は，脂肪肝，線維化，鉄沈着の程度などを推定することである．肝脂肪沈着の評価については，前項の脂肪肝を参照されたい．本項では線維化や鉄沈着の評価に関して述べる．

表　NASH の病理診断法

分類(年)	NASH の定義	特徴	欠点	適応
Matteoni 分類(1999)	・type 3/4	・肝細胞の風船様変性を重視 ・LRM を反映 ・炎症細胞浸潤は加味しない	・肝細胞の風船様変性の診断に観察者によるバイアスが存在 ・NASH の重症度は評価できない	・NASH と NAFL の鑑別
Brunt 分類(1999)		・NASH の grading と staging を目的とした分類	・grading の意義が不明 ・LRM との相関は不明 ・小児例の評価に問題	・NASH の重症度評価(成人のみ)
NAS(2005)	・5点以上	脂肪化，炎症，肝細胞の風船様変性の3因子を重視 ・スコアリング ・線維化は加味しない	・5点以上では NASH の感度が低い(4点以上との意見も) ・LRM との相関は低い	・NAFLD を対象とした多施設共同研究や治療前後の評価に適する
Younossi 分類(2011)	・肝細胞の風船様変性 ・Mallory-Denk 体，線維化のいずれか1つが必須	・肝線維化の存在を重視(炎症は加味しない) ・Matteoni 分類との一致率が非常に高い ・LRM との相関が高い	・より長期の観察でのエビデンスがない	・NASH と NAFL の鑑別 ・主観的要因を避けることができる

LRM：liver related mortality(肝疾患関連死亡)

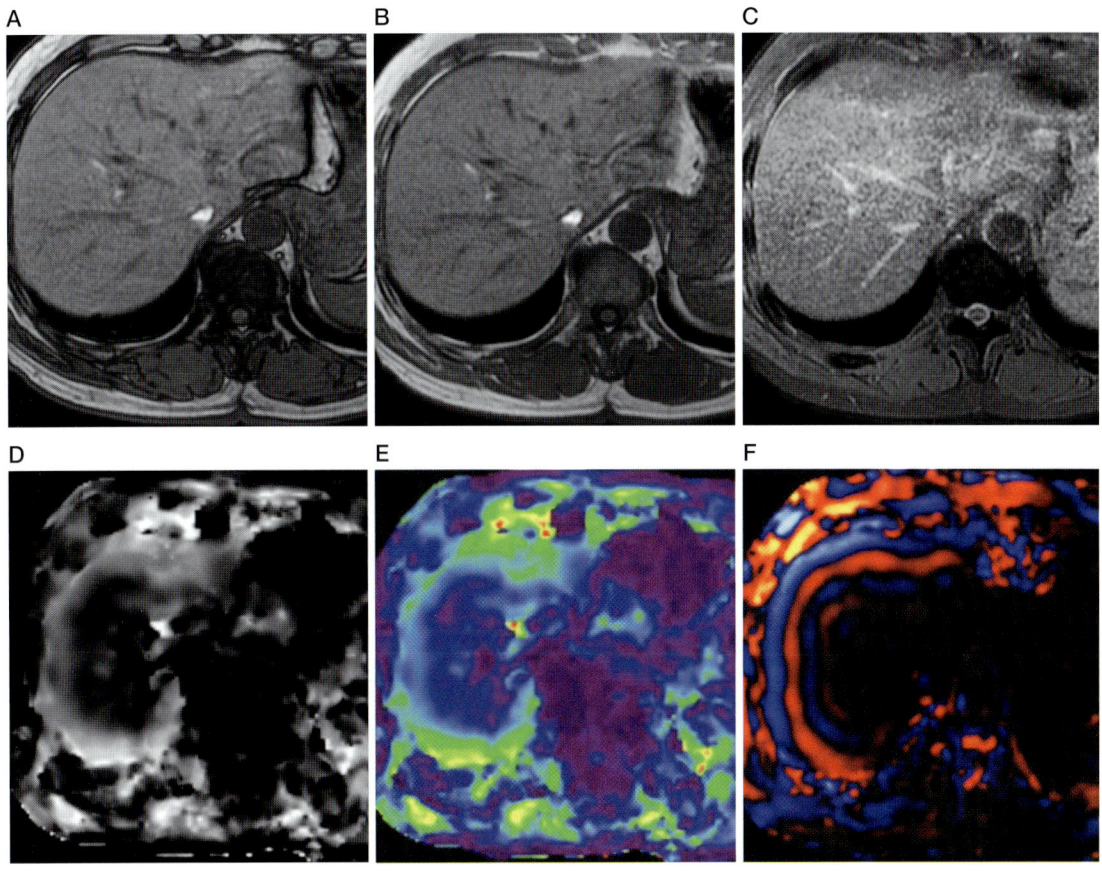

図1 60歳台女性 非アルコール性脂肪肝炎(NASH)
A：T1強調逆位相(OP)像，B：T1強調同位相(IP)像，C：T2*強調像，D〜F：MRエラストグラフィ(gray map, color map, wave image) 肝の信号はT1強調OP像(A)よりT1強調IP像(B)でやや低下している．T2*強調像(C)でも，肝は淡い低信号を呈しており，鉄の沈着が疑われる．エラストグラフィ(D〜F)にて肝の弾性度は上昇しており(約3kPa)，軽度の線維化が疑われる．

■ 超音波検査(US)：肝臓内の線維化を通常のUSで評価することは困難であるが，エラストグラフィを用いることで肝の弾性度を計測し，線維化を推定することが可能である．liver stiffness measurement(LSM)は線維化ステージに伴い増加するが，急性肝炎でLSMが高値になること，高度の脂肪化はLSMを低下させることに留意する必要がある．
■ CT：NAFLDとNASHの鑑別は困難とされている．脾臓体積を用いたNASHの鑑別，門脈や肝動脈血流を用いたNASHの進行度診断などが試みられている．
■ MRI：肝脂肪化に関する診断能はUSやCTよりも優れている．しかしながら，肝内炎症や風船様変性に関する評価は難しく，NASHと非NASHを鑑別することは困難である．一方で，肝線維化に関してはMRエラストグラフィ(MRE)やT2*mappingにより推定が試みられている．

鑑別診断と鑑別点

上記のごとく，画像診断におけるNAFLD/NASHの鑑別は難しく，最終診断は肝生検などによる病理診断に基づく．

1. びまん性肝疾患

鉄過剰症
iron overload disorder （文献 48～50）

■ 臨床像
鉄過剰症は体内に鉄が過剰に蓄積する状態で，遺伝性鉄過剰症と二次性鉄過剰症に大別される．鉄過剰症をきたす代表疾患を BOX に示す．わが国では，二次性の輸血後鉄過剰症が大部分を占める．

■ 病理・病態
鉄を貯蔵するおもな臓器は肝臓であり，余剰の鉄はフェリチン・ヘモジデリンに貯蔵隔離される．鉄は血液中のトランスフェリン(transferrin：Tf)によって輸送されるが，鉄が過剰に存在するときにトランスフェリン非結合鉄(non-transferrin bound iron：NTBI)が生じる．NTBI は自由鉄であり，無秩序に細胞に取り込まれ，ラジカル産生の増加を介して臓器障害，免疫低下，発癌などを引き起こす．

■ 画像所見
血清フェリチン 500 ng/mL 以上で，画像診断にて肝臓などの鉄沈着が証明できれば，鉄過剰症と診断できる．

■ 超音波検査(US)：著しく鉄過剰状態である場合，肝はびまん性に高エコーを呈する．
■ CT：著しく鉄過剰状態である場合，肝は高吸収を呈する．定量は困難である．
■ MRI：グラジエントエコー法(GRE)による位相コントラスト画像が診断に有用で，GRE 法を用い double echo で撮像した2種類〔同位相(in phase：IP)，逆位相(opposed phase：OP)〕の T1 強調像において，鉄沈着があるとエコー時間(TE)の長い IP 像で OP 像よりも信号が低くなる．T1 強調像における double echo より長い TE で撮像する T2 強調像や T2*強調像では微量の鉄沈着でも信号が低下し，鋭敏な検出が可能となる．

BOX 鉄過剰症をきたす疾患

1) 遺伝性
   遺伝性ヘモクロマトーシス，フェロポルチン関連鉄過剰症，無セルロプラスミン血症，無トランスフェリン血症，H-フェリチン遺伝子 IRE (iron responsive element) 異常

2) 二次性
   無効造血亢進(遺伝性の疾患と一部重複)，長期輸血，アルコール性肝障害，B, C 型慢性肝炎・肝硬変，ポルフィリア，NAFLD/NASH，肥満

(文献 48)より改変

1. びまん性肝疾患　77

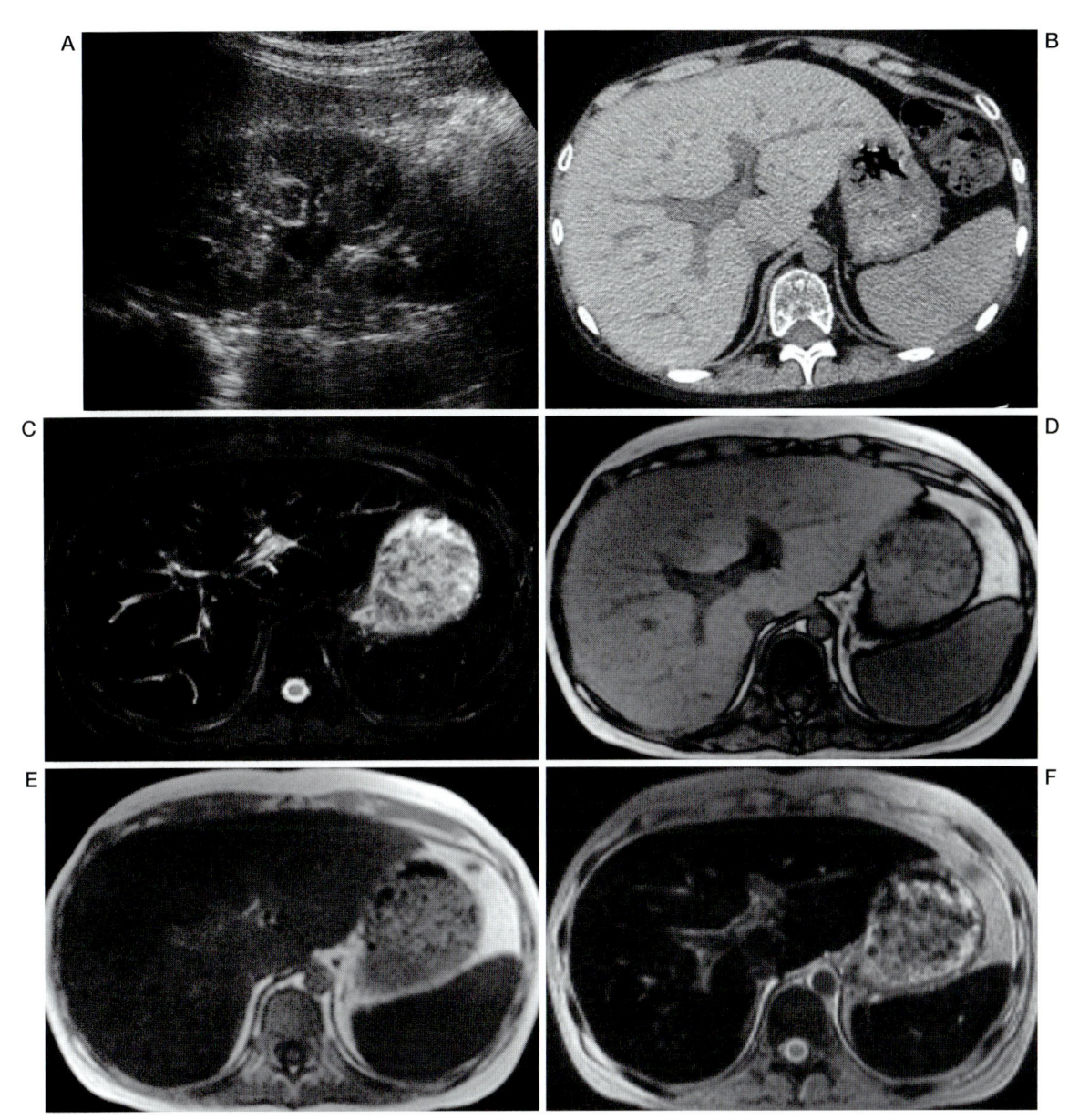

図1　10歳台女児　骨髄異形成症候群
A：US, B：単純 CT, C：脂肪抑制 T2 強調像, D：T1 強調逆位相(OP)像, E：T1 強調同位相(IP)像, F：T2*強調像　腹部 US(A)や単純 CT(B)では肝のエコーや濃度に目立った変化を認めない．脂肪抑制 T2 強調像(C)にて肝と脾は全体的に低信号を示している．T1 強調 OP 像(D)の信号より T1 強調 IP 像(E)の信号が低下している．T2*強調像(F)にて肝の信号は筋肉に比して著明に低下している．

鑑別診断と鑑別点

　CT で肝が高吸収を示す疾患として，Wilson 病(銅沈着)，金コロイド療法後(金沈着)，アミオダロン肝(ヨード沈着)，トロトラスト症(トリウム沈着)，糖原病などがある．肝に著明な金属沈着がみられる場合には T2*強調像にて低信号を示すため，家族歴，薬剤使用歴，治療歴などを詳細に聴取し鑑別する必要がある．

1. びまん性肝疾患

Wilson 病
Wilson disease

(文献 51〜53)

■ 臨床像
　Wilson 病は常染色体劣性遺伝型式をとる銅の代謝異常である．原因遺伝子として *ATP7B* が同定されている．発症年齢は3〜60歳で，本邦における頻度は1万人に1人程度である．肝障害，神経障害，精神障害，腎障害，関節障害，溶血がさまざまな程度で組み合わさった症状を呈する．古典的三徴である肝障害，運動障害，Kayser-Fleicher(カイザー・フライシャー)角膜輪が揃うことは少ない．肝障害としては，脂肪肝，急性肝炎，自己免疫性肝炎，慢性肝疾患，劇症肝炎と幅広い．血清銅の低値，血清セルロプラスミン値の低下，尿中銅排泄の増加がみられる．治療は銅キレート剤や亜鉛によるが，劇症肝炎や溶血発作型発症例では肝移植が適応になる．肝移植後は Wilson 病の治療は不要となる．

■ 病理・病態
　ATP7B 遺伝子の産物である ATP7B 蛋白は銅輸送蛋白のひとつである．銅は ATP7B 蛋白の働きにより肝細胞内の細胞質基質からゴルジ体(Golgi body)へ輸送され，セルロプラスミン結合銅となり，血液中・胆汁中に排泄される．Wilson 病では，ATP7B 蛋白の異常により，肝細胞内からの銅排泄が障害され，肝細胞内に銅が蓄積し，肝障害を生じる．銅の蓄積は門脈や類洞周囲の肝細胞に多くみられる．過剰な銅はフリーラジカルを発生し，ミトコンドリア障害を引き起こす．肝細胞の核内にグリコーゲンが沈着し，脂肪肝も出現する．やがて肝炎から肝硬変に至るが，その進行は個々の症例による差異が大きい．また，銅の一部はセルロプラスミン非結合銅として血液中に漏出した後，脳や腎，関節に蓄積して諸症状を引き起こすようになる．セルロプラスミン非結合銅は赤血球の破壊を引き起こすため，急性ないし慢性の溶血性貧血をきたすことがある．

■ 画像所見
　脂肪肝や慢性肝障害から肝硬変の像を呈する．肝硬変の際は，尾状葉の腫大は目立たない．肝障害が進行すると再生結節が増加する．治療により画像所見も改善しうる．銅そのものは肝細胞の細胞質基質内で蛋白と結合して存在するため，MRI の信号強度に寄与するほどの常磁性効果は示さない．

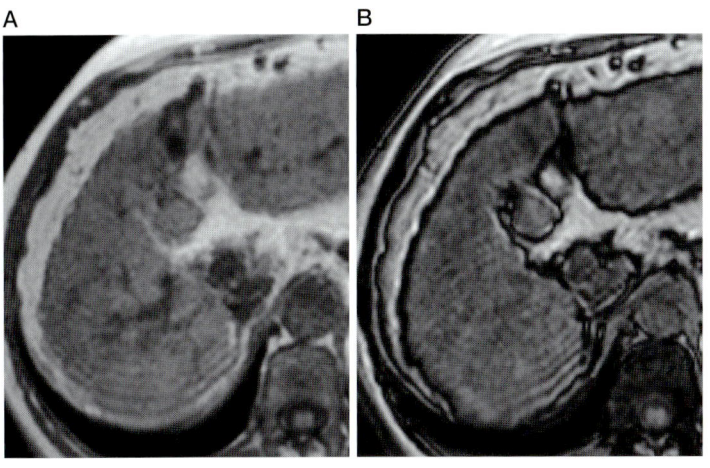

図1 40歳台女性　Wilson 病
A：T1 強調同位相(in phase：IP)像，B：T1 強調逆位相(opposed phase：OP)像　IP 像(A)と比較して，OP 像(B)では肝実質の信号強度の低下が認められ，脂肪肝の所見である．肝辺縁は凹凸不整で，肝硬変の所見と考えられる．

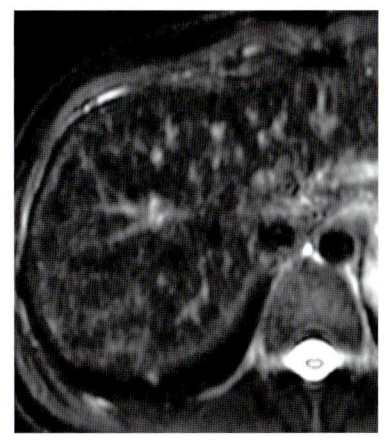

図2 20歳台女性　Wilson 病
脂肪抑制 T2 強調像　肝内に多数の低信号結節を認め，再生結節と考えられる．

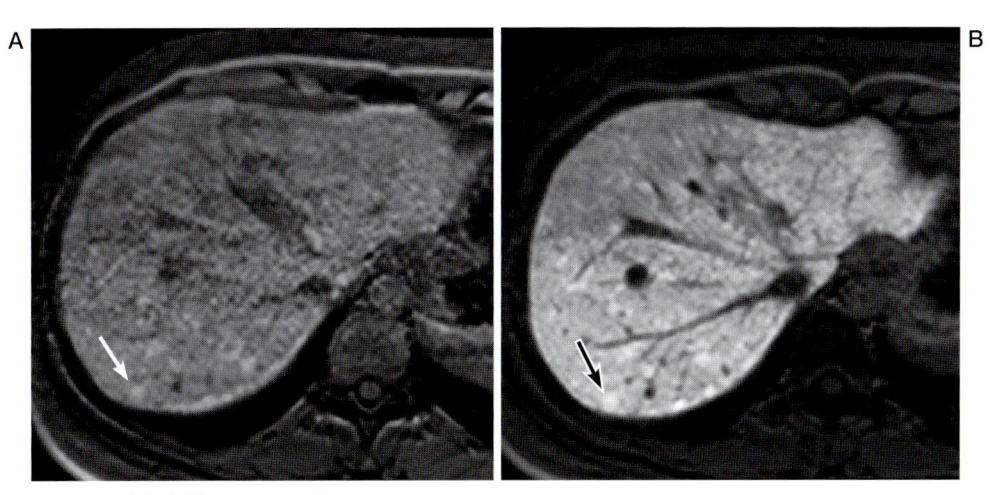

図3 30歳台女性　Wilson 病
A：脂肪抑制 T1 強調像，B：Gd-EOB-DTPA 造影 MRI(EOB-MRI)肝細胞相　脂肪抑制 T1 強調像(A)にて，軽度高信号を呈する結節(→)を多数認める．EOB-MRI 肝細胞相(B)では，結節は造影剤を取り込み明らかな高信号を呈している(→)．再生結節と考えられる．

鑑別診断と鑑別点

　非アルコール性脂肪肝炎(NASH)や慢性ウイルス性肝炎，自己免疫性肝炎，薬剤性肝障害を含め，脂肪肝や肝炎から肝硬変を呈する多くの疾患が鑑別となるが，画像による鑑別は一般に困難である．臨床症状や生化学的所見などを参考にして診断を進めるが，時には遺伝子検査が必要な場合もある．

1. びまん性肝疾患

トロトラスト
thorotrast　　　　　　　　　　　　　　　　　　　　　　　　　　　（文献54）

■ 臨床像
　トロトラスト(thorotrast：二酸化トリウムゾル)はX線造影剤として20世紀初頭から世界で使われ，ヨード造影剤に比べて優れた造影効果を有していることから，おもに第二次世界大戦中の1930～1940年代に傷痍軍人に対して血管造影剤として利用された．血中に注入されたトロトラストは血管内を循環した後，網内系細胞に異物として取り込まれ，その後，肝臓，脾臓，骨髄に蓄積される．10年以上の潜伏期をおいて肝硬変，肝血管肉腫，白血病の報告が続出し，使用が中止された(BOX)．

■ 病理・病態
　トリウムは半減期140.5億年で，α線放出核種であり，娘核種からのγ線も合わせ，トロトラスト投与後は内部被曝を生涯受け続ける．α線は近隣の細胞のがん抑制遺伝子 $p53$ を傷害する．トロトラストは60％以上が肝臓に蓄積し，その後20～30年経つと肝悪性腫瘍(胆管細胞癌，血管肉腫，肝細胞癌)が25～30％に発生する．

■ 画像所見
■ **CT**：網内系に蓄積したトロトラストが，肝臓では網目状の高吸収域として同定される．肝悪性腫瘍(胆管細胞癌，血管肉腫，肝細胞癌)が発生した場合は，各腫瘍に特徴的な画像所見を呈するが，背景肝の吸収値が上昇しているため所見の評価には注意が必要である．脾臓は，高吸収かつ高度の萎縮を呈する．トロトラストが蓄積したリンパ節は，高吸収を呈する．
■ **MRI**：トロトラストは実質臓器の信号強度に影響を与えない．そのため，MRIは肝腫瘍の検出に有用である．

BOX　肝以外のトロトラストによる悪性腫瘍

• 血液	形質細胞腫，急性骨髄性白血病(特に赤白血病)
• 腎臓	腎盂癌
• 骨	骨肉腫
• 胆嚢	胆嚢癌
• 喉頭	喉頭癌
• 脾臓	血管肉腫
• 肺	未分化癌
• 胸膜	悪性中皮腫
• リンパ系	非Hodgkinリンパ腫
• 腹膜	肉腫

(Lipshutz GS, Brennan TV, Warren RS：Thorotrast-inclucted liver neoplasia：a collective review. J Am Coll Surg 2002；195：713-718，より改変)

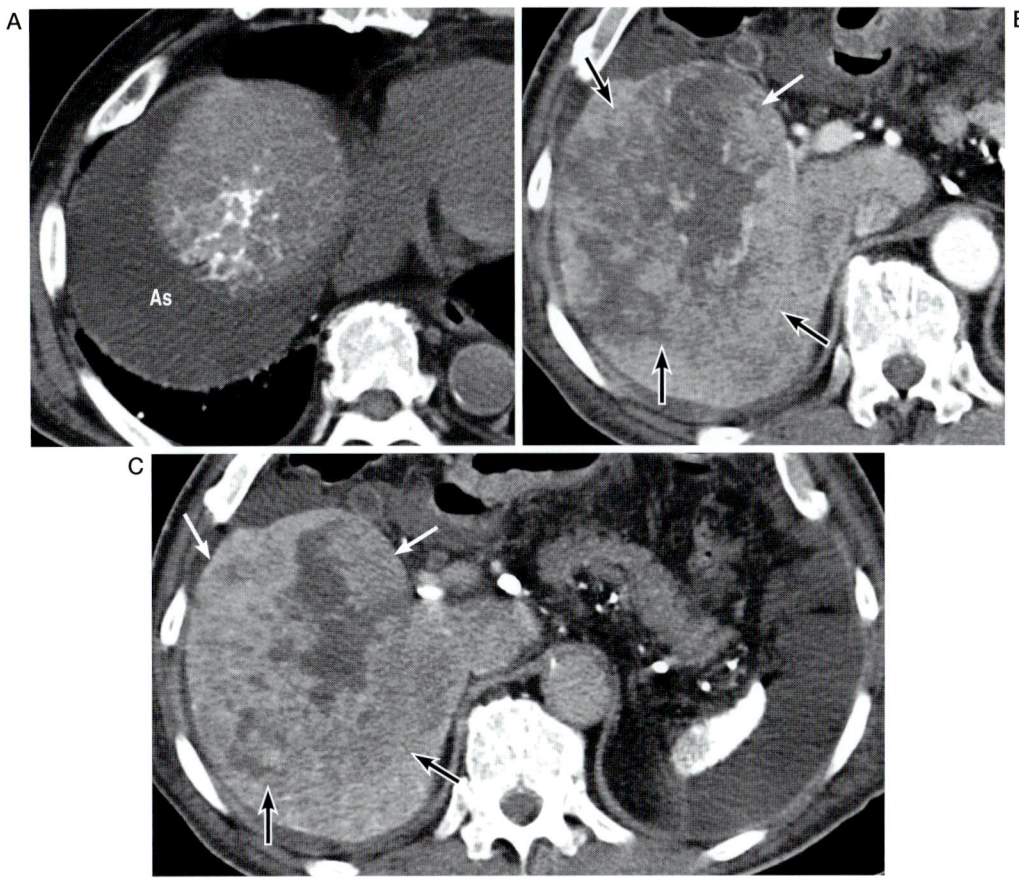

図1　80歳台男性　トロトラスト投与後60年，肝細胞癌
A：単純CT，B：造影CT（早期相），C：造影CT（平衡相）　単純CT（A）で，肝に網目状の高吸収域を認める．腹水（As）を伴っている．造影CT早期相（B）では肝右葉に不均一に増強される腫瘤を認め（→），造影CT平衡相（C）では肝腫瘤は低吸収を呈している（→）．肝細胞癌の所見である．また，トロトラスト症に特徴的な，肝辺縁の線状・網目状高吸収域，脾臓の萎縮と高吸収ならびに高吸収を呈する複数のリンパ節を認める．

鑑別診断と鑑別点
- **住血吸虫症**：肝に網目状の高吸収域を認めるが，脾臓の萎縮と高吸収化は示さない．

1. びまん性肝疾患

住血吸虫症
schistosomiasis

(文献 55)

■ 臨床像

住血吸虫症は，成虫が静脈内に寄生することによって生じる急性および慢性疾患である．腸管住血吸虫症と尿路住血吸虫症に分類され，前者に日本住血吸虫症，マンソン住血吸虫症，メコン住血吸虫症，インターカラーツム住血吸虫症，後者にビルハルツ住血吸虫症がある．

日本住血吸虫症の急性期症状には，セルカリアが皮膚に侵入した後に起こる瘙痒を伴う皮膚炎（swimmer's itch）と，寄生後2〜8週に発熱や蕁麻疹で発症する過敏反応（片山熱）との2種類があり，不顕性のことも多い．慢性期症状は門脈圧亢進，肝硬変，静脈瘤と破綻に伴う吐下血，腹水などである．診断は尿や便中の虫卵の検出によりなされる．治療はプラジカンテルが投与される．

■ 病理・病態

感染動物が尿や便中に虫卵を排泄し，幼虫が水中で中間宿主としての淡水産貝に侵入する．そこでセルカリアに成長し，淡水中を遊泳し，ヒトの皮膚を貫通して血中に侵入する．その後，ヒト体内で肺を通過してから静脈に定着し，成虫となる．日本住血吸虫は腸間膜静脈から門脈に寄生する．虫卵は門脈枝を塞栓し，門脈周囲に肉芽腫性反応や弾性線維に富んだ強い線維化をきたし，Disse腔を介して小葉に進展する．進行すると肝硬変に至り，門脈圧亢進症がもたらされる．線維化は虫卵と虚血に伴い分泌されるサイトカインが原因とされる．時に虫卵による脳梗塞を発症することがある．

■ 画像所見

門脈周囲の肉芽腫性反応，線維化に始まり肝硬変に至る種々の所見を呈する．さらに肝表面や肝実質に石灰化（亀甲様，隔壁様）がみられる．胃食道静脈瘤などの側副血行路の発達や脾腫，腹水も認められる．門脈血栓が生じることもある．

■ 超音波検査（US）：肝実質に網目状の高エコー，門脈周囲に低エコー帯がみられる．

■ CT：単純CTで門脈周囲に低吸収帯を認め，造影にて増強される．肝表面の石灰化，肝実質の亀甲様あるいは隔壁様の石灰化がみられる．

■ MRI：門脈周囲がT1強調像で低信号，T2強調像で高信号を呈する．炎症を反映した所見と思われる．

BOX　輸入感染症としての日本住血吸虫症

本邦では，1976年を最後に新たな感染例は報告されていないが，近年，日本人の流行地（中国，インドネシア，フィリピン）への渡航，外国人の日本訪問の増加により，輸入感染症としての重要性が高まりつつある．

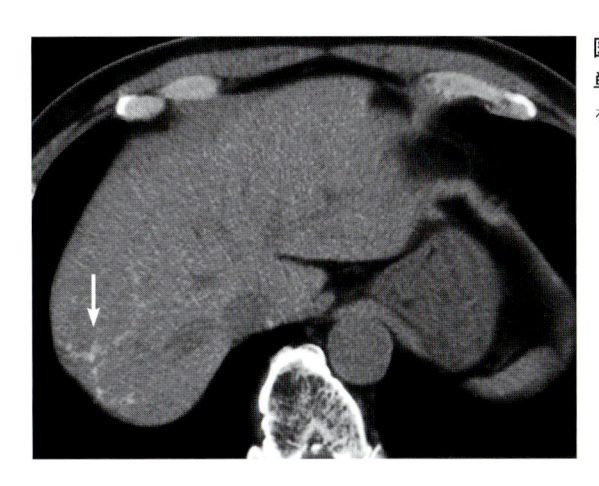

図1　70歳台男性　日本住血吸虫症
単純CT　肝内に網目状・亀甲状の石灰化を認める（→）．

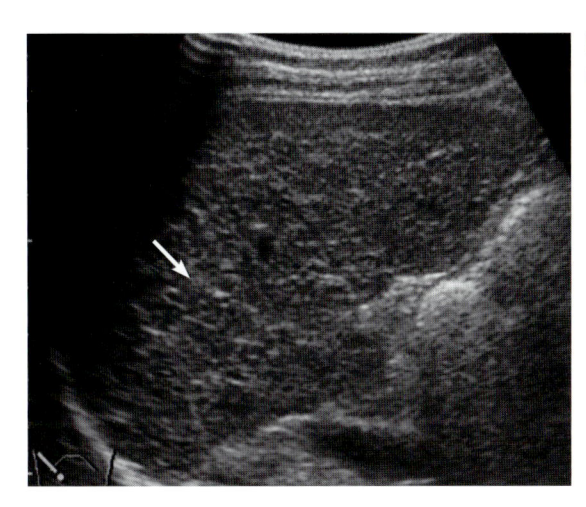

図2　70歳台女性　日本住血吸虫症
US　肝内に線状・網目状の高エコーを認める（→）．

鑑別診断と鑑別点

● 肝トロトラスト症：網目状の高吸収域を呈する．トロトラストの使用歴が重要である．
● リピオドリゼーション後：リピオドールの投与歴を確認する．
● Budd-Chiari 症候群：網目状の線維化をきたす．肝静脈および下大静脈狭窄の評価を行えば，鑑別は容易である．
● 肝転移巣への化学療法後：網目状の線維化と高度の萎縮をきたすことがある．治療歴を確認する．

1. びまん性肝疾患

放射線肝炎
radiation hepatitis

(文献 56, 57)

■ 臨床像
　放射線肝炎は肝実質への放射線照射により生じる肝実質障害であり，肝実質への放射線照射が病歴として必須である．肝実質への照射領域体積が小さい場合には臨床的に問題とならないが，大きい場合には放射線性肝障害(radiation induced liver disease：RILD)といわれる病態を呈しうる．RILD の定義は種々あるが，照射終了後数週～4 か月以内の，非黄疸性のアルカリホスファターゼの正常上限 2 倍以上の上昇，トランスアミナーゼの正常上限 5 倍以上の上昇，肝機能低下(Child-Pugh 分類で 2 点以上の増加)，腹水貯留ならびに肝腫大などである．肝庇護にて対処され大半の患者は 3～5 か月で改善するが，まれに致死的肝不全に陥ることもある．

■ 病理・病態
　放射線肝炎(もしくは放射線性肝障害：RILD)は，放射線照射により生じる肝中心静脈閉塞症(hepatic veno-occlusive disease)もしくは肝類洞閉塞症候群(hepatic sinusoidal obstruction syndrome)を主体とする病態で，急性期(急性放射線肝炎：照射後 3 か月以内)，中間期および慢性期(慢性放射線肝炎：3 か月後以降)に分類される．急性期には肝中心静脈および小葉下静脈の非血栓性の閉塞や狭窄による肝小葉の著明なうっ血，肝細胞の萎縮，出血性壊死などが生じる．3 か月程度の経過で組織学的変化が改善し，その一部が慢性放射線肝炎に移行する．慢性期では急性期に認められた著明なうっ血は少ないものの，血管障害がさらに進行し，小葉構造の破壊，門脈枝の線維化，肝細胞の萎縮などが認められ，胆管や肝動脈周囲へ線維化が広がってくる．中間期は，急性および慢性の両方が混在した組織像を示す．

■ 画像所見
　肝実質に閾値以上の線量が照射された場合に，肝葉や肝区域などの血流支配領域と無関係に照射範囲に一致して異常所見が生じる．放射線治療計画における線量分布図(図1)を参照できれば，照射領域が把握できる．肝内病巣に対する放射線治療後であれば，治療対象病巣を内包するように生じる．

■ CT：単純 CT にて低吸収(図 2 A)に描出される．
■ MRI：照射範囲に一致した領域に，T1 強調像では低信号，T2 強調像では高信号を呈する．
■ 造影 CT/MRI：動脈相で早期濃染(図 2 B)を呈し，門脈相(図 2 C)，平衡相/造影後期相(図 2 D)では漸増性濃染を示すものの，周囲肝実質よりも不均一に低吸収または等～高吸収を呈する．時間経過とともにこれらの領域は線維化に伴い萎縮する(図 3)．Gd-EOB-DTPA 造影後 MRI (EOB-MRI)肝細胞相では，照射範囲に一致して低信号に描出される．この放射線肝炎をきたしている領域内の癌病巣の再発や新規転移病巣の検出は困難なことが多く，注意を要する．

1. びまん性肝疾患　85

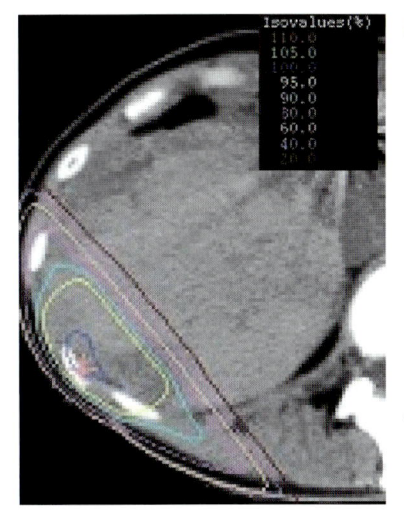

図1　40歳台女性　肝細胞癌右肺底部転移(非呈示)への放射線治療計画線量分布図
肺底部病巣への放射線治療計画(60Gy/10回)であり, 照射領域は血流支配とは一致していない.

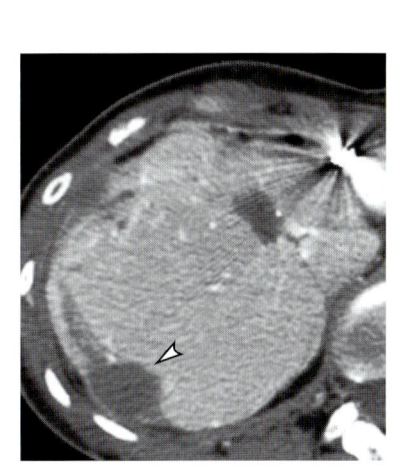

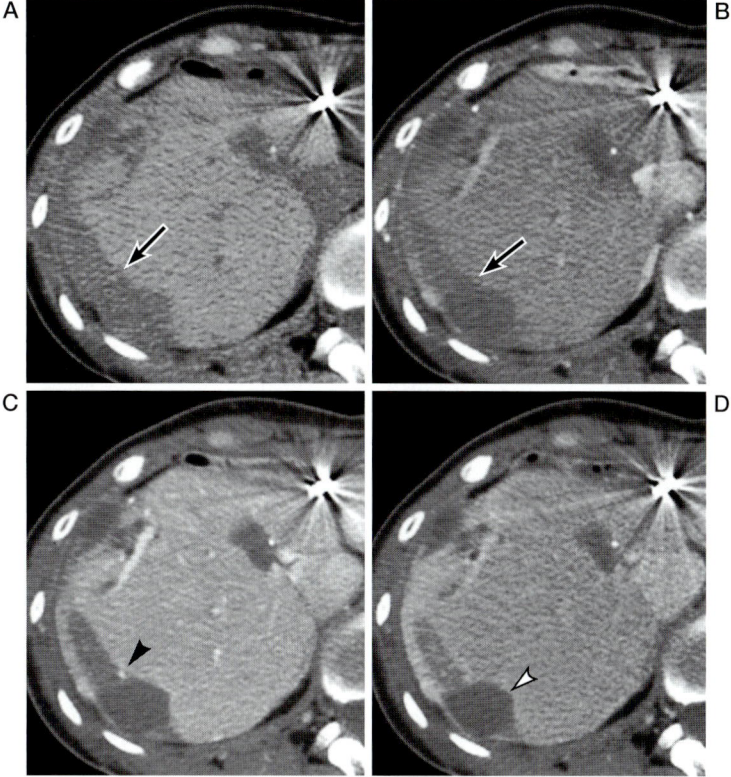

図2　図1と同一症例　放射線治療3か月後
A：単純CT, B：造影CT(動脈相), C：造影CT(門脈相), D：造影CT(平衡相)　単純CT(A)では低吸収を示し(→), 造影後(B〜D)は漸増性濃染を呈するものの全体的に周囲肝よりは低吸収である(→). 門脈相(C)では放射線肝炎領域内の門脈枝が開存していることがわかる(黒矢頭). 増強効果を失っている近傍のラジオ波焼灼療法後領域(D, 白矢頭)と比較すると, この放射線肝炎領域の増強効果が明瞭である.

図3　図1と同一症例　放射線治療4か月後
造影CT(門脈相)　治療後3か月後の造影CT門脈相(図2C)を比較すると, 放射線肝炎の領域が萎縮している. 一方, 焼灼療法後領域(白矢頭)には体積変化を認めない.

鑑別診断と鑑別点

　肝実質の異常所見を呈する領域が放射線治療での放射線照射域と一致すれば, 診断に苦慮することは少ない. 古典的照射方法では照射領域の辺縁は直線的となるが, ピンポイント治療である定位放射線治療(stereotactic radiotherapy：SRT)や強度変調放射線治療(intensity modulated radiation therapy：IMRI)においては, 辺縁が曲線状にもなりうるため注意が必要である.

1. びまん性肝疾患

血流異常：third flow

(文献 58, 59)

■ 臨床像
　肝臓への血流は肝動脈および門脈本幹より二重に供給される．門脈本幹以外からの静脈血が，肝臓に直接流入する場合に，第三の血流という意味で third flow とよばれる．CT，MRI や血管造影下 CT など各種画像で異常所見を呈するが，S4 や S5，ならびに胆囊周囲などの好発部位に特徴的な画像所見が認められ，同部位に門脈本幹の分枝以外の流入静脈が確認できれば診断可能である．

■ 病理・病態
　病的意義はなく，血流異常部の肝臓は組織学的には正常であるが，時に限局性脂肪肝，脂肪肝における脂肪非沈着部位(spared area)あるいは限局性過形成などを生じうる(「5. その他の病変：良性」，p.206 参照)．これは門脈血と third flow の間に栄養分やホルモン濃度の差があるためと考えられている．

■ 画像所見
　造影 CT/MRI では，門脈血流と third flow が肝臓に灌流する時間差や造影剤の投与経路，撮像タイミングにより，画像は多彩な所見を呈する．

　限局性脂肪肝の場合は，単純 CT で周囲肝実質と比べて低吸収を示す．MRI では，T1 強調像の同位相(in phase：IP)像，逆位相(opposed phase：OP)像，脂肪抑制(fat suppression：FS)像などの化学シフト画像で脂肪の存在が確認できる(図1A)．spared area の場合は周囲脂肪肝に比して，単純 CT では高吸収，MRI の T1 強調逆位相像や脂肪抑制 T1 強調像では高信号に描出される(図2A)．

　third flow の原因となる静脈系と灌流域(好発部位)，および画像所見は以下のとおりであるが，まれに右葉 S7(図5)や左葉外側区などにも異常所見がみられることがある．

1) 胆囊静脈と胆囊床部肝実質
　胆囊静脈血は門脈血流より早く肝臓に到達するが，通常は門脈血流が優位で，造影 CT/MRI では胆囊床に異常所見は認めにくい．しかしながら，胆囊炎や胆囊腫瘍など動脈血流が増加する病態では，胆囊静脈の流入によって，造影 CT/MRI の動脈優位相で胆囊床部が周囲肝実質より早期に濃染し高吸収域/高信号に描出される．

2) 膵十二指腸，胃前庭部，胆管系からの静脈と S4 背側
　膵十二指腸や胃，胆道からの静脈血流は門脈血流よりも早く肝に到達するため，これらの灌流域が造影 CT/MRI の動脈優位相で高吸収/高信号を呈することがある．総肝動脈からの肝動脈造影下 CT (CT during hepatic arteriography：CTHA)では，膵十二指腸や胃，胆道からの静脈血流が肝臓に達する後期相で高吸収となる(図2B)．一方，経動脈性門脈造影下 CT (CT during arterial portography：CTAP)では門脈血流を欠くため濃染を示さず低吸収域として描出される．

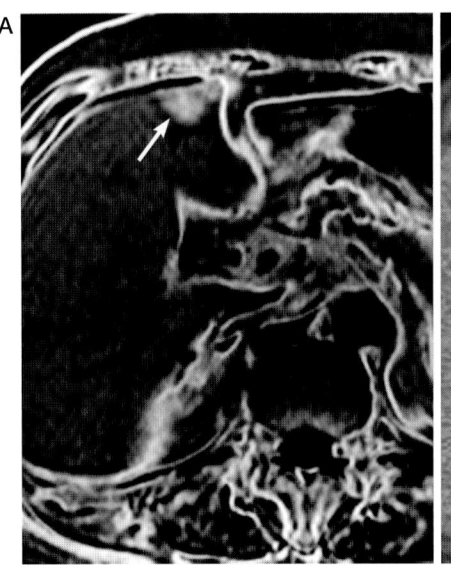

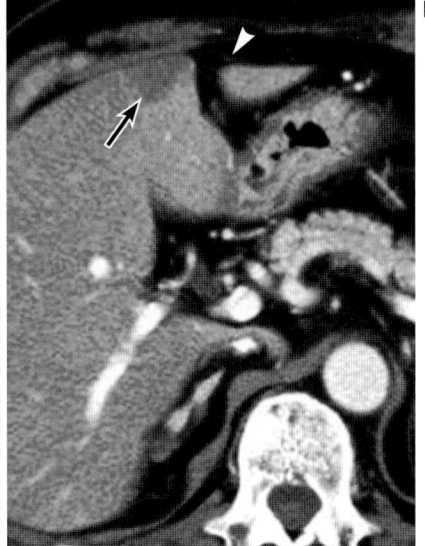

図1 60歳台男性 肝S4内側の限局性脂肪肝
A：T1強調同位相（IP）-逆位相（OP）サブトラクション像，B：造影CT（門脈相） T1強調IP-OPサブトラクション像（A）で，S4内側に高信号を認める（→）．造影CT門脈相（B）では，同部位に周囲肝実質より低吸収域を認める（→）．近傍に臍傍静脈が描出されている（▶）

3) inferior vein of Sappeyなど前腹壁から臍傍周囲を介する静脈とS4腹側（肝鎌状靱帯付着部付近）

　腹壁静脈からの灌流は遅いため，造影CT門脈相では低吸収域として描出される（図1B）．上大静脈閉塞や狭窄がある場合，胸壁，腹壁に側副路が形成されることがある（BOX）．造影CTは通常，上肢の表在静脈から造影剤を注入するため，側副路を介して灌流域の肝実質が濃染し周囲肝実質より高吸収になる（図4）．これは肝臓への肝動脈血ならびに門脈血の到達が遅延し，側副路から肝実質への静脈灌流が先行，もしくは停滞するためと考えられる．下肢から造影した場合，下大静脈閉塞，狭窄の場合はそれぞれ逆の所見が生じうる．ただし，同一症例においても注入部位や撮影条件により，灌流部位は周囲肝実質と比べ，高吸収〜低吸収いずれも呈しうるので，造影剤の挙動，撮影タイミングに注意しながら読影する必要がある（図5）．

BOX　前腹壁から臍傍静脈周囲を介する静脈の分類

1) Sappey's vein
   - Superior vein of Sappey　鎌状靱帯上部から横隔膜内側を走行．肝左葉頭側の肝実質に流入する．
   - Inferior vein of Sappey　鎌状靱帯下部を走行．下腹壁静脈など前腹壁，臍部の静脈と交通があり，肝左葉足側の肝実質に流入する．

2) veins of Burow　臍周囲の下腹壁静脈と交通．肝実質には流入せず，臨床的意義はない．

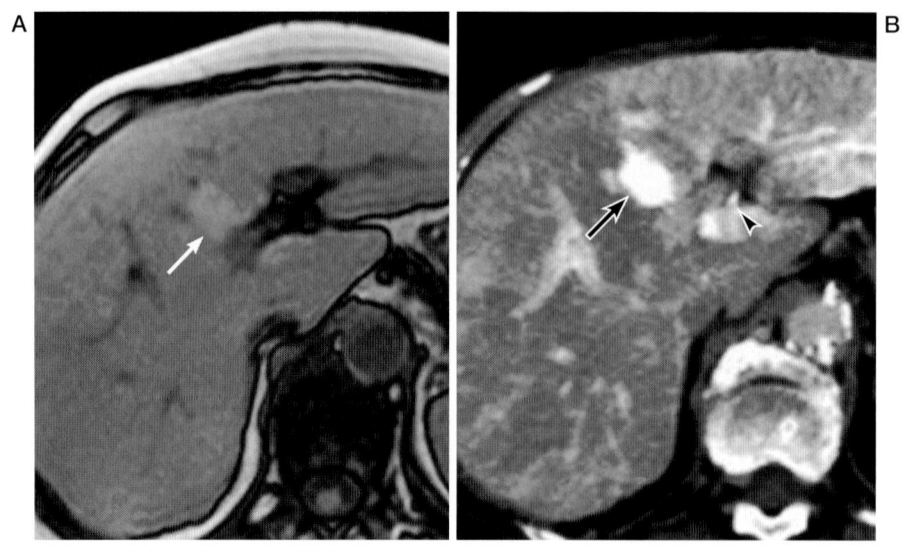

図2 60歳台女性，肝S4背側のspared area
A：T1強調逆位相（OP）像，B：総肝動脈造影下CTHA（後期相） T1強調OP像（A）で，肝S4背側に周囲脂肪肝と比べて高信号域を認める（→）．CTAP（非呈示）では同部位は周囲肝に比して低吸収であった．総肝動脈造影下CTHA後期相（B）では，同部位は濃染し周囲肝と比べて高吸収を呈している（→）．肝門部の脈管（▶）は尾側の数スライス（非呈示）の評価で膵十二指腸，胃前庭部，胆管系から流入する静脈であることが判明し，肝S4の濃染域は偽病変と診断できた．

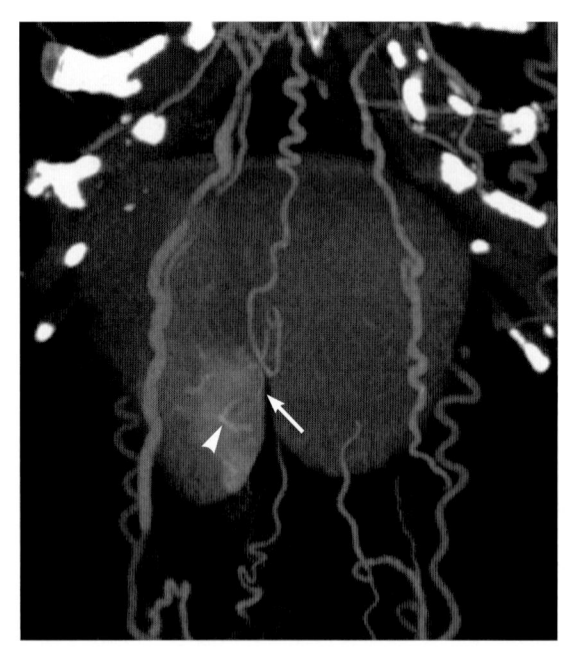

図3 60歳台女性 上大静脈閉塞症例における肝S4内側の偽病変
造影CT冠状断像（MIP） 造影剤は右上肢から静注された．門脈相で胸壁，腹壁に拡張蛇行する側副路が描出されている．inferior vein of Sappeyと思われる拡張した静脈（→）からの造影剤が肝S4実質，および中肝静脈分枝（▶）を灌流している．

1. びまん性肝疾患　89

図4　70歳台男性　上大静脈閉塞：肝偽病変
造影CT（動脈優位相）　S4上部に側副路を介した増強域がみられる（→）．前胸壁に側副路発達がみられ，横隔膜近傍に側副路描出がみられる（▶）．superior vein of Sappeyを介した偽病変と思われる．

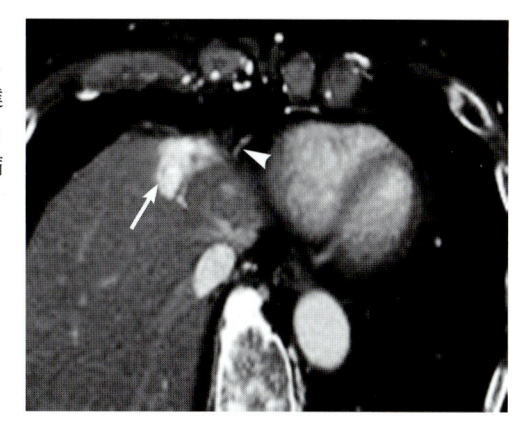

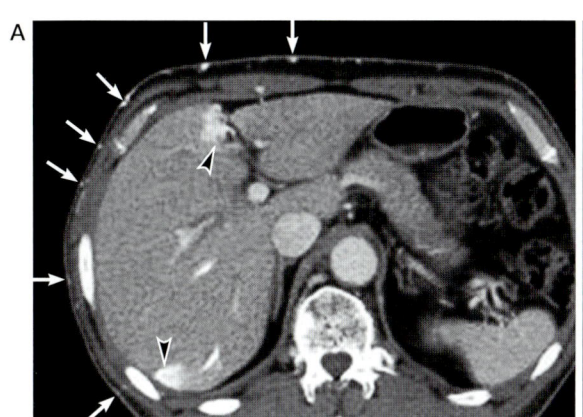

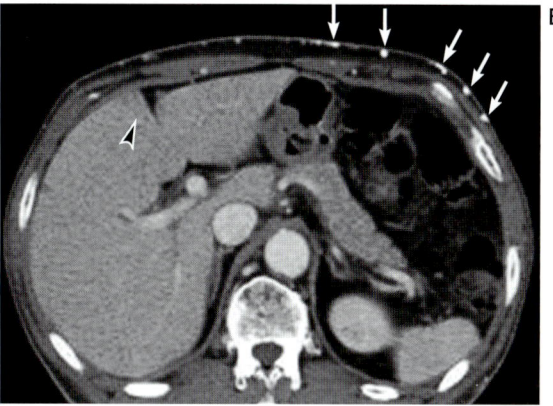

図5　70歳台男性　上大静脈閉塞症例における肝偽病変
A：造影CT（門脈相），B：造影CT（門脈相，1か月後）　造影CT門脈相（A）では，造影剤は右上肢から静注された．右側腹壁に発達した側副路が造影されている（→）．S4やS7の肝表直下には側副路を介した濃染域がみられる（▶）．1か月後の再検（B）で，造影剤は左上肢から静注された．左側腹壁に発達した側副路が造影されている（→）．S4に淡い低吸収域がみられる（▶）．

鑑別診断と鑑別点

　肝S4や胆嚢床部に発生する病変は鑑別の対象となる．third flow流入に伴う偽腫瘍，偽病変の特徴を列挙する．
・肝S4や胆嚢床部などが好発部位である．
・特徴的な組織所見（限局性脂肪肝，spared area，過形成など）を呈することがある．
・肝表面を底辺にした形態として描出される．
・占居効果や肝表面の形態変化がみられない．
・造影検査では限局性濃染異常域として描出される．
・薄層や多断面再構成（MPR）像の造影画像の観察により，third flowの肝内流入が確認できる．
　上記所見を確認することで肝転移や肝細胞癌などの腫瘍との鑑別は可能であるが，鑑別困難な場合はGd-EOB-DTPA造影MRI（EOB-MRI）肝細胞相やPET/CTでの評価も必要となる．

2. 腫瘍性肝病変：肝細胞性病変(悪性)＜肝細胞癌＞

肝細胞癌　多段階発癌総論
hepatocellular carcinoma(HCC)　multistage carcinogenesis　　　　　(文献60〜66)

1) 画像診断の予備知識：肝細胞癌における多段階発癌モデル
① モデル適用の経緯

　肝細胞癌の発癌様式は多段階発癌モデルを用いて説明される．多段階発癌は発癌を pro-tooncogene と tumor suppressor gene の遺伝子変化を端緒として，不可逆変化を生じた細胞，可視良性腫瘍を経た後，最終的に悪性腫瘍に至るとする概念である．適用は肺癌，結腸癌にもみられる．肝細胞癌では，結節内結節を呈した症例報告(1986年)を契機として今日のモデルが形成された．80年代後半〜90年代前半に本邦を中心として可視良性腫瘍の報告が相次いだ．当時，本良性腫瘍は多数の名称〔adenomatous hyperplasia(AH)，borderline lesion, macroregenerative nodule, regenerative nodule, nodular hyperplasia, ordinary AH, atypical AH, normotrabecular hepatocellular carcinoma(HCC), early HCC, hepatocellular pseudotumor〕でよばれ，混乱が生じた．この呼称に由来する齟齬を軽減する目的で多国の肝臓病理医で構成される International Working Party が組織され，肝細胞癌発癌における可視良性腫瘍は low-grade dysplastic nodule, high-grade dysplastic nodule と統一することが提唱された．これにより呼称の混乱は激減したものの，組織診断基準は未定だったため，診断が病理医により異なる状況は改善されず，その差異は特に欧米の病理医と日本の病理医の間で顕著であった．この状況を受けて多国の病理医は討論を重ねたのち，診断基準(図1)を提唱した(2009年)．

② 診断基準(2009)の概要
・small nodular lesions in cirrhotic liver を premalignant nodule(BOX 1)，early HCC (BOX 2)，progressed HCC(進行肝細胞癌)とする．
・premalignant nodule と early HCC は stromal invasion(間質浸潤)の有無をもって区別する．

③ 非進行癌〔premalignant nodule(前癌病変)，early HCC(早期癌)〕
・非進行癌(前癌病変＋早期癌)は進行癌の母病変である．
・非進行癌(前癌病変＋早期癌)の進行癌化は必至ではない．
・非進行癌(前癌病変＋早期癌)の進行癌化には年単位の時間を要する．
・前癌病変と早期癌は間質浸潤を除くすべての組織学的所見がオーバーラップしている．
・前癌病変と早期癌の鑑別は(間質浸潤の有無を判断できないため)切除前には不可能である．
・前癌病変と早期癌における outcome の違いは不明．すなわち，
　　早期癌の進行癌化の確率が前癌病変のそれよりも高いか否かは不明．
　　早期癌の進行癌化の時間が前癌病変のそれよりも短いか否かは不明．
である．すなわち，
・非進行癌(前癌病変＋早期癌)が治療対象病変か非治療観察対象病変かは不明である．
・前癌病変と早期癌の切除前鑑別は不可能かつ意義不明である．

	L-DN	H-DN	WD-HCC	MD-HCC
IWP classification	L-DN	H-DN	WD-HCC	MD-HCC
Pathological feature				
gross appearance			vaguely-nodular	distinctly-nodular
stromal invasion	(−)	(−)	+/−	+/−
Clinical (imaging)				
arterial supply	iso/hypo	iso/hypo	iso/hypo rarely hyper	hyper
portal vein supply	+	+	+	−
Clinico-pathological	premalignant		early HCC	progressed HCC

◇ Intratumoral potal tract　● Unpaired artery

H-DN：High grade dysplastic nodule　L-DN：Low-grade dysplastic nodule　WD：Well-differentiated
MD：Moderately differentiated　iso：isovascular　hypo：hypovascular　hyper：hypervascular

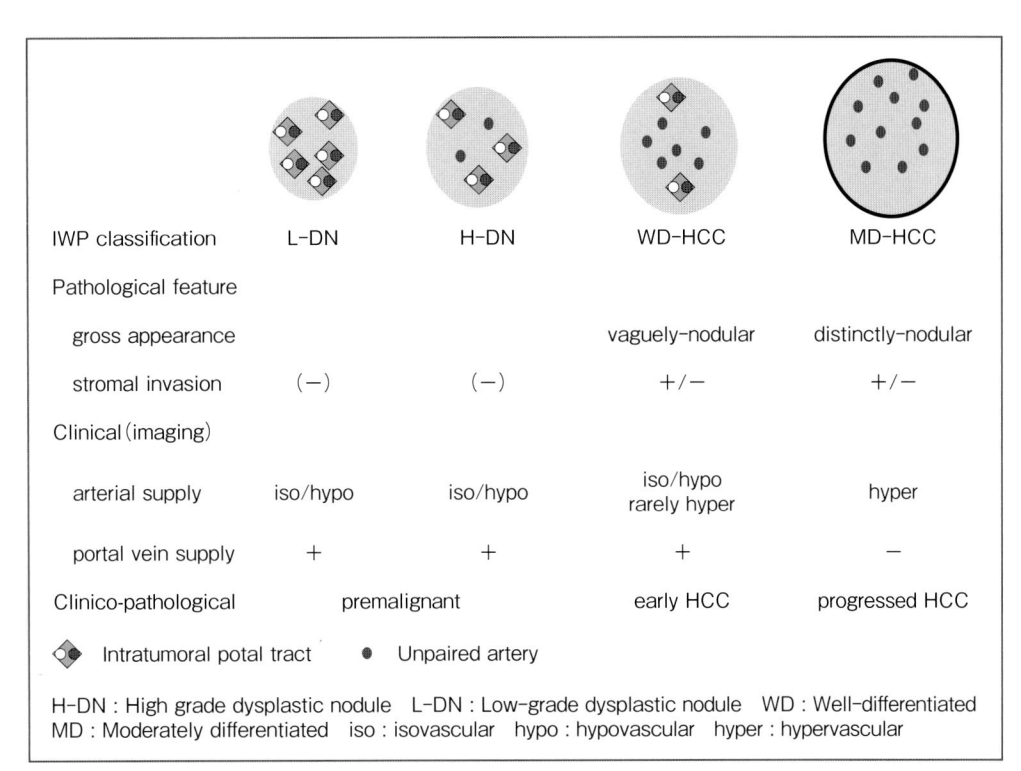

図1　International Consensus on small nodular lesions in cirrhotic liver
The International Consensus Group for Hepatocellular Neoplasia によれば，進行癌と非進行癌は多血，非多血にて区別し，早期癌と異型結節は間質浸潤の有無で区別する．（文献63）より許可を得て転載）

BOX 1　premalignant nodule の診断基準

1）肉眼的
- often distinct sometimes vague

2）組織学的
- increased cell density
- varying numbers of portal tracts
- pseudoglandular pattern
- diffuse fatty change
- varying numbers of unpaired arteries

BOX 2　early HCC の診断基準

1）肉眼的
- vaguely nodular

2）組織学的
- premalignant nodule の組織学的基準（5つ）＋stromal invasion

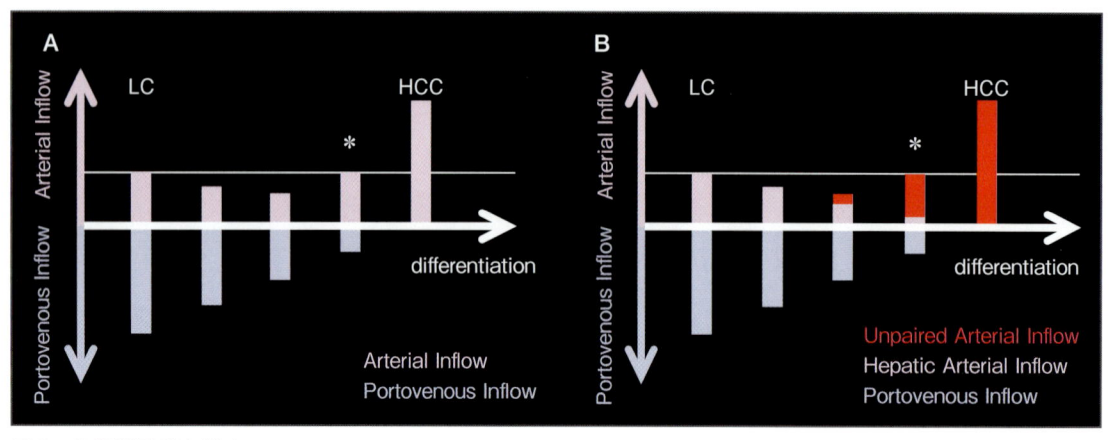

図2 多段階発癌と供血
病変の悪性度が増すと，門脈供血は単純減少，動脈供血は減少後増加する(**A**)．画像解析では不明だった動脈供血が減少後増加に転ずる仕組みは組織計測により明らかとなった．画像では門脈域内の肝動脈供血と胆管非伴走動脈供血を区別することはできなかったが，組織計測は門脈域内の肝動脈供血と胆管非伴走動脈供血の独立定量を実現し，前者は単純減少し，後者は単純増加することを示した(**B**)．動脈供血が背景肝と同等，門脈供血減少腫瘍(＊)は進行癌の直前段階にあることがわかる．HCC：肝細胞癌，LC：硬変肝(liver cirrhosis)

2) 多段階発癌と供血・排血

多段階発癌に伴い，供血と排血は変化する．この変化は光顕像と画像の両面から観察され，多段階発癌における画像診断の基盤をなしている．排血経路の変化(肝静脈→類洞→門脈)が供血経路の変化(門脈＋肝動脈→胆管非伴走動脈)を先導すると考えると理解しやすい．

① 排血(図4)

癌化に伴い，「肝静脈閉塞→経類洞排血」，「被膜形成による腫瘍と背景肝の類洞共有遮断→門脈排血」が生じる．

コロナ濃染陽性ならば経類洞排血あるいは門脈排血ありと判断する．コロナ濃染の幅が1 cm超ならば門脈排血ありと判断する．

② 供血 (図2,3)

癌化に伴い，腫瘍内を走行する肝動脈と門脈の総内腔断面積が減少し，胆管非伴走動脈の総内腔断面積が増加する．これらを総合すると，門脈供血は減少，動脈供血は減少ののち増加する(図2A)．したがって，癌化度は単純減少を示す門脈供血で判断するのが容易である．一方，動脈供血から癌化の程度を判定するのは肝動脈供血と胆管非伴走動脈供血を区別できないため，谷を超える前か超えた後かを判断するのは困難であるものの，腫瘍と背景肝の動脈供血が同等ならば谷を超えた，すなわち進行癌の直前の段階にあると判断する．

3) 多段階発癌とT2強調像

非進行癌はT2強調像において背景肝に比べ低〜等信号を呈するのに対し，進行癌は等〜高信号を呈する．SE(非高速SE)がこの変化を捉えるのに優れていたが，撮像時間が長い(15分)ため今日では次善として高速SEが撮像されている．高速SEでは脂肪抑制を使用し，echo train length(エコートレイン長)を10未満にすればSE(非高速SE)との差を小さくできる．進行癌が等信号を呈する，あるいは脂肪を豊富に含有する非進行癌が高信号を呈

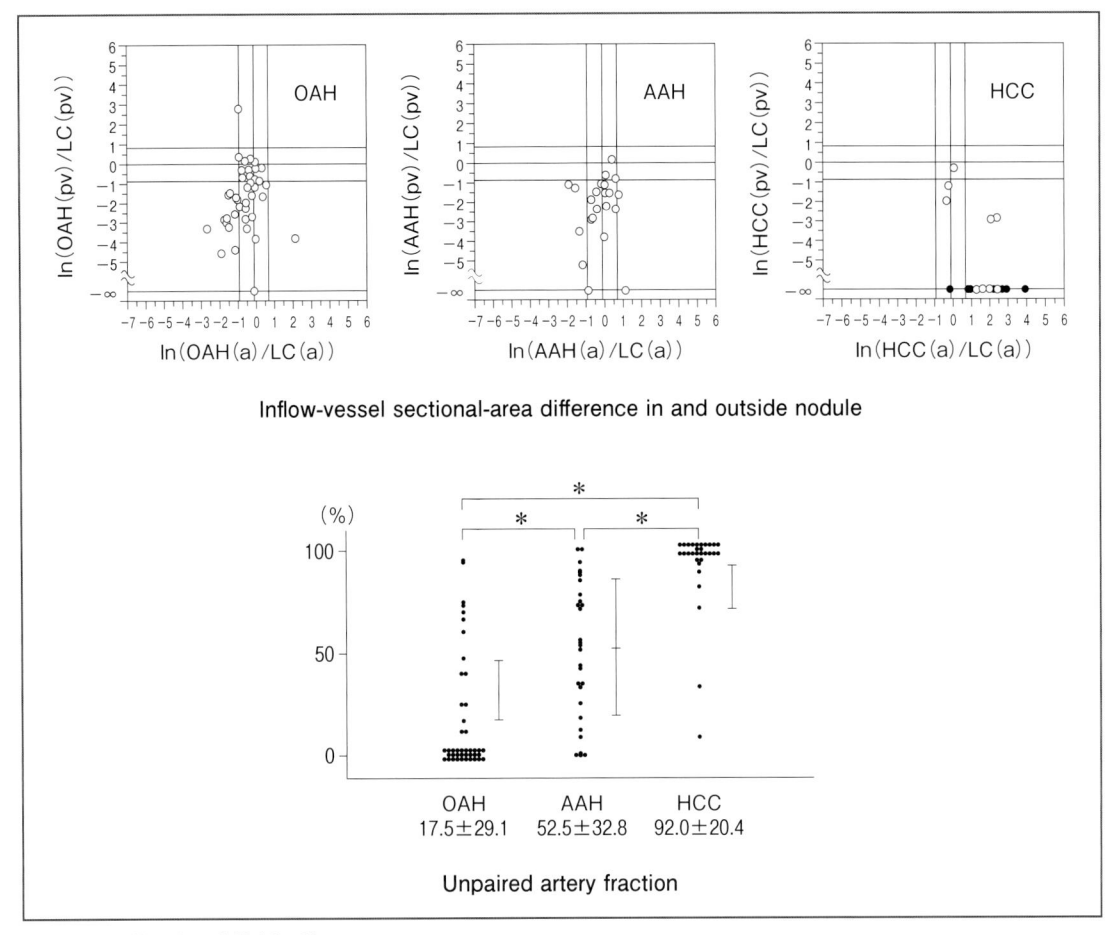

図3 多段階発癌と血管断面積
画像では門脈域内の肝動脈供血と胆管非伴走動脈供血を区別することはできない．単純減少する門脈域内の肝動脈供血と単純増加する胆管非伴走動脈供血を計測することにより，動脈供血が減少後増加に転ずる仕組みが組織計測により明らかとなった．AAH：異型腺腫様過形成（atypical adenomatous hyperplasia），HCC：肝細胞癌，OAH：通常型腺腫様過形成（ordinary adenomatous hyperplasia），LC：硬変肝．（文献64）より許可を得て転載）

し，誤診につながるため，脂肪抑制非併用高速SE，撮像時間短縮を目的にecho train lenght数を大きく設定した高速SE，あるいはハーフフーリエ法を用いた高速SEは避ける．なお，SE（非高速SE）の信号強度に近い信号はmotion probing gradient（MPG）を印加しないエコープラナー法（EPI），もしくは小さなMPG印加EPIを用いたT2強調像にて観察される．

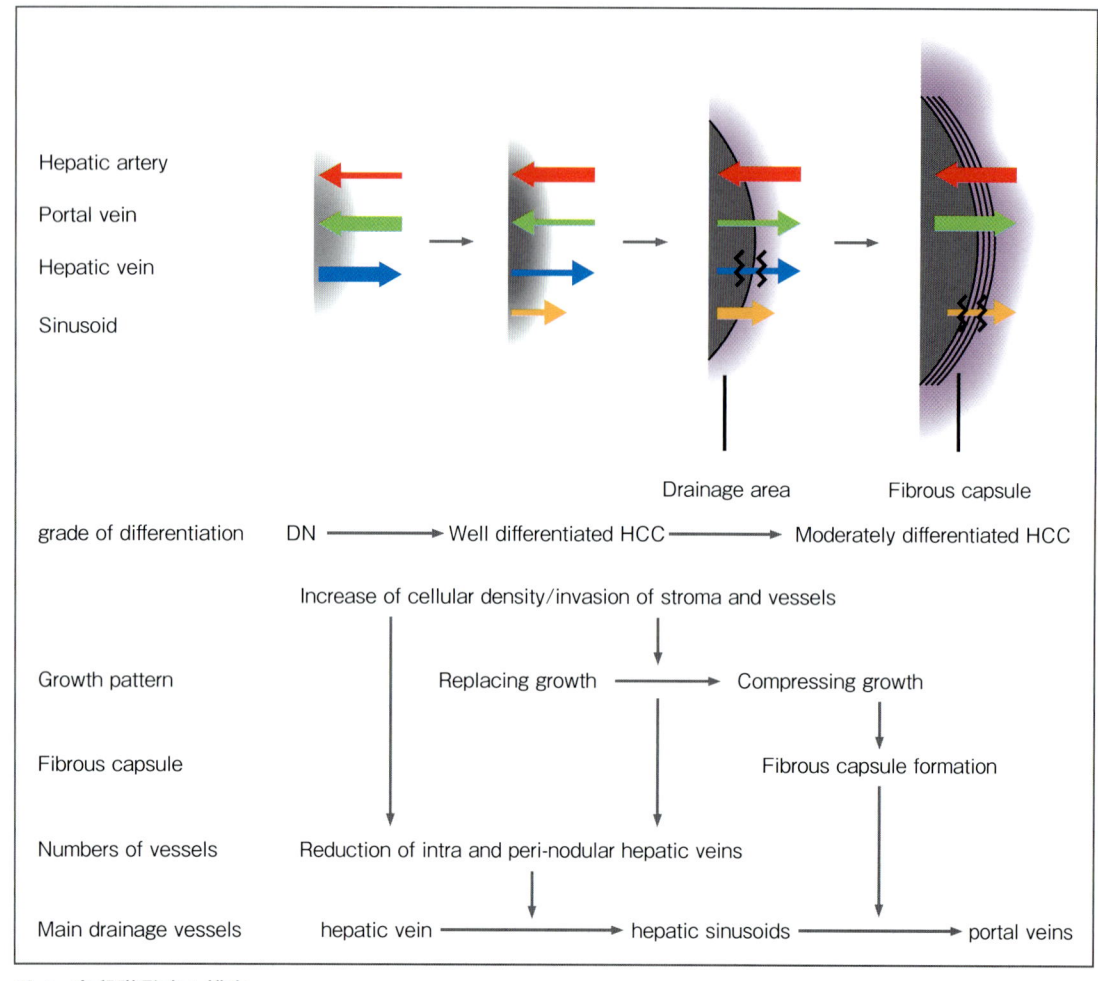

図4 多段階発癌と排血
病変の悪性度が増すと，排血は肝静脈，類洞，門脈へと変化する．（文献66）より許可を得て転載）

4）多段階発癌と phagocytosis

 superparamagnetic iron oxide (SPIO) 投与後の T2 強調像あるいは perflubutane 投与後期の超音波像を用いると，巨視的あるいは見かけの phagocytosis が観察できる．この phagocytosis は造影剤投与前後の画素値の変化があればその存在が認知できる．非進行癌では残存していた phagocytosis が進行癌では消失する．後述する gadoxetate disodium (Gd-EOB-DTPA) 使用前後 T1 強調像は非進行癌の検出が優れている一方，進行癌検出が不安定である欠点があるのに対し，SPIO 使用前後 T2 強調像は進行癌検出の安定が大きな長所である．

5) 多段階発癌と organic anion-transporting polypeptide 1B3 (OATP1B3) 経細胞膜移送機能

　細胞膜移送蛋白 OATP1B3 の移送機能は，Gd-EOB-DTPA 投与 20 分後撮像 T1 強調像 (EOB-MRI 肝細胞相) の高信号化で認知できる．この EOB-MRI 肝細胞相像は非進行癌腫瘍の検出に最も優れており，今日，多くの施設で汎用されている．しかし，非進行癌腫瘍の癌化度を呈示せず，少なからず進行癌が検出されない大きな欠点を併せもつことに留意して活用するのが肝要である．すなわち，治療対象病変か非治療観察対象病変かが不明な病変を数多く検出し，一方，治療対象病変である進行癌を拾い落とす可能性のある画像と認識して使用する．

6) 多段階発癌における画像診断の留意点

　進行癌の確実な検出に最も留意する．それには，動脈優位相像の validation (動脈供血増加を検出するのに適した画像か) を行い，不適画像が撮像されている場合は再検査もしくは次検査までの間隔短縮を図る．

　EOB-MRI 肝細胞相非低信号進行癌が不適動脈優位相像で撮像された場合に備え，高画質の T2 強調像を取得する．

　スクリーニング (癌の拾い上げ) が主目的なら Gd-EOB-DTPA 造影 MRI (EOB-MRI) のみの反復は避ける．

2. 腫瘤性肝病変：肝細胞性病変（悪性）＜肝細胞癌＞

再生結節
regenerative nodule

（文献67）

■ 臨床像
　肝に壊死炎症が持続すると肝細胞配列に乱れが生じたのち，肝小葉改変を惹起する．改変された小葉は再生結節あるいは偽小葉とよばれる．肝小葉が再生結節に置換された状態が肝硬変である．

　肝硬変の臨床像は肝不全，門脈圧亢進からなる．前者は腹水，肝性脳症，黄疸，毛細血管拡張，女性化乳房を，後者は門脈・大循環短絡発達（例：食道静脈，直腸静脈，臍傍静脈，脾静脈-腎静脈短絡），脾腫，門脈圧亢進症性消化管症を含む．

■ 病理・病態
　反復炎症が惹起した線維組織に囲まれる数mm大の肝組織を指す．この線維組織は線維性隔壁とよばれ，断面では輪状を呈する．

■ 画像所見
■ CT：変形の目立つ肝として表現される．尾状葉と左葉外側区域が腫大し，右葉と左葉内側区域が萎縮する．再生結節（肝硬変）の有無は造影前CT濃度を左右しない．

■ MRI：T2強調像における線維性隔壁の信号は再生結節より高い．したがって，単位体積当たりの線維性隔壁が多い領域，すなわち肝萎縮が目立つ領域はT2強調像において相対的に高信号を呈する．T1強調像において再生結節は特異的な信号強度を示さない．鉄が過剰沈着すると，T2強調像において肝の信号強度は低下する．

■ CTAP（CT during arterial portography 経動脈性門脈造影下CT）：門脈供血減少が軽微かつ線維性隔壁密度が小さい場合，肝は均一な高吸収を呈する．線維性隔壁密度が増加し，肝供血が動脈優位に変化すると肝濃度は不均一になる．

■ CTHA（CT during hepatic arteriography 肝動脈造影下CT）：早期相では，門脈供血減少が軽微かつ線維性隔壁密度が小さい場合，非硬変肝との差は認めない．線維性隔壁の密度が増加し，肝供血が動脈優位なると肝濃度は均一になる．後期相では，線維性隔壁に一致する高吸収輪が肝にびまん性にみられる．

■ 鑑別診断と鑑別点
　進行肝細胞癌があげられる．ダイナミックCTあるいはダイナミックMRIにて撮像タイミングが不適切であると多血性が検出できず，本症と誤認する恐れがある．前癌病変，早期肝細胞癌との鑑別は時に困難であるものの，臨床的な影響は乏しい．

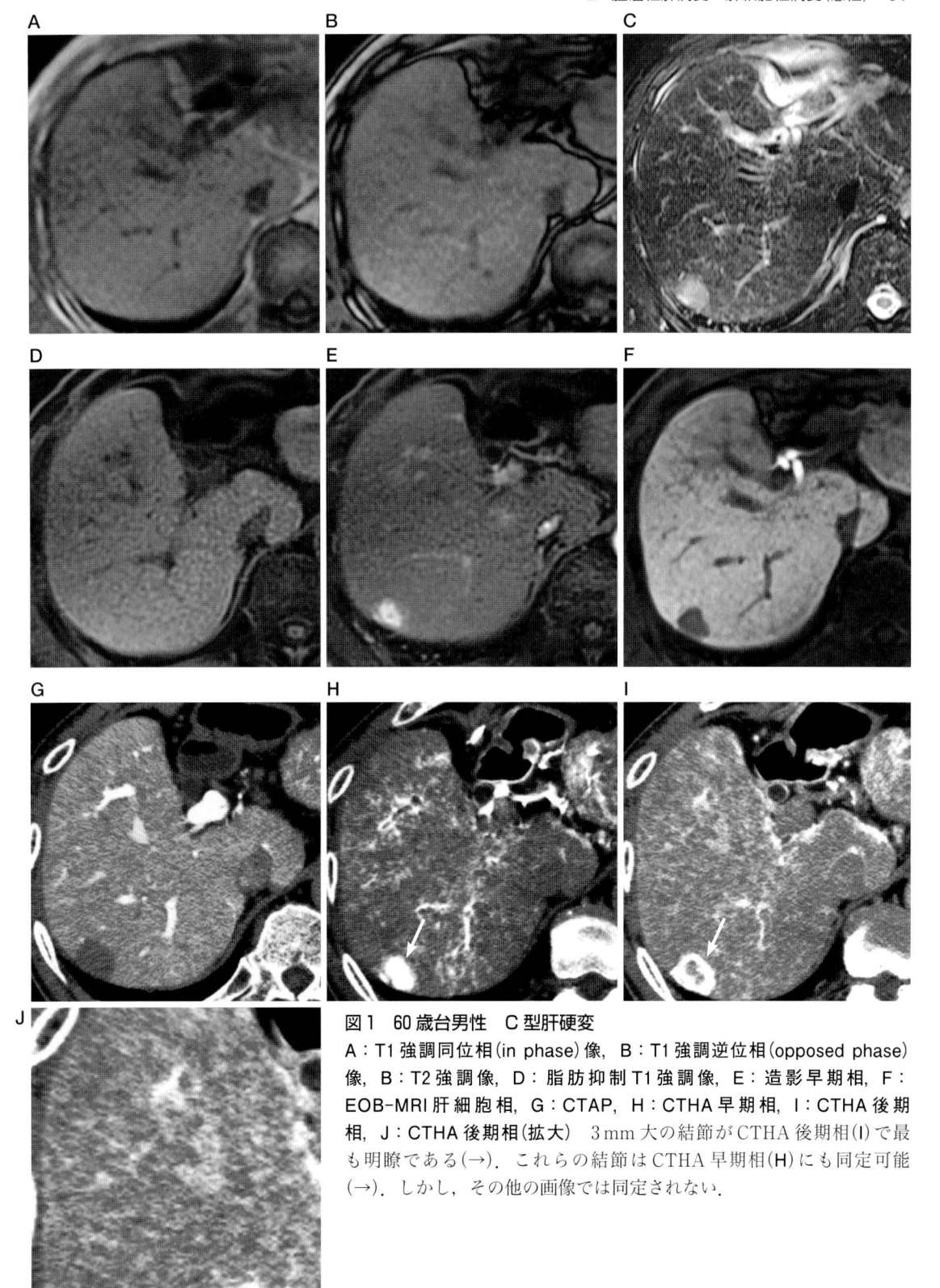

図1 60歳台男性　C型肝硬変
A：T1強調同位相(in phase)像，B：T1強調逆位相(opposed phase)像，B：T2強調像，D：脂肪抑制T1強調像，E：造影早期相，F：EOB-MRI肝細胞相，G：CTAP，H：CTHA早期相，I：CTHA後期相，J：CTHA後期相(拡大)　3mm大の結節がCTHA後期相(I)で最も明瞭である(→)．これらの結節はCTHA早期相(H)にも同定可能(→)．しかし，その他の画像では同定されない．

2. 腫瘤性肝病変：肝細胞性病変（悪性）＜肝細胞癌＞

前癌病変・早期肝細胞癌
premalignant lesion and early hepatocellular carcinoma (HCC)　　　（文献 60, 62）

■ 臨床像
　2009 年，東西多国の肝臓病理医で構成される International Consensus Group for Hepatocellular Neoplasia は多段階発癌モデルを適用し，small nodular lesions in cirrhotic liver を premalignant nodule（前癌病変），early HCC（早期肝細胞癌），progressed HCC（進行肝細胞癌）に三分した．このうち，premalignant nodule と early HCC は stromal invasion の有無をもって区別し，early HCC と progressed HCC は画像診断を用い，arterial supply が hyper か iso-hypo かで分けた．

　本項では，現時点で両者の切除前鑑別は不可能かつ意義不明であるため，前癌病変と早期肝細胞癌をまとめて述べる．その理由は以下による．
　1）前癌病変と早期肝細胞癌の鑑別点である間質浸潤の偽陰性は回避困難である．
　2）両者は間質浸潤を除くすべての組織学的所見を共有する．
　3）前癌病変と早期肝細胞癌における outcome の違いは不明である．
　4）両者の鑑別は画像診断では困難である．

　前癌病変と早期肝細胞癌の臨床像は肝硬変の臨床像と共通する．AFP，PIVKA-II は上昇しない．

■ 病理・病態
　肉眼上，境界不明瞭結節（vaguely nodular）．組織学的に increased cell density, varying numbers of portal tracts, pseudoglandular pattern, diffuse fatty change, varying numbers of unpaired arteries の 5 所見は前癌病変，早期癌で共通にみられる．両者の鑑別は間質浸潤の有無を根拠とし，「あり」なら早期癌と診断する．

■ 画像所見
　組織学的背景のうち，画像所見を修飾するのは varying numbers of portal tracts, varying numbers of unpaired arteries, diffuse fatty change である．
■CT：背景肝が血管より高吸収を呈し，かつ CT で同定可能な場合，造影前/動脈優位相/平衡相にて，低/低/低，等/低/低，等/等/低吸収を呈する円形領域として描出される．
■MRI：T1 強調像/T2 強調像にて，高/等，高/低，等/低，低/等信号を呈する．脂肪沈着が背景肝よりも高度な病変が多い．その場合は T1 強調像同位相（in phase）/T1 強調像逆位相（opposed phase）にて，高/低あるいは等/低信号を呈する．Gd-EOB-DTPA 造影 MRI（EOB-MRI）肝細胞相では，低あるいは等信号を呈する．
■CTAP：背景肝よりわずかに低あるいは等吸収を呈する．
■CTHA：早期相では，背景肝より低あるいは等吸収を呈する．CTAP/CTHA にて背景肝より低/等吸収を呈すると進行癌に移行しやすい．後期相では，背景肝より低あるいは等吸収を呈する．

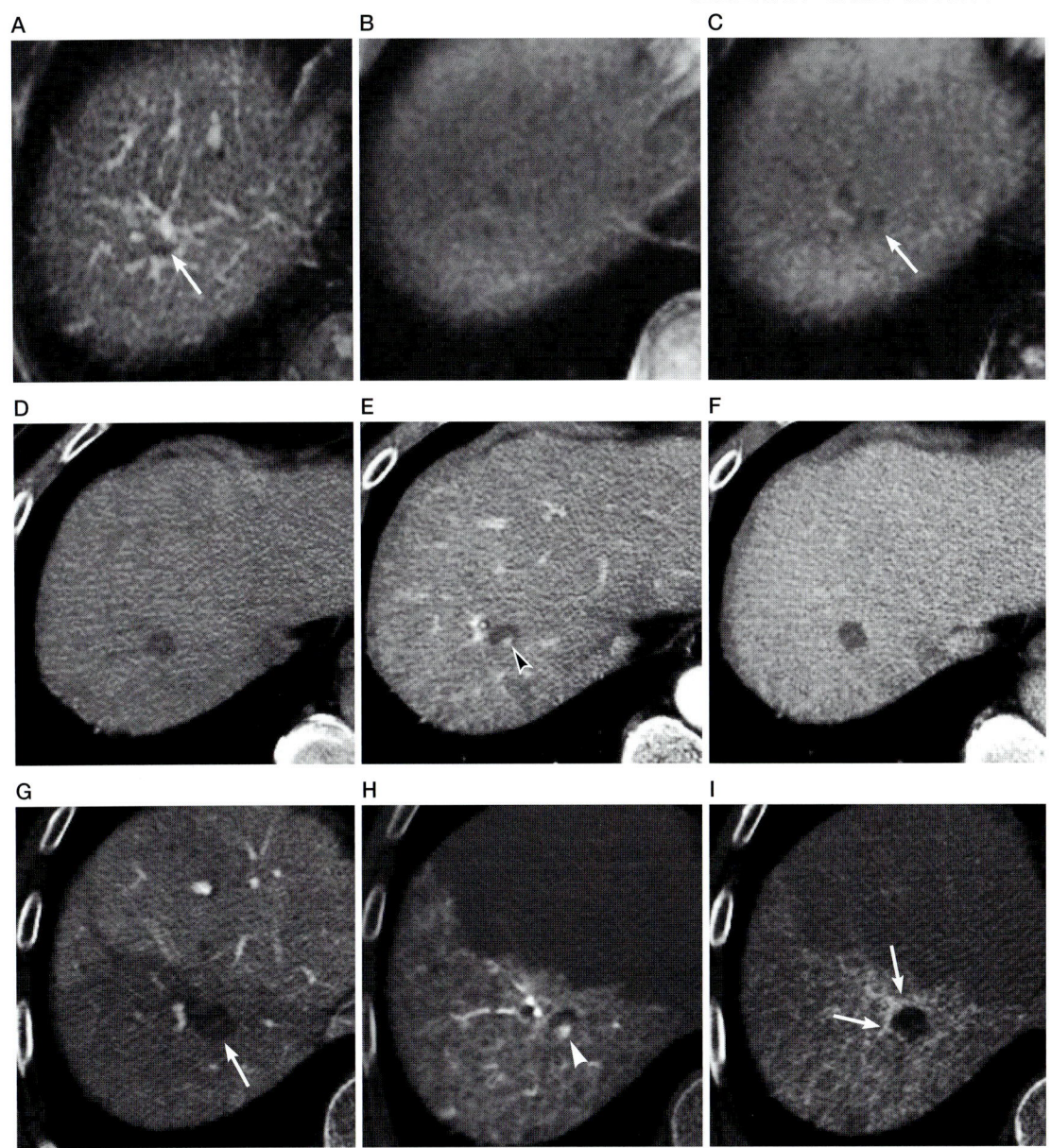

2. 腫瘍性肝病変：肝細胞性病変（悪性） 99

図1　70歳台男性　微小進行癌を内包する高度脂肪沈着を示す早期肝細胞癌
A：T2強調像，B：T1強調同位相（in phase：IP）像，C：T1強調逆位相（opposed phase：OP）像，D：単純CT，E：造影CT（早期相），F：造影CT（後期相），G：CTAP，H：CTHA（早期相），I：CTHA（後期相）　T2強調像（A）/T1強調IP（B）/OP（C）像にて，背景肝に比べ低/等/低信号を呈する領域を見る（→）．同領域は単純CT（D）/造影CT早期相（E）/後期相（F）にて，背景肝より低吸収を呈する．造影CT早期相の背左側に高吸収を呈する微小域を見る（▶）．強い脂肪沈着の影響でCTAP（G）では腫瘍は低吸収を呈する（→）．CTHA早期相（H）では背左縁に高吸収を呈する小領域（▶）を含む低吸収域として描出されている．CTHA後期相（I）にて腫瘍は低吸収を呈する．背景肝は肝硬変．再生結節周囲の線維性隔壁がCTHA後期相で高吸収輪として描出されている（→）．

鑑別診断と鑑別点

　鑑別疾患は進行肝細胞癌で，動脈供血多寡が鑑別点である．造影超音波検査（US），ダイナミックCT，ダイナミックMRIを行い，背景肝に対する腫瘍の相対的画素値が，造影前に比べ造影早期に増加すればhypervascular，すなわち進行肝細胞癌と判断する．不適切な撮像タイミング，あるいは背景肝動脈供血増加に起因する供血の誤判定に留意する．

2. 腫瘍性肝病変：肝細胞性病変（悪性）＜肝細胞癌＞

進行肝細胞癌（中分化型肝細胞癌）
progressed hepatocellular carcinoma (moderately differentiated hepatocellular carcinoma)　　（文献68）

■ 臨床像
　細胞異型と組織異型が中程度の進行肝細胞癌を指す．中分化型肝細胞癌と非進行癌（前癌病変，早期肝細胞癌）との組織学的差異は大きく，両者の診断が病理医間で異なることはまずない．肝細胞癌の増大速度は非進行癌に比べ大きい．
　肝硬変と共通の臨床像を呈する．AFP，PIVKA-II が上昇する場合がある．

■ 病理・病態
　明瞭平滑な輪郭を有する．肝表牽引はまれで，隣接肝を圧排し，肝表近くに発生すると突出する．被膜と隔壁がしばしば形成される．
　組織学的には微細好酸性顆粒の豊富な細胞質と過染性を示す核を有する細胞が大半の例で索状，腺管状，充実性に配列し，細胞間に毛細胆管を形成する．約半数で胆汁栓が細胞内，拡張した毛細胆管内にみられる．細胞質内脂質が多くの例でみられる．時に門脈域を内包するものの，その頻度は非進行肝細胞癌（前癌病変，早期肝細胞癌）に比べ非常に小さい．

■ 画像所見
■ CT：背景肝が血管より高吸収を呈し，かつ CT で同定可能な場合，造影前/動脈優位相/平衡相にて，低/高/低，等/高/低，等/高/等，低/高/等，低/等/低，低/等/等，低/低/低吸収を呈する円形領域として描出される．被膜は量けの乏しい輪状の低/等/高，低/低/高，等/等/高吸収の領域として描出される．

■ MRI：T1強調像/T2強調像にて，低/高，等/高，高/高信号を呈する．脂肪沈着が背景肝より目立つと，T1強調同位相（in phase）像/T1強調逆位相（opposed phase）像にて，高/低あるいは等/低信号を呈する．Gd-EOB-DTPA 造影 MRI（EOB-MRI）肝細胞相では，低あるいは等信号を呈する．

■ CTAP：背景肝より明瞭な低吸収を呈する円形領域として描出される．

■ CTHA：早期相では，背景肝より明瞭な高吸収を呈する円形領域として描出される．後期相では，背景肝と高吸収輪（コロナ濃染）を伴う等あるいは低吸収を呈する円形領域として描出される（図1K，L）．

鑑別診断と鑑別点
　非進行癌（前癌病変，早期肝細胞癌）との鑑別は動脈供血の多寡による．造影超音波検査（US），ダイナミック CT，ダイナミック MRI を行い，背景肝に対する腫瘍の相対的画素値が造影前に比べ造影早期に増加すれば hypervascular，すなわち進行肝細胞癌と判断する．
　限局性結節性過形成との鑑別は星芒状瘢痕，供血動脈の分岐様式，コロナ濃染幅，SPIO 取り込みの有無による．星芒状瘢痕，車輻状動脈，狭いコロナ濃染，SPIO 取り込みは限局性結節性過形成を示唆する．限局性結節性過形成は EOB-MRI 肝細胞相における高信号を呈するものの，中分化型肝細胞癌でも高信号を呈するものがあるため，上記4所見に比べ信頼性は低い．

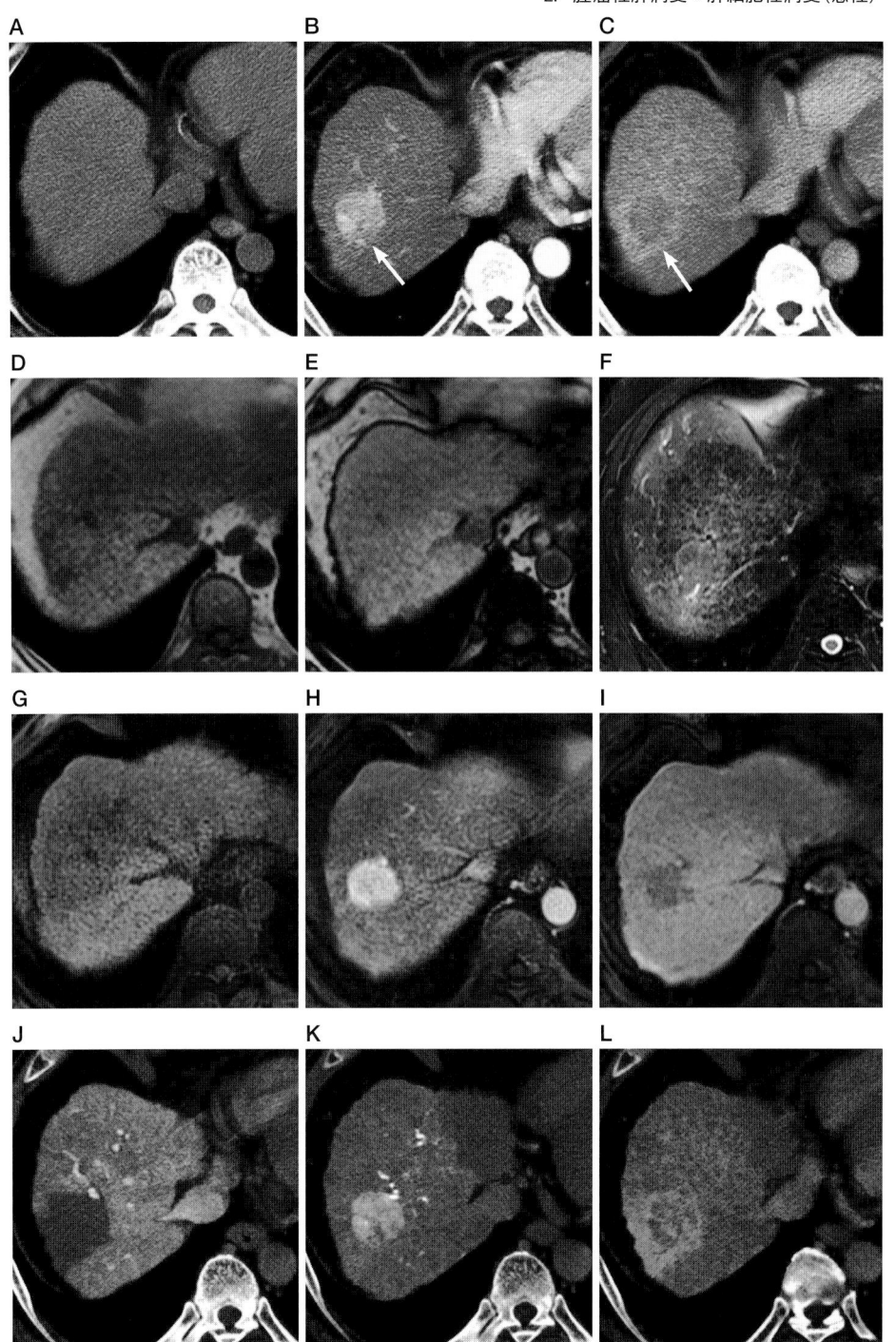

2. 腫瘤性肝病変：肝細胞性病変（悪性） **101**

図1　60歳台男性　中分化型肝細胞癌
A：単純 CT，B：造影 CT（早期相），C：造影 CT（後期相），D：T1 強調同位相（in phase：IP）像，E：T1 強調逆位相（opposed phase：OP）像，F：T2 強調像，G：脂肪抑制 T1 強調像，H：造影 T1 強調像（早期相），I：造影 T1 強調像（後期相），J：CTAP，K：CTHA（早期相），L：CTHA（後期相）
3 cm 大の腫瘤を肝右葉に認める（→）．単純 CT（A）/造影 CT 早期相（B）/後期相（C）において等/高/低吸収，T1 強調 IP 像（D）/OP 像（E）/T2 強調像（F）において等/等/高信号，脂肪抑制 T1 強調像（G）/造影 T1 強調像早期相（H）/後期相（I）において等/高/低信号，CTAP（J）/CTHA 早期相（K）/後期相（L）において低/高/等吸収，隣接肝にコロナ濃染を呈している．コロナ濃染域に鉄沈着がみられる．

2. 腫瘍性肝病変：肝細胞性病変（悪性）＜肝細胞癌＞

進行肝細胞癌（低分化型肝細胞癌）
progressed hepatocellular carcinoma：poorly differentiated type　　　　　（文献68）

■ 臨床像
　高度の細胞異型・組織異型を呈する進行肝細胞癌を指す．増大速度が大きく，門脈浸潤の頻度が高い．その結果，肝内転移が高頻度でみられ，時に門脈腫瘍栓，肝静脈腫瘍栓を伴う（次項参照）．穿刺による腹膜腔内播種の確率が高くなるため，生検，エタノール注入，ラジオ焼灼は可能な限り避ける．
　肝硬変と臨床像を共有する．AFP，PIVKA-Ⅱが上昇することが多い．

■ 病理・病態
　中分化型癌に比べ，核細胞比が大きい細胞で構成される．索状細胞配列が減少，充実細胞配列が増加する．門脈域内包は認めない．被膜や隔壁の頻度が中分化型肝細胞癌よりも小さい．

■ 画像所見
■ CT：背景肝が血管より高吸収を呈し，かつCTで同定可能な場合，造影前/動脈優位相/平衡相にて，低/高/等，低/高/低，低/等/低，低/等/等，低/低/低吸収を呈する円形領域として描出される．造影前と動脈優位相にて病変の中央の濃度が辺縁より低い例が多く，平衡相で両者の濃度が等もしくは逆転する．被膜は同定できないことが少なくない．同定されれば暈けの乏しい輪状の低/等/高，低/低/高，等/等/高吸収を呈する領域として描出される．
■ MRI：T1強調像/T2強調像にて低/高，等/高信号を呈する．脂肪沈着が背景肝より目立つと，T1強調同位相(in phase)像/T1強調逆位相(opposed phase)像にて高/低あるいは等/低信号を呈する．EOB-MRI肝細胞相では低あるいは等信号を呈する．
■ CTAP：背景肝より明瞭な低吸収を呈する円形領域として描出される．
■ CTHA：早期相では，背景肝より明瞭な高吸収を呈する円形領域として描出される．中央部が辺縁部より相対的低吸収を示す場合は本型を考える．後期相では，背景肝と高吸収輪（コロナ濃染）を伴う等あるいは低吸収を呈する円形領域として描出される．

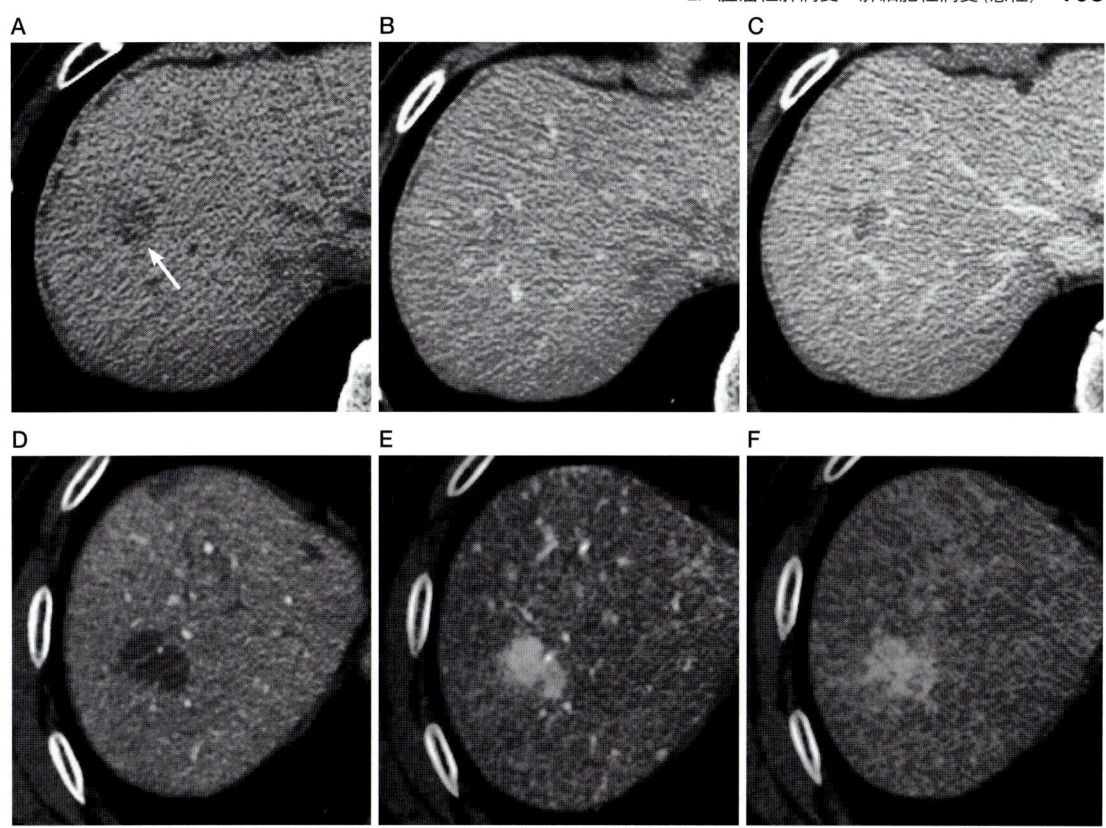

図1 80歳台男性 低分化型肝細胞癌
A：単純CT，B：造影CT（早期相），C：造影CT（後期相），D：CTAP，E：CTHA（早期相），F：CTHA（後期相） C型肝硬変を背景に24mm大結節を見る（→）．単純CT（A）/造影CT早期相（B）/後期相（C）/CTAP（D）/CTHA早期相（E）/後期相（F）にて，低/等/低/低/高/高吸収を呈する．造影CT平衡相にて，輪郭が不明瞭かつnotchを伴い，被膜を認めない．

鑑別診断と鑑別点

動脈供血は背景肝よりも大きい．しかし，中分化型肝細胞癌に比べ，動脈供血の程度が小さく，T2強調像における信号強度が大きい．被膜と隔壁を認めず，動脈供血が小さい場合，非進行癌と誤認しないよう留意する．脂肪抑制下T2強調像で高信号を呈すれば，非進行癌は考慮する必要はない．

2. 腫瘤性肝病変：肝細胞性病変（悪性）＜肝細胞癌＞

門脈腫瘍栓を伴う肝細胞癌
hepatocellular carcinoma with portal vein tumor thrombus　　　　　　　　（文献 68）

■ 臨床像
　進行肝細胞癌血洞を灌流した血液は，被膜内層微細血管-門脈-隣接肝類洞-肝静脈あるいは隣接肝類洞-肝静脈を介して右房へ還流する．光顕では被膜内層微細血管への腫瘍細胞露出がしばしばみられ，時に被膜外層内門脈内腔に腫瘍細胞が同定される．これが高じた肉眼的門脈浸潤の一型が門脈腫瘍栓であり，文字通り門脈内腔を鋳型状に占拠し，腫瘍栓と門脈壁との連続性は一部にとどまる．肝細胞癌の肉眼的門脈浸潤はこの型をとることが多く，門脈腫瘍栓の存在はその末梢に肝転移が生じる確率が高いことを示唆する．

　臨床像は肝硬変と共通する．門脈本幹が閉塞すると肝不全，門脈圧亢進による症状が増強する．AFP，PIVKA-II が高い例が多い．

■ 病理・病態
　腫瘍の肉眼的門脈浸潤の一型を指す．腫瘍栓は動脈供血，門脈排血を示す．腫瘍により閉塞した門脈枝が支配する肝(以下，被浸潤肝)は動脈供血を示す．

■ 画像所見
■ CT：被浸潤肝を支配する肝動脈が拡張する．造影前/動脈優位相/平衡相にて，腫瘍と腫瘍栓は被浸潤肝に比べ，等/等/低，等/低/低，低/低/低吸収のいずれかを呈する．被浸潤肝は非被浸潤肝に対し，等/高/等，低/高/等吸収のいずれかを呈する．腫瘍栓は腫瘍栓のない門脈に比べ，等/等/低を呈する．
■ MRI：T1 強調像/T2 強調像にて被浸潤肝に比べ，低/高，等/高信号を呈する．Gd-EOB-DTPA 造影 MRI (EOB-MRI) 肝細胞相にて腫瘍栓は門脈と等信号を呈するため，同定しづらい．
■ CTAP：被浸潤肝と腫瘍は互いに対し等吸収を呈し，両者は非被浸潤肝に対して明瞭な低吸収を呈する．
■ CTHA：早期相では，被浸潤肝と腫瘍は非被浸潤肝より高吸収を呈する．腫瘍は被浸潤肝より高，等，低吸収のいずれも呈しうる．後期相では腫瘍は肝より低吸収を呈する．

鑑別診断と鑑別点
　造影前 CT で血管より高吸収，造影後に造影前に比べ吸収値が増加しない場合，門脈血栓と判断する．

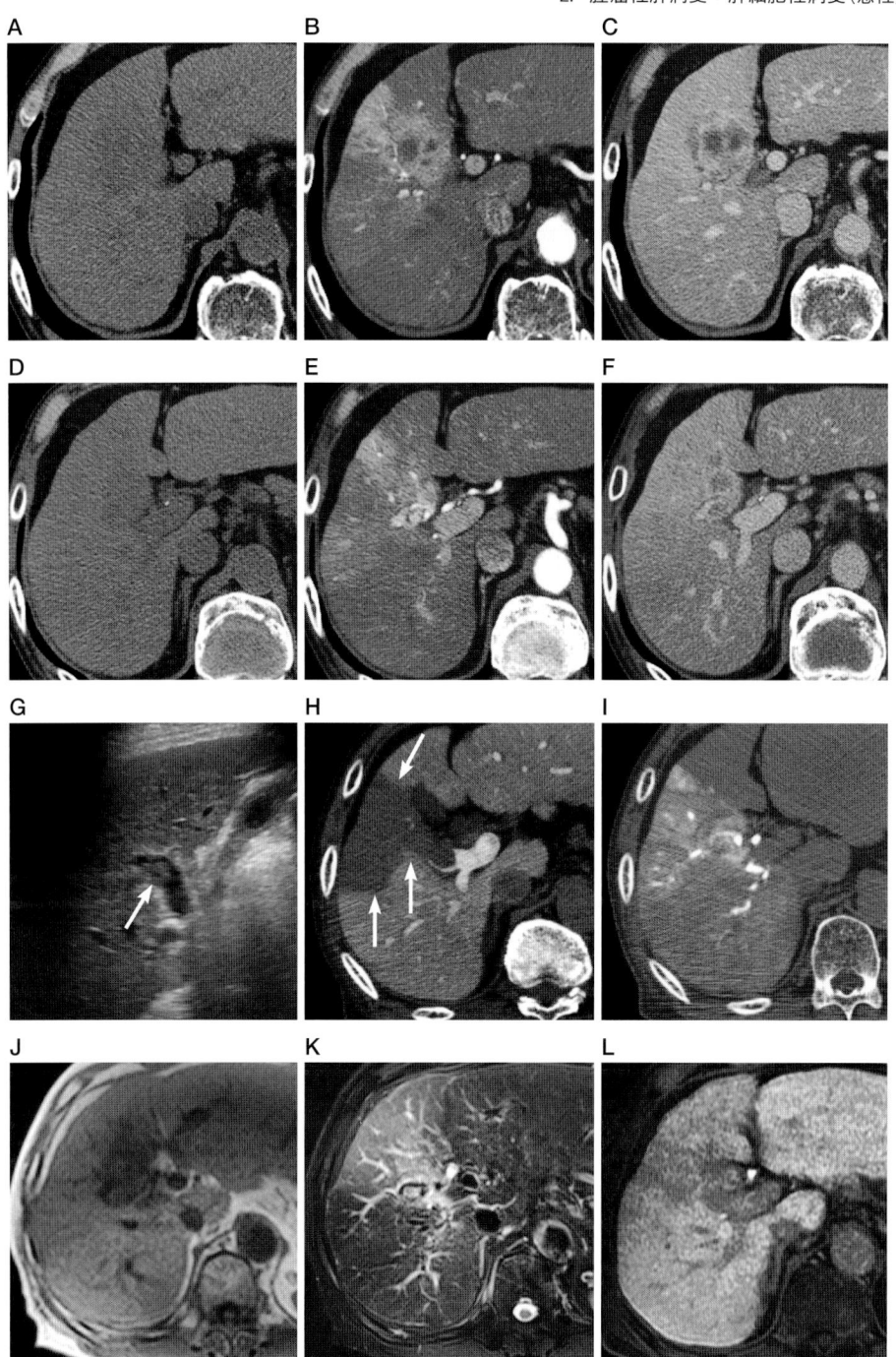

図1　60歳台男性　門脈前枝腫瘍栓例

A：単純 CT（腫瘍断面），B：造影 CT（早期相），C：造影 CT（平衡相），D：単純 CT（門脈腫瘍栓断面），E：造影 CT（早期相），F：造影 CT（平衡相），G：超音波像（US），H：CTAP, I：CTHA（早期相），J：T1 強調同位相（in phase）像，K：T2 強調像，L：EOB-MRI（肝細胞相）　CT にて腫瘍は単純（A）/動脈優位相（B）/平衡相（C）にて非被浸潤肝に比べ低/高/低，被浸潤肝に比べ低/少し低/低吸収を呈する．腫瘍栓は単純 CT（D）では同定できない．動脈優位相（E）/平衡相（F）にて門脈と等/低吸収を呈し，US（G）では門脈内腔腫瘤として描出されている（→）．CTAP（H）にて門脈腫瘍栓，腫瘍，被浸潤肝が一塊の造影欠損域として描出されている（→）．CTHA（I）にて CTAP に比べ，門脈腫瘍栓，腫瘍，被浸潤肝は高吸収として描出されているものの，CTAP に比べ範囲が把握しづらい．T1 強調像（J）/T2 強調像（K）/EOB-MRI 肝細胞相（L）にて，腫瘍と腫瘍栓が肝より低/高/低信号として描出されている．

2. 腫瘤性肝病変：肝細胞性病変(悪性)＜肝細胞癌＞

胆管腫瘍栓を伴う肝細胞癌
hepatocellular carcinoma with bile duct tumor thrombus （文献 69, 70）

■臨床像
　進行肝細胞癌の肉眼的胆管浸潤は胆管腫瘍栓として表出され，腫瘍栓の存在部より末梢の胆道拡張がみられる．肝内転移源の可能性が低いため，門脈腫瘍栓よりも予後が期待できる．
　総胆管を占拠すると，閉塞性黄疸をきたす可能性が高い．総胆管に及ばない場合は肝硬変と共通の臨床像である．時に肝動脈塞栓術後に壊死に陥った腫瘍栓が総胆管に迷入し，閉塞性黄疸をきたすことがある．

■病理・病態
　中・低分化型肝細胞癌が肉眼的に胆管内に進展した状態を指す．胆汁うっ滞が生じると腫瘍栓より末梢の胆道が拡張する．

■画像所見
■CT：肝内腫瘍と胆管内腫瘍が連続した形態を呈する．胆管内腫瘍は肝内腫瘍と同じ濃度を呈する場合が多い．
■MRI：胆管内腫瘍は MR cholangiography (MRC)で低信号として描出され，腫瘍の末梢胆管は拡張する．
■CTAP：肝内腫瘍と胆管内腫瘍は肝より低吸収を呈する．
■CTHA：早期相で，肝内腫瘍，胆管内腫瘍はどちらも背景肝より明瞭な高吸収を呈する．腫瘍により胆管が閉塞すると，門脈供血減少に伴い拡張胆管支配域の肝は濃染する．

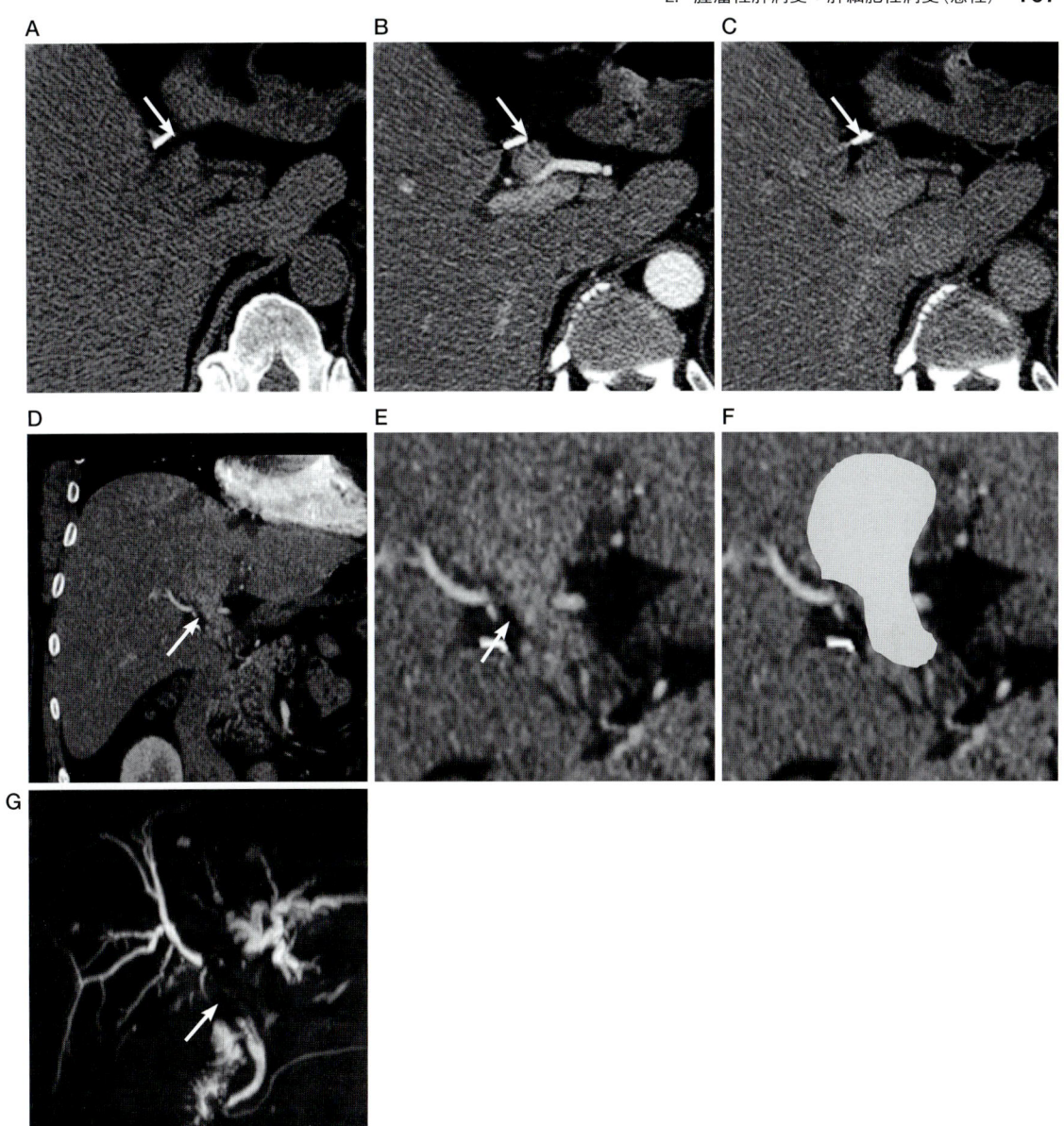

図1 50歳台男性　左肝管から上部総胆管に鋳型腫瘍栓（矢印）を伴う肝細胞癌
A：単純CT，B：造影CT（早期相），C：造影CT（後期相），D：造影CT冠状断再構成像（早期相），E：同拡大像，F：Eの病変部を示す，G：MRC　左葉から連続する腫瘍が左肝管にみられ，上部総胆管に及んでいる（→）．腫瘍の輪郭は明瞭平滑で胆管内にとどまっていることがわかる．単純CT（A）に比べ造影早期（B, D）に画素値が増加しているのがわかる．MRC（F）では病変部の胆管内胆汁が欠損している（→）ものの，胆管絞扼はみられないのが明瞭である．

鑑別診断と鑑別点

●胆管浸潤型胆管癌：胆管腫瘍栓は胆管外発育を示さない点が胆管浸潤型胆管癌との鑑別点である．

●内腔発育型胆管癌：形態が酷似し，時に画像による鑑別は困難であるものの，内視鏡にて粘液産生がみられれば胆管癌と判断できる．

2. 腫瘍性肝病変：肝細胞性病変（悪性）＜肝細胞癌＞

びまん型肝細胞癌
diffuse hepatocellular carcinoma

(文献 71, 72)

■ 臨床像
　画像診断の発達とウイルス性肝炎患者に対するスクリーニング検査の定着により，日常診療で遭遇する頻度は少ない．しかし，スクリーニングから洩れた若年のB型肝炎患者やアルコール性肝硬変患者の一部でいまだに認められる．第18回全国原発性肝癌追跡調査報告によれば，剖検例では12％程度に認められるとされる．

■ 病理・病態
　「肝癌取扱い規約」ではEgglの分類に準じ，びまん型を「肝臓全体が無数の小さい癌結節によって置換され，肉眼的に肝硬変と鑑別が困難なもの」と定義している．びまん型の進展様式は不明な点が多い．びまん型であっても最初は1つの結節から進展すると考えられるが，結節が増大する前に高い脈管浸潤能を獲得し，早期に門脈に浸潤した後，肝全体に広範に転移し肝実質を置換すると推測される．原発巣に相当する初発結節が増大する間もなく転移巣が広がるため，初発結節を識別できないことが多い．初発結節がS1やS4の肝門部門脈に近い場合には，門脈に浸潤した後，一気に両葉に広がると考えられる．末梢（S8やS2など）に生じた場合はおもに担癌区域に広がった後，片葉から両葉へと広がっていく．厳密には「びまん型肝細胞癌」とは，肝臓全体が侵される場合に用いられるが，肝臓全体が侵されるほどの末期の状態で発見されることは，今日ではまれである．

■ 画像所見
■ 超音波検査（US）：肝硬変と鑑別することは極めて困難である．高率に存在する門脈腫瘍栓が唯一の手がかりとなる場合が多い．

■ 造影CT：門脈腫瘍栓が手がかりとなる．腫瘍栓内には血栓と異なり増強効果が認められ，時に"thread and streaks sign"もみられる．しかし，逆に門脈腫瘍栓による修飾のために病変の範囲は評価しづらくなる．個々の結節は中分化～低分化型肝細胞癌である．門脈血流はなく，動脈血流で栄養されるが，vascularityは高くなく，また比較対象としての非腫瘍部の介在もないか，あっても非常に少ないために，個々の腫瘍を分離同定できないことが多い．

■ MRI：単純MRIでは病変部はT2強調像で全体に高信号を呈し，出血壊死部はT1強調像で高信号，T2強調像で低～高信号を呈する．また，低い分化度を反映して拡散強調画像では高信号を呈し，ADC値も低下する．Gd-EOB-DTPA造影MRI（EOB-MRI）の肝細胞相では腫瘍部に取り込みはない．vascularityのみの評価である造影CTに比べ，高いtissue characterizationをもつMRIは診断に有用である可能性が高いが，それを確認した報告はない．

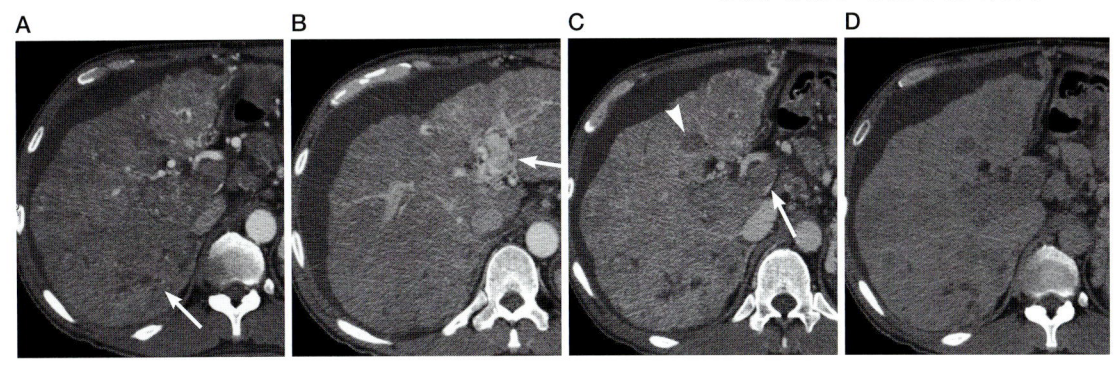

2. 腫瘍性肝病変：肝細胞性病変（悪性） 109

図1 50歳台男性 B型肝炎 びまん型肝細胞癌
造影CT A, B：動脈相, C：門脈相, D：遅延相 造影CT動脈相（A, B）では肝表に凹凸がみられ，肝内の吸収値は不均一である．明らかな腫瘍は指摘困難である．後区域には拡張した肝内胆管を認める（A，→）が，腫瘍の胆管浸潤が原因である．肝表面に腹水を認める．また，門脈左枝には thread and streaks sign を認める（B，→）．門脈腫瘍栓を示唆する所見である．門脈相（C）では門脈本幹に腫瘍栓を認める（→）．門脈相および遅延相（D）では，肝S5/4に1cm大の低吸収結節を認める（▶）ほかには，明らかな腫瘍を指摘できない．1か月後に肝癌破裂にて死亡となった．

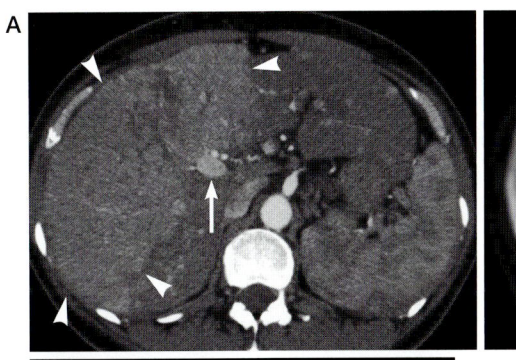

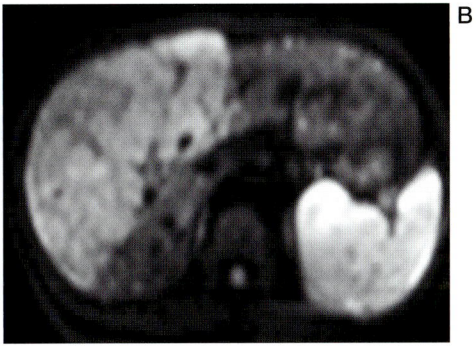

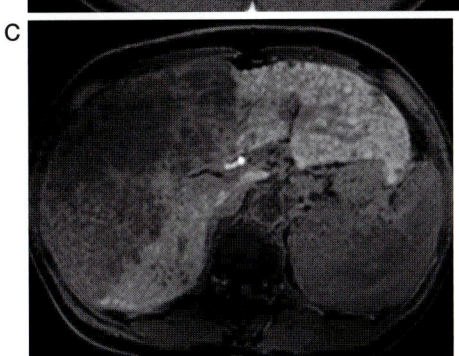

図2 50歳台女性 B型肝炎 びまん型と区別すべき塊状型肝細胞癌
A：造影CT（動脈相），B：拡散強調画像（b＝1000 s/mm^2），C：EOB-MRI（肝細胞相，20分） 造影CT動脈相（A）では，肝右葉前区域を中心に後区域やS4に広がる巨大な腫瘍を認める（▶）．後区域や左葉外側区には非腫瘍部が確認できる．門脈は開存している（→）．拡散強調画像（B）では腫瘍部に一致して高信号を呈する．ADC値は0.85（×10^{-3} mm^2/s）と低値であった（非呈示）．EOB-MRI肝細胞相（C）では腫瘍部は明瞭な低信号域である．本病変の境界は不明瞭かつ不規則であるが，非腫瘍部と腫瘍部は識別可能であり，門脈も開存している．びまん型と混同しやすい塊状型の肝細胞癌である．

鑑別診断と鑑別点

●**肝硬変**：腫瘍栓を伴わない．門脈血栓を伴う場合はあるが，造影にて増強されない．肝硬変の再生結節では個々の結節の vascularity や信号強度はほぼ均等であるが，びまん型肝細胞癌の造影CTでは肝内増強は不均一であり，注意深く観察することで早期濃染を呈したり，遅延相で washout したりする結節の混在が確認できることが多い．MRIでの信号変化（既述）も参考となる．腫瘍マーカーも重要である．門脈浸潤を認める肝細胞癌症例は一般にPIVKA-IIが高値となる．

2. 腫瘤性肝病変：肝細胞性病変（悪性）＜肝細胞癌＞

肝細胞癌：TACE，経皮的治療後変化，効果判定

(文献 73)

■臨床像

外科的切除の適応外となる肝細胞癌に対して，エタノール注入療法やラジオ波焼灼療法 (radiofrequency ablation：RFA)などの経皮的な局所治療や，肝動脈化学塞栓療法(transcatheter arterial chemoembolization：TACE)が施行される(BOX)．腫瘍の大きさや数，占居部位などにより治療法が選択される．治療後の画像診断で腫瘍の残存や再発があれば，適宜，追加治療が行われる．バイポーラ型のRFAや球状塞栓物質，マイクロバルーンカテーテルといった新たなデバイスの登場により，手技の多様化が進んでいる．

■病理・病態

標的病変を包含する焼灼域や塞栓域を目指して治療が行われる．RFAによって完全に熱凝固壊死に陥った病変やTACEで虚血壊死をきたした病変は，内部血流が消失し，経過で縮小することが多い．

しかし，治療範囲に病変が完全に包含されていない場合は再発の可能性が高い．局所治療効果の高いRFAであるが，Glisson鞘近傍の病変は脈管損傷の危険性から完全な焼灼範囲が得られないことがある．一方，不適切な焼灼範囲の設定によって，胆管障害，門脈血栓，肝内転移や播種，横隔膜穿孔といった重篤な合併症を生じる可能性もある．

TACEにおいては，治療範囲に病変が包含された場合でも，肝区域の境界や肝被膜直下の病変などは，近接した動脈分枝が腫瘍の供血枝に発達して再発することがある．合併症としては動脈損傷，胆管障害，肝膿瘍(biloma)などがあげられる．

いずれの治療でも，合併症は追加治療を困難にすることもあるため，焼灼範囲の設定や広範囲の過塞栓には注意が必要である．

■画像所見

治療効果(病変の壊死)の判定には，病変の血流消失を確認する必要があるため，効果判定の画像検査にはダイナミックスタディが必須である．治療1〜3か月後に造影CTを行い，単純，動脈優位相，平衡相，さらに治療前後の画像を丹念に比較する．病変の造影効果の有無，壊死の範囲を判断する．またウィンドウ幅やウィンドウレベルなど画像表示条件を調整し，辺縁再発の有無を注意深く観察する．リピオドールの集積によって，CTで腫瘍濃染有無の判定が困難な例などは，ダイナミックMRIや造影超音波検査も有用性を発揮する．残存病変が存在する場合には，病変増大，門脈や胆管といった脈管浸潤の有無，肝内転移などを検索する．また，焼灼や塞栓に伴う胆管障害といった合併症の有無も併せて確認する．

■治療効果判定基準

本邦では臨床に即した治療効果判定基準として，日本肝癌研究会の肝癌治療効果判定基準(2015年改訂版)が広く認知されている(表)．肝内の標的病変に対する局所療法の有効性を標的結節治療効果度(treatment effect：TE)で判定し，予後と関連する効果判定は総合評価にて判定する．TEは腫瘍壊死効果と腫瘍縮小率の最大効果で評価する．

治療後にみられる不染低吸収域(動脈優位相および平衡相で周囲肝よりも低吸収域を示

し，造影前後でCT値の上昇がみられない領域)を「壊死効果あり」とする．標的病変全体の血流消失，腫瘍濃染像の欠落，リピオドールを用いたTACE例(Lip-TACE)の場合は腫瘍全域にわたるリピオドールの濃い集積，リピオドールの集積域の縮小をもって，腫瘍壊死効果100%(TE4)とする．腫瘍縮小率は，標的病変の最大割面における長径とそれに直交する最大径の積を求め，縮小率＝[(治療前の積)－(治療後の積)]/(治療前の積)×100で算出し，TEを判定する．なお，TEはいずれの症例も標的病変1つの場合を算出し，複数病変を対象とする場合は標的病変の最長径とそれに直交する径の積の和をベースライン面積和とする．標的病変のTE，非標的病変のTE，新規病変の有無から総合評価を行う．

表 肝癌治療効果判定基準(2015年改訂版)

標的結節治療効果度(treatment effect：TE)

- TE4 腫瘍壊死効果100%または腫瘍縮小率100%
  - TE4a 腫瘍影より大きな壊死巣
  - TE4b 腫瘍影相当の壊死巣
- TE3 腫瘍壊死効果50%以上，100%未満
  または腫瘍縮小率50%以上，100%未満
- TE2 TE3およびTE1以外の効果
- TE1 腫瘍が50%増大(治療による壊死部分を除く)

縮小率＝
[(治療前の積)－(治療後の積)]/(治療前の積)×100

総合評価(1～3か月，放射線療法は6か月以内の最大効果で評価)

target lesions	non target lesions	new lesions	overall response
TE4	TE4	No	CR
TE4	TE3, TE2	No	PR
TE3	Non-TE1	No	PR
TE2	Non-TE1	No	SD
TE1	Any	Yes or No	PD
Any	TE1	Yes or No	PD
Any	Any	Yes	PD

CR：完全奏効(complete response), PR：部分奏効(partial response), SD：安定(stable disease), PD：進行(progressive disease)

(文献73)より改変)

BOX 肝動脈化学塞栓療法(transcatheter arterial chemoembolization：TACE)

腫瘍を栄養する肝動脈内に経カテーテル的に抗癌剤を動注し，固形塞栓物質を用いて栄養血管を塞栓する治療法のこと．本邦で開発されたLip-TACE(抗癌剤を懸濁したリピオドールエマルジョン動注後，ゼラチンスポンジ細片を塞栓物質として注入する治療法)は，世界中で広く施行されている．薬剤溶出性ビーズ(drug-eluting beads)を用いた塞栓療法はDEB-TACEと記載されており，TACEの定義は世界中で一定していない．論文の比較の際は手技内容に注意を要する．

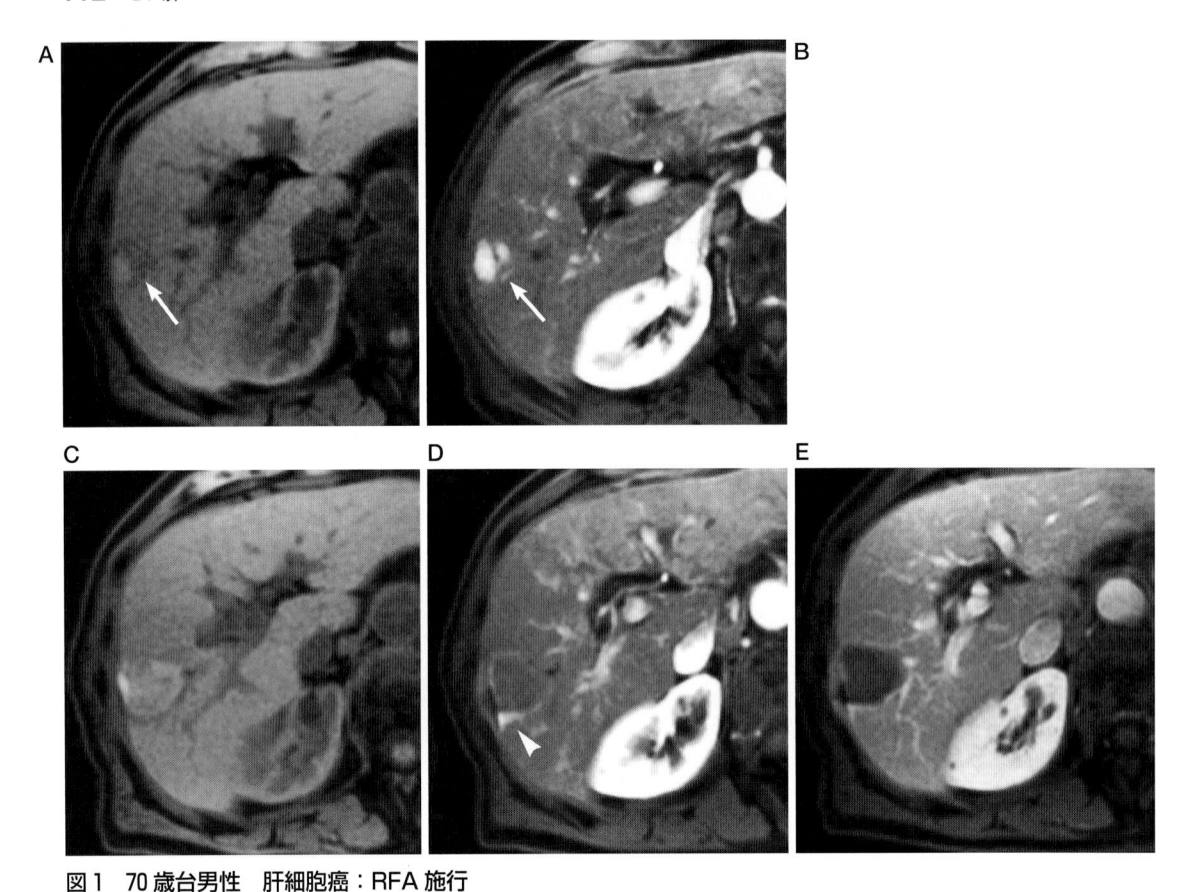

図1 70歳台男性　肝細胞癌：RFA施行
A：脂肪抑制T1強調像，B：治療前の細胞外液性Gd製剤によるダイナミックMRI(Gd-MRI)(動脈優位相)，C：治療1か月後の脂肪抑制T1強調像，D：治療1か月後のGd-MRI(動脈優位相)　E：治療1か月後のGd-MRI(平衡相)　右葉肝表直下に，T1強調像(A)で結節内の一部が軽度高信号を示し(→)，動脈優位相(B)で濃染を示す多血性肝細胞癌を認める(→)．RFA後1か月のT1強調像(C)では病変を包含する焼灼域が淡い高信号に描出され，動脈優位相(D)では濃染を示さない．焼灼域背側にくさび形の早期濃染(D，▶)を認めるが，平衡相(E)で周囲肝と同程度の濃染を示すことから播種や辺縁再発は否定され，動門脈短絡と診断できる．

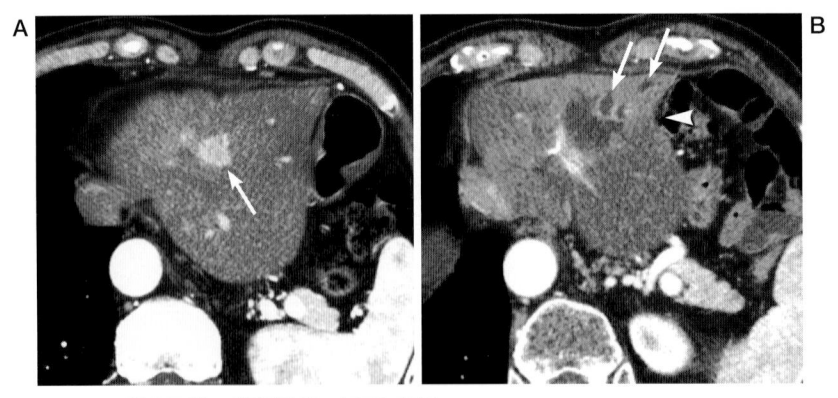

図2 70歳台男性　肝細胞癌：RFA施行
造影CT(動脈優位相)　A：治療前，B：治療後　造影CT動脈優位相(A)で外側区S3に早期濃染を呈する肝細胞癌を認める(→)．RFA治療後の造影CT動脈優位相(B)では焼灼域の末梢側に肝内胆管拡張(B，→)を認め，RFAに伴う胆管障害と診断された．胆汁うっ滞に伴う当該区域の萎縮(B，▶)も認められる．

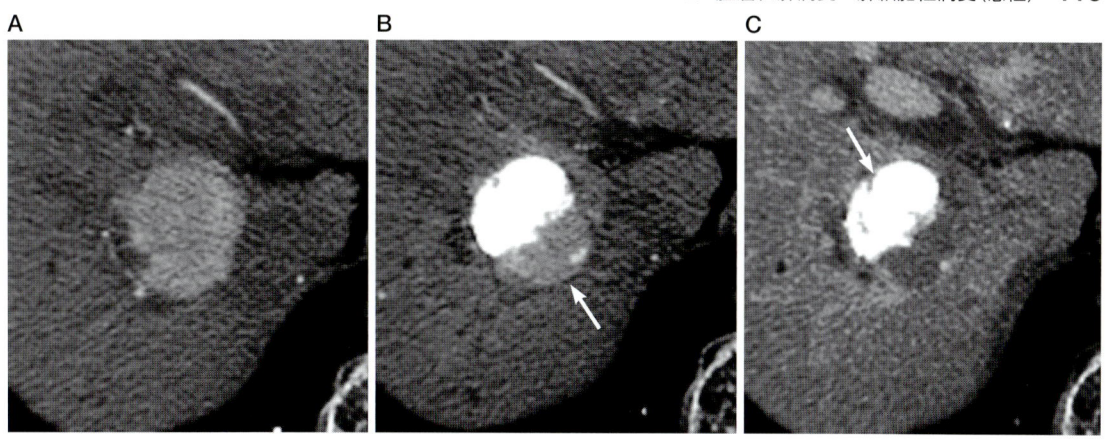

2. 腫瘤性肝病変：肝細胞性病変（悪性）　113

図3　70歳台女性　肝細胞癌：Lip-TACE 施行
造影 CT　A：動脈優位相（治療前），B：動脈優位相（治療1か月後），C：平衡相（治療1か月後）　Lip-TACE 施行1か月後の造影 CT 動脈優位相（B）で，病変の背側はリピオドールが逸脱し早期濃染（→）を呈しているが，平衡相（C）では病変の腹側に50％以上のリピオドールの集積を認めるため（→），TE3 と判定された．

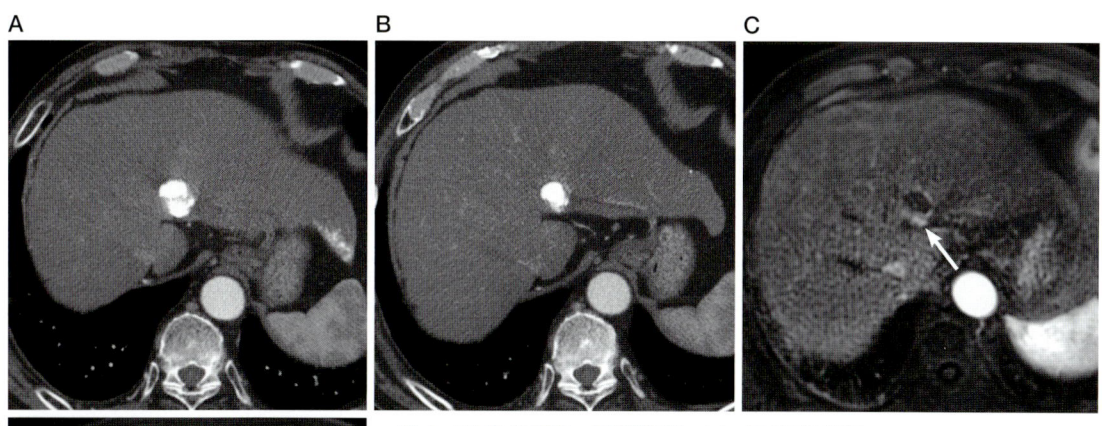

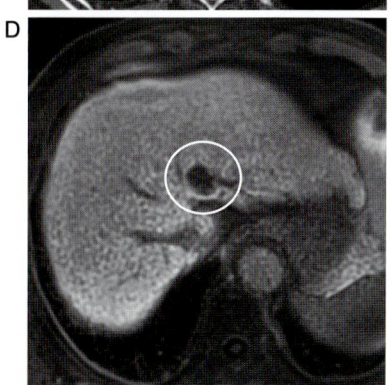

図4　60歳台男性　肝細胞癌：Lip-TACE 施行
A：造影 CT（動脈優位相，治療1か月後），B：造影 CT（動脈優位相，治療1年後），C：EOB-MRI（動脈優位相，治療1年後），D：EOB-MRI（肝細胞相，治療1年後）　左葉外側区（S2）に存在する肝細胞癌のTACE 施行後例．治療1か月後の CT（A）では，良好なリピオドール集積を認め，辺縁再発は確認できず，TE4 と判断された．1年後の造影 CT 動脈優位相（B）では，病変径は 26 mm 大から 18 mm 大と縮小し，再発を示唆する明らかな濃染域は指摘できなかった．しかし，腫瘍マーカーが高値を示したため，2週後に施行された EOB-MRI では，動脈優位相（C）で病変背側に早期濃染（→）が確認され，肝細胞相（D）で同部位の造影剤の取り込みを認めず（円内），辺縁再発と診断された．

鑑別診断と鑑別点

　RFA 後の肝焼灼域は，熱凝固壊死を反映して MRI の T1 強調像にて高信号域として描出されることがある．焼灼部周囲に動門脈短絡が生じることがあり，辺縁再発と鑑別を要する．楔状の早期濃染域が，他時相や他の画像で異常所見を呈さないことが鑑別点である．

2. 腫瘍性肝病変：肝細胞性病変（悪性）＜肝細胞癌＞

肝細胞癌の予後因子・バイオマーカー
prognostic factor and biomarker of HCC

(文献74)

1) 肝細胞癌の予後因子

　肝細胞癌患者の予後を推定することは，適切な治療方針を決定するうえで極めて重要である．このため，肝細胞癌自体の進行度や生物学的悪性度，肝予備能を総合的に評価し，生命予後を推定するさまざまな半定量的スコアリングシステムが提唱されている．代表的なものに，Child-Pugh score, tumor node metastasis (TNM) 分類，Japan Integrated Staging (JIS) score (表1), Cancer of the Liver Italian Program (CLIP) score (表2)などがある．

　Child-Pugh scoreでは，①肝性脳症，②腹水，③血清ビリルビン値，④血清アルブミン値，⑤プロトロンビン時間がそれぞれ指標として採用されている．Child-Pugh scoreは現在でも簡便な肝予備能推定法として臨床で広く用いられているが，肝細胞癌自体の進行度や生物学的悪性度が加味されていないという問題点があった．

　一方，TNM分類は肝細胞癌の，①個数，②大きさ，③脈管侵襲の3項目によって規定されるT因子，リンパ節転移の有無によって規定されるN因子，遠隔転移の有無によって規定されるM因子の組み合わせから進行度(stage)を分類する方法であり，このTNM分類とChild-Pugh scoreとを組み合わせた評価システムが，日本肝癌研究会から提唱されているJIS scoreである(表1)．

　近年では，これらの肝予備能と腫瘍進行度の指標に加え，肝細胞癌の生物学的悪性度を組み込んだ新たなスコアリングシステムが提唱されており，広く臨床で使用されている．そのひとつがCLIP scoreであり(表2)，①Child-Pugh score, ②腫瘍の形態と進展，③血清α-fetoprotein (AFP) 値，④門脈腫瘍塞栓の有無が指標とされている．腫瘍の形態については腫瘍の進展形式を反映して，a) 単結節型，b) 多結節型，c) 塊状型の順に生物学的悪性度が高くなることが知られている．また，血清AFP値は肝細胞癌のスクリーニングにおいても有用性が報告されているが，小肝癌では陽性率が低く，腫瘍増大に伴う生物学的悪性度の増強により陽性率が高くなるとされている．一方，有機アニオントランスポーター(OAT-P1b3)を発現する肝細胞癌は，Gd-EOB-DTPA造影MRI (EOB-MRI) 肝細胞相にて等〜高信号を示し，AFPをはじめとする組織学的な予後不良因子(PIVKA-II, EpCAM, CK19, glypican-3)の発現が弱いとの報告があり，EOB-MRI肝細胞相の信号強度は肝細胞癌の間接的な予後予測因子である可能性がある．

2) 肝細胞癌のバイオマーカー

　肝細胞癌に対する治療法は多岐にわたるため，治療効果を適切かつ早期に判定することは個々の患者ごとに最も適切な治療法を選択するうえで重要である．近年，治療効果を画像診断により非侵襲的かつ定量的に診断する，イメージング・バイオマーカーの重要性が注目されている．これには，①造影CTもしくはMRIにて求められるmodified Response Evaluation Criteria in Solid Tumors (mRECIST), ②perfusion studyにて得られる各種定量的血流動態パラメータ，③拡散強調画像(DWI)から得られるapparent diffusion coefficient (ADC)などがある．

表1 JIS score

変数	点数			
	0	1	2	3
Child-Pugh 分類	A	B	C	
TNM ステージ（日本肝癌研究会進行度分類）	I	II	III	IV

（文献 74）より改変）

表2 CLIP score

変数	点数		
	0	1	2
Child-Pugh 分類	A	B	C
腫瘍形態	単結節型かつ肝の 50％以下の進展	多結節型かつ肝の 50％以下の進展	塊状型もしくは肝の 50％以上の進展
血清 AFP 値（ng/mL）	400 未満	400 以上	
門脈腫瘍塞栓	なし	あり	

（文献 74 より改変）

① mRECIST

　治療前後の病変径を計測し治療効果を判定する手法は，簡便で定量性が高いため日常臨床おいて広く行われ，Response Evaluation Criteria in Solid Tumors（RECIST）などの臨床試験における国際的治療効果判定基準が策定されている．しかしながら，肝細胞癌では治療に伴う形態的変化よりも血流変化が先行するために，RECIST では viability を正確に評価できないという問題があった．

　このため治療効果判定に血流評価基準を加えたものが mRECIST である．造影動脈優位相で濃染される領域の最大径を計測するという肝細胞癌特有の血流動態を考慮した判定基準であり，肝動脈化学塞栓療法（TACE）やラジオ波焼灼療法（RFA）などの治療効果判定などに用いられている．しかし，血管新生阻害薬の治療効果判定に際しては濃染減弱部位が必ずしも腫瘍壊死を反映しないため，治療効果を正確に反映しないという問題が指摘されている．

② perfusion パラメータ

　造影 CT もしくは MRI で得られた dynamic data を適切な薬物動態モデルに当てはめることにより，薬物動態モデルを記述する perfusion パラメータとして対象組織の血流動態を定量評価するものが perfusion study である．血流量のみならず平均通過時間などの時間的な血流動態変化も合わせて定量評価できることが mRECIST にはない特徴であり，血管新生阻害薬治療に対する治療効果判定にも有用性が報告されている．問題点として CT perfusion における被曝の増加，MR perfusion における定量性の低さ，mRECIST のような統一された判定基準がないことなどが指摘されている．

③ 見かけの拡散係数（apparent diffusion coefficient：ADC）

　水分子の拡散運動の程度を motion probing gradient（MPG）を用いて画像化するものが拡散強調画像であり，MPG の強度（b 値）の変化に伴う信号変化を定量化したものが ADC である．ADC は治療に伴う腫瘍壊死の程度を血流とは異なる観点から評価することが可能であり，治療効果が高い群では ADC が上昇すると報告されている．ADC の評価に際しては，造影剤投与が必要ない，装置依存性が低く簡便に施行できるなどの利点がある一方で，アーチファクトの影響が強く，統一された判定基準が確立されていない点が今後の課題である．

2. 腫瘤性肝病変：肝細胞性病変（悪性）＜肝細胞癌特殊型＞

硬化型肝細胞癌
scirrhous hepatocellular carcinoma

（文献 75〜77）

■ 臨床像
「原発性肝癌取扱い規約」では，肝細胞癌の組織分類における組織構造として，索状型(trabecular type)，偽腺管型(pseudoglandular type)，充実型(compact type)，硬化型(scirrhous type)の4型に分類されている．このうちの硬化型は，肝切除症例の 0.2〜4.6％と比較的まれで，他とは異なる画像所見を呈する．基本的には通常型の肝細胞癌と同様に，ウイルス性肝炎などの慢性肝疾患を背景に発生するとされている．根治的切除後の予後は，通常型の肝細胞癌と同等とする報告と，予後良好とする報告の両者がある．

■ 病理・病態
病理学的には，腫瘍細胞索が大量の線維性間質に取り囲まれた構造をとることが特徴である．肉眼的には，比較的境界明瞭な腫瘍だが，被膜は有さないことが多い．内部は均一で，通常型の肝細胞癌と比べて壊死や出血はまれ，一方で門脈浸潤が多いとされている．病変部位としては，肝被膜に近いものが多く，また，肝外へ突出する形態を呈する場合がある．

■ 画像所見
病理学的な特徴である腫瘍細胞周囲に介在する豊富な線維性間質を反映する．

■ CT：境界やや不明瞭で，被膜を有さない腫瘍として描出される．肝被膜に近い位置に好発し，肝表面に陥凹を伴うことがある．ダイナミックCTでは，肝動脈優位相にて辺縁の早期濃染(peripheral rim enhancement)，さらに門脈相から平衡相にかけて求心性の増強効果(centripetal enhancement)が典型とされる．

■ MRI：T1強調像で低信号，T2強調像で軽度高信号を示すとの報告が多い．T2強調像にて中心部に比して辺縁高信号を呈する頻度が高く，胆管細胞癌との鑑別点になりうるとの報告があるが，呈示症例(図1C)のように必ずしも合致しないことがある．また，通常型の肝細胞癌と同様に脂肪成分を伴うことがあり，化学シフト画像にて脂肪の存在を診断できた場合には胆管細胞癌との鑑別点となる．ダイナミックMRIでは早期に辺縁の濃染(peripheral rim enhancement)を認める．さらにGd-EOB-DTPA造影MRI(EOB-MRI)肝細胞相では中心部高信号，辺縁部低信号の "target appearance" を示す．

■ 血管造影：著明な血管増生と腫瘍濃染の遷延が認められる．Kobayashi らは硬化型肝癌の single-level dynamic CTHA 所見を報告しており，辺縁部が早期に濃染された後，薄いコロナ(corona)様濃染が描出され，続いて中心部が徐々に増強されたと報告している．

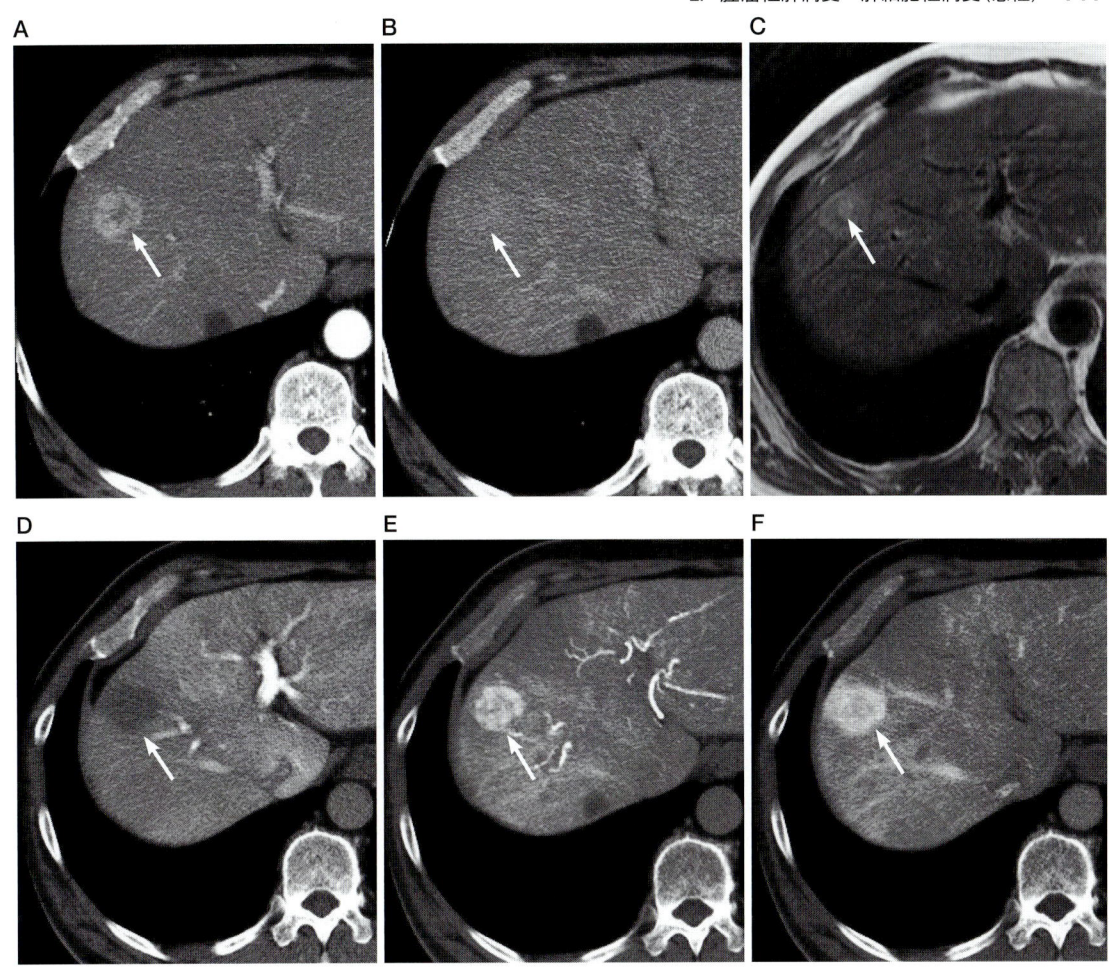

図1　60歳台男性　硬化型肝細胞癌
A：造影CT（動脈優位相），B：造影CT（平衡相），C：T2強調像，D：CTAP，E：CTHA（第1相），F：CTHA（第2相）　肝右葉S8の径2.5 cm大の腫瘤は，動脈優位相（A）にて辺縁優位に早期濃染を呈するが，平衡相（B）ではほぼ等吸収で，中心部はむしろ周囲より軽度高吸収を示している（→）．MRIのT2強調像（C）では軽度高信号で，特に中心部が明瞭な高信号を呈している（→）．CTAP（D）では門脈血流が欠損するため低吸収を呈する（→）のに対し，CTHAでは第1相（E）で著明な濃染を示し（→），第2相（F）にて周囲肝実質への造影剤の染み出しがみられるが，通常より内部のwashoutが遅いために，コロナ（corona）様濃染としてはやや不明瞭である（→）．

鑑別診断と鑑別点

●胆管細胞癌：被膜を有さない，遅延性・遷延性増強を呈するなど，画像上の特徴が酷似している．EOB-MRIの肝細胞相におけるtarget appearanceも認められ，硬化型肝細胞癌との鑑別点にはならない．一方，胆管細胞癌では腫瘍内に貫通血管（門脈や静脈）が描出されることがあり，肝内胆管拡張を伴うことが多い点と併せ鑑別点となりうる．また，ダイナミックMRIにて早期濃染されるperipheral enhancementの範囲が，硬化型肝細胞癌に比べて比較的狭い（径の20％以下のものが多い）ことも鑑別に有用との報告がある．

●混合型肝細胞癌：肝細胞癌と胆管細胞癌の両者の成分を有しており，硬化型肝細胞癌との鑑別が困難なことがある．特に肝細胞癌の成分と胆管細胞癌の成分が混ざり合うmixed typeの混合型肝細胞癌に関しては，硬化型肝細胞癌との画像上の鑑別が極めて困難である．

2. 腫瘤性肝病変：肝細胞性病変（悪性）＜肝細胞癌特殊型＞

肉腫様肝細胞癌
sarcomatoid hepatocellular carcinoma　　　　　　　　　　　　　　　　　　　（文献78）

■ 臨床像
肝癌全体の約4%を占めるとされるまれな腫瘍である．肝細胞癌に対する治療，特にTAE（transcatheter arterial embolization）/TACE（transcatheter arterial chemoembolization）施行例では有意に発生頻度が高いと報告されている．早期からリンパ節転移や肝内転移・門脈侵襲を高率にきたし，通常の肝細胞癌と比較して予後不良である．

■ 病理・病態
肉眼上，中心部に広範な壊死を認め，出血がみられることも多い．辺縁にviableな腫瘍細胞を認め，病理学的には肝細胞癌成分と肉腫様成分がさまざまな割合で混在している（BOX）．肉腫様成分の成因として腫瘍細胞の脱分化が考えられているが，近年では上皮細胞のepithelial mesenchymal transitionによるという報告もある．

■ 画像所見
本腫瘍は中心部に広範な変性・壊死を含み，辺縁にviableな腫瘍細胞（肝細胞癌成分および肉腫様成分）が存在する．画像所見はこれらを反映したものとなる．
■ CT：単純CTでは不均一な低吸収を呈する．
■ MRI：まとまった報告はないが，T2強調像にて高信号，T1強調像にて低〜等信号を呈するとされる．出血を伴う場合には，T1強調像で高信号成分が混在する．
■ 造影CT/MRI：中心部の変性・壊死部分は増強効果を認めない．辺縁のviableな腫瘍細胞が認められる部位は増強効果を認め，このため腫瘍全体としては"リング状"に増強される．辺縁部の増強パターンは肝細胞癌成分および肉腫様成分の割合によって異なる．肝細胞癌成分が優位な部分は動脈優位相で強い増強効果を示し，遅延相にてwashoutされ，通常の肝細胞癌と類似した画像所見となる．一方，肉腫様成分が優位な部分は遷延性ないし遅延性の増強を示す．

BOX　肉腫様肝細胞癌の病理学的鑑別診断

肉腫様肝細胞癌は，病理学的に未分化癌（undifferentiated carcinoma）や癌肉腫（carcinosarcoma）との鑑別が問題となることがある．腫瘍が肉腫様細胞から構成される場合，未分化癌とよばれる．また，肝細胞癌成分に，分化した肉腫成分（軟骨肉腫，骨肉腫や平滑筋肉腫など）を伴う場合には，癌肉腫とよばれる．

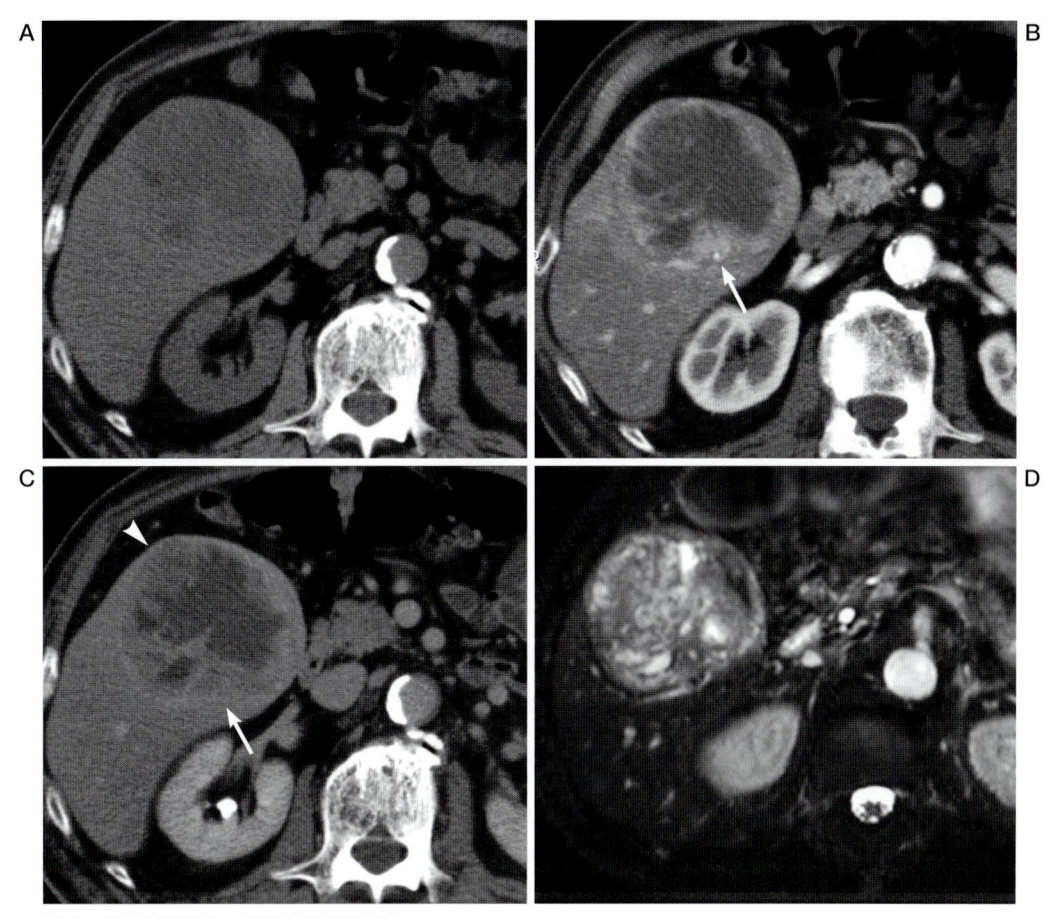

図1　70歳台男性　肉腫様肝細胞癌
A：単純CT，B：造影CT（動脈優位相），C：造影CT（平衡相），D：T2強調像　単純CT（A）では不均一な低吸収を呈する．造影CT動脈優位相（B）では辺縁が増強され，内部に広範な増強不良域を認める．背側部分では比較的強い増強効果を認める（→）．平衡相（C）では腫瘍の背側部分ではwashout（→）を認めるが，腹側部分では遅延性の増強（▶）を認める．T2強調像（D）では不均一な高信号を呈している．切除術が施行され肉腫様肝細胞癌と診断された．

鑑別診断と鑑別点

　リング状の増強を示すことから，膿瘍や炎症性偽腫瘍，胆管細胞癌や転移性腫瘍との鑑別がしばしば問題となる．辺縁に肝細胞癌を疑うような増強パターンを認める場合には，混合型肝癌や低分化型肝細胞癌，硬化型肝細胞癌が鑑別にあがるが，鑑別に苦慮することも多い．

2. 腫瘤性肝病変：肝細胞性病変（悪性）＜肝細胞癌特殊型＞

偽腺管型肝細胞癌
pseudoglandular type hepatocellular carcinoma （文献 27, 79）

■ 臨床像
　偽腺管型（pseudoglandular type）は肝細胞癌の組織構造の一亜型である．索状型（trabecular type），充実型（compact type）など他の組織構造と偽腺管型が併存する肝細胞癌には日常的に遭遇するが，まれに病変のほぼ全体を偽腺管型が占めることがある．この場合，通常の肝細胞癌と異なる画像所見を呈するため注意が必要である．

■ 病理・病態
　病理学的には，一層の癌細胞が並び，大小さまざまな大きさの腺管様構造をとる．毛細胆管の拡張や充実型肝細胞癌の中心部の変性・壊死などが成因とされる．前者の場合，腺管様構造内に胆汁を含むことがある．後者の場合，腺管様構造内には壊死物質が含まれる．

■ 画像所見
　偽腺管型が腫瘍のほぼ全体を占める肝細胞癌のまとまった報告はないが，画像所見は腺管様構造およびその内腔内の豊富な胆汁・壊死物質（液体成分）を反映すると考えられる．

■ CT：病変内の腺管様構造内の液体成分を反映して，単純CTでは低吸収を呈する（図1A）．

■ MRI：病変内の液体成分を反映して，T1強調像で低信号，T2強調像では比較的強い高信号を呈する（図1D）．また，比較的細胞密度が低く，通常の肝細胞癌と比較して拡散低下は軽度となりうる．

■ 造影CT/MRI：偽腺管型の肝細胞癌は中分化型肝細胞癌であるが，病変内の液体成分を反映して，単純CTでは低吸収が目立ち，MRIのT1強調像では明らかな低信号となる．また，細胞密度も低いと考えられる．このため，ダイナミックスタディでは通常の肝細胞癌と同様の増強パターンを呈するが，動脈優位相での増強効果は比較的弱く描出されうる．平衡相では周囲肝実質より低吸収に描出される．Gd-EOB-DTPA造影MRI（EOB-MRI）では，胆汁沈着を反映して，肝細胞相で高信号を呈する頻度が高いことが報告されている．

■ CTHA/CTAP：CTHAの第1相では増強効果は通常の肝細胞癌と同等かもしくはやや弱い．第2相ではコロナ様濃染を呈する（図1C）．CTAPでは門脈血流の低下した結節として描出される．

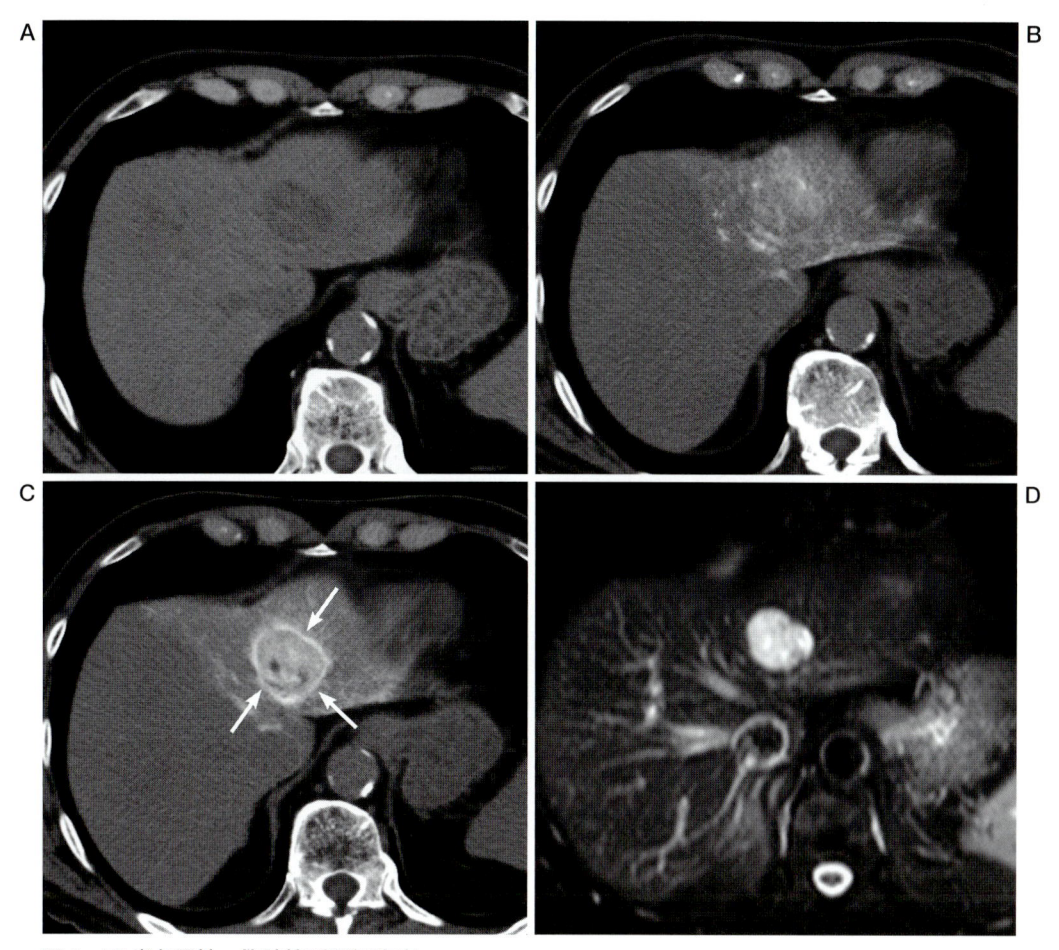

図1 70歳台男性　偽腺管型肝細胞癌
A：単純CT, B：CTHA（第1相）, C：CTHA（第2相）, D：T2強調像　単純CT（A）では低吸収を呈し，CTHA第1相（B）では淡い増強効果を認める．CTHA第2相（C）では，コロナ様濃染を認め（→），肝細胞癌と診断可能である．T2強調像（D）では著明な高信号を呈している．切除術が施行され偽腺管型の肝細胞癌と組織診断された．

鑑別診断と鑑別点

　ムチン産生腫瘍の肝転移や肝内胆管癌は，T2強調像で高信号を呈しうるため，動脈優位相での増強効果が淡い場合は，偽腺管型肝細胞癌との鑑別が問題となる．ムチン産生腫瘍の肝転移や肝内胆管癌は遅延性濃染を呈する点が鑑別点となる．

2. 腫瘍性肝病変：肝細胞性病変（悪性）＜肝細胞癌特殊型＞

CK19 陽性肝細胞癌
CK19 positive hepatocellular carcinoma　　　　　　　　　　　　　　　（文献 80, 81）

■ 臨床像
　胆管上皮のマーカーである cytokeratin (CK) 19 が陽性となる肝細胞癌で，肝細胞癌のうち 10～15％に認められる．早期からリンパ節転移を含む遠隔転移を高率にきたし，通常の肝細胞癌と比較して予後不良である．

■ 病理・病態
　cytokeratin は上皮性細胞の細胞骨格をなす中間系フィラメントである．肝において，胆管上皮には CK19 の発現を認め，肝細胞にはその発現を認めないため，HE 染色で肝細胞癌と胆管細胞癌の鑑別が困難な場合，CK19 を含めた免疫染色を行うことがある．通常の肝細胞癌は CK19 を発現しないが，腫瘍の一部に CK19 陽性細胞を認めるものを CK19 陽性肝細胞癌とよぶ．CK19 陽性肝細胞癌は "biliary phenotype" をもつ肝細胞癌であり，hepatic progenitor cell（肝細胞にも胆管細胞にも分化しうる細胞）由来とする報告がある．なお，CK19 陽性であっても，形態的に明らかな胆管細胞癌が混在する肝細胞癌は混合型肝癌に分類する．

■ 画像所見
■ 造影 CT/MRI：画像所見について一致した見解はないが，肝細胞癌と類似する画像所見を呈することも多い．過去の報告では，通常の肝細胞癌と比較して，動脈優位相で hypovascular な病変として描出される頻度が高いとされる．また，Gd-EOB-DTPA 造影 MRI (EOB-MRI) の肝細胞相では，通常の肝細胞癌と比較してより低信号に描出されると報告されている．

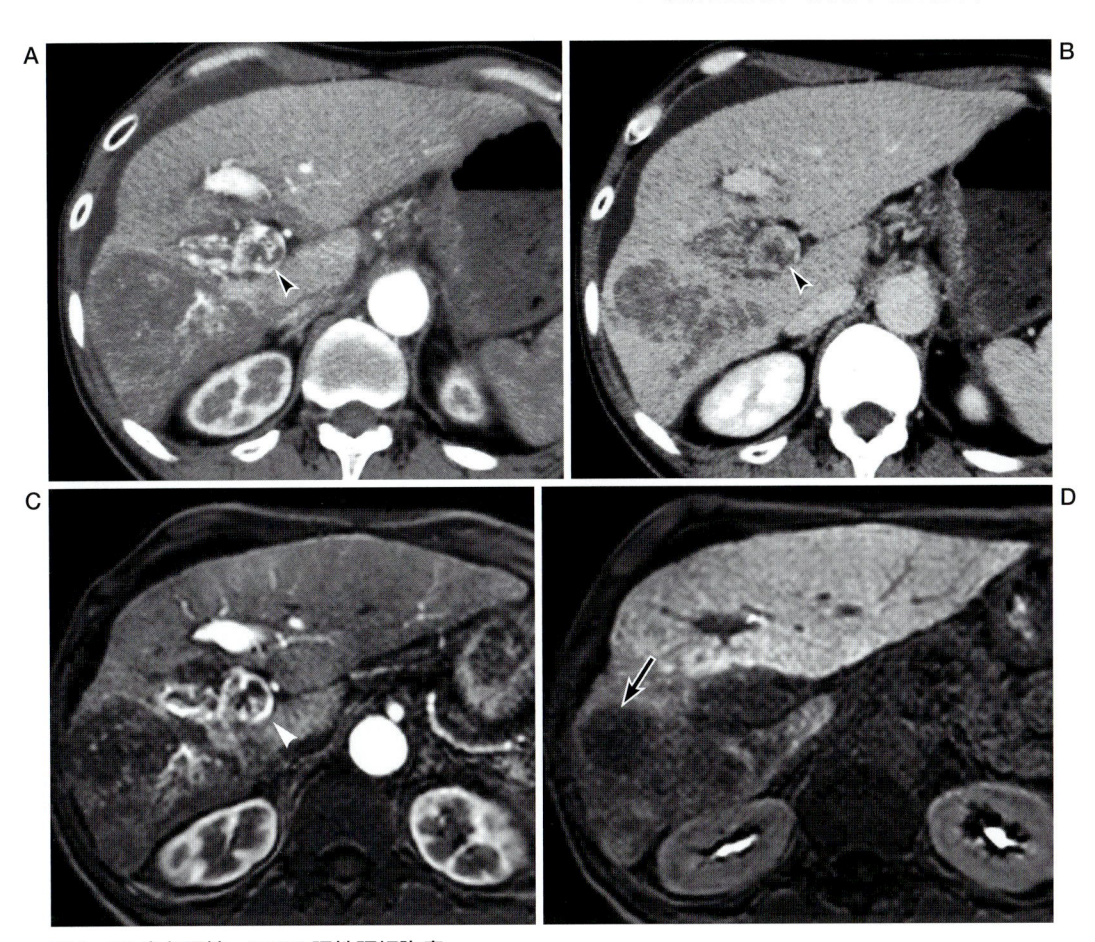

図1 60歳台男性 CK19陽性肝細胞癌
A：造影CT（動脈優位相），B：造影CT（平衡相），C：EOB-MRI（動脈優位相），D：EOB-MRI（肝細胞相） 造影CTでは動脈優位相(A)，平衡相(B)ともに周囲肝実質より低吸収で境界不明瞭な腫瘤として描出される．EOB-MRI動脈優位相(C)でも腫瘍の濃染程度は低い．EOB-MRI肝細胞相(D)では全体に低信号であるが，腹側に強い低信号を呈する部分(→)を認める．肝内門脈右枝に腫瘍栓を伴っている(A～C，▶)．手術でCK19陽性肝細胞癌と診断され，EOB-MRI肝細胞相(D)で顕著な低信号(→)を呈する部分にCK19陽性の癌細胞を認めた．

鑑別診断と鑑別点

乏血性で造影CT/MRIの動脈優位相で早期濃染が軽度の場合には低分化型肝細胞癌との鑑別が問題となるが，両者の画像的な鑑別は難しいのが現状である．

2. 腫瘤性肝病変：肝細胞性病変（悪性）＜肝細胞癌特殊型＞

金属沈着肝細胞癌
hepatocellular carcinoma with metallic accumulation （文献 82, 83）

■ 臨床像/病理・病態

　肝細胞癌は，銅などの金属沈着をきたすことで，MRI の信号強度に影響を及ぼすことが知られている．

　一般的に肝細胞癌は T2 強調像で高信号を呈することが多いが，T1 強調像における信号強度はさまざまである．小型肝細胞癌では約 40％の結節が T1 強調像にて高信号を示すとの報告もあり，特に高分化型肝細胞癌で高信号を示すことが多いとされる．その一部は脂肪の含有による T1 短縮であり，化学シフトを利用した脂肪抑制 T1 強調像や位相コントラスト T1 強調像（同位相像・逆位相像）により確認することができる．

　しかし，脂肪抑制 T1 強調像においても正常肝実質より高信号を示す結節がしばしば経験される．これらの T1 強調像における信号変化には，さまざまな金属沈着の関与が報告されている．Honda らは，鉄，銅，マンガンなどによる T1 短縮効果を示すとともに，腫瘍内の銅沈着や腫瘍内外の鉄沈着が，肝細胞癌の T1 強調像における信号強度に影響していることを示した．Ebara らは，T1 強調像における肝細胞癌の信号が，銅・亜鉛含有の程度や分化度と関連することを多変量解析を用いて示した．また，これらの金属沈着と分化度に関しては，銅沈着が高分化型肝細胞癌に多くみられることや，鉄の沈着程度と分化度との間に相関性がみられないなどの報告がある．脂肪抑制 T1 強調像における高信号は高分化型肝細胞癌に多いが，一部の中分化型肝細胞癌にもみられ（図 1），必ずしも分化度診断に直結するものではない．

■ 画像所見

■ CT：銅沈着をきたした肝細胞癌は，単純 CT で高吸収になりうるとの報告がある．しかし実際には，沈着量が少なければ CT 値への影響は小さく，しかも細胞密度や水分量・脂肪量などの多様な因子に影響されるため，感度の低い CT で金属沈着として認識することは困難である．ダイナミック CT では，通常の肝細胞癌と同様で，分化度や内部性状を反映した造影パターンを示す．

■ MRI：鉄や銅の沈着をきたした肝細胞癌は，T1 短縮効果により T1 強調同位相像や T1 強調逆位相像で高信号を呈し，脂肪抑制 T1 強調像でも同様の高信号となる．このため，脂肪抑制併用ダイナミック MRI の各相においても，腫瘍内の信号が底上げされた状態となり，正確な腫瘍濃染の評価が難しく，また Gd-EOB-DTPA 造影 MRI（EOB-MRI）の肝細胞相では EOB 取り込みの程度の判断が困難となる場合がある．その際には同一シーケンスの造影前画像との直接比較や差分画像の作成が有用である．

■ 鑑別診断と鑑別点

　肝腫瘍で T1 短縮を示す要因としては脂肪や出血などを有する病変が一般的であり，脂肪抑制 T1 強調像で高信号を呈する充実性腫瘍はごく少数である．悪性腫瘍としては，肝細胞

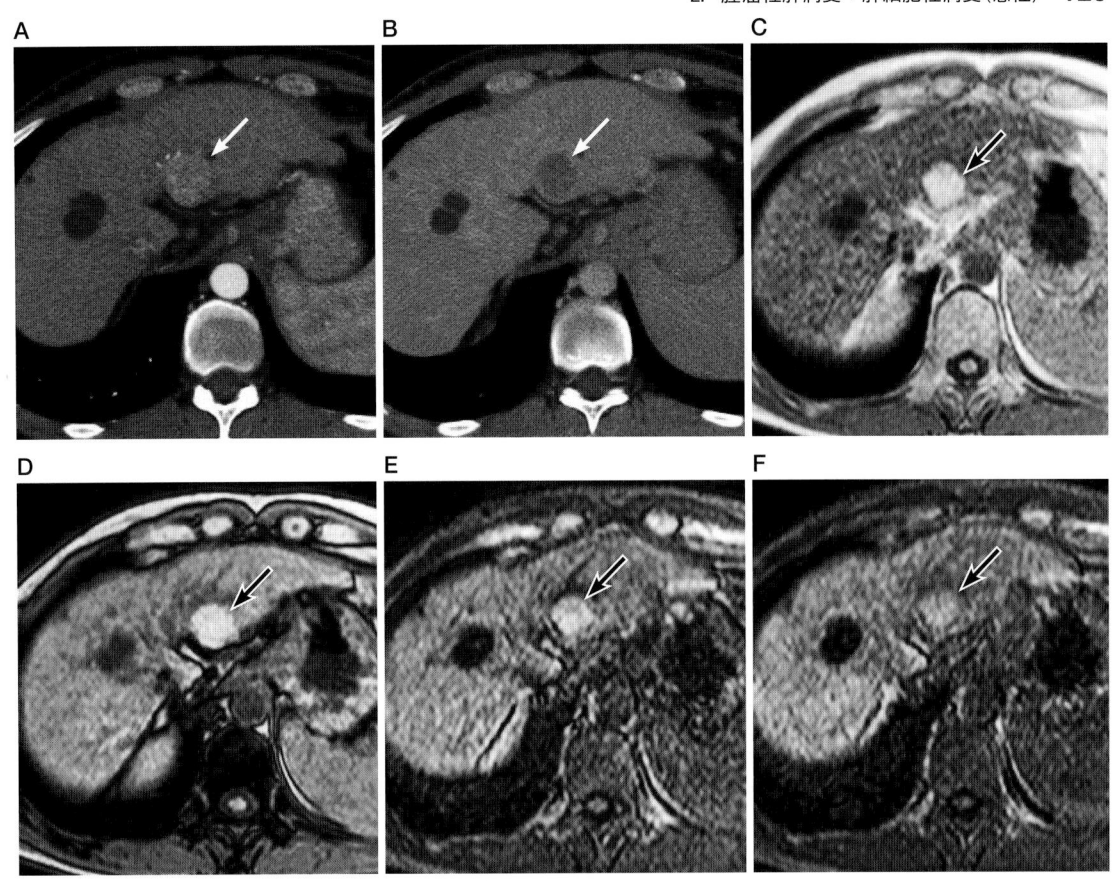

図1 40歳台 男性 ヘモジデリン沈着を伴う肝細胞癌
A:造影CT(動脈優位相),B:造影CT(平衡相),C:T1強調同位相(in phase:IP)像,D:T1強調逆位相(opposed phase:OP)像,E:脂肪抑制T1強調像,F:EOB-MRI(肝細胞相) 造影CTにて,肝左葉外側区S2に動脈優位相(A)で早期濃染,平衡相(B)でwashoutによって低吸収を示す2.5cm大の腫瘤を認める(→).平衡相(B)では被膜も疑われ,いわゆる古典的肝癌と称される中分化型肝細胞癌が示唆される.MRIでは,T1強調IP像(C)にて明瞭な高信号を呈しているが,T1強調OP像(D)および脂肪抑制T1強調像(E)でも同様の高信号を呈し,T1短縮が脂肪沈着以外によることがわかる.EOB-MRI肝細胞相(F)では,一見,Gd-EOB-DTPAの取り込みが亢進しているようにみえるが,同一シーケンスの造影前の画像(E)と比較を行うことで,周囲肝実質よりも取り込みが低下しているものと判断できる.外科的切除が行われ,病理学的にはKupffer細胞内や腫瘍細胞内にヘモジデリンを認め(非呈示),銅沈着や胆汁産生などは認められなかった.

癌以外にはメラノーマの肝転移があげられるが,臨床的に鑑別が問題になることは少ない.良性病変としては,異型結節や再生結節の一部,限局性結節性過形成,腺腫などが高信号を呈しうるとされており,鑑別が問題となる.

●**異型結節**:ウイルス肝炎などの慢性肝疾患・肝硬変を背景に発生する病変として,前癌病変である異型結節(dysplastic nodule)との鑑別は臨床的に重要である.異型結節は拡散強調画像やT2強調像で高信号を示さず等〜低信号を示すことが多い.ダイナミックMRIでは早期濃染を示さず乏血である,EOB-MRIの肝細胞相で取り込みを示すことがあるなどが古典的肝癌との鑑別点となる.ただし,前述のとおり,早期濃染や肝細胞相におけるEOB取り込みの判定には注意が必要である.

3. 腫瘍性肝病変：胆管細胞性病変（悪性）

肝内胆管癌：末梢腫瘤形成型
intrahepatic cholangiocarcinoma (IHC) : mass forming type　　　（文献 84〜85）

■ 臨床像

　肝内胆管癌は原発性肝癌の5％前後を占め，肝細胞癌に次いで2番目に多い．中年以降で，男性にやや多い．原発性硬化性胆管炎，肝内結石症，C型肝炎ウイルス感染，先天性胆道形成異常などが危険因子とされているが，これらの背景疾患を有する頻度は少ない．

　早期の症状としては，黄疸や発熱などの胆管炎症状があげられる．肝門型では早期に閉塞性黄疸による症状をきたしやすい．しかし，末梢型では早期には胆管閉塞による症状をきたしにくく発見が遅れることが多い．

■ 病理・病態

　肝内胆管癌は，肝内胆管上皮から発生し，肝内胆管周囲付属腺に由来するものも含まれる．「原発性肝癌取扱い規約」では，肉眼型により腫瘤形成型，胆管浸潤型，胆管内発育型の3つのタイプに分類されているが，2つ以上の型が併存する場合が多い．腫瘤形成型は，末梢型で多く（BOX），肝実質に境界が比較的明瞭な限局性腫瘤を形成する．胆管上皮に似た上皮で覆われた腺腔を形成し，線維性間質が発達している．大部分が腺癌であり，高分化なものが多い．粘液産生もみられる．辺縁部優位に腫瘍細胞を認め，中心部には線維性間質を認める．壊死や被膜を認めることもあるが頻度は少ない．肝細胞癌に比べ，リンパ節転移の頻度が高い．

■ 画像所見

■ CT：比較的境界明瞭な低吸収腫瘤を形成する．胆管拡張を伴う頻度が高い．肝被膜に浸潤する場合には肝表面に癌臍を生じる場合がある．リンパ節転移を伴う場合，予後が極めて不良とされており，注意を要する．

■ MRI：腫瘤はT1強調像にて低信号，T2強調像にて軽度高信号を呈する．大きな腫瘤では腫瘍細胞が存在する辺縁部分はT2強調像にて軽度高信号，中心部は線維間質を反映して相対的に低信号に描出されるが，壊死を伴う場合には著明な高信号を含むことがある．CTと比較して胆管系の描出に優れ，MRCP（MR cholangiopancreatography）は胆管系の全体像を把握するのに有用である．

■ 造影CT/MRI：早期相では辺縁は腫瘍細胞が豊富なために淡くリング状に染まる．内部は豊富な線維性間質のために乏血性で漸増性に造影され，遷延性濃染を呈する．逆に辺縁部は遅延相で染まりが減弱する．また，腫瘤内を既存血管が貫通することがある．Gd-EOB-DTPAによる造影MRI（EOB-MRI）は，肝細胞相において腫瘤と周囲正常肝との境界を明瞭に描出でき，浸潤範囲の診断に有用である．しかし，併存する胆管浸潤や胆管内発育を評価したい場合には，Gd-EOB-DTPAよりも細胞外液性造影剤（Gd-DTPAなど）を用いたほうが病変の増強効果の判断が容易となることがある．

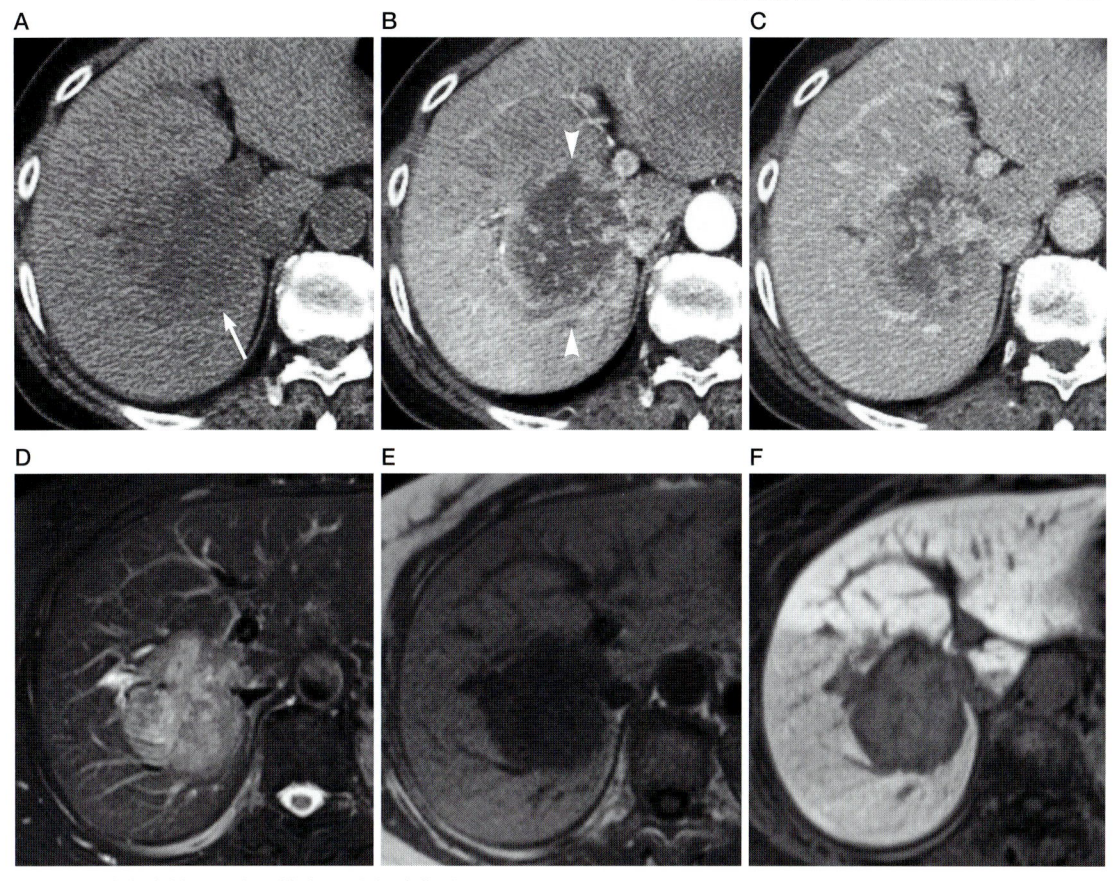

3. 腫瘤性肝病変：胆管細胞性病変(悪性) 127

図1 70歳台女性 肝内胆管癌：腫瘤形成型
A：単純CT，B：造影CT(動脈相)，C：造影CT(遅延相)，D：脂肪抑制T2強調像，E：T1強調像，F：EOB-MRI肝細胞相 単純CT(A)では肝右葉に不均一な淡い低吸収を呈する腫瘤を認める(→)．造影動脈相(B)では辺縁部に淡い濃染を認める(▶)．遅延相(C)では中心部に濃染(delayed enhancement)を認め，線維性間質を疑う．脂肪抑制T2強調像(D)では不均一な高信号，T1強調像(E)では低信号を呈する．EOB-MRI肝細胞相(F)では低信号を呈するが，内部に線維性間質への造影剤の停滞と思われる淡い高信号を認める．

鑑別診断と鑑別点

- 腺癌の肝転移：乏血性腫瘤を呈し，癌臍を伴うこともあり，鑑別が困難な場合がある．肝内胆管癌では，胆管拡張やリンパ節転移を伴う頻度が高いことが診断の一助となる．
- 悪性リンパ腫：既存血管が腫瘍内を貫通することがある．比較的均一な性状を呈することが多いが，造影CT/MRIでリング状濃染を呈することもあり，鑑別が問題となることがある．
- 細胆管癌：線維性間質を有し，腫瘍内を既存血管が貫く所見がみられることから，鑑別が難しいことがある．肝内胆管癌よりは，動脈相での濃染が強いことが多い．

BOX 肝内胆管癌の肝門型・末梢型

左右肝管は胆管一次分枝である．肝内胆管は胆管の二次分枝およびその末梢をいう．二次分枝由来の病変を肝門型，二次分枝より末梢由来の病変を末梢型と大別している．

3. 腫瘍性肝病変：胆管細胞性病変（悪性）

肝内胆管癌：胆管浸潤型
intrahepatic cholangiocarcinoma：periductal infiltrating type　　　（文献87〜89）

■ 臨床像

胆管浸潤型の頻度は腫瘤形成型に比較すると少なく，また腫瘤形成型＋胆管浸潤型の形態を呈することもある．早期に胆管閉塞をきたすため，閉塞性黄疸や胆管炎症状を呈することで発見されることが多い．予後は一般に不良である．

■ 病理・病態

「肝癌取扱い規約」で扱われる肝門型の肝内胆管癌（二次分枝より末梢から発生）と，「胆道癌取扱い規約」で扱われるいわゆる肝門部胆管癌は画像上も病理上も鑑別困難な場合が多い．UICC分類では，胆管系を1つのbiliary treeとみなし，胆管癌全体を肝内(intrahepatic)，傍肝門型(perihilar)および遠位型(distal type)に分類している．近年の研究では，肝内胆管癌をその発生部位から末梢型(peripheral type)と傍肝門型(perihilar type)の2型に分類する案が提唱されている(表)．

末梢型は慢性肝炎を背景に発生することが多く，肉眼上は腫瘤形成型を呈し，小葉間胆管類似の小型の腺管構造からなる．一方，傍肝門型は肝内結石症や原発性硬化性胆管炎(PSC)などを背景に大型胆管やその付属腺から発生する．胆管浸潤型や胆管内発育型を呈し，大型の腺管構造あるいは乳頭状構造からなる．Glisson鞘内に豊富に存在するリンパ管や脈管に容易に浸潤する傾向がある．

■ 画像所見

細胞外液性造影剤を使用したCT，MRIが診断の基本となるが，術前に肝内転移の有無を評価する目的でGd-EOB-DTPA造影MRI（以下，EOB-MRI）を施行することもある．腫瘍はGlisson鞘に沿って浸潤性に発育するため，その輪郭は不明瞭である．拡張した胆管の下流側を丁寧に観察することが肝要となる．肝実質に浸潤し腫瘤を形成すると，腫瘤形成型＋胆管浸潤型となる．末梢型の腫瘤形成型と比べるとvascularityは低い．遅延相では豊富な間質を反映し遅延性濃染を呈するが，Glisson鞘も同様に増強されるため，腫瘍の進展範囲は評価困難となる．門脈相で進展範囲が最も捉えやすいとの報告もあるが，随伴する胆管炎との鑑別はしばしば困難である．上流側の肝内胆管は拡張するが，その領域では胆管炎や胆汁うっ滞が生じ，T1強調像で高信号，T2強調像でも高信号を呈する．門脈や動脈のしめつけ狭窄像(encasement)がしばしば観察される．

表　肝内胆管癌のperihilar typeとperipheral type

	傍肝門型(perihilar)	末梢型(peripheral)
背景	PSC　肝内結石症	(慢性肝炎)
発生	大型胆管，付属腺	小葉間胆管
肉眼型	・胆管浸潤型 胆管内発育型	腫瘤形成型
線維化	びまん性	中心部
神経周囲浸潤	(++)	(−)
脈管侵襲	(++)	(+/−)
動脈性腫瘍血管	(−)	(+)

(文献87)より改変)

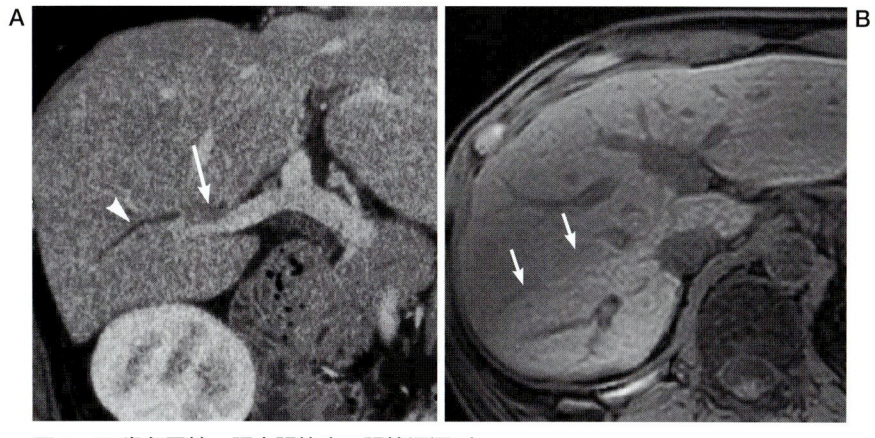

図1 70歳台男性 肝内胆管癌：胆管浸潤型
A：造影CT（門脈相MPR像），B：脂肪抑制T1強調像 造影CT門脈相（A）では肝後区域の肝内胆管が拡張している（▶）．その下流側に境界不明瞭な低吸収域を認める（大矢印）．MRI，T1強調像（B）では胆汁うっ滞を反映し，後区域が全体に高信号を呈している（小矢印）．

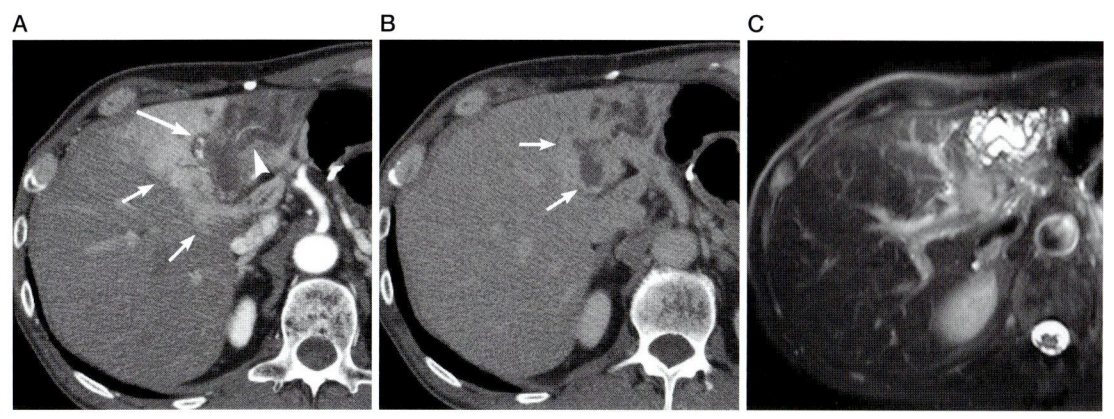

図2 60歳台男性 肝内胆管癌：胆管浸潤型
A：造影CT（動脈相），B：造影CT（門脈相），C：脂肪抑制T2強調像 造影CT動脈相（A）では左葉外側区の肝内胆管が拡張している（▶）．肝門側には境界不明瞭な低吸収を呈する腫瘤を認める（大矢印）．門脈左枝は閉塞し低吸収を呈している．肝左葉は代償性に動脈血流が増加している（小矢印）．門脈相（B）では腫瘍は左Glisson鞘に沿って浸潤性に進展している（小矢印）．T2強調像（C）では肝内胆管の拡張が明瞭である．本症例のように腫瘍の主座が胆管一次分枝か二次分枝なのか，すなわち肝内胆管癌かいわゆる肝門部胆管癌なのかの判断が難しい症例にしばしば遭遇する．

鑑別診断と鑑別点

- 原発性硬化性胆管炎（PSC）：時間的，空間的に多発するのが特徴である．
- IgG4関連胆管炎：膵や腎などの他臓器にも病変を伴うがあることが多い．血中IgG4が高値となる．また，胆道鏡や細胞診の所見とも合わせて総合的に判断する必要がある．
- 肝内結石症：胆管内に無信号域（signal void）を認める．結石はT1強調像で高信号を呈することも多い．

3. 腫瘍性肝病変：胆管細胞性病変（悪性）

肝内胆管癌：胆管内発育型
intrahepatic cholangiocarcinoma（IHC）：intraductal growth type　　　（文献 90～92）

■ 臨床像

　肝内胆管癌（IHC）は肝内胆管上皮より発生する癌である．IHC は末梢型（peripheral）と肝門部近傍に発生する肝門型（hilar）に大別される．末梢型 IHC は，肝実質内，多くは肝内小型胆管あるいは細胆管，Hering 管から発生し，肝門型 IHC は左右胆管の肝側主要分枝あるいは胆管付属腺より発生し，肝門部胆管に由来する肝門部癌との鑑別は困難なことが多い．また，IHC は「原発性肝癌取扱い規約（第 5 版補訂版）」では肉眼的に腫瘤形成型〔mass forming（MF）type〕，胆管浸潤型〔periductal infiltrating（PI）type〕，胆管内発育型〔intraductal growth（IG）type〕の 3 型に分類される．末梢型 IHC は腫瘤形成型の形態を示し，肝門型 IHC は胆管浸潤型，胆管内発育型を呈する例が多い．胆管内発育型肝内胆管癌の頻度は肝内胆管癌の 8～18％である．胆管内発育型肝内胆管癌は他の 2 型よりも予後は良好である．

■ 病理・病態

　胆管内発育型 IHC は胆管内腔へ乳頭状の発育を示す乳頭状腺癌が多い．腫瘍は粘膜上皮に沿って表層進展することが多く，粘膜下に深く浸潤することは少ない．また，病変は多発する場合も多い．粘液を産生する例も少なくない．

　現在，胆管内発育型 IHC と胆管内乳頭状腫瘍（intraductal papillary neoplasm of the bile duct：IPNB）（II．胆嚢・胆管の「胆管内乳頭状腫瘍」の項，p. 342 を参照）との異同に関しては混乱が生じており，議論の余地が残っている．IPNB の癌化したものは胆管内発育型 IHC に含まれるとされるが，terminology の明確な定義に関しては今後の疾患概念の整理が必要である．本稿では典型的な IPNB とは異なり粘液過剰産生を伴わない胆管内発育型 IHC（IPNB の範疇に入るかどうかは定まっていない）を扱う．

■ 画像所見

　胆管内発育型 IHC では胆管内腔に突出する乳頭状，ポリープ状の充実部が画像上描出される．病変部の胆管は狭窄を示さず，乳頭状腫瘍が充満するため拡張する傾向がある．腫瘍による胆管閉塞に応じて上流の胆管は拡張する．病変（隆起病変）が小さく，同定しにくい場合もあり注意を要する．

　超音波検査（US）では，結節状あるいは不整な胆管壁肥厚やポリープ状の腫瘍と拡張胆管を同定できる．造影 CT では充実部の造影パターンは多彩であるが，平衡相では周囲肝に比して低吸収を呈する場合が多く，豊富な線維性間質を反映し漸増性濃染をすることが多い腫瘤形成型 IHC とは異なる造影パターンを呈する．また，腫瘍に接した部位の胆管壁の肥厚は認めないことが多い．MRCP は胆道系の全体像を把握するのに有用であるが，小さな病変の検出は ERCP がより感度が高いとされる．

3. 腫瘤性肝病変：胆管細胞性病変（悪性） 131

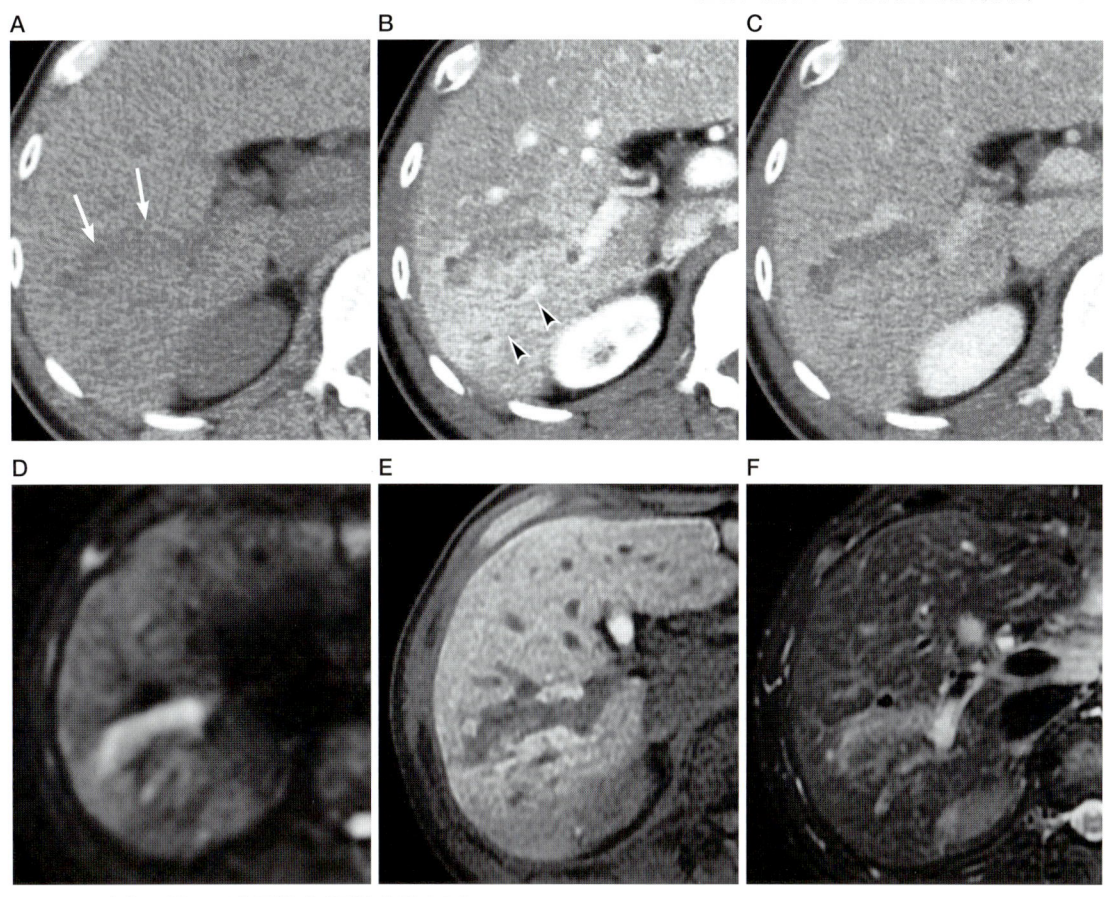

図1 30歳台男性 肝内胆管癌（胆管内発育型）
A：単純CT，B：造影CT（早期相），C：造影CT（後期相），D：拡散強調画像（b＝800 s/mm²），E：脂肪抑制T1強調像，F：脂肪抑制T2強調像　単純CT（A）でS7に軽度低吸収を呈する非円形の腫瘤が疑われる（→）．造影CT早期相（B）では門脈枝の圧排を反映する軽度の区域性濃染（▶）と腫瘤の辺縁優位に濃染を認める．平衡相（C）では肝内胆管（B7）末梢の軽度拡張を伴い，鋳型状にはまりこむ低吸収の腫瘤が示唆される．腫瘤はMRIの拡散強調画像（D）にて高信号を呈し，脂肪抑制T1強調像（E）で低信号，脂肪抑制T2強調像（F）で軽度高信号を呈している．切除術が施行され高分化相当の胆管内発育型IHCと組織診断された．一部で肝実質浸潤が認められたが，画像では指摘困難であった．

鑑別診断と鑑別点

● 肝細胞癌の胆管浸潤：早期濃染，後期相でのwashoutを呈し，腫瘍マーカーが鑑別の一助となる．

● 転移性肝腫瘍：乳頭状を呈するか否かが鑑別点となる．胆管内発育型IHCでは胆管拡張を伴うことが多い．

3. 腫瘤性肝病変：胆管細胞性病変（悪性）

肝内胆管癌のバイオマーカー，予後因子
biomarkers and prognostic factors of intrahepatic cholangiocarcinoma （文献93〜99）

　肝内胆管癌は，腫瘤形成型，胆管浸潤型および胆管内発育型の3型に分類される．胆管内発育型は他の二者と比べると予後が良好で，近年，報告が増えている胆管内乳頭状腫瘍（IPNB）がその一群に分類される（次項参照）．胆管内発育型の5年生存率は80％と報告されており，前二者に比べると予後は良好である．一方，肝内胆管癌の多くを占める腫瘤形成型の予後は一般に不良で，5年生存率は5％以下とされる．その予後因子はリンパ節転移，治癒切除，進行度分類（Stage），脈管侵襲，肝内転移，腫瘍マーカーなどが報告されているが，術前画像診断で評価可能なvascularityや腫瘍内間質量も予後因子となる．

1）リンパ節転移

　術前の画像診断では最も重要となる．「原発性肝癌取扱い規約（第5版）」ではStageは腫瘤形成型のみ適用される．N1は所属リンパ節転移であるが，多臓器転移M1と同じく，Stage IVBに分類される（肝細胞癌のN1がStage IVAとされるのと異なっており，注意が必要である）．一般にリンパ節転移陽性例は手術非適応となるが，そこで問題となるのはリンパ節転移の術前正診率である．現時点では画像上のリンパ節転移の正診率は満足できるものではなく，術前のCTやFDG-PETでのリンパ節転移陽性判定は予後規定因子とはなりえない．感度，特異度，正確度（正診率）は，CTでそれぞれ47〜75％，65〜73％，61〜74％，FDG-PETでは32〜38％，88〜100％，74〜76％と報告されている．感度ではCT，特異度はFDG-PETが優り，正確度（正診度）はほぼ同等と考えられる．末梢発生の腫瘤形成型は慢性肝炎を背景に発生することが多く，反応性に腫大したリンパ節を認めることがまれではない．したがって，サイズのみで判定するとどうしても感度が低くなる．FDG-PETはCTを補完する役割があるが，それでもまだ十分とは言えない．さらなる診断能の向上が望まれる．

2）肝内転移

　肝細胞癌同様，肝内胆管癌でも肝内転移の頻度は高い．特に末梢発生の腫瘤形成型ではリンパ節転移の頻度が低い一方で，肝内転移の頻度は比較的高い．肝内転移の診断にはEOB-MRIが適していると考えられる．

3）vascularity

　肝内胆管癌は多血性と乏血性に分けられる．最近の研究で肝内胆管癌は，①末梢発生，小型胆管由来と，②肝門側発生，中〜大型胆管ないし付属腺由来，の2種類があることがわかっている．①は多血性，②は乏血性を呈することが多いとされる．末梢発生の多血性肝内胆管癌は，乏血性肝内胆管癌より予後良好である（図1）．さらに，ウイルス肝炎など慢性肝疾患を背景とすることが多く，肝細胞癌との鑑別がしばしば問題となる．

4）遅延性/遷延性濃染

　肝内胆管癌は一般に線維性間質に富むとされるが，その程度は個々の腫瘍によりさまざまである．多血性肝内胆管癌は小型腺管構造をとる腫瘍細胞が密に増殖しており，線維性間質は少ない．一方，乏血性肝内胆管癌では腫瘍細胞は大量の線維性間質内に散在性にみられる．ダイナミックスタディの遅延相では線維性間質を捉えることが可能で，遅延相で濃染さ

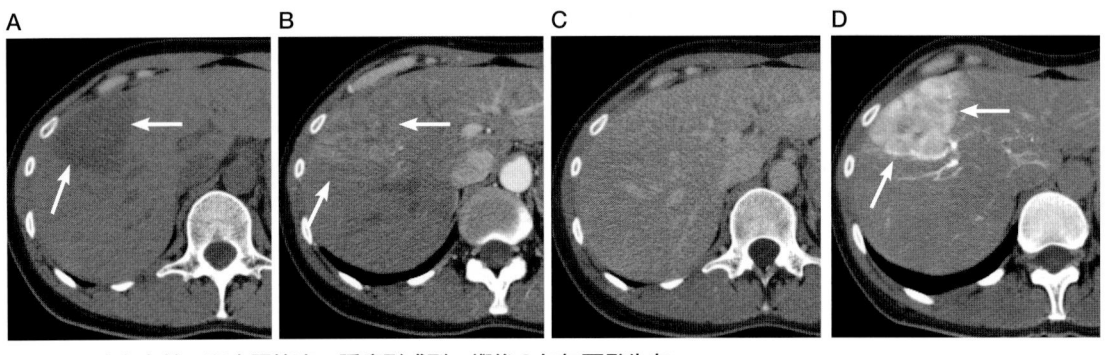

図1 40歳台女性　肝内胆管癌：腫瘤形成型，術後6年無再発生存
A：単純CT，B：ダイナミックCT（動脈相），C：ダイナミックCT（遅延相），D：動注CT（右肝動脈）　単純CT（A）では肝右葉S8に低吸収腫瘤を認める（→）．ダイナミックCT動脈相（B）では腫瘤は軽度増強され高吸収となる（→）．遅延相（C）では周囲肝実質と等吸収である．動注CT（右肝動脈，D）では腫瘤は明瞭な高吸収を呈し（→），多血性腫瘍が考えられる．本症例は肝細胞癌との鑑別が問題となった．切除後6年無再発生存中で，このような多血性の肝内胆管癌の予後は比較的良好である．

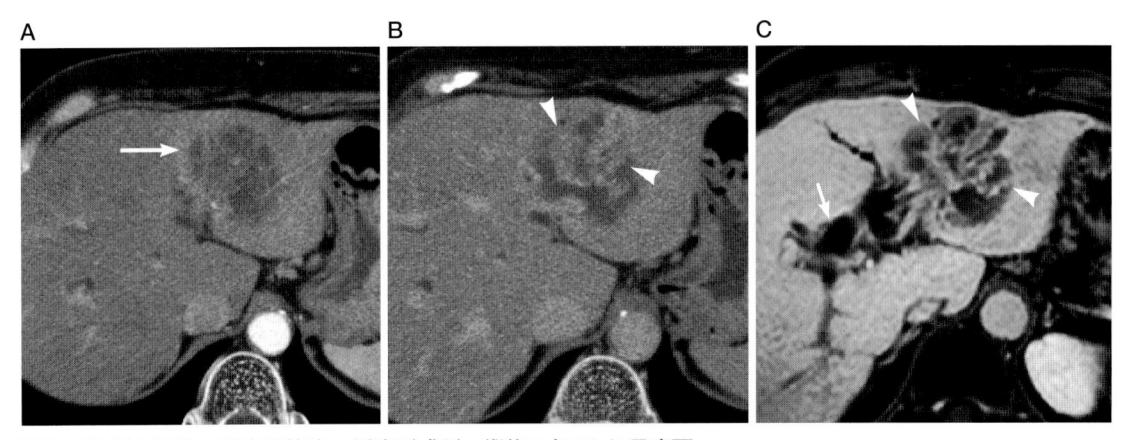

図2 70歳台男性　肝内胆管癌：腫瘤形成型，術後3年11か月癌死
A：ダイナミックCT（動脈相），B：ダイナミックCT（遅延相），C：EOB-MRI（造影3分後）　ダイナミックCT動脈相（A）では肝左葉外側区に低吸収腫瘤を認める（大矢印）．遅延相（B）では中心部が増強され（▶），線維性間質の豊富な腫瘍が示唆される．本症例のように遅延相で濃染される部分が豊富に認められる場合には予後が不良である．またEOB-MRIでは，造影3分後（C）で中心部に遅延性濃染が明瞭である（▶）．肝内胆管の拡張（小矢印）は併存する総胆管結石のためである．EOBは肝特異性造影剤であるが，細胞外液性造影剤としての特徴を併せもち，3分後（〜5分後）のlate dynamic phaseにおいて遷延性・遅延性濃染を評価可能である．

れる部分が多い，すなわち間質量が多い腫瘍は予後が不良である．一方，腫瘍内の線維性間質量はダイナミックスタディを用いずとも評価可能で，胆管細胞癌であれば造影剤注入数分後以降での増強部分は間質と考えてよく，CT・MRI機器の新旧や，造影剤の注入方法に左右されない利点がある．

また，最近は肝腫瘍の診断にはGd-EOB-DTPA（以下EOB）を使用する頻度が多くなっている．EOBは肝細胞特異性の造影剤であるために，細胞外液性造影剤に比べて線維性間質量を評価しにくい．しかしながら注意深く観察すれば，造影3分後のlate dynamic phaseあるいはhepatobiliary phaseにて遅延性濃染は観察可能であり（図2），これはEOBが併せもつ細胞外液性造影剤の特性を反映したものと考えられている．

3. 腫瘍性肝病変：胆管細胞性病変（悪性）

胆管内乳頭状腫瘍
intraductal papillary neoplasm of the bile duct：IPNB

（文献 100〜102）

■臨床像

　胆管内乳頭状腫瘍（IPNB）は，膵の膵管内乳頭粘液性腫瘍（intraductal papillary mucinous neoplasm：IPMN）に対応する胆管腫瘍である．肝内・肝外胆管内腔に有茎性で乳頭状発育を示す腫瘍が認められ，粘液の過剰産生を伴うことが多い．上腹部痛や閉塞性黄疸・胆管炎症状から発見されることもあるが，無症状で偶然に発見されるものもある．性差はないが，肝左葉に多いとされる．胆管の表層を拡大進展するので，肝切除に加えて肝外胆管切除・胆道再建を要する場合が多い．

■病理・病態

　腫瘍の異型度によって腺腫から浸潤癌に分類されるが，多くは悪性である．肝内・肝外の大型胆管内腔を占拠する乳頭状の充実性病変が同定され，しばしば多発する．胆管との交通があり，粘液の過剰分泌による胆管の拡張が認められる．大型胆管に存在するIPNBは主膵管型IPMNに対応する胆管腫瘍と考えられている．一方，胆管周囲付属腺に主座を置くIPNBや大型胆管と胆管周囲付属腺にまたがるIPNBも報告されており，それぞれ分枝型IPMN，混合型IPMNに対応すると提唱されている．

■画像所見

　画像所見の本態は，胆管内腔を占拠する乳頭状病変と粘液の過剰分泌による胆管拡張である．高頻度に乳頭状の充実性病変が同定され，しばしば多発する．胆管がびまん性に拡張する場合，乳頭状病変の下流側にも拡張が認められる．乳頭状病変は造影早期から増強されることが多いが，腫瘍内の粘液量が多い場合は造影が淡く，MRI, T2強調像でも充実性病変が高信号を示す．乳頭状病変の存在部位には，より強い胆管拡張が認められ，区域性に拡張した肝内胆管が短軸でスライスされた場合はブドウの房状，長軸でスライスされた場合やMRCPではバナナの房状を呈する（図1）．

　限局性に囊状の胆管拡張を示す場合，粘液性囊胞腫瘍（mucinous cystic neoplasm：MCN）との鑑別が問題となる．MCNでは胆管との交通を認めないのに対して，IPNBでは胆管との交通が認められる．また，IPNBでは囊胞性病変のサイズに比して乳頭状病変が大きめであったり，多発したりする．胆管との交通の有無を評価する際はMRCPの元画像やCTのMPRで丹念に連続性を追うことが肝要で，囊胞の形状や部位から拡張した胆管を想起することが診断の契機となる場合もある．また，drip infusion cholecystocholangiography（DIC）-CTやGd-EOB-DTPA造影MRI（EOB-MRI）の肝細胞相で胆管内の粘液栓が造影欠損としてみられる場合があり，診断の一助となる（図2）．胆管周囲付属腺由来のIPNBでは胆管から憩室状に囊胞性腫瘤が突出するため，画像では胆管との交通がわかりにくいとされる．

　IPNBでは胆管の表層を拡大進展することが多く，CTやMRIでの水平進展の評価には限界がある．術前にはERCPのほか，胆道鏡検査や管腔内超音波検査（intraductal ultrasonography：IDUS）などが進展度の評価を目的に施行される場合がある．また，胆管切除・再建が必要なことも多い．したがって，CT, MRI/MRCPを読影する際には疾患名の診断だけでなく胆管の分岐パターンにも留意すべきである．

3. 腫瘍性肝病変：胆管細胞性病変(悪性)

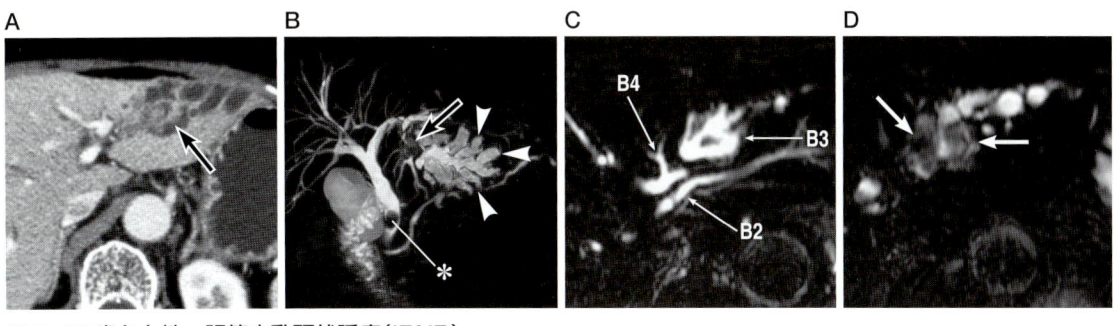

図1　70歳台女性　胆管内乳頭状腫瘍(IPNB)
A：造影CT(門脈相)，B：MRCP(3D-MIP)，C：MRCP横断像，D：MRCP横断像(Cの尾側)　造影CT(A)では肝S3の肝内胆管枝(B3)の著明な拡張を認め，内腔に造影される腫瘍性病変(→)を認める．MRCP(B)ではB3にバナナの房状の強い拡張(►)が認められ，その内腔に腫瘍(→)が描出されている．肝外胆管にも拡張が認められる．また，総胆管結石(*)が描出されている．MRCP横断像(C)では，B3の著明な拡張を認める．本例では，B2が門脈臍部よりも肝門側で分岐してから，B4とB3とに分岐している．同じくMRCP横断像で尾側のスライス(D)では，著明に拡張したB3内腔を占拠する乳頭状腫瘍性病変が認められる(→)．

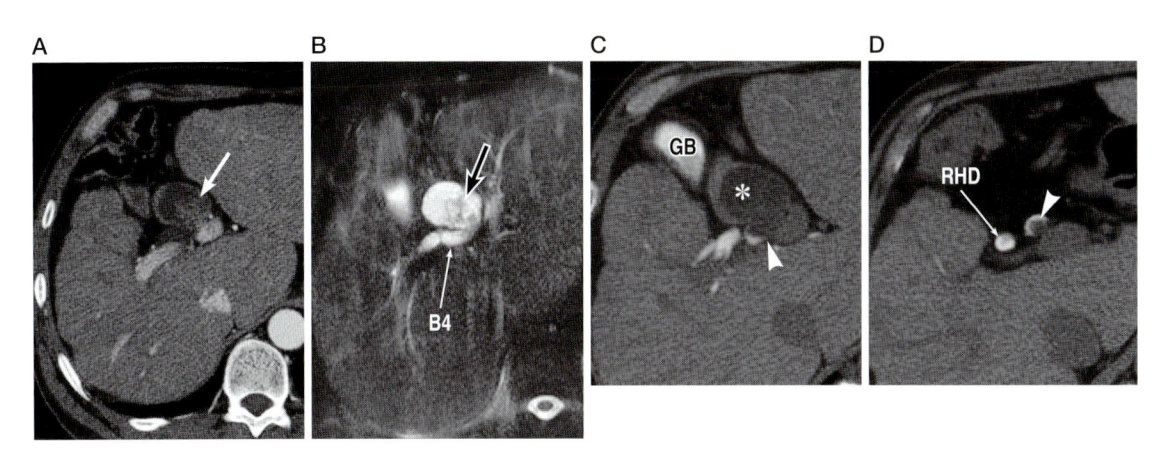

図2　50歳台男性　胆管内乳頭状腫瘍(IPNB)
A：造影CT(動脈優位相)，B：T2強調像(HASTE)，C：DIC-CT，D：DIC-CT(Eの尾側)　造影CT動脈優位相(A)にて肝左葉内側区域下端に囊胞性腫瘍を認め，内腔に軽度の増強効果を示す充実部(→)が認められる．T2強調像(B)では，囊胞性腫瘍とB4の連続性が認められ，腫瘍性病変の本態は拡張したB4の一部であることがわかる．囊胞性腫瘍内には乳頭状病変(→)が認められる．DIC-CT(C)では，囊胞性腫瘍内(*)に造影剤の流入を認めず，B4内に囊胞性腫瘍から産生された粘液を示唆する低吸収の造影欠損像(►)が認められる．同じくDIC-CTで尾側のスライス(D)でも，左肝管内に粘液栓と考えられる造影欠損像(►)が認められる．GB：胆嚢，RHD：右肝管

鑑別診断と鑑別点

- 肝内結石：1相の造影CTのみしか撮影されていない場合に誤診される可能性がある．CT，MRIで造影前後が比較できれば鑑別可能である．
- 粘液囊胞性腫瘍(MCN)：胆管との交通を認めない．
- 胆管内発育型の肝内胆管癌：病理学的にも問題であるが，画像上，乳頭状病変が多発する場合や，乳頭状病変が存在する胆管が著明な拡張を示す場合にはIPNBが示唆される．
- 肝腫瘍の胆管内浸潤：肝細胞癌や大腸癌肝転移などが胆管内腔に進展することがある．粘液の過剰産生による下流側胆管拡張の有無，悪性腫瘍の既往や併存の有無が鑑別点となる．粘液の過剰産生を伴わないIPNBでは肝内の充実性腫瘍との鑑別が問題となる場合がある．

3. 腫瘤性肝病変：胆管細胞性病変（悪性）

肝粘液性嚢胞腫瘍
mucinous cystic neoplasm : MCN

（文献 103〜105）

■ 臨床像

肝粘液性嚢胞腫瘍（MCN）は，以前は biliary cystadenoma/cystadenocarcinoma と呼称されていた粘液産生性の肝嚢胞性腫瘍である．ただし，biliary cystadenoma/cystadenocarcinoma の呼称はいまだに通用しており，もうひとつの粘液産生腫瘍である胆管内乳頭状腫瘍（IPNB）とも混同されている．腫瘍が大きい場合は上腹部痛や腹部膨満などの圧迫症状を示すが，無症状で偶然に発見されるものもある．膵の MCN と同様に女性に多い．また，肝左葉に多いとされる．外科的に完全切除されれば再発は少ない．開窓術や経皮的ドレナージ・生検は腹膜播種を引き起こす危険性があるので避けるべきであり，正しく画像診断することが重要である．

■ 病理・病態

腫瘍の異型度によって腺腫から浸潤癌に分類される．多くは良性であるが，potential malignancy なので原則として外科的切除が施行される．粘液を貯留した共通被膜と隔壁を有する多房性嚢胞性腫瘤を呈する．胆管との交通は認められない．肉眼的には cyst-in-cyst と呼称されるように，多発嚢胞の集簇ではなく，嚢胞内に隔壁で境界された複数の嚢胞が内包されたような形状を示す．病理組織にて嚢胞壁に卵巣様間質（ovarian type stroma）を認めることが診断の根拠となる．

■ 画像所見

画像所見は膵の MCN と同様である．すなわち，「夏みかん」と形容されるような境界明瞭な多房性嚢胞性腫瘤を呈する．辺縁は必ずしも平滑ではなく，分葉状を示すことも少なくない．壁や隔壁の石灰化がしばしば認められる．肝嚢胞が多房性を呈することもあるが，壁は一般に菲薄である．MCN の壁や隔壁は比較的厚いことが多く，隔壁の厚さを 3 mm 以上とする基準もあるが，明らかな造影効果が識別できる程度であれば肥厚とみなし，MCN の可能性を考慮すべきである．緩徐な増大を示すときも MCN を疑う必要がある．

MCN 内の嚢胞間での蛋白濃度の違い，出血や debris の有無を反映し，CT の吸収値や MRI の信号強度が異なる場合があり，"stained glass appearance" や "mosaic pattern" とよばれる特徴的な画像所見を呈する（図1）．

腫瘍による圧迫が原因で上流側の胆管拡張を認めることはあるが，下流側の胆管拡張は認められない．壁在結節が存在する病変や腫瘍径の大きなものは悪性の可能性がより高いが，良性と悪性とで画像所見の重複も多い．しかしながら，MCN では外科切除が行われるので，MCN と画像診断すること自体が MCN の良悪性の鑑別よりも重要である．

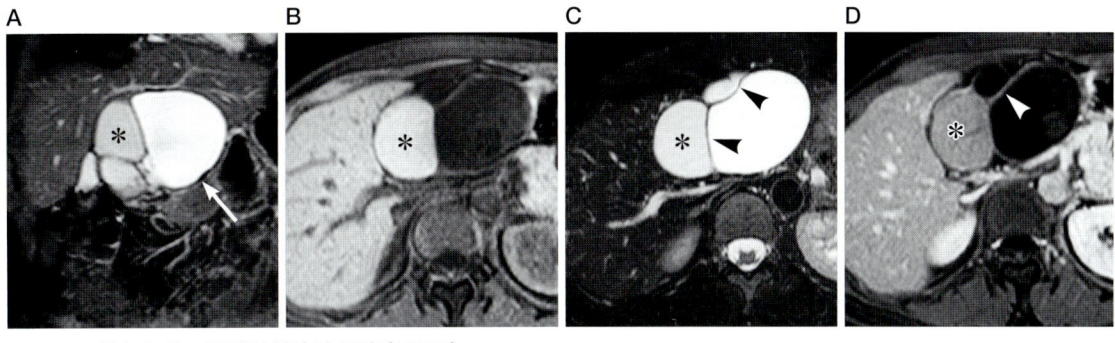

図1 40歳台女性　肝粘液性囊胞腫瘍(MCN)

A：True-FISP 冠状断像，B：脂肪抑制 T1 強調像，C：脂肪抑制 T2 強調像，D：脂肪抑制造影 T1 強調像　True-FISP 冠状断像(A)にて，肝左葉から外方に突出する多房性囊胞性腫瘍を認める(→)．囊胞性腫瘍はわずかに分葉状である．腫瘍内に複数の隔壁が認められ，囊胞内に囊胞を内包する cyst-in-cyst pattern を示している．病変右側の房室(locule，＊)内の信号強度がわずかに低く，いわゆる stained glass appearance あるいは mosaic pattern とよばれる所見である．脂肪抑制 T1 強調像(B)にて，病変右側の locule(＊)は高信号を示している(出血を反映していた)．脂肪抑制 T2 強調像(C)でも囊胞性腫瘍内にやや厚い隔壁が認められる(▶)．A と同様，右側の locule(＊)の信号強度がわずかに低い．脂肪抑制造影 T1 強調(D)にて，隔壁に明らかな増強効果が認められる(▶)．

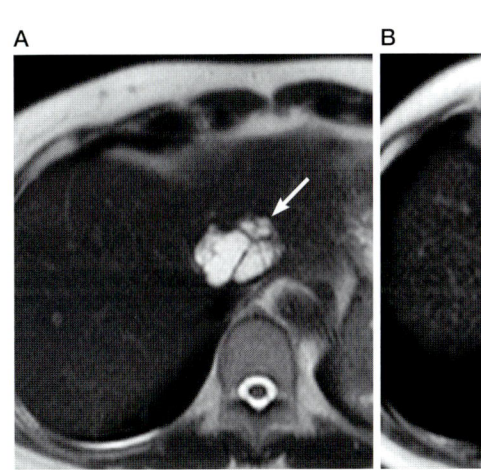

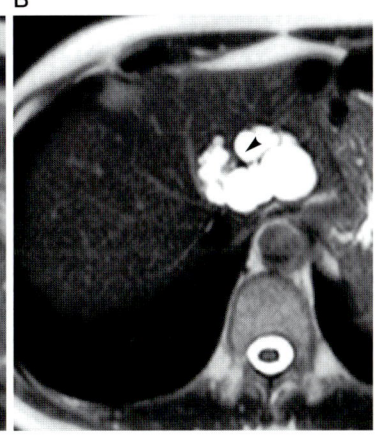

図2 50歳台女性　肝粘液性囊胞腫瘍(MCN)

A：T2 強調像，B：T2 強調像(5 年後)　T2 強調像(A)にて，肝左葉上部に多房性囊胞性腫瘍を認める(→)．5 年後の経過観察の T2 強調像(B)では囊胞性腫瘍の増大と隔壁(▶)の明らかな肥厚が認められる．

鑑別診断と鑑別点

- 肝囊胞：隔壁はあっても薄い．MCN の多くが単発である．鑑別が難しい場合は経過観察を要するが，MCN は緩徐な増大を示す．
- 胆管内乳頭状腫瘍(IPNB)：胆管との連続性，下流側の胆管拡張が鑑別点となる．乳頭状の充実性病変が拡張した胆管内腔を占拠する．充実性病変はしばしば多発する．
- multicystic biliary hamartoma：多発囊胞の集簇を示す(ブドウの房状)．
- 肝膿瘍：壁の増強効果が強い．膿瘍壁周囲に浮腫を反映した低吸収域を認める．動脈相で周囲に血流増加域を認める．
- echinococcal cyst：流行する地域では鑑別にあがる．
- mesenchymal hamartoma, embryonal sarcoma：多房性囊胞性腫瘍を呈する．これらは小児，若年者に好発するのに対し MCN は中年女性に好発する．
- その他：膵から外方に突出する囊胞性腫瘍(MCN やリンパ上皮囊胞)も類似した所見を示すので由来臓器にも注意する．

4. その他の病変：悪性

細胆管癌
cholangiolocellular carcinoma (文献 106)

■ 臨床像
　Hering 管または細胆管由来とされている腫瘍である．Steiner らは細胆管由来の細胞が主体であるものを混合型肝癌から独立させ，本症とした．肉眼的に胆管細胞癌と告示する一方，半数以上は慢性肝疾患の障害肝から発生する．異型に乏しい小型，類円形の腫瘍細胞が豊富な線維増生を伴い，粘液産生のない小管腔を形成し，先進部では隣接肝細胞索と連続する．なお，本症の疾患概念は定まっていないため，将来，肝細胞癌，胆管細胞癌に組み込まれる可能性がある．
　本症に特異な臨床像はない．時に CEA，CA19-9 が上昇する．

■ 病理・病態
　鹿角に類似した形状の小腺管配列を示す腫瘍細胞の間隙に線維増生を伴う組織で構成される．

■ 画像所見
■ CT：楕円形，時に眼鏡に類する形状を呈する．肝表近くに発生すると，肝表面は牽引され陥凹する．造影前/動脈優位相/平衡相にて，背景肝に比べ辺縁・中央が低・低/高・低/等・低，低・低/等・低/等・低，低・低/高・低/低・低吸収を示す．しばしば造影後，腫瘍内に高吸収を呈する門脈枝，肝静脈枝がみられる．
■ MRI：T1 強調像/T2 強調像にて低/高信号を呈する．動脈優位相/平衡相にて高/等，高/高信号を呈する．
■ CTAP：低吸収域として描出される．腫瘍内に門脈枝，肝静脈枝がしばしばみられる．
■ CTHA：早期相では高吸収域として描出される．辺縁が中央に比べ高吸収を呈する．後期相では高等低いずれも呈しうる．

鑑別診断と鑑別点
　肝細胞癌，胆管細胞癌，混合型肝癌，硬化型肝細胞癌，転移性肝腫瘍があげられる．腫瘍が小さい場合は肝細胞癌と，大きい場合は胆管細胞癌，混合型肝癌，硬化型肝細胞癌，転移性肝腫瘍と酷似する例がある．自験例では，同心円に類似した層構造，病変中央部に著明なT2 延長域を内包，同部が造影効果不良，門脈域の病変貫通，肝静脈の病変貫通，脂肪沈着がみられない，楕円形，輪郭のくびれ（ダルマ形），肝被膜近くに存在する場合は肝表の牽引，TACE 施行後に容易に薬剤が逸脱する，などの特徴を備えていた．これらの特徴は単独ならば他の疾患でも共通でみられるものが少なくないが，特に門脈域貫通，肝静脈貫通，層構造，脂肪沈着なし，著明な T2 延長域，造影不良域の内包といった所見が混合型肝癌，硬化型肝細胞癌との鑑別に有用であった．

4. その他の病変：悪性 **139**

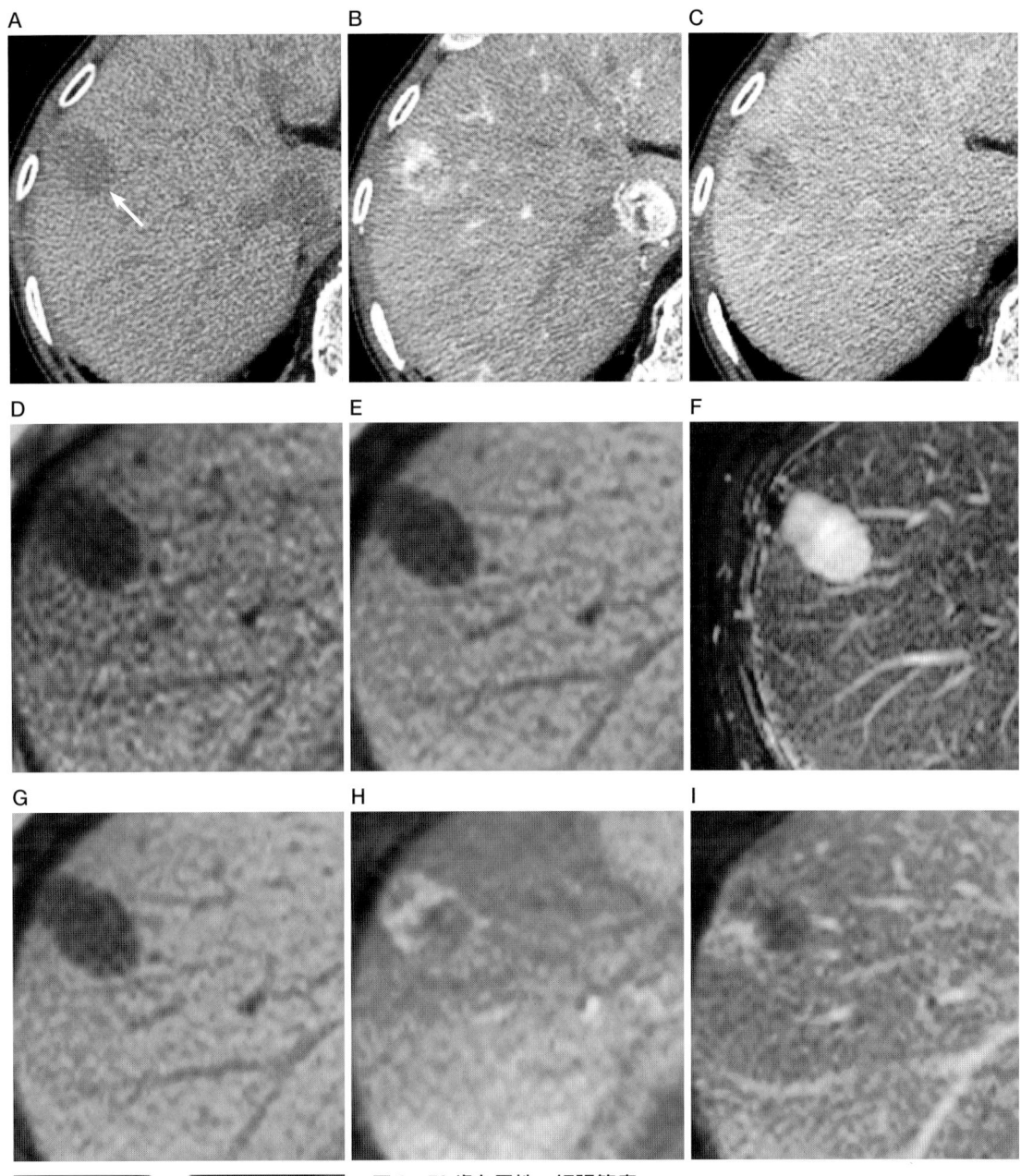

図1 70歳台男性 細胆管癌
A：単純CT, B：造影CT（早期相）, C：造影CT（後期相）, D：T1強調同位相（in phase：IP）像, E：T1強調逆位相（opposed phase：OP）像, F：T2強調像, G：脂肪抑制T1強調像, H：脂肪抑制造影T1強調像（早期相）, I：脂肪抑制造影T1強調像（後期相）, J：CTAP（MIP像）

病変（→）は楕円形の単純CT（A）/造影CT早期相（B）/後期相（C）, T1強調IP像（D）/T1強調OP像（E）/T2強調像（F）/造影前脂肪抑制T1強調像（G）/造影早期相（H）/造影後期相（I）において, 低/高/低吸収, 低/低/高/低/高/低信号として描出されている. CTAP（MIP, J）にて造影された門脈枝が病変内を通過しているのが観察される（►）.

4. その他の病変：悪性

混合型肝癌
mixed hepatocellular and cholangiocellular carcinoma　　　　　(文献107)

■ 臨床像

混合型肝癌は，第18回原発性肝癌追跡調査によると原発性肝癌の0.8%を占める比較的まれな疾患である．混合型肝癌の臨床像を肝細胞癌や胆管細胞癌と比較すると，次のようにまとめることができる．①脳症や腹水の有無に差はない，②肝細胞癌よりHCV抗体陽性例は少ない，③肝細胞癌よりAFP-L3分画の陽性率が高く，CEAやCA19-9の上昇している割合が高い，④肝細胞癌より癌死が多く，胆管細胞癌とほぼ同等である，⑤肝細胞癌よりリンパ節転移の頻度が高い，⑥累積生存率は胆管細胞癌とほぼ同等で，肝細胞癌より低い．

■ 病理・病態

「2008年原発性肝癌取扱い規約(第5版)」では，混合型肝癌は「単一腫瘍内に肝細胞癌と胆管細胞癌へ明瞭に分化した両成分が混ざり合っており，肝細胞癌成分は通常の肝細胞癌成分で，胆管細胞癌成分は腺癌であり，粘液産生を伴う」ものとされる．一方で肝細胞と胆管細胞の中間の表現型を示す中間型肝癌も存在する．このタイプにはNCAMやc-kitなどの特異的なマーカーの発現から肝幹細胞の関与が考えられており，新WHO分類(2010年)では混合型肝癌の亜型のひとつとして分類されている(BOX)．classical typeは，「原発性肝癌取扱い規約」の混合型肝癌と考えてよい．

■ 画像所見

■CT：1つの腫瘍内に肝細胞癌の造影パターンと胆管細胞癌の造影パターンの両者を同定することが混合型肝癌の画像診断の基本である(図1A〜C)．ただし，画像所見は構成される肝細胞癌成分と胆管細胞癌成分の割合に大きく依存する．一般に優位である腫瘍成分に類似した画像所見を呈するが，仮に一方の成分が径1 cmを超えないほど小さな場合や非典型的な造影パターンを呈する場合は，診断は極めて困難と言え，そのため肝細胞癌あるいは胆管細胞癌と診断される．造影CTに基づいた混合型肝癌の画像診断率は約33%と決して高くない．中間型肝癌は著明な線維性間質を伴うことが多く，胆管細胞癌に類似した造影パターンを呈する．また，混合型肝癌を疑った場合は転移の可能性を考慮し，リンパ節にも注意を払う必要がある．

■MRI：CTに付加する情報は少ないが，胆管細胞癌成分が優位な腫瘍において，化学シフト画像(chemical shift imaging)にて内部に脂肪の含有を認めた場合や，Gd-EOB-DTPA造影MRI(EOB-MRI)にて肝細胞相で造影剤の取り込みを認めた場合(図1D)は肝細胞癌成分

BOX　混合型肝癌の新WHO分類(2010年)

I. Combined hepatocellular cholangiocarcinoma, classical type
II. Combined hepatocellular cholangiocarcinoma, subtypes with stem cell features
　　A. typical subtype
　　B. intermediate subtype
　　C. cholangiolocellular subtype

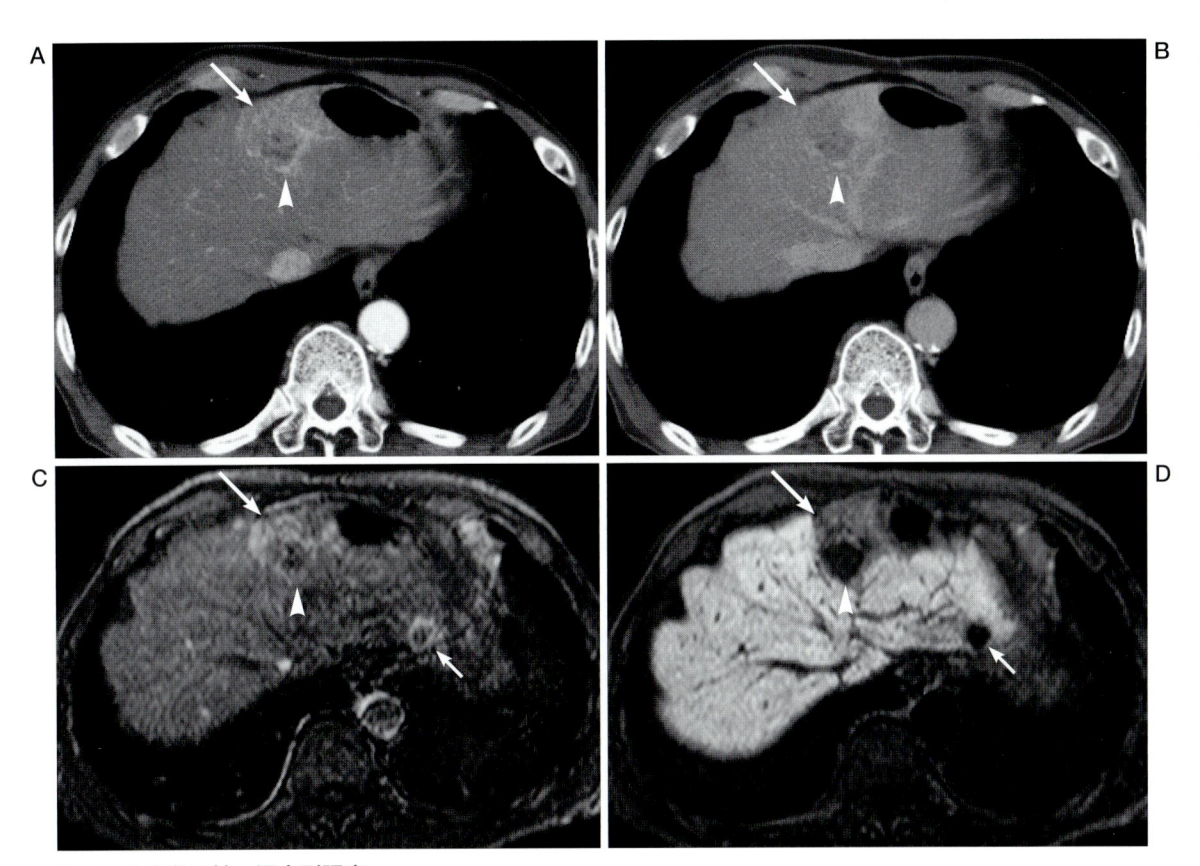

図1 60歳台男性　混合型肝癌
A：造影CT（動脈優位相），B：造影CT（遅延相），C：EOB-MRI（動脈優位相），D：EOB-MRI（肝細胞相）　肝外側区に不均一な腫瘤を認める．造影CT動脈優位相(A)では腹側の成分（大矢印）が早期濃染を呈し，背側の成分（►）は低吸収である．遅延相(B)では腹側の成分（大矢印）は淡い低吸収となり，背側の成分（►）は低吸収ではあるが，動脈優位相(A)と比較して淡く増強されている（遅延性濃染）．腹側は肝細胞癌優位，背側は胆管細胞癌優位の組織像であった．EOB-MRI動脈優位相(C)では，造影CT同様に腹側の成分（大矢印）は早期濃染を呈するが，背側の成分（►）は ring 状に増強されているのがわかる．近傍にも小さな ring 状に増強される結節（小矢印）があり，組織学的に胆管細胞癌の肝内転移であった．EOB-MRI肝細胞相(D)では，背側の成分（►）と肝内転移（小矢印）は境界明瞭な低信号を呈しているが，腹側の成分（大矢印）には造影剤の取り込みがみられ，やや高信号を呈している．肝細胞癌の組織として矛盾しない．

が示唆され，混合型肝癌と診断する根拠となりうる．ただし，後者では線維性間質に残存する Gd-EOB-DTPA との区別に留意が必要である．

鑑別診断と鑑別点

鑑別診断の対象は以下の3疾患である．

● early advanced HCC：早期濃染を呈する脱分化した肝細胞癌と示さない高分化肝細胞癌が共存する．胆管細胞癌の成分が ring 状の早期濃染あるいは遅延性濃染を呈する点が混合型肝癌と異なる．

● 硬化型肝細胞癌：遅延性濃染がある部位に早期濃染もみられることが多い点が混合型肝癌と異なる．

● 細胆管癌：腫瘍内に門脈や肝静脈の貫通像を伴うことが多い点が混合型肝癌と異なる．

4. その他の病変：悪性

肝悪性リンパ腫
hepatic malignant lymphoma

(文献 108)

■ 臨床像

　原発性悪性リンパ腫の定義は，肝にリンパ腫病変がみられ，他臓器やリンパ節浸潤，脾腫がなく，白血病像や骨髄抑制像もみられない場合とされる．また，上記状態が6か月以上続くことを条件とする場合もある．好発年齢は50〜60歳であり，性差は3：1で男性に多い．背景に慢性肝疾患，臓器移植後の免疫不全，human immunodeficiency virus (HIV)感染者などの報告が多い．

　一方，続発性は悪性リンパ腫の進行例でしばしばみられる．剖検例ではHodgkin病の60％，非Hodgkin病の50％に認められ，まれではないとされる．

■ 病理・病態

　肝臓は間質成分に乏しく，リンパ球が門脈域に散見されるにすぎないため，原発は非常にまれである（肝原発悪性腫瘍の0.07％）．原発における組織型はほとんどがB細胞性で，びまん性大細胞型が最も多い．

■ 画像所見

　腫瘤形成型とびまん型に大別できる．原発性の場合は孤立性の腫瘤形成型，続発性の場合は多発性の腫瘤形成型またはびまん型が多い．

腫瘤形成型

■ CT：境界明瞭で背景肝に比して均一な低吸収を呈し，内部壊死や石灰化はまれである．造影では軽度濃染するかほとんど増強効果を示さないことが多い．腫瘍内部を既存の脈管が走行し，脈管構造に対する圧排や浸潤が少ない．

■ MRI：T1強調像で低信号，T2強調像で脾と同程度の高信号を呈し，いずれも均一で境界明瞭であることが多い．拡散強調画像は高信号を呈し，ADC値は著明に低下する．Gd-EOB-DTPA造影MRI（EOB-MRI）肝細胞相では取り込み低下を示す．

びまん型

　非特異的な肝腫大を認める．Glisson鞘に沿った特殊な進展を示すことがあり，CTでは門脈周囲の低吸収域，MRIでは，特に超高速SE法によるT2強調像（SSFSE，HASTEなど）で門脈周囲の高信号域として同定される．

■ 鑑別診断と鑑別点

腫瘤形成型

　乏血性および既存構造を保つ腫瘍との鑑別を要する．形態のみでの鑑別は難しく，臨床背景や腫瘍マーカー，経時的変化などによる総合的判断が重要で，場合によっては生検が必要となる．

- 乏血性肝細胞癌：背景に慢性肝疾患が多い点が類似する．腫瘍内の不均一性や門脈腫瘍栓などの特徴のほか，腫瘍マーカーなども考慮する．
- 炎症性偽腫瘍：検査時期や組織性状により画像所見は多彩で，短期経過で縮小することが

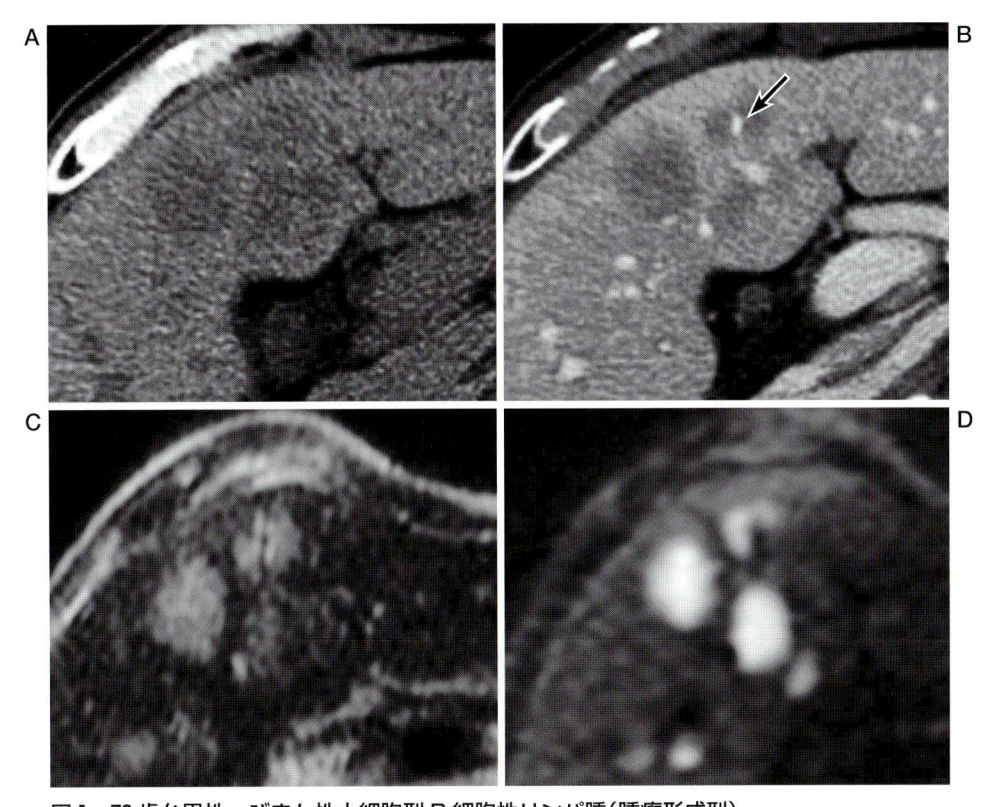

図1 70歳台男性　びまん性大細胞型B細胞性リンパ腫（腫瘤形成型）
A：単純CT，B：造影CT，C：T2強調像，D：拡散強調画像（b＝800 s/mm²）　C型慢性肝炎で経過観察中の症例．肝S4に複数の結節を認める．単純CT（A）では淡い低吸収，造影CT（B）では周囲肝実質よりも低吸収を呈し，内部にGlisson鞘の走行が認められる（→）．T2強調像（C）では淡い高信号を呈し，拡散強調画像（D）では著明な高信号を呈している．

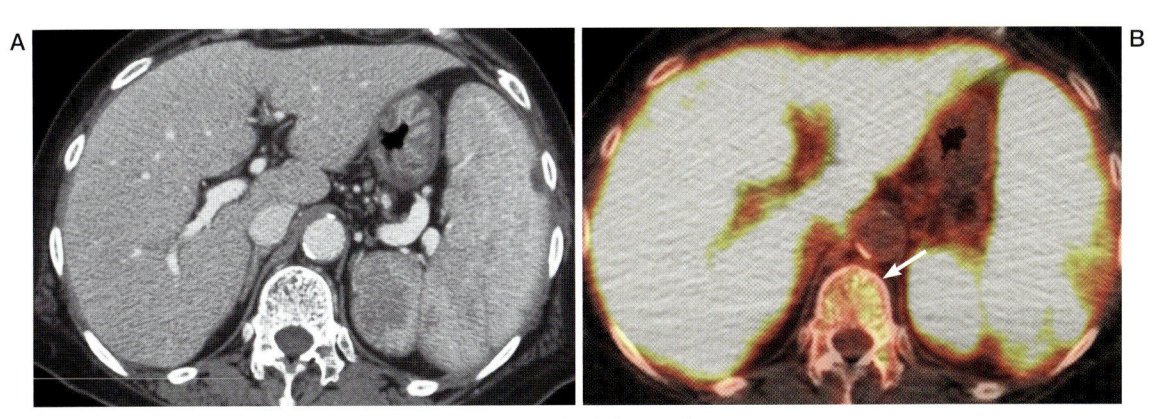

図2　80歳台女性　びまん性大細胞型B細胞性リンパ腫（びまん型）
A：造影CT（平衡相），B：FDG-PET　著明な肝脾腫を認める．造影CT平衡相（A）では肝，脾いずれにも結節は指摘できず，門脈周囲の低吸収域には乏しい．FDG-PET（B）では，肝にはSUV$_{max}$ 13.6，脾には18.6のびまん性のFDG集積を認める．撮像内の椎体にも集積がみられ（→），骨髄浸潤が考えられる．

多い．

びまん型

　画像のみでの鑑別は困難で，臨床像と合わせた判断が重要である．

4. その他の病変：悪性

肝偽リンパ腫
hepatic pseudolymphoma

(文献 109)

■ **臨床像**

病理医により疾患に対する概念・見解が異なる曖昧な疾患群であり，reactive lymphoid hyperplasia，nodular lymphoid hyperplasia などの呼称で報告されている疾患と同一である．

原因は明らかでないが，免疫異常，慢性肝炎や薬剤などの関与が示唆されている．多くが女性例であり(88％)，単発性の報告が多い．眼窩，甲状腺，肺，乳腺，消化管，皮膚などでの発生が報告されているが，肝は極めてまれである．

■ **病理・病態**

成熟リンパ球が反応性リンパ濾胞を伴い増生した良性結節性病変と考えられている．悪性化の報告はほとんどなく，多くの症例において経過観察で消失あるいは縮小する．

■ **画像所見**

■ CT：単純で低吸収を呈し，造影では動脈優位相で軽度濃染し，平衡相で背景肝に比して等～低吸収を呈する．結節周囲肝実質に増強効果(perinodular enhancement)がみられることがあり，鑑別に有用な所見とされている．これはリンパ球が結節周囲の門脈域へ浸潤にすることで門脈枝の狭小化ならびに閉塞を引き起こし，結節周囲の肝実質が肝動脈血優位となったことに起因すると考えられている．肝細胞癌のいわゆるコロナ濃染に類似するが，動脈優位相で同定でき，かつ後期相まで遷延する点が異なる．

■ MRI：T1強調像で低信号，T2強調像や拡散強調画像で高信号，Gd-EOB-DTPA造影MRI(EOB-MRI)肝細胞相で造影されず，非特異的なパターンを呈する．結節内を脈管が走行する場合がある．

鑑別診断と鑑別点

基礎疾患・合併病変のある患者における多血性肝腫瘤の鑑別として認識しておくことが重要である．

● **肝細胞癌**：背景に慢性肝疾患が多い点が類似している．鑑別には，腫瘍内の不均一性，門脈腫瘍栓，脂肪含有などの形態的特徴のほか，腫瘍マーカーなども参照する．

● **炎症性偽腫瘍**：検査時期や組織性状により画像所見は多彩である．短期経過で縮小することが多い．病理学的にも鑑別の対象となり，画像のみでの鑑別は難しい．

● **MALToma**：以前は同一の疾患と考えられていた．画像のみからの鑑別は困難で組織での診断に委ねざるをえない．

4. その他の病変：悪性　145

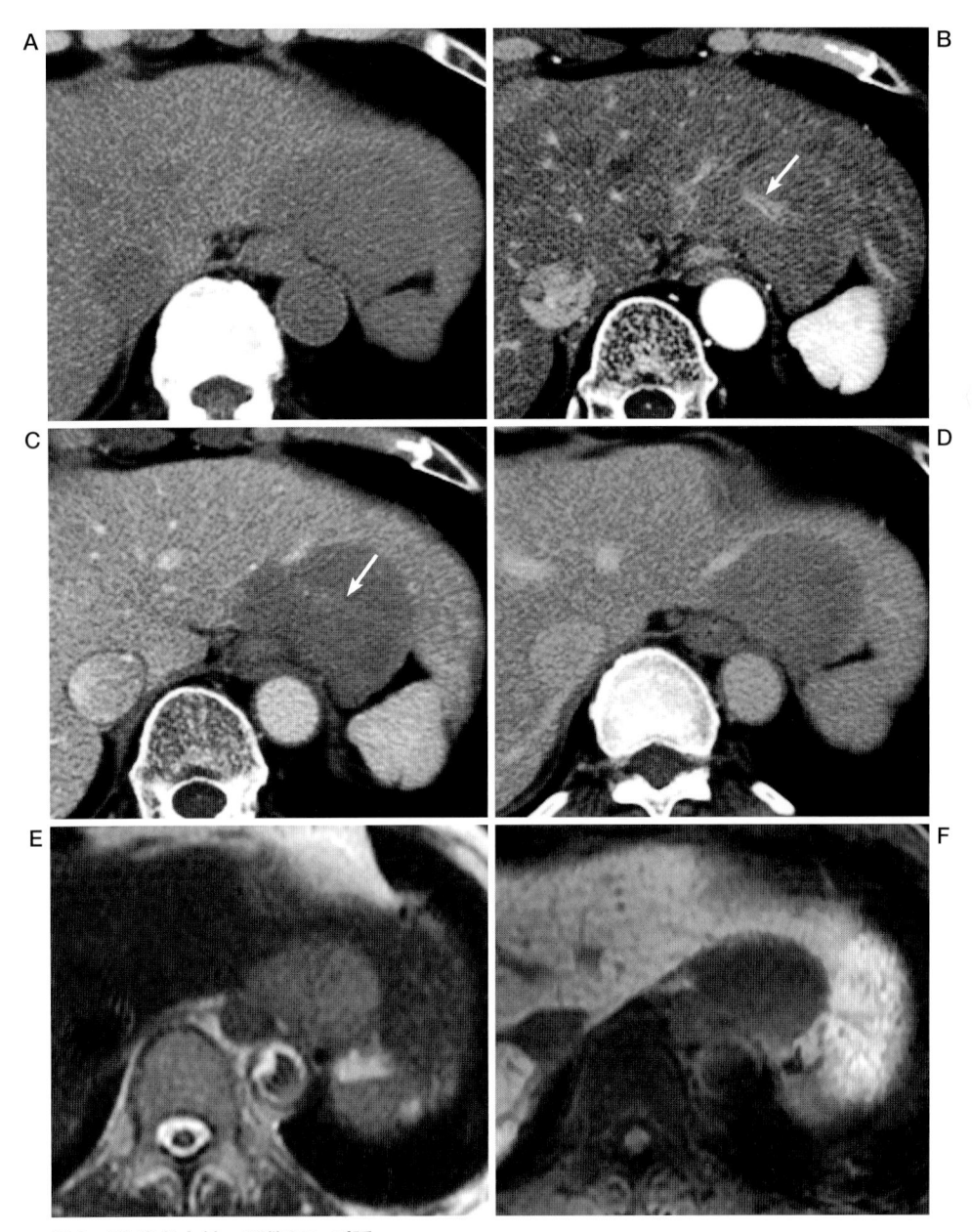

図1　70歳台女性　肝偽リンパ腫
A：単純CT，B：造影CT（動脈優位相），C：造影CT（門脈優位相），D：造影CT（平衡相），E：T2強調像，F：EOB-MRI肝細胞相　単純CT（A）で，肝S2に境界明瞭な淡い低吸収結節を認める．動脈優位相（B）では背景肝と等吸収を呈し，門脈優位相（C）や平衡相（D）で背景肝よりも低吸収を呈している．内部には動脈優位相（B）と門脈優位相（C）で，Glisson鞘の走行が確認できる（→）．T2強調像（E）では軽度高信号を呈し，EOB-MRI肝細胞相（F）では取り込み低下を示す．

肝

各論

4. その他の病変：悪性

肝血管肉腫
hepatic angiosarcoma

（文献 110～112）

■ 臨床像
血管内皮由来であり，肝の肉腫，間葉系腫瘍のなかでは最多である．60～70歳台に好発し，男女比は3.4：1である．トロトラストや塩化ビニルモノマー，ヒ素，ラジウム，蛋白同化ホルモン，女性ホルモン，ヘモクロマトーシス，神経線維腫症1型などの危険因子があるが，現在，ほとんどの症例は危険因子と関与のない報告が多い．

症状は体重減少，腹痛など非特異的である．腫瘍の急速増大に伴い肝不全，腫瘍破裂，腹腔内出血をきたしやすい．発見時には肺，骨，腎などに転移をきたしていることも多く，予後は数か月～1年未満と悪性度は極めて高い．

■ 病理・病態
組織学的に大小不同の血管腔を形成し，海綿状を呈する海綿型，類洞に沿って浸潤性増殖を示す類洞置換型，充実性増殖を示す結節乳頭型，紡錘状細胞増殖型があり，それらがさまざまな程度で混在するが，海綿型が多いとされている．

肝血管肉腫は極めて易出血性であるため，経皮的肝生検は禁忌と考えられている．慎重な腹腔鏡下生検，開腹下楔状生検などが安全とされている．

■ 画像所見
多発結節型と巨大腫瘤型，びまん型に大別でき，びまん型はまれである．海綿状血管腫類似例から腫瘍壊死・出血を含有する例まで多様である．より多彩な内部構造や悪性を疑わせる臨床経過が鑑別点として重要である．

■ CT：造影で辺縁や内部・隔壁が不均一に増強される．壊死が強く増強が目立たない例もある．

■ MRI：出血，壊死を反映して不均一，多彩な信号パターンを呈する．液面を形成することがある．

鑑別診断と鑑別点
● 海綿状血管腫：腫瘤内の壊死や出血はまれである．増大することはあるが極めて緩徐である．
● 転移性肝腫瘍：壊死が強く，造影増強効果に乏しい血管肉腫との鑑別が問題となる．原発巣の検索が重要となる．

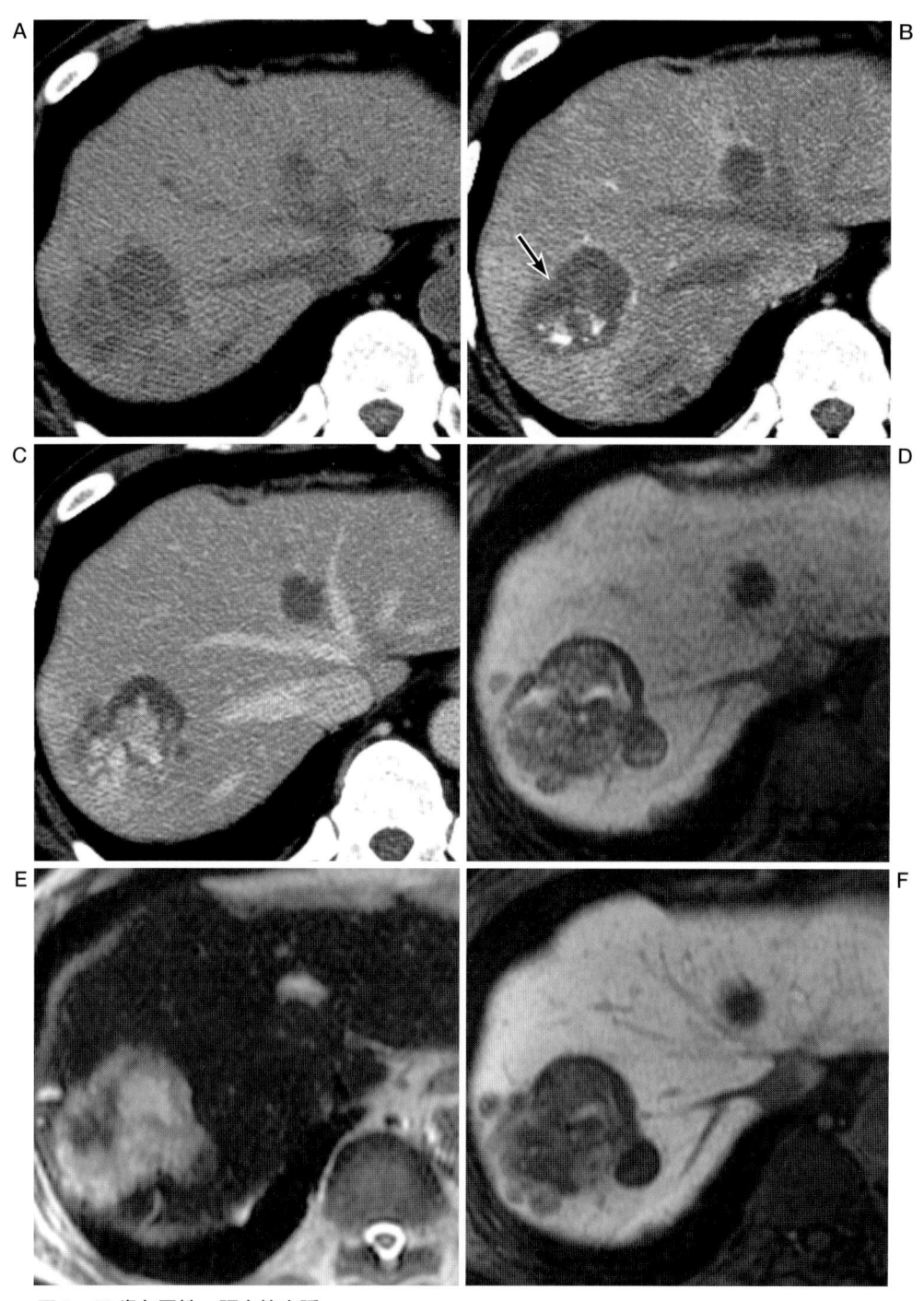

図1 60歳台男性 肝血管肉腫
A：単純CT，B：造影CT（動脈優位相），C：造影CT（平衡相），D：脂肪抑制T1強調像，E：T2強調像，F：Gd-EOB-DTPA造影MRI（EOB-MRI）肝細胞相　肝内に多発腫瘤を認める（A〜F）．造影CT（B, C）では多くの腫瘤の増強効果は不良だが，動脈優位相（B）で矢印（→）の病変内に綿花状濃染を認め，平衡相（C）にかけて濃染域が広がっている．脂肪抑制T1強調像（D）では内部に出血を疑う高信号を認め，T2強調像（E）では著明な高信号を呈する．EOB-MRI肝細胞相（F）では取り込み欠損を示す．

4. その他の病変：悪性

肝類上皮血管内皮腫
epithelioid hemangioendothelioma：EHE （文献 113, 114）

■臨床像
　肝類上皮血管内皮腫(EHE)は血管内皮由来の非上皮性腫瘍で，比較的まれな腫瘍である．臨床症状としては無症状で，偶然に発見される場合もある．有症状症例では腹痛，右季肋部痛，体重減少など非特異的な症状を呈する．血液生化学検査では，約7割で肝胆道系酵素の異常を示し，腫瘍マーカーの上昇は通常認めない．平均年齢は40〜50歳台で，約2/3が女性である．約80％が多発症例である．確立した治療は定まっておらず，動注，化学療法，外科的切除，肝移植などが試みられているが，今後さらなる検討が必要である．予後に関しては，急速に進行する予後不良のものから，無治療で長期生存する症例までさまざまである．5年生存率は40％以上といわれている．

■病理・病態
　病理学的には血管肉腫と血管腫の中間の悪性度を示す腫瘍性病変である．EHEには単結節型(single nodular type)，多巣結節型(multifocal nodular type)，びまん型(diffuse type)がある．多巣結節型あるいはびまん型が多く，サイズは小さなものから数cm以上の大きなものなどさまざまである．単結節型は早期病変と考えられており，経過とともに多巣結節型，びまん型に進行していくと考えられている．免疫組織化学では，腫瘍細胞は内皮マーカーであるCD34，CD31，第Ⅷ因子関連抗原のうち少なくとも1つが陽性となる．長期症例では線維化や石灰化をきたしうる．肝外病変としてはリンパ節，大網，腸間膜，肺野，胸膜，骨，皮膚，筋内などへの転移の報告がある．

■画像所見
　画像上は肝被膜下に多発性の結節を認める場合が多く，結節の癒合や被膜の陥凹を伴うことが多い．単結節型では被膜の陥凹所見は伴うことは少ない．
■**超音波検査(US)**：一般的に低エコー腫瘤として描出される．
■**単純CT/MRI**：単純CTでは低吸収域を呈し，石灰化を伴うことがある．MRIではT1強調像で低信号を呈する．T2強調像では高信号を呈するが，中心部がより高信号となることもあり，粘液性の間質を示唆すると考えられている．
■**ダイナミックCT/MRI**：早期相で乏血性の腫瘤として描出されることが多く，辺縁が濃染することが多い．造影域は時相とともに辺縁から中心に向かって増加する．Gd-EOB-DTPA造影MRI(EOB-MRI)肝細胞相では低信号となる．中心部がより低信号となる場合もある．PET/CTでは約2/3の症例で背景肝より集積が亢進するが，約1/3の症例では背景肝と同等の集積である．

鑑別診断と鑑別点
　確定診断のためには組織学的検査が必要となる．
●**血管腫**：fill inの遅い血管腫や硬化性血管腫では造影パターンが類似する．血管腫ではFDG-PETで集積を認めない．
●**転移性肝腫瘍**：画像所見が類似する．EHEでは肝末梢優位に分布すること，癒合性の形

4. その他の病変：悪性　149

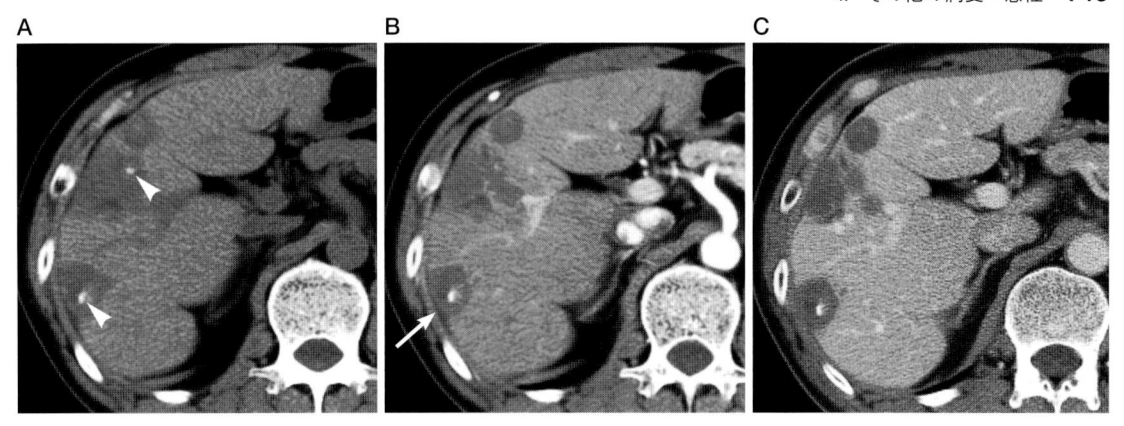

図1　40歳台男性　肝類上皮血管内皮腫：多巣結節型
A：単純CT，B：造影CT（動脈相），C：造影CT（後期相）　肝被膜下に多発結節状病変を認める．一部結節は癒合している．また，肝被膜の陥凹を伴っている．単純CT（A）にて結節の一部には石灰化を伴っている（▶）．造影早期相（B）では結節の増強効果は弱く，辺縁に若干の増強効果を認める程度である（→）．造影後期相（C）で，遅延性濃染は認めない．

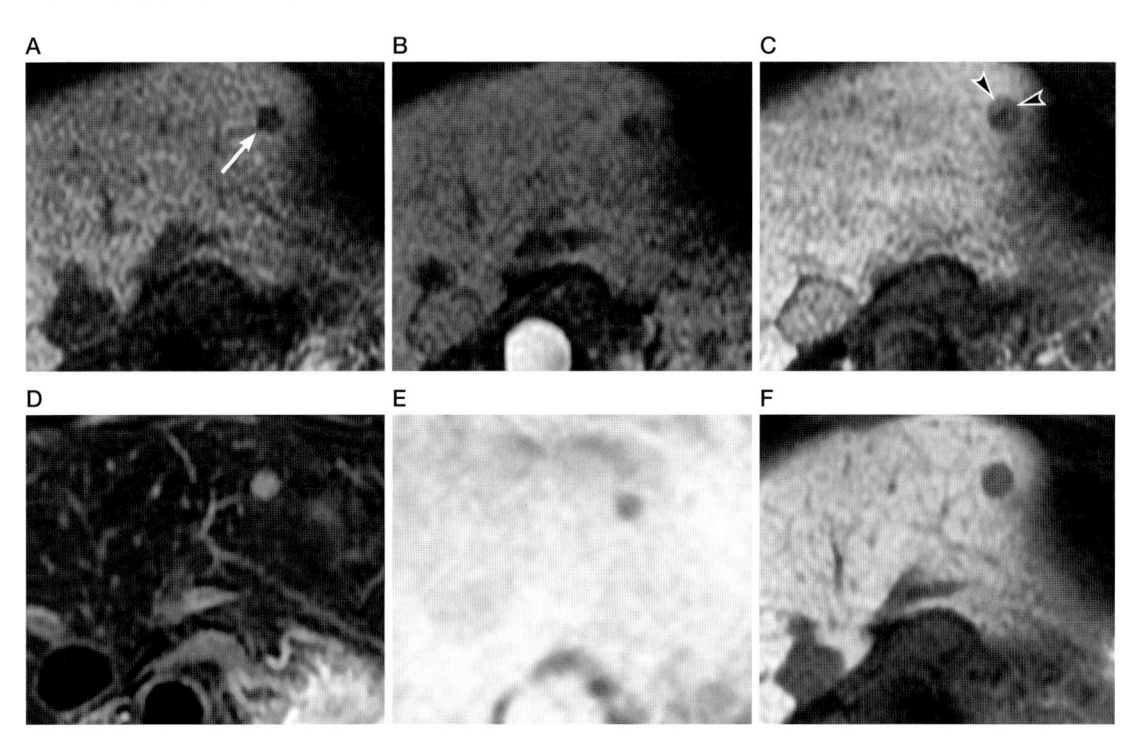

図2　60歳台女性　肝類上皮血管内皮腫：単結節型
A：脂肪抑制T1強調像，B：EOB-MRI（早期相），C：EOB-MRI（移行相），D：脂肪抑制T2強調像，E：拡散強調画像（b＝800 s/mm²），F：EOB-MRI（肝細胞相）　肝被膜下に12 mm大の単発性結節性病変を認める（→）．T1強調像（A）で低信号，T2強調像（D），拡散強調画像（E）で高信号を呈し，EOB-MRI早期相（B）では増強効果は弱く，後期相（C）では辺縁に淡い濃染を認める（▶）．被膜の陥凹は認めない．肝細胞相（F）では低信号を呈する．

態や腫瘍マーカーが鑑別点になる．ただし，鑑別には組織学的評価が必要である．
●肝内胆管癌：転移と同様で画像所見が類似する．肝内胆管癌では末梢胆管の拡張を伴うことが多い．腫瘍マーカーが鑑別の一助になりうる．
●炎症性偽腫瘍：画像所見が類似することがあるが，病変の分布や形態が鑑別点となる．

4. その他の病変：悪性

肝神経内分泌腫瘍
hepatic neuroendocrine tumor

(文献 115, 116)

■ 臨床像
　神経内分泌腫瘍は，原腸由来のいずれの臓器にも発生しうる．中年女性に多い傾向がある．一般に緩徐に発育し，数年をかけて増大する．急速に増大し悪性と考えられるものもある．肝神経内分泌腫瘍は原発性と転移性があるが，転移性が圧倒的に多い．肝原発の神経内分泌腫瘍は極めてまれであり，その頻度は0.17％程度とされる．またカルチノイド症候群(皮膚潮紅，腹部痙攣，下痢)を認める頻度は低いとされる．

■ 病理・病態
　臨床的には機能性と非機能性に分類される．機能性の場合，カルチノイド症候群をきたすリスクが高まる．腫瘍によって分泌される血管作用性物質(セロトニン，ブラジキニン，ヒスタミン，プロスタグランジン，ポリペプチドホルモンなど)が門脈循環中に急速に破壊されるからである．病理学的には均一な腫瘍細胞が互いに密に接し，島状〜腺房状，索状構造あるいはロゼット構造を呈し増殖して，間質により境界される．また，豊富な栄養血管や線維性間質を認める．

■ 画像所見
■ 超音波検査(US)：高エコーとなる場合が多いとされるが，低エコーやモザイクパターンも報告されている．
■ CT：単純CTでは低吸収域として認められる．造影CTでは多血性腫瘍として描出される．内部に出血壊死を伴う場合はリング状に増強される．
■ MRI：T1強調像で低信号，T2強調像では高信号を呈するが，非特異的である．ADC値はGradeにより異なるとの報告がある(low grade G1, 1.39±0.20；intermediate grade G2, 1.26±0.23；high grade G3, 1.14±0.17)．

　すでに他臓器に原発巣が指摘されている場合は，転移性肝神経内分泌腫瘍の診断は容易である．しかし，肝病変のみの場合は診断に苦慮する．肝細胞癌との診断で切除され，術後の病理診断で神経内分泌腫瘍の診断がつくこともまれではない．なお，生検あるいは切除標本で肝神経内分泌腫瘍の診断がついた場合に，それを原発性と判断することは極めて慎重でなくてはならない．転移性が圧倒的に多いことを念頭に置き，原発巣の検索に最大限の努力を払うべきである．CT，MRIや消化管造影検査では小病変を見逃す可能性がある．消化管内視鏡，ダブルバルーン小腸内視鏡，超音波内視鏡が有用である．また，肝切除の際の外科医による小腸触診も有用である．海外では有用性が報告されているソマトスタチンシンチグラフィは，本邦では保険未承認である．

鑑別診断と鑑別点
●肝細胞癌：通常は病歴から鑑別可能である．しかし，慢性肝疾患の既往がない場合や神経内分泌腫瘍の病歴がない場合は，画像のみでは鑑別が困難な場合がある．判断に迷う場合は生検を行う．

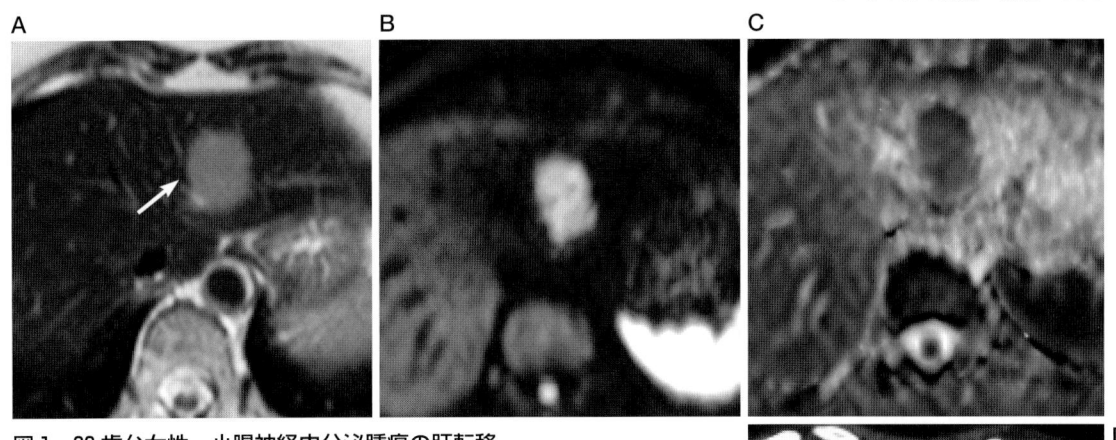

図1 60歳台女性 小腸神経内分泌腫瘍の肝転移

A：T2強調像，B：拡散強調画像($b=1000 \text{ s/mm}^2$)，C：ADC map，D：CTHA 第1相　T2強調像(A)では肝左葉に均一な高信号腫瘍を認める(→)．拡散強調画像(B)では同腫瘍は高信号を呈する．ADC map(C)では低値として描出され，ADC 値は$1.3 (\times 10^{-3} \text{ mm}^2/\text{s})$であった．CTHA 第1相(D)では均一な多血性腫瘍である．第2相(非呈示)でコロナ濃染を認める．肝病変は単発であった．肝細胞癌を疑い生検を行ったが，神経内分泌腫瘍の診断であった．頸胸部CT，上部・下部消化管内視鏡検査，経口小腸造影，FDG-PET を施行したが原発巣は指摘できなかった．肝原発の神経内分泌腫瘍の術前診断で肝切除術が施行された．術中，外科医による小腸の丁寧な触診により1cm弱の粘膜下腫瘤が発見され切除された．同病変は小腸神経内分泌腫瘍であった．肝病変は転移性と最終診断された．

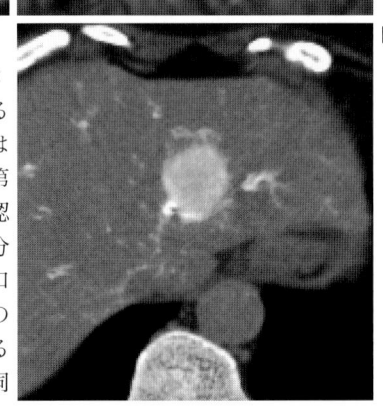

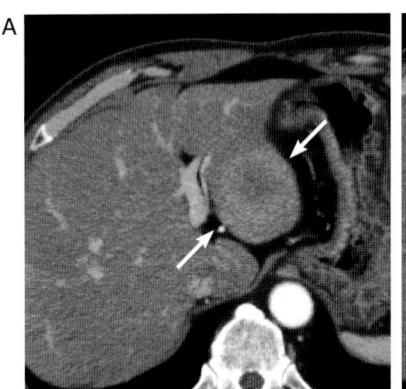

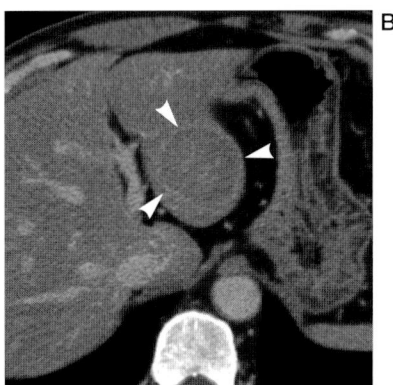

図2 60歳台男性 小腸神経内分泌腫瘍の肝転移

A：造影CT（動脈相），B：造影CT（遅延相）　造影CT動脈相(A)では肝左葉外側区に軽度増強される腫瘍を認める(→)．遅延相(B)では同腫瘍は低吸収で被膜様構造も認められる(▶)．肝病変は単発であった．生検の結果，神経内分泌腫瘍と診断された．原発巣検索のため，ゾンデ法による小腸造影が施行されたが異常を指摘できなかった．経肛門的ダブルバルーン小腸内視鏡検査では小腸に粘膜下腫瘤を認め，生検の結果は神経内分泌腫瘍であった．肝病変は小腸神経内分泌腫瘍からの転移と診断された．

●限局性結節性過形成：単純MRIのT1強調像，T2強調像でほぼ等信号を呈する．中心部瘢痕を伴う．Gd-EOB-DTPAによる造影MRI（EOB-MRI）肝細胞相で造影剤の取り込みを認める．

●肝腺腫：脂質や出血は腺腫でよくみられる所見であるが，これらの所見を欠く場合もある．造影パターンは類似点が多い．

4. その他の病変：悪性

転移性肝腫瘍
metastatic liver tumor

(文献117)

■ 臨床像

転移性肝腫瘍の頻度は高く，経動脈性あるいは経門脈性に転移するが，原発巣としては乳癌，結腸・大腸癌，胃癌，子宮頸癌，膵癌，肺癌が多い(BOX 1)．臨床症状は原発巣および肝転移巣の増大の程度により，全身倦怠感，脱力感，体重減少などがみられる．進行した状態では肝腫大がみられることがあり，下大静脈，門脈，胆管などへの浸潤に伴い下肢の浮腫や腹水貯留，脾腫大，黄疸などを生じる．

■ 病理・病態

肝転移巣は通常，境界明瞭であり，硬さは癌細胞と線維性間質の割合による．通常，腫瘍中心部は柔らかく，壊死，出血がみられる．線維成分を伴う病変が肝被膜下に存在すると，肝表面には特徴的な癌臍がみられる(BOX 2参照)．原発巣と同じ組織像を呈することが多く，卵巣や膵などの嚢胞性腫瘍は嚢胞性肝転移を示す．一方，消化管間質性腫瘍(gastrointestinal stromal tumor：GIST)，平滑筋肉腫，悪性黒色腫，神経内分泌腫瘍，褐色細胞腫，神経芽腫などでは原発巣が充実性にもかかわらず転移巣は嚢胞性を呈することがある．また，肝転移巣の分化度が低くなり，原発巣の推定が困難となることもまれではない．肝転移の多くは乏血性であるが，腫瘍周囲の肝には充血などの炎症性変化がみられる．乳癌，腎細胞癌，甲状腺癌，神経内分泌腫瘍，褐色細胞腫などの肝転移では多血性を示すことが多い．血管周囲のリンパ管や門脈枝から直接浸潤すると，早期から広範囲な肝内転移がみられる．びまん性類洞内肝転移は腫瘍細胞が明確な腫瘤を形成せずに類洞内をびまん性に広がるまれな病態であり，急性肝不全の原因となる．

■ 画像所見

肝転移巣は周囲肝と比較して単純CTにて低吸収，T2強調像および拡散強調画像にて高信号，T1強調像にて低信号を呈する(図1A〜D)．肝にびまん性の脂肪沈着を伴うと，単純CTでは転移巣と周囲肝とが等吸収となり，病変を検出できないことがある．胃癌や大腸癌などの粘液産生を伴う腺癌の転移では腫瘍内に石灰化を伴うことがある(図1A)．脂肪抑制下T1強調像での高信号域やT2強調像での低信号域は腫瘍内出血を示唆する所見である(図2D, E)．

大腸癌に代表される乏血性肝転移では，細胞密度が高い腫瘍辺縁と周囲の反応層が動脈優位相(図1E)で輪状濃染を呈し，造影後期相(図1F)にて周囲と比較して相対的な低吸収域(peripheral washout sign)として描出される．壊死に陥った病変中心部は動脈優位相(図1E)では増強効果が低いが，間質が増加しているため造影後期(図1F)で遅延性濃染を呈する．ヨード造影剤に比して細胞外液性Gd造影剤の増強効果が高く，造影CTよりも造影MRIのほうが遅延性濃染はより明瞭である．ただし，小病変では門脈相から平衡相にかけて周囲肝とのコントラストが低下し，むしろ病変検出が困難になることがある．

多血性肝転移では，単純CT(図2A)では低吸収を示し，動脈優位相(図2B)で早期濃染を呈する．良性嚢胞性病変とは異なり，嚢胞壁の不整肥厚や充実性成分が嚢胞性肝転移の特

徴である．囊胞変性をきたした領域は造影後期(図2C)でも増強効果を示さない．内容液の性状を反映し，単純MRI(図2D〜F)では多彩な所見を呈することが多い．

びまん性類洞内肝転移は，CT(図3A〜C)では肝腫大と軽度の不均一な濃度変化を認めるにすぎない．これに対して，組織コントラストに優れるMRI(図3D〜F)では既存の肝内脈管構造を偏位させずにびまん性に広がる病変が，T2強調像や拡散強調画像などの単純MRI，ならびに組織特異性造影剤である超常磁性酸化鉄(superparamagnetic iron oxide：SPIO)による造影MRI(SPIO-MRI)や，Gd-EOB-DTPAによる造影MRI(EOB-MRI)などの組織特異性造影MRIによって明瞭に描出される．

SPIOはGd製剤と異なり尿中から排泄されないため，腎機能障害の患者にも使用可能である．網内系機能が欠如している肝転移性腫瘍は，SPIO-MRIのT2強調像やT2*強調像では高信号に描出される．SPIO-MRIのT1強調像で腫瘍辺縁域が輪状高信号を呈することがあるが，これは腫瘍周囲肝組織の反応性充血に起因する．転移性腫瘍には肝細胞機能が欠如するため，EOB-MRIでは低信号に描出される．しかしながら，Gd-EOB-DTPAは細胞外液中にも分布するため間質の豊富な領域で遅延性濃染を生じることに留意が必要である．

BOX 1　肝転移全体における原発巣の割合

- 20％以上：乳腺
- 10〜20％：直腸，胃
- 5〜10％：子宮，肺，膵
- 1〜5％：肛門，胆管，胆囊，骨，結腸，食道，眼，膀胱，腎，卵巣，前立腺，皮膚，小腸，精巣，甲状腺，舌，扁桃
- 1％未満：副腎，虫垂，十二指腸，喉頭，口唇，外陰，腹膜，後腹膜，唾液腺，腟

BOX 2　原発巣別にみた悪性腫瘍の肝転移頻度

- 40％以上：精巣，眼，膵，胆囊，乳腺，副腎，小腸
- 30〜40％：胃，肺，腎
- 20〜30％：後腹膜，皮膚，胆管，卵巣，大腸，子宮，直腸，腟，唾液腺，肛門，甲状腺
- 10〜20％：咽頭，前立腺，骨，扁桃，食道，膀胱
- 10％未満：十二指腸，外陰，喉頭，口唇，虫垂，腹膜

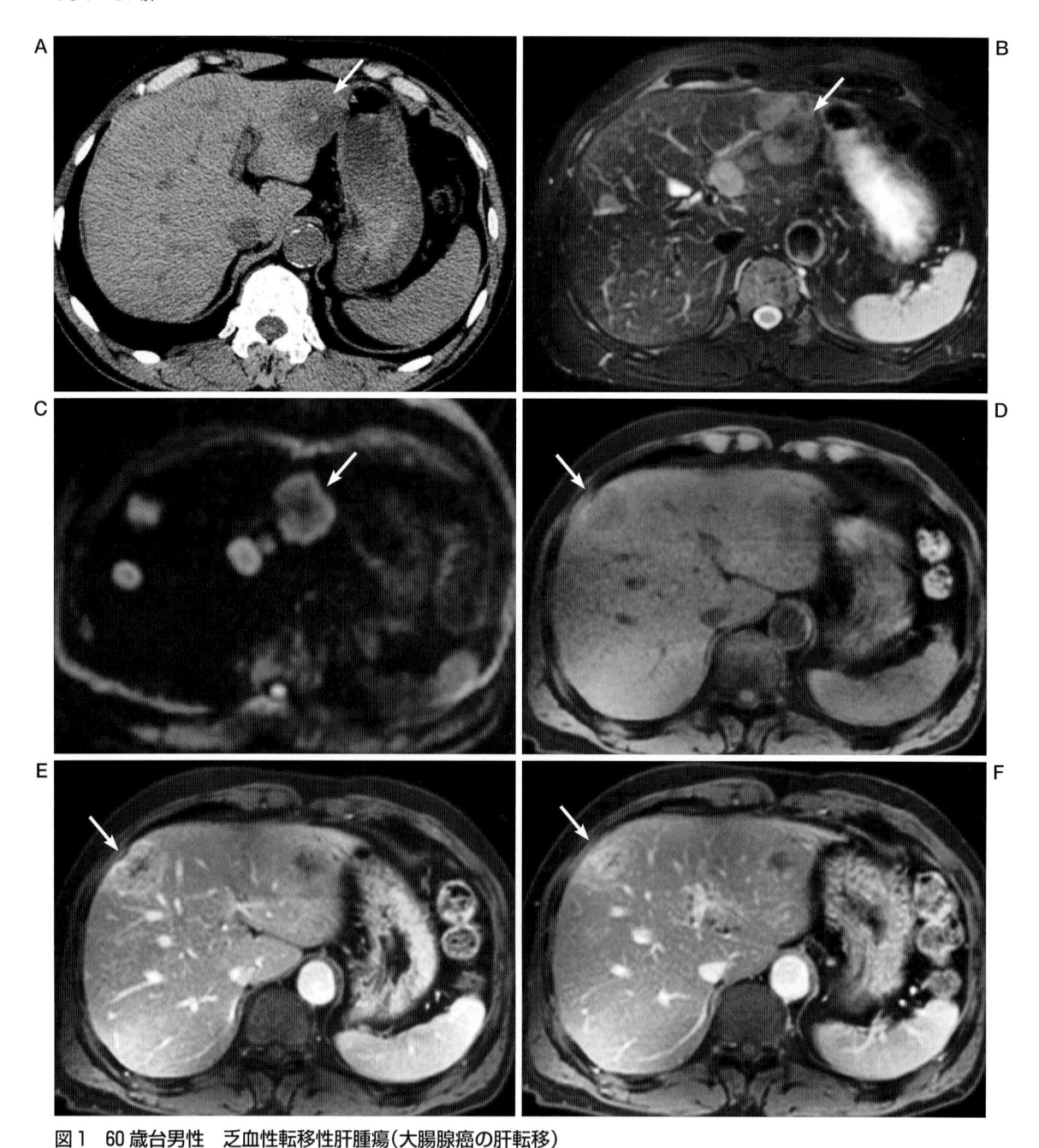

図1 60歳台男性 乏血性転移性肝腫瘍(大腸腺癌の肝転移)
A：単純 CT, B：脂肪抑制 T2 強調像, C：拡散強調画像(b=1000 s/mm²), D：脂肪抑制 T1 強調像, E：細胞外液性 Gd 造影 MRI (Gd-MRI) (動脈優位相), F：Gd-MRI (平衡相)　単純 CT (A)にて肝左葉外側区域に境界不明瞭な低吸収域を認め(→)，中心部に石灰化を伴っている．病変の辺縁域は T2 強調像(B)および拡散強調画像(C)では輪状の高信号を呈している(→)．T1 強調像(D)で低信号を示した病変は，Gd-MRI 動脈優位相(E)にて辺縁部が輪状濃染を示し，平衡相(F)にかけて中心部に漸増性濃染が認められる．腫瘍が接する肝表面には癌臍の形成(→)が認められる．中心壊死部に線維化を伴う乏血性転移性肝癌(大腸腺癌)に合致する所見である．

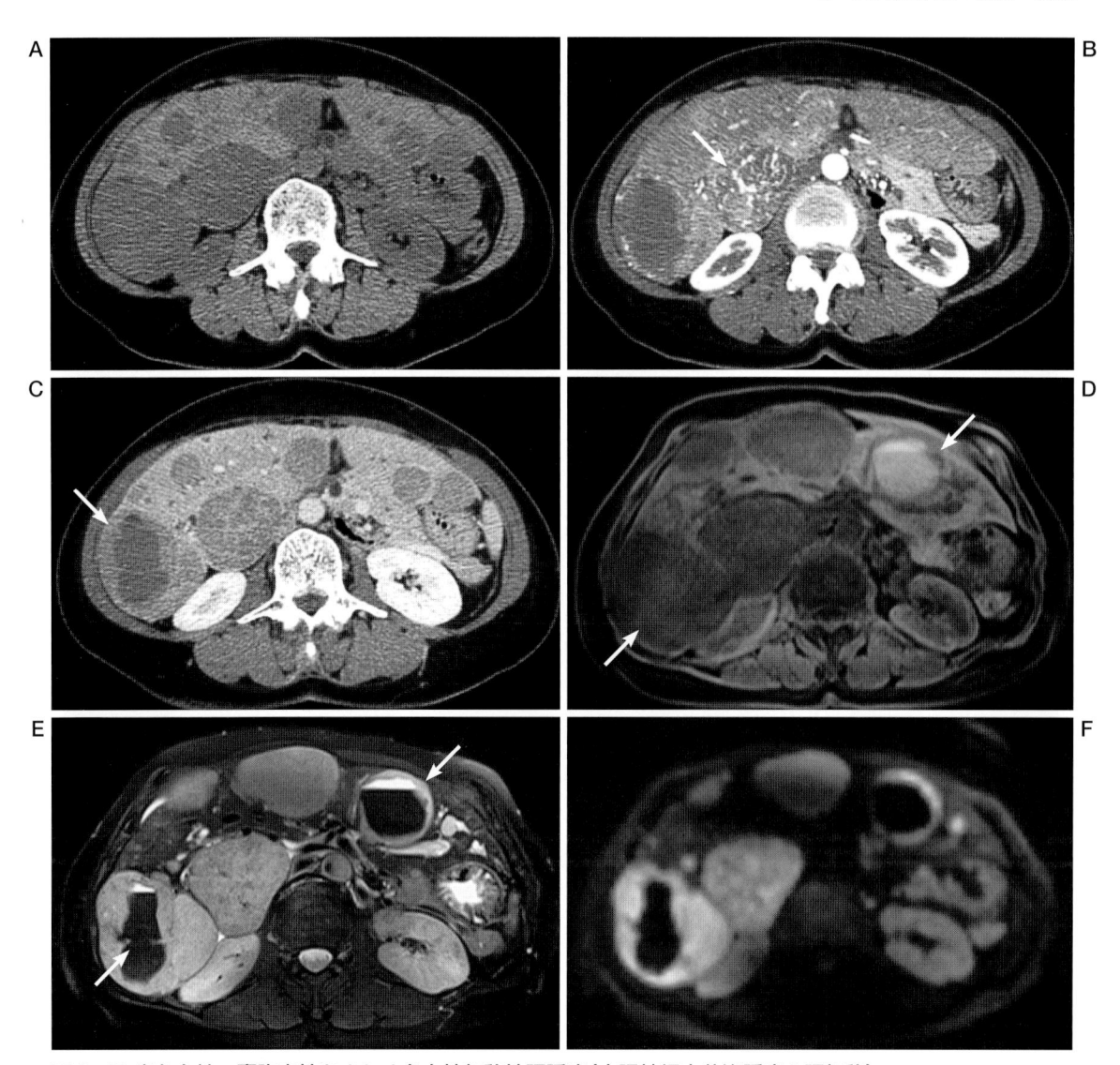

図2 60歳台女性 囊胞変性をきたす多血性転移性肝腫瘍（小腸神経内分泌腫瘍の肝転移）
A：単純CT，B：造影CT（動脈優位相），C：造影CT（平衡相），D：脂肪抑制T1強調像，E：脂肪抑制T2強調像，F：拡散強調画像（b=1000 s/mm²） 単純CT（A）では，肝内に境界明瞭な低吸収を呈する病変が多発している．造影CT動脈優位相（B）では，病変内部に増生した腫瘍血管が著明な早期濃染を示している（→）．造影CT平衡相（C）では，再び低吸収に描出され，腫瘍の中心部は増強効果を示さない（→）．囊胞変性により造影CTで増強効果を示さなかった中心部は出血による血球成分の沈殿を反映し，T1強調像（D）にて低信号，T2強調像（E）および拡散強調画像（F）にて高信号を呈し，液面形成（D, E）も認められる（→）．囊胞変性による出血を伴う多血性転移性肝腫瘍に合致する画像所見である．

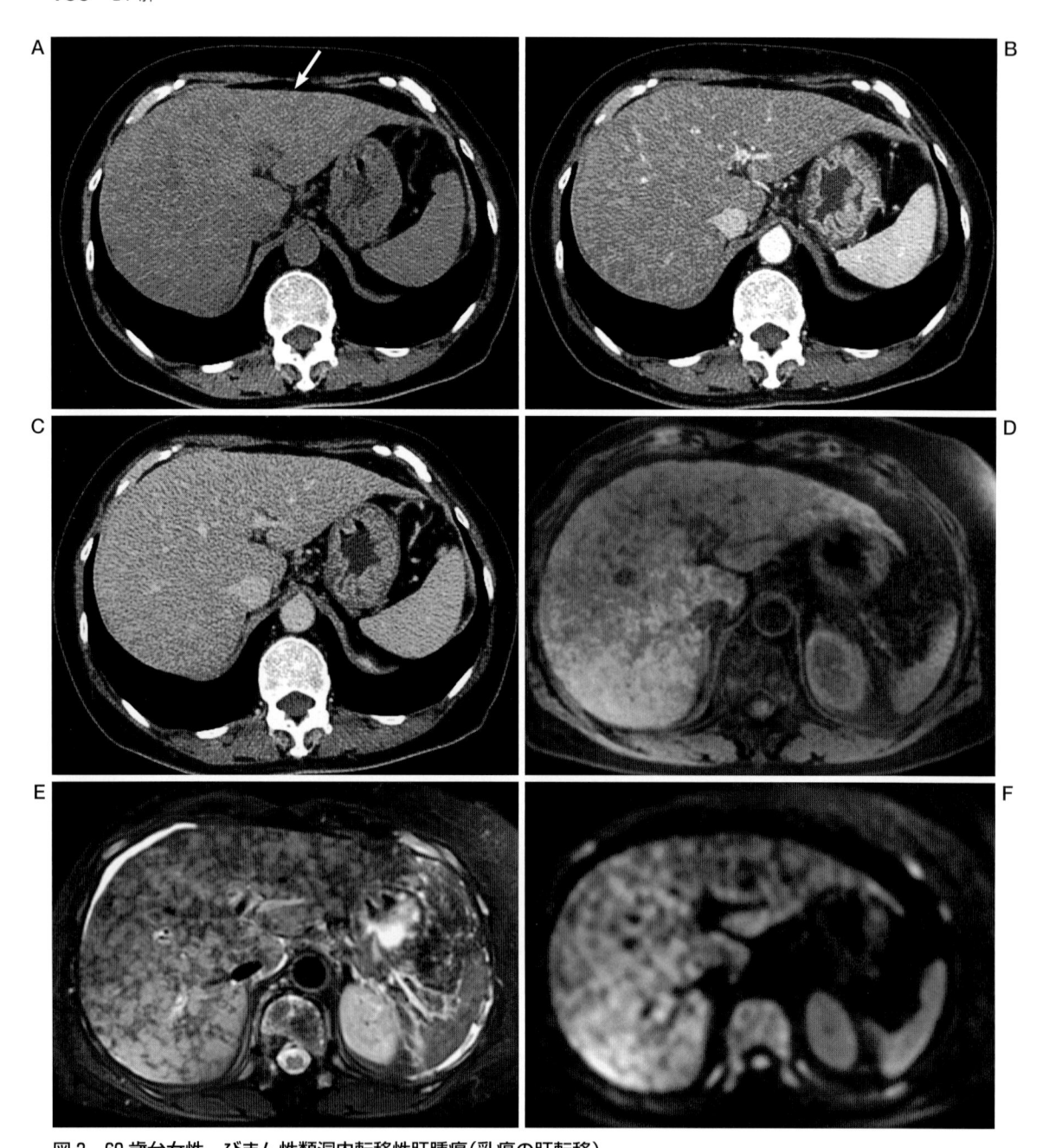

図3 60歳台女性 びまん性類洞内転移性肝腫瘍（乳癌の肝転移）

A：単純CT，B：造影CT（動脈優位相），C：造影CT（平衡相），D：脂肪抑制T1強調像，E：脂肪抑制T2強調像，F：拡散強調画像（b＝1000 s/mm²） 単純CT（A）では，肝の不均一な濃度低下と肝表面のわずかな凹凸不整がみられる（→）．造影CT動脈優位相（B）および平衡相（C）では，肝の増強効果にわずかな不均一を認める程度である．T1強調像（D）でも肝の信号強度がわずかに不均一を示す程度であるが，T2強調像（E）では明らかな高信号域が肝内びまん性に広がり，既存の脈管構造に偏位は認めない．拡散強調画像（F）でも脾と同等の高信号病変が肝内びまん性に広がっている．びまん性類洞内転移性肝腫瘍として合致する画像所見である．

4. その他の病変：悪性　157

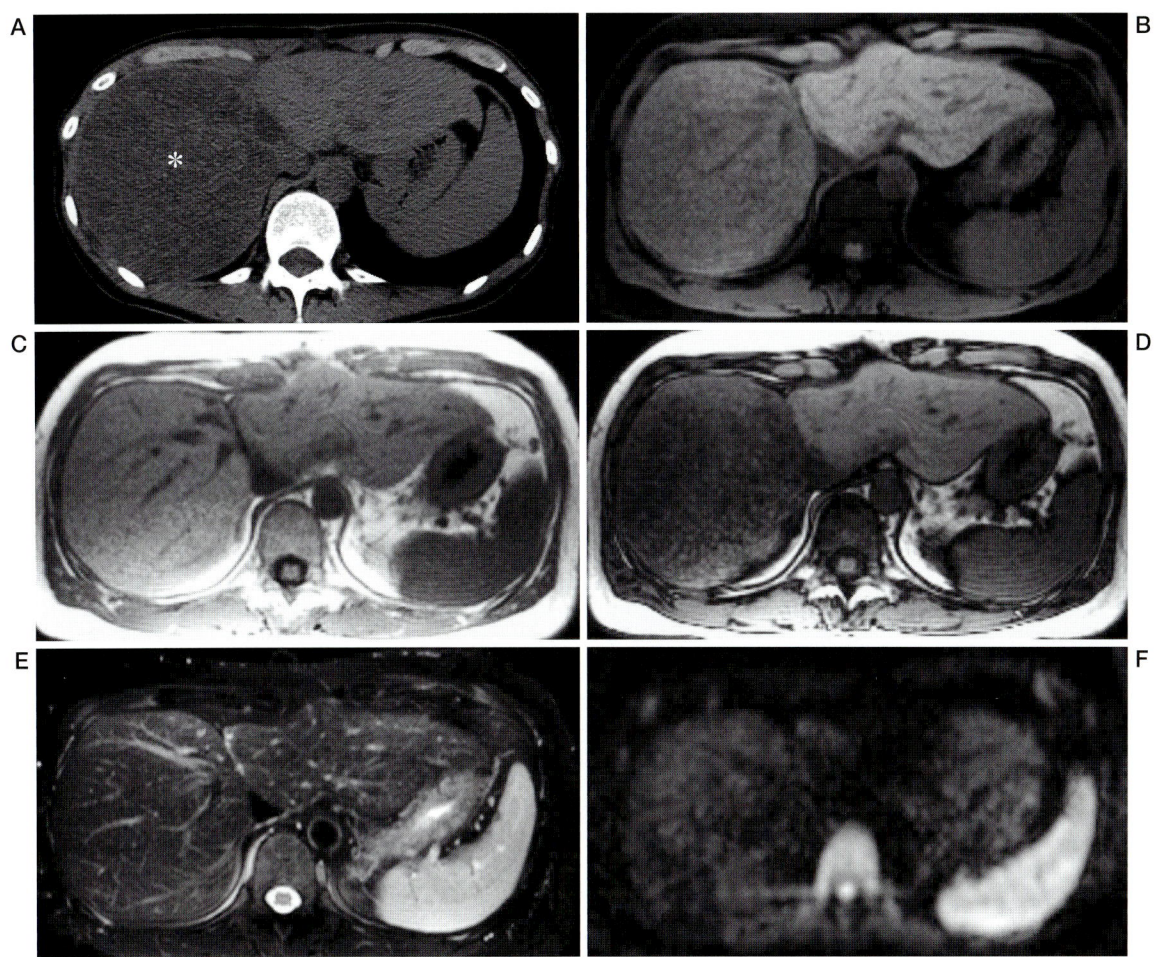

図 4　30 歳台男性　多発性結節性脂肪沈着（シトルリン血症に対する自己肝温存生体肝移植術後）
A：単純 CT，B：脂肪抑制 T1 強調像，C：T1 強調同位相像，D：T1 強調逆位相像，E：脂肪抑制 T2 強調像，F：拡散強調画像（b＝600 s/mm^2）　単純 CT（A）にて肝右葉の自己肝（＊）に結節状の低吸収域が多発してみられる．肝左葉の移植肝には濃度低下は認められない．肝右葉の多発結節は脂肪抑制 T1 強調像（B）にて低信号，T1 強調同位相像（C）にて高信号，T1 強調逆位相像（D）にて低信号を示し，脂肪抑制 T2 強調像（E）および拡散強調画像（F）では周囲肝と等信号を呈している．自己肝の摘出が行われ，多発性結節性脂肪沈着と診断された．

鑑別診断と鑑別点

- 肝細胞癌：多血性肝転移との鑑別が問題となるが，肝細胞癌に特徴的なモザイク像，線維性被膜，脂肪沈着などの所見がみられれば鑑別は容易である．
- 胆管細胞癌：乏血性肝転移との鑑別が問題となる．多発例は転移を積極的に疑えるが，単発の場合は鑑別困難である．
- 粘液性囊胞腫瘍（mucinous cystic neoplasm：MCN）：囊胞性肝転移との鑑別が問題となる．MCN は女性に特異的であること，囊胞内囊胞構造がみられること，多発することはまれであることなどが鑑別点となる．
- まだら脂肪肝，肝硬変：脂肪沈着や線維化は単純 CT では肝の不均一な濃度低下をきたすため，びまん性類洞内肝転移との鑑別が問題となるが，MRI の化学シフト画像，T2 強調像もしくは拡散強調画像の所見が鑑別の決め手となる．

5. その他の病変：良性

肝腺腫
hepatic adenoma

（文献 118, 119）

■ 臨床像

肝腺腫は，非硬変肝に生じる比較的まれな良性腫瘍であり，20〜40歳台の女性に多い．経口避妊薬や糖原病との関連があるとされており，しばしば多発する．腫瘍径が大きく肝表直下にあるものは腹腔内出血のリスクがあり，癌化の報告もある．画像診断上は肝細胞癌と鑑別が難しいことも多く，切除されることもしばしばである．

■ 病理・病態

病理学的には，異型のない肝細胞の充実性の増殖であり，限局性結節性過形成（focal nodular hyperplasia：FNH）でみられる中心瘢痕はなく（p.198参照），門脈域もないとされている．細胞内に脂肪やグリコーゲンの含有が増加している．

近年では遺伝子的背景を踏まえて，肝腺腫を以下の4つに分類することが提唱されている．

①inflammatory hepatocellular adenoma，②hepatocyte nuclear factor 1α（HNF1α）-mutated hepatocellular adenoma，③β-catenin-mutated hepatocellular adenoma，④unclassified hepatocellular adenoma．②，③に経口避妊薬関連が多く，③に癌化が多いとされている．ただし，この診断基準は，FNHや結節性再生性過形成（nodular regenerative hyperplasia：NRH）などを含めた肝臓の良性腫瘤性病変に対する従来の臨床的・病理組織的診断基準との矛盾も指摘されており，議論の余地がある．

■ 画像所見

基本的には，内部均一で良好に増強される境界明瞭な充実性腫瘤の所見を示すが，サイズが大きくなると，脂肪や出血の存在により内部が不均一になる．

■CT：単純CTでは正常肝と等吸収である．脂肪の含有（低吸収）や出血（高吸収）の有無によって，内部は不均一になる．背景肝が脂肪肝である場合も多く，相対的に均一な高吸収域として認めることもある．

■MRI：T1強調像では低〜高信号で，脂肪や出血の存在で高信号を呈する．化学シフト画像（chemical shift imaging：CSI）は，脂肪の検出に有用である．T2強調像では均一高信号であり，脂肪や出血の存在により不均一となる

■造影CT/MRI：早期相で均一な濃染を示す．後期相では等〜低吸収である．腫瘤のサイズが大きくなると，辺縁より中心にかけて緩徐に濃染するパターンを呈することもある．MRIで肝細胞特異性造影剤（Gd-EOB-DTPA）を用いると，肝細胞相にて腫瘤への造影剤の取り込みは原則的には低下するが，取り込みがみられる場合もあるとの報告がある．

5. その他の病変：良性　159

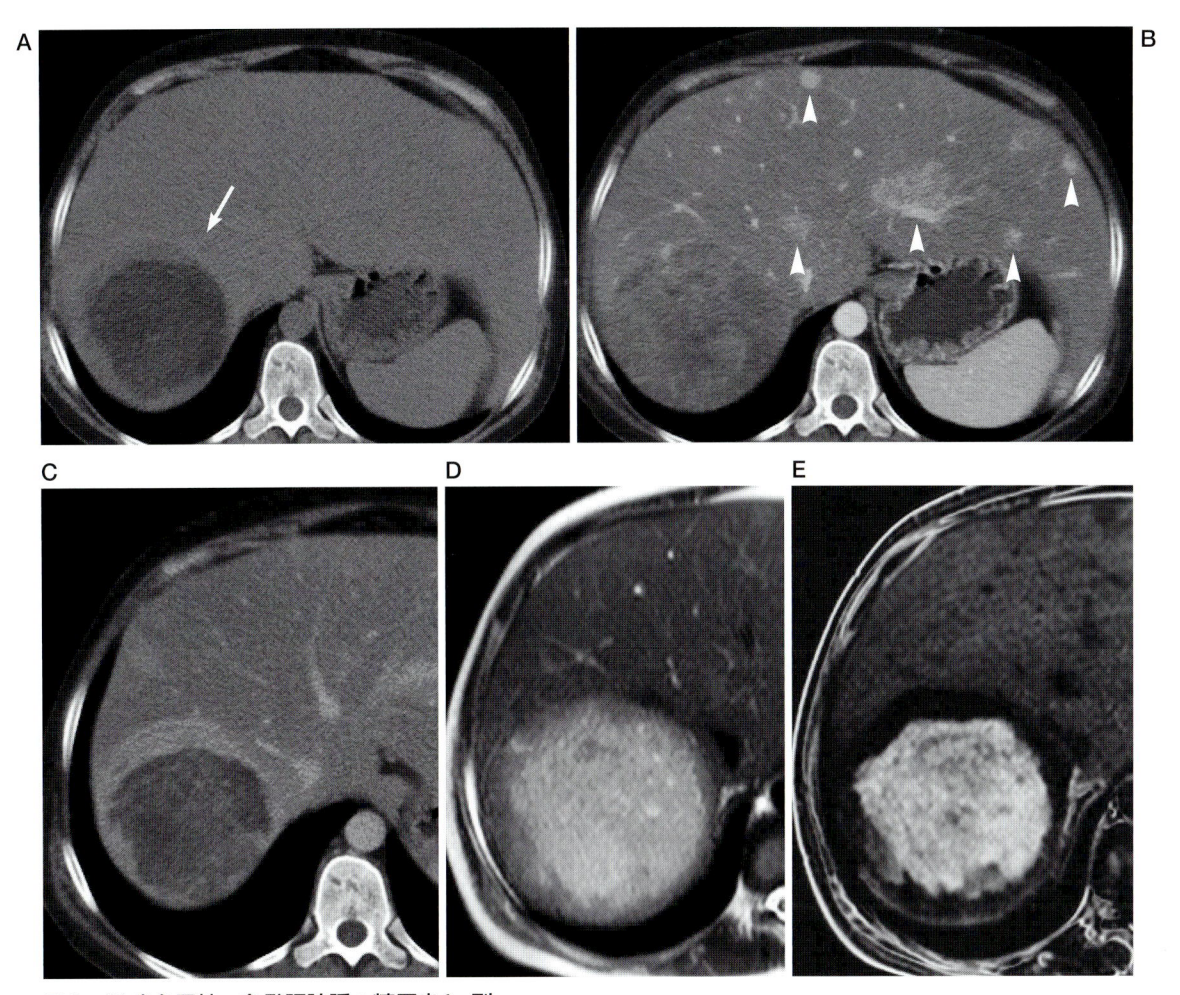

図1　30歳台男性　多発肝腺腫：糖原病 Ia 型
A：単純 CT，B：造影 CT（早期相），C：造影 CT（後期相），D：T2 強調像，E：CSI（subtraction 像）　単純 CT（A）では右葉後区域に径 9 cm の腫瘤があり（→），内部は低吸収を呈している．造影 CT 早期相（B）では，そのほかにも均一に濃染する 4 cm 未満の結節が両葉に多発している（▶）．右葉の腫瘤は，早期相から後期相（C）にかけて辺縁より中心に濃染されている．MRI の T2 強調像（D）では，辺縁は軽度高信号，中心は著明な高信号を呈する．CSI（subtraction 像，E）では，内部は高信号で高度な脂肪成分の存在が示唆される．背景肝にも脂肪沈着を認める．

鑑別診断と鑑別点

特徴的な病歴を有している場合が多く，臨床的には診断に苦慮することは少ないが，以下の疾患が画像上の鑑別となる．

- **肝細胞癌**：早期相にて良好に増強され，脂肪を含有するため，画像所見のみでは鑑別困難な場合がある．非硬変肝に生じていること，経口避妊薬の内服や糖原病などの病歴により，鑑別可能であるが，腺腫が癌化することもあり，その際は鑑別が難しい．
- **限局性結節性過形成（FNH）**：腺腫同様の良性疾患で，早期相にて良好に増強される．中心性瘢痕がみられるとされており（1/3 程度），腺腫との鑑別に有用な画像所見である．また，病態は正常肝細胞の過形成であり，肝細胞特異性造影剤（Gd-EOB-DTPA）による造影 MRI（EOB-MRI）の肝細胞相では，腫瘍への造影剤の取り込み亢進で，高信号を呈する．

5. その他の病変：良性

肝血管筋脂肪腫
hepatic angiomyolipoma

（文献120, 121）

■ 臨床像

肝血管筋脂肪腫は良性の間葉系腫瘍であり，中年の女性に単発で発生することが多い．結節性硬化症の合併は5%程度に認められる．ほとんどは正常肝を背景に発生し，慢性肝疾患を合併する頻度は約7%である．診断が確定すれば基本的に治療の対象とはならないが，悪性転化の報告もわずかながら認められており，慎重な経過観察が必要と考えられる．

■ 病理・病態

肉眼的には被膜を有さない境界明瞭な腫瘍で，組織学的には成熟した脂肪組織，平滑筋組織，血管成分からなる．脂肪成分は種々の割合で認められるが，ほとんど検出できないこともある．免疫染色では平滑筋細胞はα-SMAや悪性黒色腫(melanoma)のマーカーであるMelan A, human melanoma black (HMB)-45が陽性となる．特にHMB-45は肝原発性腫瘍のなかでは血管筋脂肪腫に特異的であるため，確定診断に有用である．紡錘形の平滑筋様細胞は血管周囲に存在し，多分化能をもつperivascular epithelioid cell (PEC)と考えられている．平滑筋成分が主体の筋腫型はPEComaの一種と考えられ(BOX)，悪性転化の可能性がある腫瘍として取り扱うべきとの意見もある．

■ 画像所見

脂肪組織，平滑筋，血管成分の割合により所見が異なる．

脂肪成分の割合は5〜90%と幅があるが，腎で認められるよりも低いことが多い．脂肪成分は超音波検査では高エコー，単純CTでは低吸収を示す．明らかな脂肪成分はMRIのT1強調像，T2強調像で高信号を呈し，脂肪抑制像で信号低下を示す．chemical shift imaging (同位相 in phase/逆位相 opposed phase)での信号変化は微量の脂肪の検出に有用である．

血管成分を反映し，ダイナミックCTや細胞外液性Gd造影剤によるダイナミック造影MRIの動脈相では充実部は強く増強され，内部には拡張した脈管構造が認められる．腫瘍からの血液は肝静脈に還流するため，腫瘍内の血管が腫瘍外の肝静脈に連続する所見や，肝静脈の早期描出が認められる．門脈相から平衡相では背景肝と同等または淡く低吸収化・低信号化することはあるが，肝細胞癌で認められるようなコロナ様濃染は認められない．

腫瘍には肝細胞成分が存在しないため，Gd-EOB-DTPA造影MRI (EOB-MRI)の肝細胞相では取り込みが欠損する．SPIO造影MRIでの取り込みも認められず，造影超音波検査のKupffer相でも欠損像を示す．

BOX　PEComa

PEComaは，血管周囲に存在し多分化能を有するperivascular epithelioid cell (PEC)由来の間葉系腫瘍である．メラノサイトや平滑筋細胞への分化がみられ，免疫組織染色でHMB-45やMelan A，α-SMAが陽性となる．臨床的には中年女性に好発し，結節性硬化症の合併も30%程度に認められ，*TSC*遺伝子の異常が関与すると考えられている．基本的に良性の腫瘍だが，術後に再発・転移をきたした悪性症例の報告も存在する．

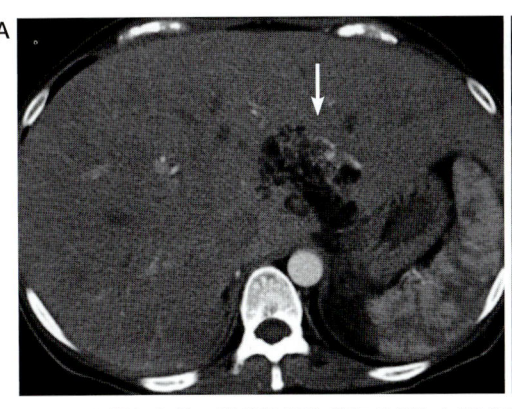

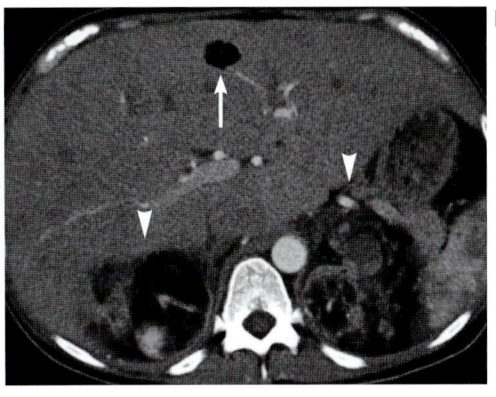

図1 20歳台女性 結節性硬化症に合併した肝血管筋脂肪腫
A, B：造影CT（動脈相） 左葉に分葉状の腫瘤を2個認める（→）．大部分は脂肪濃度を呈し，造影で濃染する部位も認められる．両側腎にも血管筋脂肪腫を認める（▶）．

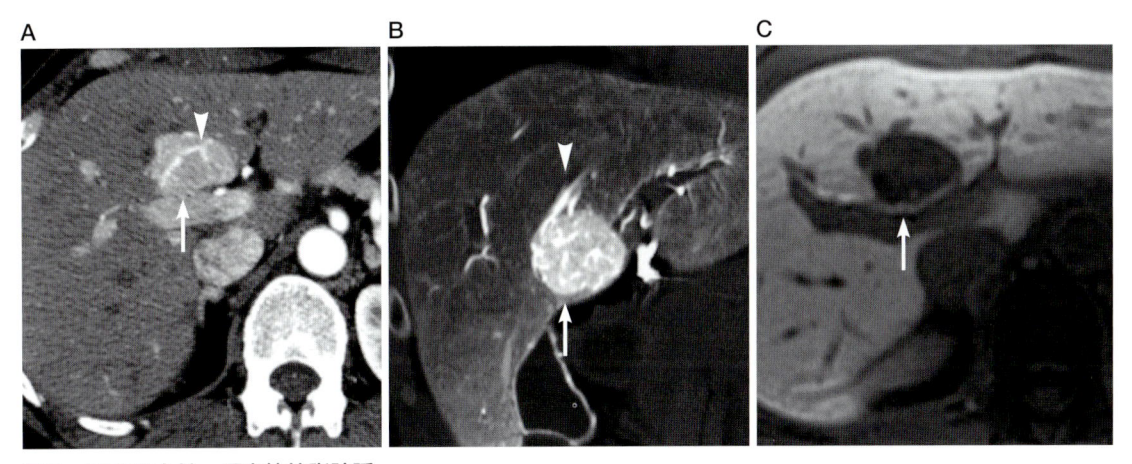

図2 40歳台女性 肝血管筋脂肪腫
A：造影CT（動脈相），B：CTHA（後期相），C：EOB-MRI（肝細胞相） 腫瘍（→）は動脈相（A）で濃染し，内部に拡張した脈管（▶）を認める．CTHA後期相（B）では腫瘍（→）から肝静脈への還流（▶）が認められる．EOB-MRI肝細胞相（C）では取り込みが欠損している．この腫瘍は画像上，脂肪成分を指摘できなかったが，生検で少量の脂肪組織が確認された．（小坂一斗・他：血管筋脂肪腫．肝良性腫瘍および類似病変の病理・画像診断update．画像診断 2015；35：207-217，より許可を得て転載）

鑑別診断，鑑別点

●肝細胞癌：多血性の肝細胞癌で脂肪成分を有する場合，鑑別が困難となる．肝細胞癌の流出静脈は門脈であるため，肝静脈還流ではなくコロナ様濃染がみられる．EOB-MRI肝細胞相では両者とも取り込みは低下するが，肝細胞癌では肝細胞由来のため若干の取り込みが認められることがある．

●限局性結節性過形成（FNH）：血行動態がよく似ており，肝動脈より血流を受け肝静脈に還流する．FNHではEOB-MRI肝細胞相で90％に取り込みが認められることが大きな鑑別点となる．SPIO-MRIでも同様に取り込みが認められる．

●限局性脂肪沈着：異所性静脈還流域に発生することが多く，鎌状靱帯付着部や内側区域背側，胆嚢床などが好発部位である．門脈に流入する脈管構造を同定できることもある．

5. その他の病変：良性

肝内胆管腺腫
intrahepatic bile duct adenoma

(文献 122, 123)

■ 臨床像

肝臓に発生する胆管細胞由来の良性上皮性腫瘍で，発生要因として過誤腫あるいは局所の胆管障害に対する反応性変化との意見もある．発生頻度は原発性肝腫瘍の 0.01〜1.3％ と極めてまれである．成人に好発(20〜70歳：平均55歳)し，性差はない．多くは無症状で，転移性肝腫瘍として開腹されたり，腹腔鏡下または剖検時に偶然発見される．肝被膜下に好発し，肉眼的に扁平もしくは小隆起状を呈することが多い．

■ 病理・病態

腫瘍径は 1〜20 mm (平均径 5.8 mm) と小さく，多発することが多い．肉眼的には白色調の境界明瞭な結節性病巣で扁平あるいは隆起状を呈し被膜はない．組織学的には，非嚢胞性の胆管上皮類似の分枝性胆管の集簇的増生と，その腺管を取り囲む線維性結合組織の豊富な間質成分が特徴である．種々の程度の線維化や炎症を伴うが，細胞異型や核分裂像は認めない．腫瘍内の嚢胞性変化，出血，石灰化の報告もみられる．

胆管癌への悪性化を示唆する報告例が散見される．病理組織学的には，胆管性過誤腫，胆管細胞癌，大腸癌などの腺癌からの肝転移，肝膿瘍，肝肉芽腫との鑑別が重要とされる．異型の少ない胆管細胞癌との鑑別は特に困難とされ，術中迅速細胞診での誤診例も多い．

■ 画像所見

画像診断報告例はいずれも単発例で，その多くが肝細胞癌あるいは転移性肝腫瘍の術前診断で切除されている．単純 CT で低吸収，造影 CT 早期相で均一もしくは不均一な低〜高吸収を呈し，遅延相で均一あるいは辺縁部優位の遷延性濃染を示す．単純 MRI では T1 強調像にて低信号，T2 強調像にて高信号を呈することが多い．拡散強調画像における ADC 値は，腫瘍内線維性間質や嚢胞成分の程度によりさまざまである．Gd-EOB-DTPA 造影 MRI (EOB-MRI) では，動脈相で早期濃染，門脈相で遷延性濃染，肝細胞相で取り込み低下を示したとの報告がある．肝細胞癌と異なり，腫瘍内の豊富な線維性間質を反映して，細胞外液性 Gd 造影剤によるダイナミック MRI では遅延性・遷延性濃染，CTHA (CT during hepatic arteriography) 第2相で washout 不良を示す．

肝内胆管腺腫は各種画像検査の空間分解能の限界とされる 1 cm 以下の小径病変であるため部分容積効果の影響を受けやすく，単純・造影を問わず結節として認識しにくい (BOX)．肝辺縁部に存在することが多く，画像診断の盲点となりやすい．近年，画像診断を契機とする症例報告が散見され，おもに慢性肝疾患の精査に際して発見されたものである．

BOX　肝内胆管腺腫のまとめ

- 病理診断では多発例が多いが，画像報告例は単発例がほとんどである．
- 肝被膜下に好発する平均径 1 cm 未満の境界明瞭な小結節である．
- 豊富な線維性間質，多血性，線維性被膜を欠くことなどの病理組織学的特徴が画像所見として反映される．

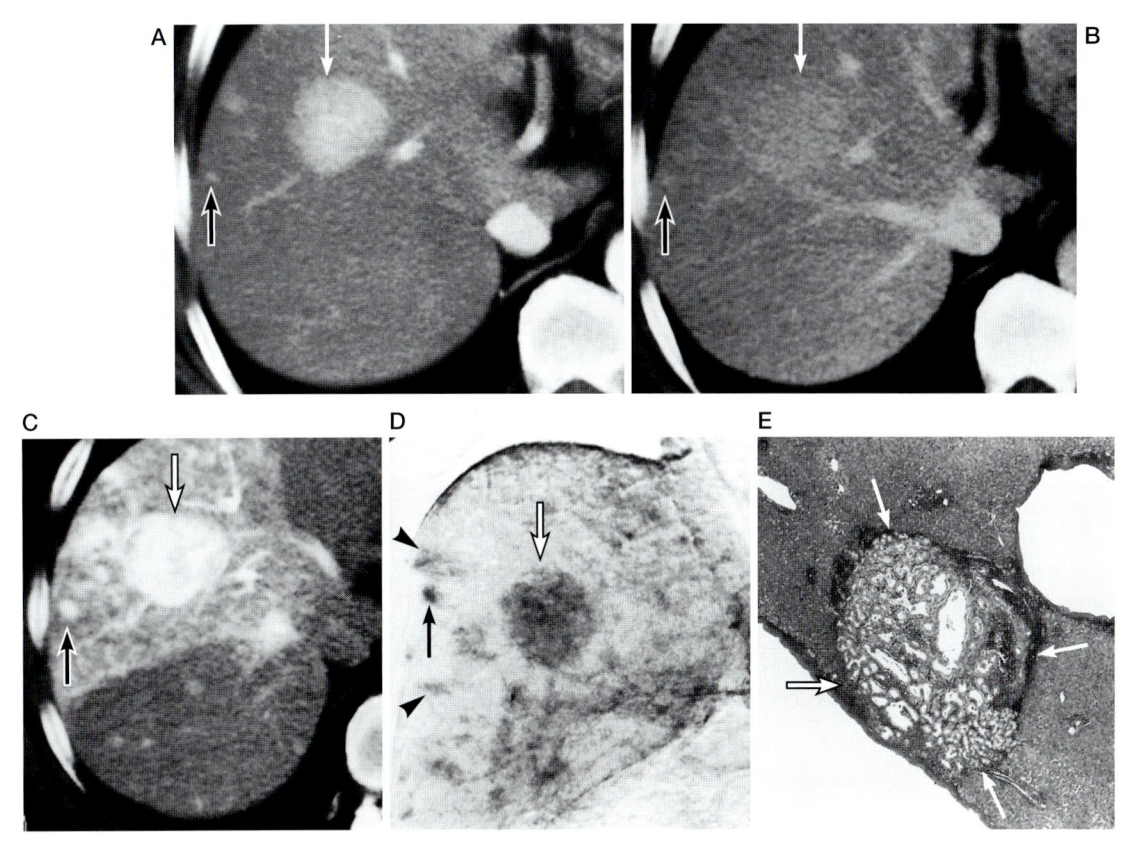

図1 50歳台男性 肝内胆管腺腫
A：造影CT（早期相），B：造影CT（後期相），C：CTHA（第1相），D：固有肝動脈造影（毛細管相），E：病理組織像　肝内胆管腺腫は造影CT（A, B）では肝右葉辺縁部の微小結節として描出され（黒矢印），早期相（A）で早期濃染し，後期相（B）では遷延性濃染を示す．同一区域の早期濃染を示す大きな結節は肝細胞癌である（白矢印）．CTHA第1相（C）では，肝細胞癌と同程度に強く濃染している．固有肝動脈造影毛細管相（D）でも胆管腺腫はサイズのわりに強く濃染されている（黒矢印）．なお，肝右葉にはA-Pシャントが多発している（▶）．病理組織像（E）では，肝被膜下に多数の分枝性胆管からなる境界明瞭な結節性病巣を認める（→）．

鑑別診断と鑑別点

肝に発生するさまざまな多血性充実性腫瘍が鑑別疾患としてあがる．

●肝細胞癌：進行肝細胞癌は早期濃染（増強）を呈するが，一般に遅延性あるいは遷延性濃染を示さないことが鑑別点となる．被膜様構造を欠くが，小径の肝細胞癌との鑑別点にはならない．

●末梢型胆管細胞癌：造影パターンは類似する．末梢型胆管細胞癌は単発で胆管拡張を伴うことが多いのに対して，胆管腺腫では通常多発し，胆管拡張を伴うことはない．

●転移性肝腫瘍：通常多発し，造影パターンも類似する．胆管腺腫は肝被膜下に位置し小さいわりに強く造影される．

●von Meyenburg's complexes：胆管過誤腫であり，無数の微細な囊胞が肝内にびまん性にみられる．

●A-Pシャント：ダイナミックCT/MRIを用いて造影パターンや形状を評価すること，単純CT，MRI，超音波検査における描出の有無が鑑別に有用である．

5. その他の病変：良性

胆管過誤腫症
biliary hamartoma（von Meyenburg complex：VMC） （文献124）

■臨床像
von Mayenburg complexとよばれる胆管壁組織の遺残を起源として発生する良性の囊胞性病変である．通常は無症状で，画像検査，剖検例で偶然発見される．精密な画像診断が行われる今日では遭遇する頻度も少なくない病態である．

本症は"multiple bile duct adenoma"，"bile duct hamartomas"，"cholangioadenomas"，"microhamartomas"など，さまざまな名称で報告されているが，現在では一般にVMCと統一されている．

胆管過誤腫症の合併疾患として，多発性肝囊胞や胆管周囲囊胞があげられるが，胆管細胞癌を合併したという報告もある．成人型多発性囊胞腎も合併疾患として知られている．

■病理・病態
胆道系とは交通のない囊胞性病変であり，個々の病変の大きさは1～15mm程度である．肝被膜下を含めた肝内にびまん性に分布し，境界明瞭な不整形もしくは円形を示す．

組織学的には，線維性間質に囲まれた濃縮胆汁を含む胆管様小囊胞病変の集簇である．

■画像所見
■超音波検査（US）：低エコー，高エコー，不均一エコーとさまざまであり，これらの所見は拡張胆管や線維性間質を含む胆管過誤腫症の組織学的性状を反映していると考えられている．多重反射によるコメットエコーを呈することがあり，特徴的とされている（図1A）．
■CT：肝全域の門脈域に沿って認める多発性の低吸収域であり，造影剤の投与により単純CTに比べてより多数の病変が認識可能となるが，多くの場合，結節自体の増強効果は認められない．ただし，均一な造影を認めたとの報告もある．
■MRI：T1強調像にて低信号，T2強調像にて著明な高信号を示す．MRCP（MR colangiopancreatography）では，胆管と連続のない多数の微小な囊胞性病変として描出される．

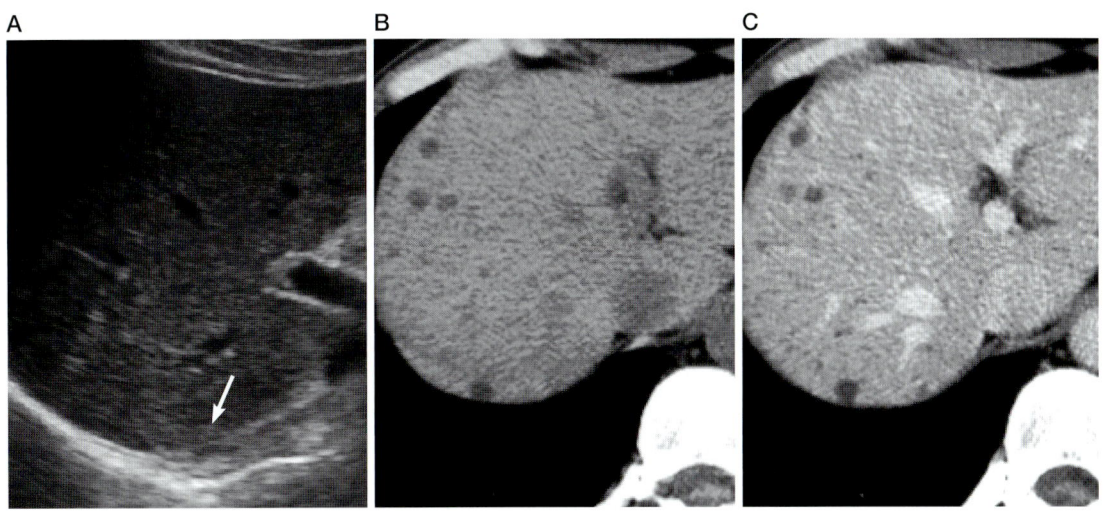

図1 40歳台男性 胆管過誤腫症
A：US，B：単純CT，C：造影CT（後期相） US（A）にて肝内には高エコー結節があり，コメットエコー（→）を伴っている．単純CT（B）で低吸収，造影CT（C）にて描出が明瞭化している．

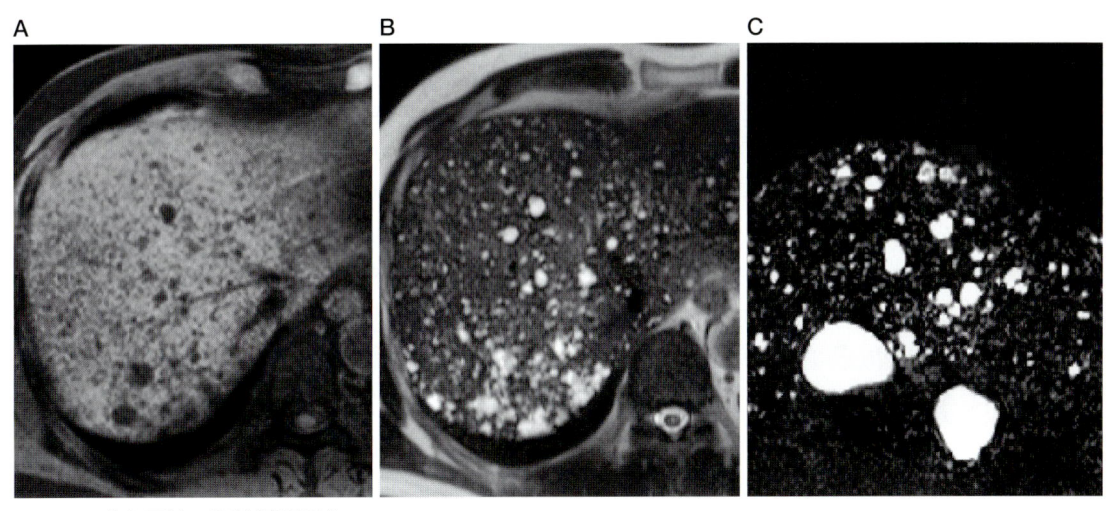

図2 50歳台男性 胆管過誤腫症
A：脂肪抑制T1強調像，B：T2強調像（HASTE），C：MRCP T1強調像（A）にて低信号を示す境界不明瞭な微小結節が肝全体に認められ，T2強調像（B）およびMRCP（C）にて著明な高信号を呈している．

鑑別診断と鑑別点

- **多発肝転移**：肝外に悪性腫瘍が存在する際には最も重要な鑑別疾患となる．肝転移は病変の辺縁が不整であること，造影検査にてリング状の濃染を示すことが鑑別点となる．
- **多発肝囊胞**：肝囊胞は辺縁が明瞭であるのに対し，胆管過誤腫症では不明瞭である．
- **胆管周囲囊胞**：肝門部から低次門脈分枝の周囲に分布し，びまん性の分布を示す胆管過誤腫症よりも中枢側に位置する．
- **多発微小肝膿瘍**：臨床所見が鑑別の一助となるが，造影検査でのリング状濃染，MRIでは，拡散強調画像での高信号が画像上での鑑別点である．

5. その他の病変：良性

Multicystic biliary hamartoma

(文献 125, 126)

■臨床像

従来の過誤腫（胆管過誤腫や間葉系過誤腫など）の概念に当てはまらない病態に対して，2006年に新たな疾患概念として提唱されたまれな良性の過誤腫性病変である．肝被膜周囲の肝鎌状靱帯付着部近傍に発生することが多く，肝外に突出することもある．日本や韓国での報告が多く，偶然あるいは腹痛を契機に発見されることが多い．

■病理・病態

蜂巣状の形態を呈する．胆管構造・胆管周囲腺・血管を含んだ線維性結合組織からなる．胆管は不整な拡張・蛇行・閉塞を認める．胆管構造内に胆汁様内容物を含むこともある．病変内に正常の肝組織が限局的に残存することもある．Caroli病のように，周囲に線維化は伴わず，腫瘍細胞の増生がないことより肝粘液性囊胞腫瘍（hepatic mucinous cystic neoplasm：hepatic MCN）と鑑別される．

■画像所見

■**超音波検査(US)**：多房状の形態で，囊胞性成分を反映して低エコーを呈するが，蜂巣状の隔壁を反映して高エコーを呈することもある．

■**CT**：単純CTでは低吸収を呈する．造影CTでは乏血性であるが，隔壁や線維性間質あるいは残存する正常肝組織を反映して辺縁や内部に淡い増強を認めることもある．

■**MRI**：T1強調像では低信号，T2強調像では高信号を呈し，蜂巣状の形態が描出される．肝細胞特異性造影剤（Gd-EOB-DTPA）による造影MRI（EOB-MRI）の肝細胞相では，取り残された正常肝組織が造影剤の取り込みにより増強効果を示すことも考えられる．

BOX　肝粘液性囊胞腫瘍との鑑別

臨床的には，腫瘍性病変である肝粘液性囊胞腫瘍との鑑別が最も問題となり，切除されることが多いと思われる．発生部位やEOB-MRIでの取り残された肝実質の存在から，multicystic hamartomaを疑うことができれば，経過観察を推奨することは可能である．

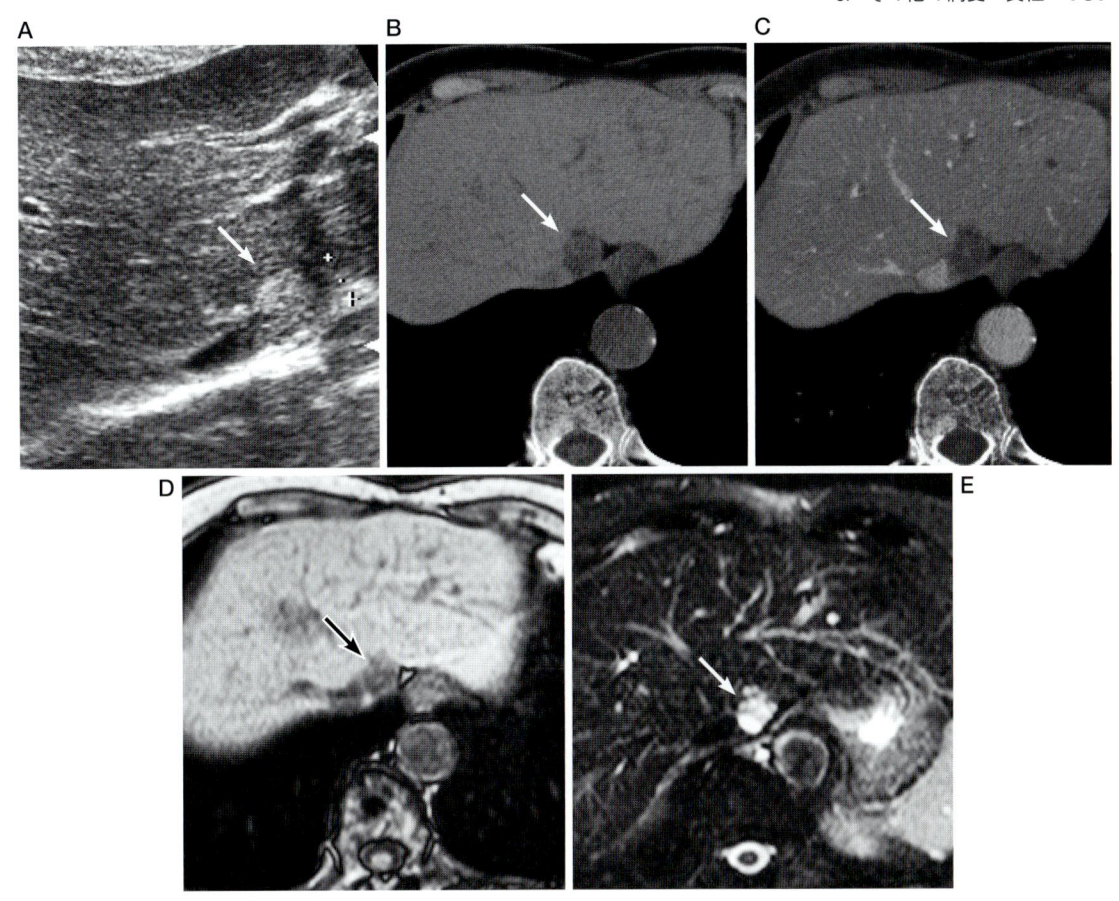

図1 70歳台女性　multicystic biliary hamartoma
A：US，B：単純CT，C：造影CT，D：T1強調像，E：T2強調像　肝S1の下大静脈左側に径2cmの結節を認める(→)．US(A)ではやや不均一な高エコー，単純CT(B)にて低吸収を呈し，造影CT(C)では乏血性であるが内部や辺縁に淡い増強域を認める．MRIのT1強調像(D)では低信号，T2強調像(E)では蜂巣状の高信号域として描出されている．

鑑別診断と鑑別点

囊胞性の肝腫瘤が鑑別になる．

- 前腸囊胞：肝被膜や肝鎌状靱帯周囲に好発するが，単房性である．
- Caroli病：拡張した胆管が囊胞様形態を呈する．単独の葉や区域に限定することはまれで，広範囲な分布となることがほとんどである．背景肝に線維化を伴うことが多い．
- 肝粘液性囊胞腫瘍：蜂巣状とは異なり，cyst in cyst appearanceといわれるように，おのおのの囊胞の大きさが異なる．病理組織学的に卵巣様間質を認めるのも特徴的である(BOX)．

ほかに，肝エキノコックス，リンパ管腫などが鑑別の対象となる．

5. その他の病変：良性

肝血管腫
hepatic hemangioma

(文献 127〜130)

■臨床像
　海綿状血管腫(cavernous hemangioma)は良性肝腫瘍では最も頻度が高く，女性に多いという報告もある．通常は5cm以下の単発腫瘍として認められるが，多発することもまれではない．健診や他疾患のスクリーニングなどで偶然に発見されることが多く，他の腫瘍との鑑別が問題となる．多くは無症状で臨床的に問題となることは少ない．症状がある場合や破裂，出血の危険性を有する巨大血管腫，血管腫内での血小板消費により二次的に出血傾向を生じる Kasabach-Merritt 症候群を呈する症例などが治療対象となる．

■病理・病態
　肝血管腫には，海綿状血管腫と毛細血管性血管腫(capillary hemangioma)があるが，前者が大部分を占める．肝動脈，肝静脈，門脈，類洞のいずれに由来するかは不明とされている．海綿状血管腫は，血液が充満した海綿状の血管腔を被覆する一層の扁平な内皮細胞と基底膜，薄い線維性隔壁より構成される．隔壁内には肝細胞や門脈域などの肝固有の組織は含まれていない．また，血管腔内に血栓形成，硝子様変性，線維化などがみられることがある．

■画像所見
■CT：単純CTでは均一な淡い低吸収域を呈する．病変の大部分は血液であるため，正常な血管内腔と同等の濃度を呈することが多い．そのような濃度の病変を認めた場合，血管腫を鑑別の上位にあげることが多いが，単純CTでは確定診断には至れない．また，血栓形成や変性を生じた場合には濃度に増減がみられる．

■MRI：T1強調像で低信号，T2強調像では肝嚢胞に類似した著明な高信号を呈する．拡散強調画像では嚢胞と異なり高信号を呈する．また，血栓形成や変性を伴っている病変ではより多彩な信号をとる．造影CTで増強効果を有するものの血管腫の診断に至れなかった症例では，精査としてMRIが行われることがあるが，T2強調像で著明な高信号を認めれば，単純MRIのみでも診断が可能となる場合も多い．

■造影CT/MRI：ダイナミックCT/MRIの動脈相で腫瘍辺縁部に結節状濃染(peripheral enhancement)を認め，徐々に中心部へ濃染が広がり(filling-in phenomenon)，後期相でも濃染が持続する(prolonged enhancement)．しかし，中心から辺縁に向かって染まりが広がる病変や，小さな血管腫で動脈相において均一に濃染し，平衡相で染まりが不明瞭となることもある．巨大血管腫では数分間では中心部まで造影されないこともある．変性部は増強効果が軽微か濃染を示さない．周囲に A-P シャントを伴うこともある．MRIにおける細胞外液性ガドリニウム造影剤(Gd-DTPA など)はCTにおけるヨード造影剤より強いコントラストを生じ，持続する増強効果がより明瞭である．肝細胞特異性造影剤(Gd-EOB-DTPA)を用いた造影MRI(EOB-MRI)では肝細胞相で低信号となる．Gd-EOB-DTPA は体重あたりの注入量が少なく血管や腫瘍の濃染時間が短く，弱い．そのため，filling-in phenomenon や prolonged enhancement が十分に描出されず，診断に苦慮する場合がある．CTや超音波検査(US)で血管腫を疑って，造影MRIを行う場合には，Gd-EOB-DTPA よりも細胞外液性 Gd 造影剤を用いたほうが診断に有用と考えられる．

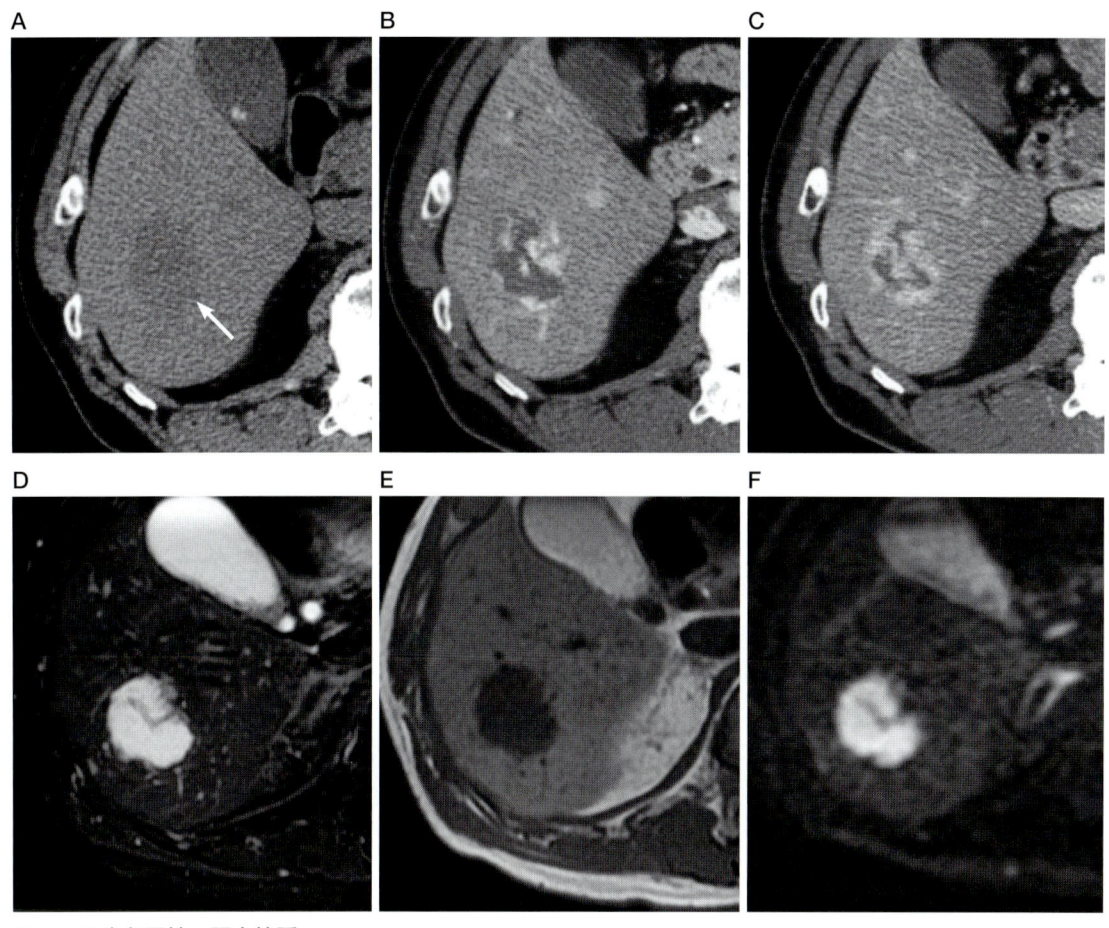

図1 50歳台男性　肝血管腫

A：単純CT，B：造影CT（早期相），C：造影CT（後期相），D：脂肪抑制T2強調像，E：T1強調像，F：拡散強調画像　単純CT（A）では肝右葉に淡い低吸収域を認める（→）．造影早期相（B）では辺縁部に強い濃染を認め，後期相（C）では中心部に向かって濃染が広がっている．脂肪抑制T2強調像（D）では著明な高信号，T1強調像（E）では低信号を呈する．拡散強調画像（F）では高信号を呈する．

鑑別診断と鑑別点

- **肝嚢胞**：T2強調像で血管腫に類似して著明な高信号を呈するが，増強効果は認めず，拡散強調画像では高信号を呈さない．しかし，complicated cystでは内容液が血性や高粘稠となるため，単純CTでの濃度が通常より高く，単純MRIでの信号も多彩となるため，鑑別に造影検査が必要となることがある．
- **肝紫斑病**：T2強調像では内部不均一な高信号を呈する．造影検査では血管腫とは逆に中心部から辺縁部に濃染が広がるパターンを呈することが多い．
- **A-Pシャント**：早期相で濃染するが，単純や後期相では周囲肝と判別できず，病変が認識されない．EOB-MRIの肝細胞相ではGd-EOB-DTPAの取り込みを認める．
- **血管肉腫**：血管腫に類似した所見を呈する．増大速度や転移の有無で判断される．
- **その他の多血性病変**：小さな病変では，ダイナミックCT/MRIでの経時的なパターンや内部構造の判断が難しく，肝細胞癌，肝転移，限局性結節性過形成（FNH）などとの鑑別が困難なことがある．血管腫でのT2強調像での著明な高信号や持続性濃染を捉えることが重要である．

5. その他の病変：良性

硬化性血管腫
sclerosing/sclerosed hemangioma

（文献 131, 132）

■ 臨床像

硬化性血管腫は海綿状血管腫に広範な線維化，硝子化など著明な退行変性をきたしたまれな病態である．剖検例による報告では，その頻度は2/1000例(0.2%)とされる．無症状で発見されることがほとんどだが，腫瘤触知や腹痛で発症することもある．多くは単発で，サイズは比較的大きな傾向がある．血管腫に特徴的な画像所見を呈さないため胆管癌や肝転移などの悪性腫瘍との鑑別が難しく，生検や外科的切除の対象となる症例も多い．経過観察では内部の性状変化やサイズの縮小を認めうる．

■ 病理・病態

組織学的に腫瘍の一部または全体が線維化または硝子化し，血管腔はわずかに残存するのみとなる．血管腔には新旧の血栓がみられ，壊死，瘢痕形成，石灰化なども認められる．sclerosing hemangiomaは海綿状血管腫の退行変性の過程で腫瘍の一部に線維化や硝子化をきたした病変で，若年女性で，右葉に多い傾向がある．一方，sclerosed hemangiomaはsclerosing hemangiomaとは異なり，海綿状血管腫ではなく毛細血管性血管腫由来の可能性が考えられている．線維化や硝子化は腫瘍全体に及び，残存した血管腔様の構造は不規則で小さく，血管壁肥厚が認められる．第Ⅷ因子や内皮細胞マーカーCD31・CD34，α-SMAの発現にも差が認められ，臨床病理学的にも免疫組織化学的にも異なる疾患と考えられている．

■ 画像所見

サイズは大きめのことが多く，形態は地図状で，肝表に近い場合は被膜の収縮が認められる．超音波検査(US)では高エコー，単純CTでは低吸収，MRIではT1強調像で低信号を呈することが多い．T2強調像では血管腔を反映した著明な高信号は呈さず，わずかに高信号あるいは低信号を呈する．拡散強調画像では軽度高信号を示す．ダイナミック造影検査では海綿状血管腫に特徴的なperipheral enhancementやfilling-in, prolonged enhancement, poolingといった所見は認められない．血管腔が減少するため内部の造影効果はほとんどなく，辺縁がわずかにリング状に造影される程度となる．ダイナミックCT/MRI, 血管造影下CTでは辺縁に結節状の増強効果を確認できることもある．中心部は線維化を反映し遅延濃染を示すこともあるが，血管腔ほどの高い増強効果は認められない．腫瘍周囲にはA-Pシャントを示唆する動脈相での区域濃染も認められることがある．経過観察では変性の進行により内部の濃度や信号強度が変化したり，造影される部分や全体のサイズが縮小したりといった所見を認めることがある．

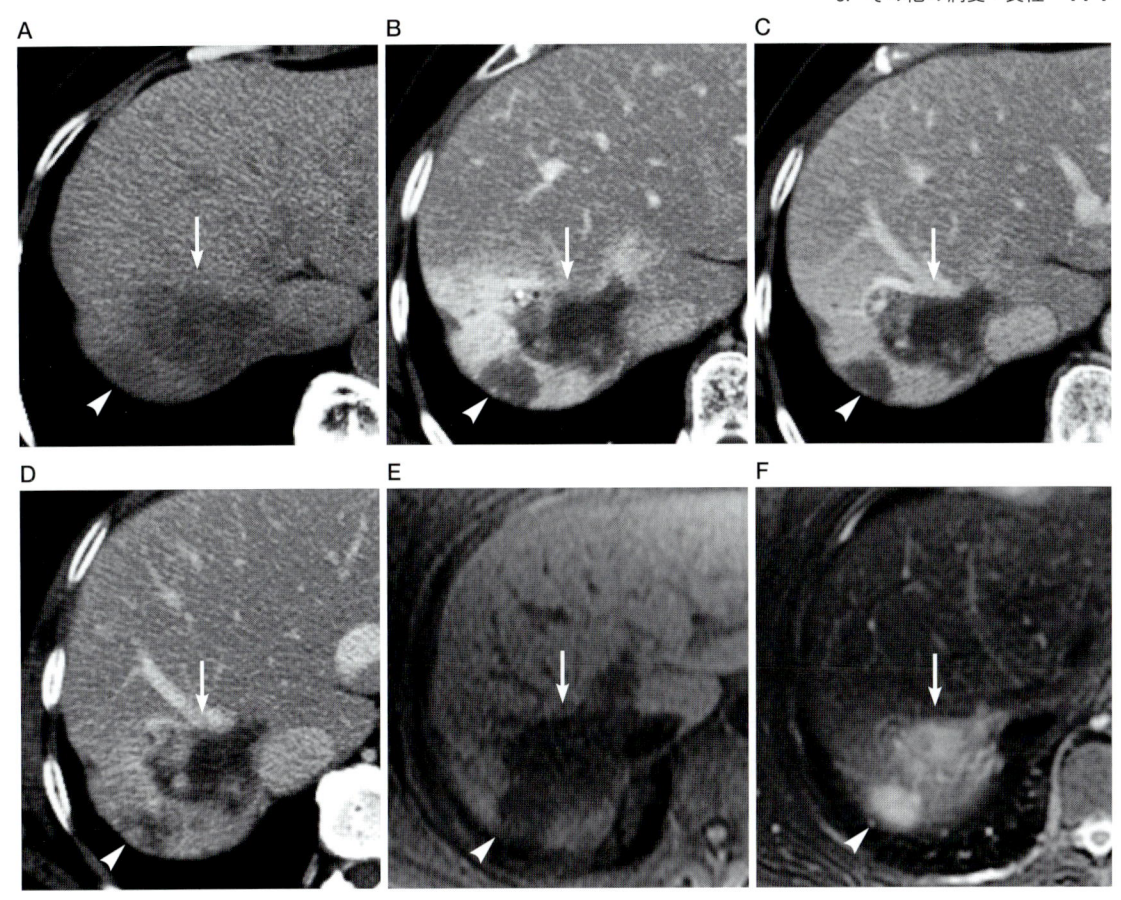

図1 70歳台女性　硬化性血管腫
A：単純CT, B：造影CT（動脈相）, C：造影CT（門脈相）, D：造影CT（平衡相）, E：T1強調像, F：T2強調像　右葉後区域に不整形腫瘤を認める（→）．単純CT（A）で低吸収を呈し，造影CT（B～D）では中心部はほとんど増強されない．辺縁部に結節状増強効果があり，平衡相（D）にかけて遷延している．腫瘍周囲にはA-Pシャントと考えられる区域性の早期濃染を認める．T1強調像（E）では低信号，T2強調像（F）では高信号（脳脊髄液よりもやや低信号）を呈する．なお，主病変の肝表側には典型的な海綿状血管腫を疑う所見を認める（▶）．

鑑別診断と鑑別点

●肝転移，肝内胆管癌：線維性間質を含む肝転移や肝内胆管癌などとの鑑別が重要となる．いずれも線維成分を反映し，遅延性の造影パターンを示す．FDG-PETでは悪性腫瘍に高集積し，鑑別に有用である可能性がある．

●炎症性偽腫瘍：線維成分と炎症細胞浸潤を伴う腫瘍で，狭義の炎症性偽腫瘍と肝膿瘍に関連した広義の炎症性偽腫瘍とが含まれる．広義の炎症性偽腫瘍の場合，境界はやや不明瞭で，造影では多血性のこともあれば乏血性のこともある．発熱・腹痛などの臨床所見，短期間での増大・縮小傾向などが認められる．

5. その他の病変：良性

肝嚢胞
hepatic simple cyst

(文献 133〜135)

■ 臨床像
頻度の高い疾患で，多くは単発であるが多発することもまれではない．胆道系との交通をもたない先天性の良性病変である．多くは病的意義をほとんどもたないが，出血，感染，破裂，胆道系の圧迫による閉塞性黄疸などを伴う symptomatic cyst や，悪性腫瘍との鑑別が必要となる complicated cyst などが臨床的に問題となる．

■ 病理・病態
単房性の嚢胞で，内部には透明な漿液が貯留している．単層の立方上皮で覆われており，基底膜を有する．嚢胞上皮と肝実質との間に薄い線維性被膜が認められる．

■ 画像所見
境界明瞭な嚢胞性病変であり，肝内のいずれの部位にもみられるが，右葉に多いとされている．

■ CT：単純 CT では水と同等 (0〜10 HU) の低吸収域で，通常は隔壁や内部の結節影，壁の石灰化などは認めない．complicated cyst では内部の濃度は上昇することが多い．

■ MRI：simple cyst では，T1 強調像で低信号，T2 強調像で均一で著明な高信号域として認められる．一方，complicated cyst では，内容液に血液成分を含んだり粘稠度が増したりするため，T1 強調像で信号上昇，T2 強調像で信号低下を呈する．また，内部に液面形成 (fluid-fluid level) がみられることもある．凝血塊はヘモジデリン沈着を反映し，T2 強調像で低信号を呈する．嚢胞内溶液の粘稠度が増加すると，拡散強調画像で高信号を示す．高い b 値の拡散強調画像でも T2 shine-through の影響により肝と等信号を示すことがあるが，ADC (apparent diffusion coefficient) は高値を呈することから鑑別できる．

■ 造影 CT/MRI：嚢胞壁には，通常は濃染を認めない．感染性嚢胞や complicated cyst では，壁の炎症，肉芽組織，線維化などを反映して，壁に増強効果を認めることがある．

▎鑑別診断と鑑別点
- 肝血管腫：T2 強調像で嚢胞に類似して強い高信号を呈するため注意が必要である．ダイナミック造影では辺縁から中心部へ強い濃染が広がることや，拡散強調画像で高信号を呈することが鑑別点である．
- 胆管嚢胞腺腫/腺癌：充実部は造影 CT/MRI にて増強効果を示す．多くは女性にみられる．
- 嚢胞性肝転移：通常は辺縁に増強効果を認める．拡散強調画像で異常信号を呈する．微小な嚢胞性肝転移との鑑別が難しいが，肝嚢胞は通常，拡散強調画像で異常信号を呈さないことが鑑別に役立つ．
- 総胆管嚢胞：MRCP，MRI で総胆管との連続性がみられる．
- 肝包虫嚢胞：石灰化が高頻度にみられる．造影されない充実部分と小嚢胞の混在がみられる．

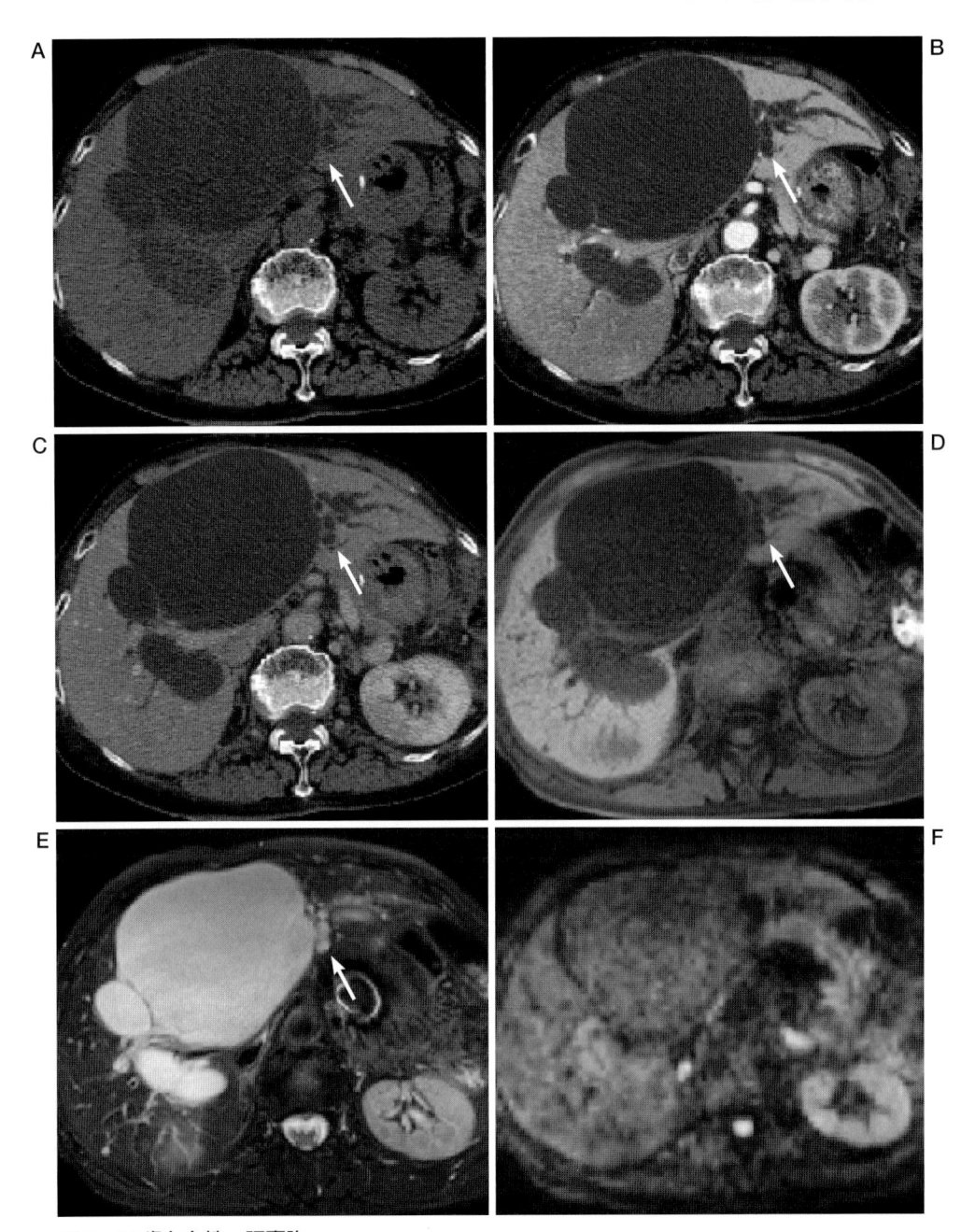

図1 70歳台女性　肝囊胞
A：単純CT，B：造影CT（動脈相），C：造影CT（遅延相），D：脂肪抑制T1強調像，E：T2強調像，F：拡散強調画像（b＝1000 s/mm²）　CT（A～C）では造影効果のない境界明瞭，辺縁平滑な低吸収腫瘤を肝両葉に複数認める．脂肪抑制T1強調像（D）では低信号，T2強調像（E）では著明な高信号，拡散強調画像（F）では等信号を呈する．圧排による肝内胆管の拡張を認める（→）．

●肝膿瘍：辺縁に濃染を示す．内部が拡散強調画像で高信号を呈する．
●biloma：胆管障害の原因となる病歴（肝切除術後，外傷後，肝動脈塞栓後など）が参考となる．

5. その他の病変：良性

多発性肝嚢胞
polycystic liver disease：PCLD

（文献 136, 137）

■ 臨床像

多発性肝嚢胞(PCLD)は遺伝性疾患であり，約半数は常染色体優性多発性嚢胞腎(autosomal dominant polycystic kidney disease：ADPKD)に合併し，約半数は腎病変を合併しない常染色体優性多嚢胞性肝疾患(autosomal dominant polycystic liver disease：ADPLD)と考えられている．嚢胞形成は乳児期や小児期にはみられず，思春期以降に出現，加齢とともに増加増大する．嚢胞増大には妊娠やエストロゲン製剤との関連性が指摘されている．多発性肝嚢胞は無症状であることが多いが，嚢胞破裂・出血・感染合併による症状や，嚢胞増大による圧迫症状を呈することがある．まれではあるがBudd-Chiari症候群，門脈圧亢進症，下大静脈症候群，胆汁うっ滞などをきたすこともある．この場合は治療対象となり，嚢胞内容吸引と硬化剤注入，肝動脈塞栓術，嚢胞開窓術，肝部分切除術，肝移植などが施行される．PCLDでは腎のほかに，膵，脾，肺などに嚢胞を認めることも多い．また，脳動脈瘤や聴神経腫瘍などを合併しうるため，これらについてスクリーニングが必要である．

■ 病理・病態

正常肝の，胆管周囲嚢胞および胆管性微小過誤腫(micro hamartoma, von Meyenburg complex)を発生母地として，多発性嚢胞が生じる．嚢胞は肝全体に発生することが多いが，1つの葉に限局することもある．嚢胞の大きさ，数はさまざまで，特に肝門部や肝内の大型門脈域に接する部位に多数みられる．個々の嚢胞は単房性．内面は平滑で，壁は薄い．胆管との交通はない．嚢胞壁は低円柱状，立方状，あるいは平坦な上皮で被覆され，基底膜を有する．単純性肝嚢胞より高い頻度で，嚢胞の一部に出血，感染，器質化を伴うことがある．

■ 画像所見

肝内に大小さまざまな嚢胞を多数認め，肝腫大を伴う場合もある．

■ 超音波検査(US)：比較的大きな病変は辺縁平滑な内部無エコーを呈し，後方エコー増強を伴う．一方，微小病変が集簇する部分は高エコーを呈することがある．

■ CT：内部均一な低吸収を呈する(図1A)．出血を伴う場合は高吸収となる(図1A，→)．嚢胞壁に石灰化を伴うことがある(図1B，▶)

■ MRI：T1強調像で低信号(図1C)，T2強調像で著明な高信号を呈する(図1D)．出血を伴う場合は，T1強調像で高信号を呈する(図1C，→)．

■ 造影CT/MRI：感染を伴う場合は，増強効果を有する壁肥厚を認める．

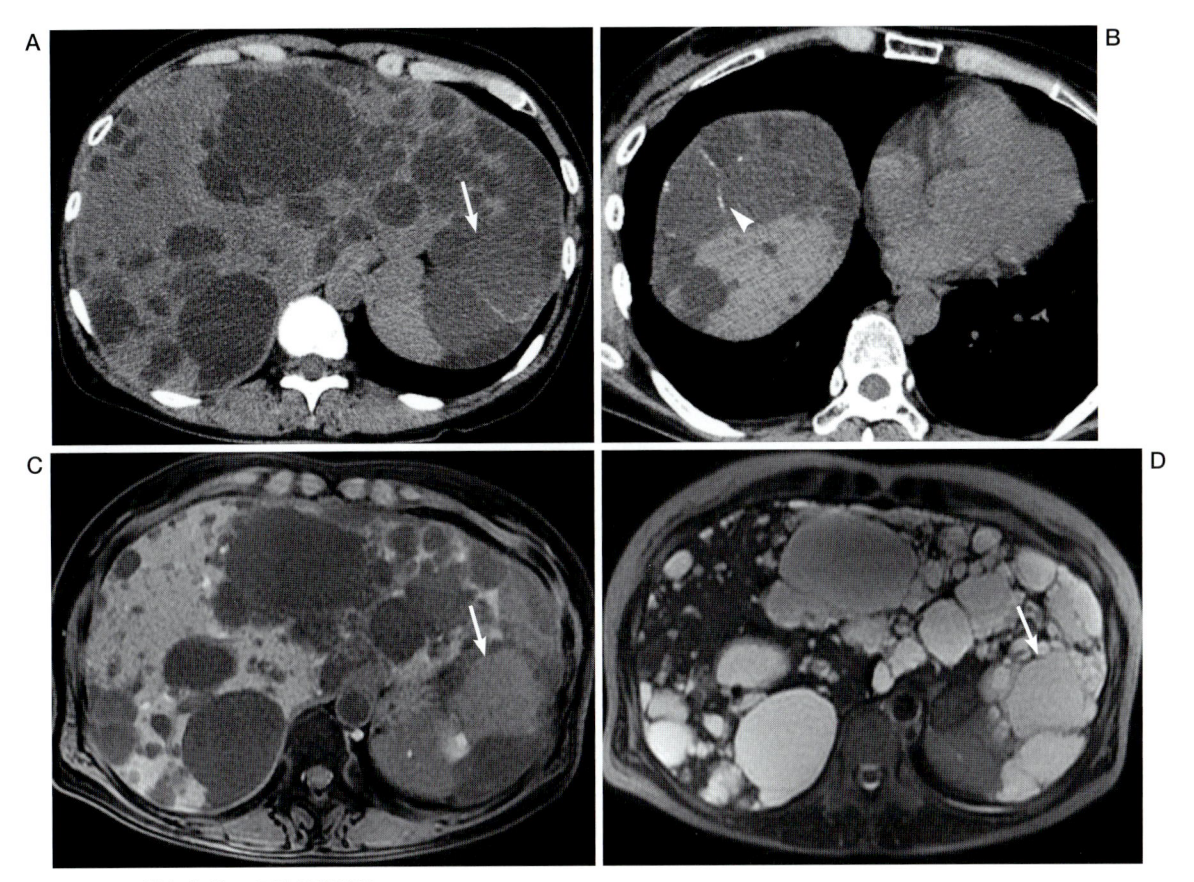

図1　50歳台女性　多発性肝嚢胞
A, B：単純CT, C：脂肪抑制T1強調像, D：T2強調像(HASTE)　単純CT(A)では肝内に多発する嚢胞性病変を認める．多くは均一な低吸収を呈するが，一部は軽度高吸収を呈している(→)．単純CT(B)では，嚢胞壁の一部に石灰化を認める(▶)．単純CTにて低吸収を呈した嚢胞は，脂肪抑制T1強調像(C)では低信号，T2強調像(D)では著明な高信号を呈している．単純CT(A)にて軽度高吸収を呈した嚢胞(→)は，脂肪抑制T1強調像(C)では軽度高信号を呈しており(→)，嚢胞内出血が示唆される．

鑑別診断と鑑別点

- 多発単純性嚢胞：嚢胞内出血や感染，壁の石灰化を伴う頻度はPCLDに比し低い．
- 嚢胞性肝転移：壁肥厚や嚢胞内充実部を有することが多い．

BOX　肝線維性多嚢胞性疾患

ADPKD，常染色体劣性多発性嚢胞腎(autosomal recessive polycystic kidney disease：ARPKD)，Caroli病，先天性肝線維症(congenital hepatic fibrosis：CHF)はductal plate malformationにより肝内胆管の形成異常，嚢胞形成を示す疾患である．これらは一連の疾患群として考えられ，肝線維性多嚢胞性疾患(hepatic fibropolycystic disease)と称される．胆管性微小過誤腫(von Meyenburg complex)を含め，肝胆道線維性多嚢胞性疾患とよぶことがある．

5. その他の病変：良性

Biloma

(文献 138, 139)

■ 臨床像

bilomaは，胆道系の破綻により胆管外へ漏出した胆汁が，肝内あるいは肝外で被包化された胆汁性嚢胞である．胆汁が多量・急速に漏出した場合は著明な炎症反応を生じ，発熱・腹痛などの急性症状を呈する．少量・緩徐に漏出した場合は被包化されるため，炎症反応は軽度にとどまり，臨床症状は乏しいことが多い．感染，増大傾向，症状を伴うbilomaは，穿刺ドレナージや外科的切除が施行される．これらを伴わないbilomaは自然治癒が期待され，保存的治療や経過観察を行う．

■ 病理・病態

bilomaは胆道系の破綻により，外傷性(腹部鈍的外傷による)，医原性(肝切除，肝生検，胆囊摘出術，IVRなどの治療行為に伴う)，特発性(胆石・総胆管結石・胆管癌など胆道系疾患による)の3つに分類される．従来は肝胆道系手術に起因するbilomaが多かったが，近年ではIVRの発達に伴い，経皮経肝胆囊ドレナージ(PTGBD)，肝動脈塞栓療法(TAE)などに起因するbilomaが増加している(BOX)．胆管外に緩徐に漏出した胆汁は，線維化組織・上皮化組織により被包化され，bilomaが形成される．組織学的に，bilomaに近接する胆管上皮の脱落や胆汁の胆管外漏出，bilomaと肝内胆管との交通が確認されることがある．

■ 画像所見

肝胆道系に隣接する嚢胞性病変で，多房性のことが多い．病変近傍に肝内胆管拡張がみられることがある．炎症を伴う場合は造影効果を有する壁肥厚がみられる．内容液は漿液性であることが多いが，炎症性滲出物，壊死組織，凝血塊などを含むことがある．

■ 超音波検査(US)：辺縁は明瞭で，内部無エコーの嚢胞性病変に描出される．

■ CT：内部均一な低吸収(20 HU以下)の嚢胞性病変で，被膜や石灰化を伴わない(図1A, B, 図2A)．

■ MRI：T2強調像では著明な高信号(図2B)，T1強調像では低信号(図2C)の嚢胞性病変．点滴静注胆囊胆管造影下CT(drip infusion cholangiography CT：DIC-CT)や肝細胞特異性造影剤(Gd-EOB-DTPA)を用いた造影MRI(EOB-MRI)では，胆汁漏出部や病変内への造影剤流入を確認できることがある(図2D)．

■ 肝胆道シンチグラフィ：病変への持続性集積がみられ，病変と胆道との関係，胆汁漏出部を確認できることがあり，遅延像が有用である．

BOX　肝動脈塞栓術に起因するbiloma

肝動脈塞栓術では，肝内胆管を栄養する胆管周囲血管叢(peribiliary capillary plexus：PBP)が抗癌剤や塞栓物質により障害されることで，胆管壊死や胆管閉塞が生じ，bilomaが形成される．腫瘍径5 cm以下，主幹付近での塞栓，3か月以内で反復する塞栓術などが危険因子と考えられている．また，肝硬変に比しPBPが未発達である正常肝で生じる頻度が高く，注意を要する．

5. その他の病変：良性　**177**

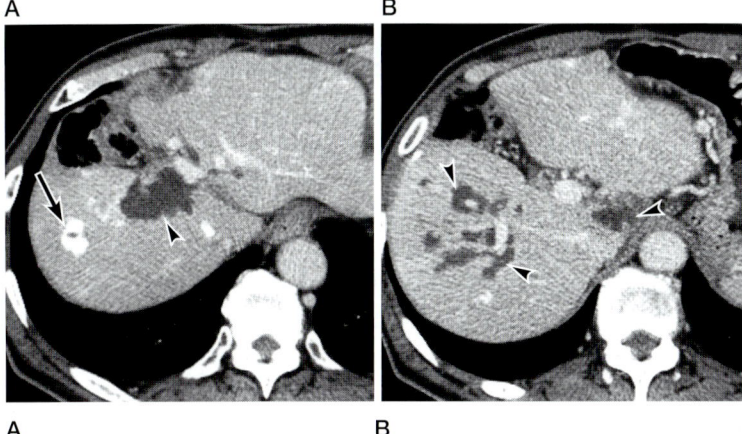

図1　70歳台男性　biloma
A, B：造影CT　肝細胞癌に対し肝動脈塞栓術後．造影CT（A）では，肝細胞癌に対しリピオドール沈着を認める（→）．造影CT（A, B）では左葉内側区，尾状葉，右葉肝内門脈沿いに広がる低吸収域を認める（►）．

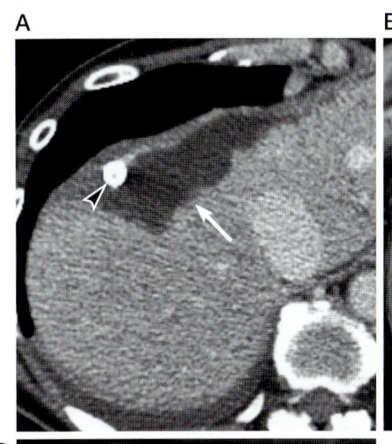

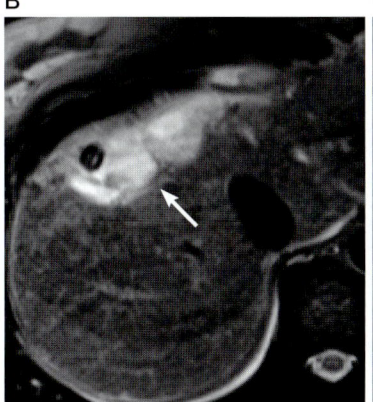

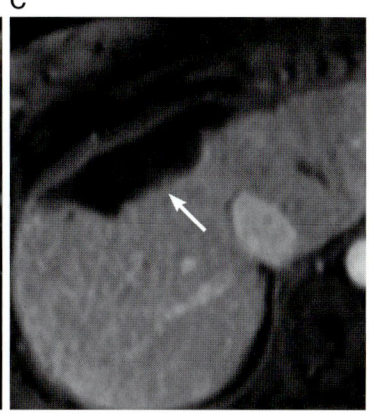

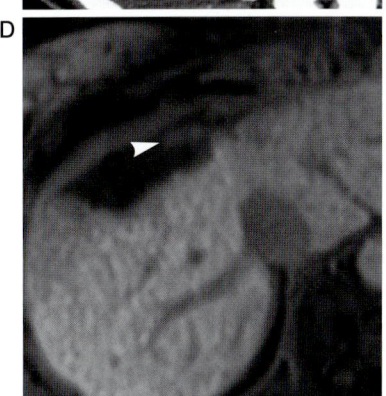

図2　50歳台女性　biloma
A：造影CT，B：脂肪抑制T2強調像，C：脂肪抑制T1強調像，D：EOB-MRI（肝細胞相）　転移性肝腫瘍にて肝部分切除後．造影CT（A）では，肝切離面に沿って囊胞性病変を認め（→），ドレナージチューブが留置されている（黒矢頭）．囊胞性病変は脂肪抑制T2強調像（B）では著明な高信号（→），脂肪抑制T1強調像（C）では低信号を呈している（→）．EOB-MRI肝細胞相（D）では，病変内への造影剤流入を認める（白矢頭）．

鑑別診断と鑑別点

　胆管破綻の原因となる病歴の把握が必要である．US，CT，MRIによる診断が困難な場合は，内視鏡的逆行性胆管造影（ERC）や経皮経肝胆道造影（PTC）などによる病変と胆道との交通の証明や，穿刺による囊胞内容液の胆汁成分の証明が必要となる．
- 肝膿瘍：感染を伴うbilomaとは鑑別が難しい．病期・病勢によりさまざまな所見を呈するが，層構造を伴う壁肥厚や周囲に区域性濃染がみられることがある．
- 粘液性囊胞腫瘍：ほぼ特異的に女性に発生し，胆管との交通はない．壁肥厚や乳頭状隆起性病変を有することがある．
- 囊胞性肝転移：壁肥厚や囊胞内充実部を有することが多い．
- 術後滲出液貯留：鑑別は難しく，経過観察や囊胞内容液の確認を要することが多い．

5. その他の病変：良性

Osler-Weber-Rendu 病（遺伝性出血性毛細血管拡張症）
hereditary hemorrhagic telangiectasia：HHT　　　　　　　　　　　　　　　（文献 140, 141）

■ 臨床像
常染色体優性遺伝の疾患であり，皮膚・粘膜・消化管の毛細血管拡張性病変からの反復する出血や多臓器の動静脈奇形を特徴とする（BOX 参照）．反復性の鼻出血・消化管出血・これに伴う貧血（粘膜病変による），脳出血・痙攣（脳の動静脈奇形による），脳梗塞・脳膿瘍・喀血（肺の動静脈奇形による），心不全・肝機能障害・肝性脳症（肝の動静脈奇形による），四肢麻痺（脊髄動静脈奇形による），手足の出血（皮膚病変による）などの多彩な症状を呈する．肝病変は 30〜73％で合併する．

■ 病理・病態
HHT の原因遺伝子として，HHT1，HHT2，JP-HHT，HHT3 および HHT4 の 5 つが報告されているが，血管奇形に至るメカニズムは不明である．患者の 80〜90％は HHT1 もしくは HHT2 の遺伝子変異で発症し，脳と肺の病変は，HHT1 に多く，肝臓病変は HHT2 に多い．

■ 画像所見
肝病変は，肝内の多発動静脈短絡もしくは動静脈奇形を描出できれば診断可能である．また，他臓器の病変の存在も診断には重要である．

■ 超音波検査（US）：肝の血管異常を検出する簡便で非侵襲的な手法であるが，早期の病変に対しては検出が難しい．

■ CT：ダイナミック CT 早期相（動脈優位相）で，肝動脈の拡張，多数の小結節状，斑状の濃染域，肝静脈の早期描出が認められ，サイズによっては動静脈瘻の短絡部の描出が可能である．肺病変の検出に優れる．

■ MRI：CT より空間分解能に劣り，小病変の描出が困難なことがある．

BOX　Curaçao の診断基準

1) 繰り返す鼻出血
2) 皮膚粘膜の毛細血管確証病変（口唇・口腔・手指・舌）
3) 肺・脳・肝臓・脊髄の動静脈奇形，消化管の毛細血管拡張病変
4) 一親等に同疾患の家族歴

　上記 4 項目のうち，3 項目以上で確診，2 項目で疑診，1 項目以下で可能性は低いとする．ただし，年齢とともに症候性になることがあり，小児期，特に 10 歳以下では確診でなくとも，注意深い観察が必要である．

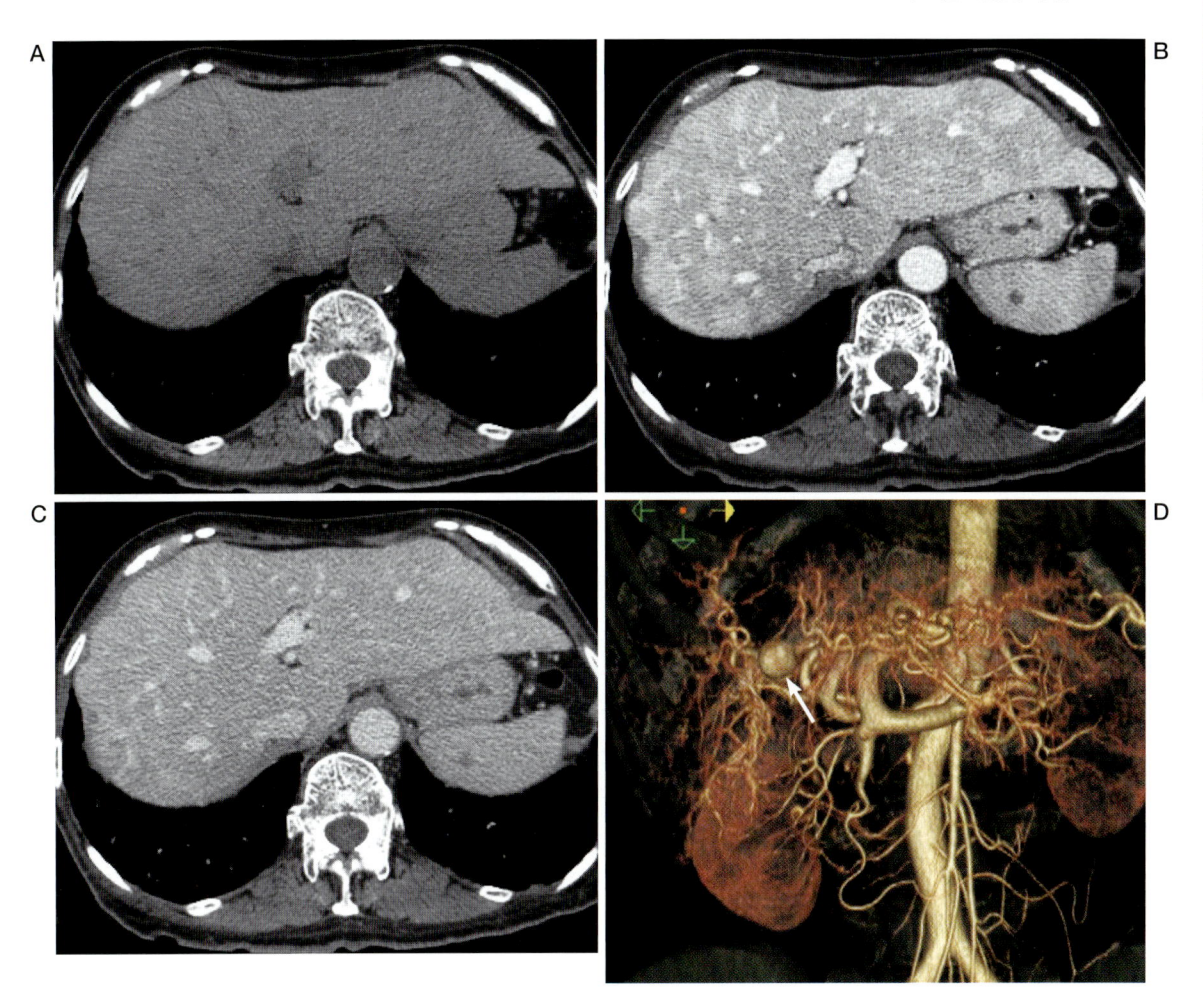

図1 70歳台女性 遺伝性出血性毛細血管拡張症
A：単純CT，B：ダイナミックCT（動脈優位相），C：ダイナミックCT（平衡相），D：動脈優位相のvolume rendering像　動脈優位相（B）にて肝実質は楔状～まだら状に濃染している．動脈優位相のvolume rendering像（D）にて拡張蛇行した肝動脈および脾動脈～膵周囲の動脈がみられ，肝内には動脈瘤（→）が認められる．

鑑別診断と鑑別点

進行した症例では診断は容易であるが，初期では，いわゆるA-Pシャントが散在する所見を呈するため，他臓器病変の有無を詳細に検討することや，家族歴や臨床症状を詳細に聴取することが重要である．

5. その他の病変：良性

肝紫斑病
peliosis hepatis

(文献 142)

■ 臨床像
　肝紫斑病は良性の肝血管性病変で，種々の基礎疾患を背景に発生するまれな病態である．どの年代にも発生し，性差はない．通常，無症状で，画像検査で偶然指摘されるか，切除標本や剖検時に発見される．まれに出血をきたし，急性の経過をたどることもある．肝腫大や門脈圧亢進症，肝不全に至ることもある．治療は背景となる基礎疾患への対処が基本となるが，病変が局在している場合や出血している場合は切除も選択肢となりうる．

■ 病理・病態
　病因はいまだ不明な点が多い．類洞内皮細胞の障害，流出路の閉塞や中心静脈の拡張など種々の原因が疑われている(BOX)．肉眼上，暗赤色〜紫色を呈し，肝全体が侵される．限局性の場合もある．個々の病変のサイズは1mm以下〜数cmまでさまざまである．病理学的には肝細胞で囲まれた嚢状腔に血液が満たされた病変で肝内に多発する．内皮細胞の裏打ちがある類洞拡張症とは区別され，一般には類洞内皮細胞の裏打ちはないが，二次的に内皮細胞が増生する場合もある．大きな病変では中心部に出血を伴う．

■ 画像所見
　典型的には数個の大きな病変(数cm)に無数の小病変が多発する．造影ではさまざまな増強パターンを呈する．病変が小さい場合，画像では捉えられない場合も多い．

■ **単純CT**：単純CTでは低吸収となるが，出血をきたした場合は高吸収となる．異栄養性石灰化を呈する場合もある．

■ **単純MRI**：病変内の出血の程度により変化する．T1強調像では低〜高信号，T2強調像では境界不明瞭で内部不均一な高信号を呈し，一部には低信号や著明な高信号を含む．

■ **造影CT/MRI**：動脈相でglobular enhancementを呈し，中心部から辺縁へ増強が広がるcentrifugal patternとなり，小さい病変でも中心部が増強される(target sign)．遅延相では出血部位を除き均一な濃染を示す．病変全体が動脈相から遅延相まで増強が遷延するprolonged enhancementを呈する場合もある．辺縁から中心部へと濃染が広がる血管腫様の症例も報告されており，この場合，血管腫との鑑別が問題となる．病変の大部分が血腫となった場合は，辺縁のみが増強される嚢胞構造として描出される．

BOX　肝紫斑病(peliosis hepatis)の原因

- idiopathic(最も多い)．
- 薬剤：ステロイド，アザチオプリン，免疫抑制薬，経口避妊薬，メトトレキサート，タモキシフェン，6-チオグアニン．
- 基礎疾患：悪性腫瘍(特に肝細胞癌)，結核，腎移植後，壊死生血管炎，血液疾患，AIDS.

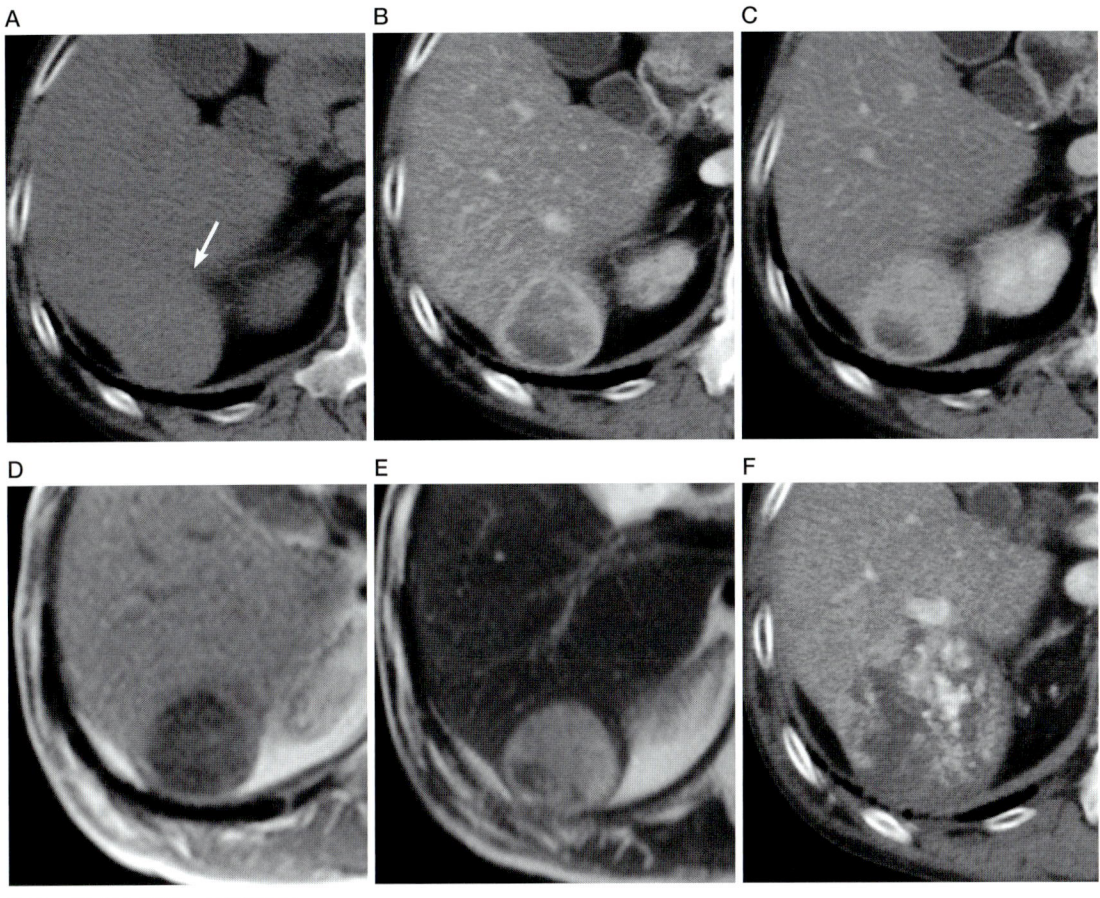

図1 70歳台男性　肝紫斑病
A：単純CT，B：造影CT（動脈相），C：造影CT（遅延相），D：T1強調像，E：T2強調像（HASTE），F：造影CT（動脈相，1年5か月後）　単純CT（A）では等吸収（→），動脈相（B）では辺縁から増強され，遅延相（C）では中心部に増強が広がる（centripetal）．T1強調像（D）では低信号，T2強調像（E）では高信号で一部低信号を呈する．この低信号部分はCTで造影されておらず，出血と思われる．本症例では血管腫が鑑別となるが，T2強調像で血管腫ほど高信号は呈していない点が鑑別点となる．1年5か月後のCT（F）では腫瘤は増大し，中心部にglobular enhancementが出現してcentrifugal patternへと変化していた．生検で肝紫斑病と診断された．

鑑別診断と鑑別点

本疾患は診断が困難なことが多く，生検が必要となる場合が多い．

●血管腫：T2強調像で境界明瞭な著明高信号を呈する．造影では肝紫斑病とは逆に辺縁から中心部へ濃染が広がる（centripetal）．ただし，肝紫斑病であっても本症例のようにcentripetal patternを呈する場合もあるので，注意が必要である．

●肝腺腫：本疾患と背景病変が類似している．脂肪成分の存在（肝腺腫の40～80％）が鑑別の一助となる．

●限局性結節性過形成（FNH）：中心性瘢痕（FNHの1/3）があれば診断は容易である．非造影CT/MRIで周囲肝と同等の吸収値/信号強度を呈する．

●肝細胞癌（硬化型肝癌）：慢性肝障害の患者に発生し，被膜・脂肪を有すれば鑑別可能である．

5. その他の病変：良性

前腸嚢胞
foregut cyst

(文献 143, 144)

■ 臨床像
　肝組織内に迷入した細気管支に由来する先天性嚢胞である．非腫瘍性良性嚢胞と考えられてきたが，近年，悪性合併例が報告されている．臨床症状を呈することはまれで，偶発的に発見される．肝左葉内側区の被膜直下を好発部位とする辺縁明瞭な単房性嚢胞で，多房性を呈することはまれである．大きさは径5cm以下で，径2〜3cm程度が圧倒的多数である(BOX)．

■ 病理・病態
　嚢胞壁は偽重層性線毛上皮，上皮下結合組織，平滑筋層，線維性被膜からなる特徴的な4層構造で形成される．内容液の性状は粘液様で粘稠性の高い場合がほとんどで，さまざまな濃度の蛋白や脂肪成分，カルシウム成分を含有する．まれに出血を伴うこともある．

■ 画像所見
■ CT：単純CTでは明らかな低吸収を呈する単純嚢胞と異なり，周囲肝実質に比して軽度低吸収を呈し，充実性腫瘍が疑われることも多い．周囲肝と等吸収(図1A)あるいは高吸収に描出されることも少なくない．
■ MRI：T1強調像では内容液の性状を反映し，軽度低信号(図1D)から等信号，さらには高信号とさまざまな信号強度を呈する．T2強調像では通常の肝嚢胞と同様に著明な高信号に描出されることが多い(図1E)．T1強調像で高信号あるいはT2強調像で低信号を呈する場合は出血も考慮する必要がある．
■ 造影CT/MRI：増強効果は認められず，隔壁構造や壁在結節のない，単房性嚢胞性病変として描出される(図1B, C, F)．

BOX　前腸嚢胞の特徴的所見

- 単発性，単房性の径5cm以下の病変．
- 左葉内側区を中心とする肝前下部の被膜直下に位置する．

5. その他の病変：良性　183

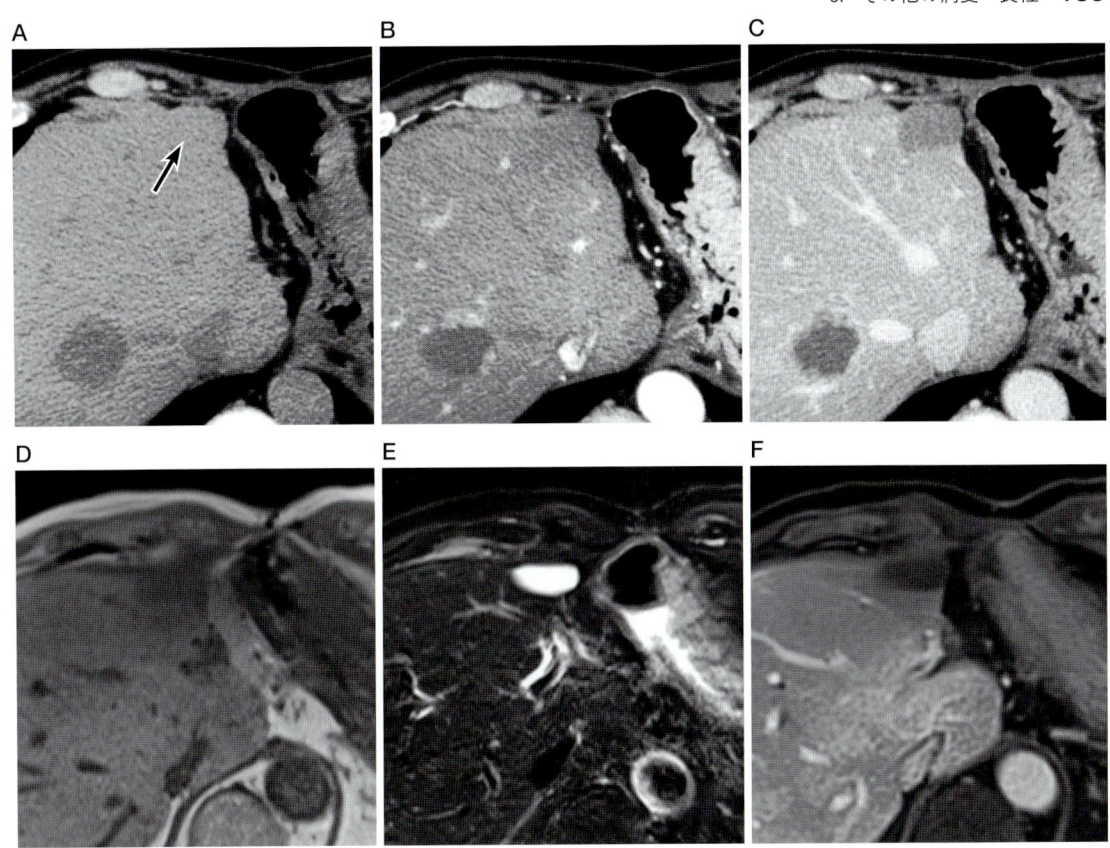

図1　60歳台男性　前腸嚢胞
A：単純CT，B：造影CT（動脈相），C：造影CT（遅延相），D：T1強調像，E：T2強調像，F：脂肪抑制造影T1強調像　肝内側区域被膜直下に境界明瞭な腫瘤を認め（→），単純CT（A）では等吸収，造影CT（B, C）で増強効果は認められない．T1強調像（D）では軽度低信号，T2強調像（E）では著明な高信号，造影MRI（F）では増強効果は認められない．

鑑別診断と鑑別点

　本疾患はcomplicated cyst，嚢胞腺腫，薄壁性の壊死性腫瘍，寄生虫性嚢胞など，嚢胞性病変のみならず，乏血性充実性病変も鑑別の対象となる．画像診断を進める過程で充実性病変が否定できれば，単発性，単房性の径5cm以下の病変で，左葉内側区を中心とする肝前下部の被膜直下に位置する点が，鑑別診断に際して有力な所見となる．

　確定診断は細径針による吸引細胞診や壁の生検にて，特徴的な線毛を有する良性の円柱上皮が証明できれば確定できる．

5. その他の病変：良性

Peribiliary cyst

(文献 135, 145, 146)

■ 臨床像

peribiliary cyst は良性の肝嚢胞性病変であり，一般に病変自体は無症状である．肝硬変，門脈圧亢進症，胆道感染，全身感染，および常染色体優性多嚢胞腎などの基礎疾患に合併することが多い．他疾患の精査時や，人間ドックなどの画像診断で偶然指摘されることがある．慢性肝疾患においては，肝障害の進行と peribiliary cyst の増加増大が相関する可能性が示唆されている．また，まれに増大によって胆管圧迫をきたし，閉塞性黄疸の原因となることもある．

■ 病理・病態

肝内胆管壁外の胆管周囲付属腺が嚢胞状拡張をきたしたものであり，1984 年に Nakanuma らによって報告された．病変は，胆管周囲付属腺が存在する肝門部から太いレベルの門脈周囲に分布する．遺伝的因子と炎症や循環障害に伴う胆管周囲付属腺の閉塞が 2 大成因と考えられている．胆管との交通はない．

■ 画像所見

嚢胞の内容液が漿液性であることを反映して，それぞれのモダリティで水に近い所見を示す．多くは径 2〜25 mm 程度の薄壁の嚢胞であるが，さらに大きくなることもある．肝門部近傍の門脈周囲に集簇する．また背景肝の形態から，慢性肝疾患の有無についての情報が診断に役立つこともある．

■ CT：単純 CT にて低吸収であり，一般には水と等吸収を示す．造影後，嚢胞内に増強効果は認められない．門脈相〜静脈相では増強される肝実質とのコントラストが明瞭になるが，門脈周囲の低吸収として認められるため，胆管拡張との鑑別が難しいこともある．鑑別に有用な所見としては，胆管拡張は通常，門脈の片側に認められるが，peribiliary cyst は門脈の両側にみられる点である．

■ MRI：嚢胞は T2 強調像で高信号，T1 強調像で低信号を示す．他の漿液性嚢胞と同様，heavily T2 強調像にて周囲肝実質とのコントラストが明瞭である．MRCP では病変分布の立体的把握が容易で，肝門部から太いレベルの胆管周囲に数珠状に連なる特徴的な分布様式を示す．胆管との交通がないため，肝細胞性造影剤を含め，嚢胞内に増強効果は認められない．

鑑別診断と鑑別点

● 胆管拡張：CT (特に非造影 CT やスライス厚が厚い場合) では胆管拡張との鑑別が困難なことがある．造影 CT，MRI，DIC-CT などによる精査を考慮する．まれに peribiliary cyst による圧迫によって，末梢の胆管拡張をきたすことがある．

● 胆管性過誤腫：微小な嚢胞が多発する点，成人型多発嚢胞腎に合併することがある点は共通する．peribiliary cyst が肝門部〜低次門脈枝周囲に分布するのに対し，被膜下を含めた肝内全域に分布する．

5. その他の病変：良性

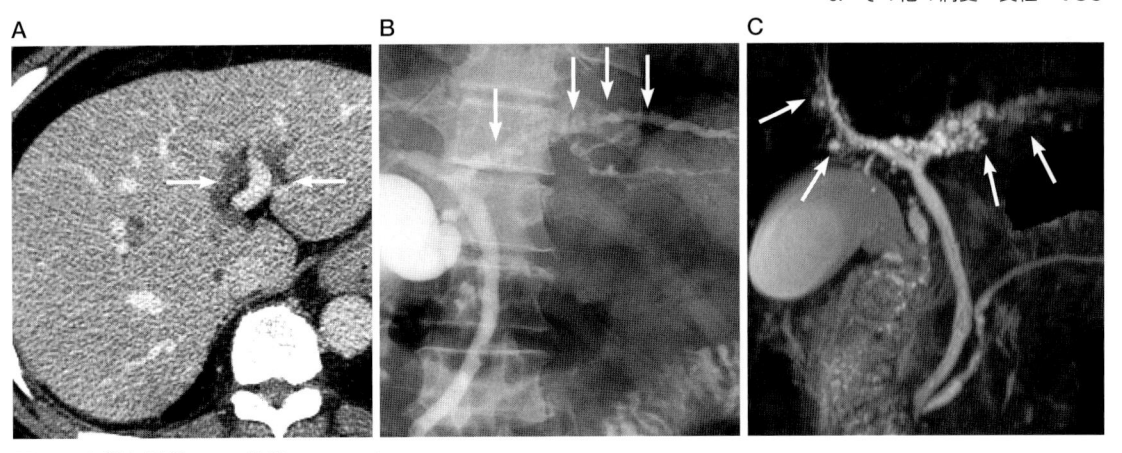

図1 70歳台男性 peribiliary cyst
人間ドックの腹部超音波検査で肝内胆管拡張を指摘．A：造影CT（門脈優位相），B：ERCP，C：MRCP 造影CT（A）では肝門部門脈周囲に低吸収域が認められる（→）．嚢胞の形態は不明瞭である．ERCP（B）では左葉肝内胆管を圧排する丈の低い小病変が多数認められる（→）．MRCP（C）では門脈域に沿った微小な嚢胞が多数描出されている（→）．明らかな胆管拡張は認められない．

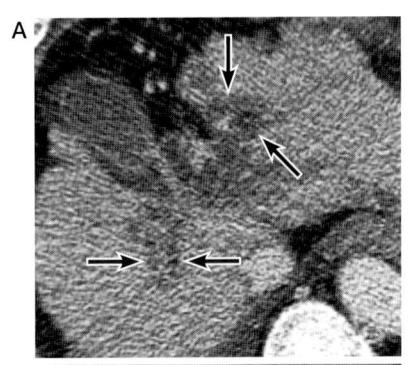

図2 60歳台男性 C型肝硬変，肝細胞癌
A：造影CT（門脈優位相），B：heavily T2強調像 造影CT（A）では，肝門部～低次門脈周囲に低吸収域が認められる（→）．一部，嚢胞状の形態が認識可能である．通常，胆管拡張は門脈の片側に認められるが，両側にみられる点に注意する．また，背景肝は変形および肝表の凹凸不整がみられ，肝硬変の所見を示す．heavily T2強調像（B）では門脈周囲に高信号を示す大小の嚢胞が多発している（→）．後区肝表には淡い高信号を示す肝細胞癌が認められる（▶）．

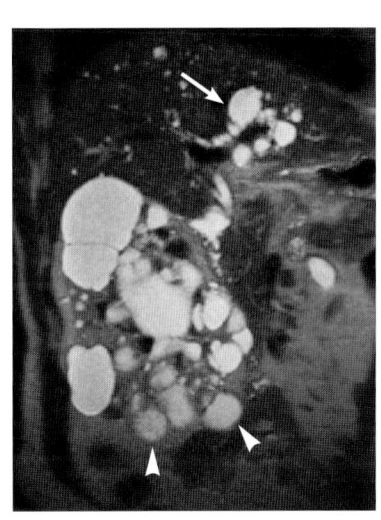

図3 60歳台男性 成人型多発嚢胞腎
heavily T2強調冠状断像 低次門脈周囲に多発嚢胞を認める（→）．右腎は腫大し大小の嚢胞が多発している（▶）．

●門脈域の浮腫：造影前後のCTにて門脈周囲の低吸収，T2強調像にて高信号域として認められる．液体貯留ではないため，MRCPでは高信号を示さないことで，鑑別可能である．

5. その他の病変：良性

肝膿瘍
hepatic abscess

(文献 147, 148)

■ 臨床像
肝臓にさまざまな病原体が感染し，膿瘍腔を形成する疾患である．男性，中年に多い傾向がある．熱発，悪寒，全身倦怠感，嘔気，右季肋部痛などの症状をきたす．血液検査上，ビリルビンやトランスアミラーゼなどの肝胆道系酵素の上昇，炎症反応を示唆する白血球増多や CRP 上昇などを認める．治療はドレナージ，抗菌薬投与が主体であるが，アメーバ性肝膿瘍の場合にはメトロニダゾールが有効である．

■ 病理・病態
病原体の感染経路として，胆道性，門脈性，動脈性，隣接臓器からの直接感染，外傷性，医原性などがある．起因菌により細菌性と非細菌性(アメーバ性，真菌性など)に大別され，細菌性肝膿瘍の起因菌としては，クレブシエラや大腸菌などのグラム陰性桿菌の頻度が高い(BOX)．病変の大きさは数 mm～数 cm とさまざまである．病理学的には，肝組織への炎症細胞浸潤，変性壊死により生じた膿状物質が線維組織に覆われた多房状の腔を認める．隣接する肝には，マクロファージ，リンパ球，好中球などの慢性炎症性浸潤を認める．

■ 画像所見
感染の時期に伴い，さまざまな所見を示しうる．感染初期では壊死や膿瘍腔が目立たず，充実性腫瘤に類似した画像所見を呈する．病状が進行すると，膿瘍腔の形成および周囲に厚い被膜を認める．

■ CT：膿瘍腔を反映した低吸収腫瘤として描出され，周囲肝には炎症や浮腫性変化を反映した淡い低吸収域を示す．腫瘤内に空気濃度(ガス)を含む場合がある．

■ MRI：膿瘍腔の液体は T1 強調像にて低信号，T2 強調像にて高信号，拡散強調画像にて高信号，ADC 値低下を示す．内容液の性状が粘稠であれば，その信号強度は変化し，漿液と比べ T1 強調像にて高信号，T2 強調像にて低信号を示す．膿瘍周囲の肝は，炎症や浮腫性変化を反映して，T2 強調像にて高信号を示す．

■ 造影 CT/MRI：膿瘍腔は増強効果を認めない．造影早期相では，膿瘍壁を示す帯状濃染の周囲に，浮腫性変化を反映した所見を認める(double target sign)．また，膿瘍腔周辺の肝に区域性または楔状の早期濃染(transient segmental enhancement)を示すことが多く，本疾患の診断に有用である．腫瘤に近接する門脈あるいは肝静脈内に，塞栓を反映した線状または樹枝状の造影不良域が描出されることがある．

BOX　肝膿瘍と起因菌について

- 免疫不全状態の真菌感染，敗血症のブドウ球菌感染では，微小膿瘍が多発しうる．
- 大腸菌感染の場合，微小膿瘍の集簇像を示し，後に融合して大きな膿瘍腔を形成しうる．
- アメーバ性肝膿瘍の場合，画像所見と併せて，臨床情報(男性，若年者，男性同性愛者，海外渡航歴，糖尿病の有無など)が参考になる．

5. その他の病変：良性　187

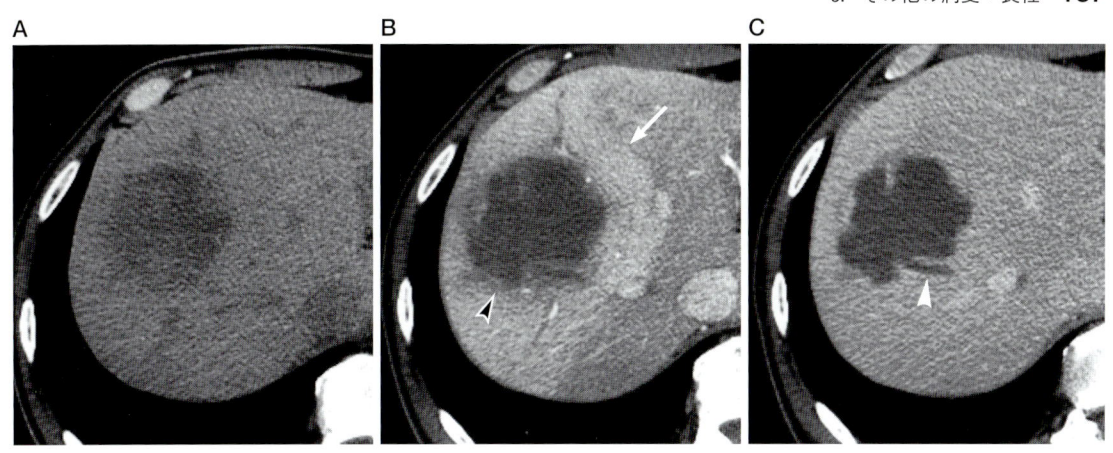

図1　60歳台男性　肝膿瘍
A：単純CT，B：造影CT（動脈相），C：造影CT（遅延相）　肝S8に単純CT（A）にて内部不均一な低吸収域を認める．造影動脈相（B）にて腫瘤の増強効果は乏しく，腫瘤周囲に淡い低吸収域（黒矢頭）および区域性濃染（→）を呈する．造影遅延相（C）にて，腫瘤と連続する肝静脈内の塞栓（白矢頭）が明瞭化している．

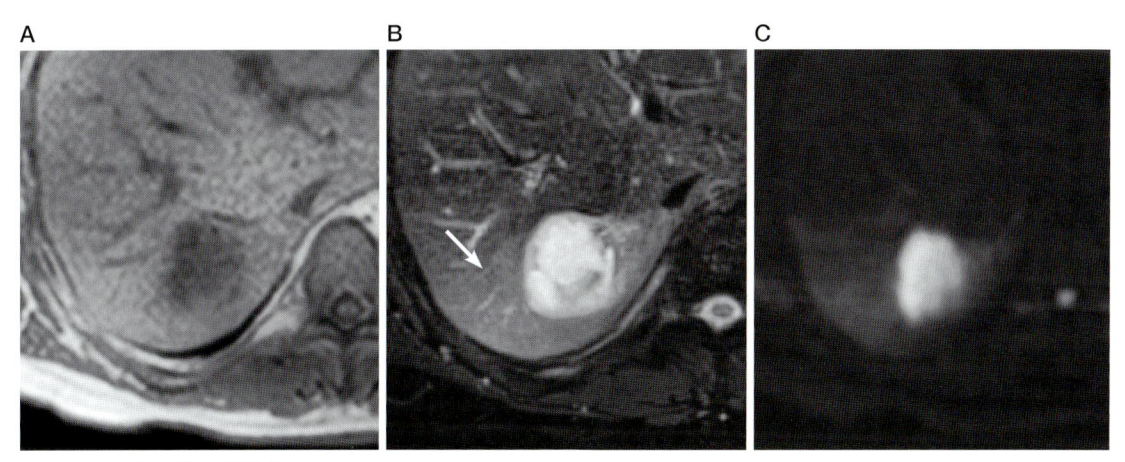

図2　40歳台男性　肝膿瘍
A：T1強調像，B：脂肪抑制T2強調像，C：拡散強調画像（b＝1000 s/mm²）　肝S7にT1強調像（A）にて低信号，脂肪抑制T2強調像（B）にて高信号，拡散強調画像（C）にて高信号を示す腫瘤を認める．腫瘤内部の信号強度は不均一であり，内容液の不均質性が示唆される．脂肪抑制T2強調像にて腫瘤周囲の肝に区域性の高信号域を認め（B，→），浮腫が示唆される．

鑑別診断と鑑別点

- 腺癌原発の肝転移：腫瘤の中心部は線維性間質が豊富なため，造影後期相にて遅延性濃染を呈する．
- 肝内胆管細胞癌：腺癌原発の肝転移と類似の所見を呈する．
- 囊胞性変化をきたした肝腫瘍（囊胞腺腫／腺癌，囊胞性肝転移など）：画像上，鑑別が難しい場合があり，臨床所見や血液検査などと合わせて評価する必要がある．

5. その他の病変：良性

炎症性偽腫瘍
inflammatory pseudotumor : IPT

（文献 149, 150）

■ 臨床像

炎症性偽腫瘍(IPT)は眼窩，副鼻腔，肺，脾臓など多臓器での発生が報告されているまれな良性腫瘍である．男性例が多く，臨床症状としては発熱や腹痛などを呈し，血液検査で炎症反応や，肝胆道系酵素の異常を伴う症例もあるが，一方で自覚症状，他覚所見が乏しく偶然発見されることもある．良性病変であり，無治療あるいはステロイドや抗菌薬などによる保存的治療にて退縮することが多い．ただし，悪性腫瘍が否定できずに外科的切除がなされる症例も多い．

■ 病理・病態

病理学的に炎症細胞の浸潤と線維性結合組織の増生を特徴とする．病因としてはさまざまな感染症や自己免疫疾患など免疫学的機序，閉塞性静脈炎などの関与が考えられているが，詳細は不明である．肝胆道系に発生する炎症性偽腫瘍は heterogeneous な疾患群と考えられており，Zen らは，肝膿瘍に関連した肝腫瘤性病変以外の炎症性偽腫瘍を病理学的に，fibrohistiocytic type, plasma cell type, pseudolymphoma type の3型に分類した．この分類によると plasma cell type は大部分が IgG4 関連疾患にあたり，pseudolymphoma type は現在の偽リンパ腫に分類される．臨床では肝膿瘍を含めた感染性腫瘤に対しても炎症性偽腫瘍(広義の炎症性偽腫瘍)と診断されていることが多く，疾患概念の定義には今後の整理が待たれる．なお，炎症性筋線維芽細胞腫(inflammatory myofibroblastic tumor : IMT)は腫瘍性増殖が証明され，現在は炎症性偽腫瘍には含まれない．

■ 画像所見

画像所見としては，炎症の時期や腫瘤内部の炎症細胞と線維化などの割合により多彩な像を呈する．単発のこともあれば，多発する場合もある．画像所見については非特異的な画像所見であり，悪性腫瘍や肝膿瘍との鑑別がしばしば困難である．

■ 超音波検査(US)：低輝度を示すことが多いが，高輝度や混在輝度を呈する場合もある．
■ 単純CT：低吸収を呈することが多い．
■ MRI：T1強調像で低あるいは等信号，T2強調像では高信号，拡散強調画像で高信号を呈するものが多いが，線維性変化が顕著になると T2強調像での高信号が目立たなくなる．細胞外液性 Gd 製剤による造影MRI(Gd-MRI)では造影早期相で濃染に乏しい場合が多く，相対的に辺縁部の濃染が目立ち，内部の豊富な線維化を反映し，後期相から遅延相にかけて濃染を認める場合が多い．ただし，炎症細胞浸潤が著明な時期では血管増生を伴い，早期相で濃染する．Gd-EOB-DTPA 造影MRI(EOB-MRI)でのまとまった報告はないが，肝細胞相では低信号を呈し，肝転移や肝細胞癌，肝内胆管癌などとの鑑別が難しいとの症例報告が散見される．FDG-PET では集積を認めることが多い．

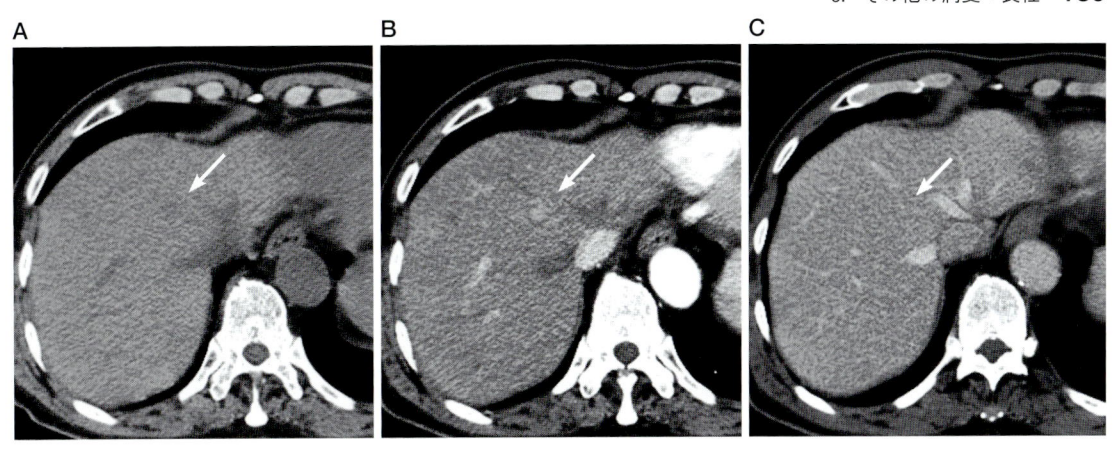

図1 50歳台男性　炎症性偽腫瘍（広義の炎症性偽腫瘍）
A：単純CT，B：造影CT（早期相），C：造影CT（後期相）　肝S8に17 mm大の腫瘤性病変を認める（→）．単純CT（A）で低吸収を示し，造影CT早期相（B）では淡く内部が濃染している．造影CT後期相（C）では周囲肝と等吸収で同定しにくい．経過観察にて病変の消失が確認され，臨床的に炎症性偽腫瘍と考えられた．

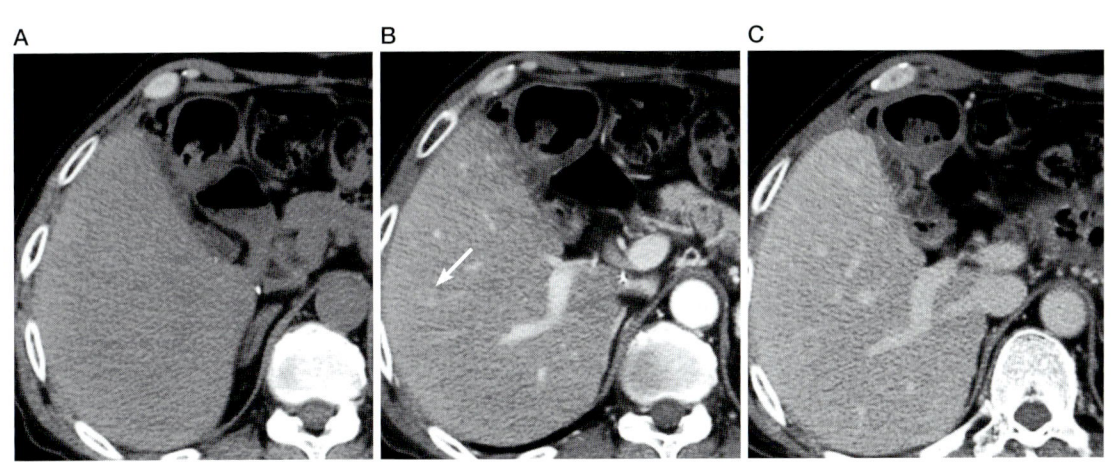

図2 50歳台男性　炎症性偽腫瘍（広義の炎症性偽腫瘍）
A：単純CT，B：造影CT（早期相），C：造影CT（後期相）　肝S5に11 mm大の腫瘤性病変を認める．単純CTや造影後期相（A,C）では等吸収で同定しにくい腫瘤で，造影CT早期相（B）では辺縁優位に濃染している（→）．臨床的に炎症性偽腫瘍と考えられた．

鑑別診断と鑑別点

　炎症性偽腫瘍が多血性の場合は肝細胞癌，乏血性の場合は肝内胆管癌や転移性肝腫瘍など悪性腫瘍との鑑別が重要となる．

●**肝細胞癌**：背景に慢性肝疾患を有することが多い．造影後期相でのwashout，コロナ濃染，内部構造が鑑別点となる．また，腫瘍マーカーや経過での病変径の変化が鑑別の一助となる．

●**肝内胆管癌**：画像上，乏血性腫瘍を呈する場合，鑑別が難しい．肝内胆管癌では末梢の胆管拡張が炎症性偽腫瘍より目立つ．また，腫瘍マーカーや経過での病変径の変化が鑑別の一助となる．

●**転移性肝腫瘍**：原発巣が存在する場合，画像上，鑑別が難しい．また，腫瘍マーカーや経過での病変径の変化が鑑別の一助となる．

5. その他の病変：良性

肝幼虫移行症
hepatic visceral larva migrans

（文献 151, 152）

■ 臨床像

　幼虫移行症とは，人獣共通寄生虫症のなかで，ヒトを固有宿主としない寄生虫が感染した際に，幼虫が体内を移動することによって引き起こされる疾患である．その多くが，ペット飼育や食肉・魚介類の生食などを原因とする経口感染であるとされている．幼虫移行症を生じる寄生虫はさまざまで，それぞれの生活史によって感染経路や病変を生ずる部位が異なる．本項では，ブタ回虫(*Ascaris suum*)の感染によって生じる肝幼虫移行症を中心に記述する(BOX 参照)．

■ 病理・病態

　ブタ回虫は，ヒト回虫(*Ascaris lumbricoides*)に極めて類似した亜型とされているが，人の体内で成虫になることはまれである．虫卵の経口摂取によって感染し，腸管内で孵化し，おもに門脈を経由して肝へ到達するとされている．そのため，肝内ではおもに門脈域に沿った好酸球性肉芽腫を形成するが，病理学的に虫体が証明されることは少ない．また，体内で成虫にならないため便中には虫卵はなく，臨床，画像，病理にて疑われた場合には，血清学的に診断が行われることが一般的である．

■ 画像所見

■ 超音波検査(US)：小さな低エコー結節として描出されるが，非特異的な所見である．
■ CT：単純 CT では，等〜軽度低吸収，造影門脈相にて比較的明瞭な低吸収，平衡相にて等吸収を呈する(図1A, B)．多発することが多く，おもに門脈域周囲や肝被膜直下に分布する境界不明瞭な小病変であるが，肝静脈周囲に比較的大きな病変を形成することもある．CTHA・CTAP では，動脈血流増加，門脈血流低下として描出される(図1C, D)．
■ MRI：T2強調像にて等〜軽度高信号，T1強調像にて等〜軽度低信号を呈し，信号強度は特異的ではない(図1E)．

鑑別診断と鑑別点

　肝に多発性の結節性病変を形成する疾患として，多発肝転移のほか，悪性リンパ腫，肝膿瘍，炎症性偽腫瘍などがあげられる．CT や MRI では特異的な濃度や信号強度を呈さず，特徴的な造影増強パターンも示さず，診断困難な場合が多い．しかし，境界不明瞭で門脈域を中心とした分布を呈する多発病変を認めた場合には，病歴，好酸球増多や IgE の上昇などの有無などを参考に，寄生虫疾患を疑う．

● 転移性肝腫瘍：より明瞭な結節を形成する場合が多く，原発巣の存在と併せ，判断に迷うことは比較的少ない．
● 炎症性偽腫瘍：CT や MRI ではさまざまな濃度や信号強度をとりうるため，鑑別は容易ではない．
● 悪性リンパ腫：孤立型，結節型，びまん型があり，このうち結節型は鑑別が問題となる．悪性リンパ腫は MRI の拡散強調画像で著明な高信号，ADC 低値が特徴であり，鑑別点となりうる．

5. その他の病変：良性

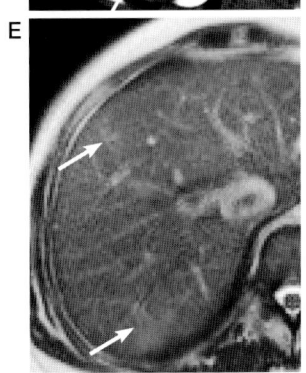

図1　50歳台男性　ブタ回虫症
A：造影CT（早期相），B：造影CT（平衡相），C：CTAP，D：CTHA，E：T2強調像（HASTE）　肝両葉に結節が多発しており，単純CTにて等～ごく淡い低吸収（非呈示），造影CT早期相（A）にて低吸収（→），平衡相（B）では不明瞭である．CTAP（C）にて門脈血流低下（→），CTHA（D）にて動脈血流増加（→）を呈しており，これらの病変はおもに門脈周囲や肝被膜直下に分布している．T2強調像（E）では，等信号～軽度高信号を呈している（→）．

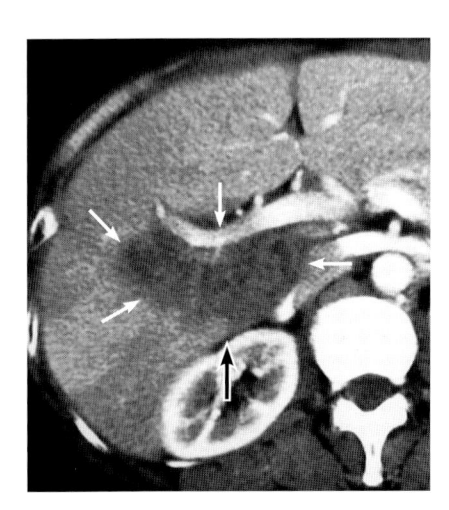

図2　50歳台男性　肝蛭症
造影CT（門脈相）　肝右葉後区域から尾状葉にかけ，被膜に接して低吸収腫瘤を認める（→）．辺縁に軽度のリング状増強がみられ，肝膿瘍の様相を呈している．

BOX　肝蛭症 hepatic fascioliasis

　肝蛭は草食哺乳動物の肝，胆道系に寄生する吸虫であり，水，あるいは水生植物の不完全調理にて，メタセルカリアを経口摂取することで感染する．腸管から腹腔内を遊走し，肝表面から肝実質に侵入するため，被膜に接した病変を形成することが特徴のひとつである．急性期には，肝実質を幼虫が移動することで肝実質の壊死・膿瘍を生じる（図2）．慢性期には幼虫が肝内胆管に達し成熟することで，肝内胆管拡張，壁肥厚を生じるとされている．

5. その他の病変：良性

A-P シャント
arterio-portal shunt

(文献 153〜155)

■ 臨床像
　A-P シャントは肝類洞への動脈血過剰供血であり，穿刺，外傷，求肝性門脈血流の減少，肝実質の脱落による門脈血流の減少，腫瘍による門脈の圧排，腫瘍栓の形成など，さまざまな原因で生ずる（BOX）．慢性肝疾患患者で高頻度にみられるが，脂肪肝でも 37％ の患者にみられる．通常，肝機能には影響を与えないが，A-P シャントが多発もしくはシャント（短絡）量が増加すると，肝機能障害，肝性脳症，心不全の原因となりうる．

■ 病理・病態
　肝内の動脈と門脈の間には，通常でも短絡が存在している．上記にあげた原因により門脈血が減少し，動脈血が門脈に代償性に流入することで，動脈血が流入した門脈枝の領域に早期濃染を生ずる．画像的には異常所見を呈するが，組織学的には異常を認めない，いわゆる偽病変のひとつで，特に硬変肝で高頻度にみられる．

■ 画像所見
　ダイナミック CT・MRI および CTHA で，点状，結節状もしくは楔状の早期濃染を示す．楔状の濃染内に濃染された門脈枝が描出されていれば，動脈優位相にて A-P シャントと診断可能である．
■ CT：病変は造影前の CT および平衡相で同定不能である．
■ MRI：造影前 T1 強調像，T2 強調像，拡散強調画像および造影後期相にて周囲肝と等信号を示す．Gd-EOB-DTPA を用いた造影 MRI（EOB-MRI）の肝細胞相では，ほとんどの場合，周囲肝と同様な造影剤の取り込みを認めるが，長期にわたって A-P シャントがみられる例では，周囲肝より淡い低信号を示す例もある．
■ 動注 CT：CTAP にて造影欠損，CTHA 遅延相にて周囲肝と等吸収を示す．

BOX　A-P シャントの原因となる病態

- 医原性（穿刺など），外傷性の動門脈瘻
- 肝類洞への求肝性門脈血流の減少（先天性もしくは後天性の門脈-大循環短絡発達）
- 門脈枝閉塞・狭窄（血栓，胆管由来の炎症波及）
- 肝実質脱落に伴う門脈血流低下（胆汁うっ滞など）
- 腫瘍（多血性腫瘍を介する A-P シャント，腫瘍による門脈・肝静脈の血流障害（腫瘍栓，腫瘍による圧排）
- 原因不明

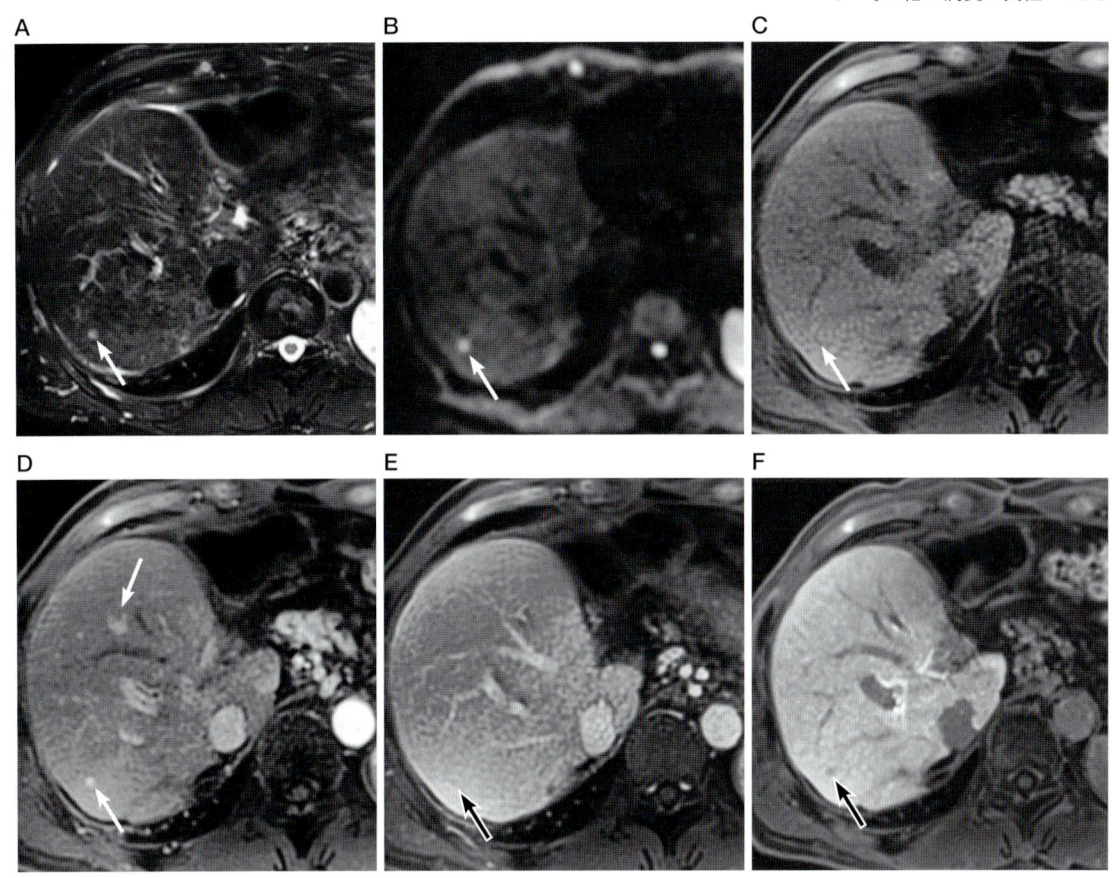

図1 60歳台男性　B型肝硬変

A：脂肪抑制 T2 強調像，B：拡散強調画像（b＝1000 s/mm²），C：脂肪抑制 T1 強調像，D：EOB-MRI（動脈優位相），E：EOB-MRI（後期相），F：EOB-MRI（肝細胞相）　EOB-MRI 動脈優位相（D）にて肝 S7 と S8 に結節状の早期濃染を認める（→）．S7 の病変は，T2 強調像（A）および拡散強調画像（B）にて高信号を示し，脂肪抑制 T1 強調像（C）および EOB-MRI 後期相（E）にて周囲肝より淡い低信号（→），肝細胞相（F）にて低信号を示し（→），肝細胞癌が疑われる．S8 の病変は，動脈優位相（D）以外の画像で同定できず，A-P シャントが疑われる．

鑑別診断と鑑別点

　早期濃染像が前述した A-P シャントの典型像に合致しない場合，肝に生ずるすべての多血性病変との鑑別が問題となる．EOB-MRI 肝細胞相で低信号，SPIO 造影後 T2 強調像にて高信号を呈する場合は，A-P シャント以外の病変を考える．ただし，肝癌のなかには Gd-EOB-DTPA や SPIO を取り込む例も存在し，注意を要する．

● 血管腫：T2 強調像にて著明な高信号を呈し，ダイナミック CT や MRI で peripheral enhancement や fill-in などの造影パターンを呈する．

● 肝細胞癌：コロナ濃染や washout などの特徴的な所見が得られれば鑑別可能である．

● 肝転移（多血性）：リング状濃染を示さないことが多く，病歴（悪性腫瘍や慢性肝疾患の既往）が重要である．

5. その他の病変：良性

アルコール性肝障害にみられる過形成結節
hyperplastic nodule in alcoholic cirrhosis

(文献 156, 157)

■ 臨床像

慢性アルコール性肝障害には腫瘍性結節と同様に過形成結節が発生することがある．後述する focal nodular hyperplasia (FNH) like nodule がよく知られている．FNH like nodule は動脈から血流を受けるが，門脈血流優位の nodular regenerative hyperplasia (NRH) 様の過形成結節も観察されることもある．さらに，肝細胞腺腫類似の腫瘍性結節の発生も報告されている．癌化の報告は現在のところ認められていないが，緩徐に増大傾向を示すことがある．臨床的にはこれらの病変と肝細胞癌との鑑別が重要であるが，困難なことも多い．

■ 病理・病態

上記の肝細胞性結節は，いずれも非硬変肝に生じる病変と同様の病理像を示す．成因としては，局所的な血流異常により血流の不均衡が生じ，血流増加部の肝細胞の増生が起こると考えられている．また，血流低下部の脱落した肝細胞を代償するために，血流が比較的維持された領域の肝細胞の増生が生じるという機序も推測されている．なお NRH 様の結節については，アルコール性肝障害ならびにウイルス性肝硬変でも発生することを著者の施設では経験している．また，アルコール性肝疾患に発生し inflammatory HCA (inflammatory hepatocellular adenoma) と同様の組織像を呈する結節が存在し，免疫染色で serum amyloid A 陽性となるため SAA 陽性肝細胞性腫瘍と名づけられて報告されている．NRH，腺腫とも肝硬変には発生しないと定義されているため，このような結節に対する正式な病名は現時点では存在しない．病理所見および画像所見を考慮した新たな肝細胞性結節の分類が望まれる．

■ 画像所見

FNH-like nodule：FNH-like lesion の項を参照 (p. 200)．

NRH 様の結節：門脈優位の血流を反映し，細胞外液性造影剤によるダイナミック CT や MRI では動脈相での増強効果は弱いが，門脈相から平衡相にかけて漸増性に増強される．腫瘤中心部に流入血管となる門脈枝の走行を認める．また，血管造影下 CT では CTHA での増強効果は乏しいが，CTAP では増強される．Gd-EOB-DTPA 造影 MRI (EOB-MRI) では基本的に造影剤の取り込みが認められる．FNH と同様に辺縁高信号で，中心が低信号のドーナツ状を呈することがある．淡い取り込み低下を示すこともあるが，高度の低下または欠損となることはない．SPIO-MRI，造影超音波検査の Kupffer 相でも結節への造影剤の取り込みが認められる．

SAA 陽性肝細胞性腫瘍：T2 強調像や拡散強調画像では高信号を呈する．ダイナミック CT や MRI で増強効果を示す．門脈相から平衡相にかけては淡い増強効果が遷延，または背景肝と CT では等吸収，MRI では等信号となる．EOB-MRI での造影剤の取り込みは背景肝と比較して減弱し，肝細胞相では軽度低信号を呈すると考えられる．ただし症例が少ないため，今後の集積が必要である．

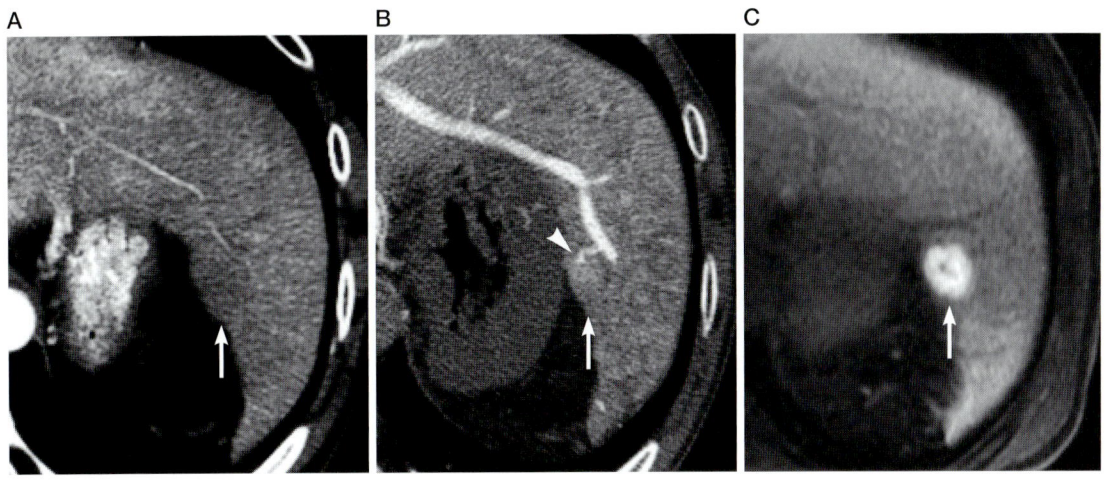

図1 50歳台男性 アルコール性肝硬変：NRH様結節
A：造影CT（早期相），B：CTAP，C：EOB-MRI（肝細胞相） 外側区の結節は造影CT動脈相（A）での増強効果は弱い（→）．CTAP（B）では軽度造影され，内部に門脈枝の貫通を認める（▶）．EOB-MRI肝細胞相（C）では高信号を呈し，中心部に低信号部を伴う（→）．

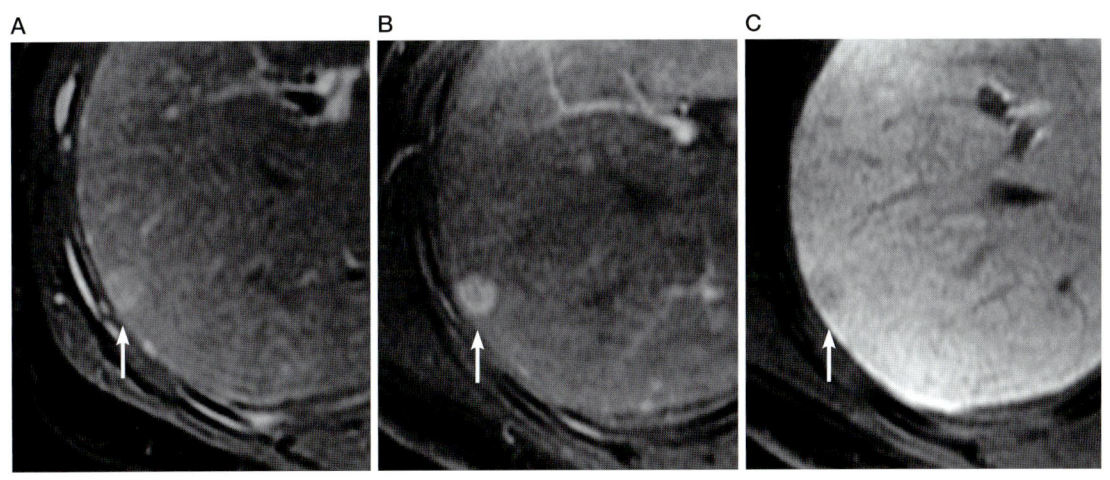

図2 40歳台女性 アルコール性肝硬変：SAA陽性肝細胞性腫瘍
A：T2強調像，B：EOB-MRI（動脈相），C：EOB-MRI（肝細胞相） 右葉の結節（→）はT2強調像（A）で高信号，EOB-MRI動脈相（B）で増強され，肝細胞相（C）では軽度低信号を呈している．

鑑別診断と鑑別点

●肝細胞癌：肝硬変が背景にあり多血性結節を認めた場合には，肝細胞癌との鑑別が最も問題となる．肝細胞癌では門脈への血液還流を反映し，ダイナミックCTやMRIの門脈相から平衡相にかけてコロナ様濃染を呈する．また，ほとんどの肝細胞癌はEOB-MRI肝細胞相では低信号を示すことが鑑別点となる．ただし，肝細胞癌でも10～15％程度は等～高信号を示すうえ，FNH-like noduleの一部やSAA陽性腫瘍で軽度低信号を示すこともあるため，注意が必要である．進行した肝細胞癌ではSPIO-MRI，造影超音波検査のKupffer相で造影剤の取り込みは基本的には認められない．

●異型結節～高分化型肝細胞癌：NRHのような動脈相で乏血性の結節を認める場合は，異型結節～高分化型肝細胞癌が鑑別となる．異型結節や早期肝癌の多くはEOB-MRI肝細胞相で淡い低信号である．また，進行により門脈血流は低下し，経過で増大傾向や多血化が認められる．

5. その他の病変：良性

結節性再生性過形成
nodular regenerative hyperplasia：NRH

(文献 158)

■ 臨床像
本疾患は Steiner らによって命名され，剖検例の 0.6〜2.6％に認められるとされる．若年者に多く，無症状で剖検時に偶然発見される症例と，おもに門脈圧亢進症に関連する症状を呈して発見される症例とがある．原因としては自己免疫機序(SLE など)，膠原病，血液疾患，免疫抑制薬使用(移植後など)が報告されている．肝酵素の軽度上昇をみる場合があるが，黄疸は極めてまれである．

■ 病理・病態
肝臓全体が結節状となり，肝硬変に類似する．しかし，肝硬変とは異なり線維性被膜を欠く(BOX)．肝細胞が過形成で周囲に対し圧排性となる．結節と結節の間の肝細胞は萎縮し類洞は拡張する．個々の結節は 0.1 mm〜1 cm 程度であるが，まれに 10 cm を超えることもあるとされる．結節内に門脈域は存在するが，しばしば閉塞や血栓形成を見る．

■ 画像所見
画像所見の報告は少ない．結節のサイズは通常小さく，画像で捉えられる頻度は極めて低いと思われる．サイズが大きくなると，画像でも認識できる場合がある．所見は非特異的で多彩である．

■ CT：通常，結節は描出されない．まれに等〜やや低吸収を呈する．造影 CT では通常，増強されないが，まれに軽度増強される場合がある．

■ MRI：通常，結節は描出されない．まれに T1 強調像で低〜高信号，T2 強調像で軽度低〜高信号を呈する．T1 強調像で高信号を呈し腺腫様過形成に似る場合もある．ダイナミックスタディでも描出されないが，動脈相で強く濃染し，増強が遷延したとする報告もある．

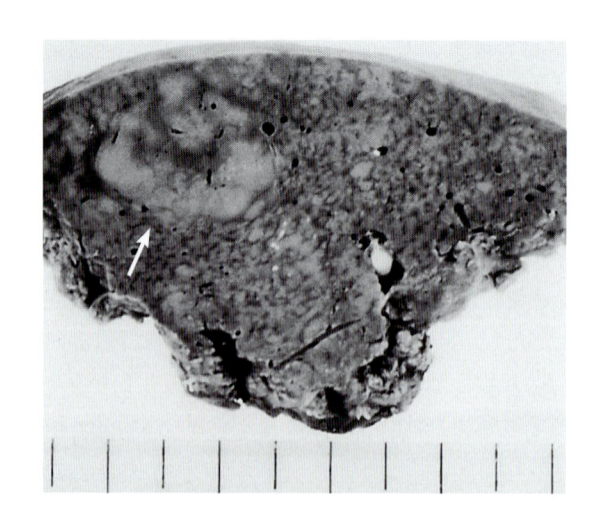

BOX　結節性再生性過形成の肉眼像

肝内には数ミリの白色調結節を無数に認める．しかし，硬変肝と異なり肝被膜は平滑である．また個々の結節間に被膜は認められない．1.5 cm の白色調結節が認められており(→)，このようにサイズが大きくなると画像上でも検出できる可能性がある．

(図は，浅山良樹・他：臨床と病理からみた肝癌類似病変症例集．銀海舎，2013：23，図 1，より転載)

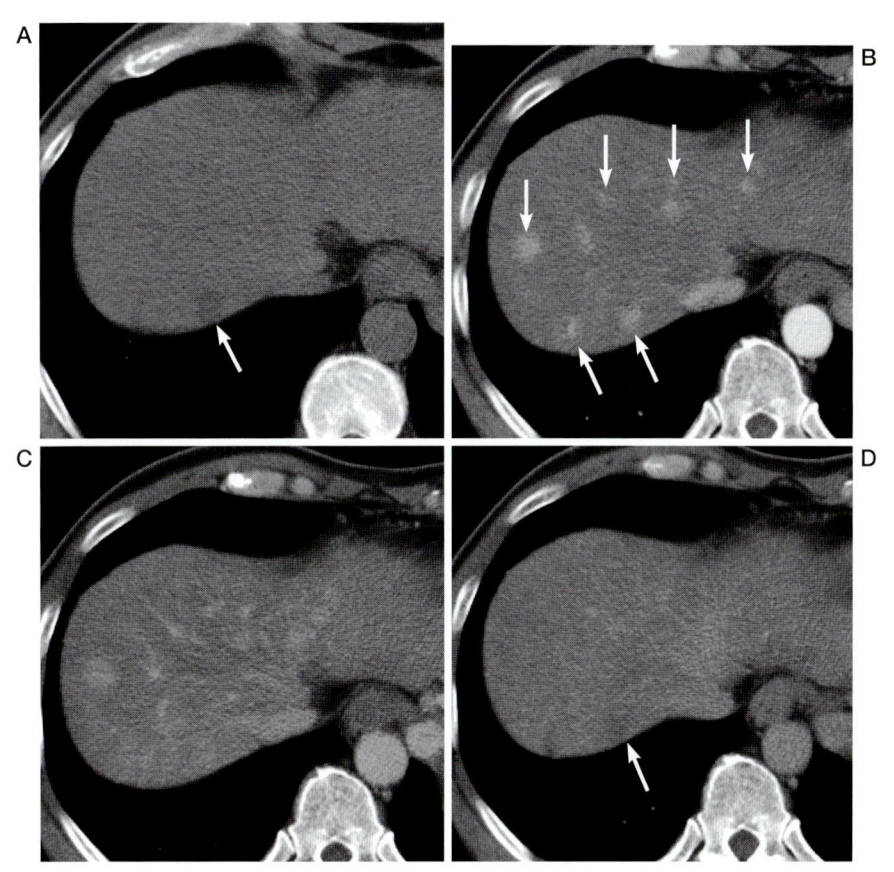

図1 50歳台男性 門脈圧亢進症
A：単純CT, B：造影CT（動脈相）, C：造影CT（門脈相）, D：造影CT（遅延相）
単純CT（A）ではドーム下背側に1cm程度の低吸収を認める（→）．動脈相（B）および門脈相（C）では高吸収結節が多発している（→）．遅延相（D）では背側の結節（→）を除き，その他の多血性領域は等吸収である．生検でNRH疑いとなった．本症例のように多血性病変となる症例は例外的であり，多くの症例は画像では検出できないと考えられる．本症例は肝細胞癌やFNHとの鑑別が問題となる．

鑑別診断と鑑別点

- Budd-Chiari症候群に生じた過形成結節：多血性である．
- 限局性結節性過形成（FNH），肝細胞腺腫：多血性病変である．図1のごとく多血性を呈するNRHとの鑑別は困難である．
- 肝細胞癌：特に乏血性の前癌病変〜高分化型肝細胞癌が類似した所見を呈する場合がある．背景となる慢性肝疾患の有無が参考となる．

5. その他の病変：良性

限局性結節性過形成
focal nodular hyperplasia：FNH （文献 159, 160）

■ 臨床像
　限局性結節性過形成（FNH）は血管腫に次いで認められる肝の良性腫瘍である．30〜40 歳台の女性に好発する．単発例が多いが，20％で多発する．また，2 個以上の FNH にさまざまな臓器の血管奇形，脳腫瘍が合併する multiple FNH syndrome とよばれるものもある．通常は無症状で，画像により偶然に発見されることが多い．大きなものでは腹部腫瘤を自覚したり，腹痛を呈することもある．腫瘍の破裂や悪性化は非常にまれである．

■ 病理・病態
　FNH は，真の腫瘍ではなく限局性の血行異常に対する肝細胞の過形成反応と考えられ，正常肝に発生する．病理組織学的には古典的 FNH と非古典的 FNH（BOX）に分けられるが，80％以上は前者である．大きさは，巨大なものも報告されているが，85％の例で 5 cm 以内である．組織学的には正常肝細胞から構成され，約半数にさまざまな程度の脂肪沈着を認めることがある．また，Kupffer 細胞も正常あるいはやや増加して存在する．古典的 FNH は中心部に線維組織（中心瘢痕）がみられ，そこから辺縁に向かって放射状に伸びる線維性隔壁により肝細胞が分葉状に増生する．中心瘢痕や線維性隔壁内には小血管や筋性血管が多数存在し，その周囲には細胆管増生を見ることが多い．被膜の形成は認めない．

■ 画像所見
　頻度の多い古典的 FNH の場合における画像所見を解説する．
■ CT：単純では低〜等吸収を呈する．石灰化の頻度は低く，変性を伴うことも少ない．ダイナミックスタディでは，動脈相で中心瘢痕を除いた部分は均一に濃染され，門脈〜平衡相では低〜高吸収とさまざまな吸収値を呈する．中心瘢痕の描出頻度は 50〜60％程度ではあるが，単純や動脈相では低吸収で，平衡相ではわずかに造影される．血行動態が特徴的で，栄養動脈は腫瘍の中心瘢痕から入り放射状に末梢に分布する（車輻状血管：spoke-wheel appearance）．その後，肝静脈に直接還流する．
■ MRI：T1 強調像では低〜等信号，T2 強調像では等〜高信号を呈するが，腫瘍内に脂肪沈着を伴う場合には T1 強調像で高信号を呈する．中心瘢痕は，T1 強調像でより低信号，T2 強調像ではより高信号に描出される．SPIO 造影 MRI では腫瘍内の Kupffer 細胞に鉄が取り込まれるため，SPIO 投与後の T2 強調像あるいは T2*強調像で，中心瘢痕以外の信号

BOX　非古典的 FNH

　telangiectatic FNH（TFNH），mixed hyperplastic and adenomatous form，FNH with cytologic atypia に細分化されていたが，2010 年の WHO 分類で，肝細胞腺腫（HCA）の inflammatory HCA に TFNH が含まれることとなったため，古典的 FNH の割合は従来より増加が見込まれる．

5. その他の病変：良性　199

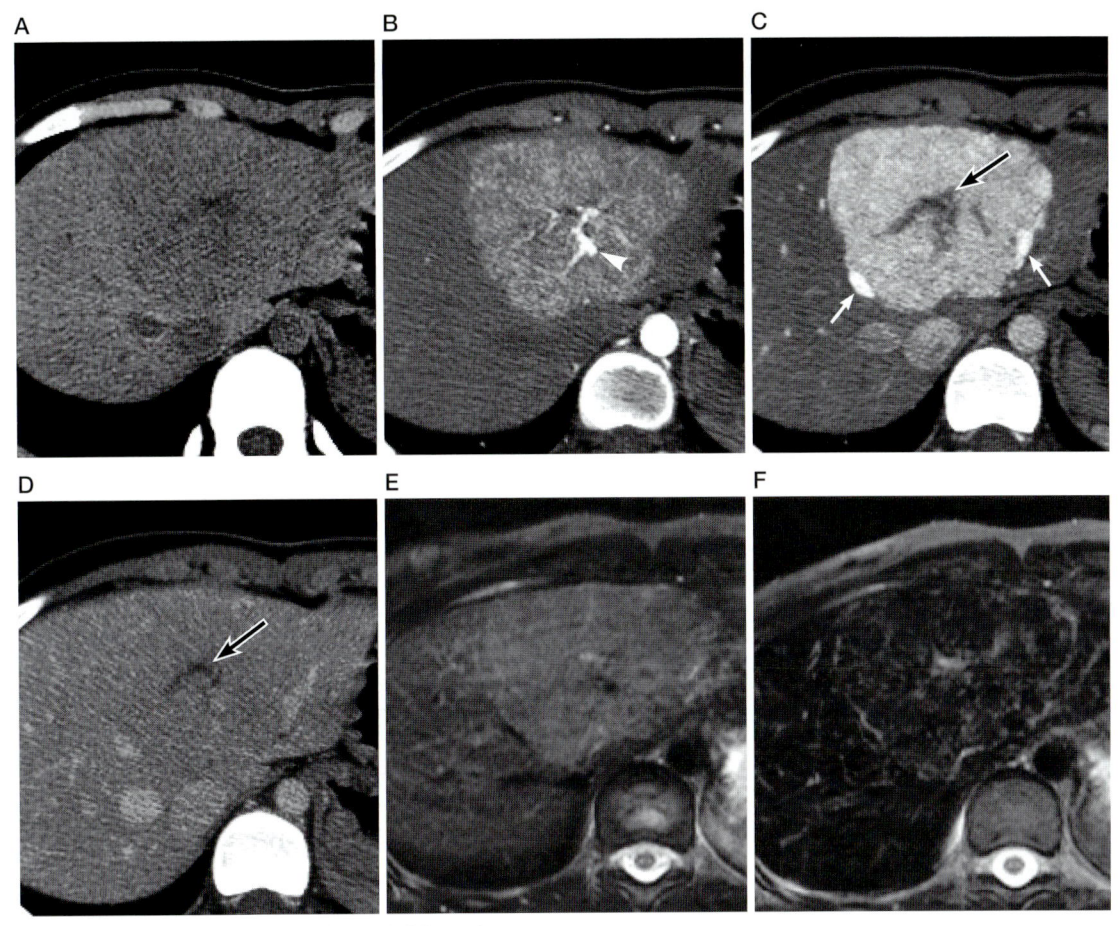

図1　20歳台女性　限局性結節性過形成(FNH)
A：単純CT，B：造影CT(動脈相早期像)，C：造影CT(動脈相後期像)，D：造影CT(遅延相)，E：T2強調像，F：T2強調像(SPIO投与後)（＊動脈相早期像は造影剤投与開始15秒後，動脈相後期像は22秒後）　単純CT(A)では周囲肝より低吸収，造影CT動脈相早期像(B)では中心部に動脈(spoke-wheel appearance)を認める(►)．造影CT動脈相後期像(C)では辺縁には導出静脈を認め(小矢印)，中心瘢痕部(大矢印)は周囲よりも低吸収を呈し，造影CT遅延相(D)で一部遅延性に濃染している．T2強調像(E)で周囲肝より淡い高信号を呈し，SPIO投与後(F)は周囲肝と同等に取り込みを認める．

低下が認められる．Gd-EOB-DTPA造影MRI(EOB-MRI)の肝細胞相では，肝細胞の過形成を反映して中心瘢痕を除いた部分は等〜高信号を呈する．

鑑別診断と鑑別点

● 肝細胞癌：SPIO造影MRIやEOB-MRI肝細胞相で取り込みを認めなければ鑑別可能だが，EOB-MRI肝細胞相では高信号を呈する場合もあるので注意が必要である．
● 肝細胞腺腫：EOB-MRIで，動脈相の濃染はFNHより弱く，肝細胞相で通常は低信号を呈する．また，内部に出血壊死といった変性を伴っていれば鑑別可能と思われる．
● 海綿状血管腫：T2強調像で境界明瞭な著明な高信号を呈する．SPIO造影MRIやEOB-MRI肝細胞相での取り込みは認めない．

5. その他の病変：良性

FNH-like lesion

(文献 161, 162)

■ 臨床像

硬変肝に発生する FNH (focal nodular hyperplasia) 様の多血性の過形成性結節であり，非硬変肝に発生する FNH に対しこのように呼称される．アルコール性慢性肝疾患からの発生の報告が多いが，ウイルス性肝炎や非アルコール性脂肪肝炎，特発性門脈圧亢進症や Budd-Chiari 症候群などの血行異常でも認められる．増大傾向を示すことはあるが，癌と比較して経過は緩徐である．癌化の報告はなく，画像や生検にて診断された場合は経過観察される．肝細胞癌との鑑別が最も重要であり，鑑別困難な場合は生検や切除術が施行されることもある．

■ 病理・病態

FNH-like nodule の成因として，Nakashima らは，局所的な血流障害に伴う異常な血管の発達により血流豊富な領域の肝細胞の過形成が起こると推測している．単発または多発性で 1〜2 cm 以下の小結節であることが多い．FNH と同様に病理学的に異型のない細胞増殖，異常血管，類洞の拡張および毛細血管化を認める．瘢痕様の線維性隔壁周囲に細胆管増生を伴い，好中球主体の炎症細胞浸潤も認められる．FNH と比較して中心瘢痕の頻度が少なく，被膜形成や鉄沈着の頻度が高いと報告されている．免疫染色では glutamine synthetase が地図状に陽性，serum amyloid A や glypican 3 は陰性となり，肝細胞腺腫や肝細胞癌とは異なる染色パターンを示す．

■ 画像所見

境界明瞭な円形または分葉状の腫瘤として認められる．FNH と同様にダイナミック CT/MRI の動脈相で全体が濃染する．門脈相から平衡相では背景と比較して，CT では等吸収，MRI では等信号を呈するが，わずかに低吸収化または低信号化することもある．流出血管は肝静脈と考えられコロナ様濃染は基本的には認められないが，一部の症例ではみられることもあり，腫瘤周囲への類洞への血液還流を示唆している可能性がある．MRI の T1 強調像で等〜高信号，T2 強調像で等〜低信号，拡散強調画像で等信号を呈し，背景肝に近い信号を示す傾向がある．鉄沈着がある場合は T2*強調像や T2 強調像で低信号を呈する．

Gd-EOB-DTPA 造影 MRI (EOB-MRI) 肝細胞相では，基本的に造影剤の取り込みが認められ，背景肝と比較して等〜高信号を呈する．腫瘤の中心部では取り込みが低下し，辺縁高信号・中心低信号のドーナツ状を呈することもしばしばある．肝細胞相で全体が淡い低信号を呈する症例の報告もあり，肝細胞癌との鑑別が問題となる．SPIO 造影 MRI (SPIO-MRI) では Kupffer 細胞による鉄の取り込みが認められ，造影後に低信号化する．造影超音波検査でも血管相での濃染像や Kupffer 相での増強効果が観察される．

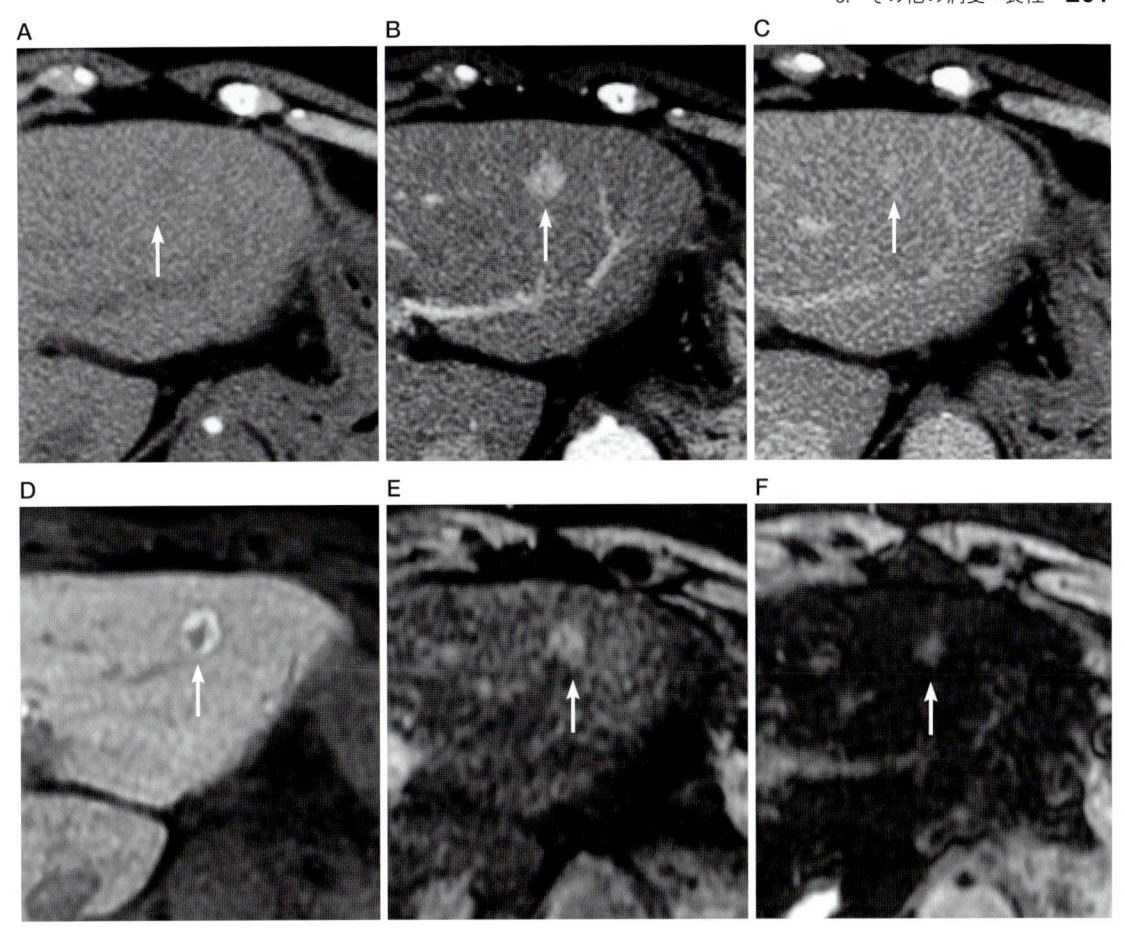

図1 60歳台女性 アルコール性肝炎に合併したFNH-like lesion
A：単純CT，B：造影CT（早期相），C：造影CT（平衡相），D：EOB-MRI（肝細胞相），E：SPIO-MRI（造影前T2*強調像），F：SPIO-MRI（造影後T2*強調像） 単純CT（A）ではわずかに低吸収，造影CT早期相（B）で全体が濃染し，平衡相（C）で淡い増強効果が遷延している（→）．EOB-MRI肝細胞相（D）では辺縁高信号，中心部は低信号を呈する（→）．SPIO-MRIの造影前（E）では淡い高信号を呈している（→）．造影後（F）は中心の瘢痕様の部分（EOB-MRI肝細胞相での低信号域に相当）は高信号だが，辺縁は背景肝と同等の取り込みがあり低信号化している（→）．

鑑別診断と鑑別点

- **肝細胞癌**：肝硬変に発生する多血性結節として，最も重要な鑑別疾患である．肝細胞癌では門脈への血液還流を反映し，細胞外液性造影剤によるダイナミックCTやMRI後期相でコロナ様濃染を呈する．また基本的にEOB-MRI肝細胞相で低信号を示す．ただし10〜15％は肝細胞相で等〜高信号となり鑑別が困難となる．多血性の肝細胞癌では通常SPIOの取り込みは認められず，造影超音波検査のKupffer相での取り込みもない．
- **肝細胞腺腫様結節（前述のSAA陽性肝細胞性腫瘍）**：肝細胞腺腫は肝硬変に発生しないとされるが，アルコール性肝疾患では腺腫様の性質を示す多血性腫瘤が報告されている．肝細胞相で淡い低信号を呈するとされる（p.194参照）．
- **NRH様結節**：門脈血流が優位であり，ダイナミックCTやMRIの動脈相で乏血性を示し，門脈相から平衡相にかけて増強される．門脈枝の貫通も認められる．

5. その他の病変：良性

Confluent hepatic fibrosis（塊状線維化巣）

（文献 163～165）

■ 臨床像

confluent hepatic fibrosis は画像で観察される局所的な肝形態の変化であり，しばしば腫瘍性病変と鑑別を要する．通常，臨床症状は認められない．

■ 病理・病態

肝硬変は慢性炎症における肝細胞の脱落と再生の終末像であり，その形成過程ではびまん性あるいは局所性の肝線維化が起こる．confluent hepatic fibrosis はさまざまな原因の進行した肝硬変で出現しうる．アルコール性肝硬変での報告が多いが，ウイルス性肝硬変（C 型）例でもしばしばみられる．門脈枝を起点とした肝被膜下に広がる楔状の線維化を呈し，被膜下の陥凹を伴う．中肝静脈還流域である肝左葉内側区や右葉前区域に好発する．

これは中肝静脈の解剖学的特徴が原因ではないかと推察されている．中肝静脈は右肝静脈に次いで広い範囲の肝血流を還流させるにも関わらず，中肝静脈そのものは比較的長く細いことが示されている．さらに肝静脈は Glisson 鞘とは違い，線維組織に囲まれていないため，再生結節や線維性隔壁により容易に圧排・狭窄されると考えられる．そのため，中肝静脈還流域は慢性的なうっ血にさらされやすく，肝硬変においてその還流域の容積は選択的に減少する．confluent hepatic fibrosis は選択的な萎縮の極型ではないかと推察されている．

■ 画像所見

■ CT：被膜下の陥凹を伴う低吸収域として描出され，造影 CT では同部位は漸増性濃染を示す．病変内に門脈域や肝静脈が不均一に近接しながら走行する．

■ MRI：T1 強調像で低信号，T2 強調像で高信号を呈することが多く，間質の浮腫や血管腔の増大を反映していると考えられている．Gd-EOB-DTPA による造影 MRI（EOB-MRI）の肝細胞相では背景肝と比べ，不均一な低信号を呈することが多く，完全な低信号にならないのは confluent hepatic fibrosis の線維性間質への造影剤の染み出しと残存する肝細胞への造影剤の取り込みによる影響と考えられる．

鑑別診断と鑑別点

遷延性濃染を示すこと，肝被膜の陥凹を示すことから，線維性間質に富む肝腫瘍（混合型肝癌や肝内胆管癌）や浸潤性肝細胞癌がしばしば鑑別にあがる．confluent hepatic fibrosis の典型的な発生部位を押さえつつ，病変内に門脈や肝静脈が分布すること，EOB-MRI 肝細胞相で明瞭な低信号にならないこと，ADC map では高値を呈することが他の肝腫瘍との鑑別に有用である．

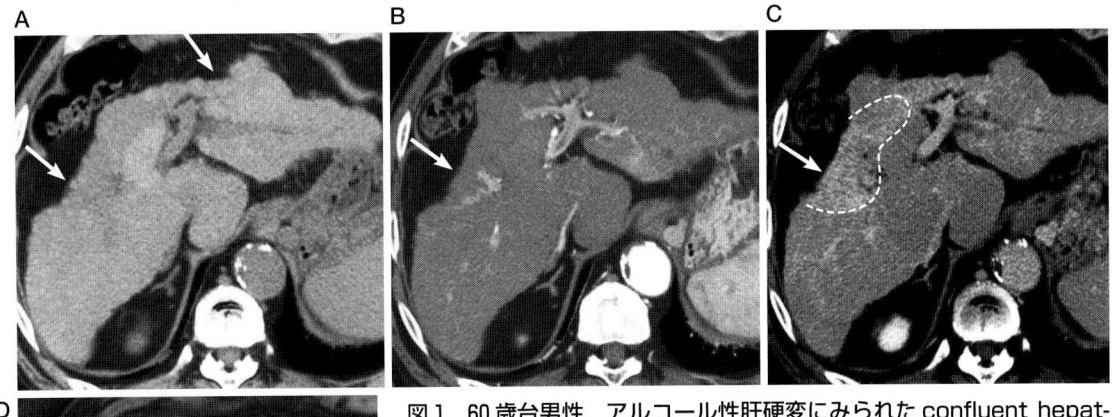

図1 60歳台男性 アルコール性肝硬変にみられた confluent hepatic fibrosis(画像診断例)
A:単純CT, B:造影CT(動脈優位相), C:造影CT(平衡相), D:EOB-MRI(肝細胞相) 背景肝は肝表の凹凸が目立ち,完成された肝硬変の状態である.単純CT(A)では,右前区域やS4腹側肝表,S3~S4肝表にかけて陥凹を認める(A,→).造影CT動脈優位相(B)では周囲肝と等吸収(→),平衡相(C)では周囲肝より淡い高吸収を示す(→,破線内).EOB-MRI 肝細胞相(D)では周辺肝より低信号を示す(→).

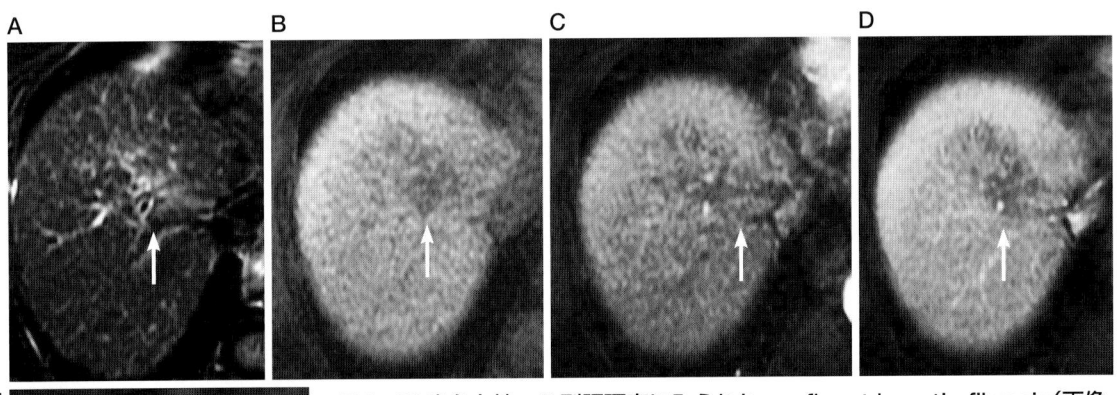

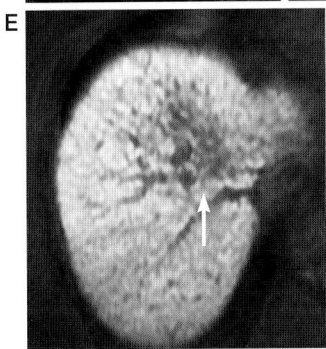

図2 70歳台女性 C型肝硬変にみられた confluent hepatic fibrosis(画像診断例)
A:脂肪抑制T2強調像,B:T1強調像,C:EOB-MRI(動脈優位相),D:EOB-MRI(移行相),E:EOB-MRI(肝細胞相) 脂肪抑制T2強調像(A)では淡い高信号を示す(→).T1強調像(B)では肝S8/S4ドーム下に境界不明瞭な低信号域を認める(→).EOB-MRI動脈優位相(C)および移行相(D)では背景肝と比べて不均一な低信号を示し(→),病変内に脈管が不均一に分布している.EOB-MRI肝細胞相(E)では背景肝より不均一な低信号を呈する(→).

5. その他の病変：良性

肝偽脂肪腫
pseudolipoma of the Glisson capsule

(文献 166〜168)

■ 臨床像
　肝偽脂肪腫は，剖検例の報告では1300例中3例(0.2%)にみられたと報告されており，従来は比較的まれな疾患と考えられていた．近年では画像診断の進歩により，CTなどで偶然見つかることが多い．通常，無症状であり病的意義は乏しいが，肝表にみられることから，悪性腫瘍の播種との鑑別が問題になる．

■ 病理・病態
　大腸や大網の腹膜垂が脱落し，腹腔内に遊離したものを遊離結腸垂あるいは腹腔内遊離体(腹腔鼠)とよぶ．これらのうち肝偽脂肪腫は肝表に着床したものをいい，好発部位は肝ドーム下である．肝偽脂肪腫は次第に線維性被膜で覆われ，内部に脂肪壊死，硝子化，石灰化などの変性成分を認める．

■ 画像所見
　肝表の通常1〜2cm程度の結節性病変としてみられ，典型的には内部に脂肪濃度を呈する．卵殻状石灰化や内部の石灰化を伴うこともある．結節自体には通常，造影効果はないが，線維性被膜に造影効果を認める場合がある．拡散強調画像では異常信号はみられない．肝表を圧排することで，結節周囲の肝実質に造影効果を示すことがある．

鑑別診断と鑑別点
　肝偽脂肪腫は典型的な画像所見と部位により診断に苦慮することは少ない．しかしながら，しばしば肝実質に陥入する例や，肝実質を圧排することで周囲肝に強い造影効果を呈する例があり，肝腫瘍性病変と鑑別を要する場合がある．
　まずは病変が肝内であるか肝外であるか見極めることが大切である．これにはMPR (multiplanar reconstruction)を用いた多方面からの観察が有用である．特に慢性肝疾患を背景として本疾患がみられた場合，脂肪を伴う肝細胞性結節(異型結節〜高分化型肝細胞癌)と本疾患を慎重に鑑別することが重要である．悪性腫瘍の腹膜播種巣が肝表へ着生した場合，脂肪の有無，造影効果の有無，拡散強調画像などが本疾患との鑑別に有用である．
　そのほか肝表の脂肪性結節の鑑別としてjuxtacaval fat，adrenal rest tumor，限局性脂肪肝などがあげられる．juxtacaval fatは下大静脈周囲，adrenal rest tumorはS7背側(副腎近傍)に発生する．また，限局性脂肪肝はS4背側やS4鎌状間膜付着部などのthird flow還流域にみられる肝実質の脂肪沈着である．典型的な発生部位と病変の局在の見極めが鑑別疾患を考えるうえで重要である．

5. その他の病変：良性　205

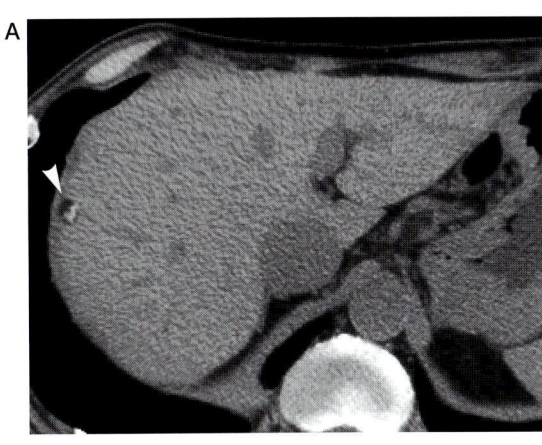

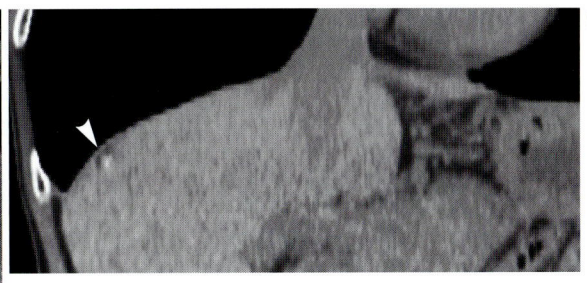

図1　60歳台男性　肝偽脂肪腫
A：単純CT，B：単純CT再構成冠状断像　胸部CTで肝表の結節を偶然指摘された例である．単純CT（A, B）で前上区（S8）肝表に内部に石灰化を伴う脂肪濃度の結節を認める（►）．

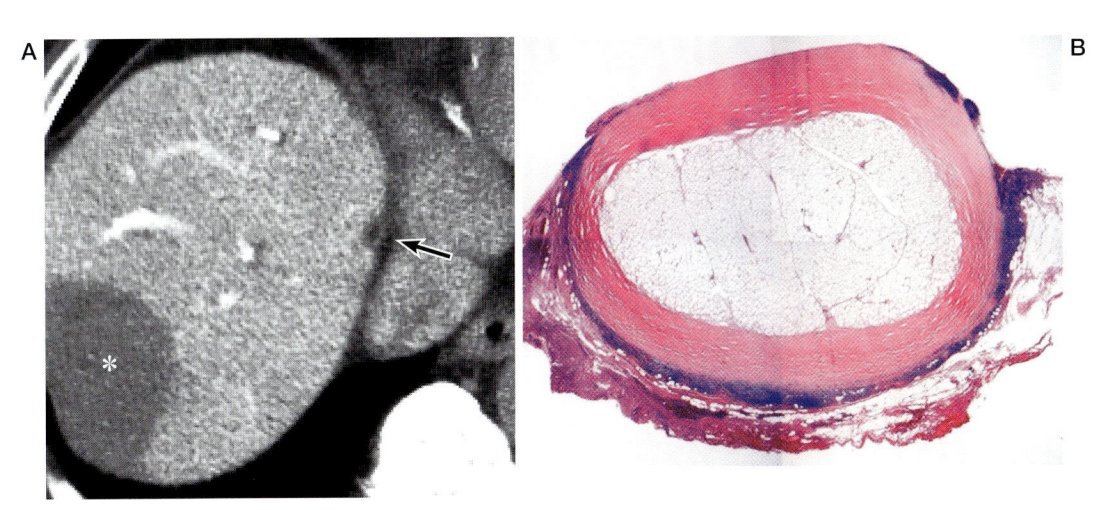

図2　60歳台男性　肝偽脂肪腫
A：経動脈性門脈造影下CT（CTAP），B：ルーペ像　C型慢性肝炎に肝細胞癌を併発し精査となった例である．CTAP（A）では門脈血流欠損を示す肝細胞癌（＊）に加え，ドーム下内側に脂肪濃度を有する結節を認める（→）．結節周囲に淡い濃染を認める．結節周囲の肝実質は外側から圧排されているようであり，肝外性病変が疑われる．ルーペ像（B）では組織学的に脂肪壊死よりなる結節で明瞭な線維性被膜により覆われている．（厚生連高岡病院放射線科　北川清秀先生のご厚意による）

5. その他の病変：良性

限局性脂肪肝と focal spared area

（文献 169, 170）

■ 臨床像

周囲肝との脂肪蓄積の差により画像診断上では肝偽腫瘍として認められる．診断できれば通常のびまん性脂肪肝と同様の対応でよいが，真の腫瘍と誤って不要な精査や加療が行われることがある．また，third flow（「1. びまん性肝疾患」，p. 86 参照）が関与している場合，造影撮像タイミングによって周囲肝と画像所見が異なるため，注意が必要である．

■ 病理・病態

局所的な肝脂肪蓄積の違いが生じる成因は不明であるが，third flow 流入部や A-P シャント領域など，肝血行動態異常領域に存在することから，該当肝領域へ流入する血液成分（栄養分の多寡やインスリンなどのホルモンなど）の差が関与していると考えられている．

third inflow は大きく 3 つに分けられ（図 1），肝 S4 鎌状間膜付着部付近に流入する inferior vein of Sappey（図 1A），肝 S2, S3, S4 背側などに流入する pancreatico-pyloro-duodenal vein（図 1B），S4, S5 胆嚢床に流入する cholecystic vein（図 1C）がある．このほか，perivascular fatty infiltration として肝静脈，あるいは門脈域に沿った脂肪沈着の報告がある．A-P シャント領域や多血性肝腫瘍周囲のドレナージ血流還流域（図 2）にも生じるが，これらは肝動脈血優位であり focal spared area として認められることが多い．

上記のような局所の肝血行動態異常領域だけでなく，肝内限局性にインスリン濃度が上昇した場合でも限局性脂肪肝が生じることがある．インスリン産生性腫瘍の肝転移周囲や腹膜透析患者の肝被膜下領域に出現することが知られている．

■ 画像所見

周囲肝との脂肪蓄積の差違と，腫瘍性病変がないことを証明することがポイントである．

肝脂肪沈着領域は超音波検査（US）で高エコー，単純 CT で低吸収域として認められる．MRI が有用で，高度脂肪沈着の場合は脂肪抑制 T1 強調像で信号低下，軽微な場合は T1 強調同位相（in phase）像に比較して逆位相（opposed phase）像で信号低下を認める．

腫瘍性病変の有無については，カラードプラ US やダイナミックスタディで病変内の肝正常血管構造の同定，EOB 造影 MRI 肝細胞相や SPIO 造影 MRI T2 強調像で周囲肝と等信号であることで判別できる．

注意が必要なのは third inflow 流入部は門脈血ではなく体循環血が流入するため，CTAP（CT during arterial portography）やダイナミック CT 門脈相で造影欠損，造影不良域として認められることである．この場合，CTHA（CT hepatic arteriography）やダイナミック CT 早期相で third inflow の静脈性血管描出が腫瘍性病変との判別に有用である．

■ 鑑別診断と鑑別点

限局性脂肪肝の場合は脂肪を含有しうる肝腫瘍である肝細胞癌，肝腺腫，血管筋脂肪腫，骨髄脂肪腫などが鑑別にあがる．肝特異性造影剤で占居性病変がないことを確認すること，これらは多血性腫瘍であるため，造影早期相での腫瘍濃染がないことが鑑別に有用である．

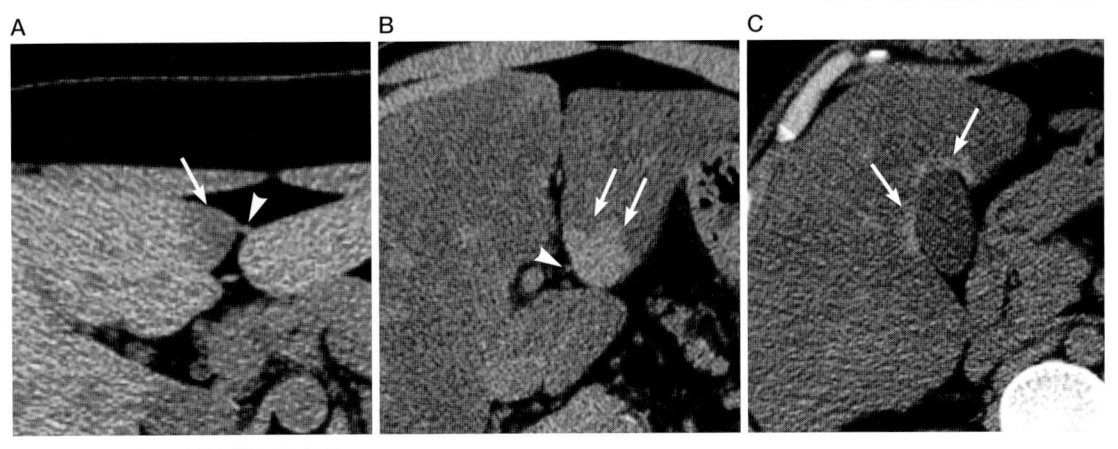

図1 third flow 流入部の偽病変

A〜C：単純 CT（別症例） 肝 S4 鎌状間膜付着部付近の限局性脂肪肝（→）と同領域を還流する inferior vein of Sappey（►）がみられる（A）．脂肪肝内に生じた肝 S2 背側の focal spared area（→）と同領域を還流する pancreatico-pyloro-duodenal vein（►）を認める（B）．脂肪肝内に生じた肝 S5 胆嚢床には focal spared area がみられる（C, →）．

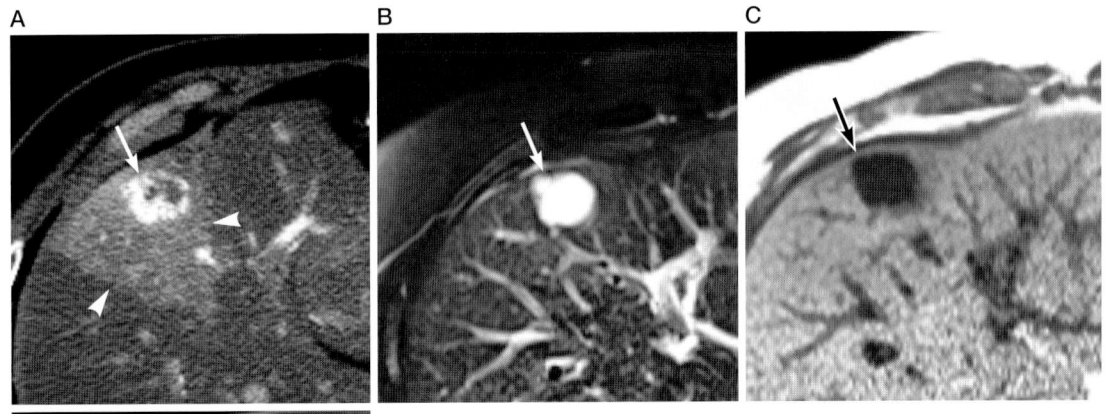

図2 50歳台男性　脂肪肝内に生じた肝血管腫周囲 A-P シャント域の spared area

A：造影 CT（早期相），B：脂肪抑制 T2 強調像，C：T1 強調同位相像，D：T1 強調逆位相像　背景肝は T1 強調同位相像（C）に比較して T1 強調逆位相像（D）でびまん性に信号低下を認め，脂肪肝である．肝 S4 血管腫に一致して造影 CT 早期相（A）で辺縁部優位に強い濃染を呈し，脂肪抑制 T2 強調像（B）で著明な高信号，T1 強調像（C, D）で低信号を呈する境界明瞭な結節（→）を認める．辺縁部に楔状の造影 CT 早期相で濃染を呈する A-P シャント領域を伴っており（►），同領域は T1 強調同位相像と逆位相像で信号低下がなく，spared area となっている．

　また，third flow 流入部（特に pancreatico-pyloro-duodenal vein 流入部）は胃，膵頭部などの外科的切除術後に血流変化が生じ，所見が顕在化することがあるため，術後肝転移との鑑別が重要になる．

　存在領域や前述の画像所見から偽病変を疑うことは難しくないが，単純 CT のみでは上記腫瘍性病変との鑑別は困難なことがある．MRI や US などの他のモダリティ，ダイナミックスタディによる評価も念頭において診断する必要がある．

5. その他の病変：良性

胆管閉塞や膵炎に伴う肝実質の二次的変化
secondary changes of liver parenchyma due to biliary obstruction or pancreatitis （文献171, 172）

■ 臨床像
　肝実質には，肝内あるいは肝外のさまざまな原因によって，二次的に実質変化を生じる．原因としては肝内の腫瘍性病変，ラジオ波焼灼療法（radiofrequency ablation：RFA）あるいはTACEなどの治療後，肝内結石，肝外であれば胆管腫瘍，胆管結石などさまざまな要因が原因となりうる．また急性膵炎は，門脈血栓の原因となりうる．二次性の肝実質変化にはおもには胆管障害と門脈障害があり，胆管障害では局所的な狭窄や閉塞によりその区域の末梢肝内胆管拡張と胆汁うっ滞を生じる．臨床的には閉塞性黄疸を呈する．

■ 病理・病態
　胆管障害では，胆管閉塞に伴って末梢肝内胆管拡張と胆汁うっ滞を呈する．大きく急性および慢性胆汁うっ滞に分けられる．急性胆汁うっ滞は数日〜数か月までとされ，小葉中心性の胆汁栓形成が認められる．高度になるに従い小葉中間部に及び，さらに汎小葉性となる．胆汁うっ滞が数か月〜数年に及ぶと慢性胆汁うっ滞とされ，肝細胞傷害などさまざまな病理学的変化が生じ，最終的には胆汁性肝線維症/胆汁性肝硬変へと進む．門脈血流障害を伴えば，同部は動脈血流優位となる．急性膵炎は門脈血栓を合併することがあり，他の要因による門脈血栓と同様に肝実質に中心性肥大とよばれる二次性の変形を生じる．

■ 画像所見
　腫瘍性病変に伴う胆管閉塞を生じた場合，上流の胆管に拡張を生じる．同時にGlisson鞘に炎症を生じて門脈血流障害を伴うことがあり，動脈優位相で同領域の区域性濃染を認める．平衡相では，肝実質であることを反映して非拡張領域の肝実質と同様の等吸収あるいは軽度の高吸収を呈する．T1強調像では，閉塞した領域の肝実質が高信号を呈することがあり，胆汁うっ滞を反映したものとされる．慢性期になると胆汁うっ滞に伴う胆汁性肝硬変を生じ，その領域の萎縮と変形が進む．

鑑別診断と鑑別点
　肝実質に生じた二次変化は内部の胆管，門脈，静脈などの正常構造を確認できれば，腫瘍性病変との鑑別は比較的容易である．腫瘍浸潤と実質との境界は，ダイナミックCTの濃染程度やMRIでの信号強度の差によって識別できることが多い．区域性の肝実質変化を見た場合には，近位側に原因となる病変が存在する可能性を念頭におき，丹念な読影が必要となる．

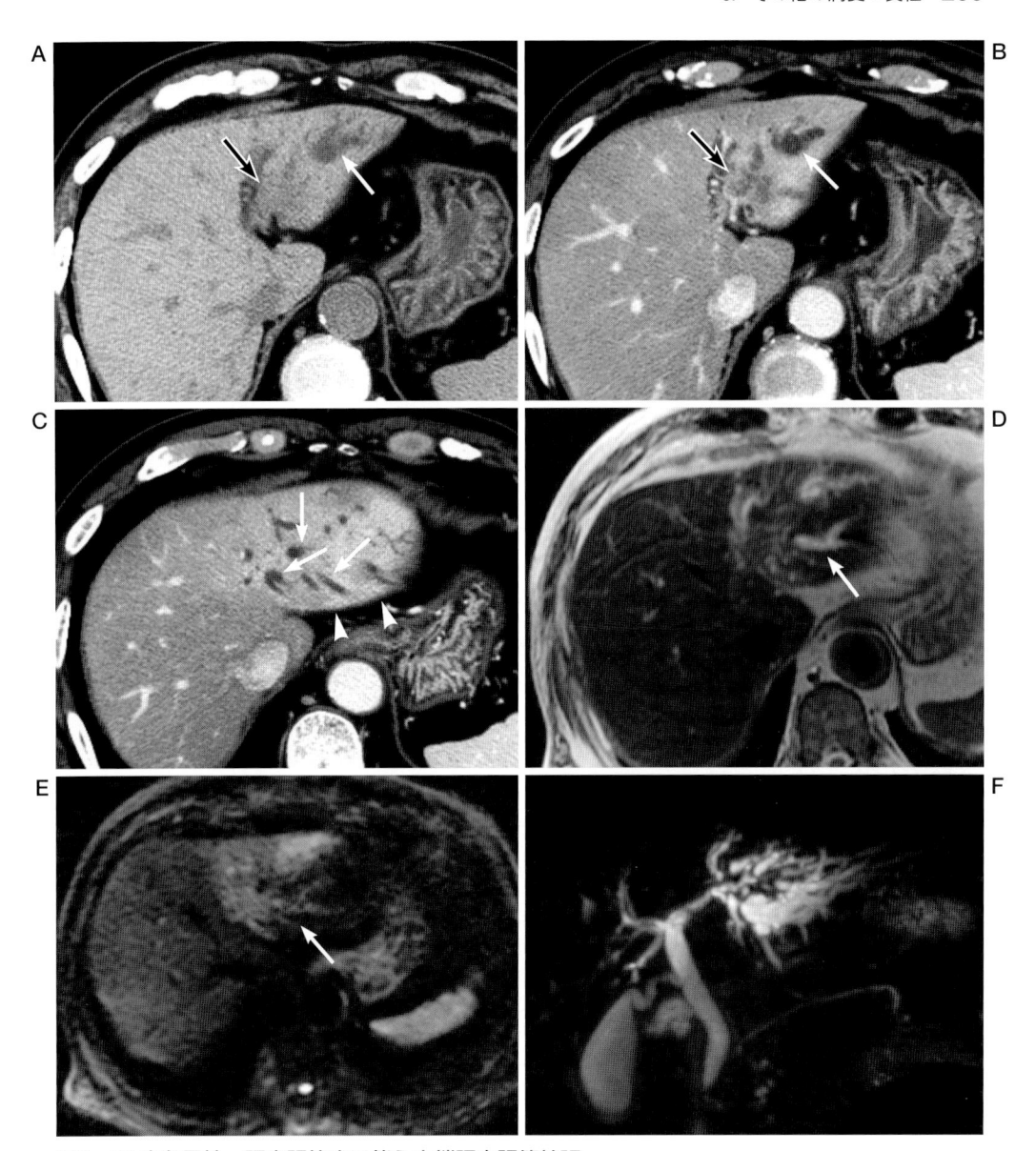

図1 70歳台男性 肝内胆管癌に伴う末梢肝内胆管拡張
A：単純CT, B；造影CT（動脈優位相），C；造影CT（動脈優位相，やや頭側のスライス），D：T2強調像，E：拡散強調画像（b=800 s/mm²），F：MRCP 肝細胞癌に対してRFA治療を行われた後の経過観察中である．単純CT（A）ではS2/3根部に境界不明瞭な腫瘤を認め（黒矢印），末梢のB2，B3の拡張を認める（白矢印）．動脈優位相（B）では腫瘤は不均一に濃染されている（黒矢印）．S2およびS3（B, C）では肝内胆管拡張が認められており（白矢印），同領域は動脈優位相（C）で早期濃染を呈している（▶）．MRIのT2強調像（D）では末梢の肝内胆管拡張が認められており（白矢印），拡散強調画像（E）では外側区肝実質が淡い高信号を呈している（白矢印）．MRCP（F）では肝内胆管拡張を含め全体像が明瞭に描出されている．

5. その他の病変：良性

肝の偽病変
hepatic pseudolesions

（文献173, 174）

■ 臨床像
偽病変とは，明らかな病理学的変化を伴わないが画像で病変と紛らわしい所見を呈するものと定義される．偽病変にはアーチファクトや正常構造物なども含まれるが，最も重要なのは血行動態に起因するものである．門脈本幹以外からの静脈還流(third inflow，「1. 肝のびまん性疾患」，p.86)は日常的にしばしば認められ，時に腫瘍性病変との鑑別が問題となる．

■ 病理・病態
偽病変はさまざまな原因によって生じるが，血行動態に起因する偽病変には，① 局所的肝実質圧排，② 動脈門脈シャント(A-Pシャント)，③ 門脈本幹以外からの静脈還流，④ 腫瘍に伴うシャント／ドレナージがある．門脈本幹以外からの静脈還流は，S4背側領域，胆嚢床部，S4前内側など特徴的部位に生じ，おのおの責任静脈が存在する．これは造影剤がthird inflowを介して肝内に流入するタイミングが，他の門脈血流を受ける領域と異なることにより生じる実質濃染の差異である．形態は楔状あるいは地図状であることが多いが，時に結節状を呈する．

■ 画像所見
① 局所的肝実質圧排は，肋骨などによる圧排により生じ，動脈優位相でのみ低吸収を呈する．② A-Pシャントは末梢での門脈枝と動脈枝の短絡形成であり，動脈優位相で濃染する．③ 門脈本幹以外からの静脈還流は，ダイナミックCTで肝実質の早期濃染や門脈相での低吸収域として認められる．これは腸管を介した門脈血流が肝内に還流してくるタイミングと，third inflowの還流との距離の差に依存している．S4腹側の鎌状靭帯付着部は，この偽病変が好発する．いずれも結節状〜地図状を呈し，単純CTや造影平衡相では等吸収を呈する．④ 腫瘍に伴うシャント／ドレナージは，さまざまな腫瘍に伴って生じる．肝血管腫に伴うA-Pシャント様濃染や，転移性腫瘍，肝内胆管癌に伴う腫瘍周囲濃染がある．

一般的には病変と誤認しないことが重要だが，RFAやTACEなどの治療に際しては安全域として問題となることがある．

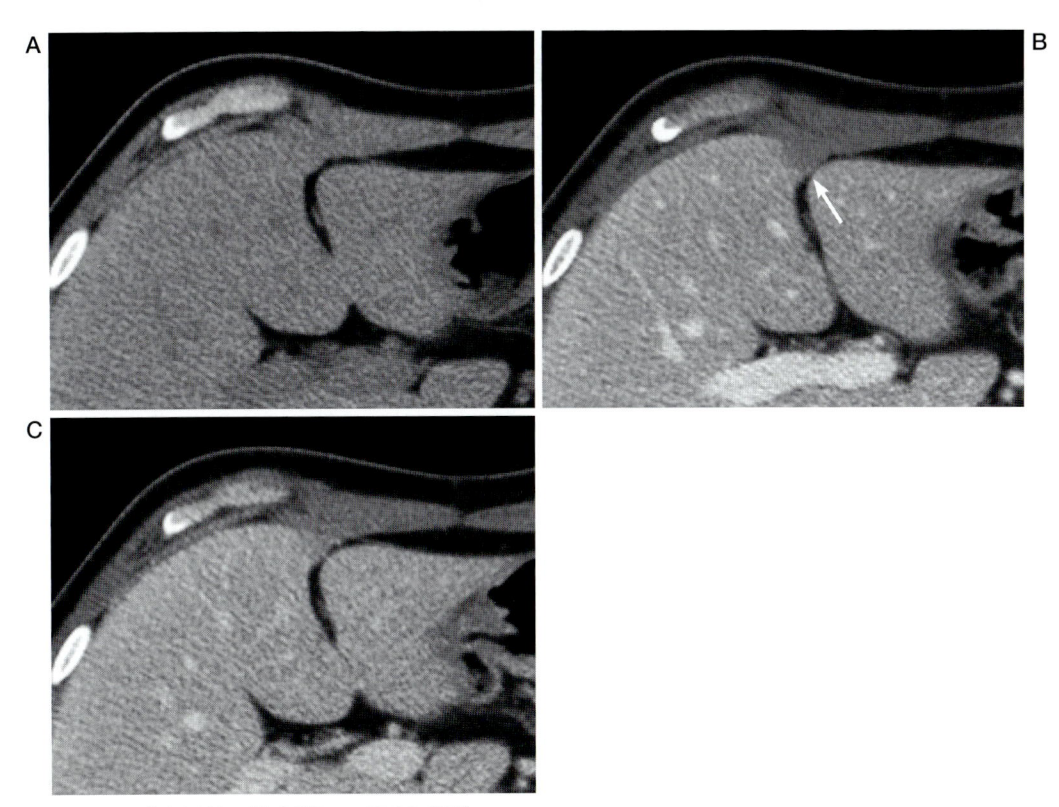

図1　50歳台男性　他疾患にてCTを撮影
A：単純CT，B；造影CT（門脈優位相），C；造影CT（平衡相）　正常肝症例である．単純CT（A）では異常を認めないが，造影CTの門脈優位相（B）にてS4内腹側に三角状の低吸収域が認められる（→）．平衡相（C）でもわずかに低吸収を呈する．

鑑別診断と鑑別点

　腫瘍性病変との鑑別が問題となるが，最も重要なのは特徴的な発生部位と形態である．形態は血流支配領域の影響を受け，非円形で領域性の形態を呈することが多い．真の病変ではないことから，単純CTや造影CTの平衡相では隣接する肝実質と等吸収を呈するが，限局性に脂肪沈着を伴うと単純CTで低吸収に描出されたり，逆に脂肪沈着を免れると周囲よりも相対的に高吸収を呈することもある．

付録 I-1

腫瘍の鑑別における細胞外液性 Gd 造影剤と Gd-EOB-DTPA との造影能の違い

（文献 175）

　細胞外液性ガトリニウム(Gd)造影剤は血管内ならびに血管外のいわゆる細胞外液にのみ分布し，尿中から排泄される．Gd-EOB-DTPA は細胞外液に分布するとともに肝細胞に取り込まれる．この特徴を捉えて，肝細胞特異性造影剤として扱われているが，肝から胆汁中に排泄されるのは投与量の一部であり，腎から尿中に排泄されることにも留意することが必要である．

　細胞外液性 Gd 造影剤と Gd-EOB-DTPA は，ともに T1 短縮効果をきたすため，造影剤の分布域は T1 強調像で高信号に描出される．造影剤の造影能は R1 値として表され，高い R1 値であるほど強い造影効果を示す(表)．細胞外液性 Gd 造影剤による造影 MRI (Gd-MRI) と Gd-EOB-DTPA による造影 MRI (EOB-MRI) の造影時相の違いに焦点を当てて，肝腫瘍性病変の造影所見を解説する．

1) 造影早期相

　Gd-MRI でも EOB-MRI でも，肝細胞癌，限局性結節性過形成，肝細胞腺腫，多血性転移性肝腫瘍などの多血性病変は，造影早期相で動脈性濃染域として描出される．また，血管腫の辺縁域は "peripheral enhancement"，乏血性肝転移の腫瘍細胞が密な辺縁部と周囲肝が輪状濃染域としてそれぞれ描出される．

　EOB-MRI では，Gd-MRI に比して造影早期相でアーチファクトが出現しやすい傾向がある．造影剤の注入速度を下げるか，撮像時間の短い撮像法が推奨されている．または Gd-MRI もしくは造影 CT による再評価も対処法のひとつである．

2) 造影後期相

　Gd-MRI では，造影後期に門脈血流が優位な時相(門脈優位相)が撮像できる．一方，EOB-MRI では肝細胞中への造影剤の取り込みが造影早期からすでに生じているため，造影後期に真の門脈優位相を撮像することはできない．

① "washout" の描出

　動脈血のみで供血されている肝細胞癌は，門脈優位相以降では造影剤が含まれない動脈血で造影早期に流れ込んだ造影剤が洗い出される，いわゆる "washout" 現象が認められる．周囲肝には造影剤を含む大量の門脈血が流れ込むため，造影増強効果が逆転し，相対的に低下する．しかしながら，経静脈的に造影剤が投与される Gd-MRI や EOB-MRI におけるダイナミックスタディでは動脈血流と門脈血流との完全分離は困難であり，造影効果の相対的低下が描出されたとしても，真の "washout" 現象であるのか，病変の門脈血流低下によるものなのかは区別ができない．

　さらに，EOB-MRI では肝細胞中への造影剤の取り込みが造影早期からすでに生じているため，Gd-MRI と比較して見かけ(偽り)の "washout" (pseudo-washout)を呈することにも注意が必要である．細胆管細胞癌などの間質成分に富む病変が，Gd-MRI では遅延性濃染

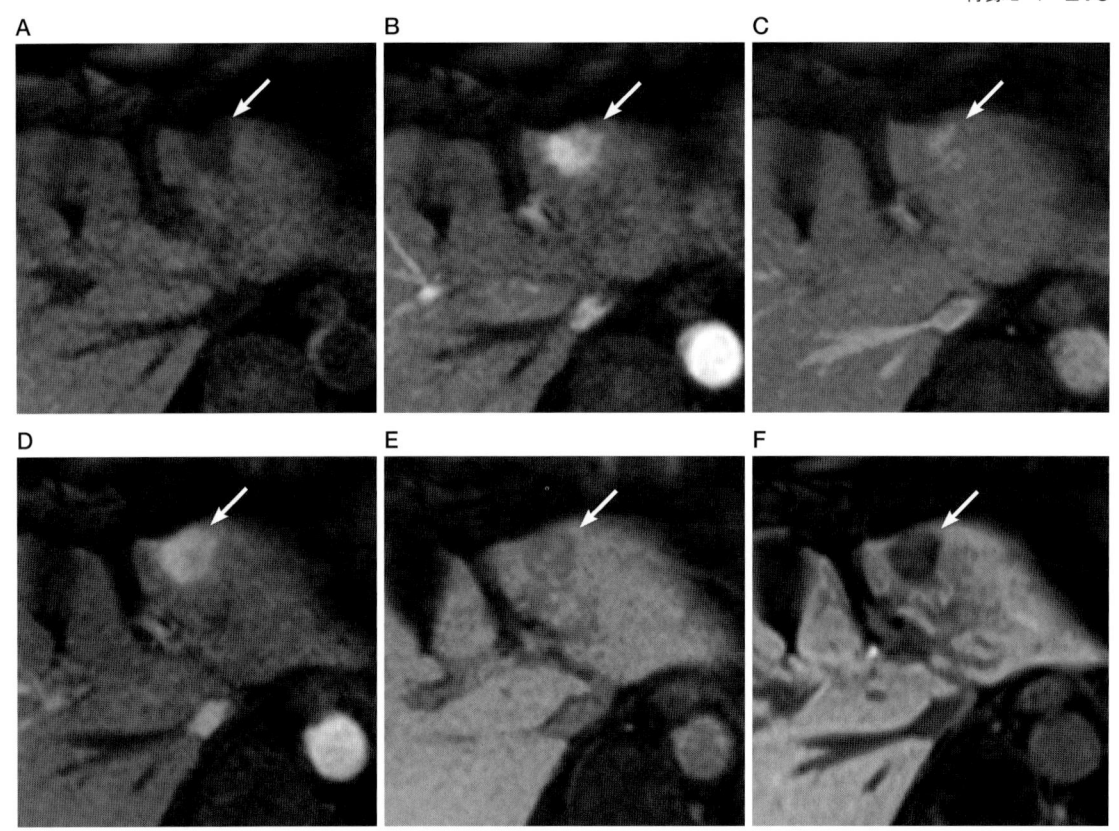

図1 70歳台男性　細胆管細胞癌
A：脂肪抑制T1強調像，B：Gd-MRI（動脈優位相），C：Gd-MRI（平衡相，造影3分後），D：EOB-MRI（動脈優位相），E：EOB-MRI（後期相，造影3分後），F：EOB-MRI（肝細胞相，造影20分後）　T1強調像（A）にて，左葉外側区域腹側肝表直下に低信号腫瘤を認める（→）．Gd-MRI動脈優位相（B）にて腫瘤は早期濃染を示し，多血性病変と考えられる（→）．Gd-MRI平衡相（C）にて，腫瘤は周囲肝と比較して高信号を示しており（遅延性濃染），豊富な間質成分への造影剤の停滞が示唆される（→）．細胆管細胞癌が示唆される所見である．EOB-MRI早期相（D）においても明瞭な早期濃染がみられ，病変の多血性の性状が画像によく反映されている（→）．一方，EOB-MRI後期相（E）における遅延性濃染の描出はGd-MRI平衡相（C）と比較して不明瞭であり（→），EOB-MRI肝細胞相（F）では，周囲肝と比較して低信号を呈している（→）．肝細胞癌との鑑別に苦慮する画像所見である．

の傾向を示すにもかかわらず，EOB-MRIでは"pseudo-washout"を示し，肝細胞癌と誤診されかねない（図1）．

② 門脈・静脈腫瘍栓の描出

門脈・静脈腫瘍栓は肝細胞癌に特徴的な画像所見のひとつである．腫瘍栓はGd-MRIでもEOB-MRIでも造影早期で動脈性濃染を示す．造影後期のEOB-MRIでは，周囲肝の増強効果のため腫瘍栓の評価が難しくなる．

③ "fill-in"の描出

肝内血管と同等の強い増強効果が病変辺縁から中心部に向かって広がっていく造影パターンは"fill-in"とよばれ，血管腫を示唆する特徴的造影所見で，Gd-MRIでは明瞭に描出される．しかしながら，EOB-MRIでは造影後期相から肝細胞増強効果が強く現れるとともに血中から造影剤が消失していくため，Gd-MRIに比して造影パターンが認識しづらくなる．このため，EOB-MRIでは増強効果の程度を周囲肝とではなく，肝内門脈枝と比較し，濃染

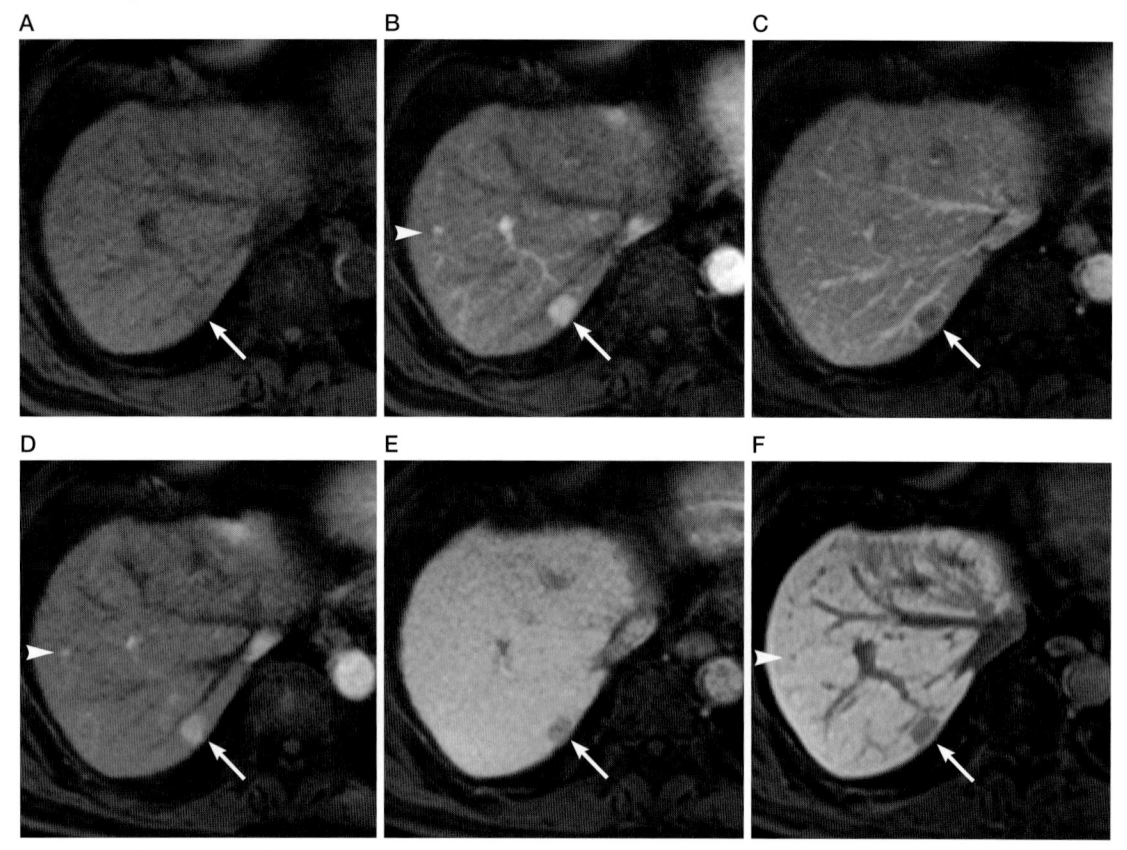

図2 70歳台男性　肝細胞癌
A：脂肪抑制T1強調像，B：Gd-MRI（動脈優位相），C：Gd-MRI（平衡相，造影3分後），D：EOB-MRI（動脈優位相），E：EOB-MRI（後期相，造影3分後），F：EOB-MRI（肝細胞相，造影20分後）　T1強調像（A）にて右葉後区域背側肝表直下に軽度の低信号を示す腫瘤を認める（→）．Gd-MRI動脈優位相（B）にて，腫瘤は早期濃染を示し多血性病変と考えられる（→）．Gd-MRI平衡相（C）にて腫瘤は周囲肝と比較して低信号を示しており（"washout"），腫瘤周囲に被膜の描出がみられる（→）．肝細胞癌の所見である．EOB-MRI動脈優位相（D）においても明瞭な早期濃染がみられ，病変の多血性の性状が画像によく反映されている（→）．一方，EOB-MRI後期相（E）における被膜の描出はGd-MRIと比較して不明瞭である（→）．EOB-MRI肝細胞相（F）では，腫瘤は周囲肝と比較して明瞭な低信号を呈しており（→），前区域にも微小な低信号結節が認められる（▶）．同部はGd-MRI動脈優位相（B）およびEOB-MRI動脈優位相（D）において早期濃染を呈しており（▶），外科的切除によって微小な肝細胞癌であることが証明された．同病変はGd-MRI平衡相（C）では識別困難で，肝細胞癌の検出におけるEOB-MRIの有用性がわかる．

域が常に門脈と同等の造影効果を示している点に注目するとよい．

3）平衡相・肝細胞相

　Gd-MRIでは造影3〜5分以降に撮像すると，細胞外液腔のすべてに分布した造影剤が腎から排泄されていく平衡相が得られる．一方，EOB-MRIでは肝細胞中への造影剤の取り込みが造影早期からすでに生じているため平衡相は存在しない．肝細胞に造影剤が取り込まれ増強効果がピークに達する造影20分前後の時相は，肝細胞相とよばれている．

① 被膜，間質成分の描出

　線維性被膜は結節型肝細胞癌の特徴的所見であり，Gd-MRIの平衡相で最も明瞭に描出

される．線維性被膜の間質中に細胞外液性造影剤が長く停滞する遅延性濃染のひとつである．これに対して，周囲肝細胞の造影剤の取り込みがピークになることと被膜への停滞量が少なくなることから，EOB-MRI 肝細胞相では被膜濃染は指摘しがたくなる(図2)．同様に粘液性囊胞腫瘍(mucinous cystic neoplasm：MCN)の囊胞壁・隔壁の描出についても，EOB-MRI よりも Gd-MRI が優れている．胆管細胞癌や消化管腺癌の肝転移では腫瘍内に豊富な間質成分を含むため，Gd-MRI では特徴的な遅延性濃染を示す．EOB-MRI でも間質に停滞する造影剤で遅延性濃染をきたし，肝細胞相で信号が上昇する．この細胞外液性増強効果を，肝細胞性増強効果と混同しないことが重要である(図3)．

② 血液プールの描出

血液がプールする腔は，造影 MRI で血管内と同等の増強効果を示す．血管腫や肝紫斑病などが代表で，炎症性肝細胞腺腫でも腫瘍内部に類洞拡張を伴うことがある．Gd-MRI 平衡相で明瞭に描出され著明な高信号を呈するが，EOB-MRI 肝細胞相では血中からの造影剤の消失が顕著なため高信号を示さず評価は困難である．

③ 壊死・囊胞成分の描出

EOB-MRI 肝細胞相では，造影剤を取り込んだ肝が著明な高信号を示すため，壊死傾向の強い乏血性腫瘍は著明な低信号域として描出され，囊胞性病変と誤認することがあり，注意が必要である．

④ 肝細胞取り込みの描出

肝細胞機能を有する肝細胞癌，限局性結節性過形成，肝細胞腺腫，肝紫斑病などは，EOB-MRI 肝細胞相で増強効果を示す．限局性結節性過形成では中心瘢痕が明瞭な低信号域として描出される．

⑤ 胆汁排泄の描出

Gd-EOB-DTPA は肝細胞に取り込まれた後，排泄系のトランスポーターによって胆汁中に排泄されるため，EOB-MRI 肝細胞相では胆汁が高信号として描出される．これは胆管内乳頭状腫瘍(intraductal papillary neoplasm of bile duct：IPNB)よって産生された粘液などと識別できる．

表 細胞外液性 Gd 造影剤と Gd-EOB-DTPA の造影能の違い

	細胞外液性 Gd 造影剤				肝細胞特異性造影剤
略号	Gd-DTPA	Gd-DOTA	Gd-DTPA-BMA	Gd-HP-DO3A	Gd-EOB-DTPA
一般名	meglumine gadopentetate	meglumine gadoterate	gadodiamide hydrate	gadoteridol	gadoxetate disodium
$R1(mM^{-1}s^{-1})$ *					
血液	4.3[1]	3.9[1]	4.5[1]	4.4[1]	7.2[1]
肝	—	—	—	—	10.7[2]

*1.5T での測定値

1) Shen Y, Goemer FL, Snyder C, et al：T1 relaxivities of gadolinium-based magnetic resonance contrast agents in human whole blood at 1.5, 3, and 7 T. Invest Radiol 2015；50：330-338
2) Shuter B, Tofts PS, Wang SC, et al：The relaxivity of Gd-EOB-DTPA and Gd-DTPA in liver and kidney of the Wistar rat. Magn Reson Imaging 1996；14：243-253.

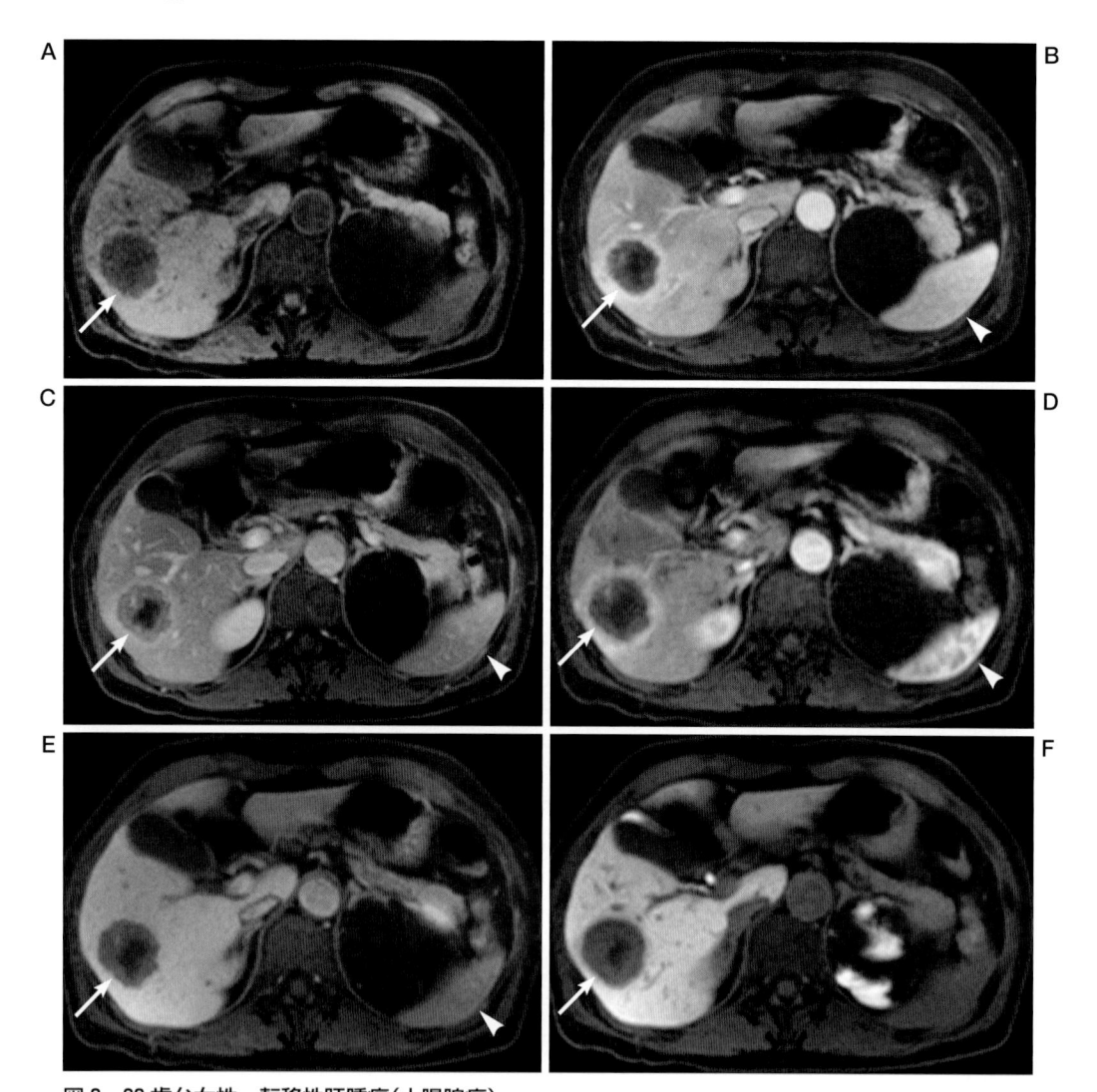

図3 60歳台女性　転移性肝腫瘍(大腸腺癌)

A：脂肪抑制T1強調像，B：Gd-MRI(動脈優位相)，C：Gd-MRI(平衡相，造影3分後)，D：EOB-MRI(動脈優位相)，E：EOB-MRI(後期相，造影3分後)，F：EOB-MRI(肝細胞相，造影20分後)　T1強調像(A)にて，右葉後区域に低信号を呈する腫瘍を認める(→)．Gd-MRI動脈優位相(B)にて，腫瘍は輪状濃染を示し腫瘍中心部の増強効果は脾(▶)と比較して不良である(→)．Gd-MRI平衡相(C)にて腫瘍中心部に漸増性の濃染が認められ(→)，脾(▶)と同等の増強効果がみられる．大腸腺癌の肝転移として合致する所見である．EOB-MRI早期相(D)においても明瞭な輪状濃染がみられ，脾(▶)と比較して中心部の増強効果は不良である(→)．一方，EOB-MRI後期相(E)では，周囲肝に信号上昇がみられるためGd-MRIと比較して遅延性濃染の認識が困難であるが(→)，脾(▶)との比較を行うことにより，脾と同等の増強効果がみられていることから遅延性濃染の認識が可能である．EOB-MRI肝細胞相(F)では腫瘍は周囲肝と比較して明瞭な低信号を呈しているが，Gd-MRIと比較して程度は弱いながら同様の遅延性濃染が認められていることに留意が必要である(→)．

付録Ⅰ-2

EOB造影MRIの最新知見

（文献177〜182）

　Gd-EOB-DTPAの推奨投与量は0.25 mmol/kgであり，Gdの量としては従来から用いられている細胞外液性造影剤の1/4である．また，造影剤の注入量が少ないため，適切な動脈優位相を得るためには撮像に際して工夫が必要となる．肝細胞（造影）相についても，良質な画像を得るための撮像法や撮像タイミングが明らかとなっており，これらについて紹介するとともに，新しい展開についても触れる．

1）EOB-MRIにおける至適撮像法
① 至適動脈優位相を得るために推奨される方法
ⅰ）撮像タイミング

　MR透視下もしくはボーラストラッキング（bolus-tracking）法を用いて撮像タイミングを決定することが望ましい．

ⅱ）造影剤注入速度

　1 mL/sが推奨されている．2〜3 mL/sで注入したときよりも，至適タイミングの動脈優位相が得られやすく，またtruncation artifact（ringing artifact）の低減につながる．希釈法が有用との報告もあるが，適応外使用であり推奨されない．

② 良好な肝細胞相を得るために推奨される方法
ⅰ）3D gradient echo（GRE）法を用いた肝細胞相におけるflip angle（FA）

　FAは20〜35°が推奨されている．従来，10〜15°のFAを用いて撮像されていたが，20〜35°に設定することで病変と周囲肝とのコントラストは向上する．

ⅱ）肝細胞相の至適撮像タイミング

　正常肝機能患者では，造影剤注入開始後10分の撮像で病変と周囲肝との十分なコントラストが得られる．一方で，肝機能低下例では，20〜30分後の撮像でも40％の患者でしか診断に十分な画像が得られないと報告されている．米国では，中等度の肝機能障害患者では，Gd-EOB-DTPAの倍量投与が推奨されており（日本では適応外使用），重度肝機能患者におけるEOB-MRIの有用性は限定的とされている．

2）肝細胞癌診断における新しい展開
① 肝細胞癌診断アルゴリズム

　EOB-MRIの普及に伴い，その高い診断能力（特に小病変）と高い客観性を鑑みて，EOB-MRIを取り入れた診断アルゴリズムが提唱されている（図1）．ただし，多血性で肝細胞相にて高信号を呈する結節や乏血性の結節については，腹部造影超音波検査や生検などを用いた精査が診断に必要になることがある．

② 動脈優位相の新しい撮像法

　動脈優位相において，現在，view-sharing technique（BOX）により高画質高時間分解能が実現されつつあり，腹部ではTWIST-VIBE（Siemens社），Disco（GE社），4D-THRIVE

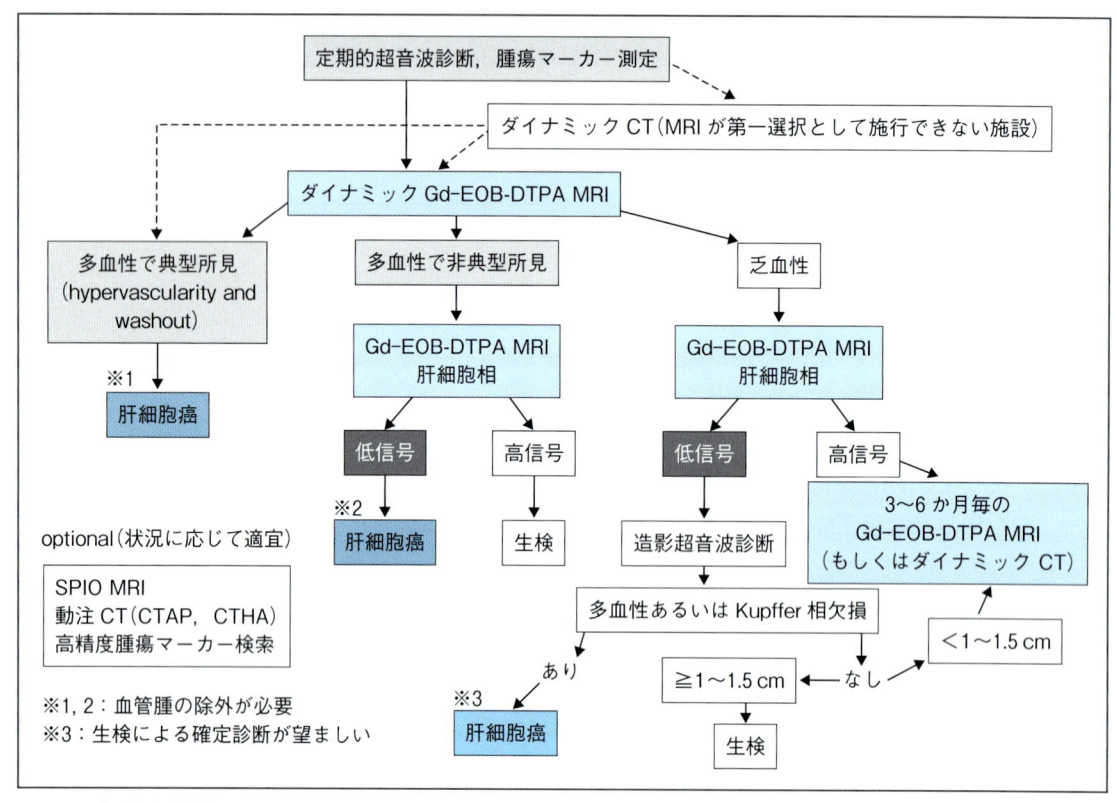

図1 肝細胞癌診断アルゴリズム
(文献177) より改変)

(Philips 社) などが用いられている．当科で用いている radial VIBE with k-space weighted image contrast (KWIC) reconstruction 法 (work in progress) では，時間分解能を2〜3秒程度まで短縮可能であり，より正確に至適撮像タイミングの動脈優位相を得られるのに加えて，多血性病変の詳細な血行動態解析への応用が期待されている(図2)．近年，圧縮センシングを応用した撮像法も報告されており，詳細な報告が待たれる．

③ EOB-MRI の肝機能評価への応用

肝機能の低下に伴い，肝細胞相での肝への造影剤取り込みが低下することを利用し，EOB-MRI を用いて肝予備能を推定する報告が多数発表されている．肝細胞相の信号強度から算出されたパラメータを用いるもの，T1 mapping を用いるもの，血流解析から得られたパラメータを用いるものに大別されるが，肝切除を行う際には有用な情報となりうると思われ，今後のさらなる検討が期待される．

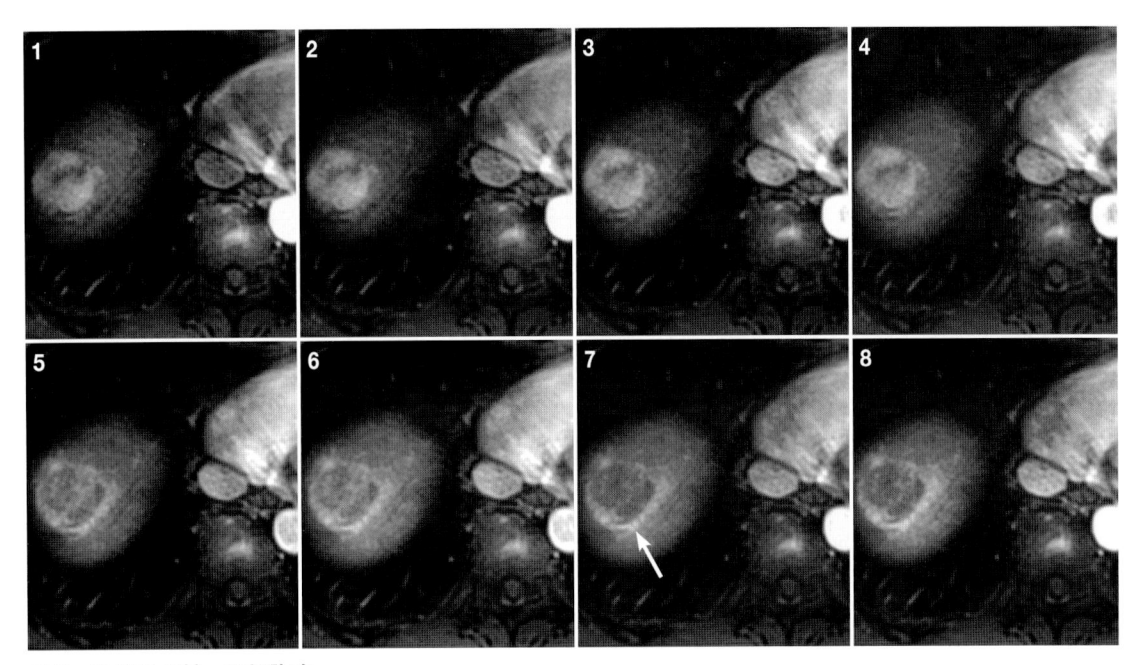

図2　80歳台男性　肝細胞癌
ダイナミックMRI動脈優位相の8分割画像（図内の番号は時系列順）　動脈優位相の間に腫瘍は濃染した後，周囲肝よりも低信号となっている．また，コロナ濃染が明瞭に描出されている（→）．

> **BOX　view-sharing technique**
>
> 　MR画像はk空間上のデータを逆フーリエ変換することで得られるが，MRIのコントラストはk空間上の低空間周波数成分が大きく影響する．低空間周波数成分のデータのみ連続撮像し，高空間周波数成分は初回撮像時もしくは前後の時相のデータと共有することにより，画像分解能を低下させることなく撮像時間を短縮することができる．ただし，腹部ダイナミックMRIで使用されている撮像法には，部分フーリエ法，zero filling，parallel imagingを併用することで撮像時間を短縮しているものが多い．

6. 小児

肝芽腫
hepatoblastoma   （文献 183, 184）

■ 臨床像
　小児悪性肝腫瘍の約80％を占め，5歳以下に多く，約2/3は2歳未満に発生する．本邦では年間30〜40例程度の発生数がある．

　症候としては腹部腫瘤，腹痛が多い．血清AFP陽性率がほぼ100％とされ，診断および治療効果判定，再発の指標として有用である．

　最も有効な治療法は外科的根治切除術だが，診断時に切除可能な症例は50％以下とされ，切除不能例は化学療法が適応となり，遠隔転移が存在しなければ肝移植も考慮される．

■ 病理・病態
　組織学的には，欧米では上皮型と上皮・間葉混合型の2つに大別されるが，本邦では間葉成分の有無は予後に影響を及ぼさないとの見地から，上皮成分の形態より高分化型（胎児型），低分化型（胎芽型），未熟型の3分類が使用されてきた．その後，国際分類との整合性が図られ，2010年より，①胎児型，②胎芽型，③未分化小細胞型，④大索状型，⑤上皮・間葉混合型および⑥特殊型の分類が採用されている．胎児型は従来の高分化型で予後は良好であり，胎芽型は従来の低分化型に相当する．未分化小細胞型は予後不良である．

■ 画像所見
　肝芽腫は通常，肝内の単発性腫瘤として発生するが，20％の症例では多発性またはびまん性の浸潤形態を呈する．単発例では右葉に存在する例が左葉の2倍とされる．腫瘍は門脈，肝静脈に浸潤することがある．

■ CT：周囲肝実質より軽度低吸収を呈する境界明瞭な腫瘤性病変として描出される．時に分葉状の形態を呈し，内部に隔壁を伴うことがある．腫瘍内部は出血や壊死を反映して不均一な濃度を呈し，50％以上に斑状もしくは不均一な石灰化を伴う．上皮・間葉混合型でより不均一な濃度を呈することが多い．

■ MRI：T1強調像で周囲肝実質より軽度低信号，T2強調像で軽度高信号を呈する境界明瞭な腫瘤性病変として描出される．上皮・間葉混合型ではより不均一な信号を呈する．内部に出血を伴った場合はT1強調像で高信号を呈する．石灰化の描出はCTに劣る．内部の隔壁はT1強調像，T2強調像とも低信号を呈する．

■ 造影CT/MRI：肝芽腫の増強効果の報告はさまざまで，造影後ほとんど濃染しないとするものから，周囲肝と同程度の増強効果，時には造影早期で腫瘍辺縁に周囲肝よりも強い増強効果を呈するとの報告もある．一般的には造影により腫瘍内部は不均一な軽度の濃染を呈するが，周囲肝よりも増強効果は弱いとされる．造影によって隔壁は明瞭化する．

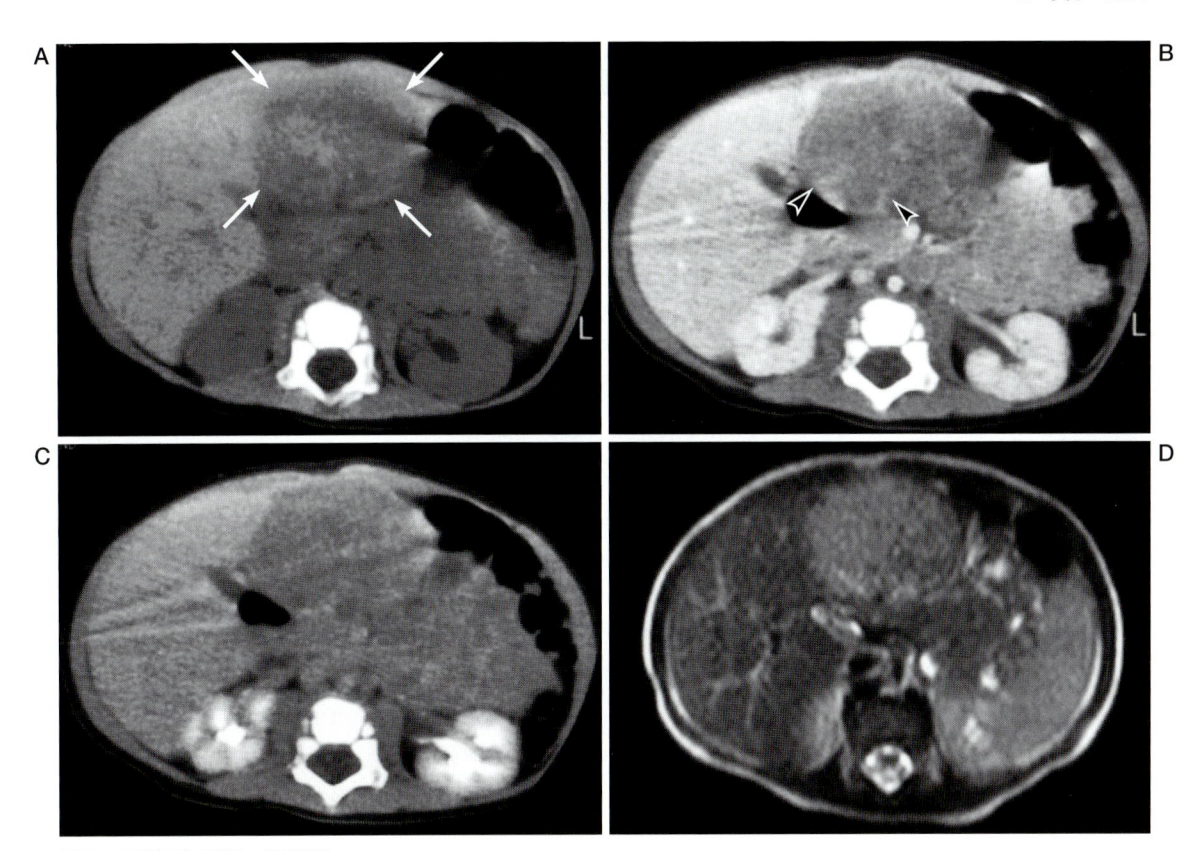

図1 日齢50男児　肝芽腫
A：単純CT，B：造影CT（門脈相），C：造影CT（平衡相），D：T2強調像　単純CT（A）では，肝左葉に境界明瞭な腫瘤を認める．腫瘤の大部分は周囲肝実質より低吸収，一部は等吸収を呈する．造影CTでは動脈優位相は撮影タイミングのずれで得られず，造影後期門脈相（B）では，内部は不均一に淡く濃染する．隔壁と考える淡い索状の濃染を認める（▶）．造影後期平衡相（C）では，腫瘤全体が周囲肝実質より低吸収を呈する．T2強調像（D）では，腫瘤は周囲肝実質と比較して高信号を呈し，内部信号は不均一である．

鑑別診断と鑑別点

同年代の幼児に生じる腫瘤性病変が鑑別となる．

- **乳児血管腫/血管内皮腫**：多血性腫瘍であり周囲肝実質より強い濃染を呈するため鑑別は比較的容易だが，肝芽腫も腫瘤辺縁に強い造影効果を呈する場合があり，その際は乳児血管腫/血管内皮腫で認める造影後期相にかけての中心部への造影剤の広がり（centripetal fill-in）が鑑別点となる．通常，血清AFPの上昇はまれである．
- **肝過誤腫**：囊胞成分が主体のことが多く，比較的鑑別は容易である．通常，血清AFPの上昇はまれである．
- **肝細胞癌**：通常は5歳以上の小児に生じることが多く，肝芽腫は5歳以上の発生はまれである．

6. 小児

成人型肝細胞癌
hepatocellular carcinoma : adult type　　　　　　　　　　　　　　　　（文献185）

■ 臨床像
　小児の原発性肝腫瘍では，肝芽腫に次いで2番目の発生頻度である．肝芽腫が乳児期に発症するのと対照的に，学童期以降に発症することが多い．背景に肝硬変を有する頻度は，成人の肝細胞癌と比較すると少ない．B型・C型肝炎のほか，Fanconi貧血，糖原病，α_1アンチトリプシン血症，Wilson病，自己免疫性肝炎などが発症因子として知られている．治療法には，外科的切除や移植があるが，発見時に既に脈管浸潤や肺などに遠隔転移をきたしていることが多い．しかしながら，有効な化学療法は確立されておらず予後は不良である．

■ 病理・病態
　病理組織的には，癌細胞が敷石状や偽腺管状といった集団を形成し，成人型肝細胞癌と同様の形態を呈する．血洞の拡張や脂質の含有も特徴的である．門脈浸潤・腫瘍栓や肝内転移を伴う分化度の低いものが多い．脈管侵襲による門脈腫瘍栓や肝内多発転移を認めることも多い．肺など遠隔臓器にも転移を認める．

■ 画像所見
　成人型の肝細胞癌と同様の画像所見を呈する．肝内進展に加え，肺などの遠隔転移の有無に留意することも重要である．
■ CT：単純CTでは低吸収を示す．造影早期には増強効果を示し，平衡相ではwashoutを認め被膜を示唆するリング状濃染を伴うことも多い．大きな病変では内部の濃染は不均一になる．
■ MRI：T1強調像で低信号，T2強調像で高信号を呈する．脂肪の含有があれば，T1強調像で高信号を呈し，化学シフト画像（chemical shift imaging : CSI）のsubtraction像で高信号を呈する．拡散強調画像では豊富な細胞成分を反映して高信号を示す．肝細胞特異性造影剤（Gd-EOB-DTPA）による造影MRI（EOB-MRI）の肝細胞相では，造影剤の取り込み低下を反映して低信号を呈する．

鑑別診断と鑑別点
●肝腺腫：動脈優位相で著明な早期濃染を示し，脂肪成分を含有するなど，成人型肝細胞癌と共通点が多く，画像診断のみでは鑑別が難しい場合が多い．腫瘍マーカーの上昇や脈管浸潤，他臓器への転移の有無なども参考にする必要がある．
●肝芽腫：肝細胞癌とともに，腫瘍マーカー（AFP）の上昇を認める．動脈優位相で著明な早期濃染を示す肝細胞癌に対して，肝芽腫では早期濃染の程度はさまざまである．脈管浸潤や肝内転移は肝細胞癌に多い．好発年齢が肝細胞癌より低いことも鑑別の一助になる．

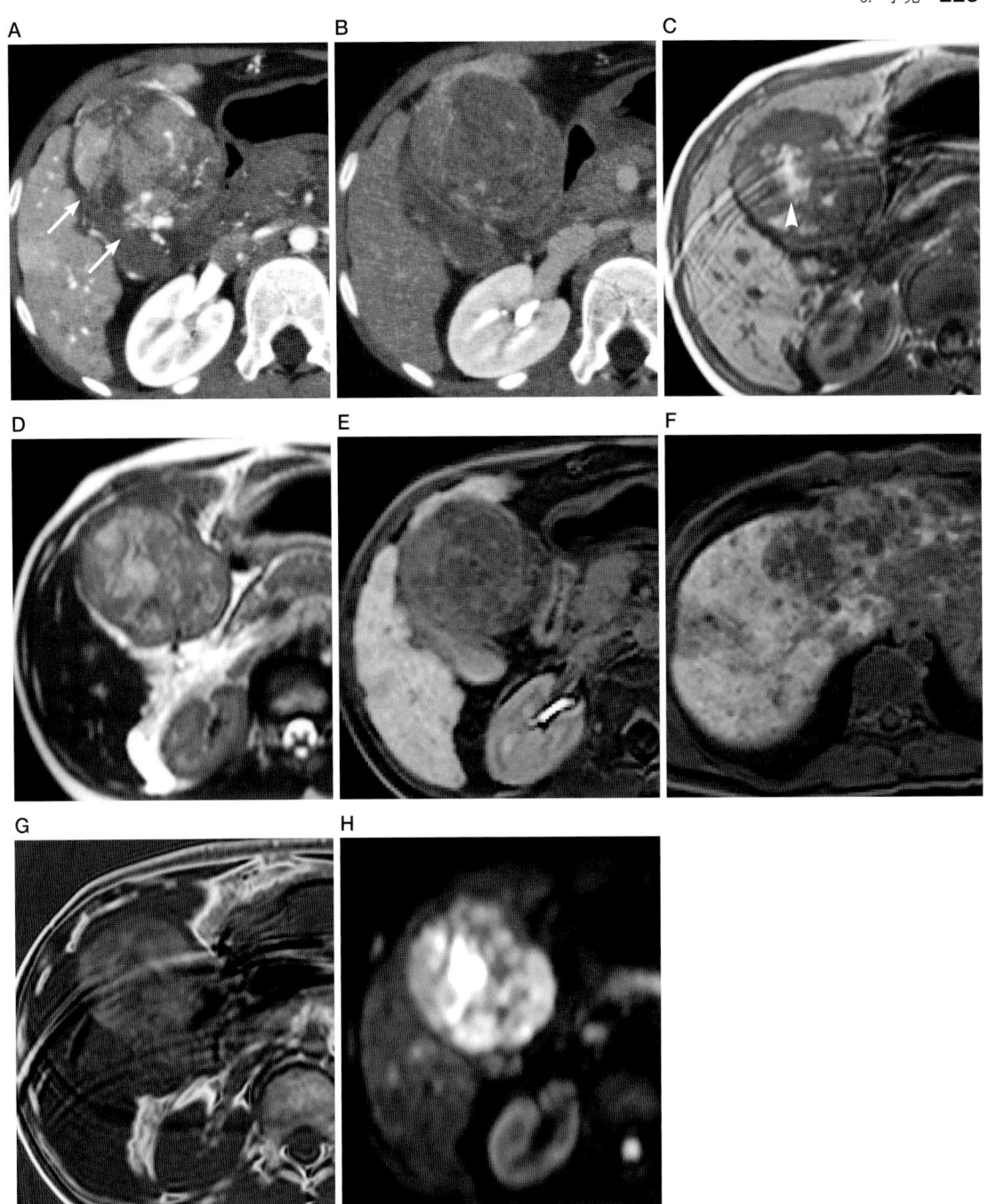

図1 12歳女児 成人型肝細胞癌 B型肝炎ウイルスキャリア
A：造影CT（動脈優位相），B：造影CT（平衡相），C：T1強調像，D：T2強調像，E,F：EOB-MRI（肝細胞相），G：CSIのsubtraction画像，H：拡散強調画像 肝S4に肝外に突出する径7cmの腫瘤を認める．造影CT動脈優位相（A）では不均一な内部濃染を示し（→），拡張した異常血管を伴っている．平衡相（B）では，造影剤はwashoutされており，正常肝実質と比較すると低吸収となっている．MRIのT1強調像（C）では内部の一部に高信号域を認め（▶），出血が示唆される．T2強調像（D）では不均一な高信号を呈している．EOB-MRIの肝細胞相（E,F）では，S4の腫瘤は造影剤の取り込み低下域として描出され，両葉に取り込み低下を示す小病変が多数あり，肝内転移が示唆される．CSIのsubtraction画像（G）では，脂肪の含有を反映して高信号を呈している．拡散強調画像（H）では，腫瘤全体は高信号を呈している．CTで出血のみられた部の高信号が顕著である．

6. 小児

肝未分化肉腫
embryonal sarcoma of the liver

(文献 186〜188)

■ 臨床像

　肝未分化肉腫は小児に好発するまれな高悪性度の腫瘍である．1978 年に Stocker と Ishak が，肝悪性間葉系腫瘍のうち分化を示さず分類不能であった 31 症例を undifferentiated embryonal sarcoma として提唱し，それ以来，独立した疾患として認められた．現在の WHO の組織分類では embryonal sarcoma (undifferentiated sarcoma) と記載されている．好発年齢は 6〜10 歳で性差はほとんどなく，発生部位は右葉に多い．初診時に 10 cm 以上の巨大な腫瘤となっている場合が多い．小児の肝原発悪性腫瘍のなかでは肝芽腫，肝細胞癌に次いで 3 番目の頻度である．成人例の報告もある．症候は腹痛，腹部膨満感，腹部腫瘤などで，血液検査では特徴的所見は示さず，AFP も一般に陰性であることが多い．予後は極めて不良で平均生存期間は 12 か月以下であるが，近年の多剤併用化学療法および肝切除による長期生存例の報告も散見される．

■ 病理・病態

　肉眼上，10 cm 以上の巨大な腫瘤で出血や壊死が高頻度にみられ，内部には壊死物，凝血塊，ゼラチン様の物質などを含む大小の囊胞形成が認められる．偽被膜を有する場合もある．組織学的には特定の分化を示さない未分化な紡錘形細胞が，豊富な粘液腫様の間質を伴い増殖する．腫瘍細胞は vimentin などの間葉系マーカーとサイトケラチンなどの上皮性マーカーが陽性となる．

■ 画像所見

　豊富な粘液基質の存在と充実部分の同定が診断の key となる．

■ CT：境界明瞭な腫瘤で，大部分が水と等吸収の低吸収域を呈し，一部に充実成分を伴う．隔壁様構造を有し，石灰化はまれである．偽被膜が認められる場合もある．

■ MRI：囊胞成分や粘液成分を反映して大部分が T1 強調像で低信号，T2 強調像で著明な高信号を示す多房性囊胞性腫瘤の形態を示し，一部に充実成分を伴う．また出血を伴い，T1 強調像で高信号域が混在する．細胞外液性ガドリニウム造影剤によるダイナミックスタディ (Gd-MRI) では，充実部分が早期相で増強されるほか，粘液基質の豊富な部分は平衡相で遅延性濃染を呈する．

鑑別診断と鑑別点

- 間葉系過誤腫：画像所見は類似する．好発年齢が 2 歳以下と未分化肉腫より若年である．
- 肝芽腫：充実成分が主体で囊胞変性は少ない．好発年齢は 5 歳以下で AFP が上昇する．
- 肝細胞癌：充実成分が主体で，AFP の上昇が約半数でみられる．
- 血管腫：ダイナミック CT/MRI で fill-in pattern を呈する．
- 寄生虫囊胞：通常は充実部分を認めない．また，生活歴や渡航歴などが鑑別点として有用である．

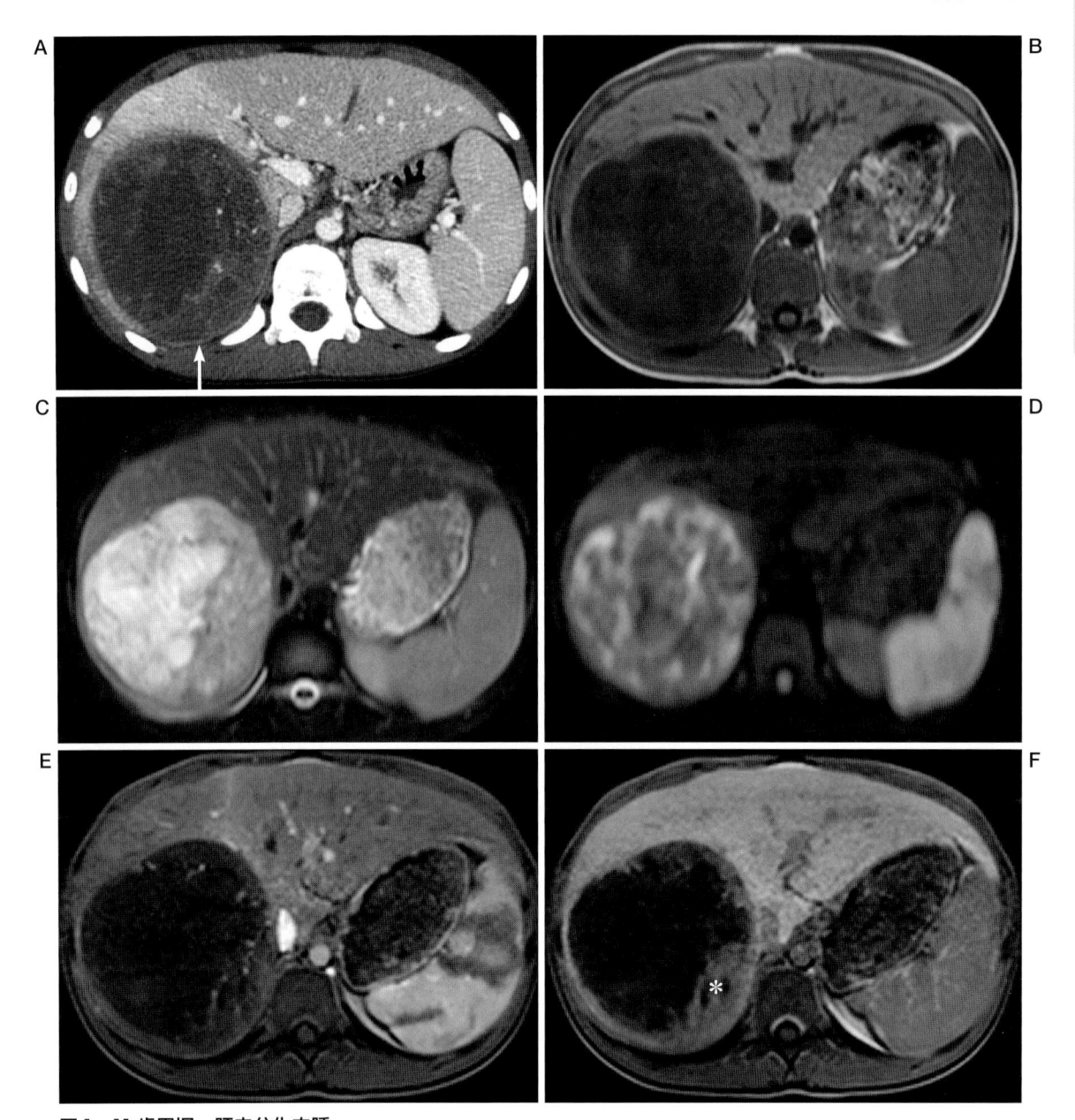

図1 11歳男児　肝未分化肉腫
発熱を主訴に近医を受診した．抗菌薬で解熱せず，腹部超音波検査で肝右葉に腫瘤を指摘された．AFPは異常値を示さない．**A**：造影CT（門脈相），**B**：T1強調像，**C**：脂肪抑制T2強調像，**D**：拡散強調画像，**E**：Gd-MRI（動脈相），**F**：Gd-MRI（平衡相）　造影CT門脈相（**A**）で肝右葉に巨大な腫瘤性病変を認める（→）．腫瘤は大部分が水と等吸収で，辺縁に充実成分を認める．隔壁もみられる．腫瘤はT1強調像（**B**）では低信号，脂肪抑制T2強調像（**C**）では大部分が著明な高信号を示し，隔壁もみられる．拡散強調画像（**D**）では辺縁の充実成分が高信号を呈し，Gd-MRI（**E, F**）では充実成分（粘液基質，＊）が遅延性に増強される．

- 肝膿瘍：拡散強調（高b値）画像で高信号を呈する．またT2強調像での高信号部分は，ダイナミックCT/MRIで遅延性濃染を示さない．
- 囊胞変性の顕著な転移性肝腫瘍（卵巣漿液性囊胞腫瘍など）：囊胞変性はダイナミックCT/MRIで遅延性濃染を示さない．病歴も重要な鑑別点となる．

6. 小児

乳児血管腫
infantile hemangioma

(文献 189, 190)

■ 臨床像

新生児や乳児期の肝血管腫(hemangioma)は小児の良性肝腫瘍で最も頻度が高い．過去の文献では肝血管内皮腫(hemangioendothelioma)，肝海綿状血管腫(cavernous hemangioma)あるいは肝動静脈奇形(arteriovenous malformation)としての報告もあり，用語の混乱を認める．これらを統一するものとして肝血管腫症(hepatic angiomatosis)という名称も提唱されている．多くは生後6か月以内に発症する．無症候性で自然消退することが多いため経過観察が基本であるが，新生児や乳幼児の巨大血管腫や多発性肝血管腫の一部では，腹部膨満や呼吸障害，心不全，凝固異常(Kasabach-Merritt症候群)，腫瘍内出血によるショックなどの重篤な病態を呈し致死的経過をとる．また，胎児水腫や子宮内胎児死亡の原因ともなる．有症状例ではステロイド投与やインターフェロンα，抗癌剤投与，血管塞栓術，放射線照射，外科的切除，肝移植なども行われている．また近年では，β-blockerであるプロプラノロールの有効性が報告され，使用頻度が増している．

■ 病理・病態

乳児血管腫は腫瘍細胞の組織学的差異から1型と2型とに分けられ，1型ではやや腫大した異型性の乏しい内皮細胞が小血管周囲に一層に配列し，腫瘍内には小胆管の増生や肝細胞の残存を見ることもある．2型は約20％の症例でみられるとされ，腫瘍細胞は腫大し多型性を呈し，核異型とクロマチンの増量が顕著となる．また管腔の大きさ，形が不規則となり，内皮細胞が拡大した管腔内へ乳頭状に突出増殖し，既存の肝細胞の間に侵入する像がみられる．ただし1型，2型の細胞はともに血管内皮細胞由来であり，両者の厳密な違いは明らかではない．

■ 画像所見

■CT：単純CTでは肝実質よりも低吸収で，血管と同程度の濃度を呈する．内部は不均一で，出血や石灰化を反映して高吸収が混在することも多い．造影CTでは成人の巨大血管腫に類似し，造影早期では辺縁が結節状に濃染し，造影後期では次第に中心へと濃染域が広がる，いわゆるfill-in patternを呈する．小さな病変であれば平衡相で均一に濃染されるが，大きくなると腫瘍内に出血や壊死，線維化を生じ，不均一な濃染像を呈する．

■MRI：T1強調像では肝実質より低信号，T2強調像では著明な高信号を呈する．境界は明瞭である．大きな病変では出血や壊死，線維化を生じ，不均一な信号を呈する．

図1 0歳女児　乳児血管腫

在胎35週，胎児超音波検査にて腹部腫瘤を指摘．在胎36週3日，胎児仮死のため緊急帝王切開にて出生．AFP上昇なし．**A**：造影CT（動脈相），**B**：造影CT（平衡相），**C**：T1強調像，**D**：T2強調像，**E**：T2強調像（HASTE）
造影CT（**A**）にて肝左葉を置換するように巨大な腫瘤を認め（→），辺縁に結節状の増強効果（＊）を認める．同部は平衡相（**B**）でも増強効果が遷延している（＊）．腫瘤はT1強調像（**C**）で肝実質より低信号，T2強調像（**D**）およびT2強調像（HASTE，**E**）では，不均一かつ著明な高信号を呈する．

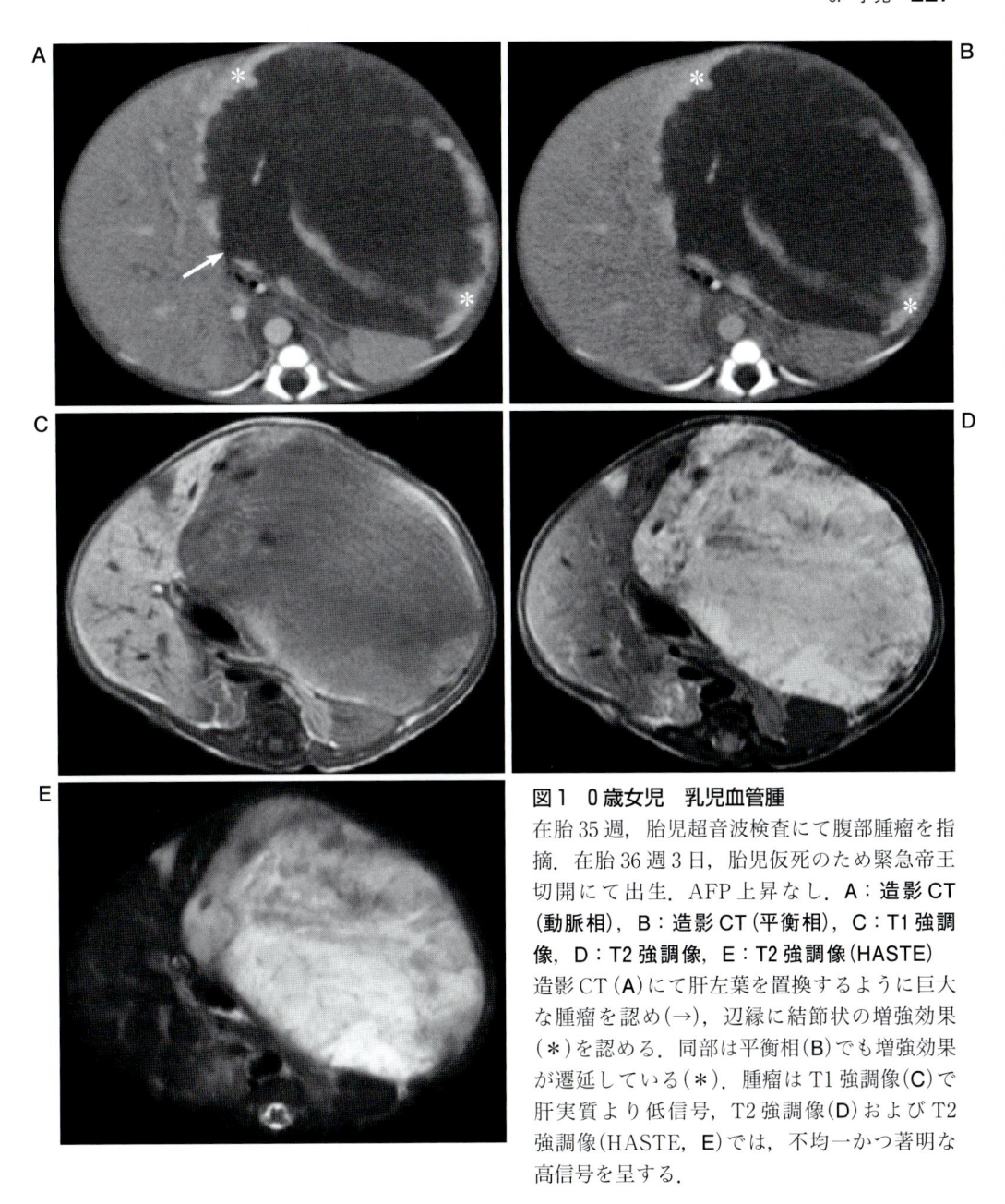

鑑別診断と鑑別点

乳児期に認められる肝腫瘤の鑑別は少なく，以下の2つに絞られる．

- **肝芽腫**：発症時期が重なり，血流が多い場合は画像所見が類似し鑑別困難なこともある．AFPの上昇や他部位の病変の有無が鑑別の一助になる．
- **間葉性過誤腫**：囊胞成分が主体である．充実部分が優位になれば，鑑別は困難となりうるが，造影早期相と平衡相を撮像することで，乳児血管腫に特徴的なfill-in patternが決め手になりうる．

6. 小児

間葉系過誤腫
mesenchymal hamartoma

（文献 191, 192）

■ 臨床像
　間葉系過誤腫はまれな良性腫瘍であるが，小児の肝原発良性腫瘍としては乳児血管腫についで2番目に多く，男児にやや多い．多くは単発で右葉に好発する．機器の進歩により無症状で偶然発見されることが多くなった．大きな病変は無痛性の腹部膨満や，横隔膜挙上に伴う呼吸困難，食思不振などの症状を呈することがあり，外科的切除が治療の第一選択である．最近は腹腔鏡的開窓術も行われる．切除後の再発はない．

■ 病理・病態
　浮腫性で疎な細胞配列の結合組織内に，不規則に分岐した胆管と肝細胞索が認められる．間葉系結合組織成分の部分では紡錘形細胞と膠原線維が浮腫性あるいは粘液腫様間質内にみられ，さまざまな程度に嚢胞様変性を伴う．間葉組織に囲まれた胆管には炎症，胆管上皮の不規則な配列がみられ，胆管が小嚢胞状拡張を示すこともある．また ductal plate malformation に類似の分岐した胆管病変が広範にみられる．これらの2つの成分に囲まれるように肝細胞を主とした肝実質成分が認められる．髄外造血を伴う．発生機序は肝形成異常や ductal plate malformation の特殊型という説のほか，虚血性病変の一種という考え，また真の新生物であるとの説があるが，その発生機序は不明である．

　線維化を伴った充実成分 (stromal elements) 優位なものから嚢胞成分が優位で内部に隔壁を有する多嚢胞性腫瘤の形態を呈するものまでさまざまである．充実成分主体のものはより若年者にみられる傾向がある．

■ 画像所見
■ CT：造影 CT では嚢胞成分と濃染を示す隔壁・充実成分 (stromal elements) の混在した腫瘤として描出される．出血を伴う頻度は低い．また通常，石灰化はみられない．
■ MRI：嚢胞成分は T1 強調像では嚢胞内容液の蛋白濃度を反映してさまざまな信号を呈するが，T2 強調像で著明な高信号を呈する．充実成分が優位な場合，腫瘤は線維化を反映して T2 強調像で周囲肝実質より低信号を呈する．

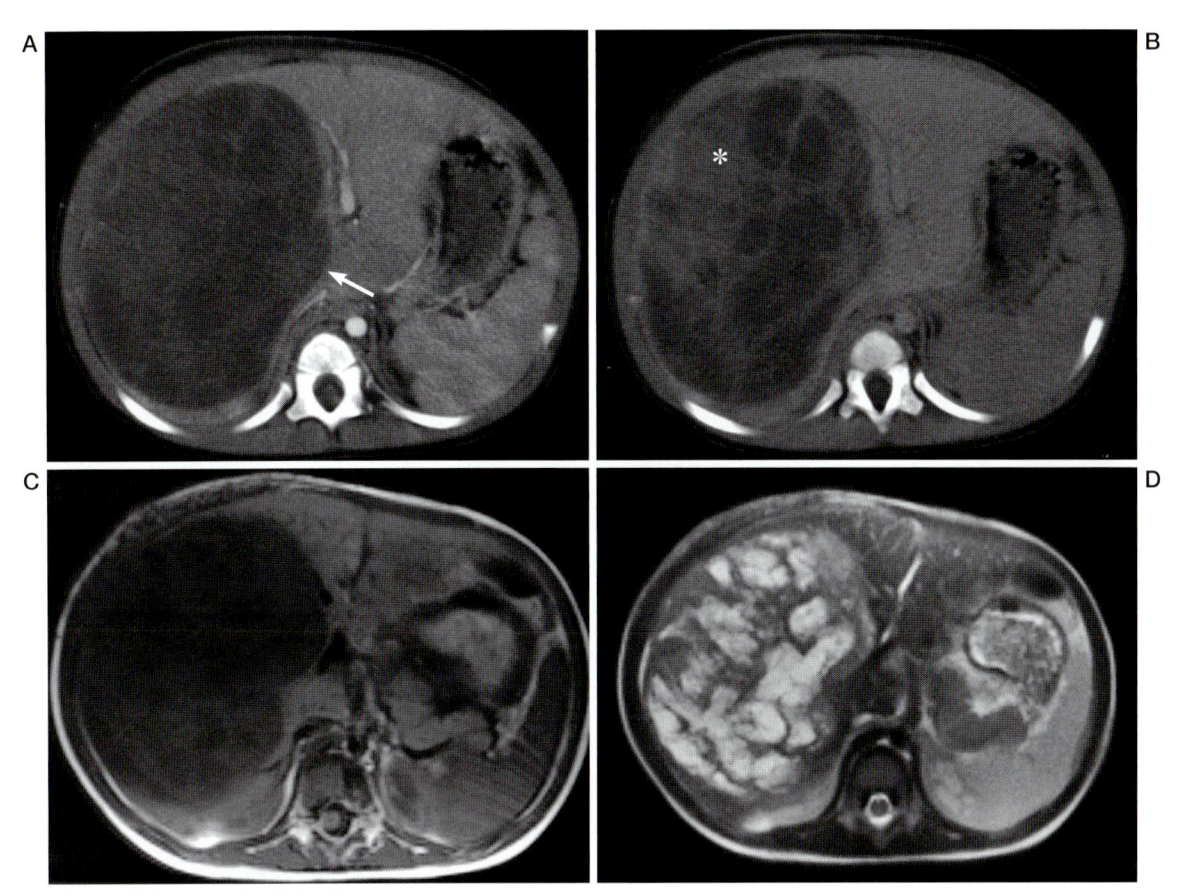

図1　1歳女児　間葉系過誤腫
喘息で加療中に，胸部CTにて偶然に肝腫瘤を指摘された．AFP 11.7（正常上限：10.0 ng/mL）と軽度上昇を示した．A：造影CT（動脈相），B：造影CT（平衡相），C：T1強調像，D：T2強調像（HASTE）　造影CT動脈相（A）にて肝右葉に巨大な多房性腫瘤を認め（→），平衡相（B）で充実成分（＊）は遅延性濃染を示す．腫瘤はT1強調像（C）で低信号，T2強調像（D）では多房性で，充実成分は肝実質より淡い高信号を呈する．

鑑別診断と鑑別点

- 乳児血管腫：造影パターン（血管腫はcentripetal enhancement and fill-inを示す）と石灰化の有無で鑑別可能である．
- 肝芽腫：充実成分が主体である．AFPが上昇するが，間葉系過誤腫でもAFPが上昇することがあり，最終的には生検による病理診断が必要になる場合がある．
- 未分化肉腫：画像所見は類似するが好発年齢が5〜9歳と高い．
- 単純性肝嚢胞：内部に隔壁構造が認められない．
- 寄生虫疾患，肝膿瘍：発熱の有無や免疫機能の状態，生活歴，渡航歴などで鑑別可能である．

7. 肝外傷

肝外傷
hepatic trauma

(文献193)

1）臨床像

　肝は腹部で最大かつ多血性の実質臓器で，交通事故や高所からの転落，スポーツなどに伴う鈍的外傷にて容易に損傷を受ける．開腹手術で見つかる損傷頻度は脾損傷に次いで多いとされ，救急医療の現場ではよく遭遇する外傷である．自覚症状がなく画像診断で発見される軽微なものから，出血性ショックをきたし死に至るものまでさまざまである．肝内の血腫が肝表の被膜を破綻させて腹腔内出血をきたしたり，胆道系へ出血すると安定していた患者の循環がショック状態へ移行することもあるため，刻々と変化する患者状況に応じた対応が必要となる．肝の損傷程度，循環動態の安定の程度，合併した他臓器損傷の程度などにより，保存的加療から血管塞栓術，外科的処置と治療方針もさまざまである．非ショック例や初期補液で循環状態が保たれている症例に，治療方針を決定するために画像診断が施行される．客観性の高さ，撮影範囲の広さ，時間分解能の高さといった利点などから，MDCT（multi detector-row CT）による検査がその中心となる．

2）病　態

　受傷機転と損傷部位にある程度の関連が推察される．鈍的外傷における肝損傷は，外力が直接作用する場合と加速度が作用する剪断力で損傷される場合がある．ハンドル外傷など上腹部を腹側正面から圧迫された場合，椎体との間に挟まれた肝左葉が損傷を受ける．側面衝突や回し蹴りなど右側腹部へ外力を受けた場合では，肋骨や椎体と挟まれた肝右葉の損傷を生じやすい．車の正面衝突など前方から急激な減速が作用した場合，肝には逆に前方への強い加速度が生じる．三角靱帯を支点として腹側へ移動する肝に剪断力が生じ，右肝静脈に沿って下大静脈まで右葉が裂けることがあり，比較的多く遭遇する損傷形態である．

3）肝外傷の分類と画像所見

　本邦の救急医療の現場では，日本外傷学会臓器損傷分類（図1）が広く用いられている．被膜断裂の有無，血腫の存在部位，創の深度と深部重要構造の損傷の有無により分類される．被膜が保たれている例はⅠ型（図2A，B，図3，図4），被膜損傷が認められ，創の深さが3cm未満をⅡ型（図2C～E），3cm以上の損傷はⅢ型（図5）と分類し，創縁や破裂面の形態で細分される．Ⅰ型は保存的治療を選択しやすく，Ⅲ型はGlisson鞘や深部脈管の損傷の可能性が高いため外科的処置の対象となりやすい．肝の造影効果が均一で肝表が保たれているか，内部の濃度ムラ，肝静脈や門脈の連続性，肝表やMorrison窩の血腫や腹水といった所見から，総合的に肝の損傷程度を判断する．造影剤の血管外漏出像，仮性動脈瘤形成といった血管損傷の所見（図2D，E，図5B，D）は分類にないが，血管塞栓術や外科的切除といった治療方針の選択に重要な所見である（BOX参照）．

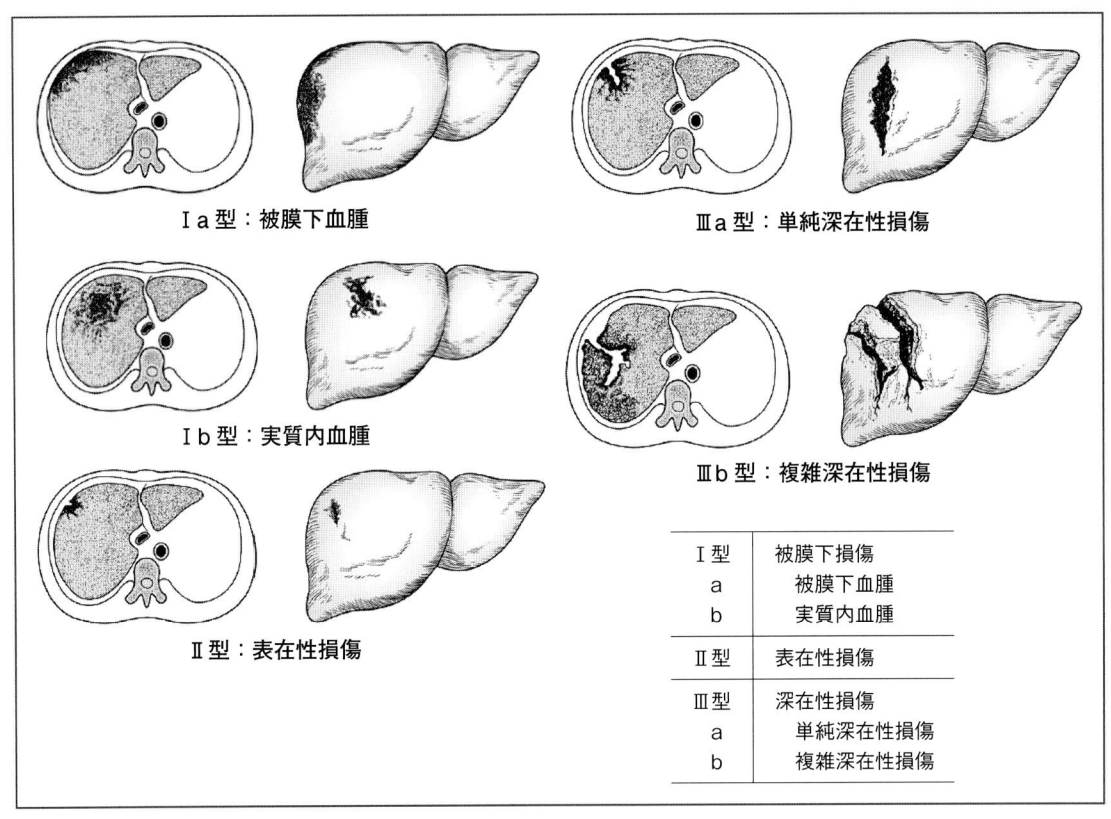

図1 日本外傷学会臓器損傷分類による肝外傷の分類
(文献193)より許可を得て転載)

4) CT撮影時の留意点

　造影CTは必須である．高エネルギー外傷のような肝損傷のリスクが高い例，超音波検査(US)にて腹腔内や後腹膜出血が疑われる例では，積極的に造影剤を使用する．造影CT施行の際，単純CTの省略や造影1相のみの検査は推奨されない．理由として，①MDCTの撮影時間は全身でも数十秒と短く，時間短縮を目的とした単純CTの省略にあまり意味がない，②血腫の濃度は時期や損傷程度によってさまざまであるとともに背景肝の濃度も個人差があるため，損傷部と周囲肝実質とのコントラストが得られない場合もある(図3, 4)，③血管外漏出像や仮性動脈瘤の判断には複数の造影時相を比較することが肝要である(図2D, E)，ならびに④肝動脈解剖を詳細に把握することは，血管塞栓術や切除術を施行する際に重要である(図5B, D)，ことなどがあげられる．ショック後や蘇生後の循環状態不良例では，通常の造影早期相(造影剤注入後約30〜40秒)では至適な動脈相が得られないこともある．至適な撮影タイミングを逃さぬように，念のため早期相の後に1時相(さらに約15〜20秒後)の追加を考慮する．再構成スライスは可能な限り薄層にする．MPR (multiplanner reconstruction)を用いた多方向からの観察が可能となり，血腫分布の観察(図2B)や脈管損傷(図5D)の評価に有用性を発揮する．

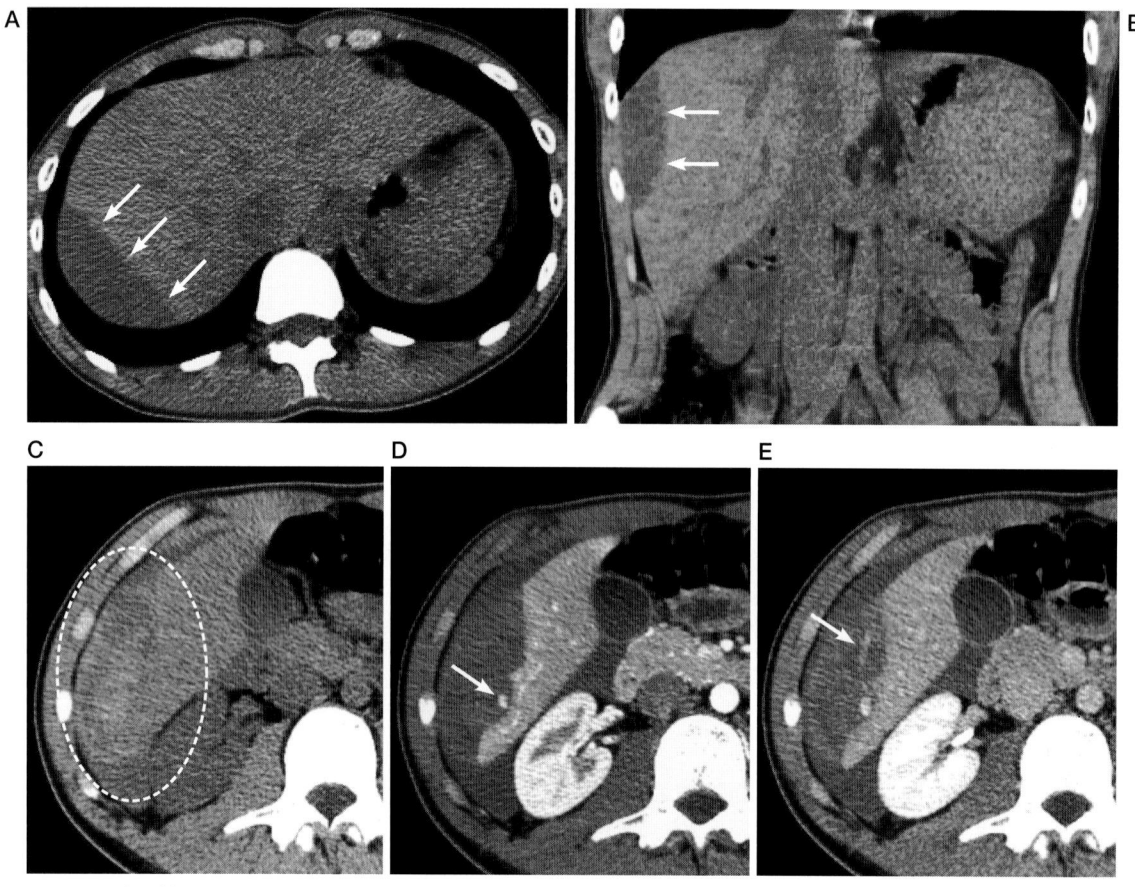

図2 18歳男性 肝外傷Ⅰa型(被膜下血腫)
A, B：来院時の単純CT(A：横断像, B：再構成冠状断像)　C〜E：経過観察のダイナミックCT(C：造影前, D：造影早期相, E：造影後期相)　スノーボードで転倒し右側腹部を打撲した。軽度の腹痛があり徒歩で来院した。単純CT横断像(A)で肝右葉被膜下に低吸収域を認める(→)。再構成冠状断像(B)では病変はレンズ型の低吸収域として描出され(→), 被膜下に限局する損傷部が明瞭に描出される。肝下面や横隔膜下に血腫や腹水は認めず, 被膜破綻は否定された。肝外傷Ⅰa型(被膜下血腫)と診断され, 保存的治療の方針となった。翌日に腹痛の悪化と貧血進行があり, ダイナミックCTが施行された。造影前の単純CT(C)では, 被膜下の血腫は時間経過で濃度が上昇し, 被膜外にも広がりを認めた(破線楕円内)。造影早期相(D)では血腫内に仮性動脈瘤を認め(→), 後期相(E)では血管外漏出像が描出された(→)。活動性出血に伴う血腫増大による被膜の破綻と腹腔内出血と診断され, 肝動脈塞栓術が施行された。

BOX　肝外傷に対する治療方針(塞栓術)について

　患者の全身状況(循環動態, 出血性ショック, 他臓器損傷の有無)や, 肝の損傷程度(活動性出血を示す血管外漏出像や仮性動脈瘤の有無, 門脈や静脈損傷の有無)を総合的に判断して, 治療方針は決定される。肝外傷における塞栓術の適応判断など, 日本IVR学会, 日本外傷学会・編「肝外傷に対するIVRのガイドライン2011」に総論的な記述があり, 一読することをお勧めする。

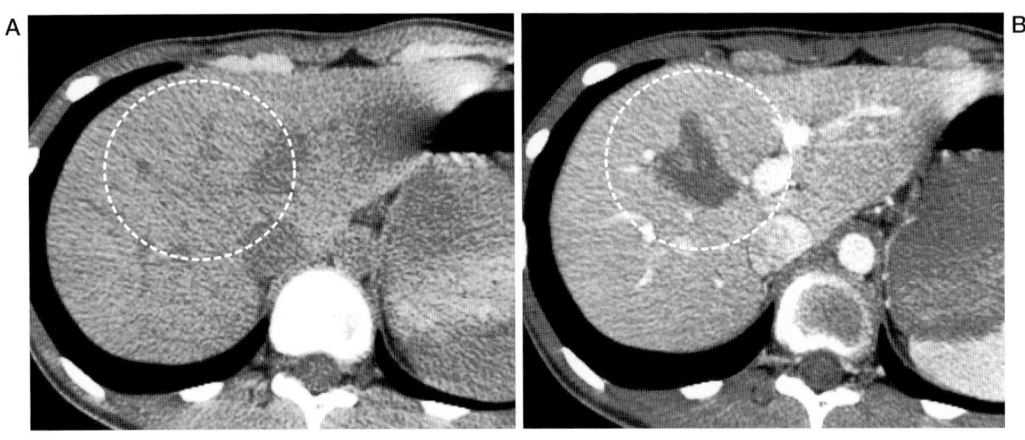

図3 17歳男性 肝外傷Ⅰb型(実質内血腫)
A：単純CT, B：造影CT(早期相) 単純CT(A)では損傷部と周囲肝実質とが等吸収のため病変(破線円内)を指摘できないが，造影早期相(B)では中肝静脈沿いの低吸収域(破線円内)として描出される．肝外傷Ⅰb型(実質内血腫)と診断され，保存的に加療された．

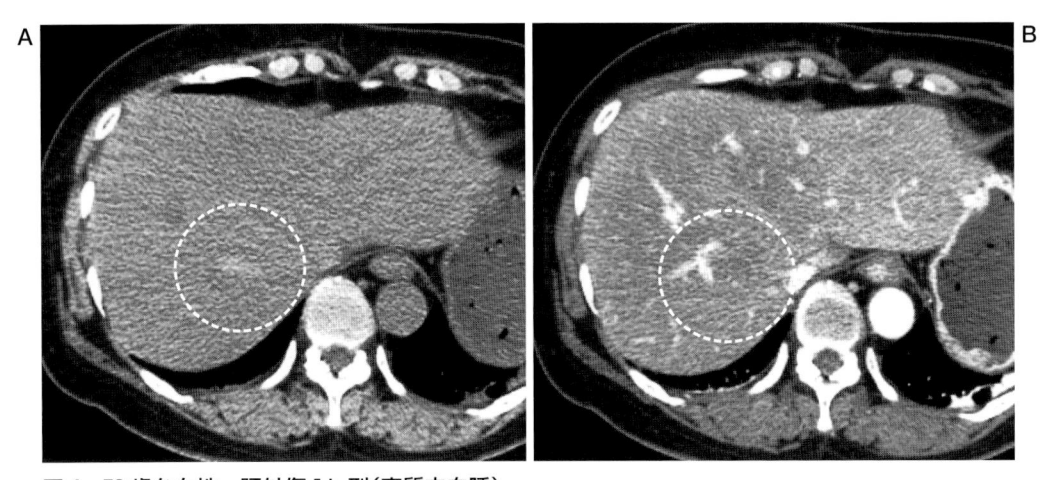

図4 50歳台女性 肝外傷Ⅰb型(実質内血腫)
A：単純CT, B：造影CT(早期相) 単純CT(A)で血腫は右肝静脈沿いの淡い高吸収域して描出されている(破線円内)．造影早期相(B)では周囲肝実質とは等吸収のため，血腫を指摘できない(破線円内)．本例も肝外傷Ⅰb型(実質内血腫)と診断され，保存的に加療された．

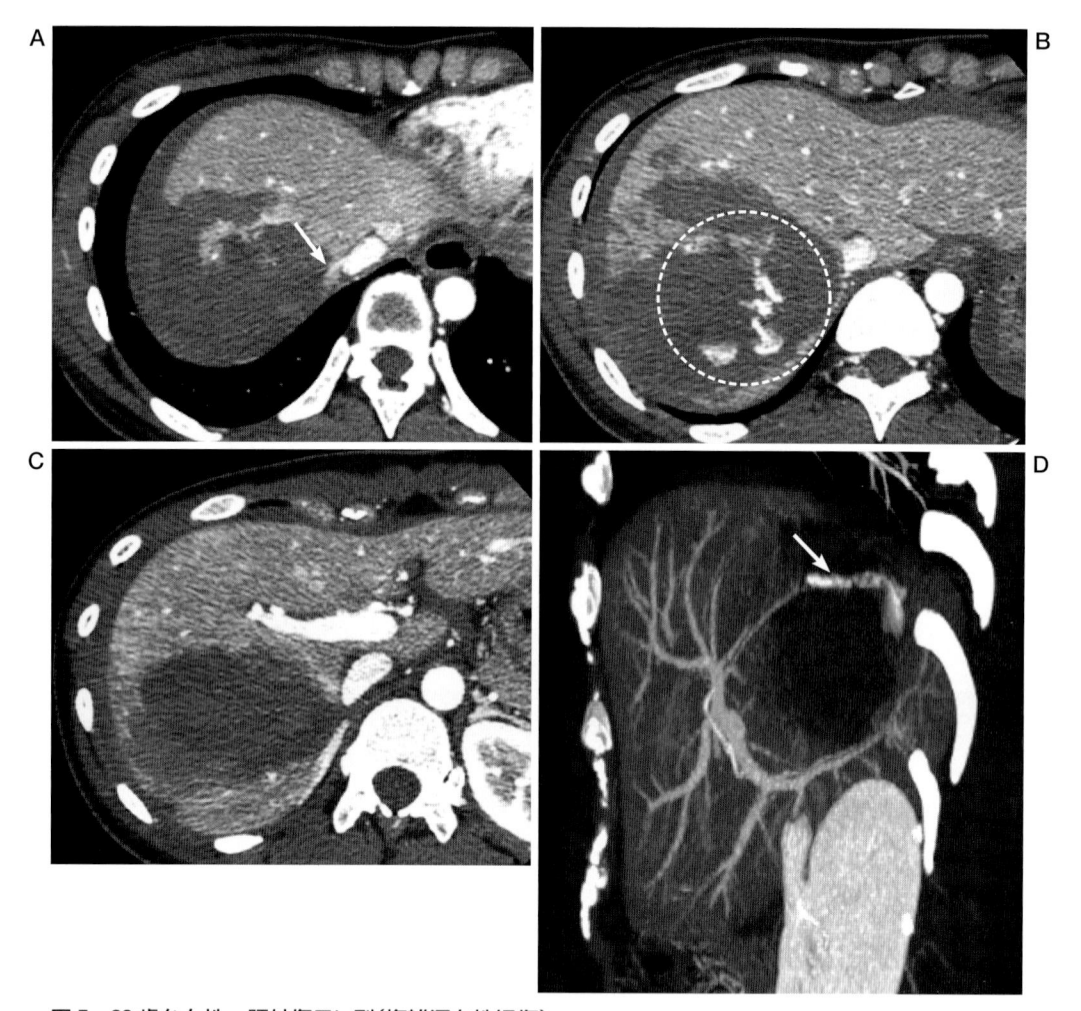

図5 20歳台女性 肝外傷Ⅲb型(複雑深在性損傷)
A：造影CT(後期動脈相，右肝静脈合流レベル)，B：造影CT(後期動脈相，Aの2cm尾側)，C：造影CT(後期動脈相，門脈右枝レベル)，D：再構成矢状断像(partial MIP) スキー中に樹木に激突し搬送され，受傷約2時間後に造影CTが施行された．造影剤注入30秒後の造影早期相の後(造影剤注入約50秒)に追加撮影された後期動脈相(A〜C)では，右肝静脈(A，→)の連続は確認できず，肝表から下大静脈に達する低吸収域(A〜C)と内部に造影剤の漏出(B，破線円内)を認め，右肝静脈に沿った裂傷が疑われる．脈管の詳細を確認する目的で，スライス0.63mm厚，FOV 200mmに拡大再構成した矢状断partial MIP像(D)で，前後区域の間に広がる血腫内にA8から活動性出血をきたしていること(D，→)が容易に観察される．肝外傷Ⅲb型(複雑深在性損傷)と診断され，肝右葉切除術が施行された．

文 献

総論

1) 蒲田敏文, 松井 修：画像解剖と変異. 松井 修・編：肝の画像診断. 医学書院, 1995：42-50.
2) Takayasu K, Moriyama N, Muramatsu Y, et al：Intrahepatic portal vein branches studied by percutaneous transhepatic portography. Radiology 1985；154：31-36.
3) Michels NA：Blood supply and anatomy of the upper abdominal organs with a descriptive atlas. Philadelphia：Lippincott, 1955.
4) 日本肝癌研究会・編：臨床・病理 原発性肝癌取扱い規約 第6版. 金原出版, 2015.
5) Couinaud C：Lobes et segments hepatiques, notes surl'architecture anatomique du foie. La Press Medical 1954；62：709-712.
6) Cho A, Okazumi S, Makino H, et al：Anterior fissure of the right liver：the third door of the liver. J Hepatobiliary Pancreat Surg 2004；11：390-396.
7) 公文正光：肝鋳型標本とその臨床応用—尾状葉の門脈枝と胆管枝. 肝臓 1985；26：1193-1198.
8) Couinaud C：Surgical anatomy of the liver revisited. Paris；Acheve Dimprimer Sur Les Presses, 1989：123-134.
9) 公文正光, 斎藤 卓, 公文龍也・他：尾状葉の理解—caudate lobe と segment I. 肝胆膵画像 2011；13：394-403.
10) 野田佳史, 近藤浩史, 五島 聡・他：肝造影ダイナミックCTにおける造影理論. 画像診断 2014；34：672-677.
11) Ichikawa T, Okada M, Kondo H, et al：Recommended iodine dose for multiphasic contrast-enhanced mutidetector-row computed tomography imaging of liver for assessing hypervascular hepatocellular carcinoma：multicenter prospective study in 77 general hospitals in Japan. Acta Radiol 2013；20：1130-1136.
12) Kondo H, Kanematsu M, Goshima S, et al：Body size indexes for optimizing iodine dose for aortic and hepatic enhancement at multidetector CT：comparison of total body weight, lean body weight, and blood volume. Radiology 2010；254：163-169.
13) Yanaga Y, Awai K, Nakayama Y, et al：Optimal dose and injection duration (injection rate) of contrast material for depiction of hypervascular hepatocellular carcinomas by multidetector CT. Radiat Med 2007；25：276-288.
14) 中浦 猛：低電圧CTによる造影CT. 画像診断 2014；34：678-684.
15) 荒木 力・監訳, アレン D. エルスター, ジョナサン H. バーデッド・著：MRI「超」講義 第2版 Q&Aで学ぶ原理と臨床応用. メディカル・サイエンス・インターナショナル, 2003：21-55.
16) Keller PH, Hunter WW, Schmalbrock P：Multi-section fat-water imaging with chemical shift selective presaturation. Radiology 1987；164：539-541.
17) Mitchell DM, Kim I, Chang TS, et al：Chemical shift phase-difference and suppression magnetic resonance imaging techniques in animals, phantoms, and human fatty liver. Invest Radiol 1991；26：1041-1052.
18) Ichikawa T, Haradome H, Hachiya J, et al：Diffusion-weighted MR imaging with a single-shot echoplanar sequence：detection and characterization of focal hepatic lesions. AJR Am J Roentgenol 1998；170：397-402.
19) Muthupillai R, Lomas DJ, Rossman PJ, et al：Magnetic resonance elastography by direct visualization of propagating acoustic strain waves. Science 1995；269：1854-1857.
20) Semelka RC, Helmberger TK：Contrast agents for MR imaging of the liver. Radiology 2001；218：27-38.
21) 谷本伸弘：SPIOの造影機序と撮像法：基礎的事項. 谷本伸弘・編著：肝の最新 MRI. 金原出版, 2004：113-127.
22) Schuhmann-Giampieri G, Schmitt-Willich H, Press WR, et al：Preclinical evaluation of Gd-EOB-DTPA as a contrast agent in MR imaging of the hepatobiliary system. Radiology 1992；183：59-64.
23) Matsui O, Kadoya M, Suzuki M, et al：Dynamic sequential computed tomography during arterial portography in the detection of hepatic neoplasms. Radiology 1983；146：721-727
24) Matsui O, Kadoya M, Kameyama T, et al：Benign and malignant nodules in cirrhotic livers：distinction based on blood supply. Radiology 1991；178：493-497
25) Dahnert W：Third inflow to liver. In：Darnert W (ed)：Radiology review manual. 5 ed. Philadel-

26) Matsui M, Kadoya M, Kameyama T, et al : Adenomatous hyperplastic nodules in the cirrhotic liver : differentiation from hepatocellular carcinoma with MR imaging. Radiology 1989 ; 173 : 123-126.
27) Kadoya M, Matsui O, Takashima T, et al : Hepatocellular carcinoma : correlation of MR imaging and histopathologic findings. Radiology 1992 ; 183 : 819-825.
28) Rubin JI, Gomori JM, Grossman RI, et al : High-field MR imaging of extracranial hematomas. AJR 1987 ; 148 : 813-817.
29) Ebara M, Watanabe S, Kita K, et al : MR imaging of small hepatocellular carcinoma : effect of intratumoral copper content on signal intensity. Radiology 1991 ; 180 : 617-621.
30) Imai Y, Murakami T, Yoshida S, et al : Superparamagnetic iron oxide-enhanced MR images of hepatocellular carcinoma : correlation with histopathological grading. Hepatology 2000 ; 32 : 205-212.
31) Narita M, Hatano E, Arizono S, et al : Expression of OATP1B3 determines uptake of Gd-EOB-DTPA in hepatocellular carcinoma. J Gastroenterol 2009 ; 44 : 793-798.
32) Kitao A, Matsui O, Gabata T, et al : Hepatocellular carcinoma : signal intensity at gadoxetic acid-enhanced MR imaging—correlation with molecular transporters and histopathologic features. Radiology 2010 ; 256 : 817-826.
33) 中沼安二, 寺田忠史, 木田哲二：転移性肝癌の病理. インナービジョン 1989 ; 4 : 17-20.
34) Gabata T, Matsui O, Terayama N, et al：Imaging diagnosis of hepatic metastases of pancreatic carcinomas : significance of transient wedge-shaped contrast enhancement mimicking arterioportal shunt. Abdom Imaging 2008 ; 33 : 437-443.
35) Yamada A, Hara T, Li F, et al : Quantitative evaluation of liver function with use of gadoxetate disodium-enhanced MR imaging. Radiology 2011 ; 260 : 727-733.

各論

1. びまん性肝疾患

36) Murakami T, Baron R, Peterson MS : Liver necrosis and regeneration after fulminant hepatitis : pathologic correlation with CT and MR findings. Radiology 1996 ; 198 : 239-242.
37) Noren B, Forsgren MF, Dahlqvist LO, et al : Separation of advanced from mild hepatic fibrosis by quantification of hepatobiliary uptake of Gd-EOB-DTPA. Eur Radiol 2013 ; 23 : 174-181.
38) Brown JJ, Naylor M, Yagan N : Imaging of hepatic cirrhosis. Radiology 1997 ; 202 : 1-16.
39) Kobayashi S, Matsui O, Gabata T, et al : MRI findings of primary biliary cirrhosis : correlation with Scheuer histologic staging. Abdom Imaging 2005 ; 30 : 71-76.
40) Wenzel J, Donohoe A, Ford KL, et al : Primary biliary cirrhosis : MR imaging findings and description of MR imaging periportal halo sign. AJR Am J Roentgenol 2001 ; 176 : 885-889.
41) Nakanuma Y, Tsuneyama K, Ohbu M, et al : Pathology and pathogenesis of idiopathic portal hypertension with an emphasis on the liver. Pathol Res Pract 2001 ; 197 : 65-76.
42) Dhiman RK, Chawla Y, Vasishta RK, et al : Non-cirrhotic portal fibrosis (idiopathic portal hypertension) : experience with 151 patients and a review of the literature. J Gastroenterol Hepatol 2002 ; 17 : 6-16.
43) Cura M, Haskal Z, Lopera J : Diagnostic and interventional radiology for Budd-Chiari syndrome. RadioGraphics 2009 ; 29 : 669-681.
44) Bansal MB, Friedman SL : Chapter 9 Hepatic fibrogenesis. In : Dooley, JS, Lok A, Burroughs A (eds) : Sherlock's diseases of the liver and biliary system, 12th ed. New Jersey : Wiley-Blackwell ; 2011 : 191-197.
45) 日本消化器病学会・編：NAFLD/NASH 診療ガイドライン 2014. 南江堂, 2014.
46) Saadeh S, Younossi ZM, Remer EM, et al : The utility of radiological imaging in nonalcoholic fatty liver disease. Gastroenterology 2002 ; 123 : 745-750.
47) 山下康行：肝疾患の鑑別診断. 山下康行・編：肝胆膵の画像診断 第 2 版. 学研メディカル秀潤社, 2010 : 24-55.
48) 厚生労働科学研究費補助金 難治性疾患克服研究事業, 特発性造血障害に関する調査研究(平成 20 年度 自治医科大学内科学講座血液学部門 代表研究者 小澤敬也)：輸血後鉄過剰症の診療ガイド.
49) Queiroz-Andrade M, Blasbalg R, Ortega CD, et al : MR imaging findings of iron overload. RadioGraphics 2009 ; 29 : 1575-1589.

50) Hernando D, Levin YS, Sirlin CB, et al : Quantification of liver iron with MRI : state of the art and remaining challenges. J Magn Reson Imaging 2014 ; 40 : 1003-1021.
51) Akhan O, Akpinar E, Karcaaltincaba M, et al : Imaging findings of liver involvement of Wilson's disease. Eur J Radiol 2009 ; 69 : 147-155.
52) Chundru S, Kalb B, Arif-Tiwari H, et al : MRI of diffuse liver disease : the common and uncommon etiologies. Diagn Interv Radiol 2013 ; 19 : 479-487.
53) Cheon JE, Kim IO, Seo JK, et al : Clinical application of liver MR imaging in Wilson's disease. Korean J Radiol 2010 ; 11 : 665-672.
54) Sahani D, Prasad SR, Tannabe KK, et al : Thorotrast-induced cholangiocarcinoma : case report. Abdom Imaging 2003 ; 28 : 72-74.
55) Olveda DU, Olveda RM, Lam AK, et al : Utility of diagnostic imaging in the diagnosis and management of schistosomiasis. Clin Microbiol 2014 ; 15 : 142.
56) Fajardo LF, Berthrong M, Anderson RE : Radiation pathology. New York : Oxford University Press, 2001 : 249-257.
57) Khozouz RF, Huq SZ, Perry MC : Radiation induced liver disease. JCO J Clin Oncol 2008 ; 26 : 4844-4845.
58) Yoshimitsu K, Honda H, Kuroiwa T, et al : Unusual hemodynamics and pseudolesions of the noncirrhotic liver at CT. RadioGraphics 2001 ; 21 : S81-96.
59) 小林 聡，松井 修，吉川 淳：画像診断とIVRのための腹部血管解剖．肝・胆・膵・脾 門脈系（その2）門脈主幹外から肝臓へ直接流入する静脈系（third flow）について．日獨医報 2007 ; 52 : 249-254.

2．腫瘤性肝病変：肝細胞性病変（悪性）

60) 吉満研吾：早期肝細胞癌の画像診断．肝細胞癌のすべて2012．肝胆膵 2012 ; 65 : 1152-1157.
61) Arakawa M, Kage M, Sugihara S, et al : Emergence of malignant lesions within an adenomatous hyperplastic nodule in a cirrhotic liver : observations in five cases. Gastroenterology 1986 ; 91 : 198-208.
62) International Working Party : Terminology of nodular hepatocellular lesions. Hepatology 1995 ; 22 : 983-993.
63) International Consensus Group for Hepatocellular Neoplasia : Pathologic diagnosis of early hepatocellular carcinoma : a report of the international consensus group for hepatocellular neoplasia. Hepatology 2009 ; 49 : 658-664.
64) Ueda K, Terada T, Nakanuma Y, Matsui O : Vascular supply in adenomatous hyperplasia of the liver and hepatocellular carcinoma : a morphometric study. Hum Pathol 1992 ; 23 : 619-626.
65) Hayashi M, Matsui O, Ueda K, et al : Progression to hypervascular hepatocellular carcinoma : correlation with intranodular blood supply evaluated with CT during intraarterial injection of contrast material. Radiology 2002 ; 225 : 143-149.
66) Kitao A, Zen Y, Matsui O, et al : Hepatocarcinogenesis : multistep changes of drainage vessels at CT during arterial portography and hepatic arteriography-radiologic-pathologic correlation. Radiology 2009 ; 252 : 605-614.
67) Ohtomo, K, Itai Y, Shiga, J, Iio, M : Regenerating nodules of liver cirrhosis : MR imaging with pathologic correlation. AJR 1990 ; 154 : 505-507.
68) 隈部 力：古典的肝細胞癌．肝細胞癌のMRI像．肝胆膵の画像診断―CT・MRIを中心に．学研メディカル秀潤社，2010 ; 70-75.
69) Yamaoka Y : Classification and surgical treatment of hepatocellular carcinoma（HCC）with bile duct thrombi. Hepatogastroenterology 1994 ; 41 : 349.
70) Ikenaga N, Chijiiwa K, Otani K, et al : Clinicopathologic characteristics of hepatocellular carcinoma with bile duct invasion. J Gastrointest Surg 2009 : 13 : 492-497.
71) 日本肝癌研究会：第18回全国原発性肝癌追跡調査報告（2004-2005）．
72) 日本肝癌研究会・編：臨床・病理 肝癌取扱い規約 第5版．金原出版，2008．
73) 工藤正俊，上嶋一臣，久保正二・他：日本肝癌研究会 肝癌治療効果判定基準（2015年改訂版）．肝臓 2015 ; 56 : 116-121.
74) Kudo M, Chung H, Osaki Y : Prognostic staging system for hepatocellular carcinoma（CLIP score）: its value and limitations, and a proposal for a new staging system, the Japan Integrated Staging Score（JIS score）. J Gastroenterol 2003 ; 38 : 207-215.

75) Kim SH, Lee WJ, Lim HK, et al : Sclerosing hepatic carcinoma : helical CT features. Abdom Imaging 2007 ; 32 : 725-729.
76) Kobayashi S, Matsui O, Gabata T, et al : Hemodynamics of small sclerosing hepatocellular carcinoma without fibrous capsule : evaluation with single-level dynamic CT during hepatic arteriography. Abdom Imaging 2008 ; 33 : 425-427.
77) Park MJ, Kim YK, Park HJ, et al : Scirrhous hepatocellular carcinoma on gadoxetic acid-enhanced magnetic resonance imaging and diffusion-weighted imaging : emphasis on the differentiation of intrahepatic cholangiocarcinoma. J Comput Assist Tomogr 2013 ; 37 : 872-881.
78) Koo HR, Park MS, Kim MJ, et al : Radiological and clinical features of sarcomatoid hepatocellular carcinoma in 11 cases. J Comput Assist Tomogr 2008 ; 32 : 745-749.
79) Kitao A, Zen Y, Matsui O, et al : Hepatocellular carcinoma : signal intensity at gadoxetic acid-enhanced MR imaging : correlation with molecular transporters and histopathologic features. Radiology 2010 ; 256 : 817-826.
80) Chung GE, Lee JH, Yoon JH, et al : Prognostic implications of tumor vascularity and its relationship to cytokeratin 19 expression in patients with hepatocellular carcinoma. Abdom Imaging 2012 ; 37 : 439-446.
81) Choi JY, Kim MJ, Park YN, et al : Gadoxetate disodium-enhanced hepatobiliary phase MRI of hepatocellular carcinoma : correlation with histological characteristics. AJR 2011 ; 197 : 399-405.
82) Honda H, Kaneko K, Kanazawa Y, et al : MR imaging of hepatocellular carcinomas : effect of Cu and Fe contents on signal intensity. Abdom Imaging 1997 ; 22 : 60-66.
83) Ebara M, Fukuda H, Kojima Y, et al : Small hepatocellular carcinoma : relationship of signal intensity to histopathologic findings and metal content of the tumor and surrounding hepatic parenchyma. Radiology 1999 ; 210 : 81-88.

3. 腫瘤性肝病変：胆管細胞性病変(悪性)

84) 日本肝癌研究会・編：臨床・病理 原発性肝癌取扱い規約 第5版補訂版．金原出版，2009．
85) Chung YE, Kim MJ, Park YN, et al : Varying appearances of cholangiocarcinoma : radiologic-pathologic correlation. RadioGraphics 2009 ; 29 : 683-700.
86) 佐藤保則：浸潤性胆管癌：末梢型と肝門型．中沼安二・編：肝臓を診る医師のための肝臓病理テキスト．南江堂，2013：239-245．
87) Aishima S, Oda Y : Pathogenesis and classification of intrahepatic cholangiocarcinoma : different characters of perihilar large duct type versus peripheral small duct type. J Hepatobiliary Pancreat Sci 2015 ; 22 : 94-100.
88) Kim NR, Lee JM, Kim SH, et al : Enhancement characteristics of cholangiocarcinomas on mutiphasic helical CT : emphasis on morphologic subtypes. Clin Imaging 2008 ; 32 : 114-120.
89) Yoshimitsu K, Honda H, Kaneko K, et al : MR signal intensity changes in hepatic parenchyma with ductal dilation caused by intrahepatic cholangiocarcinoma. J Magn Reson Imaging 1997 ; 7 : 136-141.
90) 中沼安二：肝内胆管癌の腫瘍分類―最近の展開，新たな提案を踏まえて．日消誌 2012 ; 109 : 1865-1871.
91) Lee JW, Han JK, Kim TK, et al : CT features of intraductal intrahepatic cholangiocarcinoma. AJR 2000 ; 175 : 721-725.
92) Kim JE, Lee JM, Kim SH, et al : Differentiation of intraductal growing-type cholongiocarcinomas from nodular-type cholangiocarcinomas at biliary MR imaging with MR cholangiography. Radiology 2010 ; 257 : 364-372.
93) 上坂克彦，松永和也，金本秀幸・他：肝内胆管癌のPET診断．肝胆膵 2008 ; 57 : 77-85.
94) Kim JY, Kim MH, Lee TY, et al : Clinical role of 18F-FDG PET-CT in suspected and potentially operable cholangiocarcinoma : a prospective study compared with conventional imaging. Am J Gastroenterol 2008 ; 103 : 1145-1151.
95) Adachi T, Eguchi S, Beppu T, et al : Prognostic impact of preoperative lymph node enlargement in intrahepatic cholangiocarcinoma : a Multi-Institutional Study by the Kyushu Study Group of Liver Surgery. Ann Surg Oncol 2015 ; 22 : 2269-2278.
96) Ariizumi S, Kotera Y, Takahashi Y, et al : Mass-forming intrahepatic cholangiocarcinoma with marked enhancement on arterial-phase computed tomography reflects favorable surgical outcomes. J Surg Oncol 2011 ; 104 : 130-139.

97) Asayama Y, Yoshimitsu K, Irie H, et al : Delayed-phase dynamic CT enhancement as a prognostic factor for mass-forming intrahepatic cholangiocarcinoma. Radiology 2006 ; 238 : 150-155.
98) Asayama Y, Nishie A, Ishigami K, et al : Distinguishing intrahepatic cholangiocarcinoma from poorly differentiated hepatocellular carcinoma using precontrast and gadoxetic acid-enhanced MRI. Diagn Interv Radiol 2015 ; 21 : 96-104.
99) Koh J, Chung YE, Nahm JH, et al : Intrahepatic mass-forming cholangiocarcinoma : prognostic value of preoperative gadoxetic acid-enhanced MRI. Eur Radiol 2015 ; 21 : 96-104.
100) 窪田敬一：胆管内乳頭状腫瘍．胆道 2013；27：188-192.
101) 中沼安二，佐藤保則，中西喜嗣：分枝型胆管内乳頭状腫瘍（IPNB, branch type）：その病理学的特徴と発生・進展機序．胆道 2012；26：592-598.
102) Lim JH, Zen Y, Jang KT, et al : Cyst-forming intraductal papillary neoplasm of the bile ducts : description of imaging and pathologic aspects. AJR 2011 ; 197 : 1111-1120.
103) Soares KC, Arnaoutakis DJ, Kamel I, et al : Cystic neoplasms of the liver : biliary cystadenoma and cystadenocarcinoma. J Am Coll Surg 2014 ; 218 : 119-128.
104) Zen Y, Pedica F, Patcha VR, et al : Mucinous cystic neoplasms of the liver : a clinicopathological study and comparison with intraductal papillary neoplasms of the bile duct. Mod Pathol 2011 ; 24 : 1079-1089.
105) Qian LJ, Zhu J, Zhuang ZG, et al : Spectrum of multilocular cystic hepatic lesions : CT and MR imaging findings with pathologic correlation. RadioGraphics 2013 ; 33 : 1419-1433.

4．その他の病変：悪性

106) Fukukura Y, Hamanoue M, Fujiyoshi F, et al : Cholangiolocellular carcinoma of the liver : CT and MR findings. J Comput Assist Tomogr 2000 ; 24 : 809-812.
107) Nishie A, Yoshimitsu K, Asayama Y, et al : Detection of combined hepatocellular and cholangiocarcinomas on enhanced CT : comparison with histological findings. AJR 2005 ; 184 : 1157-1162.
108) Lee WK, Lau EW, Duddalwar VA, et al : Abdominal manifestations of extranodal lymphoma : spectrum of imaging findings. AJR 2008 ; 191 : 198-206.
109) Yoshida K, Kobayashi S, Matsui O, et al : Hepatic pseudolymphoma : imaging-pathologic correlation with special reference to hemodynamic analysis. Abdom Imaging 2013 ; 38 : 1277-1285.
110) Koyama T, Fletcher JG, Johnson CD, et al : Primary hepatic angiosarcoma : findings at CT and MR imaging. Radiology 2002 ; 222 : 667-673.
111) Buetow PC, Buck JL, Ros PR, et al : Malignant vascular tumors of the liver : radiologic-pathologic correlation. RadioGraphics 1994 ; 14 : 153-166.
112) Itai Y, Teraoka T : Angiosarcoma of the liver mimicking cavernous hemangioma on dynamic CT. J Comput Assist Tomogr 13 : 910-912, 1989.
113) Makhlouf HR, Ishak KG, Goodman ZD : Epithelioid hemangioendothelioma of the liver : a clinicopathologic study of 137 cases. Cancer 1999 ; 85 : 562-582.
114) Kim EH, Rha SE, Lee YJ, et al : CT and MR imaging findings of hepatic epithelioid hemangioendotheliomas : emphasis on single nodular type. Abdom Imaging 2015 ; 40 : 500-509.
115) Modlin IM, Sandor A : An analysis of 8305 cases of carcinoid tumors. Cancer 1997 ; 79 : 813-829.
116) Wang LX, Liu K, Lin GW, et al : Primary hepatic neuroendocrine tumors : comparing CT and MRI features with pathology. Cancer Imaging 2015 ; 15 : 13.
117) Kanematsu M, Kondo H, Goshima S, et al : Imaging liver metastases : review and update. Eur J Radiol 2006 ; 58 : 217-228.

5．その他の病変：良性

118) Edmondson HA, Henderson B, Benton B : Liver-cell adenomas associated with use of oral contraceptives. N Engl J Med 1976 ; 294 : 470-472.
119) Katabathina VS, Menias CO, Shanbhogue AK, et al : Genetics and imaging of hepatocellular adenomas : 2011 update. RadioGraphics 2011 ; 31 : 1529-1543.
120) Cai PQ, Wu YP, Xie CM, et al : Hepatic angiomyolipoma : CT and MR imaging findings with clinical-pathologic comparison. Abdom Imaging 2013 ; 38 : 482-489.
121) Kim R, Lee JM, Joo I, et al : Differentiation of lipid poor angiomyolipoma from hepatocellular carcinoma on gadoxetic acid-enhanced liver MR imaging. Abdom Imaging 2015 ; 40 : 531-541.
122) Tajima T, Honda H, Kuroiwa K, et al : Radiologic features of intrahepatic bile duct adenoma : a look at the surface of the liver. J Comput Assist Tomogr 1999 ; 23 : 690-695.

123) Takumi K, Fukukura Y, Nagasato K, et al : Intrahepatic bile duct adenoma mimicking hepatic metastasis : case report and review of the literature. Magn Reson Med Sci 2013 ; 12 : 141-145.
124) Zheng R-Q, Zhang B, Kudo M, et al : Imaging findings of biliary hamartomas. World J Gastroenterol 2005 ; 11 : 6354-6359.
125) Zen Y, Terahata S, Miyayama S, et al : Multicystic biliary hamartoma : a hitherto undescribed lesion. Hum Pathol 2006 ; 37 : 339-344.
126) Ryu Y, Matsui O, Zen Y, et al : Multicystic biliary hamartoma : imaging findings in four cases. Abdom Imaging 2010 ; 35 : 543-547
127) 松崎健司, 竹内麻由美：肝血管腫・他. 山下康行・編：肝胆膵の画像診断―CT・MRI を中心に. 学研メディカル秀潤社, 2010：154-161.
128) Jang HJ, Kim TK, Lim HK, et al : Hepatic hemangioma : atypical appearances on CT, MR imaging, and sonography. AJR 2003 ; 180 : 135-141.
129) Vilgrain V, Boulos L, Vullierme MP, et al : Imaging of atypical hemangiomas of the liver with pathologic correlation. RadioGraphics 2000 ; 20 : 379-397
130) 松本光司：海綿状血管腫. 中沼安二, 坂本亨宇・編：肝癌（腫瘍病理鑑別診断アトラス）. 文光堂, 2010：141-142.
131) Ooyl OJ, Khalili K, Guindi M, et al : Imaging features of sclerosed hemangioma. AJR 2007 ; 189 : 67-72.
132) Makhlouf HR, Ishak KG : Sclerosed hemangioma and sclerosing cavernous hemangioma of the liver : a comparative clinicopathologic and immunohistochemical study with emphasis on the role of mast cells in their histogenesis. Liver 2002 ; 22 : 70-78.
133) Mortelé KJ, Ros PR : Cystic focal liver lesions in the adult : differential CT and MR imaging features. RadioGraphics 2001 ; 21 : 895-910.
134) Vachha B, Sun MR, Eisenberg RL, et al : Cystic lesions of the liver. AJR 2011 ; 196 : W355-W366.
135) 山田　哲, 角谷眞澄, 上田和彦：肝囊胞性疾患. 画像診断 2015 ; 35 : 158-169.
136) Brancatelli G, Federle MP, Vilgrain V : Fibropolycystic liver disease : CT and MRI imaging findings. RadioGraphics 2005 ; 25 : 659-670.
137) Morgan D, Lockhart M, Canon C : Polycystic liver disease : multimodality imaging for complications and transplant evaluation. RadioGraphics 2006 ; 26 : 1655-1668.
138) Sakamoto I, Iwanaga S, Nagaoki K, et al : Intrahepatic biloma formation (bile duct necrosis) after taranscatheter arterial chemoembolization. AJR 2003 ; 181 : 79-87.
139) 高木恵子, 高山忠利, 渡邉喜広：胆汁漏. 消化器画像 2003 ; 5 : 49-53.
140) Torabi M, Hosseinzadeh K, Federle MP : CT of nonneoplastic hepatic vascular and perfusion disorders. RadioGraphics 2008 ; 28 : 1967-1982.
141) Shovlin CL, Guttmacher AE, Buscarini E, et al : Diagnostic criteria for hereditary hemorrhagic telangiectasia. Am J Med Genet 2000 ; 91 : 66-67.
142) Iannaccone R, Federle MP, Brancatelli G, et al : Peliosis hepatis : spectrum of imaging findings. AJR 2006 ; 187 : W43-52.
143) Kadoya M, Matsui O, Nakanuma Y, et al : Ciliated hepatic foregut cyst : radiologic features. Radiology 1990 ; 175 : 475-477.
144) 角谷眞澄, 藤永康成, 黒住昌弘：線毛性前腸性囊胞. 消化器画像 2003 ; 5 : 41-48.
145) Nakanuma Y, Kurumaya H, Ohta G : Multiple cysts in the hepatic hilum and their pathogenesis : a suggestion of periductal gland origin. Virchows Arch A Pathol Anat Histopatol 1984 ; 404 : 341-350.
146) Itai Y, Ebihara R, Tohno E, et al : Hepatic peribiliary cysts : multiple tiny cysts within the larger portal tract, hepatic hilum, or both. Radiology 1994 ; 191 : 107-110.
147) Gabata T, Kadoya M, Matsui O, et al : Dynamic CT of hepatic abscesses significance of transient segmental enhancement. AJR 2001 ; 176 : 675-679.
148) 谷　一郎, 上條　謙, 中島康雄：細菌性肝膿瘍の画像診断と IVR による治療. 消化器画像 2005 ; 7 : 173-185.
149) Zen Y, Fujii T, Sato Y, et al : Pathological classification of hepatic inflammatory pseudotumor with respect to IgG4-related disease. Mod Pathol 2007 ; 20 : 884-894.
150) Nam KJ, Kang HK, Lim JH : Inflammatory pseudotumor of the liver : CT and sonographic findings. AJR 1996 ; 167 : 485-487.

151) Kakihara D, Yoshimitsu K, Ishigami K, et al : Liver lesions of visceral larva migrans due to Ascaris suum infection : CT findings. Abdom Imaging 2004 ; 29 : 598-602.
152) Han JK, Choi BI, Cho JM, et al : Radiological findings of human fascioliasis. Abdom Imaging 1993 ; 18 : 261-264.
153) 上田和彦, 杉山由紀子, 塚原嘉典・他：A-Pシャントの画像診断. 消化器画像 2007；9：133-142.
154) Wehrli NE, Mussi TC, Rosenkrantz AB : Prevalence, characteristics, and fate of intrahepatic nontumorous arterioportal shunts on MRI in patients with hepatic steatosis. J Comput Assist Tomogr 2012 ; 36 : 375-380.
155) Ahn JH, Yu JS, Hwang SH, et al : Nontumorous arterioportal shunts in the liver : CT and MRI findings considering mechanisms and fate. Eur Radiol 2010 ; 20 : 385-394.
156) Morana G, Grazioli L, Kirchin MA, et al : Solid hypervascular liver lesions : accurate identification of true benign lesions on enhanced dynamic and hepatobiliary phase magnetic resonance imaging after gadobenate dimeglumine administration. Invest Radiol 2011 ; 46 : 225-239.
157) Sasaki M, Yoneda N, Kitamura S, et al : A serum amyloid A-positive hepatocellular neoplasm arising in alcoholic cirrhosis : a previously unrecognized type of inflammatory hepatocellular tumor. Modern Pathology 2012 ; 12 : 1584-1589.
158) Casillas C, Martí-Bonmatí L, Galant J : Pseudotumoral presentation of nodular regenerative hyperplasia of the liver : imaging in five patients including MR imaging. Eur Radiol 1997 ; 7 : 654-658.
159) Hussain SM, Terkivatan T, Zondervan PE, et al : Focal nodular hyperplasia : findings at state-of-the-art MR imaging, US, CT, and pathologic analysis. RadioGraphics 2004 ; 24 : 3-17.
160) 宮山士朗, 寺田卓郎, 須藤嘉子：限局性結節性過形成. 画像診断 2015；35：185-196.
161) Nakashima O, Kurogi M, Yamaguchi R, et al : Unique hypervascular nodules in alcoholic liver cirrhosis : identical to focal nodular hyperplasia-like nodules? J Hepatol 2004 ; 41 : 992-998.
162) Yoneda N, Matsui O, Kitao A, et al : Hepatocyte transporter expression in FNH and FNH-like nodule : correlation with signal intensity on gadoxetic acid enhanced magnetic resonance images. Jpn J Radiol 2012 ; 30 : 499-450.
163) Ozaki K, Matsui O, Gabata T, et al : Confluent hepatic fibrosis in liver cirrhosis : possible relation with middle hepatic venous drainage. Jpn J Radiol 2013 ; 31 : 530-537.
164) Ohtomo K, Baron R, Dodd 3rd G, et al : Confluent hepatic fibrosis in advanced cirrhosis : appearance at CT. Radiology 1993 ; 188 : 31-35.
165) Park YS, Lee CH, Kim BH, et al : Using Gd-EOB-DTPA-enhanced 3-T MRI for the differentiation of infiltrative hepatocellular carcinoma and focal confluent fibrosis in liver cirrhosis. Magn Reson Imaging 2013 ; 31 : 1137-1142.
166) Karhunen PJ : Hepatic pseudolipoma. J Clin Pathol 1985 ; 38 : 877-879.
167) Sasaki M, Harada K, Nakanuma Y, Watanabe K : Pseudolipoma of Glisson's capsule : report of six cases and review of the literature. J Clin Gastroenterol 1994 ; 19 : 75-78.
168) 吉川　淳：その他の良性肝腫瘤. 画像診断 2005；25：328-337.
169) 小林　聡, 蒲田敏文, 松井　修：肝偽病変. 画像診断 2015；35：230-240.
170) 桑原好造, 近藤浩史, 兼松雅之：静脈血流還流破格の画像と病態. 消化器画像 2007；9：167-172.
171) Gonzelez HJ, Sahay SJ, Samadi B, et al : Splanchnic vein thrombosis in severe acute pancreatitis : a 2-year, single-institution experience. HPB(Oxford) 2011 ; 13 : 860-864.
172) Gabata T, Matsui O, Kadoya M, et al : Segmental hyperintensity on T1-weighted MRI of the liver : indication of segmental cholestasis. J Magn Reson Imaging 1997 ; 7 : 855-857.
173) Kobayashi S, Gabata T, Matsui O : Radiologic manifestation of hepatic pseudolesions and pseudotumors in the third inflow area. Imaging Med 2010 ; 2 : 519-528.
174) Itai Y, Matsui O : "Nonportal" splanchnic venous supply to the liver : abnormal findings on CT, US and MRI. Eur Radiol 1999 ; 9 : 237-243.

付録 I -1, 2

175) 山田　哲, 角谷眞澄：MRI造影剤の薬物動態と臨床応用. 画像診断 2013；33：242-253.
176) Jhaveri K, Cleary S, Audet P, et al : Consensus statements from a multidisciplinary expert panel on the utilization and application of a liver-specific MRI contrast agent (gadoxetic acid). AJR 2015 ; 204 : 498-509.

177) Kudo M, Matsui O, Izumi N, et al : JSH Consensus-Based Clinical Practice Guidelines for the management of hepatocellular carcinoma : 2014 update by the Liver Cancer Study Group of Japan. Liver Cancer 2014 ; 3(3-4) : 458-468.
178) Fujinaga Y, Ohya A, Tokoro H, et al : Radial volumetric imaging breath-hold examination (VIBE) with k-space weighted image contrast (KWIC) for dynamic gadoxetic acid (Gd-EOB-DTPA)-enhanced MRI of the liver : advantages over Cartesian VIBE in the arterial phase. Eur Radiol 2014 ; 24 : 1290-1299.
179) Chandarana H, Block TK, Ream J, et al : Estimating liver perfusion from free-breathing continuously acquired dynamic gadolinium-ethoxybenzyl-diethylenetriamine pentaacetic acid-enhanced acquisition with compressed sensing reconstruction. Invest Radiol 2015 ; 50 : 88-94.
180) Yamada A, Hara T, Li F, et al : Quantitative evaluation of liver function with use of gadoxetate disodium-enhanced MR imaging. Radiology 2011 ; 260 : 727-733.
181) Kamimura K, Fukukura Y, Yoneyama T, et al : Quantitative evaluation of liver function with T1 relaxation time index on Gd-EOB-DTPA-enhanced MRI : comparison with signal intensity-based indices. J Magn Reson Imaging 2014 ; 40 : 884-889.
182) Dahlqvist Leinhard O, Dahlström N, Kihlberg J, et al : Quantifying differences in hepatic uptake of the liver specific contrast agents Gd-EOB-DTPA and Gd-BOPTA : a pilot study. Eur Radiol 2012 ; 22 : 642-653.

6. 小児

183) Chung EM, Lattin GE Jr, Cube R, et al : From the archives of the AFIP : Pediatric liver masses : radiologic-pathologic correlation part 2. malignant tumors. RadioGraphics 2011 ; 31 : 483-507.
184) 越永従道, 大橋研介, 杉藤公信：小児固形がんの臨床. 癌と化学療法 2013 ; 40 : 825-832.
185) Das CJ, Dhingra S, Gupta AK, et al : Imaging of paediatric liver tumours with pathological correlation. Clin Radiol 2009 ; 64 : 1015-1025.
186) Harman M, Nart D, Acar T, et al : Primary mesenchymal liver tumors : radiological spectrum, differential diagnosis, and pathologic correlation. Abdom Imaging 2015 ; 40 : 1316-1330.
187) 遠藤秀彦, 奈良坂重樹, 関口純一・他：肝未分化(胎芽性)肉腫の1例. 日臨外会誌 1983 ; 44 : 1314-1318.
188) 中沼安二, 坂元亨宇・編著：腫瘍病理鑑別診断アトラス. 文光堂, 2010 ; 164-166.
189) Bosemani T, Puttgen KB, Huisman TA, et al : Multifocal infantile hepatic hemangiomas—imaging strategy and response to treatment after propranolol and steroids including review of the literature. Eur J Pediatr 2012 ; 171 : 1023-1028.
190) Kassarjian A, Zurakowski D, Dubois J, et al : Infantile hepatic hemangiomas : clinical and imaging findings and their correlation with therapy. AJR 2004 ; 182 : 785-795.
191) Bhargava P, Iyer RS, Moshiri M, et al : Radiologic-pathologic correlation of uncommon mesenchymal liver tumors. Curr Probl Diagn Radiol 2013 ; 42 : 183-190.
192) 中沼安二, 坂元亨宇・編著：腫瘍病理鑑別診断アトラス. 文光堂, 2010 : 126-128.

7. 肝外傷

193) 日本外傷学会臓器損傷分類委員会：日本外傷学会臓器損傷分類 2008 (日本外傷学会). 日外傷会誌 2008 ; 22 : 262-274.

II. 胆嚢・胆管

総論

各論
1. 発生異常・手術に必要な画像解剖
2. 胆嚢・胆道炎
3. 胆嚢結石
4. 胆管結石
5. 良性腫瘍・腫瘍類似疾患
6. 胆嚢癌
7. 胆管癌
8. その他の上皮性胆道腫瘍
9. 転移性胆嚢腫瘍
10. 症候群
11. 胆道出血

胆嚢・胆管

総論

(文献1〜41)

1. 胆道系の発生・解剖

a. 肝内胆管と肝外胆管の発生学的相違

　胆道は十二指腸乳頭部直上から肝内末梢胆管・毛細胆管まで広く分布する臓器であるが，その発生は大きく上流(末梢)側(肝内胆管)と下流側(肝外胆管)で異なるとされる．いずれも胎生5〜6週に前腸原器の内胚葉性上皮芽に由来するが，前者は肝芽細胞，後者は肝外胆管・膵の共通原器である前駆細胞(hepatopancreatic bud)から生じてくる．

　肝内胆管は肝芽細胞と周囲の間葉系組織の界面に存在するductal plateから発生する，とされる．hepatopancreatic budは肝芽細胞から若干遅れて，胎生7週辺りからその一部を膨隆させ，胆嚢・胆嚢管を形成する．その下流側の腹側膵原器は十二指腸背側を回転しながら移動し，最終的に肝外胆管・膵頭・乳頭部を形成し，肝芽細胞由来の肝内胆管系と癒合する(図1)．これらに並行して神経叢も著しく発達し，血管や胆管のみならず後述する前駆細胞にも神経支配が及び，発生の過程に神経によるシグナル伝達の関与も示唆されている．

　ここで留意すべきは，肝外胆管といっても肝門部の肝管および左右の一次分枝は肝側のductal plate由来である点である．これらの一連の過程において，Notchシグナルおよびその上流に位置する*Hesl*遺伝子がそのコントロールに重要な役割を果たすことが知られている．

　この肝内胆管，肝外胆管の発生学的違いは成人胆道解剖にも大きく反映される．すなわち末梢肝内胆管，特に毛細胆管と通常の胆管を連絡する細胆管(Hering管)のレベルでは，いわゆるGlisson鞘の結合組織を完全に欠き，上皮細胞は立方体に近い形状で直接に肝細胞と接し，肝芽細胞に近い前駆細胞が存在する．一方，肝内胆管のなかでも下流側の一次から三次分枝レベルでは上皮細胞は細長く，粘液産生能が高く，壁には付属腺が存在し，胆管・膵共通の前駆細胞が存在するといわれている(図2)．

　すなわち，発生学的には肝外胆管の中および下部は膵と共通の原器由来，肝外胆管上部(肝門部)および肝内胆管は肝芽細胞由来ではあるが，両者が融合・成熟した後は，肝外胆管全体から三次分枝レベルまでの肝内胆管は膵と共通した性格をもつようになり，末梢の細胆管のみが肝細胞に近い環境・性格を保つ．この両者の移行部に当たる中隔胆管・小葉間胆管は両者の中間的性格をもつと考えられる(表1)．

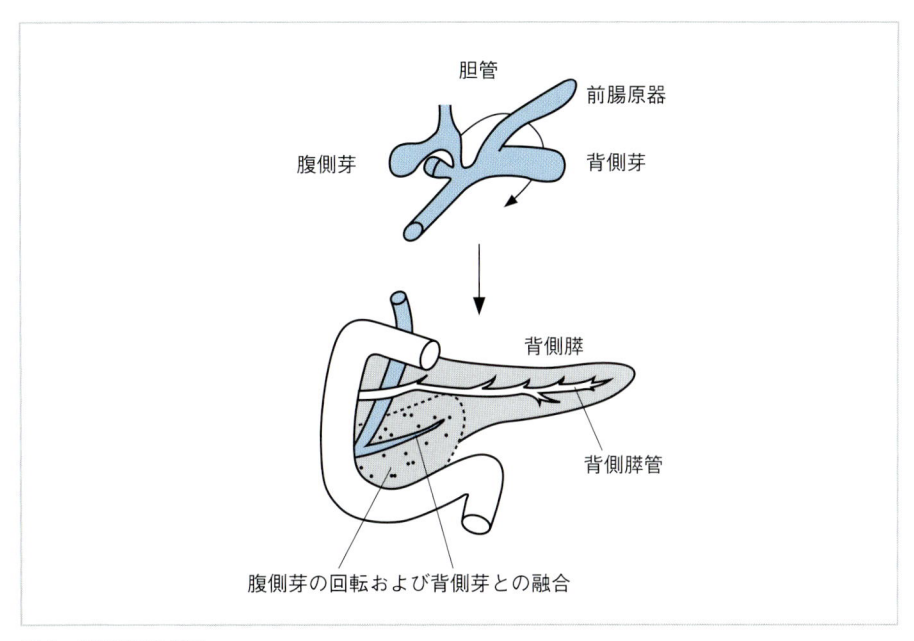

図1 胆道系の発生
(Kamisawa T : Clinical significance of the minor duodenal papilla and accessory pancreatic duct. J Gastroenterol 2004 ; 39 ; 605-615, より許可を得て転載)

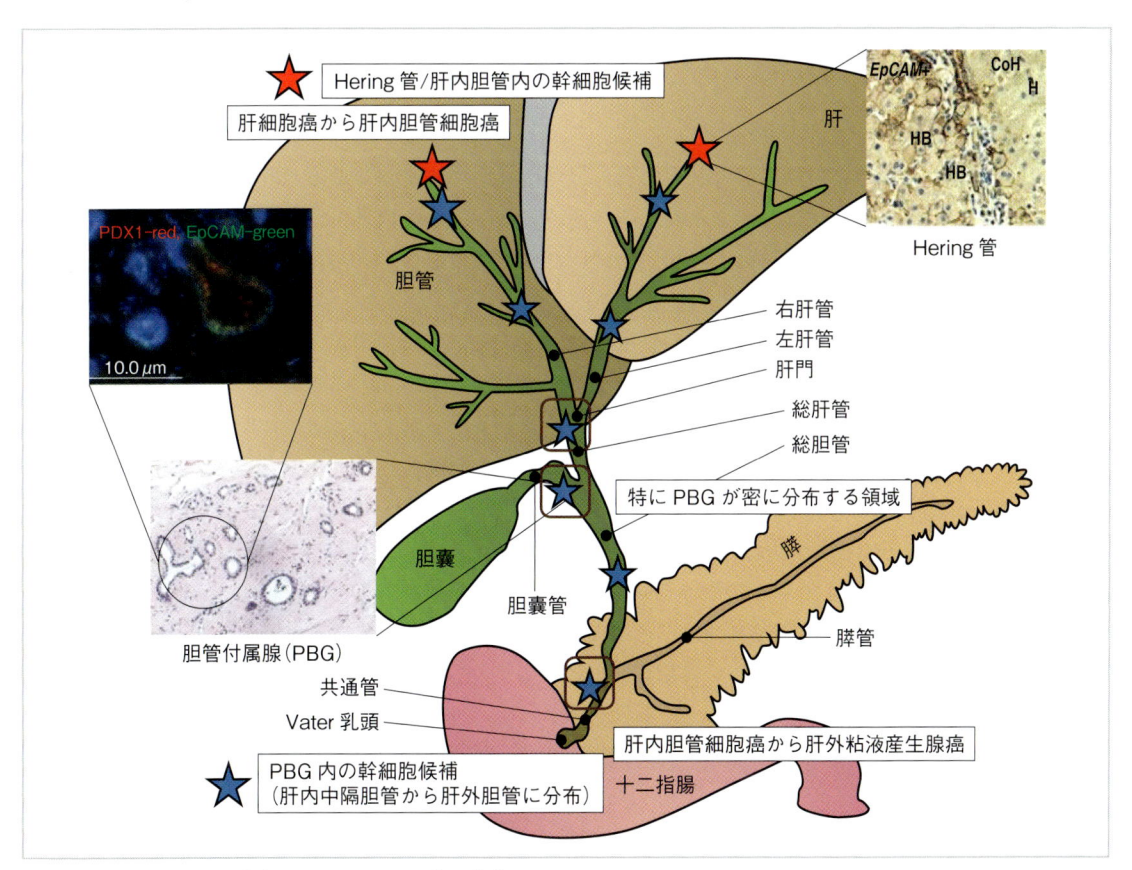

図2 胆道系の前駆細胞(progenitor cell)の分布
赤星印は末梢胆管(Hering管)に存在する肝芽細胞類似の前駆細胞.青星印は大型肝内胆管から肝外胆管の付属腺に存在する胆膵共通の前駆細胞を示す.PDX-1 : pancreas duodenal homobox gene 1, EpCAM : epitherial cell adhesion molecule.(文献5)より許可を得て転載

表1 肝内・肝外胆管の特徴

分類	定義	特徴	備考
肝外胆管	肝門板〜肝十二指腸間膜内	細長い胆管細胞 付属腺(+) 粘液産生(+)	progenitor cell(+)
大型肝内胆管	肉眼的サイズ 一次〜三次分枝	細長い胆管細胞 付属腺(+) 粘液産生(+) Glisson鞘内	progenitor cell(+)
小型肝内胆管	顕微鏡的サイズ 中隔胆管(>100μm) 小葉胆管(<100μm)	円形の胆管細胞 付属腺(−) 粘液産生(−) Glisson鞘内	
細胆管	肝内胆管と毛細胆管をつなぐ	付属腺(−) 粘液産生(−) Glisson鞘外：直接肝細胞と接する	progenitor cell(+) 別名 canal of Hering

　この発生の違いを把握していれば，各論の胆管内乳頭状腫瘍(intraductal papillary neoplasm of bile duct：IPNB)，肝の項目の細胆管癌(cholangiolocarcinoma)，肝内胆管癌(intrahepatic cholangiocarcinoma)，および胆管，膵のIgG4関連硬化性疾患などの関連についても理解しやすい．

b. 肝外胆管と肝内胆管の肉眼解剖

　肉眼解剖学的にも大きく肝外胆管と肝内胆管に分けて考慮する必要がある．肝外胆管はその最下部は膵内部として膵組織に囲まれ乳頭部へ連続するが，それ以外の大部分が肝十二指腸間膜内に位置し，粗な結合組織，脂肪組織，その中に埋没しているリンパ管，血管(動脈，門脈)と併存している．乳頭部は十二指腸下行脚内側壁内で総胆管，膵管が合流し，共通幹となって内腔へ開口する部で，通常，軽度膨隆する．正常では共通幹，総胆管最下部，膵管最下部の3者を囲むように括約筋(Oddi筋)が覆う(図3，BOX 1)．

　肝十二指腸間膜の最も頭側では，比較的厚く密な結合組織(plate system)内に胆管は他の脈管とともに存在し，その中で胆管は周囲結合組織と強固に癒着し，最も頭側(肝実質より)に位置する．plate systemは大きく5つの構成要素からなる(図4)．左右の胆管分岐部頭側にはいわゆるhilar plate(肝門板)があり，右側では胆嚢付着部であるcystic plate(胆嚢板)，それと右一次Glisson鞘へと向かうRouviere溝に連続し，左方ではumbilical portionを包含するumbilical plate(臍静脈板)，それから静脈管部へ連続するArantian plate(Arantius板)からなっている．これらは境界がなく，互いに，また肝内のGlisson鞘とも連続し，内部には動脈・門脈・胆管以外にも豊富なリンパ管，神経などが分布している．肝内では胆管と門脈はいわゆるtriadを形成して並行するが，plate system内では別個に走行するため変異が多い．

　肝内胆管は前述したように近位側の大きな胆管(一次〜三次分枝)，より末梢の中隔・小葉間胆管まではGlisson鞘の結合組織に囲まれるが，さらに末梢の細胆管になると直接，肝細胞に接する．

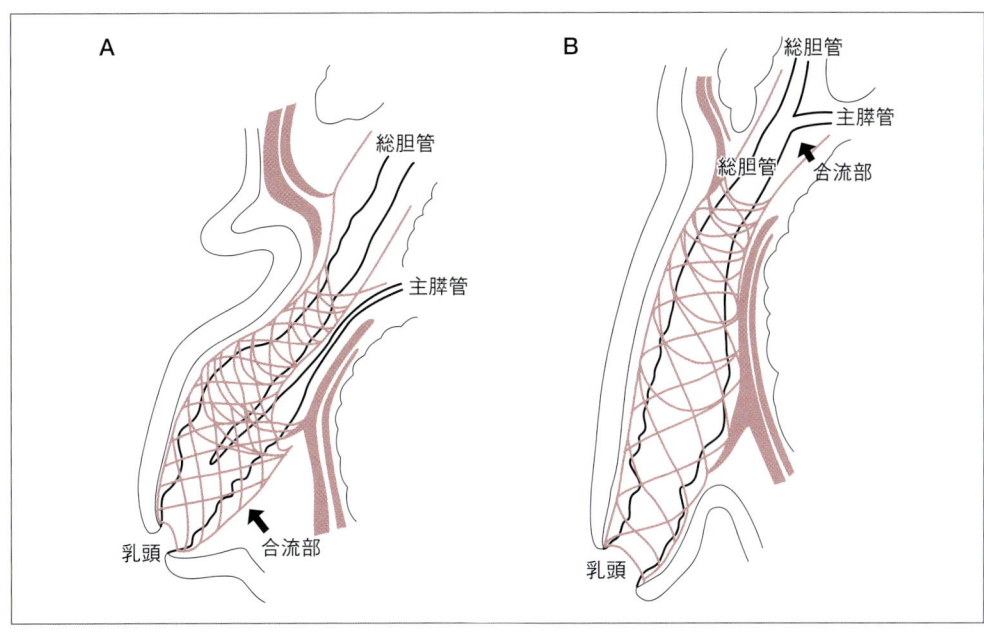

図3 乳頭部解剖：Oddi 括約筋
A：**正常例** 総胆管，主膵管は十二指腸壁内で合流し，括約筋は共通幹，総胆管，主膵管を覆う．
B：**合流異常例** 共通幹が長く，十二指腸壁外で総胆管と主膵管は合流する．括約筋は共通幹のみを覆うため，収縮時には総胆管-主膵管間で胆汁または膵液の移行が生じうる．（文献6）より許可を得て転載）

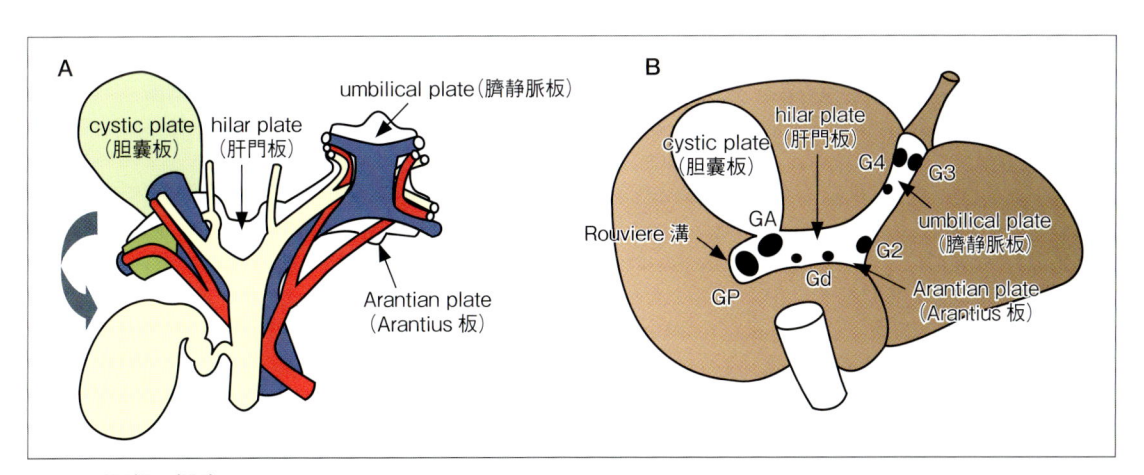

図4 肝門板の概略
A：胆嚢を cystic plate から外し下から観察した図，B：胆嚢・脈管を plate system から外し Glisson 鞘との連続を見た図　GP：後区域の Glisson 鞘，GA：前区域の Glisson 鞘，Gd：背側肝の Glisson 鞘，G2〜G4：おのおの S2〜S4 の Glisson 鞘．（文献7）より許可を得て転載）

BOX 1　膵管胆管高位合流

　膵管胆管高位合流は，現在は normal variant の範疇に分類されるが，臨床的には合流異常（各論参照）と正常例の中間的概念ともいえる．「合流部が6mm以上あり合流部に括約筋作用が及ぶもの」と定義され，合流異常と異なり括約筋弛緩時に膵液が胆管へ逆流しやすい．合流異常ほどではないが，胆汁アミラーゼ値は高値で，胆嚢粘膜の過形成や胆嚢癌の発生を通常より高率に認める．

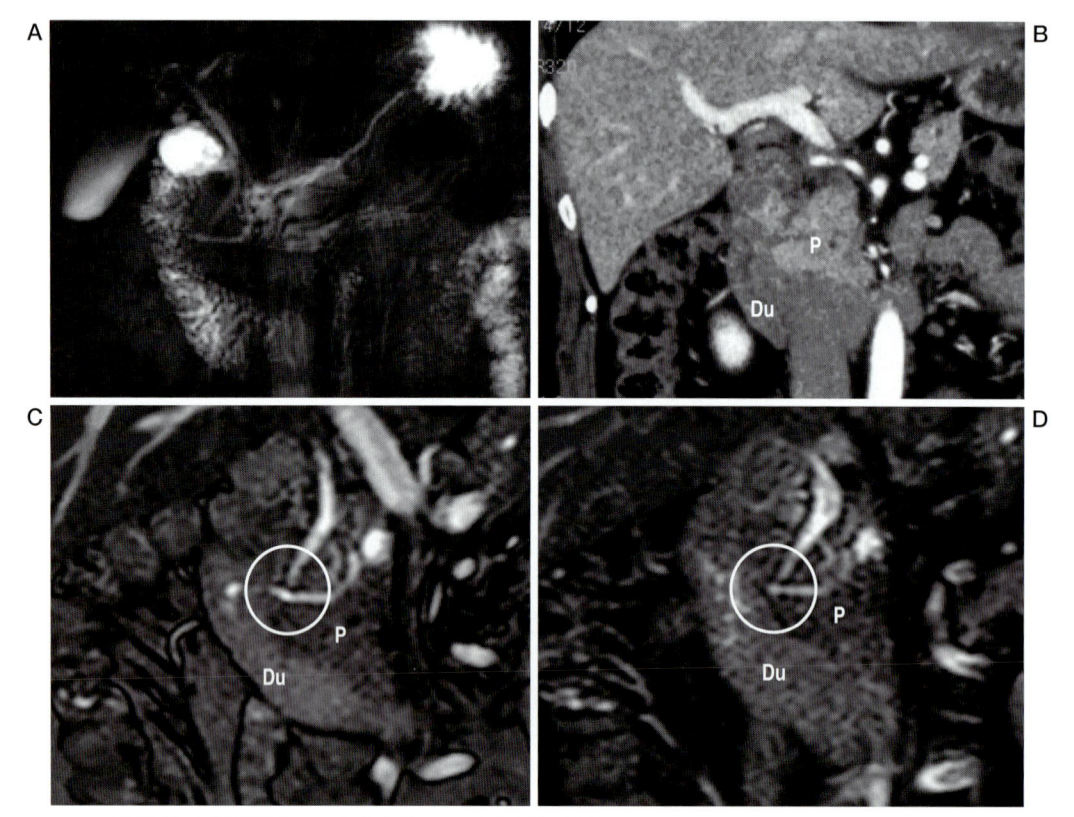

図5 乳頭部の画像解剖：50歳台女性　高位合流疑診例
A：MRCP，B：ダイナミックCT（門脈相）〔MPVR（multiplanar volume rendering）再構成像〕，C：small field of view法のひとつであるdsZOOM法を用いた乳頭部のバランスドシーケンス高分解画像，D：dsZOOM法による高分解能single shot T2強調像　MRCP像（A）では，膵管・胆管内腔，十二指腸内腔はよく描出されているが，周囲膵組織，十二指腸壁との位置関係は評価困難である．ダイナミックCT MPVR再構成像門脈相（B）では十二指腸（Du），膵組織（P）と膵管・胆管の位置関係はわかりやすいが，膵管・胆管内の液体のコントラストが不十分である．dsZOOM法を用いた乳頭部のバランスドシーケンス高分解画像（C）では，膵管・胆管と膵・十二指腸の関係が比較的わかりやすく，膵管・胆管が十二指腸壁外で合流している可能性が示唆される（円内）．同じくdsZOOM法による高分解能single shot T2強調像（D）では，Cと同様，膵管・胆管と膵・十二指腸の関係が比較的わかりやすい（円内）．

c. 胆道系の組織学的特徴

　一方，組織学的には胆道系は粘膜筋板の欠如をもって特徴づけられる．したがって胆道壁は粘膜層，固有筋層，漿膜下層，漿膜の4層で構成されることになる．粘膜筋板が欠如することは胆道癌が容易に壁外へ進展することの一因とされている．さらに，胆嚢においてはRokitansky-Aschoff洞（RAS）の存在も特徴的である．RASは内腔と連続する粘膜上皮の壁内（筋層，漿膜下層）への憩室様陥入と定義され，壁外へは突出しない．

　本稿では，肝内胆管は肝臓の項に譲り，胆嚢，肝門部を含む肝外胆管を対象として論じたい．

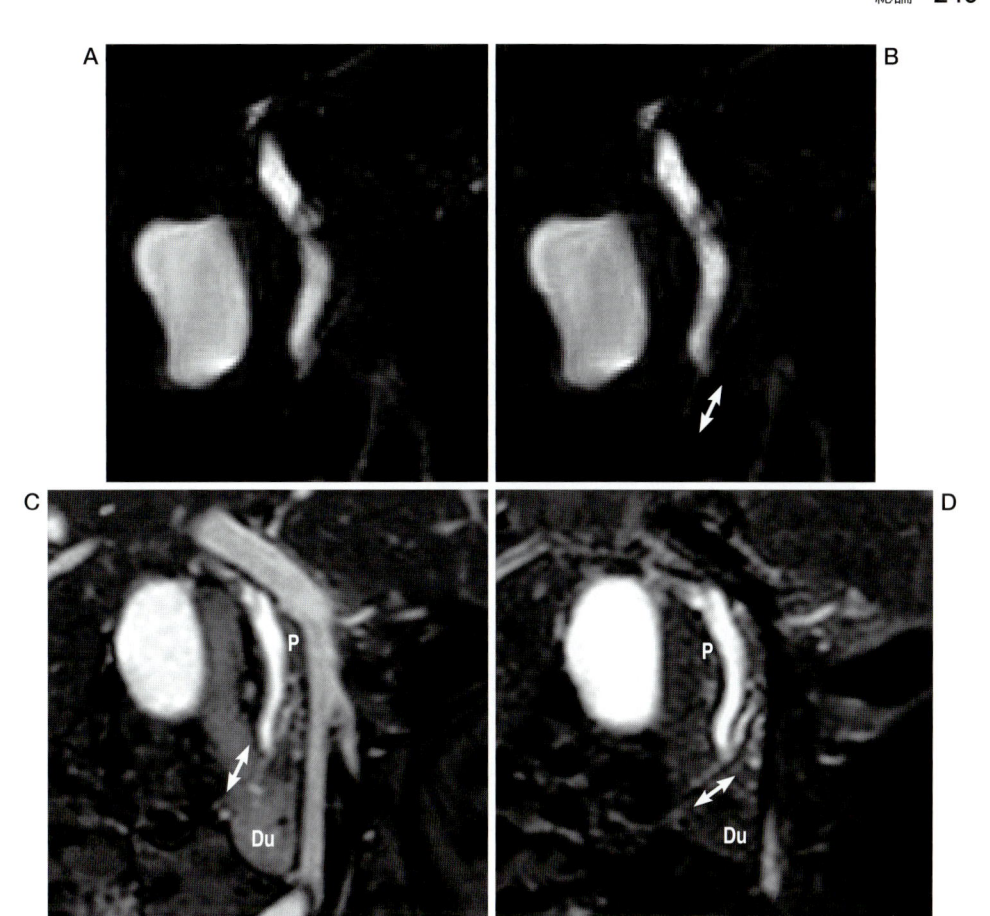

図6 乳頭部の画像解剖：50歳台女性　合流異常疑診例
A, B：3D MRCP 連続 2 スライス，C：dsZOOM 法を用いた乳頭部のバランスドシーケンス高分解画像，D：dsZOOM 法による高分解能 single shot T2 強調像　3D MRCP 連続 2 スライス(A, B)では共通幹らしい構造が淡く認識される(↔)が，周囲構造との相対的位置関係が不明瞭である．dsZOOM 法を用いた乳頭部のバランスドシーケンス高分解画像(C)では，膵管・胆管と膵(P)・十二指腸(Du)の関係がわかりやすく，膵管・胆管が十二指腸壁外で合流し，長い共通幹も明瞭である(↔)．dsZOOM 法による高分解能 single shot T2 強調像(D)では C と同様，共通幹(↔)と膵・十二指腸の関係が比較的わかりやすい．

2. 画像解剖

a. 領域別画像解剖

1）乳頭部領域

　最近の薄層(1〜2 mm)の多列検出器型 CT (multidetector-row CT：MDCT，マルチスライス CT)の多断面再構成(multiplanar reconstruction：MPR)像により，乳頭部から肝外胆管領域の評価は格段に進歩した．MRI では MR 胆管膵管撮影(MR cholangiopancreatography：MRCP)によって管腔内の情報は高分解能で得られるものの，壁，およびその周辺組織を高分解能で撮像することは MDCT の MPR 像に劣るといわざるをえない．それでも最近，MRI においては small field of view 撮像の技術が導入され，この領域での応用が期待される(図 5, 6, BOX 2)．

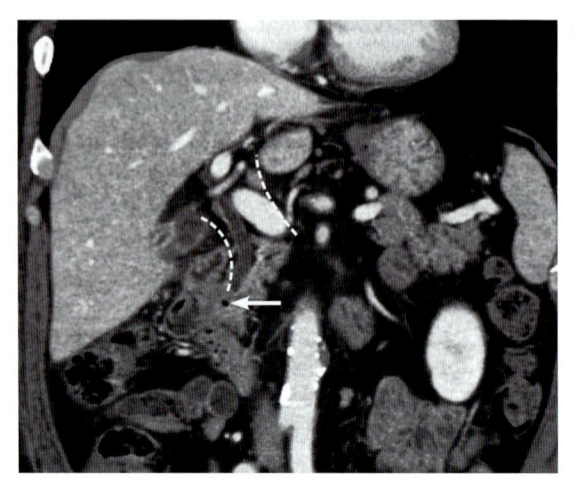

図7 肝十二指腸間膜領域（肝外胆管）
ダイナミックCT斜冠状断像（門脈相）　肝十二指腸間膜（破線）と乳頭部が描出されている．矢印（→）は傍乳頭憩室内の air を示す．

2）肝十二指腸間膜領域（肝外胆管）

脂肪組織が豊富であり，各種脈管が明瞭に描出される．門脈，総胆管，総肝動脈がメルクマールになる．肝および胆管系のリンパ流のほとんどはこの領域を通るため，種々の病態でこの部位のリンパ節腫大，リンパうっ滞などの所見が現れる．肝臓，胆道，胃十二指腸に関与する自律神経も存在する（図7）．

3）肝門板領域

前述したように強固な結合組織からなり，脈管，神経が豊富に存在する（図8）．

b．胆嚢・胆管解剖

我々，放射線科医が知るべき胆管の variation として，生体肝移植ドナーの術前検査や腹腔鏡下胆嚢摘出術前に重要となる事項を図9〜11に記す．MRCP や DIC-CT（後出の撮影法を参照）による検査が主体であるが，これらを読影する際には3大分枝，すなわち左肝内胆

BOX 2　small field of view 撮像

最近のMR撮像法のトピックのひとつとして small filed of view（FOV）を用いた高分解能撮像法があげられる．各メーカーそれぞれの技術によって展開しているが，大きくは局所励起（Siemens 社 ZOOMit，GE 社 Focus）とそうでないものに分類される．我々は後者に当たる Philips 社の dsZOOM（ds は digital stream の略）技術を，最近，胆道プロトコールに適応している（図5C, D，図6C, D，図26参照）．

dsZOOM 法とは，単に FOV を小さくし折り返しを防ぐために oversampling をする，という原理的には従来の手法であるが，そこに改良された parallel imaging technique である dsSENSE を用いることで，撮像時間の延長なく高分解能画像が得られるという技術である（図26）．この技術には新しい SENSE の展開アルゴリズムが用いられており，一定以上のソフトウェアのスペックが要求される．dsZOOM 法はすべてのシーケンスに応用できるので汎用性が高く，我々は副腎領域，膵領域にも応用している．dsZOOM の撮像パラメータを表6（p. 269）に示す．

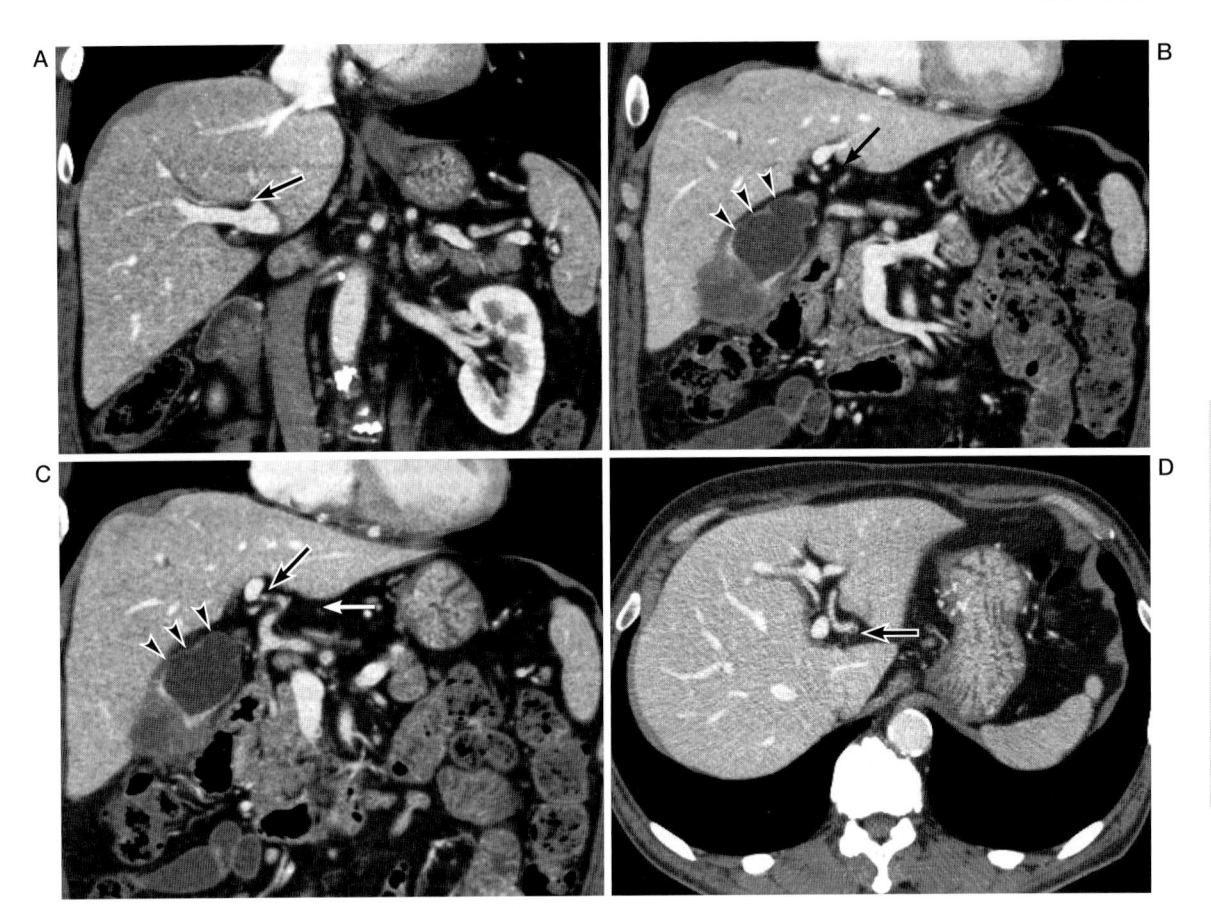

図8 肝門板を含む plate system の画像解剖
ダイナミック斜冠状断像(門脈相) A：Rouviere 溝(黒矢印)，B：cystic plate(►)，hilar palte(黒矢印)，C：cystic plate(►)，hilar palte(黒矢印)，umbilical plate(白矢印)，D：umbilical～Arantian plate(黒矢印)

管，右前区域枝，右後区域枝，および胆嚢管の分岐に留意する．特に後区域枝がどこから出るか，胆嚢管がどこから出るかは最低限記載することが望まれる(後出の C. 動脈解剖 "critical view" を参照)．

また，まれではあるが胆嚢が肝円索の左に位置する右側肝円索(または左側胆嚢)は，肝左葉切除術(生体肝移植のドナーなど)において知っておくべき，重要な解剖変異である(図12)．これは門脈の走行異常と定義されることが多く，胎生期の両側臍静脈のうち通常，右側が退縮し，左側が残って通常の部位の臍部に肝円索が形成されるが，逆に左側が退縮し右側臍静脈が残った場合に右臍部に肝円索が形成され，胆嚢はその左側または直下に位置するようになると説明される．この変異では肝左葉内側区(S4)の低形成を伴いやすいので，この S4 低形成自体が右側肝円索の直接の原因であるという説もある．胆嚢と門脈，肝円索の位置異常はあるが，肝動脈，胆管の走行はこれらに相関しない．

通常の検査では見ることは少ないが，DIC-CT にて胆嚢床のごく表面近くに胆管が描出されることがある．いわゆる subvesical duct であり(図13)，約4%にみられるとされる(BOX 3，各論参照)．cystic plate の結合組織から胆嚢壁筋層外層に及ぶ場合もあり，DIC-CT の読影の際には留意したい．これが大きな場合は，胆嚢摘出後に術野に biloma が形成されるため凝固止血をしっかり行う，またはドレーンを置くなどの処置が必要になる．

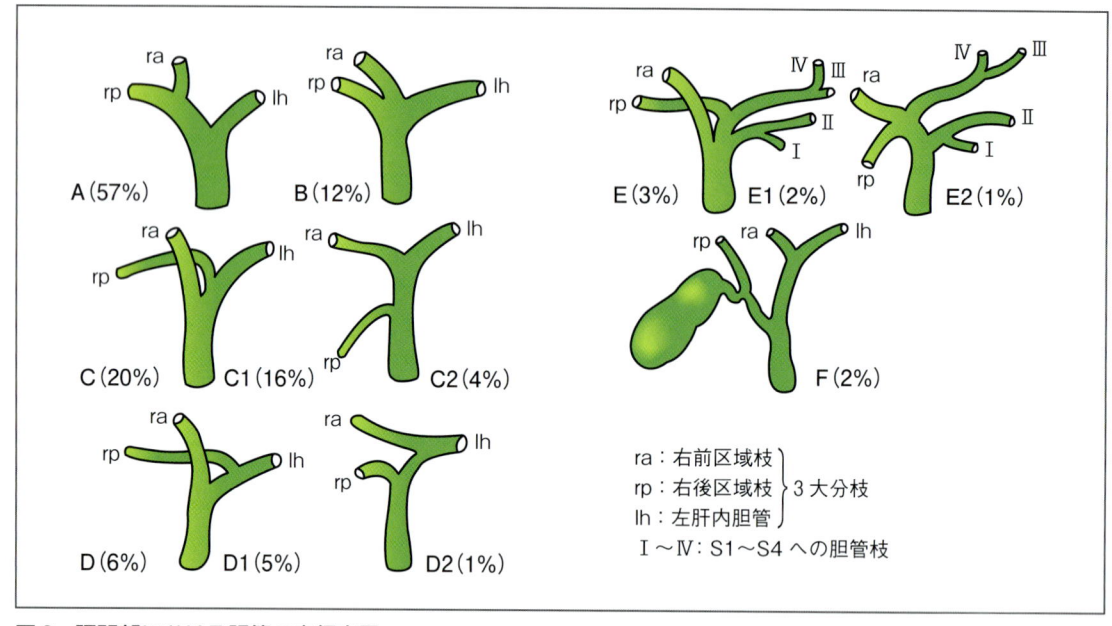

図9　肝門部における胆管の走行変異
A：正常，B：3分岐，C1：前区域枝(ra)が総肝管へ合流，C2：後区域枝(rp)が総肝管へ合流，D1：後区域枝が左枝(lh)へ合流，D2：前区域枝が左枝へ合流，E：総肝管の欠如，F：胆嚢管が後区域枝へ合流し，右肝管の欠如　（文献10)より許可を得て転載）

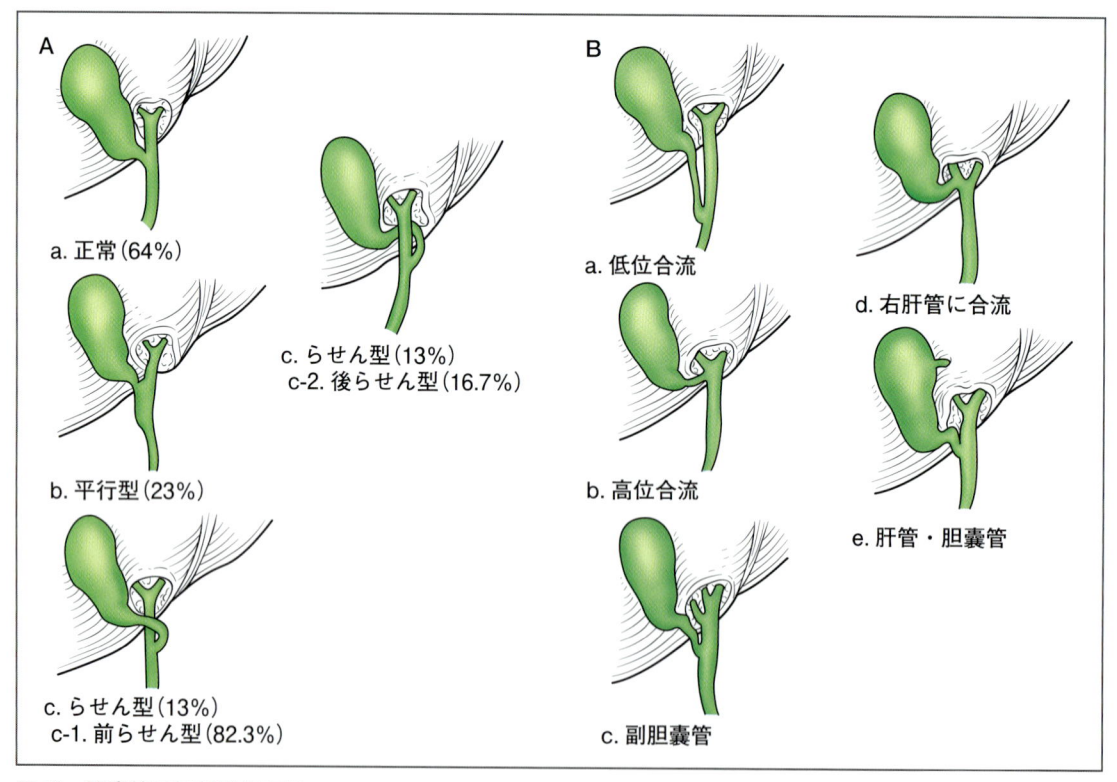

図10　胆嚢管の解剖学的変異
A：走行パターンによる分類，B：合流形式による分類　（文献9)より許可を得て転載）

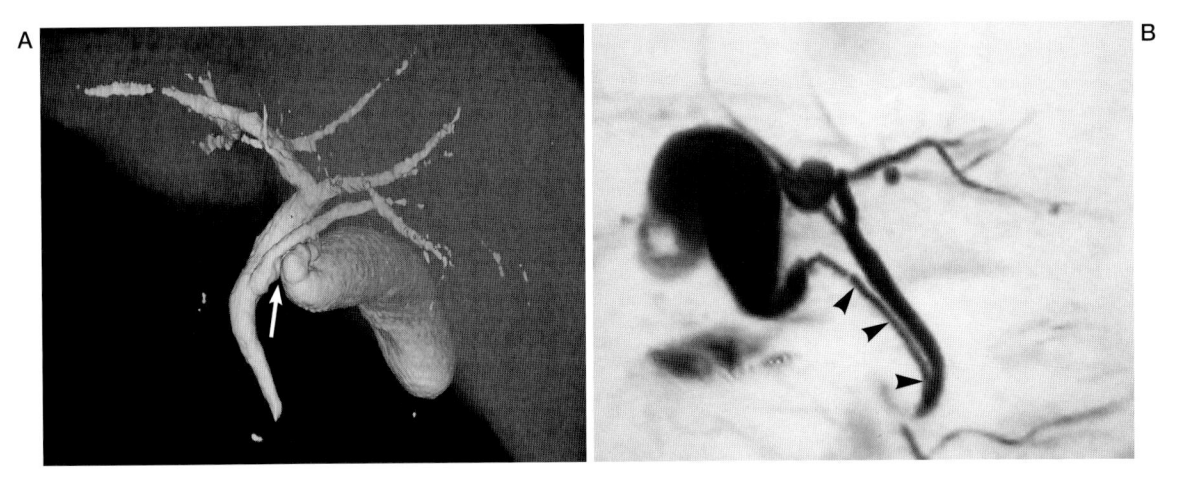

図11 胆嚢管合流変異例
A：40歳台女性　DIC-CT〔背面から見たvolume rendering (VR)像〕，B：70歳台男性　MRCP（白黒逆転）
DIC-CTの背面から見たVR像(A)では，胆嚢管が総胆管から分岐する後区域枝へ合流している(→)．図9Fに相当．MRCP(B)は，胆嚢管低位合流(▶)で，図10Bのaに相当する．

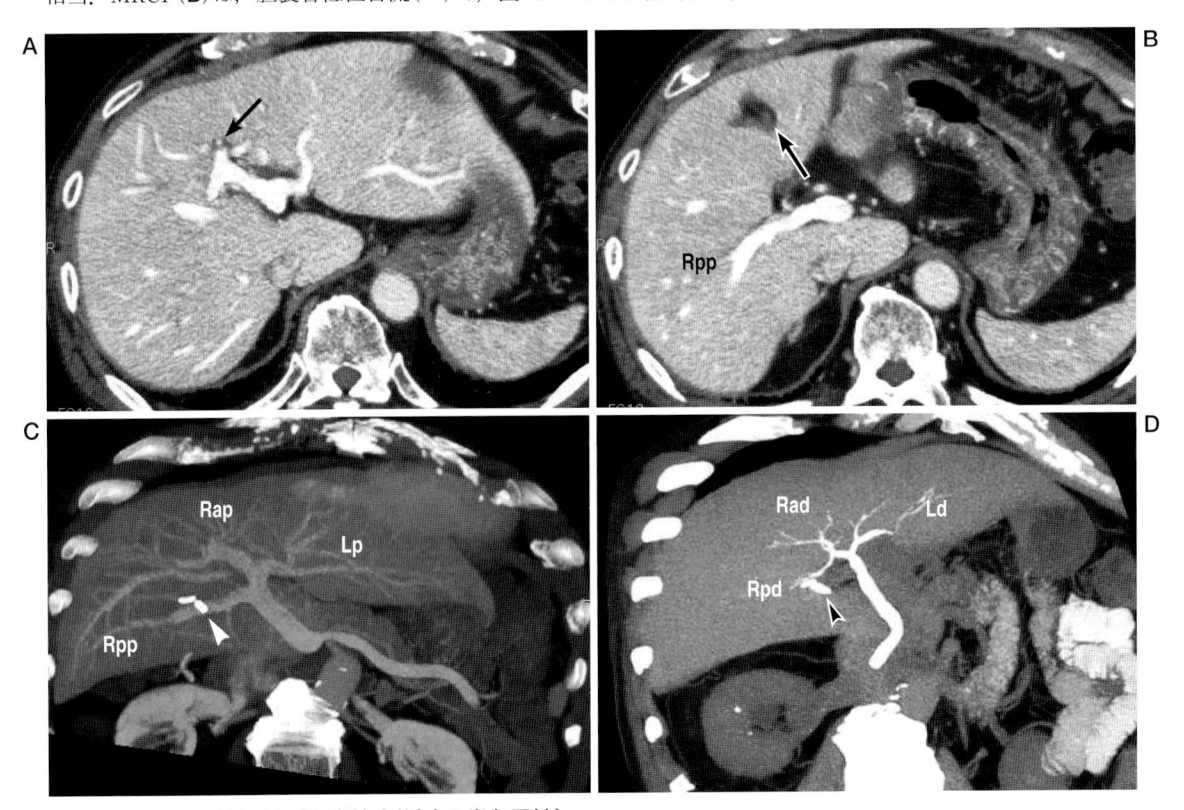

図12　右側肝円索疑診例（胆嚢摘出後）(70歳台男性)
残念ながら当施設に来院した際には既に胆嚢は摘出後であったため，胆嚢と肝円索の位置関係は不明であるが，門脈，肝円索の走行から右側肝円索を疑っている．A, B：ダイナミックCT（門脈相），C：ダイナミックCT（門脈相，下斜めから見上げたMPVR像），D：DIC-CT　ダイナミックCT門脈相(A)では，右門脈臍部を認める(→)．門脈相(B)では，肝円索が右側に変異している(→)．Rpp：右門脈後枝．門脈相を下斜めから見上げたMPVR像(C)では，右門脈後枝(Rpp)は門脈本幹から先に分枝し，右門脈臍部から前区域枝(Rap)と左枝(Lp)が分岐する．矢頭(▶)は胆摘後のclip．DIC-CT(D)を下斜めから見上げたMPVR像(C)と比較すると，肝内胆管走行はほぼ正常で門脈とは異なることがわかる．Rad：右胆管前区域枝，Rpd：右胆管後区域枝，Ld：左胆管．

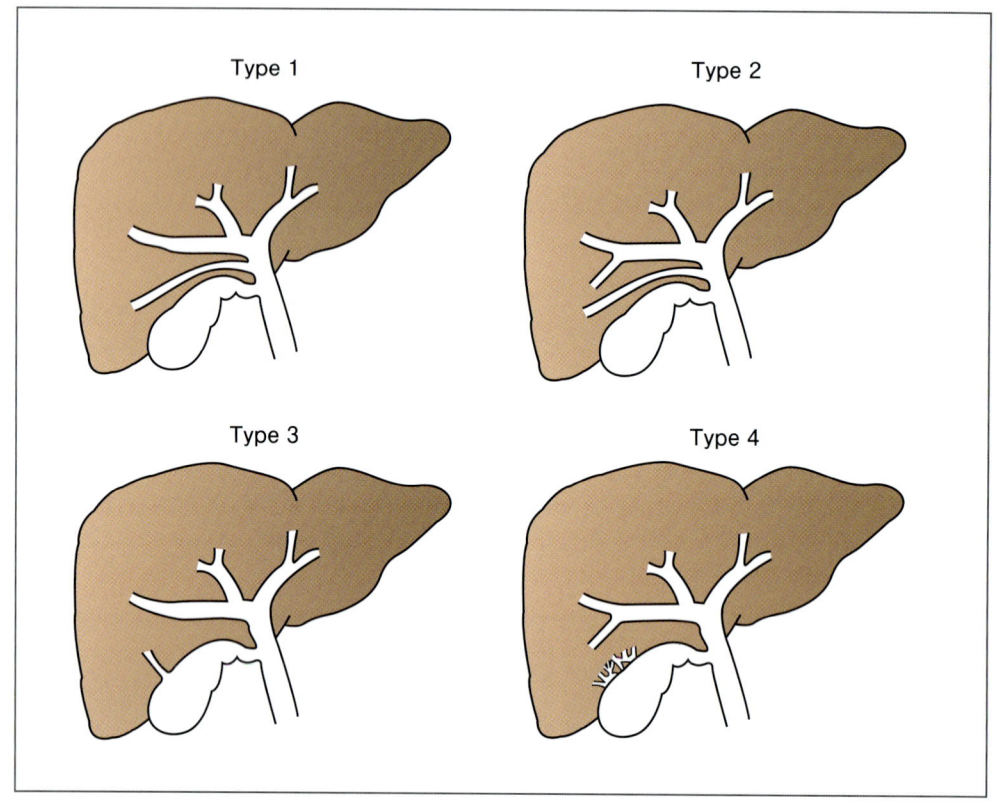

図13 subvesical duct の亜分類
Type 1：superficial variation of segmental or sectorial bile duct, Type 2：superficial or inter-communicating accessory bile duct, Type 3：hepaticocholecystic ducts, Type 4：aberrant subvesical bile duct. BOX 3 を参照. （文献15）より許可を得て転載）

BOX 3　subvesical bile duct

　以前，はっきりした定義のないまま"duct of Lushka"という名称と混同して用いられ，混乱をきたしたため，現在では胆囊床表層を通る胆管すべてを包含した本呼称と以下の4つの亜型の名称を用いることが推奨されている（図13）．
1) 総肝管から直接分岐した右後区域枝（Type 1），
2) 後区域または前区域枝の副胆管（Type 2），
3) hepaticocholecystic duct（前または後区域枝の一部または全部が胆囊へ直接連続するもの）（Type 3），
4) aberrant subvesical duct（胆囊床に存在し，肝内胆管と連続するが cystic plate の結合組織内で盲端に終わるもの）（Type 4）．
1），2）がほとんどで，3），4）はまれ（頻度は不明）である．

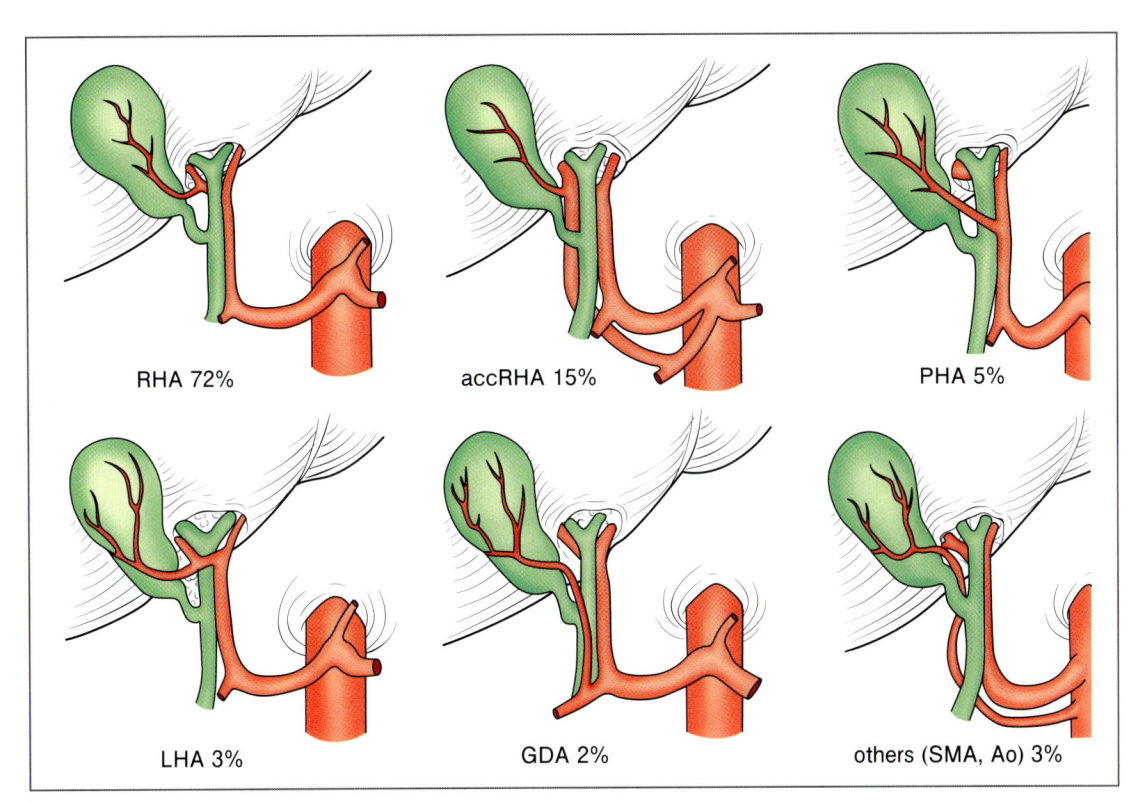

図14　胆嚢動脈の分岐変異
RHA：右肝動脈，accRHA：副右肝動脈，PHA：固有肝動脈，LHA：左肝動脈，GDA：胃十二指腸動脈，SMA：上腸間膜動脈，Ao：腹部大動脈．（文献9）より許可を得て転載）

c. 動脈解剖

　図14に胆嚢動脈の分岐のvariationとその頻度を示す．胆嚢動脈はほとんどが1本（75％）で，Calotの三角（胆嚢管，総肝管，肝下面で区分される領域）を走行し，通常，腹腔側の前枝（または浅枝）と肝床側の後枝（深枝）に分かれる．腹腔鏡下胆嚢摘出術に際し，外科医が結合組織を剥離・離断し，Calotの三角部で胆嚢に合流する胆嚢管と胆嚢動脈を背側・腹側から透見・確認する，いわゆる"critical view"を確保するためにも，この動脈解剖の情報は必須である．胆嚢動脈が2本あるものは25％，3本は極めてまれとされる（図15）．我々が以前，選択的胆嚢動脈造影にて確認した28例のデータを表2に示す．

　肝外胆管は肝門部の肝動脈からの細枝，胃十二指腸動脈からの枝などネットワークからの栄養を受け，意外にも平行して走行する固有肝動脈からの分枝はまれである．これは後述するリンパ路と同様，肝外胆管の動脈性の栄養も胎生期右肝動脈により関係が深いからかもしれない（図16，17）．これらは肝細胞癌に対する繰り返す肝動脈化学塞栓療法（transcatheter arterial chemoembolization：TACE）後に肝内動脈枝が廃絶した際に，側副路として拡張し顕在化してくる場合がある（図18）．

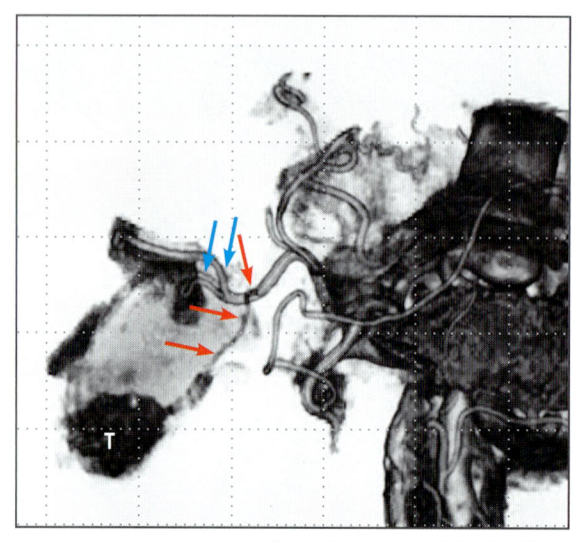

図15 CT angiography（CTA）による胆嚢動脈の描出
2本の胆嚢動脈が明瞭に描出されている．浅枝（前枝）は右肝動脈から（赤矢印），深枝（後枝，青矢印）は右肝動脈前枝から分岐している．Tは胆嚢底部の胆嚢癌を示す．

表2 胆嚢動脈の分岐パターン（28例の検討）

本数	分岐動脈	症例数
1	RHA	16
	RHA ant branch	2
	rep RHA	1
	MHA	1
	LHA	1
2	RHA，RHA	2
	RHA，LHA	1
	rep RHA，rep RHA	2
	rep RHA，LHA	1
3	RHA，RHA，RHA	1

RHA：右肝動脈，RHA ant branch：右肝動脈前枝，rep RHA：右肝動脈後枝，MHA：中肝動脈，LHA：左肝動脈．（文献17）から改変）

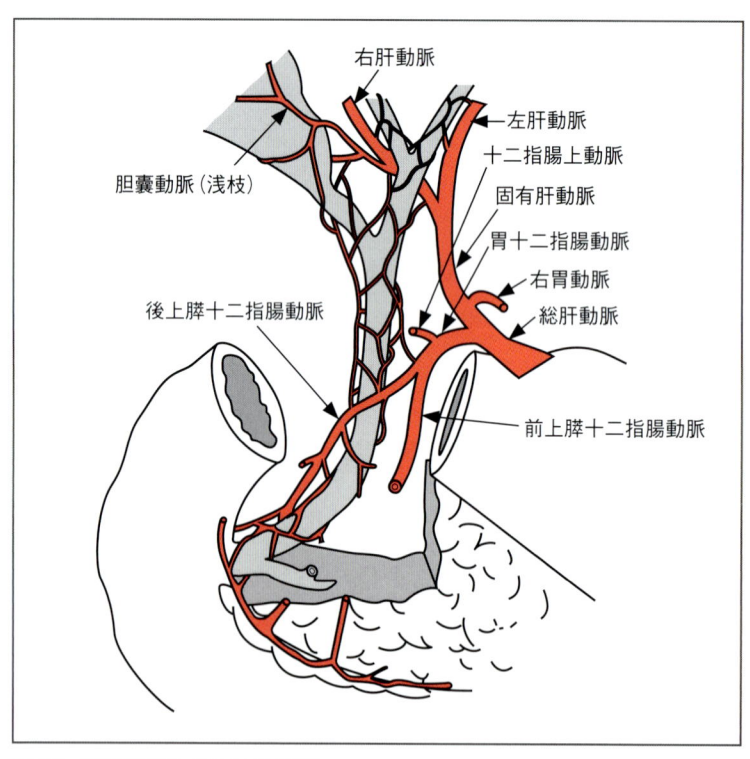

図16 肝外胆管へ分布する動脈
肝外胆管へは胃十二指腸動脈や左右の肝動脈からの枝が分布し，ネットワーク状に吻合している．総胆管と併走する固有肝動脈からの分枝は少ない．（Parke WW, Michels NA, Ghosh GM : Blood supply of the common bile duct. Surg Gynecol Obstet 1963 ; 117 ; 47-55. より許可を得て転載）

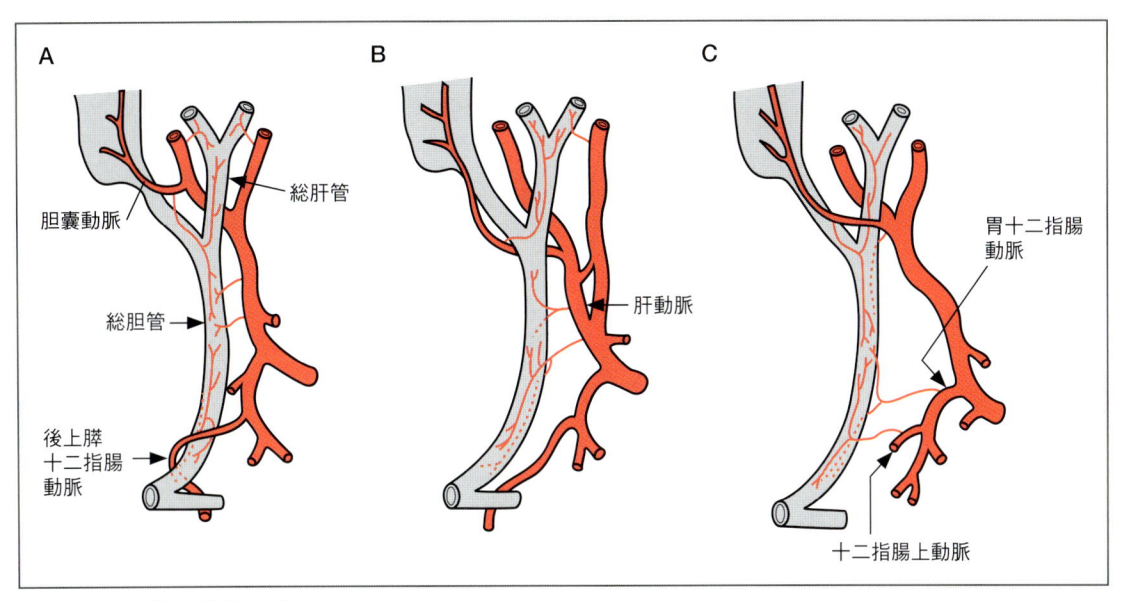

図17 肝外胆管の動脈のパターン
A：総肝管と総胆管上部には胆嚢動脈の分枝が，総胆管下部は後上膵十二指腸動脈の分枝が分布する．B：総胆管のほとんどに肝動脈からの分枝が分布する．C：総肝管と総胆管上部には胆嚢動脈の分枝が，総胆管下部は胃十二指腸動脈や十二指腸上動脈の分枝が分布する．(Shapiro AL, Robillard GL : The arterial blood supply of the common and hepatic bile ducts with reference to the problems of common duct injury and repair on a series of 23 dissections. Surgery 1948 ; 23 : 1-11. より一部改変)

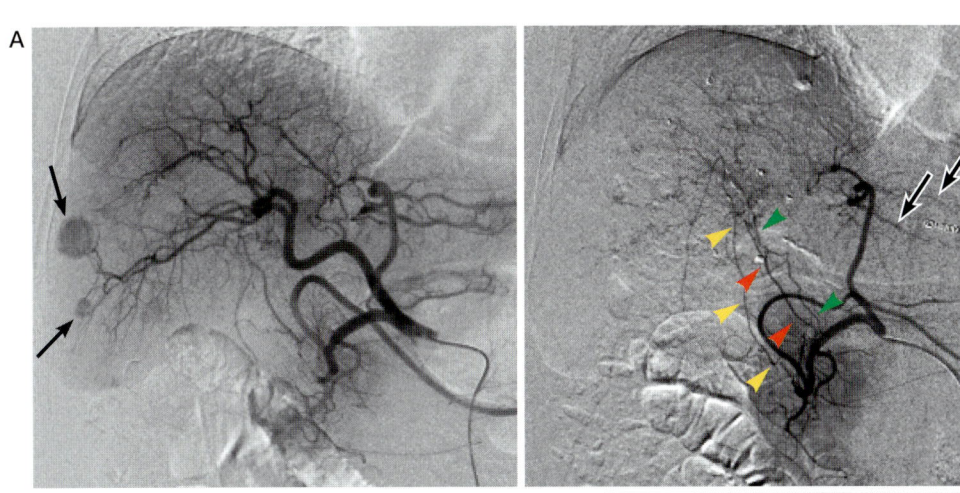

図18 繰り返す肝動脈化学塞栓術(TACE)により肝内動脈が廃絶し，肝外胆管動脈が寄生栄養動脈として顕在化してきた肝細胞癌症例
A：初回 TACE 時の総肝動脈造影，B：5回の TACE 後の総肝動脈造影(A から3年後)，C：B の位置からの CTHA(CT during hepatic arteriography)　初回 TACE 時の総肝動脈造影(A)では，右肝動脈末梢に肝細胞癌がみられる(→)．3年後の5回の TACE 後の総肝動脈造影(B)では，右肝動脈は完全に途絶，左肝動脈も狭小化を認める(→)．胃十二指腸動脈，前後膵十二指腸動脈からの胆管動脈が拡張し，肝を栄養している(赤，オレンジ，緑の矢頭)．B の位置からの CTHA(C)では，総胆管周囲に動脈が走行し，壁の濃染がみられる(→)．

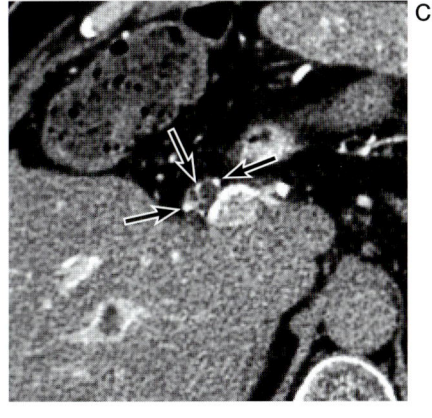

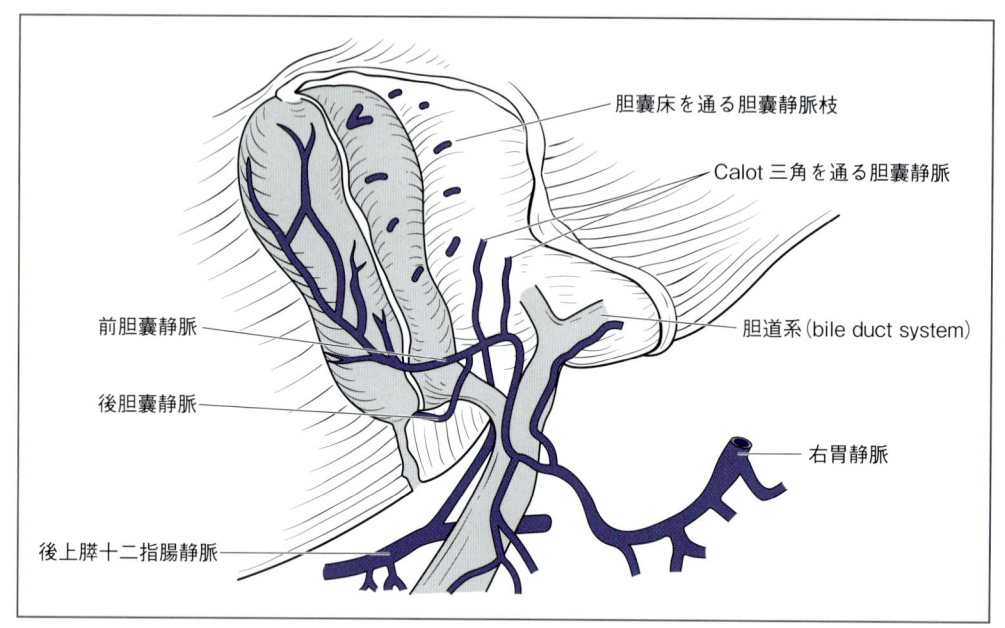

図19 胆嚢静脈の概略図
(文献10)より改変

d. 静脈解剖

　胆道系の静脈は動脈に比較し文献上の記載が少なく，また走行距離が短いこともあり，画像上独立したものとして認識しずらく，放射線科医にとってなじみの薄いものといわざるをえない．動脈と併走しないことも，認識されにくいひとつの要因であろう．

　まず胆嚢静脈は大きく2つに大別される(図19)．胆嚢床(cystic plate)を介して直接肝実質(主としてS4，S5)に還流する複数の穿通枝と，肝門部Calotの三角を通過する肝門枝である．前者は肝実質内で門脈末梢枝と吻合し，門脈を介して肝実質を還流後，肝静脈へ流出する．後者は肝門部の種々のレベルで胆管周囲静脈叢あるいは近位門脈に流入する．以前，我々が胆嚢動脈に選択的にマイクロカテーテルを挿入して胆嚢静脈を描出し，かつそれをCTで評価した際のデータでは，胆嚢静脈はS4，S5(それぞれ約90％)のほか，S6，S8，S1(それぞれ約20％)，S3(4％)とまれではあるが，胆嚢床以外にも還流することが判明した(図20)．特に胆嚢床が癌浸潤や炎症の波及などにより影響を受けた場合，正常な静脈還流が阻害され，S4，S5以外への還流が有意に多くなる．

　胆嚢静脈は胆嚢から肝への病変の進展経路として重要な役割をもつ．胆嚢癌の早期の肝転移の経路として働くのみならず，胆嚢炎が肝内に非連続性に膿瘍をつくる際の経路としても働くと考えられている．また，肝硬変・門脈圧亢進症においては逆方向，すなわち肝から胆嚢へ向かっての病変の進展，たとえば肝癌が胆嚢転移する際の経路としても，その重要性が示唆されている．

　肝外胆管の静脈および胆嚢静脈は肝門板から肝十二指腸内で複雑に吻合しネットワークを形成，基本的には種々のレベルで門脈本幹に合流する．これらは周囲の胃や膵頭十二指腸領域からの静脈枝とも密接に吻合し，いわゆるpancreatico-pyloro-duodenal venous plexusとよばれる．門脈本幹が閉塞した際にこの静脈叢が側副路として拡張すると，古典的に

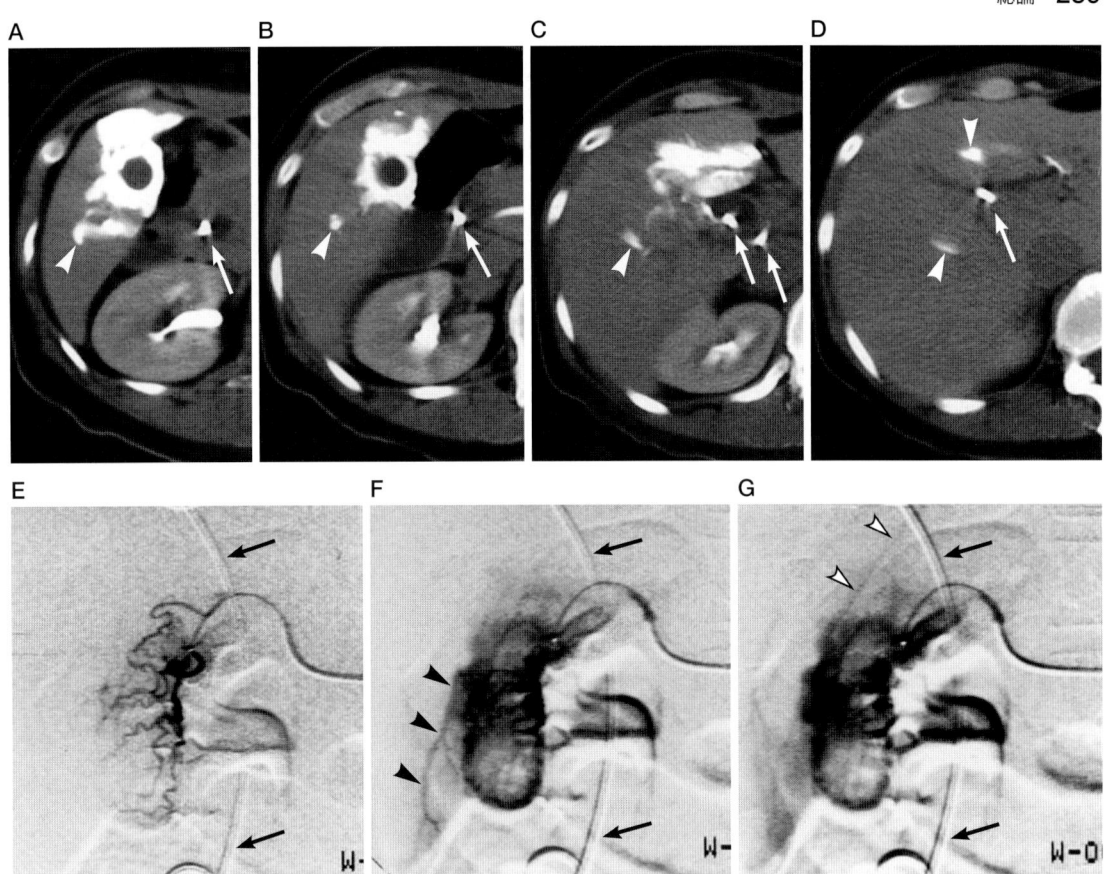

図20　選択的胆嚢動脈造影による胆嚢静脈の描出
肝外胆管癌に対してステントが挿入されている(→). A〜D：胆嚢動脈造影下CT(静脈相)の足側からのスライス, E〜G：胆嚢動脈造影　胆嚢動脈造影下CT静脈相(A〜D)において, 経門脈的に肝実質を濃染した胆嚢静脈血は右・中肝静脈(白矢頭)へと還流している. 胆嚢動脈造影早期(E)では, 胆嚢動脈およびわずかに胆嚢壁濃染がみられる. 後期動脈相から静脈早期相(F)では胆嚢静脈還流は早く, 動脈後期相から肝実質内の門脈枝(P6分枝, 黒矢頭)が描出されている. Gでは門脈枝に次いで肝実質が濃染され, 右肝静脈へ還流している(白矢頭)

cavernomatous transformationとよばれる状態になる.

　まれに解剖の変異として, この静脈叢の分枝が直接, 肝門部近傍の肝実質に還流する場合があり, 画像診断上, 肝の偽病変の原因となる. これは通常の肝動脈, 門脈に次ぐ流入血流として, いわゆる"third flow"とよばれるもののひとつである(I.肝の「血流異常：third flow」, p.86参照). この静脈叢の内側に沿っては右胃静脈が走行・合流し, これが還流異常を起こすと変異右胃静脈とよばれ, 6〜24%の頻度でみられる. 静脈叢の中央背側足側からは膵頭十二指腸領域からの静脈が走行・合流し, これが還流異常を起こすと変異膵頭十二指腸静脈となる(頻度不明, 症例報告レベル, 図21). この静脈叢の外, 頭側には胆嚢静脈の肝門枝が合流する. これが還流異常を起こすと変異胆嚢静脈となる(頻度不明, 1例のみ報告). いずれの変異静脈も典型的にはS4背側, またはその周囲のS1などに直接還流するため, 同部の肝実質に限局性脂肪化や脂肪肝のsparingを生じることで偽病変を形成する. 詳細はI.肝の「肝の偽病変」(p.210)を参照されたい.

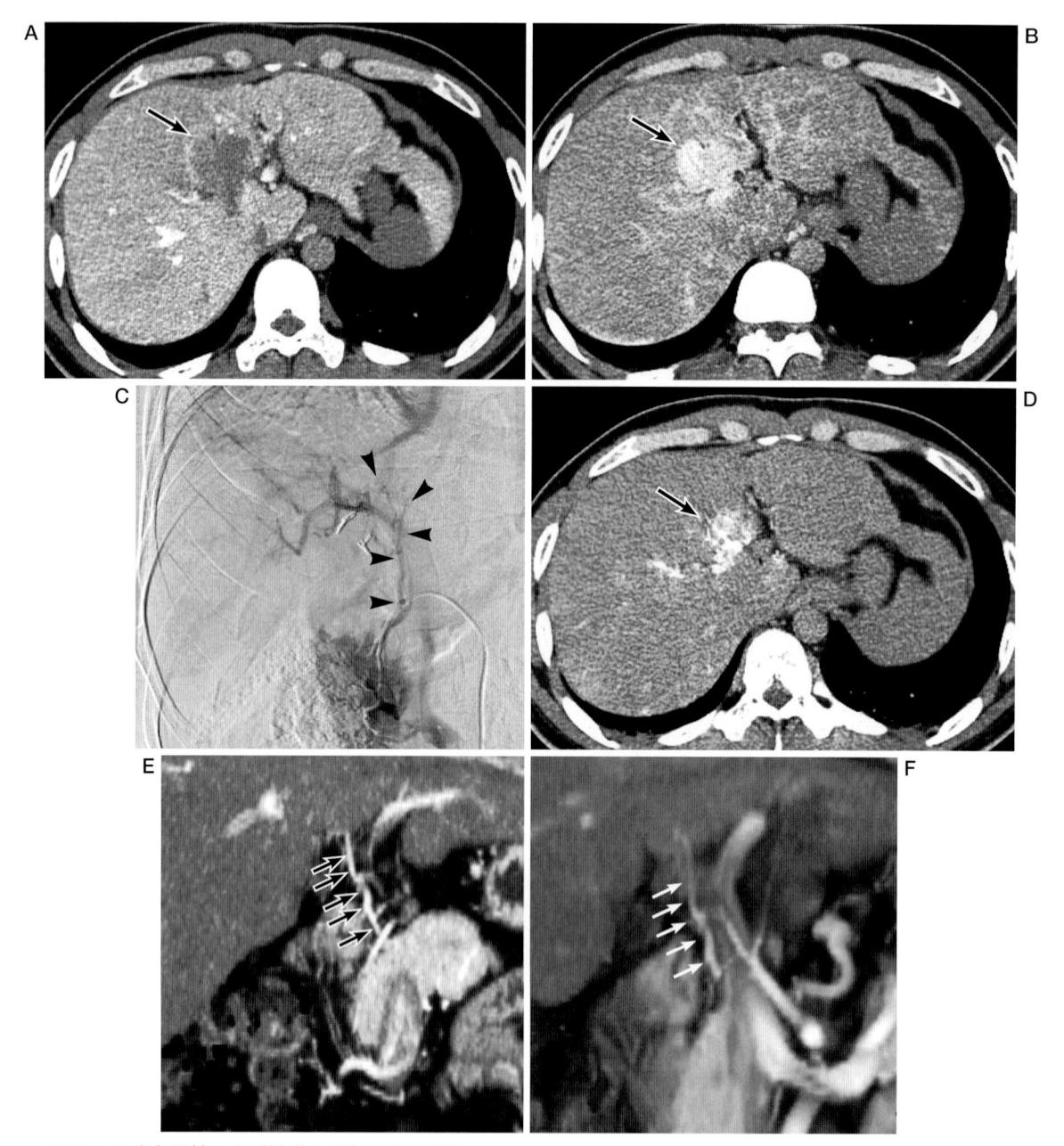

図21　30歳台男性　異所性膵十二指腸静脈還流
A：CTAP (CT arterial portography), B：CTHA (第2相, 総肝動脈からのCTHA), C：選択的胃十二指腸動脈造影 (静脈相), D：選択的胃十二指腸動脈造影下CT, E：ダイナミックCT (動脈優位相, CPR像), F：ダイナミックCT (動脈優位相, MPVR像)　CTAP (A) では, 肝S4に3cm大の門脈還流欠損領域が認められる (→). 総肝動脈からのCTHA第2相 (B) では, Aでみられた欠損部は濃染している (→). ちなみに同部はCTHA第1相では濃染していない (非呈示). 選択的胃十二指腸動脈造影静脈相 (C) では, 淡く描出される門脈本幹, 右枝とは別に門脈本幹に沿って上行する細い血管がみられ, 肝門部S4に直接還流している (▶). 選択的胃十二指腸動脈造影下CT (D) で, Aでみられた欠損部にほぼ一致して静脈還流がみられる (→). ダイナミックCT動脈優位相 (CPR像, E) では, Dでみられた血管が良好にS4へ流入しているのがわかる (→). 動脈優位相 (MPVR像, F) でも, Dでみられた血管が良好にS4へ流入している (→). (文献24) より許可を得て転載)

e. リンパ管解剖

肝内胆管のリンパ流の大部分は，おもに Glisson 鞘内のリンパ管に還流し，最終的には近位肝内胆管，肝外胆管のリンパ流とともに肝門部，肝十二指腸間膜を通って最終的には腎静脈レベルの interaortico-caval node へと還流するが，そのルートは3つに大別される（図22）．

第一は胆嚢-後膵経路であり，総胆管腹側前面から右後方に回旋していくルートと，総胆管背面をそのまま下降する2つのルートからなる．この両者は膵頭部後面に位置する膵頭後部主幹リンパ節（retropancreatic node，「取扱い規約」では#13）に合流する．第二は胆嚢-腹腔経路であり，これは肝十二指腸間膜左側を総肝動脈に沿って下降するルートである．第三は胆嚢-上腸間膜経路であり，門脈前面を膵十二指腸アーケードに沿って下降し，上腸間膜動脈根部へ至るルートである．

このなかでは，第一の胆嚢-後膵経路が最も主要な経路であり，第二，第三の経路は副次的と考えられている．郭清の際にも最も重要なのはこの胆嚢-後膵経路である．最近このルートに関して興味深い報告がなされた．通常，リンパ路は伴走する血管（動脈）と同様な走行をするが，ことこの胆管系の主要ルートである後膵経路には該当する血管がない．これはもともと，このリンパ路が，胎生期にのみ存在する胎生期右肝動脈に一致して分布するが，この動脈は通常，胎生期中肝動脈に癒合して消滅し，固有肝動脈を形成するため，リンパ路のみが取り残されるからである，と説明する考え方である．実際，このことは，胎生期右肝動脈の遺残変異である右副肝動脈が存在する症例では，高率に胆嚢-後膵経路のリンパ節の分布は右副肝動脈の走行に一致することからも支持される．また，胆管系のリンパ流が膵頭背面から上腸間膜根部へ連続することも，この説を支持する．前述したように肝外胆管の栄養動脈は併走する固有肝動脈から分岐することはまれで，胃十二指腸動脈や肝内の肝動脈枝から分岐することが多いのも同じ機序によるのかもしれない．

一方，肝表面に近い部分ではわずかながら肝被膜を経由するリンパ路もある．有名なのは，肝S4, S3の表面から腹側頭側へ横隔膜を貫いて前縦隔（右心横隔角領域リンパ節）へ，最終的には内胸リンパ路へ還流する経路であるが，ほかにも bare area から肋間リンパ路，後腹膜リンパ路（下横隔〜副腎領域）などに還流するルートも存在する（図23）．

f. 神経解剖

胆嚢は迷走神経に由来する副交感神経と，胸部交感神経幹に由来する交感神経の二重支配を受ける．それぞれが肝十二指腸間膜腹側を通る前肝神経叢，門脈の背側を通る後肝神経叢に二分される．前肝神経叢は，胃切除術などで肝十二指腸間膜のリンパ節郭清をする際に損傷を受けやすく，術後の胆石発症率が高まる原因とされている．

上記の自律神経は肝内，肝外の胆管壁に網目状の神経叢として連続的に分布し，肝外胆管周囲神経叢を形成し，腹腔動脈根部右の右側腹腔神経節へ連続する．この神経叢は posterior hepatic plexa ともよばれ，上・中部胆管から門脈本幹の背側を走行するルートと，下部膵内胆管周囲から膵実質を介して走行するルートの2経路に大別される．これとは別個に乳頭部と胆嚢の間には特殊な神経連絡があり，食事の際の胆嚢の収縮などに関与している可能性が指摘されている．

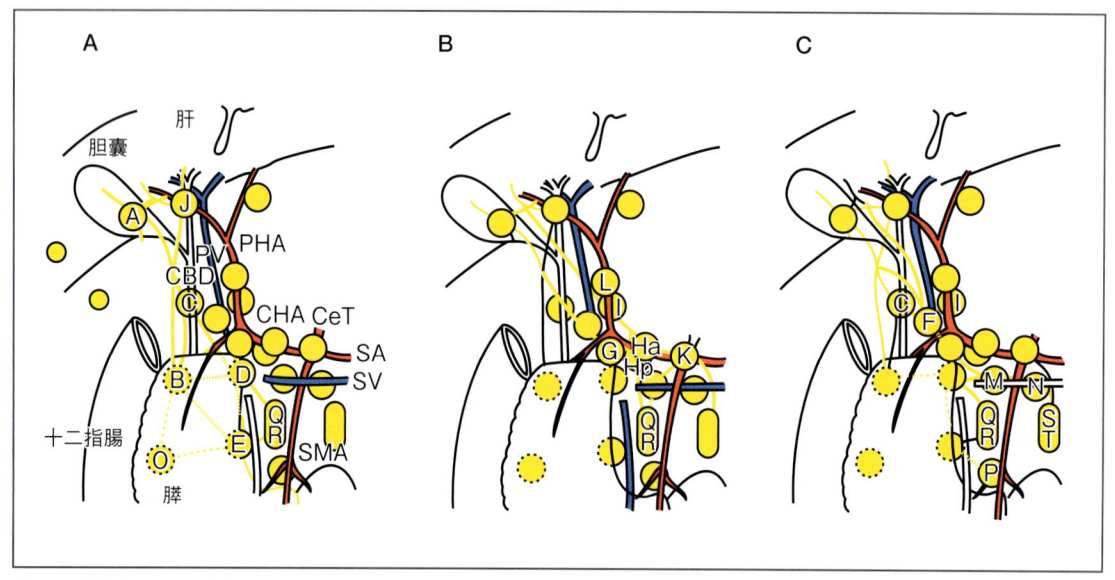

図 22　胆道のリンパ流
A：胆囊-後膵経路，B：胆囊-腹腔経路，C：胆囊-上腸間膜経路
A：胆囊リンパ節(LN)(cystic node)，J：肝門部 LN (node at the porta hepatis)，PHA：固有肝動脈(proper hepatic artery)，CHA：総肝動脈(common hepatic artery)，Ce T：腹腔動脈幹(celiac trunk)，SA：脾動脈(splenic artery)，SV：脾静脈(splenic vein)，SMA：上腸間膜動脈(superior mesenteric artery)，K：腹腔 LN (celiac nodes)，L：上幽門 LN (suprapyloric node)，CBD：総胆管(common bile duct)，C：網囊孔 LN (node of the foramen of Winslow)，B：上後膵十二指腸 LN (superior retropancreaticoduodenal node)，PV：門脈(portal vein)，Ha：上総肝 LN (anterior common hepatic node)，Hp：後総肝 LN (posterior common hepatic node)，G：後幽門 LN (retropyloric node)，F：門脈前 LN (preportal node)，I：後靱帯 LN (retroligamentous node)，M and N：腹腔腸間膜 LN (celiacomesenteric node)，S and T：腹部大動脈 LN (abdomino-aortic nodes)，P：下膵十二指腸動脈起始部 LN (node at the origin of the inferior pancreaticoduodenal artery)，E：腹腔後膵 LN (celiac retropancreatic node)，D：門脈後 LN (principal retroportal node)，O：後膵十二指腸 LN (posterior pancreaticoduodenal node)，Q and R：腹部大動脈 LN (abdomino-aortic nodes)．(文献 25)より改変転載)

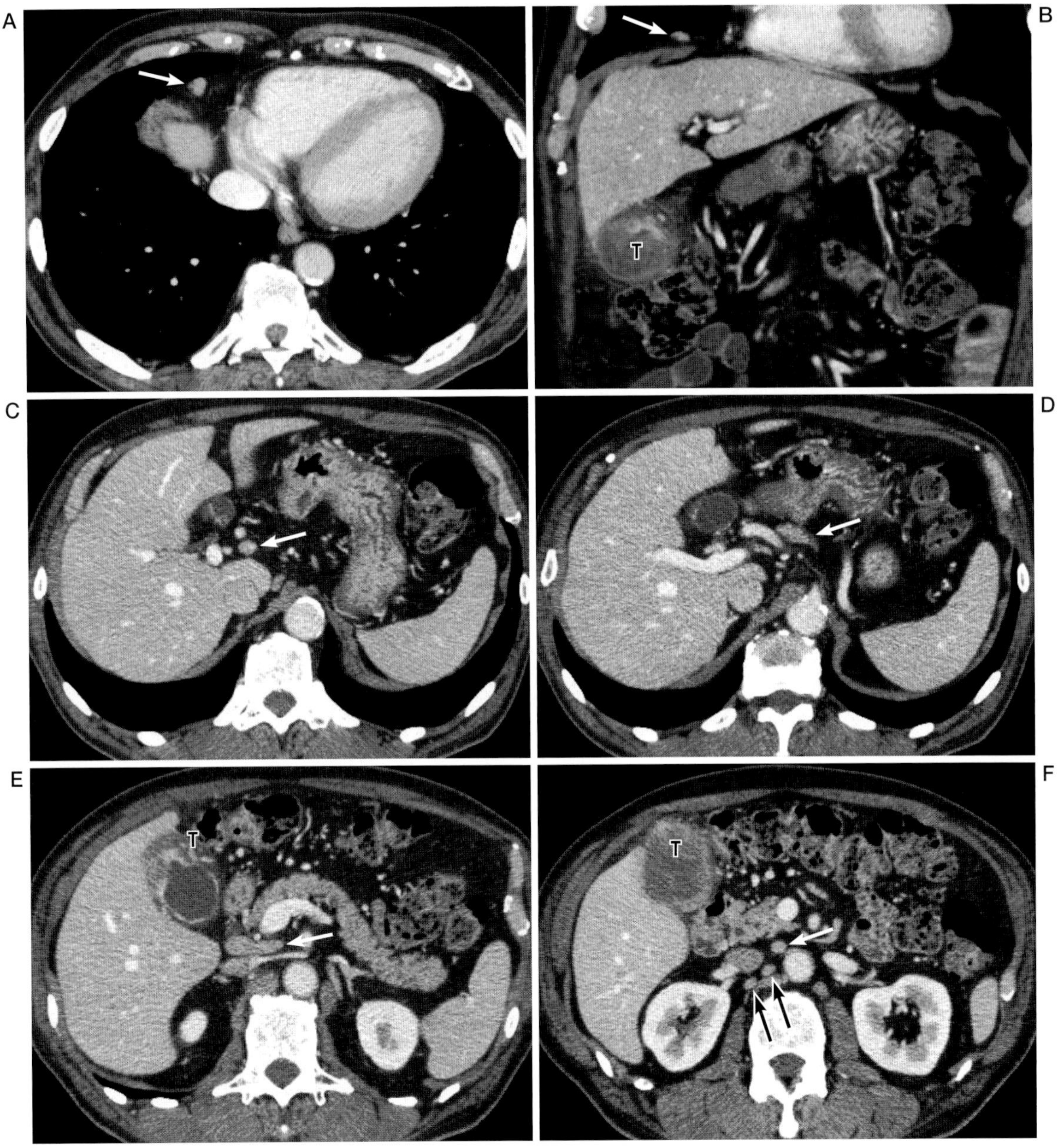

図23 胆嚢癌患者(60歳台女性)のリンパ節転移

A〜F：ダイナミックCT(門脈優位相，Bは冠状断再構成像)　A：右心横隔角リンパ節(→)．前縦隔に属するリンパ節である．B：右心横隔角リンパ節(→)．横隔膜の上に位置していることがわかる．C：胆嚢管リンパ節(→)．D：総肝動脈リンパ節(→)．E：後膵リンパ節(→)．F：大動脈周囲，大動脈-下大静脈リンパ節(→)．Tは胆嚢癌を示す．

3. 撮影(像)法

a. CT

胆道系は細い管状の消化器であるので，病態が初期(小さい)であればあるほど，通常の消化管と同様，その長軸，短軸に沿った評価が必須になる．MDCTが一般的に普及した今日においては1～2mmスライス厚での撮影が必須になる．

1) 結石が疑われる場合の撮影法

結石の存在診断には単純相が主たる役割を果たす(各論の「胆嚢結石」の項，p.306参照)．造影により淡い石灰化結石は周囲組織の濃染と区別が困難になる場合があるからである．随伴する炎症の範囲，程度，または膿瘍などの合併症を評価するには門脈優位相が有用である．門脈相のみでも結石の診断に十分である，との報告もある．

2) 腫瘍が疑われる場合の撮影法

通常は質的診断もかねて，単純，動脈優位相，門脈相の3相を撮影することが多い．動脈優位相は病変のvascularityの評価，血管解剖の把握に，門脈相は周囲血管ならびに関連組織の十分な増強が得られるので腫瘍の範囲の評価に有用である．これに加え平衡相も腫瘍の性状診断(最も多い腺癌の遷延性・遅延性濃染)に有用である(表3)．胆管癌の長軸方向進展の評価にはMPRもしくはCPR(curved planar reconstruction)による再構成画像が有用であり，積極的活用が勧められる．

ここで特記すべきは平衡相も1～2mm厚で撮影し，管腔の短軸長軸両方で観察することの重要性である．市中病院では，そのコントラストの良さから門脈優位相は1mmで再構成する機会は多いようであるが，仮に16列以上のMDCTであっても，平衡相は5mm厚程度の厚いスライスで済ましている例にしばしば遭遇する．ことに癌や特殊な炎症の精査においてはいずれも線維成分の存在が疾患の病理学的特質を表す，という点に鑑みれば，平衡相の薄層撮影はきわめて重要であり，平衡相を5mm厚で済ましているプロトコールは胆道プロトコールとしては失格であると言わざるをえない．放射線科医として留意していただきたいポイントである．

補) drip-infusion-cholecystocholangiography(DIC：点滴静注胆嚢胆管造影)-CT

meglumine iotroxate静注後1時間程度経ってから全肝の単純CTを施行する．胆道系の解剖を把握するために最大強度投影法(maximum intensity projection：MIP)，もしくは容積透視法(volume rendering：VR)で再構成することを前提としているので，1mm以下の薄いスライス厚で撮影・再構成する．meglumine iotroxateはDIC用ヨード系造影剤であり，その副作用の多さから一時使用が途絶えていたが，DIC-CTの登場でその使用が一部で復活した．使用の際は通常のヨード系造影剤以上に副作用に留意すべきである．胆道拡張のない正常肝機能の患者では高空間分解能の胆道系解剖の把握が可能となる．肝機能障害があると胆道への造影剤排出が悪くなるので，描出不良になるため注意を要する．

表3 胆嚢・胆管のCTプロトコール例(64列の場合)

管電圧	120 kVp
電流	automAs
画像SD	10/5 mm 再構成
検出器	0.5 mm×64 または 1 mm×32
寝台移動速度	26.5 mm/rot
撮影タイミング	trigger は大動脈で 150 HU(早期動脈相),動脈優位相は 20 秒後,門脈優位相は 60 秒後,平衡相は 240 秒後に撮影
コリメーション	0.5 mm または 1 mm
再構成スライス厚	1 mm または 2 mm
造影剤濃度	300〜370 mgI/mL(600 mgI/kg 相当量)
注入時間	30 秒
使用針	20 G 留置針

(文献29)より許可を得て転載)

b. MRI/MRCP

MRI の適応は,MDCT によるダイナミック CT で診断に疑問が残る場合(まれではあるが,CT でまったく等吸収の結石がありうる)や,胆管の全体像を評価したい場合,囊胞性病変の評価,ヨードアレルギーがある場合,などである.

1) 結石が疑われる場合の撮像法

シーケンスとしては MRCP が重要な役割をもつ.MRCP には 4〜8 cm の厚いシングルスライスの 2D 撮像法とマルチスライスによる 2D もしくは 3D 撮像法がある.3D マルチスライス法は撮像時間が長いので,呼吸同期もしくは横隔膜ナビゲーションを用い,数分かけて行う.3D マルチスライス法が成功すれば,MIP 画像により高画質の胆管の全体像が得られるうえ,元画像を検討すれば詳細な情報が得られるので,これ単独で十分であるが,患者の呼吸状態により必ずしも成功するとは限らないので,「滑り止め」の意味で息止め下に撮像する 2D 法(シングルもしくはマルチスライス)も撮像することが推奨される.評価の際,注意すべきは,胆汁に完全に囲まれている小結石の場合,MIP 像(2D,3D に関わらず)では原理的にどの方向から観察しても表示されないので,必ず元画像で確認する必要があることである.その点,厚いスライスの 2D 法では結石部は信号減弱域として観察されやすい.そのほか,通常の T1 強調像,T2 強調像,可能なら偶発的腫瘍の存在検出を目的とした拡散強調画像も加える.また,一部の結石(ことに肝内胆管結石)は T1 強調像で高信号を呈することがあるので,高分解能の脂肪抑制 3D T1 強調像も加えることが望ましい.オプションとしてはバランスドシーケンスも短時間で高い S/N(信号雑音比)の撮像が可能であるので息止め困難な場合などに追加してもよい.造影検査は,膿瘍などの合併症がない限り不要である(BOX 4,5,図 24).表4 に撮像プロトコール例を示す.

2) 腫瘍が疑われる場合の撮像法

動脈優位相,門脈相,平衡相までダイナミック MRI を行うが,その際,高空間分解能(3〜4 mm 厚以下)の 3D T1 強調像を用いることが推奨される.もし 3D 法が用いられない場合は,まず最初に single shot 2D MRCP などで大まかな病変のオリエンテーションを付け

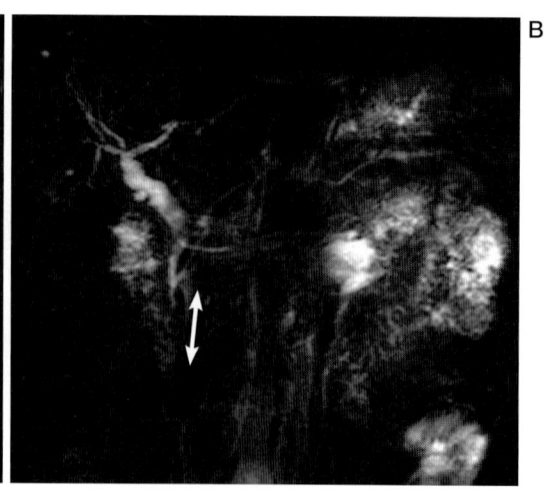

図24 経口造影剤の効果
A：経口造影剤投与後 MRCP，B：経口造影剤投与前 MRCP　経口造影剤投与後の MRCP（**A**）では，腸管内液体信号が完全に抑制され，胆管膵管系の描出は明瞭である．しかし乳頭部付近の詳細は不明瞭で把握しにくい（→）．経口造影剤投与前（**B**）では，胃および小腸の液体はほとんどなく，わずかに十二指腸内にのみ液体が存在する．そのため共通管と十二指腸内腔の距離がはっきりと認識でき（↔），合流異常の診断が可能である．

BOX 4　MRCP 経口造影剤 1)

　マンガンもしくは鉄製剤を用いた経口造影剤は，過多な消化管内液体貯留による信号を抑制し，MRCP 画質改善に貢献する．しかし，胆管膵管合流異常などで乳頭部評価が必要な場合，十二指腸内に適量の液体があったほうが読影しやすいこともある（図24）．また，まれではあるが乳頭切開術後など Oddi 筋機能不全（胆石落下直後，乳頭切開後，胆管ステント挿入後，膵頭十二指腸切除など乳頭部を含む術後など）がある場合，造影剤が胆道へ逆流し，同部の評価ができなくなる場合もあるため注意を要する（図25）．我々の検討では全 MRCP 検査の 4% ほどでこの逆流現象が観察された．これは特に経乳頭的砕石術後に残存結石を確認する際の MRCP で大きな問題になる．

　したがって，我々は初めから全例に経口造影剤を投与して検査するのではなく，厚いスライスの 2D MRCP を 3〜4 方向で撮像した後に，経口造影剤が必要か否かを判断したうえで投与するプロトコールを提唱している（表4,5 参照）．我々の検討ではこの逆流現象は，乳頭部への侵襲歴，胆道気腫，傍乳頭憩室の存在がある場合に有意に高頻度に認めた．したがって，総胆管結石を評価する必要がある患者でこれらの因子をもつ場合には特に，経口造影剤投与前に MRCP 画像を撮像し，担保しておくことが推奨される．

た後，病変を描出するのに最適な方向での 2D T1 強調像によるマルチスライスダイナミック撮像を行う．なお，経口造影剤はダイナミック撮像時アーチファクトの原因になるので，ダイナミック撮像終了後 3D MRCP 前に投与する．表5 に撮像プロトコール例を示す．

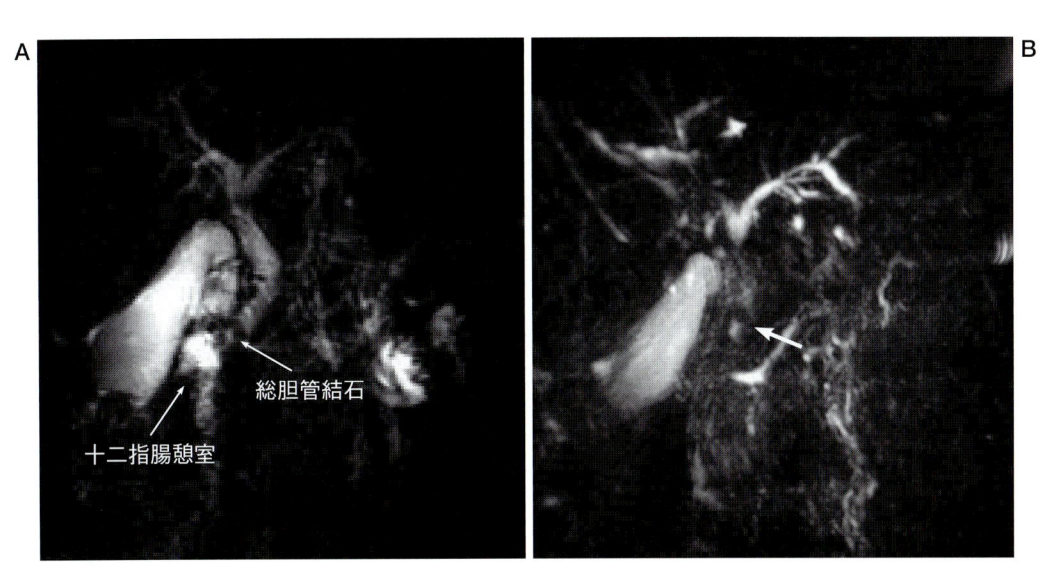

図25　60歳台女性　経口造影剤逆流現象
総胆管結石のため乳頭切開術後に砕石した既往がある．**総胆管結石再発検査目的のMRCP　A：経口造影剤投与前，B：経口造影剤投与後**　経口造影剤投与前のMRCP(**A**)では，腸管内液体は少量重なっているが胆管の診断は可能である．総胆管結石が明瞭に見てとれる．経口造影剤投与後(**B**)，経口造影剤が弛緩した乳頭から総胆管内に逆流し，肝門部レベルまで信号が消失している．再発結石もかろうじて認識できる(→)が，十分とはいえず，見落とす可能性がある程度にしか描出されていない．（文献30)より許可を得て転載）

表4　MRCP撮像プロトコール例(1.5T，phased array coil)

撮像法	シーケンス	TR/TEなど	スライス厚/間隔など	その他
① 2D MRCP（冠状，斜冠状断）	呼吸停止脂肪抑制FSE法	∞/800（ETL 256前後）	4〜8cm	肝，膵を入れて3〜5方向
② T1/T2強調像（冠状断）	呼吸停止バランスドシーケンス	3.5/1.8	6〜4/0mm	オプション
必要に応じて経口造影剤投与				
③ T2強調像（横断）	FSE法	∞/320（ETL 93前後）	5〜6/0mm	範囲は肝〜乳頭
④ T1強調像（横断）	呼吸停止2D GRE法（dual-echo）	250/2.3 & 4.2	5〜6/0mm	オプション．範囲は肝〜乳頭
⑤ T1強調像（横断）	呼吸停止脂肪抑制3D GRE法 または 呼吸同期脂肪抑制2D SE法	4.3/2.1（FA 15°） 250/5.5（FA 70〜90°）	4/−2mm 5〜6/0mm	範囲は肝〜乳頭
⑥ 3D MRCP（冠状断）もしくは2D MRCP	脂肪抑制FSE法	1300/650（ETL 124前後） ∞/87（ETL 128）	2/−1mm 5〜6/0mm	肝，膵を入れて，MIPおよび元画像で評価

（文献29)より許可を得て転載）

表5 造影MRI撮像プロトコール例(1.5T, phased-array coil)

撮像法	シーケンス	TR/TEなど	スライス厚/間隔など	その他
① 2D MRCP(冠状, 斜冠状断)	呼吸停止脂肪抑制FSE法	∞/800 (ETL 256前後)	4～8 cm	肝, 膵を入れて, 3～5方向
② T1/T2強調像(冠状断)	呼吸停止バランスドシーケンス	3.5/1.8	6～4/0 mm	オプション
③ T2強調像(横断)	2D FSE法	∞/120 (ETL 80前後)	5～6/0 mm	範囲は肝～乳頭
④ T1強調像(横断)	呼吸停止2DGRE法 (dual-echo)	150/2.3 & 4.2 (FA 70～90°)	6/0 mm	範囲は肝～乳頭
⑤ T1強調像(横断)	呼吸同期脂肪抑制2D SE法	250/5.5 (FA 70～90°)	6/0 mm	オプション. 範囲は肝～乳頭
⑥ 拡散強調画像	自由呼吸脂肪抑制2D EPI法	5000/65 (b=0 & 800～1000)	5～6/0 mm	
⑦ DCE(横断または斜位断)	呼吸停止脂肪抑制3D GRE法 または 呼吸停止脂肪抑制2D GE法	4.3/2.1 (FA 15°) 150/4 (FA 70～90°)	4/−2 mm 5～6/0 mm	範囲は肝～乳頭 断面は腫瘍に合わせて決定
必要に応じて経口造影剤投与				
⑧ 3D MRCP(冠状断)もしくは2D MRCP	脂肪抑制3D FSE法	1300/650 (ETL 124前後) ∞/87 (ETL 128)	2/−1 mm 5～6/0 mm	肝, 膵を入れて, MIPおよび元画像で評価

(文献29)より許可を得て転載)

BOX 5　MRCP経口造影剤2)

　最近, マンガン製剤が投与30分から1時間の間に小腸から吸収され, 腸肝循環に乗って胆汁へ排泄され, 肝内胆管末梢からそのMRCP上の描出を消してしまう現象が報告された. この吸収経路は製剤販売当初はまったく想定されておらず, 最近の報告で明らかになった機序である. 添付文書に記載のあるとおり, 投与後15～20分の間に撮像すれば問題ないわけであるが, 何らかの理由で造影剤投与から30分以上経過してから撮像したMRCPにおいては, この現象が起こりうることを放射線科医は知っておく必要がある.
　いずれにせよ, BOX 4と合わせ, 乳頭機能不全がある際には下部胆管から逆流により, 投与後時間が経ちすぎてしまった場合には末梢胆管から順行性に, 造影剤を投与することによって, かえってMRCP上の胆管描出が障害されることがある点は十分認識しておく必要がある.

3) small field of view(FOV)撮像法

　「2. 画像解剖」のBOX 2で示したように胆道・十二指腸壁, 周辺組織を高分解能で描出するために, 最近small FOV撮像法が提唱されている. 我々が用いているdsZOOM法の撮像プロトコールと症例画像を示す(表6, 図26, 図5, 6も参照).

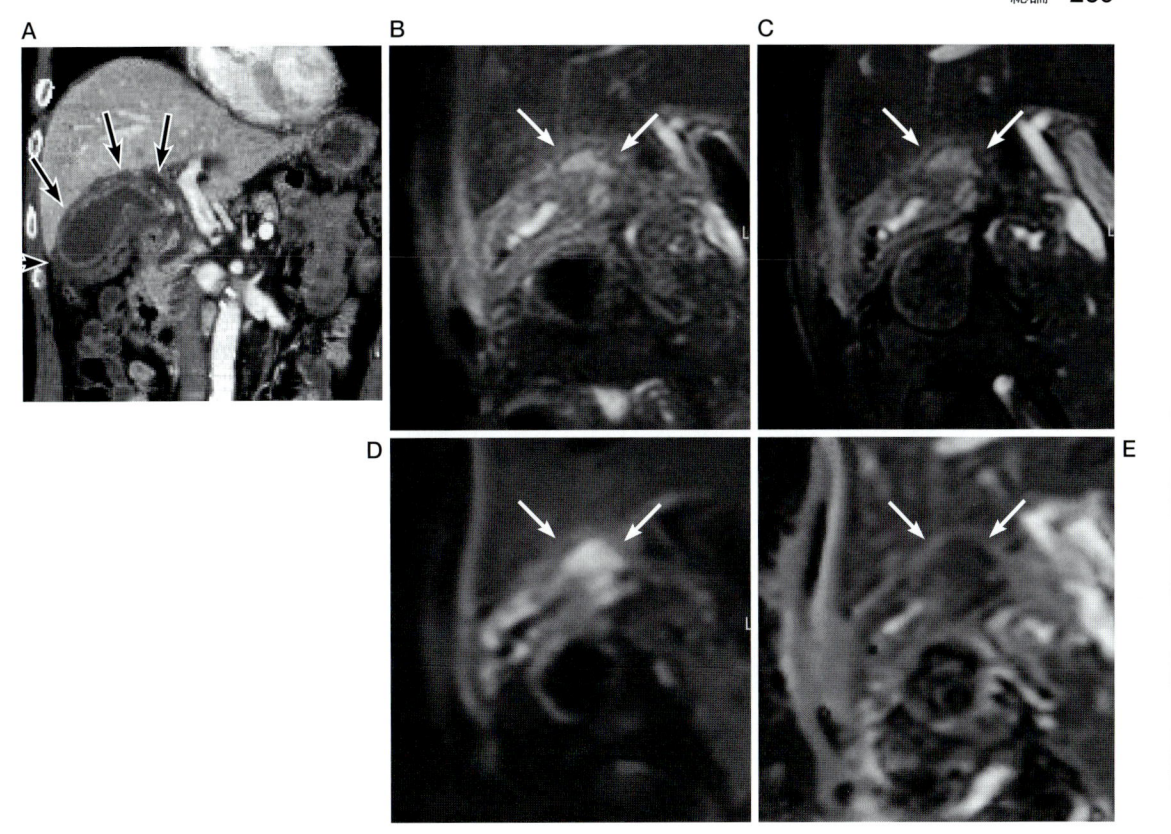

図26 70歳台男性 急性胆囊炎
A：経皮経肝胆囊穿刺（PTGBD）前ダイナミックCT（門脈優位相，MPR冠状断像），B：PTGBD後のdsZOOM T2強調冠状断像，C：dsZOOMバランスドシーケンス冠状断像，D：dsZOOM拡散強調冠状断像（b＝700 s/mm²），E：dsZOOM ADCマップ冠状断　PTGBD前ダイナミックCT門脈優位相（A）では，胆囊壁は不整に肥厚，周囲に液体貯留がみられる（→）が，その性状は非特異的である．PTGBD後のdsZOOM T2強調像（B）では，胆囊内腔は虚脱している．胆囊床に液体貯留あり，その信号は典型的な水よりはやや低信号である（→）．dsZOOMバランスドシーケンス像（C）では，液体貯留は中等度の信号を呈している（→）．dsZOOM拡散強調画像（D）では，液体貯留は高信号を呈する（→）．dsZOOM ADC画像（E）では，液体貯留部はADC低値（0.8×10⁻³ mm²/s）であり（→），膿瘍形成が示唆される．切除標本にて好中球浸潤を伴った壊死組織が確認された．

表6　dsZOOM胆囊撮像プロトコール（BOX 2参照）

	シークエンス	方向	TR	TE	FA	NEX	thk/gap (mm)	FOV (cm)	撮像時間
1	mDIXON	斜位断	5.9	NA	20°	1	6/3	15×15	16秒
	2D FFE	斜位断	120	2.3 & 4.6	75°	1	3/0	15×15	14秒
2	bTFE	斜位断	5.9	3	90°	1	3/0	15×15	16秒
3	T2 Ssh	斜位断	600	70	90°	1	3/0	15×15	18秒
4	DWI (0,700)	斜位断	1646	65.7	90°	1	3/0	15×15	3分27秒 (RT)

1：mDIXON法は3D T1強調像で計算によりin phase, opposed phase像を作成する．最近では通常の2D FFE（fast field echo）法によるin phase, opposed phase像を使用している．
2：bTFE＝balanced turbo field echo法
3：T2 Ssh＝single shot T2強調像
4：DWI（拡散強調画像）はb factor 0 & 700 s/mm², RT（呼吸同期）で撮像．

4. 胆道疾患の鑑別診断

胆嚢，肝外胆管に分け，MDCT，MRIにおける鑑別診断を論じる．

a. 胆　嚢

胆嚢病変は放射線診断学的にはその形状により，1) 腔内突出型，2) 壁肥厚型，3) 腫瘤形成型に分けて考えると理解しやすい．

1) 腔内突出型

いわゆる胆嚢ポリープとよばれる形態のもので，良性から悪性まで広い entity が含まれる．一般にダイナミック CT/MRI で早期によく増強されるものほど悪性の可能性が高いが，良性のものも増強されるものは多数あり，かなりのオーバーラップが存在する．

癌は粘膜にとどまっている間は早期濃染-washout を呈するが，漿膜下層以深に浸潤すると desmoplastic reaction が強くなり，同部の遷延性・遅延性濃染を呈する(図27)．desmoplastic reaction による線維化が多くなると，早期濃染の程度は減弱してくる．この診断のピットフォールとして，正しい平衡相(少なくとも3分以上，当院では4分を採用)で撮像せず，いわゆる門脈相に近い2分程度の中途半端なタイミングで観察すると，ポリープの基部の静脈還流部が漿膜下浸潤の濃染様にみられることがあるので，適正な撮像プロトコールの適用が必須である．

良性のポリープも肉芽腫性ポリープ，炎症性ポリープなどは線維成分を含むため全体が遷延性濃染しやすいが，基部のみが同所見を示すと上記の漿膜下浸潤癌と区別がつきにくい．この場合は，早期濃染の程度が癌のほうが強い傾向がある点が鑑別になる場合がある．

最近は MRI の拡散強調画像が有用である可能性が示唆されている．ただし，胆嚢は小さな臓器で呼吸性の動きも大きい部位なので，十分薄いスライスで，呼吸同期をしっかりかけるか自由呼吸で十分加算を掛けて撮像する必要がある．また，これは胆嚢に限ったことではないが，呼吸によるずれがあると ADC 値は簡単に誤計算されるので，安易に ADC マップを信用せず，元のb値0，b値800の画像を比較する必要がある．最近では前述の MRI の small field of view 撮像技術の適応が期待されるところである．

2) 壁肥厚型

この型の鑑別に含まれる腺筋腫症は，特徴的 RAS を描出することで比較的簡単に診断できる．形態的には急性胆嚢炎がびまん性壁肥厚型癌との鑑別になるが，急性胆嚢炎は臨床症状が診断の最も重要なポイントである．慢性胆嚢炎などによる炎症性肥厚と癌の区別は難しい．前述の拡散強調画像が参考になる可能性はある．

ここでひとつ留意すべきは無石胆嚢炎である．臨床的には急性胆嚢炎で問題なくても，まれにその原因として頸部の癌が閉塞機転として胆嚢炎を惹起していることがあるからである．無石胆嚢炎を見たら，必ず頸部を再チェックする習慣をつけることが重要である．

3) 腔外腫瘤形成型

この型はほとんどが癌である．まれな良性疾患として黄色肉芽腫性胆嚢炎(xanthogranu-

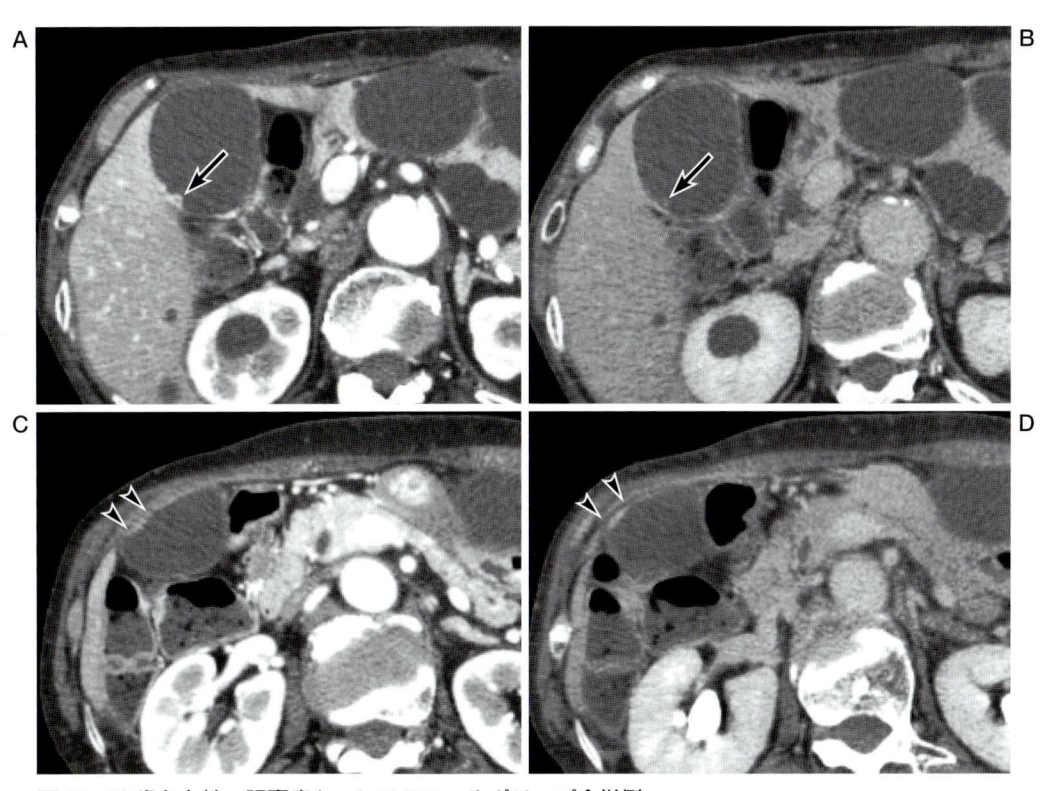

図27　70歳台女性　胆嚢癌とコレステロールポリープ合併例
ダイナミックCT　A：動脈優位相（胆嚢体部レベル），B：平衡相（Aと同レベル），C：動脈優位相（胆嚢底部レベル），D：平衡相（Bと同レベル）　胆嚢体部レベルの動脈優位相（A）では，小さな隆起病変が濃染している（→）．同レベルの平衡相（B）では，病変はwashoutを呈しほとんどみえない（→）．コレステロールポリープであった．ちなみに単純CTでもほとんど認識できなかった（非呈示）．胆嚢底部レベルの動脈優位相（C）では，わずかな壁肥厚病変が軽度濃染している（▶）．同レベルの平衡相（D）では，病変はCよりも強く濃染し，いわゆる遷延性・遅延性濃染を呈している（▶）．漿膜下浸潤を伴った胆嚢癌であった．

lomatous cholecystitis：XGC）があげられる．XGCは典型的には急性胆嚢炎症状の後に腫瘤が増大して癌と間違えられることが多い（各論，p.294参照）．画像的には黄色肉芽腫が壁内の低吸収腫瘤を呈する，という所見が報告されているが，XGCは急速にその画像所見が変化するため必ずしもこの所見がみられるとは限らない．腫瘤の中に脂質を貪食したマクロファージの脂質がMRI化学シフト画像で検出できる，という報告もある．

b. 肝外胆管

　肝外胆管病変は，小さくても黄疸症状で発症しうるため，腫瘤を形成するまで増大するものは少なく，壁肥厚性病変として発見される．前述したように，早期相（動脈優位相），遅延相（平衡相）で管腔の短軸長軸方向で観察することが重要である．癌と鑑別すべき良性疾患はIgG4関連硬化性胆管炎である．詳細は後述の各論の項目（p.302）を参照されたい．

5. 内科・外科的アプローチ

1) 内科的アプローチ

胆道系疾患の超音波検査(US)をベースとした内科的アプローチについて，概略を図28〜30に示す．CT，MRI所見については前述の鑑別診断を参照．

2) 外科的アプローチ

前述の動脈・胆管解剖の項目，および後述の各論を参照．

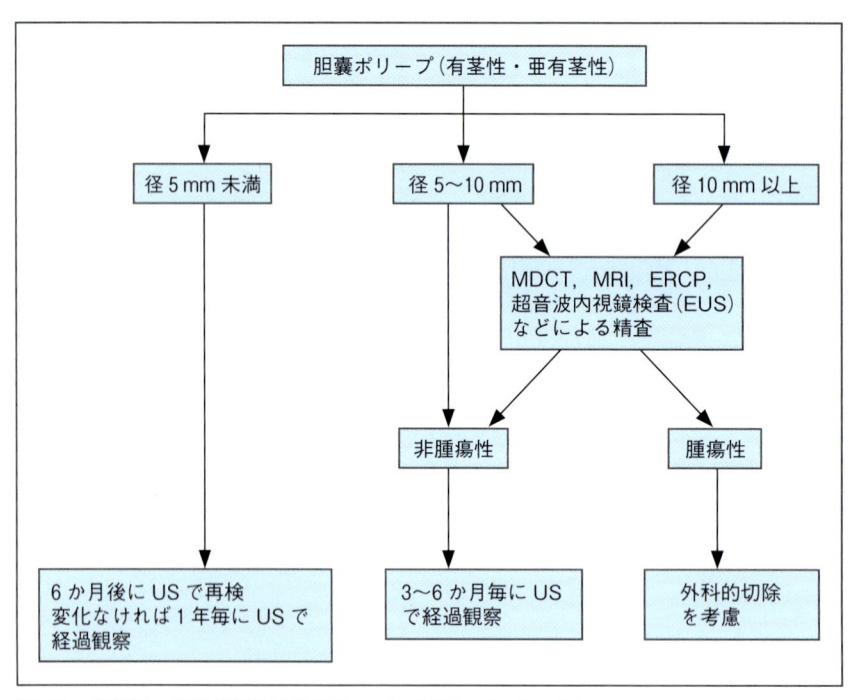

図28 有茎性・亜有茎性胆嚢ポリープの診断アルゴリズム
（文献41）より許可を得て転載）

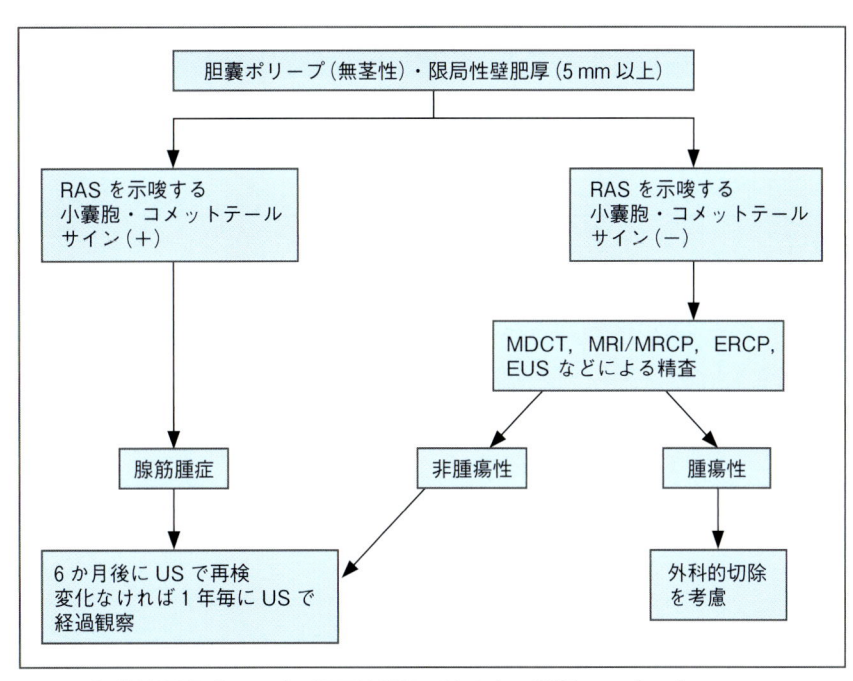

図 29 無茎性胆嚢ポリープ・限局性壁肥厚性病変の診断アルゴリズム
(文献 41)より作成)

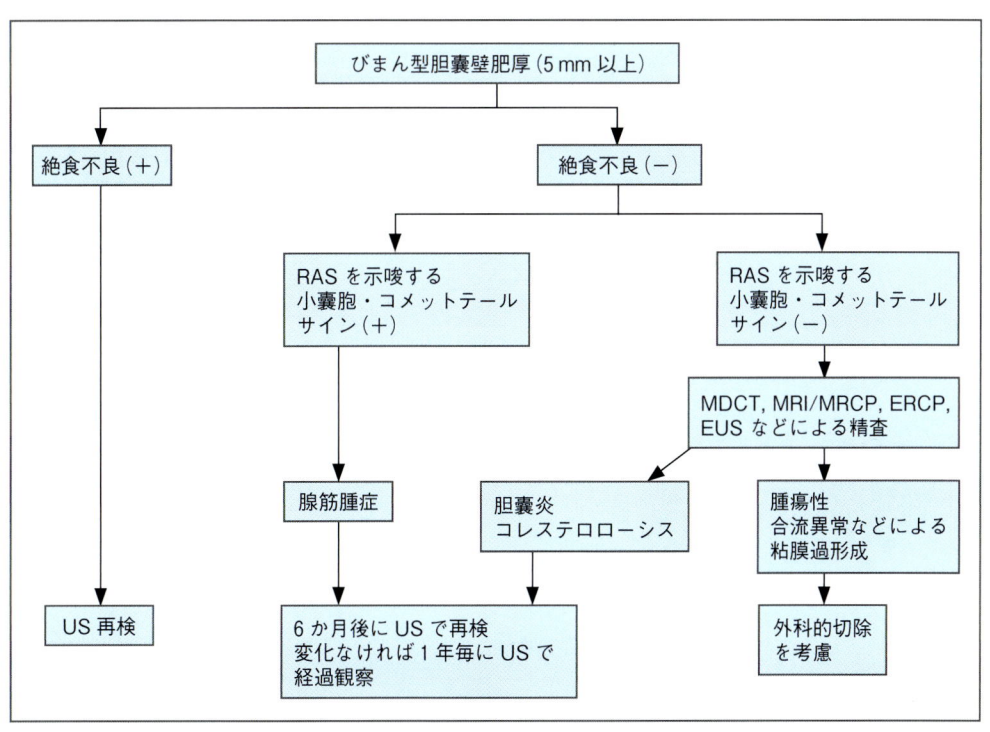

図 29 びまん性胆嚢壁肥厚性病変の診断アルゴリズム
(文献 41)より作成)

1. 発生異常・手術に必要な画像解剖

重複胆嚢
double gallbladder

(文献 42〜44)

■ 臨床像
偶然発見される場合もあるが，臨床症状としては，腹痛，発熱，黄疸など胆石・胆嚢炎に伴う症状がみられる．このほかにも食欲不振，吐気などもある．症状のある重複胆嚢は両方の胆摘術の適応である．というのも通常，両方に胆石があることが多く，また副胆嚢から胆嚢癌が発生することが報告されているからである．

■ 病理・病態
重複胆嚢の頻度は約 4000〜5000 例に 1 例といわれている．副胆嚢に胆石や胆嚢癌の発生する原因として，副胆嚢には本来の胆嚢の収縮機能がない，胆石や炎症による，などが考えられるが，はっきりとした原因はわかっていない．

■ 画像所見
重複胆嚢の分類には，Boyden, Gross, そして Harlaftis の分類があるが，ここでは Gross の分類について記載する．副胆嚢の位置と合流形式について分類される(図1)．
・Type A：副胆嚢は通常の位置にあり，Y 型をした胆嚢管で正常な胆嚢管と結合している．
・Type B：副胆嚢は通常の位置にあり，別個に胆嚢管が総肝管に合流している．
・Type C：副胆嚢は通常の位置にあり，胆嚢管は肝内へ向かっている．
・Type D：副胆嚢は胆嚢の左側の右葉下面に位置し，胆嚢管は総肝管に合流．
・Type E：副胆嚢は肝左葉下面に位置し，胆嚢管は左肝管に合流．
・Type F：副胆嚢は肝十二指腸間膜内に位置し，胆嚢管は総胆管に合流．

■ CT：上記のタイプにもよるが，胆嚢を示唆するような囊胞の描出が可能．しかしながら胆道系への連続性がはっきりしない．

■ MRCP：胆道系との位置関係は CT よりもはっきりする．ただし，胆道系との連続性を確認するには内視鏡的逆行性胆管膵管造影(endoscopic retrograde cholangiopancreatography：ERCP)が必要．

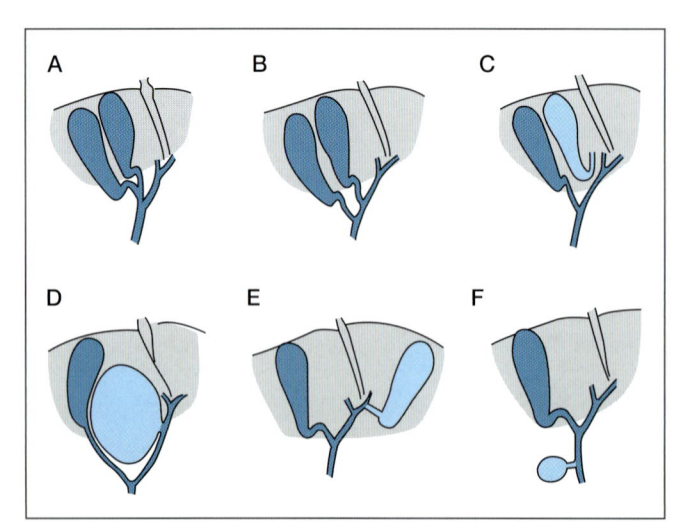

図1 Gross の分類
Type A〜F については，本文参照．(文献 42)より作成

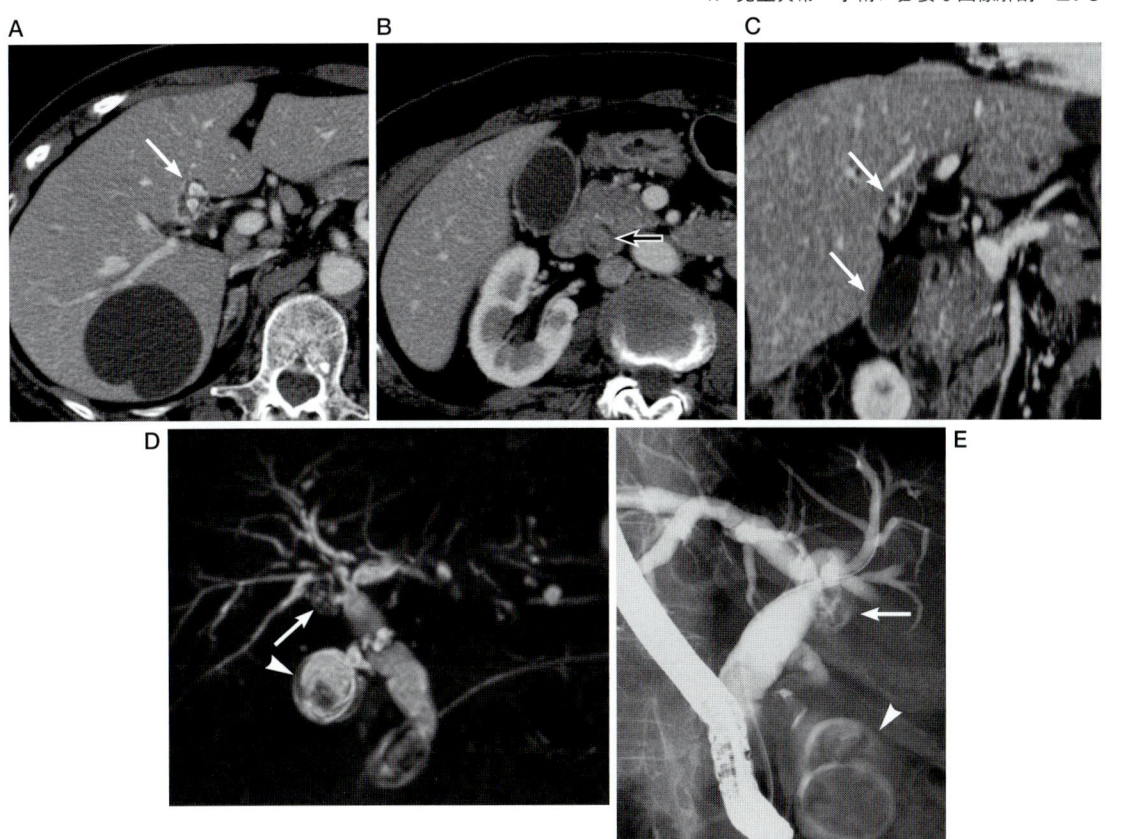

図2　70歳台女性　重複胆嚢
A：造影CT（肝門部レベル），B：造影CT（下方レベル），C：造影CT（MPR冠状断像），D：MRCP，E：ERCP　肝門部レベル（A）で左葉内側区域の右側に石灰化した胆石を少なくとも2つ有する囊胞状の構造物がみられる（→）．その下方の高さ（B）では，これとは別に胆嚢が認められ，また総胆管内には結石（→）もみられる．冠状断像（C）を作成してみると上下2つの囊胞が認められ（→），重複胆嚢または副肝管内の結石が疑われた．MRCP（D）では，左右胆管合流部付近に囊胞状構造物（→）が，また，胆嚢内（▶）にも結石がみられ，さらに総胆管結石も同定できる．ERCP（E）では，これらCT・MRIと同じ所見が得られた．

鑑別診断と鑑別点

　副肝管内の肝内結石が鑑別にあげられるが，両者を正確に区別することは，明らかに副胆嚢の胆嚢管が確認できれば可能である．しかし，本例のようにはっきりとは確認できない場合は困難である．

　また一部の副胆嚢では肝実質内に埋没しているものもあり，胆管内乳頭状腫瘍（intraductal papillary neoplasm of the bile duct：IPNB）や付属腺の拡張と紛らしいものもありうる．いずれの場合も副胆嚢管の確認がポイントになる．

1. 発生異常・手術に必要な画像解剖

膵・胆管合流異常：分類
malfusion of pancreaticobiliary ducts : classification （文献 45, 46）

■ 臨床像
　膵・胆管合流異常には，胆管拡張を伴う例（先天性胆道拡張症）と，胆管に拡張を認めない例（胆管非拡張型）があり，両者は臨床像が異なる．おもな症状は腹痛，嘔吐，黄疸，発熱などである．先天性胆道拡張症のほうが，胆管非拡張型よりも症状を呈することが多い．先天性胆道拡張症の症状は腹痛，黄疸，腹部腫瘤が3主徴といわれてきたが，すべて揃うことは少ない．胆道結石の頻度は先天性胆道拡張症では17.9％だが，胆管非拡張型では27.3％で有意に高頻度である．先天性胆道拡張症では胆管結石が，胆管非拡張型では胆囊結石が高頻度である．

■ 病理・病態
　解剖学的に膵管と胆管が十二指腸壁外で合流する先天性の形成異常をいう．機能的に十二指腸乳頭部括約筋の作用が膵・胆管合流部に及ばないため，膵液と胆汁の相互逆流が起こり，胆汁や膵液の流出障害や胆道癌など胆道や膵に各種病態を引き起こす（本症に類似した膵胆管高位合流については「総論」，BOX 1, p.247 参照）．

分類
　胆管拡張の有無：先天性胆道拡張症と胆管非拡張型膵・胆管合流異常に分けられる．
　膵管と胆管の合流形式によって以下の3型に分けられる（BOX）．
　1）胆管が膵管に直角に合流する胆管（合流）型
　2）膵管が胆管に鋭角に合流する膵管（合流）型
　3）複雑な合流形式を呈する複雑型

■ 画像所見
■ 直接胆道造影（ERCP，経皮経肝胆道造影など）/MRCP や 3D-DIC-CT：膵管と胆管が異常に長い共通管をもって合流するか，異常な形で合流することを確認する．
■ CT：MDCT の MPR 像などで膵管と胆管が十二指腸壁外で合流することを確認する．

BOX　戸谷分類における膵・胆管合流異常

　先天性胆道拡張症の戸谷分類のうち，総胆管が限局性に拡張する Ia 型と Ic 型と，肝内と肝外胆管が拡張する IV-A 型は，ほぼ全例に膵・胆管合流異常を合併する（戸谷分類については次項図1参照）．

1. 発生異常・手術に必要な画像解剖　277

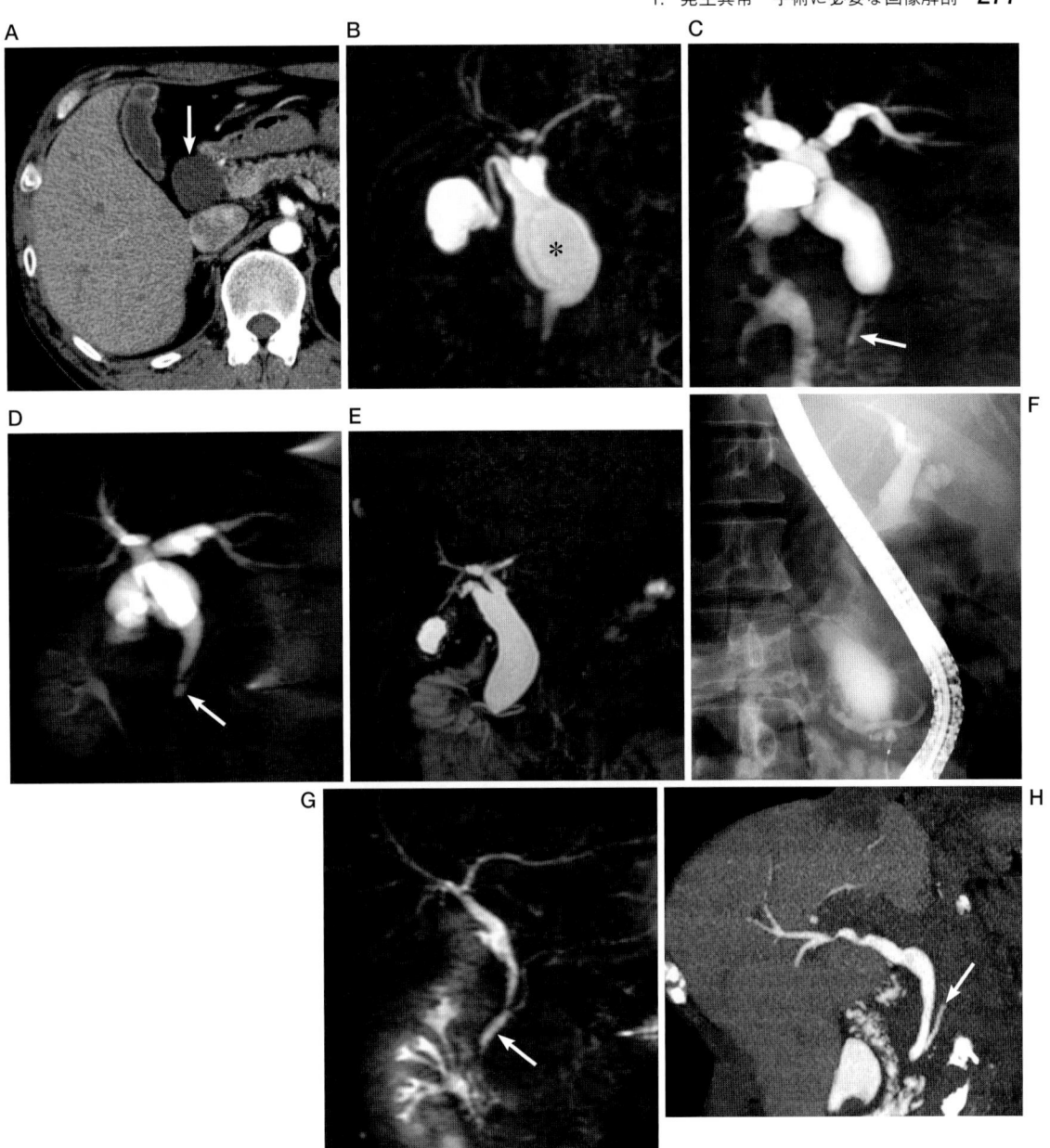

図1　膵・胆管合流異常(A, B：30歳台男性，C：70歳台女性，D：50歳台女性，E, F：30歳台女性，G：70歳台男性，H：70歳台男性)

A：造影CT，B〜E・G：MRCP，F：ERCP，H：DIC-CT　造影CT(A)にて総胆管の拡張は認める(→)が，肝内胆管や胆囊の拡張・腫大はみられない．MRCP(B)でも総胆管の瘤状の拡張像(＊)が認められるが，肝内胆管は拡張していない(戸谷分類Ia型)．MRCP(C)では，肝内胆管と総胆管の拡張がみられる．膵管と合流した部分が長く(→)，戸谷分類IV-A型である．MRCP(D)では，肝内胆管と総胆管の拡張がみられる．本例は手術で胆囊癌(well differentiated squamous carcinoma)が確認された(戸谷分類IV-A型)．合流部はやや瘤状にもみえる(→)．MRCP(E)，ERCP(F)では，膵・胆管合流異常のcomplex typeと考えられる．MRCP(G)では，胆管非拡張型の膵・胆管合流異常で，すでに予防胆摘(結果は癌)が行われている．長い膵胆管共通幹がはっきりと認められる(→)．DIC-CT(H)にて総胆管内の造影剤が膵管内に逆流している(→, 通常はみられない)のが認められる．ただし，この例では必ずしも膵・胆管合流異常を合併していない．

1. 発生異常・手術に必要な画像解剖

先天性胆道拡張症
congenital dilatation of the bile duct : CDBD （文献45, 47, 48）

■ 臨床像
　先天性胆道拡張症(CDBD)は，総胆管を含む肝外胆管の先天性拡張を呈するものである．その臨床症状は，腹痛，黄疸，腹部腫瘤などがあるが，無症状のこともある．若年女性に多く，欧米に比して東洋人に多い．CDBDは胆管結石や胆嚢癌の発生頻度が高く，胆嚢癌は通常より若年に多い傾向があるため，発癌前の診断が重要である．

■ 病理・病態
　CDBDの発生機序は不明であるが，胎生期の原始総胆管に何らかの形成異常が生じて胆管拡張をきたすと考えられている．CDBDは，膵・胆管合流異常（以下，合流異常）を合併する頻度が高く，これにより膵液が胆管内に流入し，胆汁内のアミラーゼが異常高値を示す．このため拡張胆管および胆嚢内に炎症が持続することによって，胆管壁肥厚や粘膜びらんと再生を生じ，粘膜の細胞周期の回転が亢進し，過形成，異形成から癌が発生する．したがって，CDBDと診断がついた時点で外科的治療である胆嚢摘出，嚢胞切除が必要である．切除範囲は嚢胞部から膵管合流部直上まで切除する必要があり，残存すると切除後に癌の発生がみられる．また，多くの場合，肝門部肝管に膜様狭窄を認め，胆管空腸吻合の際には膜様狭窄を解除して吻合することが重要である．これは術後，膜様狭窄により胆管炎や肝内結石の発生を予防するためである．

■ 画像所見
　CDBDは画像上，肝門部近傍に数cm大の嚢胞状，紡錘状の嚢胞性腫瘤として認めるが，胆管との連続が確認できれば診断は可能である．CDBDには形態分類（戸谷分類）があり，なかでもIa型，Ic型，IV-A型の頻度が高く，これらはほぼ全例に合流異常を認める（図1）．一方，II型，III型，IV-B型，V型の頻度は少なく，合流異常の合併はほとんどない．CDBDの画像診断は，外科的治療を念頭において，拡張の範囲，内部の状態，合流異常，肝門部の肝管の狭窄の有無の診断を行う必要がある．合流異常の診断の詳細は前項に譲るが，CDBDでは長い膵・胆管共通管を有する場合が多く，画像での確認が必要である．

■ **MRCP**：胆道系の診断に最も有用なのがMRCP（MR cholangiopancreatography）であり，胆嚢や拡張した胆管内病変および結石，胆管と膵管との関係の描出が良好である．CDBDの診断率は96〜100％であるが，合流異常では感度53〜100％，特異度90〜100％，正確度（正診率）は56〜100％と若干劣る．これは，共通管が短い場合や膵管が細い場合，小児の場合は動きによるアーチファクトなどで同定困難なことが理由としてあげられる．

■ **CT**：単純CTでは，結石の診断が可能である．造影CTを行うことによって結石のコントラストの低下により，同定困難なことがある．造影CTでは多断層面を作成することにより，拡張した総胆管と膵管合流部や共通幹，周囲臓器との関係などが把握しやすくなる．

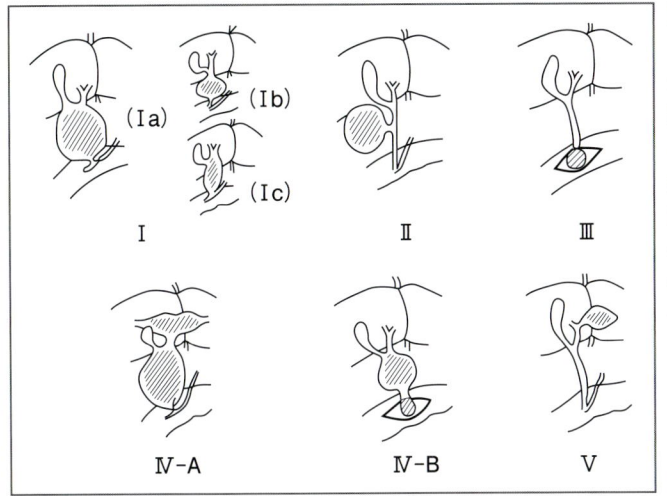

図1 先天性胆道拡張症の戸谷分類
Ⅰ型：肝外胆管拡張型〔Ia型：総胆管全体が囊腫状拡張，Ib型；分節状拡張，Ic型：紡錘形・円筒状拡張〕，Ⅱ型：憩室型（総胆管・肝外胆管），Ⅲ型：胆管瘤型（十二指腸壁内の総胆管内末端部に先天的拡張），Ⅳ型：多発型（胆管に2個以上の拡張）〔Ⅳ-A型：肝内・外胆管の拡張，Ⅳ-B型：胆管瘤を有する多発型〕，Ⅴ型：肝内胆管拡張型（Caroli病も含まれる）．（文献48）より許可を得て転載）

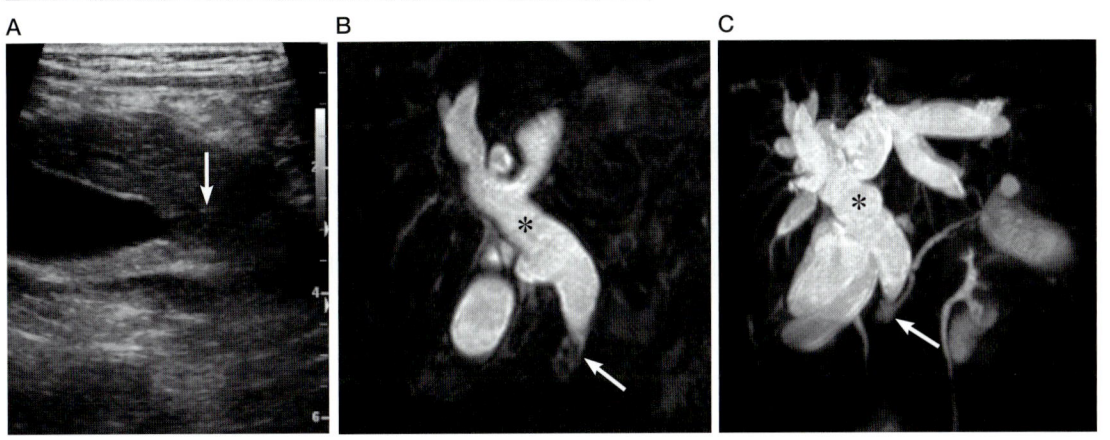

図2　5歳女児　先天性胆道拡張症（戸谷分類Ⅳ-A型）
A：超音波検査（US），B：MRCP（3Dマルチスライス法2mm厚），C：MRCP（3DマルチスライスMIP像）
US（A）では，総胆管は15～18mmと拡張を認め，壁肥厚や内部には明らかな結石や腫瘤は認めなかった．下部総胆管と思われる管内に膵実質と等エコーを認めた（→）．MRCPの下部胆管が描出された断層面（B）では，USで指摘された低エコー病変が，数個の楕円形の陰影欠損として描出され（→），結石が考えられた．MIP像（C）では，総胆管（＊）から肝門部肝管，胆嚢の拡張がみられる．末梢側の肝内胆管の拡張は認めず，戸谷分類のⅣ-A型の先天性胆道拡張症と診断された．矢印（→）部は，膵・胆管の拡張した共通管と考えられた．術中胆道造影にて，総胆管から主膵管が逆行性に造影されており，膵・胆管合流異常と確定診断された（非呈示）．また，MRCPで指摘された結石は，共通管内に柔らかい結石として確認された．切除された胆嚢，胆管の壁は肥厚し，慢性炎症に伴う変化が認められた．

鑑別診断と鑑別点

● 1型囊胞性胆道閉鎖症：総胆管閉鎖を呈しているが，肝外胆管拡張を合併しているものである．下部総胆管の描出が不良な場合は，鑑別が困難となる．ただし，拡張した管外胆管はCDBDの拡張より長軸が短い傾向がみられる．また，臨床上においても，遷延する閉塞性黄疸が認められることより，胆道閉鎖症が疑われる．確定診断は，胆道シンチグラフィにて胆道系の描出不良が確認できれば診断が可能である．

● 肝門部囊胞：囊胞のサイズが非常に大きい場合，胆道系との連続が不明瞭となる．通常は，肝内胆管の拡張はなく，閉塞性黄疸の所見もない．囊胞と胆管との交通がないことを証明するため，DIC-CTなどにて胆管との交通の有無を確認する．

1. 発生異常・手術に必要な画像解剖

胆道閉鎖症
biliary atresia
（文献 49）

■ 臨床像
新生児 10,000〜18,000 人に 1 人の割合で発症する．女児にやや多い．生後数か月以内に黄疸，淡黄色便，褐色尿，体重増加不良，肝腫大の症状を認める．胆汁の腸への排泄が障害されるため，脂溶性ビタミンであるビタミン K の欠乏が起こり，脳出血を起こすこともある．早期診断，早期治療が必要である．十二指腸腸液検査では胆汁流出を認めない．治療は肝管あるいは肝門部空腸吻合が施行されるが，最終的に肝移植が必要となる場合もある．治療が奏功しない場合は胆汁性肝硬変となり，急速に死に至る．

■ 病理・病態
原因は不明である．ductal plate malformation，自己免疫機能の関与や，ウイルス感染などが提唱されている．胆管の形成が障害される時期により fetal type と perinatal type に分類する考え方もある．病理学的には，総肝管や総胆管の内腔は消失し，肉芽組織で置換される．胆嚢は完成された症例もあるが，内腔を認めず炎症性肉芽組織で置換されているものまでさまざまである．肝実質は肝細胞内胆汁色素および毛細胆管内胆汁栓がみられる．胆管増生が著明で Glisson 鞘は拡大する．肝線維化は無治療で経過した場合に 3 か月以降から顕著となる．

■ 画像所見
単一のモダリティでは診断できない．最終的には直接胆道造影が必要である．CT や MRI の役割は他疾患の除外や他臓器評価に限られる．
■ 超音波検査(US)：門脈左右分岐部の頭側に三角形もしくは管腔状の高エコー域(triangular cord sign)が同定される．
■ MRI：閉塞した胆管は描出されないが，胆嚢や胆管構造の一部が同定できる場合がある．
■ 肝胆道シンチグラフィ(^{99m}Tc-PMT)：十二指腸への流入を認めない．認めた場合は乳児肝炎などの他疾患を疑う．
■ 術中直接胆道造影：胆管は描出されず，肝側が雲母状に造影される．

BOX　Alagille 症候群

胆汁うっ滞，心血管奇形，椎体異常，眼球異常，特徴的顔貌を主症状とする．胆汁うっ滞は小葉間胆管の減少が原因であり，乳児期から発症する黄疸を主症状とする．また，時に肝外胆管の閉塞を伴う場合があり，胆道閉鎖症との鑑別が重要になる．胆管減少が軽度の領域では肝実質が過形成となり，画像上，多血性腫瘤として同定される場合がある．その場合は肝細胞癌との鑑別が必要となる．

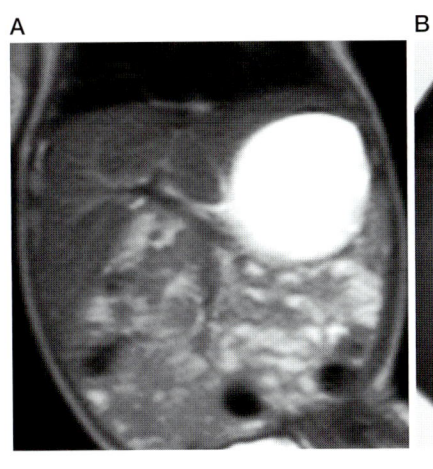

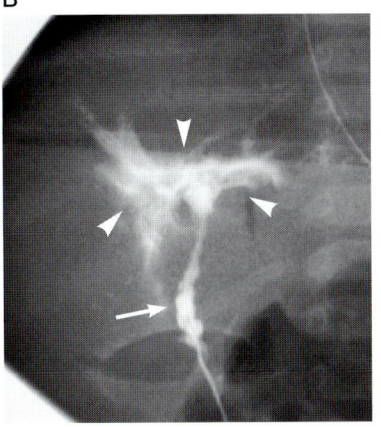

図1　生後1か月　胆道閉鎖症
A：HASTE冠状断像　B：術中胆管造影　MRI（A）では胆管構造を確認できない．胆嚢も不明瞭である．術中胆管造影（B）では，葉巻状の胆嚢が同定でき（→），胆汁は白色であった．胆嚢底部より穿刺し造影したところ，細い総胆管が描出された後に雲母状となった（▶）．十二指腸への流出はみられなかった．

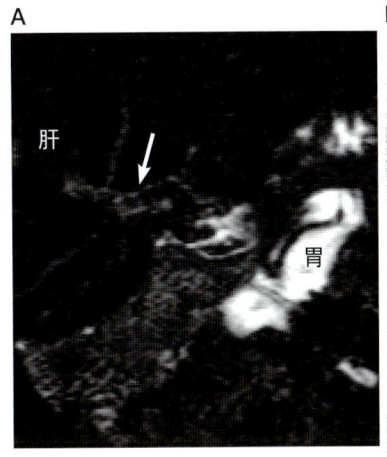

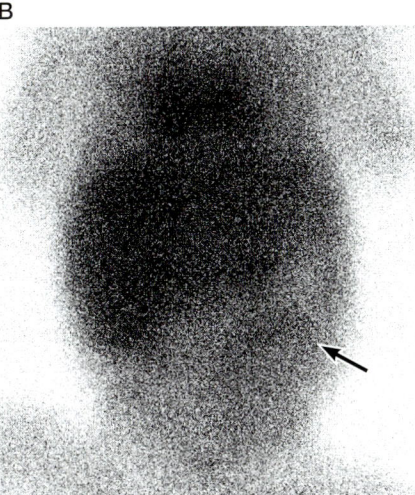

図2　生後1か月　新生児肝炎
A：single shot MRCP　B：肝胆道シンチグラフィ（⁹⁹ᵐTc-PMT，5分後）　MRI（A）では胆嚢は同定可能で（非呈示），Glisson鞘（→）は確認できるが，胆管を同定できない．肝胆道シンチグラフィ（B）では肝臓のRIの取り込みは低下しており，washoutも不良であるが，左下腹部を中心に淡い集積がみられ（→），腸管への移行が示唆される．胆道閉鎖症は否定的である．肝生検にて特発性新生児肝炎と診断された．

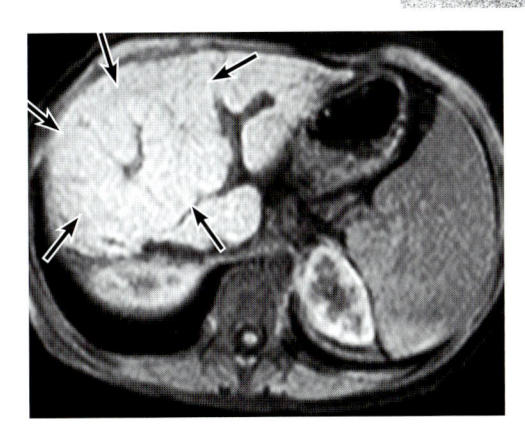

図3　10歳男児　胆道閉鎖症（葛西手術後10年）
脂肪抑制T1強調像　肝右葉は著明に萎縮し，S4の肥大が顕著である（→）．胆汁性肝硬変の所見である．

鑑別診断と鑑別点

　血中γGTPが補助診断として有用とされる．CTやMRIで胆管が同定されないのは胆道閉鎖症に限らない．本疾患が疑われる場合は肝生検や術中胆道造影が必要となる．
●新生児肝炎：肝胆道シンチグラフィで腸管への排泄が認められないことがあるので注意が必要である．
●Alagille症候群：小葉間胆管減少による慢性胆汁うっ滞である（BOX）．

1. 発生異常・手術に必要な画像解剖

腹腔鏡胆摘に関わる胆管・動門脈正常変異
anatomy of bile duct, hepatic artery, and portal vein for laparoscopic cholecystectomy （文献50～53）

1）Calot三角

Calot三角（Calot's triangle）とは，左辺が総肝管・右辺が胆嚢管・上辺が肝門部でできた三角形である．この中に胆嚢動脈，右肝動脈，副右肝動脈，副肝管の80％以上が通過している．ここは腹腔鏡下胆嚢摘出時に外科医が，いわゆる"critical view"を確認する重要な部位である（「総論」の「c.動脈解剖」，p.255参照）．

2）胆嚢管

通常，肝外胆管の中ほど1/3に合流するが，外科的に重要な5種類の肝外胆管変異が知られている．

- Type A：長い胆嚢管があり，総肝管と下流で合流するタイプ（長い胆嚢管が総胆管と平行に走行するので，誤って総胆管を結紮する恐れがある）（8.6％）．
- Type B：異常に高いレベルで総肝管に合流するタイプ（2.1％）．
- Type C：副肝管が存在する（1.4％）．
- Type D：胆嚢管が右肝管に合流するタイプ（0.7％）．
- Type E：hepaticocystic duct（胆嚢が胆嚢管以外に胆管と交通）（0.7％）．

副胆管とは肝内で合流して総肝管となりえなかった胆管．これが胆嚢に開口すると，上記のType Eとなる．また，subvesical duct（胆嚢床を通過する胆管）の損傷は胆摘後に胆汁漏出を起こし，剖検では1～35％あるといわれている．他の分類法については「総論」の「b.胆嚢・胆管解剖」，p.250参照．

3）胆嚢動脈

胆嚢動脈は，胆嚢床側に向かい肝内にも枝を出す「深枝」と，胆嚢の腹膜側に向かう「浅枝」の2本に分かれる．その分岐については，右肝動脈から分岐するのが85～90％程度，左肝動脈から分岐するのが約5％，総肝動脈から固有肝動脈にかけて分岐する，または胃十二指腸動脈から分岐する，のがそれぞれ約2.5％．

また，胆嚢動脈が2本以上あるものが15～25％程度あり，その場合には浅枝と深枝が別々に出る場合が多いという．

4）左側胆嚢

この正常変異の本態は胆嚢の位置にあるのではなく，肝円索の位置異常である．すなわち肝円索が門脈左枝に流入せずに，門脈右前区域枝に流入したもので，右肝円索が正しい呼称である．この場合，門脈の形態が右後区域枝早期分枝型となることが多い．

BOX　腹腔鏡下胆嚢摘出術における術中胆道損傷

胆道損傷の部位は総胆管が45％，次いで総肝管が22％，右肝管が6％であった．部分損傷が57％と半数以上であるが，完全離断も34％にみられている．胆道損傷の時期は，胆嚢管剥離操作時が44％，胆嚢管結紮時が26％であった．

1. 発生異常・手術に必要な画像解剖　283

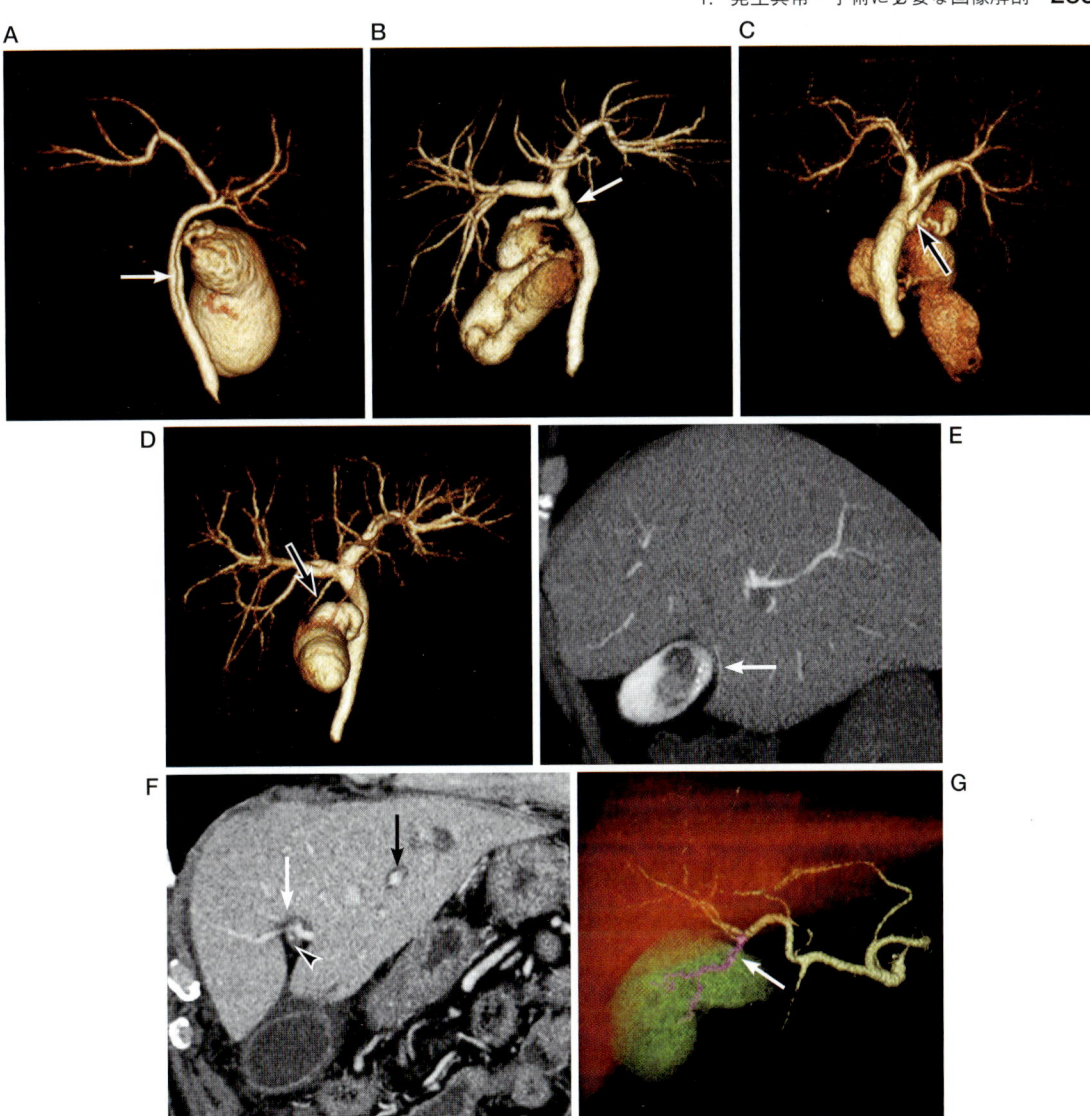

図1　胆管・動門脈正常変異

A~D, G：DIC-CT の 3D 画像，E, F：造影 CT 冠状断再構成像，G：造影 CT の 3D 画像　A：胆囊管（→）は長く，総肝管に平行に走行してから合流している（Type A）．B：胆囊管が肝門部寄りのやや上流で総肝管に合流している（→，Type B）．C：胆囊管が右前区域胆管に合流しているのが認められる（→，やや背側から観察，Type D）．D, E：subvesical duct（→，注：duct of Luschka と称されることもあるが，実際にはいろいろな意味で使われるので用いない）が胆囊床を走行している．流入先は総肝管．F：右肝円索．門脈左枝（黒矢印）ではなく門脈前区域枝（白矢印）から肝円索（▶）が分岐している．胆囊炎によって壁が腫大した胆囊がその下方に位置している．G：胆囊動脈が右肝動脈前区域枝から分岐している（→）．

鑑別診断と鑑別点

　副肝管と総胆管の合流形態には，副肝管の開口する位置で0からVまでの分類法（久次）があり，これらを鑑別しなければならない．特に副肝管に胆囊管が合流するI型，胆囊管に副肝管が合流するV型は胆囊管を処理する際に誤って損傷する危険性が高いといわれている．これらの副肝管は南回り後区域胆管が多いので，DIC-CT や MRCP の読影の際に注意を要する．

1. 発生異常・手術に必要な画像解剖

肝内胆管癌の肝切除・再建に関わる胆管・動門脈正常変異
anatomy of bile duct, hepatic artery, and portal vein for intrahepatic cholangiocellular carcinoma （文献 50）

　門脈・胆管，そして肝動脈の解剖・分類について，胆管の変異を主として概説する．

1）門　脈
- Type Ⅰ：左右 2 分岐が 73.7～80％．
- Type Ⅱ：左・右前・右後の 3 分岐が 38 例（12～21.7％）．
- Type Ⅲ：右後区域枝先行分岐が 8 例（4.6～8％）．

　このほか，肝門部門脈左枝欠損や右肝円索などがある．

2）胆管分岐形式

　左肝管の合流形式：B2，B3，B4 の合流形式は，おもに 3 型に分類される．左肝管は門脈の上方を走行する．

　Type A：B2 と B3 が合流してから B4 が合流する（59～80％）．
　Type B：すべてが一緒に合流する（4～11％）．
　Type C：B3 と B4 の共通幹に B2 が合流する（16～33％）．

　右肝管の合流形式：右後区域枝の合流形式で分類するのが有用である．
　Type 1：右前区域枝と右後区域枝が合流して右肝管を形成する（59～74％）．
　Type 2：右前区域枝と右後区域枝と左肝管が一緒に合流する（5～13％）．
　Type 3：右後区域枝が左肝管に合流する（9～17％）．
　Type 4：右後区域枝が総肝管に合流する（3～18％）．

3）門脈と胆管の関係について

　右後区域胆管が門脈右枝の頭背側を走行するタイプを supraportal type または通称「北回り」とよんでいる．これに対して，前面を走行するタイプを「南回り」とよぶ．

4）肝動脈

　Michels の分類が一般的に用いられる．

　Type Ⅰ：左・中・右肝動脈のいずれも腹腔動脈より分岐する総肝動脈から分岐するタイプ（55％）．
　Type Ⅱ：左肝動脈が左胃動脈から分岐するタイプ（10％）．
　Type Ⅲ：右肝動脈が上腸間膜動脈から分岐するタイプ（11％）．
　Type Ⅳ：右肝動脈が上腸間膜動脈から分岐，中肝動脈が総肝動脈から分岐，左肝動脈が左胃動脈から分岐するタイプ（1％）．

BOX　肝切除時に注意すべき門脈・動脈の走行

　肝左葉切除を考えたときに，右後区域胆管が南回りならば，右後区域胆管は門脈右枝の手前にあるので，その断端は右門脈の尾側に位置するため，より遠位で切離することが可能である．また，右肝動脈後区域枝が手前から分岐する例があるため，中肝動脈と誤認しないように注意が必要である．右肝動脈が上腸間膜動脈から分岐していると肝切除がしやすくなる．

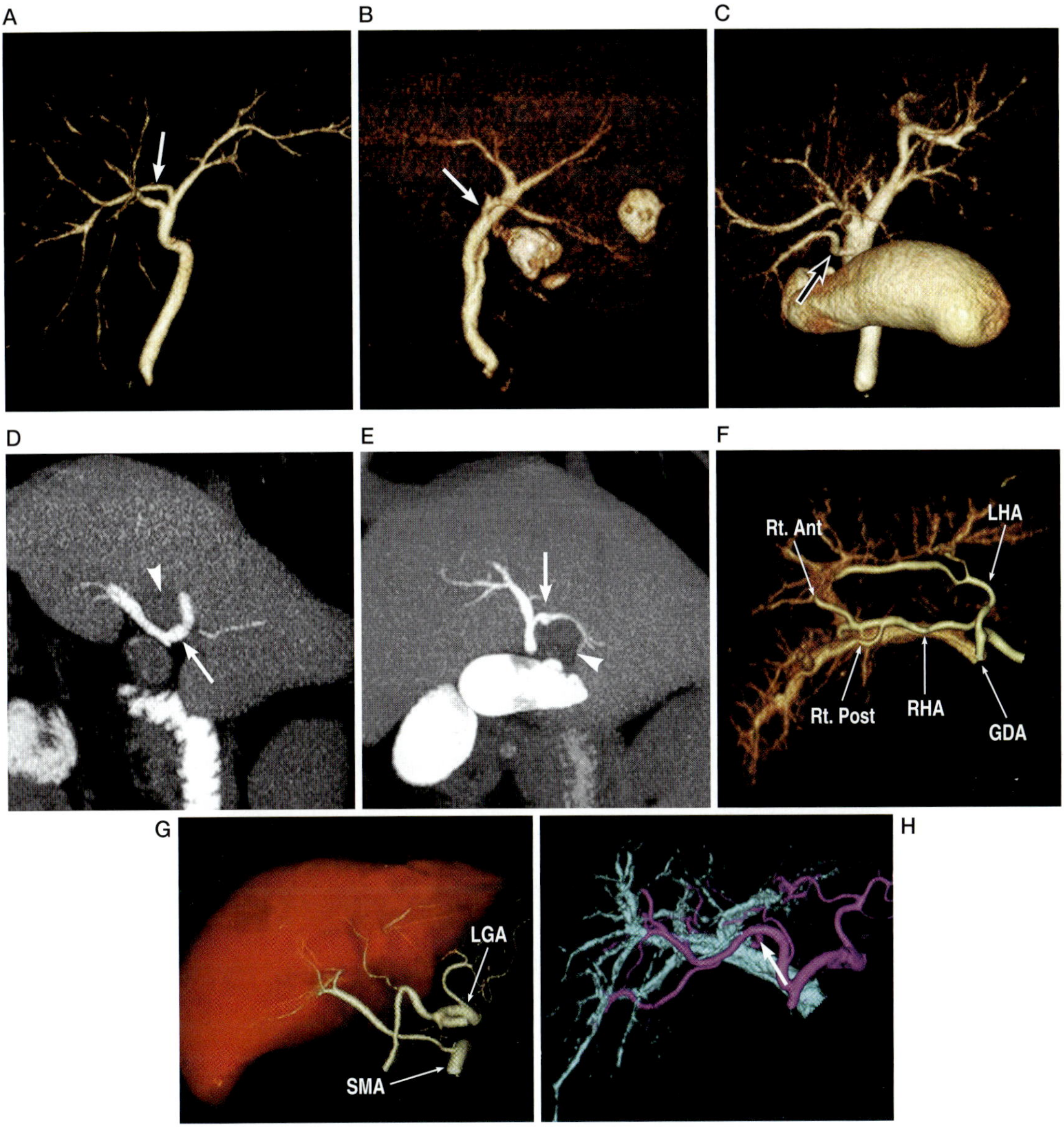

図1 胆管・動脈・門脈の正常変異

A〜C：DIC-CT の 3D 画像，D, E：DIC-CT の MIP 矢状断像，F〜H：造影 CT の 3D 画像　A：右後区域胆管（→）が左胆管に合流している．B：右後区域胆管（→）が下流で合流するタイプ．背側から観察．C：右後区域胆管の B6（→）が最後に合流するタイプ．D：右後区域胆管（→）が右門脈（▶）の下を通過するタイプ（南回り）．E：右後区域胆管（→）が右門脈（▶）の上を通過するタイプ（北回り）．F：肝門部で門脈左枝がなく（absence of portal bifurcation），右前区域枝（Rt Ant）から連続して左枝がみられる．動脈は左右肝動脈とも認められる．LHA：左肝動脈，RHA：右肝動脈，GDA：胃十二指腸動脈，Rt Post：右後区域枝．G：右肝動脈は上腸間膜動脈（SMA）から，左肝動脈は左胃動脈（LGA）から分岐している（Michels の Type Ⅳ）．H：右肝動脈後区域枝（→）が門脈「左枝」の背側を通過している．

鑑別診断と鑑別点

　Couinaud は門脈の分岐形式について，右前区域枝の分岐位置によって分類している．そのなかで門脈左枝と右前区域枝が共通幹をなすタイプ（Type Ⅲ）と，上記の肝門部門脈左枝欠損のタイプが，CT の横断（axial）像で形態的に似ているが，前者では門脈左枝は肝門部にあり，後者では門脈左枝は肝内にある．

2. 胆嚢・胆道炎

急性胆囊炎（含む無石胆囊炎）
acute cholecystitis

（文献 54, 55）

■ 臨床像

急性胆囊炎の多くは胆石に起因する有石性胆囊炎であるが，胆石を伴わない無石胆囊炎も 3.7〜14％を占める．術後の胆囊炎や無石胆囊炎患者では死亡率が 23〜40％と高い．臨床症状として Murphy's sign（炎症のある胆囊を検者の手で触知すると，痛みを訴えて呼吸を完全に行えない状態）が特徴的であり，高い特異度を示すが，感度は低い．臨床では Murphy's sign や右上腹部痛，圧痛などの胆囊局所の炎症所見と，発熱や血液検査による全身の炎症反応所見を認めた場合に急性胆囊炎を疑い，画像診断で確認して診断する．

■ 病理・病態

急性有石性胆囊炎は，胆囊結石の嵌頓による胆囊管閉塞と胆囊内胆汁うっ滞に引き続き，胆囊粘膜障害が起こり，炎症性メディエーターの活性化が引き起こされる．一方，急性無石胆囊炎では胆囊動脈の血流低下がおもな原因として考えられており，手術，外傷，長期の ICU 滞在，感染症，熱傷や経静脈栄養などが誘因となる．

病理学的には，毛細血管・リンパ管のうっ滞・拡張を主体とする浮腫性胆囊炎（edematous cholecystitis）：1期（発症2〜4日），浮腫性変化の後に組織の壊死出血が起こった壊疽性胆囊炎（necrotizing cholecystitis）：2期（発症3〜5日），壊死組織に白血球が浸潤し化膿が始まった化膿性胆囊炎（suppurative cholecystitis）：3期（発症後7〜10日），の3つに分類される．

■ 画像所見

急性胆囊炎に特徴的な画像所見は，胆囊腫大，胆囊壁肥厚，胆囊結石，胆囊内の debris 像，"sonographic Murphy's sign"（超音波プローブによる胆囊圧迫による疼痛），胆囊周囲液体貯留，胆囊周囲膿瘍などである．

■ 超音波検査（US）：簡便性，低侵襲性の点から，第一選択の画像検査法である．

■ 造影 CT：US で確診に至らない場合，合併症の検索を行う場合は造影 CT が必要となる．急性胆囊炎の造影 CT 所見は，胆囊腫大，胆囊壁肥厚，漿膜下浮腫，胆囊粘膜濃染，胆囊壁濃染部の不整あるいは断裂，胆囊周囲の液体貯留，胆囊周囲膿瘍，胆囊内ガス像，胆囊周囲脂肪組織内の線状高吸収域，などである．また，胆囊壁の炎症に伴う肝実質への胆囊静脈血流の増加を反映して，肝動脈相での胆囊周囲の肝実質の一過性濃染がみられ（「壊疽性胆囊炎」の図1B, p.297参照），胆囊壁肥厚を伴わない軽度の胆囊炎でも診断に有用な場合がある．

■ MRI：胆囊管内や総胆管内の結石や胆囊壁肥厚の描出に加えて，特に T2 強調像での胆囊周囲の高信号域が液体貯留像や浮腫像に相当するとされ，診断に有用であるが，肝硬変などにより偽陽性となることもある．術前検査としての胆道系の解剖把握には MRCP が有用となる．

■ 胆道シンチグラフィ：欧米では第一選択の画像診断法とされているが，本邦では一般的ではない．

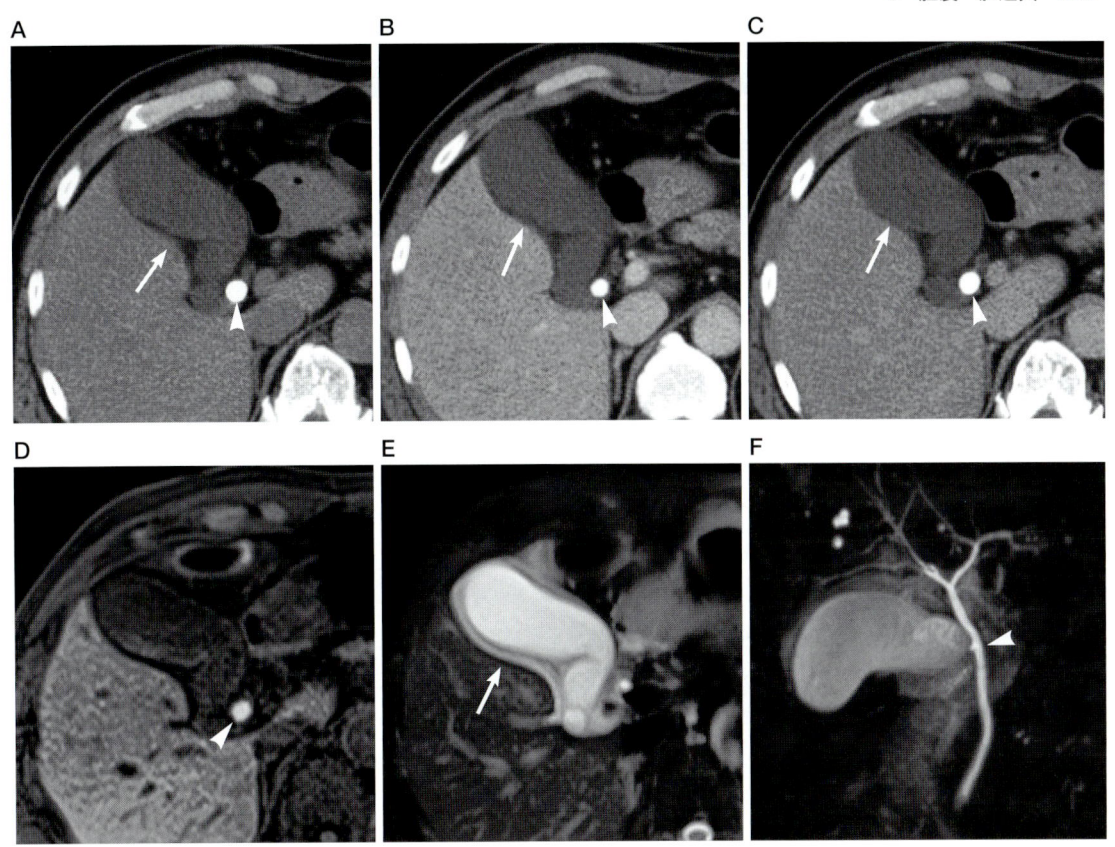

図1 60歳台男性 急性有石性胆嚢炎

A：単純CT，B：造影CT（門脈相），C：造影CT（遅延相），D：脂肪抑制T1強調像，E：脂肪抑制T2強調像，F：3D MRCP（MIP像） 単純および造影CT（A〜C）では，胆嚢壁のびまん性浮腫状肥厚（→）と胆嚢頸部の結石（▸）を認める．脂肪抑制T1強調像（D）では胆嚢内に結石が高信号域として描出される（▸）．脂肪抑制T2強調像（E）では，胆嚢壁のびまん性浮腫状肥厚（→）がCTより明瞭に描出される．3D MRCP（MIP像，F）では胆嚢管の起始部が同定される（▸）．腹腔鏡下胆嚢摘出術が施行され，浮腫性胆嚢炎と診断された．

鑑別診断と鑑別点

臨床上は右季肋部の炎症性疾患（結腸憩室炎，急性膵炎，Fitz-Hugh-Curtis症候群など），胃十二指腸潰瘍，心疾患などが鑑別にあがる．胆嚢の局所画像所見の有無で鑑別する．

画像上は胆嚢癌との鑑別が最も重要となる．びまん性胆嚢壁肥厚の場合，不均一な壁肥厚，粘膜面の造影効果の途切れ，周囲組織への浸潤所見は胆嚢癌を疑う所見であり，胆石の存在，壁内膿瘍の存在を疑う壁内の造影欠損域は胆嚢炎を疑う所見と報告されている．

BOX 急性胆嚢炎の診断基準

A：局所の臨床徴候 ① Murphy's sign，② 右上腹部の腫瘤触知・自発痛・圧痛
B：全身の炎症所見 ① 発熱，② CRP値の上昇，③ 白血球数の上昇
C：急性胆嚢炎の特徴的画像検査所見（US，CT，MRI）
確診：Aのいずれか＋Bのいずれか＋Cのいずれかを認めるもの
疑診：Aのいずれか＋Bのいずれかを認めるもの
注）ただし，急性肝炎や他の急性腹症，慢性胆嚢炎が除外できるものとする．

（文献54）より改変）

2. 胆嚢・胆道炎

急性胆嚢炎の合併症
complications of acute cholecystitis （文献 54, 55）

■ 臨床像
　画像診断において顕著な局所炎症所見(壊疽性胆嚢炎，胆嚢周囲膿瘍，肝膿瘍，胆汁性腹膜炎，気腫性胆嚢炎など)が描出されれば，中等症(Grade II)以上の急性胆嚢炎と診断され(BOX 1)，すみやかな胆嚢摘出術や胆嚢ドレナージが必要となる．すなわち，重症度判定において画像診断が重要となる(BOX 2)．急性胆嚢炎のうち，穿孔を伴う症例は2〜11%である．ほかに特殊な合併症として胆石イレウス，Mirizzi症候群(p.350参照)，spilled stone(腹腔鏡下胆嚢摘出術の増加につれ顕在化してきた概念．腹腔内，まれに後腹膜に迷入した結石が局所で炎症をきたし膿瘍形成など起こすもの)などもあげられる．

■ 病理・病態
　胆嚢穿孔は，急性胆嚢炎の経過中に起こる胆嚢壁の阻血や壊死の結果として胆嚢壁が穿孔を起こす場合が最も多い．そのほか，外傷や腫瘍などでも起こりうる．胆嚢穿孔による胆汁の腹腔内への漏出により胆汁性腹膜炎が起こる．外傷，胆道ドレナージ中のカテーテル脱落，胆道系手術後の縫合不全，なども原因となる．また，胆嚢壁の穿孔に伴い，胆嚢周囲に周囲組織に被覆された膿瘍が形成され，胆嚢周囲膿瘍となる．

■ 画像所見
■ **超音波検査(US)**：有用な所見として，高度の壁肥厚と，胆嚢壁の断裂像があげられる．穿孔例においてやや壁肥厚の程度が強い(3〜20mm，平均7mm，非穿孔例では2〜13mm，平均5mm)．胆嚢壁の断裂像は，USで70%に描出されている．

■ **造影CT，MRI**：胆嚢周囲膿瘍や胆汁性腹膜炎の評価においては腹腔内の広範な評価が必要となるため，急性胆嚢炎の重症度分類を念頭に置いた画像診断では造影CTが重要となる．造影CT，MRIでは胆嚢穿孔，胆嚢周囲膿瘍，胆汁性腹膜炎を反映した所見として，胆嚢壁の造影欠損，断裂像や，周囲液体貯留像，腹膜肥厚像などとして描出される．MRIでは拡散強調画像で膿瘍が高信号域として描出され，有用な場合がある．

BOX 1　中等症急性胆嚢炎(Grade II)の病態と判定基準

1) 病態
　臓器障害には陥っていないが，その危険性があり，重篤な局所合併症を伴い，すみやかに胆嚢摘出術や胆嚢ドレナージが行われるべき状態．

2) 判定基準
　以下のいずれかを伴う場合．
　・白血球数＞18,000/mm^3
　・右季肋部の有痛性腫瘤触知
　・症状出現後72時間以上の症状の持続
　・顕著な局所炎症所見(壊疽性胆嚢炎，胆嚢周囲膿瘍，肝膿瘍，胆汁性腹膜炎，気腫性胆嚢炎などを示唆する所見)

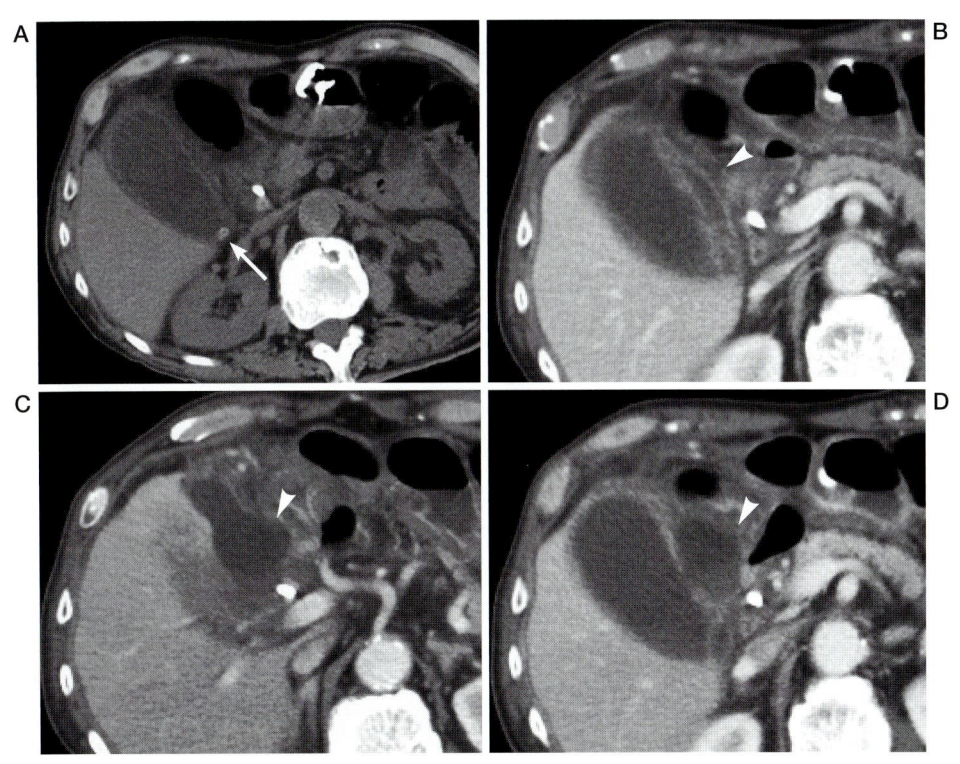

図1　80歳台男性　胆嚢穿孔

A：単純CT，B：造影CT（門脈相），C, D：2日後の造影CT（門脈相）　胆管炎に対しERBD（内視鏡的逆行性胆管ドレナージ）チューブ留置後．単純CT（A）では胆嚢頸部に結石を認め（→），胆嚢壁のびまん性浮腫状肥厚を認める．造影CT門脈相（B）では，胆嚢壁の造影欠損および壁外の液体貯留（▶）が出現し，穿孔が疑われる．2日後の造影CT門脈相（C, D）では壁外の液体貯留像の増加を認める（▶）．PTGBD（経皮的胆嚢ドレナージ）が施行され，状態の改善を待って胆嚢摘出術が施行された．

鑑別診断と鑑別点

　臨床上は，合併症の有無が急性胆嚢炎の重症度判定に影響する．この場合，画像診断が関与するのは軽症と中等症以上の急性胆嚢炎の判別のみである．一方，重症急性胆嚢炎は，臓器障害による全身症状をきたし，呼吸・循環管理などの集中治療を要する急性胆嚢炎とされており，その重症度判定は画像診断によらない．

　その他の合併症として，急性胆管炎も重要であり，肝実質の胆汁うっ滞を反映した肝内胆管拡張などの所見が存在する場合には留意が必要である．また，急性胆嚢炎に胆嚢癌が合併している頻度は1〜1.5％であり，高齢者では8.8％と高くなる．一方，胆嚢癌の急性胆嚢炎併存率は9.8〜31.5％と報告されているが，急性胆嚢炎を合併した胆嚢癌では，炎症により癌の存在診断が困難なことが多いため，留意が必要である．

BOX 2　中等度以上の重症度となる顕著な局所炎症を示唆する画像所見

　胆嚢周囲膿瘍，肝膿瘍，胆嚢周囲低エコー域，胆嚢内腔の膜様構造，胆嚢壁の不整な肥厚，胆嚢壁の断裂像，胆嚢内腔あるいは壁内のガス像，胆嚢壁の造影不良，胆汁性腹膜炎など．

2. 胆嚢・胆道炎

急性胆管炎
acute cholangitis

（文献 54, 56）

■ 臨床像

急性胆管炎の臨床徴候として，右上腹部痛，発熱，黄疸が Charcot 三徴として有名で，その診断において非常に高い特異度を示すが，感度は低く，急性胆管炎の拾い上げは困難である．「急性胆管炎・胆嚢炎診療ガイドライン 2013」では，臨床徴候ならびに血液検査により「感染」と「胆汁うっ滞」を，画像所見により「胆管病変」を証明することによって急性胆管炎の診断を行う (BOX)．なお従来，Charcot 三徴にショック，意識障害を加えた Reynolds 五徴をきたした重症胆管炎などに慣用的に用いられてきた急性閉塞性化膿性胆管炎 (acute obstructive suppurative cholangitis : AOSC) の用語は，その定義が曖昧で混乱がみられ，現在は使用されていない．

■ 病理・病態

胆管内に急性炎症が発生した病態であり，その発生には，①胆管内に著明に増加した細菌の存在，②細菌またはエンドトキシンが血中・リンパ流中に逆流 (cholangiovenous and cholangiolymphatic reflux) するような胆管内圧の上昇，の 2 因子が不可欠となる．敗血症などの重篤かつ致死的な感染症に進展しやすい．胆管炎の進展により細胆管が破綻し，細菌やエンドトキシン，胆汁内容物が肝内に及び，肝膿瘍を形成することがある．かつては総胆管結石が最も頻度の高い成因であったが，近年は悪性疾患や硬化性胆管炎，非手術の胆道操作による急性胆管炎が増加している．

■ 画像所見

急性胆管炎の診療における画像診断の役割は，胆管拡張，もしくは胆管炎の成因(胆管狭窄，胆管結石，ステントなど)の描出による急性胆管炎の診断である．一方，急性胆管炎の重症度は，敗血症や多臓器不全の進行度，すなわち全身状態により判定されるものであり，画像所見は用いられない．

■ 超音波検査 (US)：簡便性，低侵襲性の点から，第一選択の画像検査法．ただし，US や単純 CT では胆管拡張や胆道気腫を描出しうるが，特異度が低く，また結石描出の感度も高いとはいえず，積極的に胆管炎を否定することは困難であり，総合的な評価が必要となる．

■ 造影 CT：動脈相を含めたダイナミック CT が望ましい．胆管の炎症の Glisson 鞘への波及に伴う A-P シャント様の不均一な肝実質の濃染像を動脈相で高頻度に認め，また胆管壁の肥厚濃染も描出でき，診断に有用である．また，高頻度に合併する肝膿瘍もリング状濃染域として描出される．成因としての膵胆道系腫瘍の評価にも有用である．drip infusion cholecystocholangiography〔DIC(点滴静注胆嚢胆管造影法)-CT〕は黄疸例では造影率が著しく低下するため，急性胆管炎の診断に用いることは推奨されない．

■ MRI：MRCP を含めた MRI は，胆道系の結石や胆管拡張，胆道狭窄などの描出に有用であり，付随する胆管壁の浮腫状肥厚，胆管周囲の浮腫や液体貯留も描出しうる．特に US で成因が特定できなかった場合の成因の検索に適している．また，胆道系の全体像が非侵襲的に把握できるため，ドレナージ法の選択にも役立つ．ただし，中等症，重症の急性胆管炎と診断されれば，MRCP よりもドレナージ治療を前提とした ERCP を優先すべきである．

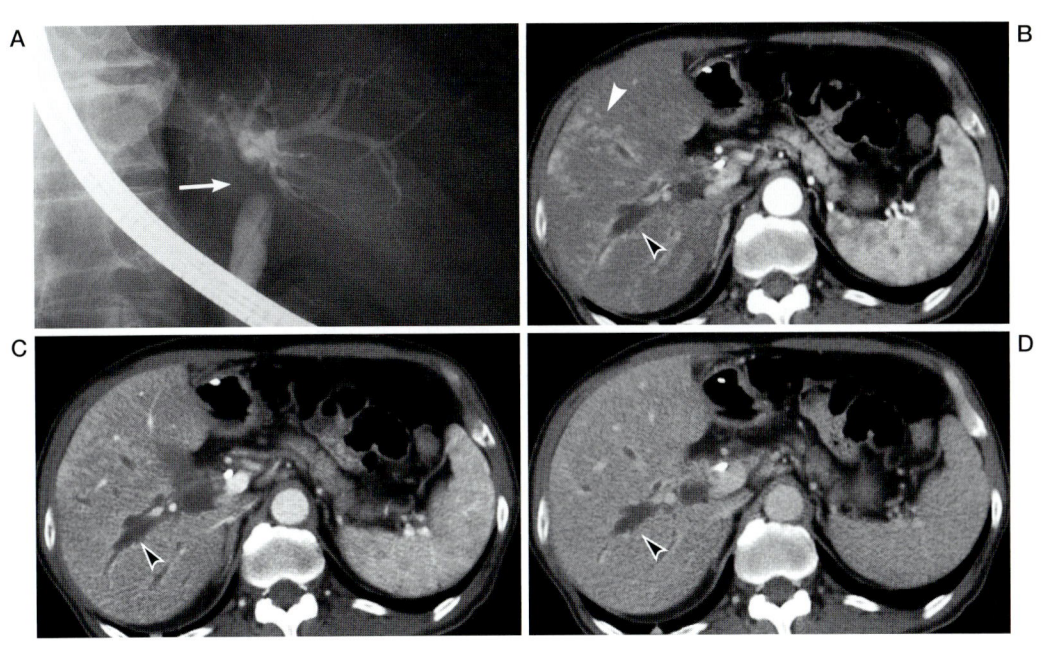

図1　60歳台男性　急性胆管炎
A：ERCP，B：造影CT（動脈相），C：造影CT（門脈相），D：造影CT（遅延相）　総肝管上部で胆管狭窄を認め（A，→），胆管癌が疑われる．ENBD（内視鏡的経鼻胆管ドレナージ）施行後の造影CTのB～Dレベルでは，肝内胆管の広範な拡張を認め（黒矢頭），動脈相（B）ではGlisson鞘に沿った斑状の早期濃染域が多発している（白矢頭）．血液検査で白血球数，CRPの上昇を認め，急性胆管炎と診断され，胆汁培養でエンテロバクターが検出された．

鑑別診断と鑑別点

　臨床上は，急性胆管炎と同様に右季肋部痛をきたす疾患として急性胆嚢炎や急性膵炎，上部消化管疾患，Fitz-Hugh-Curtis症候群など，肝胆道系酵素の上昇をきたす疾患として急性肝炎などがあげられる．鑑別点として胆管病変の有無が重要である．

　画像上は，胆管癌の合併の有無が問題となる．転移や脈管浸潤などの有無が鑑別点となるが，急性胆管炎に合併する肝膿瘍は微小転移との画像上の鑑別がしばしば困難である．

BOX　急性胆管炎の診断基準

A．全身の炎症所見
　　A-1：発熱（悪寒戦慄を伴うこともある）　A-2：血液検査：炎症反応所見
B．胆汁うっ滞所見
　　B-1：黄疸　B-2：血液検査：肝機能検査異常
C．胆管病変の画像所見
　　C-1：胆管拡張　C-2：胆管炎の成因：胆管狭窄，胆管結石，ステントなど
確診：Aのいずれか＋Bのいずれか＋Cのいずれかを認めるもの
疑診：Aのいずれか＋BもしくはCのいずれかを認めるもの

（文献54）より改変）

2. 胆嚢・胆道炎

慢性胆嚢炎
chronic cholecystitis

(文献 54, 57)

■ 臨床像

胆嚢炎の穏やかな発作の繰り返しで起こり，粘膜の萎縮，胆嚢壁の線維化を特徴とする．多くは胆石を有し(80〜90％)，その慢性刺激によって生じる．無症状のものから，上腹部痛をきたすものまでさまざまだが，急性胆嚢炎に比べると一般にその症状は軽く，断続的である．通常，発熱はない．

慢性胆嚢炎の経過中に急性炎症を生じる場合もある(acute on chronic cholecystitis)．

慢性胆嚢炎の特殊型で胆嚢壁に高度な石灰化を認め，陶器様にみえるものを"陶器様胆嚢(porcelain gallbladder)"とよび，胆嚢癌発症のリスクが高いと考えられている．

■ 病理・病態

病理学的には壁内にさまざまな程度の慢性炎症細胞浸潤と線維化を認める病態である．筋層の肥厚は正常の数倍に及ぶこともある．壁肥厚はおもに漿膜下の線維化による．この線維化のため，胆嚢壁の進展が不良となり，絶食後の画像検査でも十分な拡張が得られないことが多い．

acute on chronic cholecystitis では，組織学的にはリンパ球・形質細胞浸潤と線維化を伴う慢性胆嚢炎の胆嚢壁に好中球浸潤を認める．

陶器様胆嚢は胆嚢壁に石灰化をきたす疾患で，病理組織的には慢性炎症層や線維化した筋層への異栄養性石灰化(dystrophic calcification)がみられる．

■ 画像所見

■ **超音波検査(US)**：第一選択の検査となる．胆嚢は萎縮し，多くは胆嚢結石を伴っている．胆嚢壁の肥厚を認め，程度はさまざまだが線維化を反映して高エコーとなる．経過中に胆嚢腫大や胆嚢壁肥厚の出現を認めた場合，acute on chronic cholecystitis の可能性がある．

■ **単純CT**：陶器様胆嚢では CT で胆嚢壁に沿って高度の石灰化を認める．石灰化は胆嚢壁に部分的〜全体とさまざまである．

■ **単純MRI**：粘膜下に Rokitansky-Aschoff 洞(RAS)を反映した小嚢胞を認めることが多い(80％)．胆嚢結石を伴うことが多い．線維化を反映した壁の T2 延長を認めることもある．また，術前情報としては MRCP による胆道解剖の評価も重要となる．

■ **造影CT/MRI**：胆嚢の萎縮を認める．びまん性の均一な壁肥厚を認めることが多いが，不均一で不整な壁肥厚や局所的な肥厚が目立ち腫瘤状にみえることもある．ダイナミックスタディでは早期相で粘膜面が増強され，その増強効果は徐々に線維性結合組織の豊富な漿膜側に広がる所見が特徴的であり，造影 MRI でより明瞭に描出される．

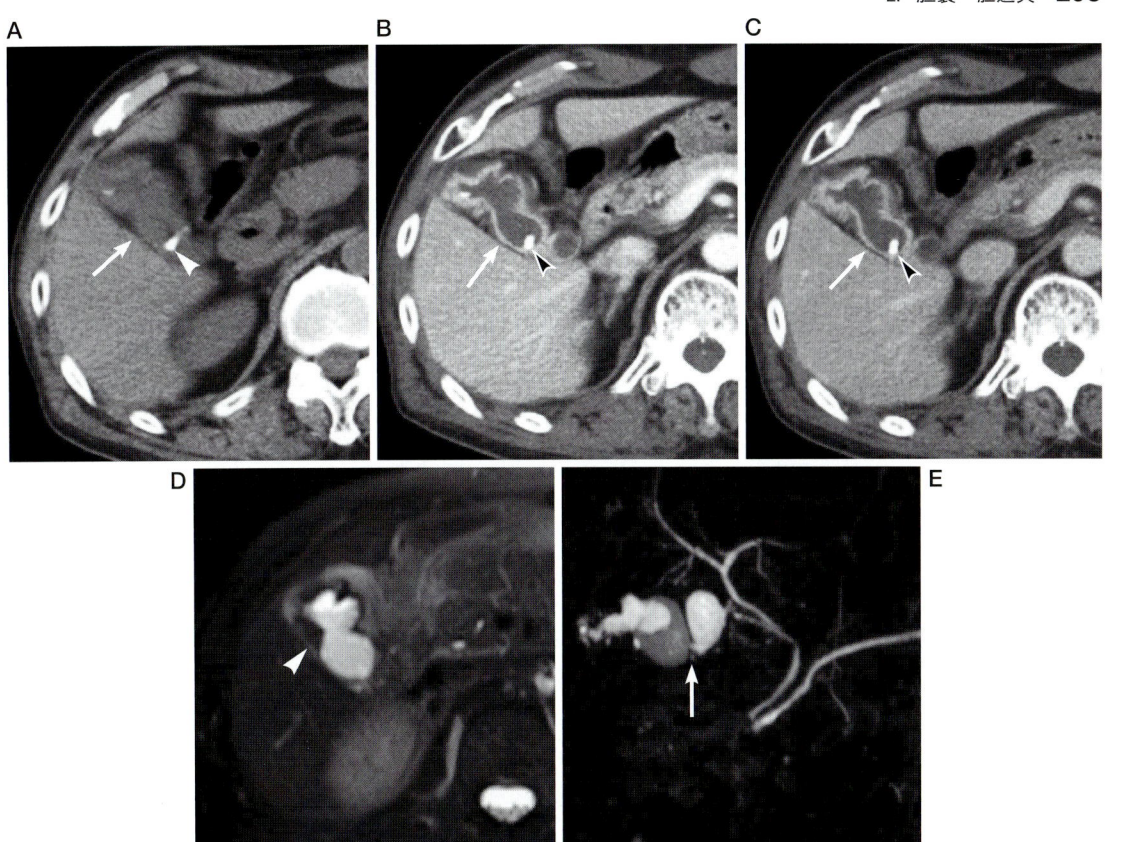

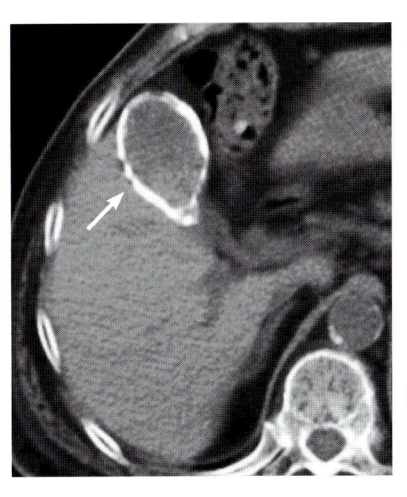

▲ 図1　60歳台男性　慢性胆嚢炎
A：単純CT，B：造影CT（門脈相），C：造影CT（遅延相），D：脂肪抑制T2強調像，E：3D MRCP（MIP像）　単純および造影CT（A〜C）では胆嚢は収縮し，胆嚢壁のびまん性肥厚を認め，粘膜面は門脈相から強く濃染され，遅延相でやや漿膜側に広がっている（→）．複数の胆石を伴っている（▶）．脂肪抑制T2強調像（D）では壁に沿ってやや厚い不整な低信号域を認め（▶），線維化を反映しているものと思われる．3D MRCPのMIP像（E）では胆嚢のくびれ（→）を伴う収縮した形態とともに胆道系の分岐が良好に描出されている．腹腔鏡下胆嚢摘出術が施行され，慢性胆嚢炎と診断された．

図2　80歳台女性　陶器様胆嚢
単純CT　肺炎評価のCTで，胆嚢壁にびまん性の高度石灰化像を認め（→），典型的な陶器様胆嚢の所見であった．

鑑別診断と鑑別点

- 胆嚢癌，ポリープ，黄色肉芽腫性胆嚢炎：造影される内腔隆起を認める場合，鑑別が問題となる．
- 粘膜に限局した癌：早期増強がさほど強くない点が鑑別となる．ただし，壁内に炎症の強いfocusがあると，同部が早期から増強され，癌と紛らわしい場合がある．
- びまん性の壁肥厚を呈する胆嚢癌：典型的には漿膜側から粘膜側に向かう遅延性濃染を呈し，慢性胆嚢炎との鑑別点となる．

2. 胆囊・胆道炎

特殊な胆囊炎 1：黄色肉芽腫性胆囊炎
xanthogranulomatous cholecystitis：XGC　　　　　　　　　　　　　　　　　　（文献 54, 57）

■ 臨床像
　黄色肉芽腫性胆囊炎（XGC）は慢性胆囊炎のまれな亜型と考えられており，60〜70歳の女性に多い．臨床的には，右季肋部痛，発熱，嘔吐，白血球上昇などの嵌頓結石を伴った急性胆囊炎の発症と，その後 1 か月程度の経過観察中に急速に胆囊壁肥厚が進行するのが典型的である．その症状は数年間くすぶり続けることもある．基本的には手術による治療が選択される場合が多いが，胆囊壁の肥厚と周囲への広範な炎症浸潤をきたすことから，胆囊癌との術前診断が問題となる代表的な腫瘍類似疾患である（BOX）．

■ 病理・病態
　結石の嵌頓によって胆囊内圧が上昇し，Rokitansky-Aschoff 洞（RAS）が穿破することで胆囊壁内に胆汁が漏出・侵入し，これを組織球が貪食して泡沫状の組織球よりなる肉芽腫が形成される．経過とともに病巣の周囲から線維化が進行し，病巣が陳旧化すると漿膜下層に線維組織の増生がみられる．肉眼的には黄白色調の結節や層状構造を呈し，組織学的には脂肪を貪食したマクロファージが認められる．胆囊壁はさまざまな程度に肥厚し，周囲への炎症波及はしばしば結腸肝弯曲部や十二指腸へも及び，極期には進行胆囊癌と鑑別が困難な形態像を呈することがある．リンパ節腫大も伴うことがある．

■ 画像所見
■ 単純・造影 CT/MRI：びまん性もしくは局在性の胆囊壁肥厚を認め，不均一に早期濃染され，しばしば周囲肝実質などに進展する．粘膜面は保たれ，線状に造影される．肥厚した壁内に CT で低吸収を呈し，MRI の T2 強調像で高信号を呈する結節を認めることがあり，同部は造影効果を認めず，囊胞性結節の像を呈する．被包化膿瘍あるいは肉芽腫を反映しているとされるが，この出現頻度は 30〜50％程度にすぎないとの報告もある．この構造は RAS より大きく，やや不整形を呈することが多く，RAS との判別が必要である．黄色肉芽腫内に出現する泡沫組織球内の脂肪を MRI の化学シフト画像で検出したという報告があるが，通常，脂肪成分はきわめて微量であり，検出されないことのほうが多いと考えられる．逆に，浮腫性胆囊壁肥厚でも肥厚した漿膜下の豊富な脂肪が化学シフト画像で明瞭に描出され

> **BOX　黄色肉芽腫性胆囊炎と胆囊癌の鑑別点**
>
> ・びまん性の壁肥厚（感度 89％，特異度 65％）
> ・粘膜の連続性（感度 61％，特異度 71％）
> ・肥厚した壁内の低吸収域（感度 67％，特異度 71％）
> ・肝床部浸潤の欠如（感度 72％，特異度 77％）
> ・肝内胆管拡張の欠如（感度 67％，特異度 71％）
> 　これらの所見のうち少なくとも 3 項目を満たした場合には感度 83％，特異度 100％．

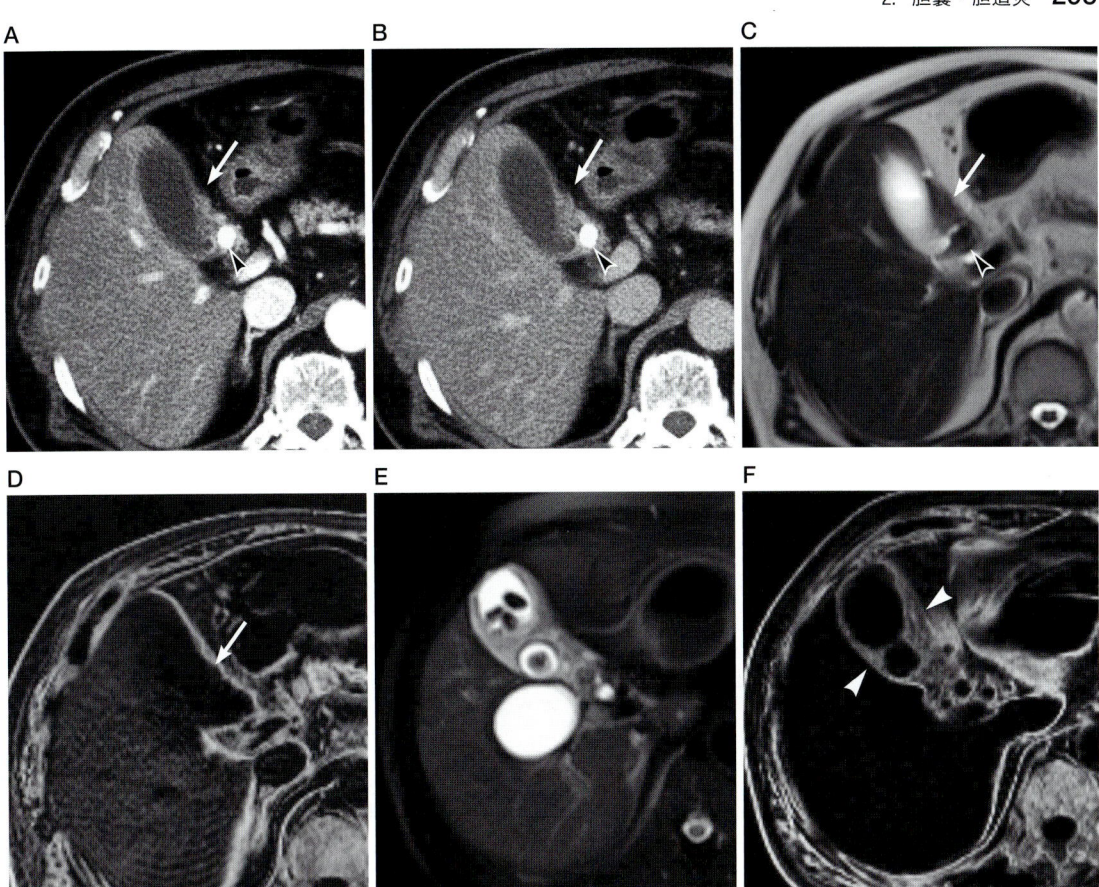

図1 70歳台男性 黄色肉芽腫性胆嚢炎(XGC)
A：造影CT（動脈相），B：造影CT（遅延相），C：T2強調像，D：化学シフト画像 （E, Fは参考症例 急性胆嚢炎 E：脂肪抑制T2強調像，F：化学シフト画像） 直腸癌術後の経過観察のCTで胆嚢壁肥厚像が出現した（A～C）．胆嚢頸部に結石を認め（▶），胆嚢壁は全体に肥厚し，萎縮気味で，慢性胆嚢炎が疑われるが，特に胆嚢頸部で片側性の壁肥厚像が強く（→），XGCで比較的特徴的である壁内の囊胞性結節は指摘できない．MRIの化学シフト画像（D）ではわずかに脂質の存在の可能性がある（→）が，有意な所見とも断定しがたく，むしろ参考症例（E, F）の急性胆嚢炎の症例でみられる粘膜下脂肪（F, ▶）のほうが明瞭である．胆嚢癌が否定できない所見であり，胆嚢摘出術が施行され，XGCと診断された．

ることが多く，また，化学シフト画像で脂肪が証明されたXGC様の胆嚢癌の症例も報告されており，本方法での鑑別には限界がある．拡散強調画像ではしばしば高信号域を呈し，拡散強調画像単独での悪性腫瘍との鑑別は困難とされている．結石嵌頓などの胆嚢内圧亢進をきたす因子を証明することも診断の根拠となりうる．

鑑別診断と鑑別点
●胆嚢癌：癌を想定した広範囲な過度の切除を防ぐため，画像による適切な診断は臨床上，非常に重要であるが，鑑別はしばしば困難で，またXGCでもCA19-9が高値を示すことがあることや胆嚢癌の合併が知られている．鑑別点をBOXに示す．また，リンパ節や他臓器への転移の有無などの所見も鑑別に有用である．

2. 胆嚢・胆道炎

特殊な胆嚢炎 2：壊疽性胆嚢炎
gangrenous cholecystitis (文献 54, 55)

■ 臨床像
　浮腫性変化の後に組織の壊死出血が起こった胆嚢炎であり，発症後3〜5日の2期に相当する．急性胆嚢炎に壊疽性胆嚢炎を合併する頻度は2〜26％であり，報告により大きな差がみられる．壊疽性・気腫性胆嚢炎，胆嚢穿孔合併の危険因子として，男性，高齢，合併症（糖尿病など），38℃以上の発熱，白血球数 15,000〜18,000/mm³ 以上，などの因子があげられている．また，高齢も敗血症の合併や壊疽性変化の危険因子となる．壊疽性胆嚢炎と診断された場合，中等症以上の重症度と判定される．

■ 病理・病態
　浮腫性胆嚢炎が進行し，内圧の上昇により胆嚢壁を圧迫するようになると，その結果，動脈分枝の血行が停止(組織学的には細小動脈の血栓形成，閉塞)して，組織の壊死が発生する．組織学的には，各層の所々に斑紋状の壊死層がみられるが，全層性の壊死層や広範な壊死層は少ないとされる．

■ 画像所見
■ 超音波検査(US)：有用な所見として，胆嚢内腔の膜様構造と，胆嚢壁の不整な肥厚があげられる．胆嚢内腔の膜様構造は32％，胆嚢壁の不整な肥厚は47％にみられ，両者ともみられたのは21％，これらのいずれかの所見がみられるのは58％である．

■ CT：胆嚢壁の不整な肥厚，胆嚢壁の造影不良(interrupted rim sign)，胆嚢周囲脂肪組織濃度上昇，胆嚢内腔あるいは壁内のガス，内腔の膜様構造(intraluminal flap, intraluminal membrane)，胆嚢周囲膿瘍などがあげられる．通常の急性胆嚢炎と同様，胆嚢周囲肝実質の動脈相での早期濃染を伴うことがあり，この濃染は胆嚢の炎症の程度に応じて強くなるが，広範な壊疽性胆嚢炎では胆嚢壁は虚血をきたし，造影効果が乏しいために，肝実質の濃染も認められなくなる．

■ MRI：単純MRIでは通常の急性胆嚢炎の所見に加え，内腔面の不整像や膜様構造などがみられる．拡散強調画像で胆嚢周囲膿瘍が高信号に描出されることがある．造影MRIでは造影CTと同様に胆嚢壁の血流，胆嚢周囲肝実質の濃染の程度が観察できる．

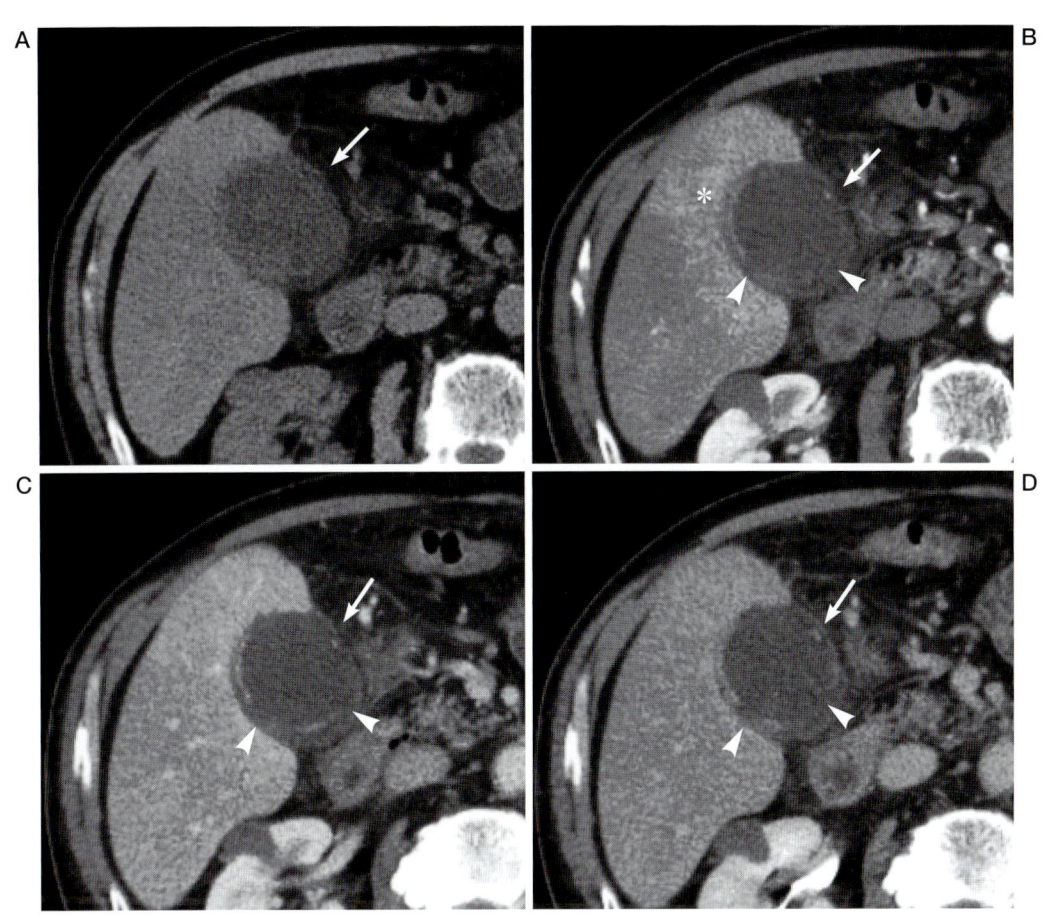

図1　70歳台男性　壊疽性胆嚢炎
A：単純CT，B：造影CT（動脈相），C：造影CT（門脈相），D：造影CT（遅延相）　右季肋部痛で急性発症．USで胆石，胆嚢壁の不整な肥厚像を認める．CT（A～D）で胆嚢壁のびまん性肥厚（→），周囲脂肪組織混濁を認め，全体に増強効果に乏しく，粘膜の造影欠損（B～D，▶）が散在している．動脈相（B）では胆嚢周囲肝実質の早期濃染を認め（＊），炎症による胆嚢静脈還流の増加を反映した所見である．胆嚢摘出術が施行され，壊疽性胆嚢炎と診断された．

鑑別診断と鑑別点

- 胆嚢捻転：遊走胆嚢の存在や"whirl sign"，胆嚢壁の広範な造影欠損などがある場合に考慮する．
- 急性胆管炎：急性胆嚢炎で臨床症状の急激な増悪を認めた場合，合併している可能性がある．胆管病変の有無や肝実質のGlisson鞘に沿った早期濃染像などが鑑別点となる．
- 気腫性胆嚢炎，胆嚢穿孔からの腹膜炎：壊疽性胆嚢炎に合併する可能性があり，壁内気腫や腹腔内膿瘍の有無などの評価が必要となる．

2. 胆嚢・胆道炎

特殊な胆嚢炎3：気腫性胆嚢炎
emphysematous cholecystitis　　　　　　　　　　　　　　　　　　　　（文献 54, 55）

■ 臨床像

　気腫性胆嚢炎は急性胆嚢炎のひとつで，消化管などとの交通がなく，胆嚢壁内，胆嚢内腔あるいは胆嚢周囲にガスを有するものである．通常の胆嚢炎と比べ高齢者の男性が多い．既往歴には糖尿病，高血圧，胃切除が多い．通常の急性胆嚢炎の多くが胆石を有するのに対し，気腫性胆嚢炎は結石を伴わないことが多い．壊疽性胆嚢炎に発展すると，穿孔して敗血症に移行しやすい．診断されれば重症度判定で中等症以上の判定の根拠となり，早急な対応が必要となる．死亡率は15～25％ともいわれる．

■ 病理・病態

　気腫性胆嚢炎では，大腸菌のような通性嫌気性菌，ウェルシュ菌 (*Clostridium perfringens*) のような偏性嫌気性菌の感染によって胆嚢壁内にガス像が出現する．動脈硬化が原因のひとつと考えられており，肝細胞癌に対する動脈塞栓術の合併症で気腫性胆嚢炎を発症した報告もある．通常の急性胆嚢炎が胆石などの嵌頓により起こる胆嚢管の閉塞が一次的原因であるのに対し，気腫性胆嚢炎は血管病変を基礎とした胆嚢壁の虚血が先行し，好気性あるいは嫌気性菌の増殖が，胆汁内や胆嚢壁内に発生し，胆嚢壊死を生じると考えられている．

■ 画像所見

■ 単純X線写真：結腸，十二指腸をはじめとする消化管のガスと紛らわしいことが多い．

■ 超音波検査 (US)：簡便に施行でき，胆嚢近傍のガス像が描出されるが，診断能は60％程度で，慣れないとしばしば見過ごされる危険性がある．

■ CT：適切な表示条件を選択することでほぼ100％ガス像を描出することができ，単純CTでも一般に診断は容易であり，CTの普及とともに比較的早期に診断されるようになっている．胆嚢の局所的な炎症にとどまることなく，腹腔内膿瘍，汎発性腹膜炎，腹壁ガス壊疽を引き起こすため，敗血症など致死的な合併症や炎症の広がりの評価も必要となる．

■ MRI：一般にガス像の評価にはMRIは不適であり，また通常CTの時点で診断が確定するため，施行されることはまれだが，もし施行した場合にはガス像を反映した低信号域は結石などとの判別が必要となる．胆管ガスを伴うものは総胆管結石の保有率が高いという報告もあるので，注意が必要である．

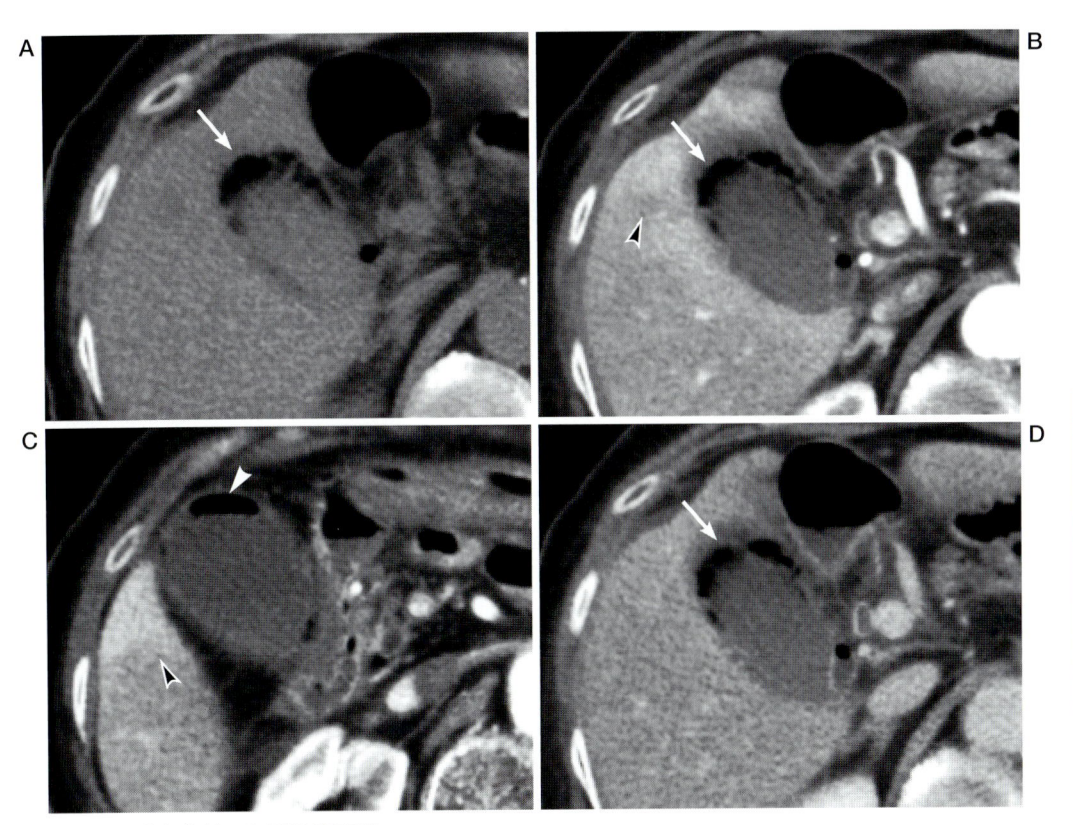

図1 90歳台女性　気腫性胆嚢炎
A：単純CT，B, C 造影CT（門脈相），D：造影CT（遅延相）　経皮的冠動脈形成術施行後，肝胆道系酵素上昇，炎症反応上昇を認めたため造影CTを施行した．胆管炎に対しERBD（内視鏡的逆行性胆管ドレナージ）チューブ留置後，胆嚢壁内に広範にガス像が分布し（A, B, D，→），胆嚢内腔にもガス像を認める（C，白矢頭）．胆嚢壁の増強効果は全体に不良であり，胆嚢床肝実質に胆嚢静脈の還流増加による早期濃染を認める（B, C，黒矢頭）．気腫性胆嚢炎と診断された．PTGBD（経皮経肝胆嚢ドレナージ）を施行した．緊急手術も考慮されたが，経皮的冠動脈形成術施行後であったため，抗凝固薬を1か月内服した後，胆嚢摘出術が施行された．

鑑別診断と鑑別点

● 胆嚢外に由来するガス像との鑑別：Meckel憩室症や十二指腸憩室，拡張した十二指腸，結腸肝弯曲部，消化管胆道瘻，膿瘍，後腹膜気腫，腹膜気腫が鑑別にあがる．また，胆嚢，胆道内腔のガス像は消化管との交通（胆嚢十二指腸瘻），Oddi括約筋不全や切開術後などでも生じうる．

● 軽症急性胆嚢炎との鑑別：気腫性胆嚢炎はきわめて急激な臨床経過をたどることが多いため，短時間に症状が増悪した場合には考慮する必要がある．

2. 胆嚢・胆道炎

特殊な胆嚢炎 4：胆嚢捻転症
gallbladder torsion　　　　　　　　　　　　　　　　　　　　　　　　　　（文献 58, 59）

■ 臨床像
　まれな疾患であり，高齢のやせた女性に多いとされている．急激な右季肋部痛で発症し，腫瘤を触知することもある．発熱，黄疸や肝機能障害は比較的少ないとされる．急性胆嚢炎と診断された症例が短時間に増悪し，胆嚢捻転症と判断した場合には，早期に手術することが望ましい．

■ 病理・病態
　人口の約 4～11％に認められる先天的な遊走胆嚢を先天的因子として，これに後天的因子（内臓下垂，老人性亀背，脊椎側弯，るいそう，など）と，物理的誘因（腹腔内圧の急激な変化，急激な体位変換，前屈位による振り子様運動，胆嚢近傍臓器の蠕動亢進，排便，腹部打撲などの胆嚢に捻れをきたす因子）が重なり，胆嚢が捻転し生じた急性胆嚢炎である．胆嚢頸部の捻転により血流が途絶し，胆嚢壁に壊疽性変化を生じる．捻転が180°以上で自然解除の可能性がない状態を完全型，捻転が180°未満で自然解除の可能性がある状態を不完全型とする．Gross は遊走胆嚢を，I 型：胆嚢と胆管が間膜で肝下面と連結しているものと，II 型：胆嚢管のみが間膜で連結しているものに分類しているが，I 型は不完全な捻転が多く，II 型は完全型が多いとされている．

■ 画像所見
■ 超音波検査(US)：①胆嚢の著明な腫大，②胆嚢壁肥厚，③胆嚢と胆嚢床との遊離あるいは肝床との接触面積の狭小，④胆嚢の正中側または下方偏位が特徴的な所見とされる．そのほか，胆嚢頸部に捻転を示唆する淡い異常エコーの出現，胆嚢頸部の捻転による狭小化，胆嚢断面のスクエア化（腫大に伴い縦横比が等しくなる），胆嚢壁の血流シグナルの欠如などが報告されている．

■ CT：胆嚢壁の造影効果の欠如，胆嚢底部の偏位，胆嚢頸部高吸収腫瘤，渦巻像〔捻転した胆嚢動静脈や胆嚢管（whirl sign，図 1A）〕，胆嚢の著明な腫大，胆嚢壁肥厚を認める．完全型では血流が途絶するが，不完全型では血管内圧の低い静脈系のみが閉塞し，血管内圧の高い動脈系が一部開存することによるうっ血所見が主体となる．完全型では動脈相での thin slice での評価により，胆嚢動脈の途絶を描出できることもある．

■ MRI：胆嚢管の先細り，途絶像，胆嚢頸部の欠損像，胆嚢底部の偏位を認める．また，胆嚢壁の出血性壊死を反映した T1 強調像での高信号を認めることがある．

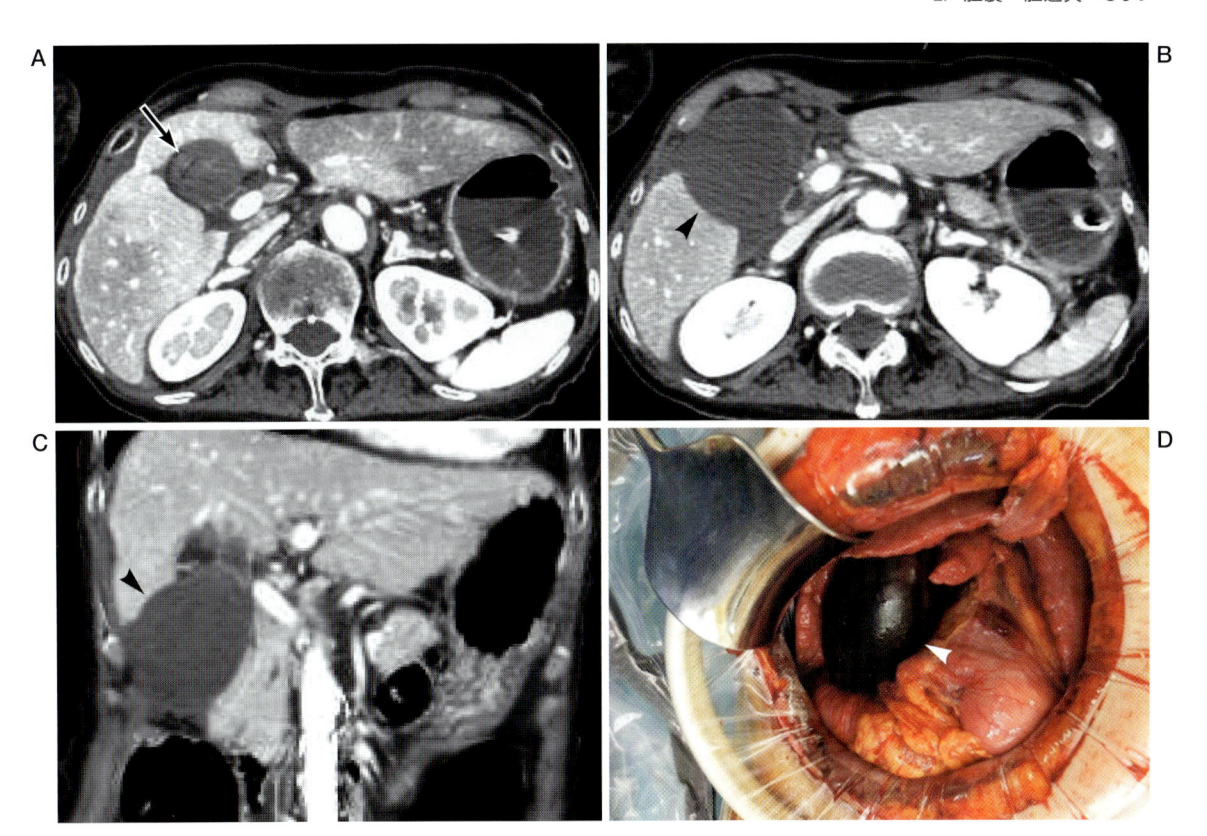

図1 60歳台女性　胆嚢捻転
A：造影CT（動脈相），B：造影CT（門脈相），C：造影CT冠状断像（門脈相），D，術中写真　SLE加療中に胃管から多量の排液を認めたため造影CTを撮影した．動脈相（A）では胆嚢頸部で捻転した胆嚢管や途絶した胆嚢動脈を認め（→），whirl signの所見である．門脈相（B, C）で軽度肥厚した胆嚢壁の増強効果は完全に欠損し（▶），胆嚢動脈の頸部での途絶を認め，捻転による虚血が疑われる．術中所見（D）では，胆嚢が褐色調で壊死し（▶），胆嚢は時計方向に180°回転しており，胆摘術を施行した．病理所見では胆嚢壁は全層に出血やフィブリン析出，好中球やリンパ球浸潤を伴い壊死に陥っていた．

鑑別診断と鑑別点

●通常の急性胆嚢炎・胆石症：本邦での236例の検討では，胆嚢捻転症における術前診断の正診率は8.9%で，34.5%の症例が通常の胆嚢炎・胆石症と診断されている．急性胆嚢炎の診断において，特に遊走胆嚢の形態を呈している場合は，whirl signや胆嚢壁の虚血，うっ血などに注意し，胆嚢捻転を念頭において診断する必要がある．

2. 胆嚢・胆道炎

特殊な胆管炎 5：IgG4 関連胆嚢炎・胆管炎
IgG4-related sclerosing cholecystitis/cholangitis　　　　　　　　　　　　（文献 39, 61）

■ 臨床像

IgG4 関連硬化性胆管炎（IgG4-related sclerosing cholangitis：IgG4-SC）は，IgG4 関連疾患の部分症であり，血中 IgG4 値の上昇，病変局所の線維化と IgG4 陽性形質細胞の著しい浸潤などを特徴とする原因不明の硬化性胆管炎である．高齢の男性に好発し，閉塞性黄疸を発症することが多い．自己免疫性膵炎（autoimmune pancreatitis：AIP）を高率に合併する．多くはステロイド治療に良好に反応して臨床徴候，画像所見などの改善を認めるが，肝硬変や肝萎縮をきたすこともり，長期予後は不明である．

■ 病理・病態

肝内外に限局性あるいは多発性の胆管狭窄を呈する．胆管の狭窄部位では全周性の壁肥厚を認めるが，狭窄を認めない部位にも同様の変化がみられる点が特徴的とされる．

病理組織学的には胆管壁の全層性の壁肥厚を特徴とし，粘膜から漿膜にかけて，びまん性のリンパ球，形質細胞浸潤と線維化を認める．また閉塞性静脈炎，好酸球浸潤も特徴のひとつとされている．IgG4 免疫染色では多数の IgG4 陽性形質細胞浸潤が認められる．

■ 画像所見

「IgG4 関連硬化性胆管炎臨床診断基準 2012」では，①胆管の特徴的な画像所見（下記参照），②高 IgG4 血症，③胆管外の IgG4 関連合併症の存在，④胆管壁の病理組織学的所見の組み合わせで診断する．特に④が得られない場合は，①が疑診以上の診断に必須となるため，画像診断が重要となる．③の評価にも CT などでの全身評価が有用であり，また，オプション項目のステロイドに対する反応性の評価は臨床・血液検査所見でなく画像所見による．

■ 造影 CT，MRI：肝内・肝外胆管にびまん性，あるいは限局性の狭窄像と壁肥厚を伴う硬化性病変を認める．10 mm 以上の比較的長い狭窄とその上流の単純拡張が特徴的とされる．全周性，対称性の壁肥厚を呈することが多く，内膜面，外膜面は平滑で内部は均一であり，明らかな狭窄部以外の胆管壁，時には胆嚢壁にも広範に同様の肥厚所見を認める．時に胆管周囲肝実質まで病変が及び，いわゆる広義の"炎症性偽腫瘍"を肝内に形成する．造影

BOX　IgG4 関連硬化性胆管炎の胆管像の分類とおもな鑑別疾患

Type 1：下部胆管のみの狭窄　　　　　　　　　　　　　：膵癌，胆管癌，慢性膵炎
Type 2：下部胆管狭窄＋肝内胆管に多発する狭窄：原発性硬化性胆管炎
Type 3：下部胆管狭窄＋肝門部胆管の狭窄　　　：胆管癌，胆嚢癌
Type 4：肝門部胆管のみの狭窄　　　　　　　　　　　：胆管癌，胆嚢癌

（文献 60）より改変）

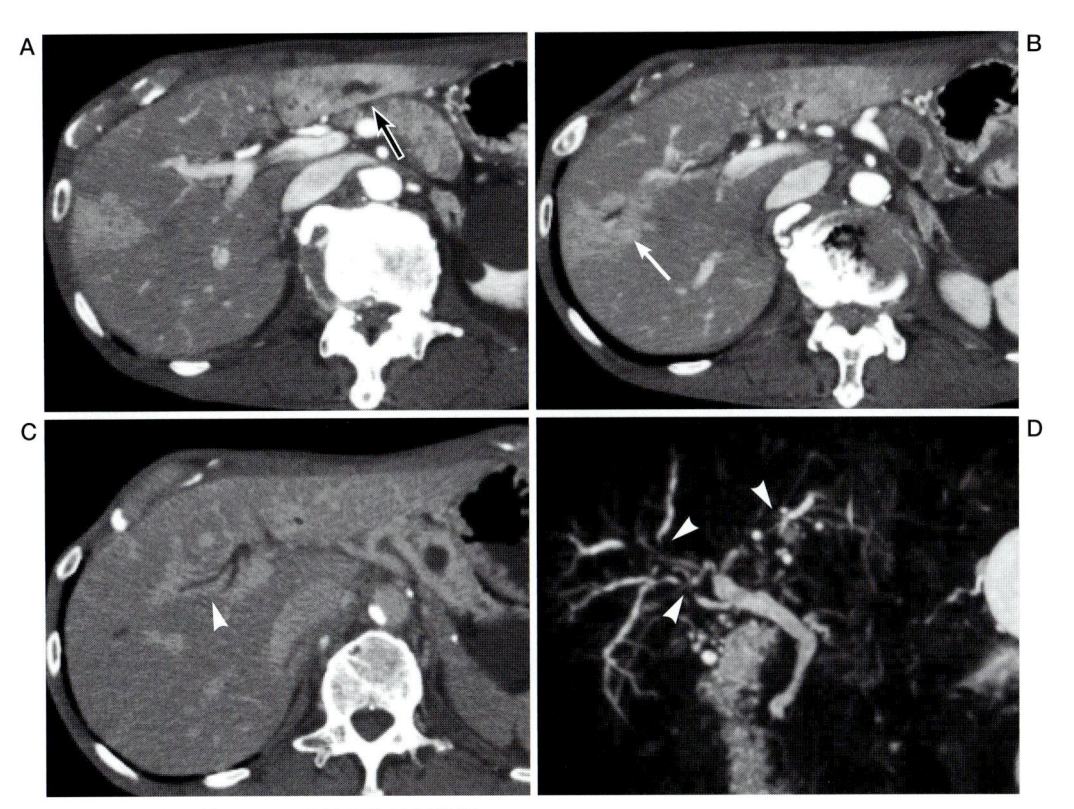

図1 70歳台男性 IgG4関連硬化性胆管炎
A, B：造影CT（動脈相），C：造影CT（遅延相，Bと同一スライス），D：MRCP（MIP像） 造影CT動脈相（A, B）では肝内胆管の拡張と周囲肝実質の早期濃染（→）が散在している．造影CT遅延相（C）ではGlisson鞘に沿った遅延性濃染が散在している（▶）．MRCP（D）では狭窄像（▶）と末梢肝内胆管の数珠状拡張が散在している．唾液腺生検でIgG4関連疾患と診断され，胆管病変についてもIgG4関連硬化性胆管炎と診断された．ステロイド投与により血液所見，画像所見ともに改善を認めた．

では線維化を反映して遅延性，遷延性濃染を呈する．胆管の狭窄・拡張の分布の評価にはMRCPが有用であるが，組織診断の必要性も含め，基本的にERCPや経皮経肝胆管造影などによる直接胆管造影が必要である．胆管像の分類をBOXに示す．

鑑別診断と鑑別点

●**原発性硬化性胆管炎（primary sclerosing cholangitis：PSC）**：血清IgG4値の正常なIgG4-SCの症例があり，また臨床的にはステロイドに対する治療反応性が異なるため，鑑別が重要となる．PSCは若年者にみられ，長さ1～2 mmの短い帯状狭窄，狭窄と拡張を交互に繰り返す数珠状所見，剪定したように肝内胆管分枝が減少している剪定状所見，憩室様突出などの所見が特徴的である．IgG4-SCは下部胆管に，PSCは肝内に多い傾向がある（次項参照）．

●**胆管癌**：単発性病変の場合には鑑別が困難となる．偏心性，非対称の胆管狭窄像はより胆管癌を疑わせる．

●**他の二次的硬化性胆管炎**：総胆管結石，胆管癌，外傷，胆道系手術，先天性胆道系異常，腐食性胆管炎，虚血性胆管狭窄，AIDS関連胆管炎，動注化学療法による胆管障害など．

2. 胆嚢・胆道炎

特殊な胆管炎 6：原発性硬化性胆管炎
primary sclerosing cholangitis : PSC （文献 61～63）

■ 臨床像
　原発性硬化性胆管炎は，肝内外の胆管壁に慢性炎症と進行性の肥厚・狭窄をきたす疾患であり，自己免疫の関与が疑われているものの，いまだ成因は不明である．男性にやや多く，好発年齢は 20 歳台と 50～60 歳台の 2 峰性を示すとされている．初期には無症状であるが，胆汁うっ滞に伴う皮膚瘙痒感，黄疸，胆管炎による発熱，腹痛などを生じる．最終的に肝硬変，肝不全に至る予後不良の疾患で，根本的な治療法は肝移植のみである．潰瘍性大腸炎などの炎症性腸疾患の合併が多く，約 10％に胆道癌が発生すると報告されている．

■ 病理・病態
　病理学的には，大型胆管に連続性の炎症細胞浸潤と線維化，内腔の狭小化と拡張を認める一方，小型胆管レベルには onion-skin 状の線維化が取り囲む像がみられ，これが特徴的とされる．しかし，小型胆管病変は不均等に分布し，肝生検診断はしばしば困難である．
　本疾患の診断には Mayo Clinic の診断基準が用いられることが多く，① 典型的な胆管造影所見と，② 臨床所見・生化学所見，③ 二次性硬化性胆管炎の除外からなる．病理学的所見は診断基準には含まれないが，他疾患の除外の目的で行われることが多い．

■ 画像所見
　画像上は肝内胆管から総胆管に多発する不整な狭窄と拡張が特徴的とされ，数珠状変化，帯状狭窄，憩室様突出，枯れ枝状変化，毛羽立ち像などが報告されている．従来，内視鏡的逆行性胆管造影(ERCP)が標準的な画像検査とされてきたが，近年では侵襲の低い MRI にて高い診断能が得られることが報告されている．

■ 超音波検査(US)：肝内胆管拡張や胆管壁の肥厚などが捉えられるが，特異的な診断は困難である．むしろ肝内結石合併の有無や膿瘍や腫瘍の合併の評価において有用である．

■ CT：肝内胆管拡張や胆管壁の肥厚に加え，慢性的な胆汁うっ滞に伴う二次的変化を認める．本疾患の診断よりも，膿瘍や胆管癌の合併の有無，肝硬変や門脈圧亢進の評価を主目的として行われる．また，IgG4 関連疾患と鑑別するうえで，他臓器病変の検索にも有用である．

■ MRI：MRCP は ERCP と比べて低侵襲で，狭窄・閉塞の上流側の描出が容易である点など本疾患の診断では利点が多い．空間分解能に劣るために胆管壁の微細な不整など初期像の評価には不利とされるが，大多数の症例は数珠状変化，帯状狭窄，憩室様突出を捉えることで，診断に必要な情報が得られる．また，ダイナミックスタディなどを加えることで壁外の評価が可能で，腫瘤を形成するタイプの胆管癌検出の点でも有用性が高い．

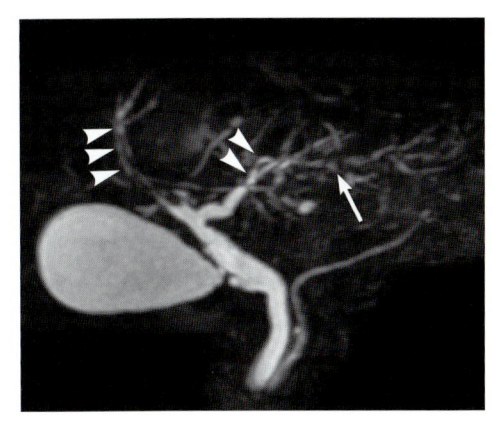

図1　80歳台女性　原発性硬化性胆管炎
3D MRCP（MIP像）　両葉の肝内胆管に，狭小化と軽度の拡張が多発している．拡張と狭窄が交互にみられる数珠状変化（►）に加え，一部に憩室様変化（→）も疑われ，末梢の肝内胆管は，枯れ枝状である．総胆管には狭窄や結石などを認めない．

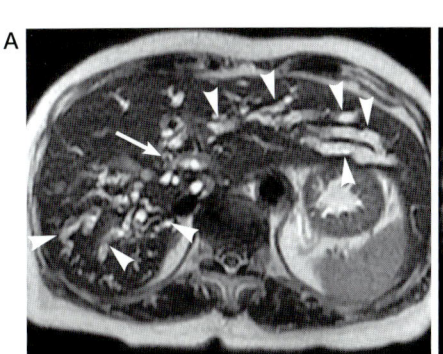

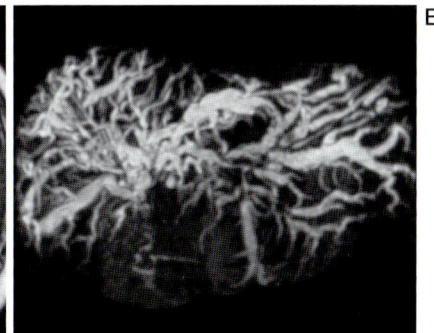

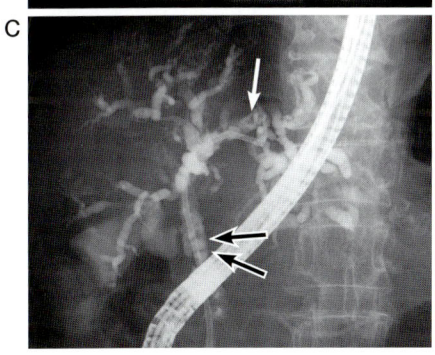

図2　80歳台女性　原発性硬化性胆管炎（発症後10年）
A：T2強調像，B：3D MRCP（MIP像），C：ERCP
MRI，T2強調像（A）にて，肝内胆管に狭窄と拡張（►）が多発している．本例では，肝内胆管（→）および総胆管内（非呈示）に数個の二次的な結石を伴っていた．慢性胆汁うっ滞によって，肝右葉の萎縮や外側区の腫大を生じている．MRCP（B）では，帯状狭窄が多発し，末梢胆管は全体にわたって高度に拡張している．ERCP（C）でも同様で，肝内胆管や総胆管に結石が複数認められた（→）．

鑑別診断と鑑別点

●**二次性硬化性胆管炎**：胆道系の手術，外傷，総胆管結石なども，硬化性胆管炎の原因となり，類似した所見を呈しうる．原発性硬化性胆管炎に肝内結石や総胆管結石を伴うことも多く，病歴を加味したうえで鑑別を行う．

●**IgG4関連胆管炎**：IgG4関連胆管炎による狭窄病変は下部胆管に比較的多いとされ，通常は数珠状変化や憩室様突出が認められない一方，原発性硬化性胆管炎で狭窄範囲が短いなど，違いが報告されているが，オーバーラップがあり鑑別困難な場合も多い（前項参照）．また，同時に自己免疫性膵炎を合併する場合には診断は容易であるが，異時性の合併や自己免疫性膵炎を合併しない症例もあり，注意が必要である．

●**胆管癌**：腫瘤を形成する胆管癌は，CTやMRIによって容易に鑑別できるが，壁肥厚を主体とする浸潤型の胆管癌についての鑑別は困難である．原発性硬化性胆管炎自体が，胆管癌のリスクファクターであることも重要で，発症初期の検出はきわめて困難である．

3. 胆嚢結石

胆嚢結石：CT所見・検出率
gallstone：CT findings/detection rate　　　　　　　　　　　　　　　　　　　　　（文献7, 64）

■ 臨床像
　胆石は上腹部の急性腹症の原因として頻度の高い疾患である．胆石はコレステロール系結石と色素結石であるビリルビンカルシウム石・黒色石に大別され，コレステロール系結石が約70％を占める．

胆石の分類
- コレステロール系結石：純コレステロール石，混成石，混合石．
- 色素石：ビリルビンカルシウム石，黒色石．
- まれな胆石：炭酸カルシウム石，脂肪酸カルシウム石など．

■ 病理・病態
　コレステロール系結石は構成の70％以上をコレステロールが占めるものをいい，胆汁内の過飽和コレステロールがビリルビンと結晶を作り形成される．ビリルビンカルシウム石のおもな原因は細菌感染であり，細菌由来の分解酵素により胆汁内容物が分解され，不溶性のカルシウム塩を作り析出する．黒色石の成因は不明であるが，主成分はビリルビン誘導体の重合体・金属媒体であり，これまで銅・鉄などの金属が検出されている．溶血性疾患，肝硬変，Crohn病患者などに多くみられる．日本では以前はビリルビンカルシウム石が多かったが，衛生環境の改善とともに減少し，現在では黒色石が増加している．

■ 画像所見
　画像診断の第一選択は超音波検査(US)であり，感度・特異度ともに95％以上である．このため胆石の検出目的でCTが用いられることはまれである．CTでの検出率は，以前は80％程度であったが，装置の改良に伴い検出率は向上している．また，in vitroのデータではあるが80〜140 kVp間の電圧による撮影の検討において140 kVpで，どのタイプの結石も相対的高吸収として描出され，検出率が高くなるとの報告がある．

　胆石のCT値はそのカルシウムや金属含有量によるが，カルシウムの含有率が1％以上であれば高吸収を示す．

　一般に純コレステロール結石は，ほぼ100％コレステロールで構成され，大きめで単発が多く，胆汁に比しやや低〜淡い高吸収を示す(図1B)．混成石は明らかな石灰化外殻をもち，内部が純コレステロール石のものをいい，大きめで単発が多く，リング状高吸収として描出される．混合石はビリルビンカルシウム石の成分が種々の割合で混在する．大きさ・形状は多様で多発することが多く，多彩な所見を示す(図2)．急激に結晶化する際に内部に陰圧による亀裂が生じ，窒素ガスが生成されるものがあり，いわゆる"mercedes sign"を示すことがある．ビリルビンカルシウム石(図3)や黒色石は高いCT値を示すことが多い．

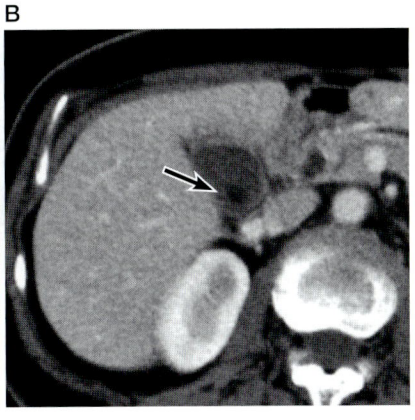

図1 60歳台女性 純コレステロール石疑い
A：US，B：造影CT（早期相） US（A）で三日月状の高エコーを認め（→），音響陰影を伴っている．CT（B）では胆汁より低吸収を示し（→），実測値 −20 HU である．純コレステロール石が疑われる．

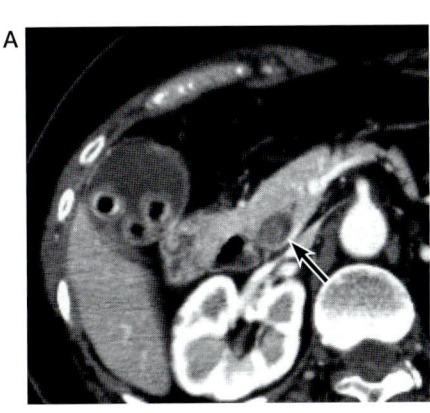

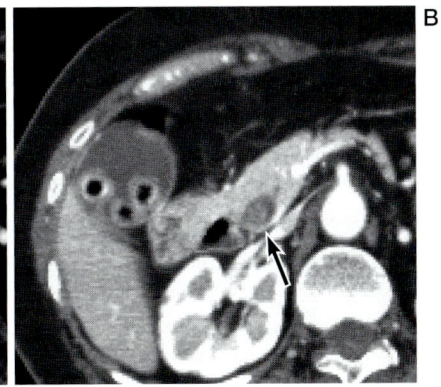

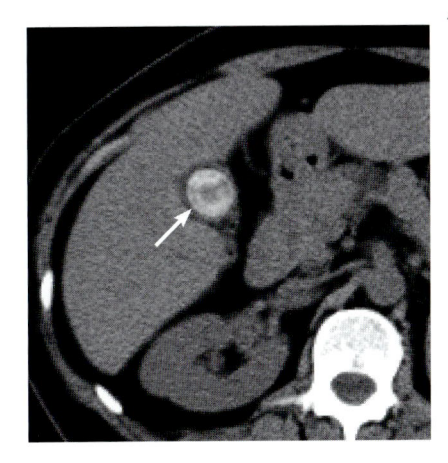

▲図2 50歳台女性 含気性混合石
A：造影CT（動脈相，腹部条件），B：造影CT（動脈相，軟部条件） 腹部条件の造影CT（A）で胆嚢内にリング状の高吸収を複数認め，内部は胆汁よりも低吸収を示す．軟部条件（B）で結石内の低吸収は脂肪組織よりも明らかに低吸収を示す．実測値 −279 HU であり，亀裂内の窒素ガスが示唆される．下部総胆管内にも淡い高吸収を示す結石を認める（A, B，→）．

図3 50歳台女性 ビリルビンカルシウム石
単純CT 胆嚢内に層状の高吸収を認め（→），中心部は低吸収を示す．

鑑別診断と鑑別点

通常，鑑別に困ることはないが，胆汁と等吸収を示す結石はCTで同定困難である．また，淡い石灰化を示す結石は腫瘍との鑑別が必要となる場合があり，単純CTと造影CTとの比較が必要である．

治療方針に寄与する情報として，以下の適応基準がある．
・胆石溶解療法：CT値60 HU以下，径15 mm未満，胆汁に浮遊する結石．
・体外式衝撃波結石破砕療法（ESWL）：単発，直径20 mm未満，純コレステロール石を示唆するCT値50 HU未満の結石．

3. 胆嚢結石

胆嚢結石：MRCP 所見・検出率
gallstone : MRCP findings/detection rate　　　　　　　　　　　　　（文献 7, 65）

■ 臨床像
前項の「CT 所見・検出率」を参照．

胆石の分類
前項の「CT 所見・検出率」を参照．

■ 病理・病態
前項の「CT 所見・検出率」を参照．

■ 画像所見
　シーケンスとしては MRCP（MR cholangiopancreatography）が重要であり，MRCP における胆道結石の診断能は感度 92％，特異度 97％とともに高い．MRCP には厚いシングルスライスの 2D 撮像法と，マルチスライスによる 2D または 3D 撮像法がある．3D マルチスライス法では，より小さな結石の診断が可能である．診断の際の注意点として，MIP（maximum intensity projection：最大強度投影法）像では胆汁に完全に囲まれた小結石は表示されず，必ず元画像を確認する必要がある．その点，厚いスライスの 2D 法では結石は信号減弱域として観察されやすい．MRCP で結石は高信号を示す胆汁内の filling defect として描出されるため，胆嚢頸部や胆嚢管に嵌頓した小さな結石は見逃されやすい．後述する T1 短縮を示す結石の場合には，高分解能の脂肪抑制 3D T1 強調像を組み合わせることで検出率が向上する．

　一般にどのタイプの結石も T1 強調像，T2 強調像ともに無信号となるが，色素石は高頻度に T1 強調像で高信号を呈する．これは結石内のビリルビンが銅などの金属と重合していることに起因する T1 短縮によるとされる．したがって，高分解能の脂肪抑制 3D T1 強調像の追加が推奨される．黒色石ではさらにこの傾向が強い．また，T1 短縮に加え著明な T2*短縮を示し，診断に寄与しうる．

　T2 強調像で結石内に高信号がみられることがあり，これは亀裂内の液体を表すとされる．

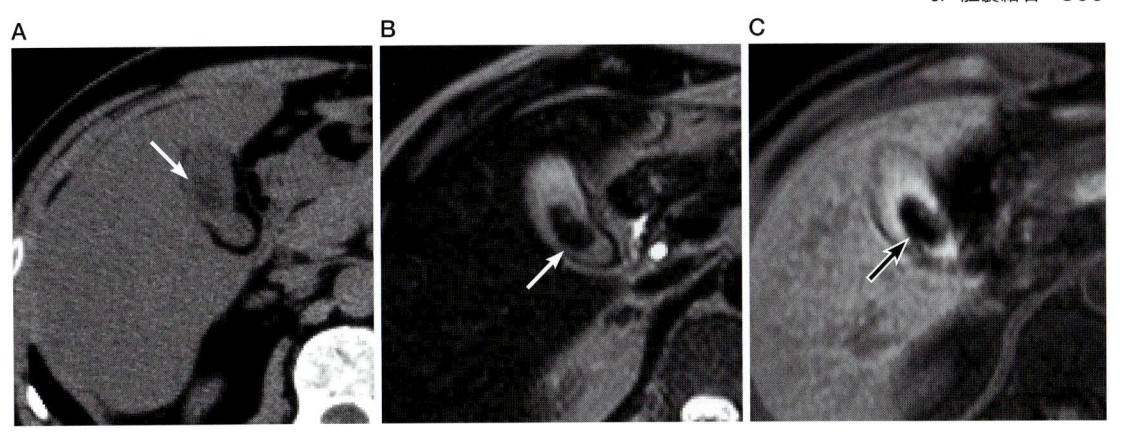

図1 60歳台男性 純コレステロール石疑い
A：単純 CT, B：T2 強調像, C：脂肪抑制 T1 強調像　T2 強調像(B), 脂肪抑制 T1 強調像(C)ともに低信号（無信号）を示す単発の結石を認める(→). 単純 CT(A)では, 胆汁より低吸収を示す X 線陰性結石としてみられる(→).

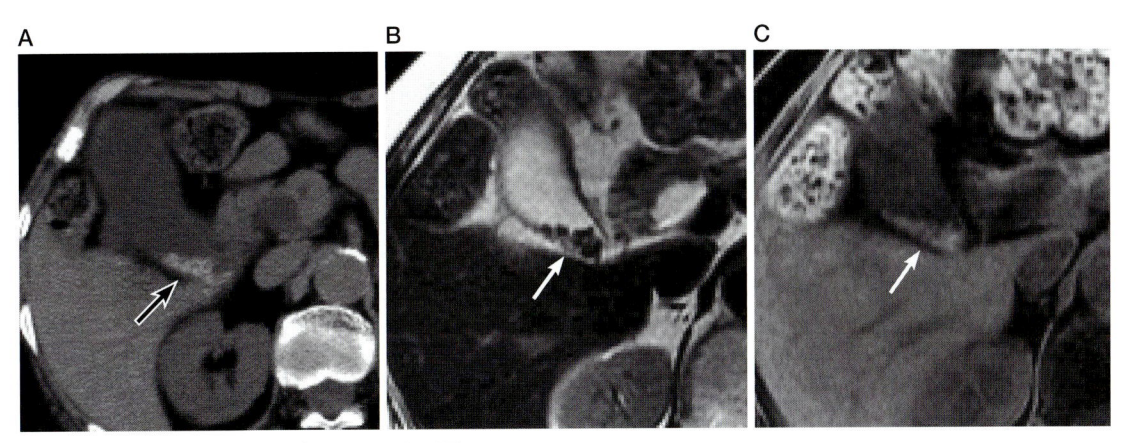

図2 60歳台女性 ビリルビンカルシウム石
A：単純 CT, B：T2 強調像, C：脂肪抑制 T1 強調像　単純 CT(A)で胆嚢頸部に高吸収を示す微小結石を多数認める(→). 結石は T2 強調像(B)で無信号, 脂肪抑制 T1 強調像(C)で高信号を示す.

鑑別診断と鑑別点

　鑑別が問題となることは少ないが, pneumobilia や腫瘍, 凝結塊が filling defect として認められることがある. 微小な結石や胆嚢管に嵌頓した結石の場合は, 高分解能の脂肪抑制 3D T1 強調像を加えることが推奨される.

　黒色石は金属含有が多く, T1 強調像で高信号を示す傾向がある. $T2^*$（もしくは $R2^*$）情報が有用である可能性がある.

4. 胆管結石

胆管結石：CT所見・検出率
bile duct stones : CT finding/detection rate

（文献66）

■ 臨床像

胆管結石は胆管内に存在する結石の総称であり，存在部位により，肝内胆管にできる肝内胆管結石と肝外胆管にできる総胆管結石に分類される．総胆管結石は症状の有無にかかわらず積極的に結石を除去することが望ましい．胆管内で結石が嵌頓した場合，急性閉塞性化膿性胆管炎，胆石性急性膵炎，敗血症，播種性血管内凝固症候群(DIC)を併発して致死的な病状に至ることがあり，直ちに適切な治療を必要とする．肝内胆管結石は，肝の萎縮や胆管炎の合併が認められる場合，肝の区域切除が適応となる(次項も参照)．

■ 病理・病態

総胆管結石は，総胆管内に結石が生じる原発性，胆嚢結石の総胆管への落下，肝内胆管結石の総胆管への落下の3つの原因が考えられる．胆石の種類はビリルビンカルシウム結石が最も多く，胆道内細菌感染による不溶性ビリルビンカルシウム析出が成因といわれる．肝内胆管結石は，ビリルビンカルシウム結石が大部分で，化膿性胆管炎や肝膿瘍，肝内胆管結石治療後の肝内胆管癌の合併頻度が比較的高いことにも留意する必要がある(次項も参照)．

■ 画像所見

胆石症の画像診断の第一選択は超音波検査(US)であるが，肝外胆管，特に総胆管下部の結石は消化管ガスの影響により検出が不十分といえる．総胆管結石の存在診断においてCTの診断能は比較的高く，一般的にサイズの小さい結石は検出率が低下するものの，小さくても石灰化の強い結石では高いCT値を示し検出率が高くなる．CTでの結石検出率はカルシウム含有量に左右され，頻度の高いビリルビンカルシウム結石は高いCT値を示し単純CTで比較的明瞭に描出されるが，コレステロール結石のようなX線透過性の結石では検出率が低下する．胆管結石が疑われる場合，薄いスライスで単純CTを撮像することが必須であり，造影CTはその合併症や，鑑別診断としての腫瘍性病変の診断に有用である．

一般的に胆管結石に対する点滴静注胆嚢胆管造影(drip infusion cholecystocholangiography : DIC)-CTは，EUS(超音波内視鏡)やERCP(内視鏡的逆行性胆管膵管造影)とほぼ同等の診断能を有しているが，造影剤の副作用の頻度が高いこと，肝機能が低下した肝実質では描出能が低下するなどの欠点がある．したがって，次項のMRIも含めて画像モダリティごとの特徴を念頭に置いて，胆管結石の画像評価を行う必要がある．

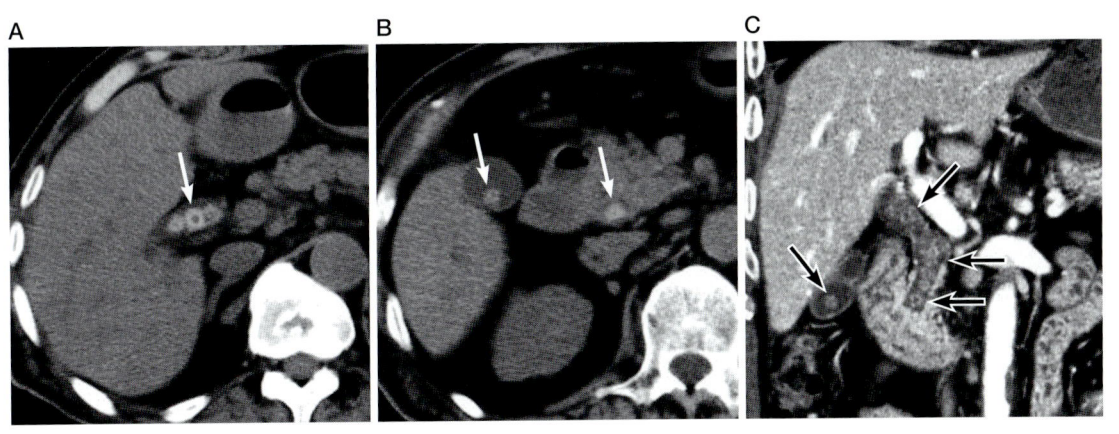

図1 70歳台男性 胆嚢結石，総胆管結石（混成石疑診例）
A, B：単純CT，C：造影CT冠状断再構成像（門脈相） 単純CT（A）では総胆管内に複数の胆石を認める（→）．胆石は辺縁が相対的にリング状高吸収を示し，混成石が疑われる．単純CT（B）では胆嚢内にも総胆管と同様の結石を認める（→）．冠状断像（C）では，総胆管内に結石が充満している（→）．

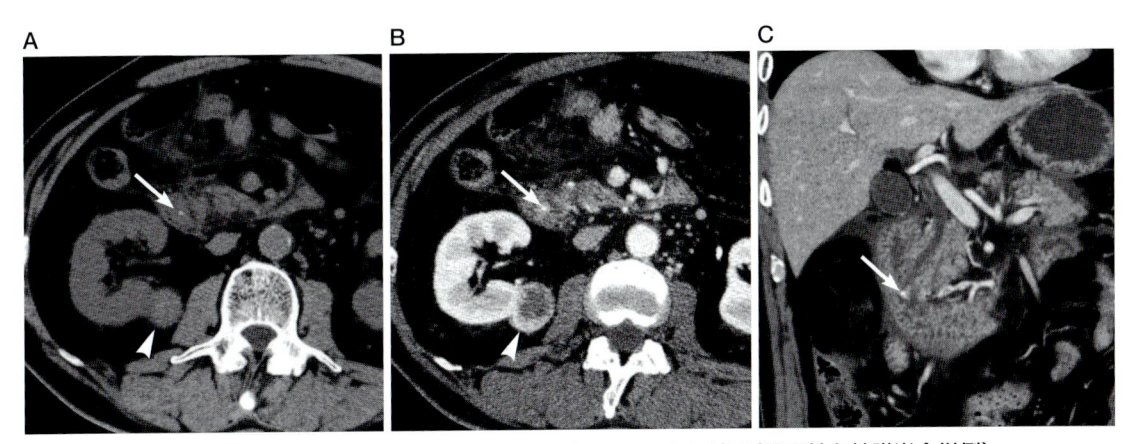

図2 60歳台男性 胆嚢結石（非呈示），総胆管ビリルビンカルシウム結石（胆石性急性膵炎合併例）
A：単純CT，B：造影CT（門脈相），C：造影CT冠状断再構成像（門脈相） 単純CT（A），造影CT（B）では，乳頭部にほぼ嵌頓する微小な高吸収を認める（→）．胆石性急性膵炎を併発し，横行結腸間膜への炎症波及を反映した脂肪組織混濁を伴っている．偶発的に指摘された右腎腫瘍（▶）に対する部分切除術が施行され，腎淡明細胞癌であった．冠状断像（C）では総胆管下部の結石が明らかである（→）．

鑑別診断と鑑別点

臨床的に胆管結石との鑑別を要する疾患は，急性腹症をきたす消化性潰瘍穿孔，腸閉塞，急性膵炎，急性胃腸炎や虫垂炎など，黄疸をきたす胆管腫瘍や膵頭部癌，自己免疫性膵炎などがあげられる．胆管結石は，前述のように結石の存在部位や種類，大きさによってモダリティごとの描出能が異なり，検出率に差があるため，それぞれの特徴を念頭に置いて複数のモダリティで評価を行う必要がある．

4. 胆管結石

胆管結石：MRCP 所見・検出率
bile duct stones : MRCP findings/detection rate　　　　　　　　　　（文献 7, 67）

■ 臨床像

　総胆管結石と肝内結石とに大別される．総胆管結石の成因には，胆嚢内結石や肝内胆管結石が落下する場合と総胆管内に結石が形成される場合とがある．急性胆嚢炎に総胆管結石が合併する頻度は 7.7～16.5％ともいわれている．総胆管結石の嵌頓による急性閉塞性化膿性胆管炎は高齢者に多く，重症化すると敗血症からショックに陥り，致死的になりうる．

■ 病理・病態

　結石にはコレステロール結石，ビリルビンカルシウム結石（以下，ビ系石），黒色石の 3 つに大別されるが，胆管内にはビ系石の頻度が高い．ビ系石では十二指腸から上行性に胆汁の大腸菌感染が起こり，その産生酵素活性によって遊離ビリルビンが分離され，カルシウムと結合し沈殿，これが集合して結石を形成する．したがって，このような環境が生じやすい状態，すなわち内視鏡的乳頭切開術後，胃癌術後，寄生虫感染，胆道系形態異常などに合併しやすい．ビ系石の構成成分は，主成分のビリルビンが 30～70％，コレステロールが 10～30％，カルシウムは 2～10％とバラツキが大きく，多様な画像所見の原因となる．総胆管内に数 mm の比較的小さいものが多発してみられる傾向がある．

■ 画像所見

　MRCP（MR cholangiopancreatography）は，非侵襲的で胆道系の描出に非常に有用である．その本態は heavily T2 強調像（胆汁などの自由水のみを高信号に描出する）であるため，MRCP では，結石は水（胆汁）内の無信号構造として描出され，その感度は 90％，特異度 95％と高い．ただし，結石が 5mm 以下の小さなものや周囲に水のない乳頭部に嵌頓した結石などは指摘困難とされている．MRCP も種々の撮像法があり，これによって結石の検出率が異なる．厚みのあるスライスによるシングルスライス 2D 撮像法は，短時間の撮像で膵管・胆管全体の状態を確認することができるが，前後の情報が重なり，小結石の描出が不良となる．一方，マルチスライス 3D 撮像法では高分解能画像が得られる反面，撮像時間が数分と長く，呼吸同期・横隔膜 navigation などが必要である．MIP 像によって高画質な全体像が得られ，また元画像による詳細な検討が可能である（BOX）．

　T1 強調像では通常，結石は無信号を呈するが，黒色石や肝内結石に多いビ系石では銅などの金属と重合しているため高信号を呈するものが多い．したがって，胆管拡張の乏しい肝内結石の診断においては高分解能（3D）脂肪抑制 T1 強調像を追加することが推奨される．

BOX　最大強度投影法（maximum intensity projection : MIP）

　マルチスライス 3D 撮像法によって得られた多断層面のなかで信号強度の高い部分を投影し，1 枚の画像に表示する方法である．MIP 像は，低いコントラスト（例：末梢の細い管）でも良好な描出が得られるが，1 方向のみでの前後関係の判別が困難であり，回転して前後関係を観察することが必要である．

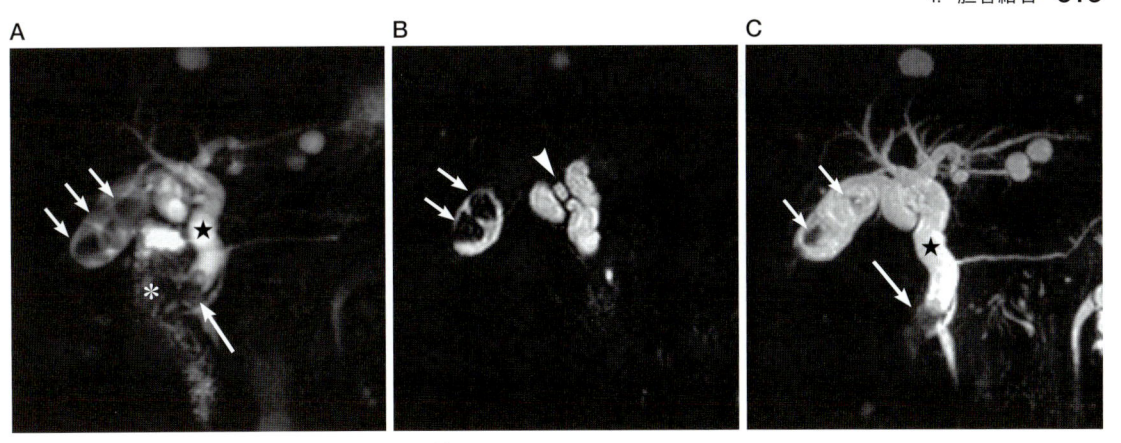

図1　80歳台女性　ビリルビンカルシウム結石

A：シングルスライス 2D MRCP，B：3D MRCP 元画像，C：3D MRCP（MIP 像）　シングルスライス 2D MRCP（A）では，20 mm 程度の結石を胆嚢（小矢印），下部総胆管内（大矢印）に認め，全体像の把握が可能．一方，重なりのため胆嚢管などの描出は不良となる．下部総胆管（★）に沿って十二指腸（＊）が描出されている．3D MRCP の元画像（B）では，胆嚢内に多角形の結石（小矢印）が数個認める．結石はほぼ無信号であるが，一部高信号が混在し水分の含有が示唆される．胆嚢管も明瞭に確認できる（▶）．3D MRCP（C）では，胆嚢のように結石の周囲全体を高信号の液体が囲む場合には，結石は同定困難になる（小矢印）．下部総胆管（★）の結石（大矢印）のように管腔内全体を占拠するものは描出される．なお，胃や十二指腸は，経口陰性造影剤の内服後のため信号が抑制されている．

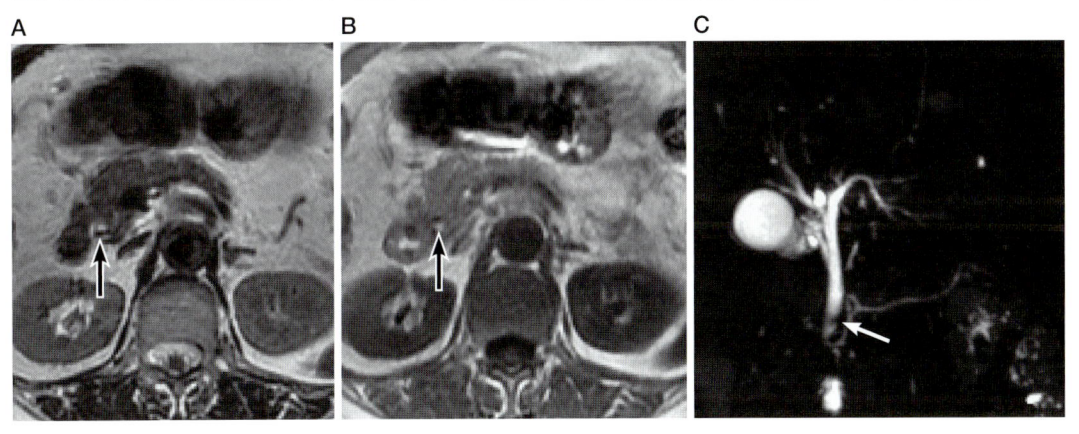

図2　50歳台女性　黒色石

A：T2 強調像，B：T1 強調同位相（in phase：IP）像，C：3D MRCP（MIP 像）　T2 強調像（A）では，下部総胆管内に無信号を認める（→）．無信号に一致して 5 mm 程度の結石が確認された．結石の腹側には高信号がみられ，総胆管内の胆汁を表す．T1 強調 IP 像（B）では，総胆管結石は高信号を呈する（→）．結石には金属の含有が示唆され，黒色石と考えられる所見である．結石腹側の低信号は胆汁である．胆嚢内に同様の小結石が多数みられ，総胆管内に落下したものと考えられた．3D MRCP（C）では総胆管の拡張はなく，下部に陰影欠損像を認める（→）．上記で指摘された結石である．

鑑別診断と鑑別点

- 胆道気腫：内視鏡的乳頭切開術後に総胆管内に消化管の空気が混入し，特に MRCP（MIP 像）では結石と誤診する原因となりうる．横断像では腹側に偏位した無信号域（air-fluid level，結石は背側）として観察される
- 胆管癌：陰影欠損像は非対称性の管内隆起，辺縁不整，急激な狭窄などを呈することが鑑別点である．長軸，短軸方向での形態の観察や T1, T2 強調像，拡散強調画像の所見も鑑別となる．
- 胆泥：胆石に類似するが，より淡い信号を呈する．横断像で背側に偏位した半月状の T2 低信号（fluid-fluid level）を示す．T1 短縮がある場合は逆流した経口造影剤（「総説」の BOX 4, p.266 参照）と類似した所見となるため，造影剤投与前の MRCP を撮像することが重要である．

5. 良性腫瘍・腫瘍類似疾患

胆嚢ポリープ
gallbladder polyp

(文献 33, 68)

■ 臨床像

　胆嚢ポリープは胆嚢内隆起性病変の総称で5〜10%と高頻度にみられる．非腫瘍性ポリープ(コレステロールポリープ，炎症性ポリープ，過形成性ポリープなど)，胆嚢腺筋腫症の一部，腫瘍性ポリープ(胆嚢腺腫，胆嚢癌)などを含むが，腫瘍性ポリープや胆嚢腺筋腫症は別項に委ね，本項では非腫瘍性ポリープ，特にコレステロールポリープについて記述する．

■ 病理・病態

　コレステロールポリープは，胆嚢ポリープの50〜70%を占め，中年女性に好発する．病理学的には，正常な粘膜上皮下に脂質を貪食したマクロファージが充満し，ポリープ状に隆起した病変である．肉眼的には，小さく黄色調で，分葉状，有茎性の形態を呈し，しばしば多発し無数に認められることもある．典型的には10 mm以下だが，複数が癒合し20 mmに達するものも報告されている．また，自然経過で脱落がみられることがある．炎症性ポリープは，胆嚢ポリープの約10%を占め，通常10 mm以下で多発が多いとされる．胆嚢粘膜の炎症に続発して形成されたポリープ状隆起であり，構成成分によって，fibrous polyp，granulation polyp，lymphoid polypに分類される．過形成性ポリープは，異型を伴わない上皮の過形成による隆起性病変であり，亜有茎性から有茎性を呈する．

■ 画像所見

　■ 超音波検査(US)：コレステロールポリープは，胆嚢壁に接するように描出される小さな高エコーで，辺縁平滑，円形〜軽度分葉状を呈する．小結石様にみえることがあるが，可動性がなく音響陰影を生じない．一方で，比較的大きなコレステロールポリープは，エコーレベルがやや低く描出され，腫瘍性ポリープとの鑑別が問題となりうるが，内部には特徴的な高エコーを有することが鑑別点となる．これらの性状の評価に関しては，超音波内視鏡(EUS)がより有用とされる．

　■ CT：非腫瘍性ポリープは単純CTでは胆汁とほぼ同程度の低吸収を呈するため，同定可能な場合には，腫瘍性ポリープを疑うべきとされる．形態的には有茎性で，表面平滑，ポリープ基部の陥入や壁肥厚などは認められない．また，脱落していないコレステロールポリープは造影効果を有するが，茎がきわめて細いため検出できず，造影CTのみでは結石のようにみえることがある．

　■ MRI：MRCPやT2強調像にて低信号，T1強調像にて低〜高信号を呈するが，信号強度での特異的診断は困難である．ダイナミックスタディでは，非腫瘍性ポリープ・腫瘍性ポリープとも早期濃染されるが，良性ポリープ(おもにコレステロールポリープ)が遅延相でwashoutされるのに対し，癌は増強効果が比較的持続するとの報告がある．拡散強調画像において，良性ポリープは癌よりも低信号(ADC高値)を呈し鑑別に有用であるという報告も散見されるが，比較的サイズの小さなポリープについては正確なADC値の測定ができない場合が多い．

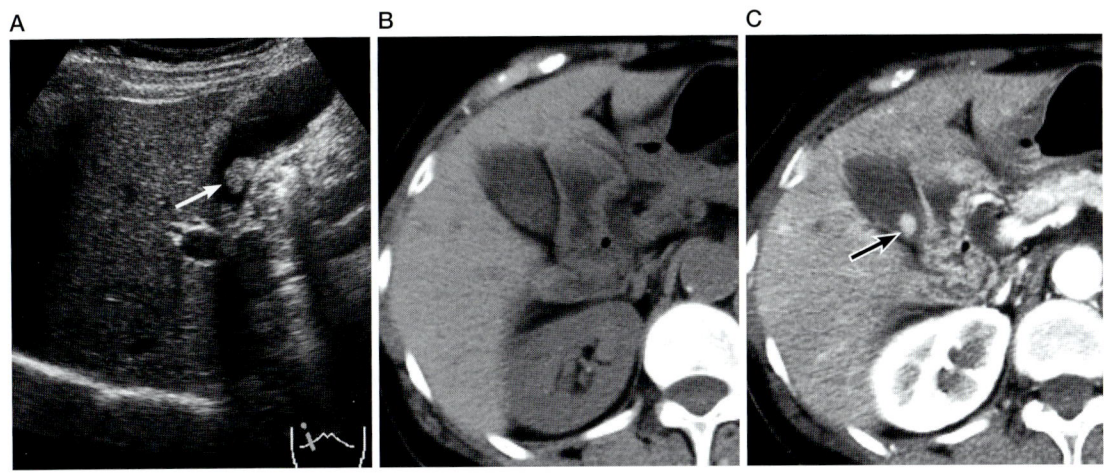

図1 60歳台女性 コレステロールポリープ(cholesterol polyp)
A：US，B：単純CT，C：造影CT(早期相) US(A)にて胆囊頸部に長径14 mmの分葉状の有茎性ポリープを認める(→)．単純CT(B)では同定できず，造影CT(C)にて強く早期濃染される(→)．CT上も有茎性，ポリープ基部の陥入や壁肥厚などはない．

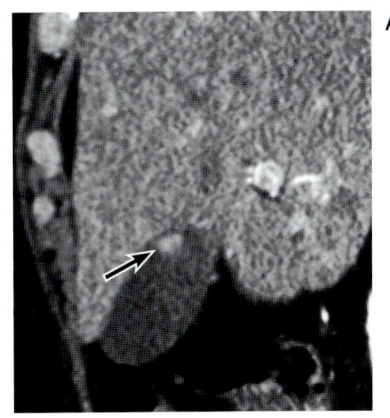

図2 60歳台女性 炎症性ポリープ(inflammatory polyp)
造影CT斜冠状断像(早期相) 胆囊体部に長径8 mmの有茎性ポリープがみられる(→)．単純CT(非呈示)では描出なく，強い早期濃染が示唆される．ポリープ基部の陥入や壁肥厚なし．

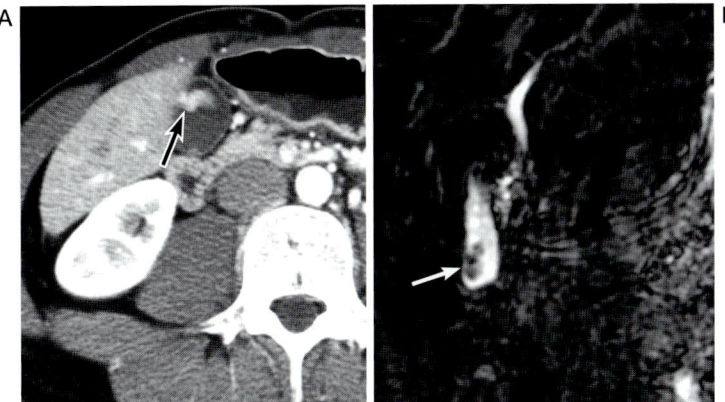

図3 30歳台男性 過形成性ポリープ(hyperplastic polyp)
A：造影CT(早期相)，B：3D MRCP冠状断像(元画像) 胆囊底部に長径16 mmの有茎性ポリープを認め，分葉状である(A, B，→)．単純CT(非呈示)では描出されず，早期相にて強い増強効果を有する．やはり，ポリープ基部の陥入や壁肥厚などは認められない．

鑑別診断と鑑別点

●胆囊腺腫，胆囊癌：所見のオーバーラップがあり，厳密な鑑別が困難な場合も多い．治療方針を決定するうえでは，50歳以下で，無症状，結石がなく，画像上の悪性所見(1 cm以上，広基性，基部の陥入・壁肥厚所見，単純CTでの描出など)がみられない場合には，悪性病変の可能性が低いと判断し，経過観察を行うのが一般的である．

●胆囊腺筋腫症：fundal typeの腺筋腫症は，US上ポリープとして描出されることがある．MRIなどにてRokitansky-Aschoff洞(RAS)を描出することによって，比較的容易に鑑別できる(次項参照)．

5. 良性腫瘍・腫瘍類似疾患

胆嚢腺筋腫症
adenomyomatosis of gallbladder

(文献 20, 69, 70)

■ 臨床像

　胆嚢腺筋腫症は，日常診療において高頻度に遭遇する良性の非腫瘍性病変であり，摘出胆嚢の 8.7％ に認められると報告されている．胆嚢癌との鑑別が問題となりうるが，典型的な画像であれば診断は容易で，経過観察が可能である．一方，腺筋腫症自体が前癌病変ではなくとも，胆嚢結石や慢性炎症との関連が示唆されており，しばしば胆嚢癌合併が経験される．また，胆嚢癌に類似した画像所見を呈する場合があり，慎重な診断が求められる．

■ 病理・病態

　病理学的には胆嚢粘膜上皮の非腫瘍性の過形成，増殖であり，線維化や平滑筋の増生を伴う．増生した粘膜構造が，筋層ないし漿膜下へ進展し，壁肥厚および Rokitansky-Aschoff 洞(以下，RAS)とよばれる憩室を形成する．一般的に病変の分布から，diffuse type (びまん型), segmental type (分節型), fundal type (底部型) の 3 型に分類されているが(図 1)，segmental type と fundal type の合併はしばしば認められる．fundal type は，超音波検査(US)にてしばしば胆嚢ポリープとして認識される．

■ 画像所見

　典型的には壁肥厚とその内部の RAS を反映した画像所見を呈し，RAS は 1〜8 mm 程度の円形の囊胞構造として描出される．ここでは，おもに CT と MRI の所見を示すが，日常診療においては，超音波検査(US)における RAS や comet-like echo の検出が有用である．

■ CT：単純 CT では前述の各型に応じた壁肥厚がみられ，造影 CT で増強効果を有するが，RAS が捉えられることが少ない．特徴的分布で腺筋腫症を疑うことは可能であるが，たとえば US で腺筋腫症を疑った場合の質的診断に関しては MRI を勧めるべきである．

■ MRI：肥厚した壁内に，RAS を検出することが重要であり，MRCP や T2 強調像にて円形の小さな高信号が並んで描出される(図 2〜4)．ただし，RAS 内の胆汁濃縮や結石によって信号に修飾をきたし，T2 強調像で低信号や T1 強調像で高信号を呈する場合がある．

　単純 MRI で典型的所見を呈している場合には，造影の必要はないが，非対称性の壁肥厚や壁肥厚部の不整や RAS がない領域が目立つなど，非典型的所見で癌との鑑別が問題となる場合には，積極的にダイナミックスタディまで行う．diffuse type の腺筋腫症は，早期相にて粘膜側優位の増強を呈し，遅延相にて漿膜側へ増強が広がるパターンを呈し，胆嚢癌と

A：diffuse type　　B：segmental type　　C：fundal type

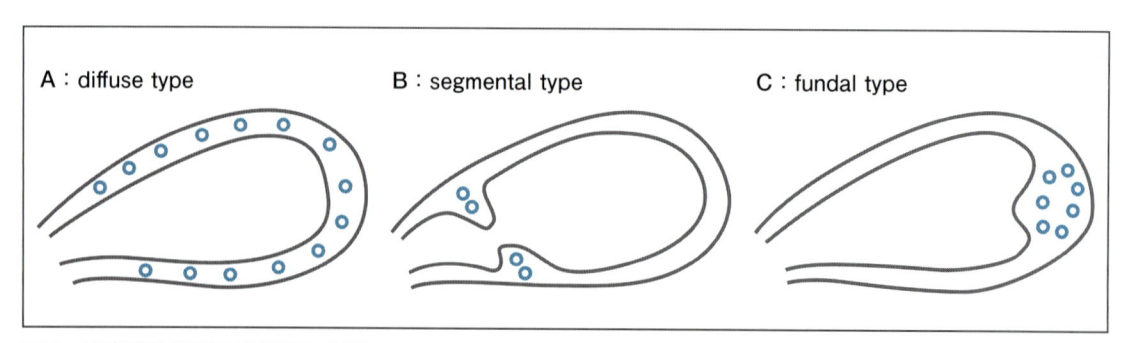

図 1　胆嚢腺筋腫症の形態的な分類

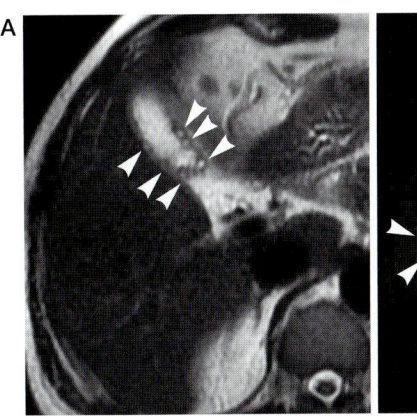

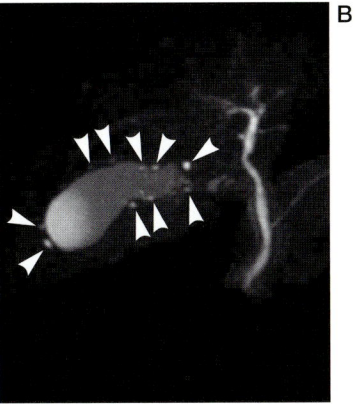

図2 50歳台男性 胆嚢腺筋腫症：diffuse type
A：T2強調像，B：3D MRCP（MIP像） T2強調像（A）にて，胆嚢壁はびまん性に肥厚し，漿膜側に浮腫と思われる高信号がみられる．T2強調像およびMRCPにて，壁内に多数のRASと思われる囊胞状構造を有し（A, B，►），diffuse typeの胆嚢腺筋腫症が示唆される．

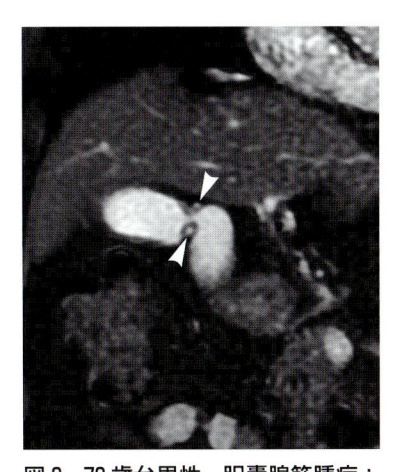

図3 70歳台男性 胆嚢腺筋腫症：segmental type
T2強調冠状断像 胆嚢体部にくびれと壁肥厚があり，一致してRASを認める（►）．

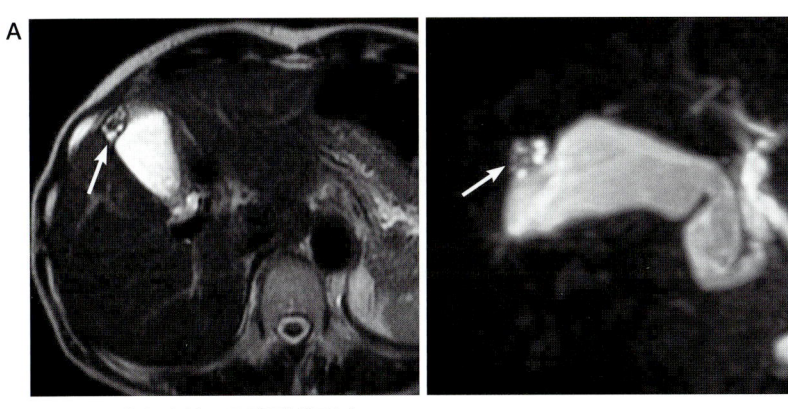

図4 70歳台女性 胆嚢腺筋腫症：fundal type
A：T2強調像，B：3D MRCP（MIP像） 胆嚢底部に限局性の壁肥厚があり，一致してRASを認める（→）．

の鑑別点となりうる．また，diffuse typeの腺筋腫症は，T2強調像にて漿膜側の浮腫を反映した高信号がみられることが多い（図2A）．

鑑別診断と鑑別点

壁肥厚を主体とする胆嚢病変として下記をあげるが，典型例での鑑別は容易である．

● 胆嚢癌：壁肥厚部に典型的なRASが一致していれば，鑑別は容易である．しかしながら，高分化腺癌の一部は，粘液産生によってRAS様のcystic componentを有することがある．そのため，RASが非典型の場合（嚢胞構造の数が少ない，円形でない，配列が不整）や，壁肥厚が不整で大きい場合などには，胆嚢癌を考慮すべきとされる．また，diffuse typeの病変に関しては，前述の通り早期相の増強部位が鑑別点となりうる．

● 慢性胆嚢炎：ともにびまん性壁肥厚を生じうるが，通常，RASがあればdiffuse typeの腺筋腫症を考える．ただし，両者は合併している場合が多く，鑑別する意義も小さい．

5. 良性腫瘍・腫瘍類似疾患

胆嚢腺腫
adenoma of gallbladder　　　　　　　　　　　　　　　　　　　　（文献 33, 41, 71）

■ 臨床像

　胆嚢腺腫は，胆嚢ポリープの4～7%を占める腫瘍性病変であり，約10%に癌の合併がみられると報告されている．つまり，コレステロールポリープなどの非腫瘍性ポリープと異なり，前癌病変とされている点が重要である．他の良性ポリープと同様，ほとんど無症状で，超音波検査(US)などで偶然発見される．家族性大腸腺腫症やPeutz-Jeghers症候群にて比較的高頻度に認められる．

■ 病理・病態

　胆嚢上皮の腫瘍性の増殖であり，病理学的には，管状腺腫，乳頭状腺腫，管状乳頭状腺腫の3型に分類される．肉眼的には，胆嚢内腔にポリープ状に突出する病変で，管状腺腫は分葉状，乳頭状腺腫はカリフラワー状を呈し，有茎性・広基性どちらの形態もとりうる．通常は2cm以下で，大部分が単発であるが，約10%に多発例があり，まれにびまん性に胆嚢粘膜を覆うことがあるとされる(papillomatosis)．

■ 画像所見

　胆嚢腺腫は，サイズや形態などの画像所見が，非腫瘍性ポリープと胆嚢癌のいわば中間の所見に相当し，腺腫に特異的な所見があるわけではなく，所見のオーバーラップも大きい．日常診療としての画像診断の意義は，腺腫か否かの診断よりも，サイズや形態から悪性の可能性を推察し，治療方針(外科的切除や経過観察)の決定に寄与することである．

■ US/CT/MRI：形態的評価は，従来より超音波検査(US)，特に超音波内視鏡(EUS)が有用とされてきたが，近年，MDCTやMRIの撮像法の進化により，薄いスライスでダイナミックスタディが可能となり，より精細な形態診断が可能となった．特にCTではMPR(multi-planar reconstruction)を用いた評価が有用である．

　サイズが小さい病変，特に1cm以下の病変は，多くが非腫瘍性ポリープであるが，1cmを超えるものは腺腫・癌の可能性が高く，2cmを超えるものは，ほとんどが癌である．

　形態的には，非腫瘍性ポリープの大部分は有茎性，胆嚢癌は広基性が比較的多い．一方，腺腫はどちらの形態もとりうる．表面の性状は，非腫瘍性ポリープは平滑で軽度の分葉を有する程度であるが，腺腫・癌では表面不整の頻度が高い．ポリープ基部の陥入像やその周囲の壁肥厚も，腺腫・癌にみられる所見で，癌においてより高頻度に認められる．

　非腫瘍性ポリープは単純CTで同定できないことが多く，腺腫・癌との鑑別点となりうる．CT，MRIのダイナミックスタディにおいて，非腫瘍性ポリープ・腺腫・癌いずれも早期濃染を呈するが，コレステロールポリープなどの良性ポリープでは遅延相でのwashoutがみられ，癌との鑑別の一助になりうるとされている．

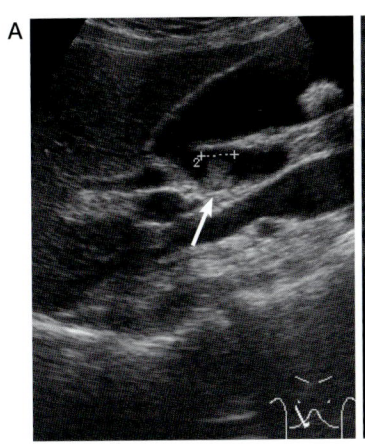

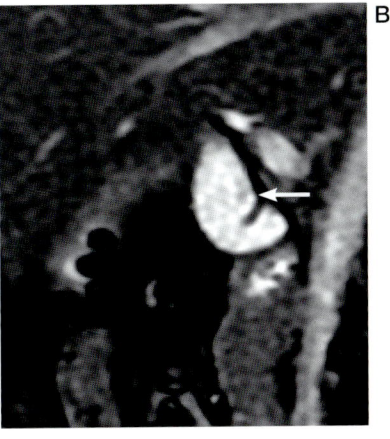

図1 60歳台女性 胆嚢腺腫（tubular adenoma）
A：US，B：T2強調冠状断像　US（A）にて，胆嚢頸部に長径9mmの有茎性隆起性病変を認め（→），表面に若干の分葉がみられる．MRI，T2強調像（B）や造影後の脂肪抑制T1強調像（非呈示）にて，小さな隆起性病変を認める（→）．詳細な評価は困難だが，基部の陥入や壁肥厚，周囲への浸潤など，積極的に悪性を疑う所見は認められない．

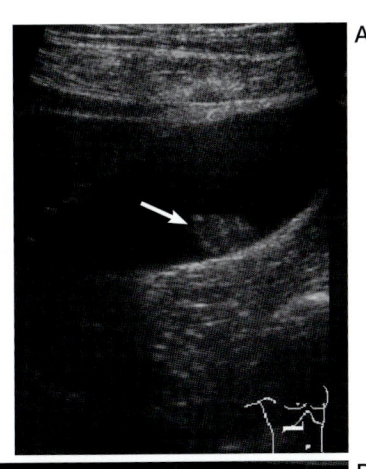

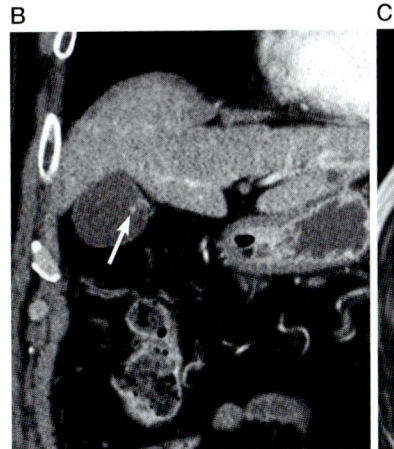

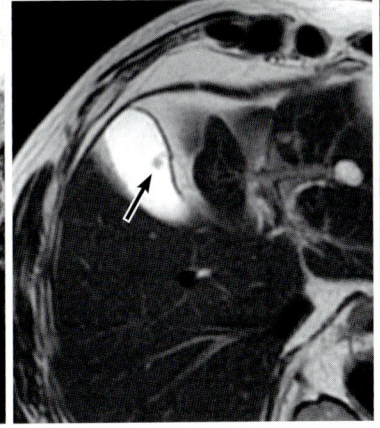

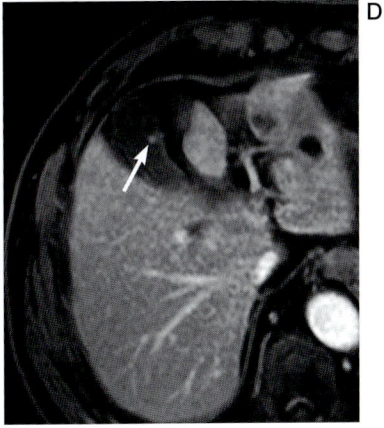

図2 70歳台男性 胆嚢腺腫（tubular adenoma）
A：US，B：造影CT冠状断像，C：T2強調像，D：ダイナミックMRI（門脈相）　US（A）にて，胆嚢体部前壁に長径9mmの有茎性ポリープを認める（→）．造影CT冠状断像（B）では，有茎性の隆起性病変として明瞭に描出され（→），陥入像や壁外浸潤所見などは認められない．MRIでは，T2強調像（C）にて，有茎性ポリープが低信号に描出され（→），門脈相（D）にて明らかな増強効果を有している（→）．

鑑別診断と鑑別点

　前述の通り，胆嚢ポリープの形態にはオーバーラップが多く，特異的診断は困難である．
●非腫瘍性ポリープ：円形で小さな有茎性ポリープは，コレステロールポリープなどの非腫瘍性ポリープと考えるべきであるが，1cmを超えるものもあり，鑑別は必ずしも容易ではない．広基性病変は，腺腫や癌の可能性が高いと考えるべきである．
●胆嚢癌：2cmを超える大きな病変や，壁外浸潤（周囲脂肪組織や肝），リンパ節腫大などがあれば，胆嚢癌が強く示唆される．MRIの拡散強調画像の有用性が報告されており，胆嚢癌は，high b-valueの拡散強調画像でより高信号，低ADC値を示すことが報告されている．

5. 良性腫瘍・腫瘍類似疾患

まれな良性胆道腫瘍：胆管断端神経腫
amputation neuroma

（文献 72, 73）

■ 臨床像

断端神経腫は，真の腫瘍ではなく，胆管周囲の神経線維の切断などを誘因として，神経線維が過剰に再生した腫瘍類似性疾患である（BOX）．症状としては交感神経の刺激による疼痛，胆管狭窄による黄疸で現れることがほとんどである．胆道系総手術例の0.23％に認めるとの報告があり，胆石症に合併する場合もある．治療としては胆管空腸吻合術，胆汁内瘻術，胆管ステント挿入術などがある．

■ 病理・病態

前述したように，病理学的には胆管周囲神経線維の切断などを誘因として，その近位神経断端が過剰に再生したものであり，組織学的には神経線維，Schwann細胞，結合組織からなる．発生部位は総胆管，胆囊管，胆囊の順に多い．誘因としては，胆囊摘出術，総胆管手術，胃癌のリンパ節郭清などの手術が9割以上とされ，手術から発生までは平均約11年，最短で2か月と報告されている．特に胆管手術後は他手術後に比べ早期に発生する傾向にあるともいわれている．その他の誘因としては胆石症があげられるが，手術や胆石症のない症例もまれに認められる（図1）．

■ 画像所見

■ CT：筋肉より低吸収の腫瘤として描出されることもあるが，腫瘤は描出されにくい．描出された場合の腫瘍の径は平均15.6 mm（最大径7〜50 mm）である．

■ MRCP，胆道造影：胆管狭窄，閉塞，拡張として描出され，典型的には一側性の辺縁平滑な圧排像が認められる．IDUS（intraductal ultrasonography：管腔内超音波検査）が術前診断に有用であるとの報告もある．

BOX　断端神経腫を考慮する所見

- 胆道系手術，肝十二指腸間膜に操作が及ぶような手術の既往があり，術後長時間経過している．
- 胆道造影で一側性の管外性圧排，壁内性腫瘤または良性の狭窄像を示す．
- 積極的に悪性を示唆する身体，画像所見に乏しい．

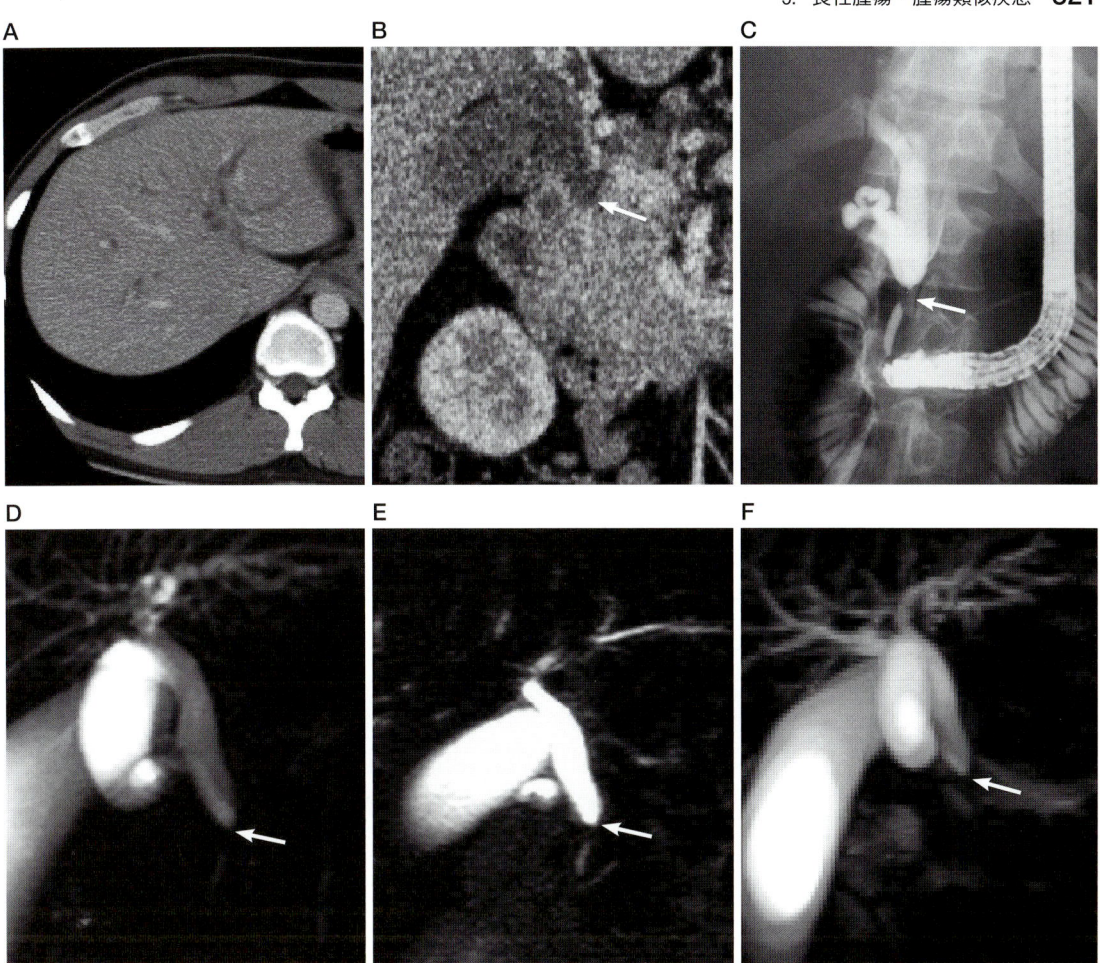

図1　20歳台男性　胆管断端神経腫
A：造影CT（門脈相），B：造影CT冠状断像，C：ERCP，D：MRCP（thick slice），E：3D MRCP（元画像），F：3D MRCP（MIP像）　黄疸，肝機能異常を主訴として入院となった．造影CT（A）では軽度の肝内胆管拡張を認め，造影CT冠状断像（B），ERCP（C），MRCP（D～F）では，膵内レベルで総胆管の全周性狭窄像を認める（→）．超音波検査，CT，MRIのいずれでも膵頭部に明らかな腫瘤性病変を指摘できず，内視鏡下の擦過細胞診ではclass IIであったが，胆管癌などの悪性疾患も否定できず，開腹術が施行された．術中迅速細胞診で悪性疾患を否定したうえで，胆管切除，胆管空腸吻合術が施行された．病理所見では，片側性の断端神経腫に，全周性の線維化を合併していた．手術歴や胆石症の合併がみられないまれな断端神経腫の症例であり，術前診断はきわめて困難であった．

鑑別診断と鑑別点

　胆嚢摘出術などの既往の有無が重要となる．
- 胆管癌：画像のみでの術前診断は難しい．悪性を示唆するリンパ節転移や他臓器転移などの所見があればより癌が疑われる．胆管癌の術前診断で膵頭部切除などが行われた症例もあり，過大な手術を避ける意味でも，術中迅速組織診が有用となる．
- 硬化性胆管炎：全周性の狭窄像のことが多い．

5. 良性腫瘍・腫瘍類似疾患

まれな胆道腫瘍類似病変：門脈圧亢進症性胆道症
portal hypertensive biliopathy : PHB　　　　　　　　　　　　　　　　（文献74, 75）

■ 臨床像
　門脈圧亢進症性胆道症（PHB）は，門脈圧亢進症による側副血行路に関連した胆道系異常の総称であるが，本項では，肝外性門脈閉塞後のcavernous transformationに起因した胆道系異常について記述する．肝外性門脈閉塞は，小児期の臍炎やその他の腹腔内感染症が原因とされ，インドやトルコなどアジアにおける若年発症PHBの報告が多い．しかしながら，肝外性門脈閉塞は，凝固系異常や悪性疾患に伴うものなどさまざまな要因で，あらゆる年齢で生じうるものであり，本邦でもしばしば遭遇する病態である．肝外性門脈閉塞症の大部分（80〜100％）で，MRCPやERCPにて後述の胆道異常所見を認めるが，多くは無症状で，海外の報告では有症状は20％程度とされる．症状は，黄疸，胆管炎，胆嚢炎などで，加齢，閉塞の持続期間，胆石・総胆管結石の合併などが危険因子とされている．

■ 病理・病態
　肝外性門脈閉塞が生じると，求肝性の側副血行路として，epicholedochal venous plexusやparacholedochal venous plexusが拡張し，これがcavernous transformationを形成することが知られている．これらの血管は，胆管内腔へ突出して平滑な隆起・口径不整を生じるとされている．それに加え，肝外性門脈閉塞に伴う虚血性変化が総胆管レベルでの狭窄をきたすとの報告がある．これらによる胆汁うっ滞や，さらにそれに伴った胆石や総胆管結石が，閉塞性黄疸や胆管炎を生じると考えられている．

■ 画像所見
■ 超音波検査（US）：門脈の血栓化・欠損と，その周囲に無エコーに描出される拡張した脈管が特徴であり，ドプラUSにてネットワーク状の求肝性の血流がより明瞭に描出される．
■ CT：門脈相の撮影が有用であり，門脈の閉塞とその周囲に発達した拡張した脈管（cavernous transformation）が特徴である．これらの評価には，MPR（多断面再構成法）やMIP（最大強度投影法）などの再構成画像が付加情報となる．またCTは，門脈閉塞の原因となるような，炎症や腫瘍性病変の検索にも有用である．
■ MRI：MRCPにて，肝外胆管の狭窄，肝内胆管の拡張，肝内胆管から肝外胆管にかけての口径不整，総胆管，特に膵上縁レベルでの屈曲と偏位などがみられる．ダイナミックスタディの門脈相で口径不整部位に一致したcavernous transformationがみられることが特徴であり，胆管自体の形態評価に加え，圧排する側副血行路を描出できる点で，有用性が高い．また本疾患は，胆石や総胆管結石の合併が多く，その評価にも有用である．
■ ERCP：以前は必須の検査だったが，高解像のMRCPによって，現在は診断目的では不要となった．ただし，有症状例は内視鏡的治療（結石の除去やステント留置）のよい適応である．

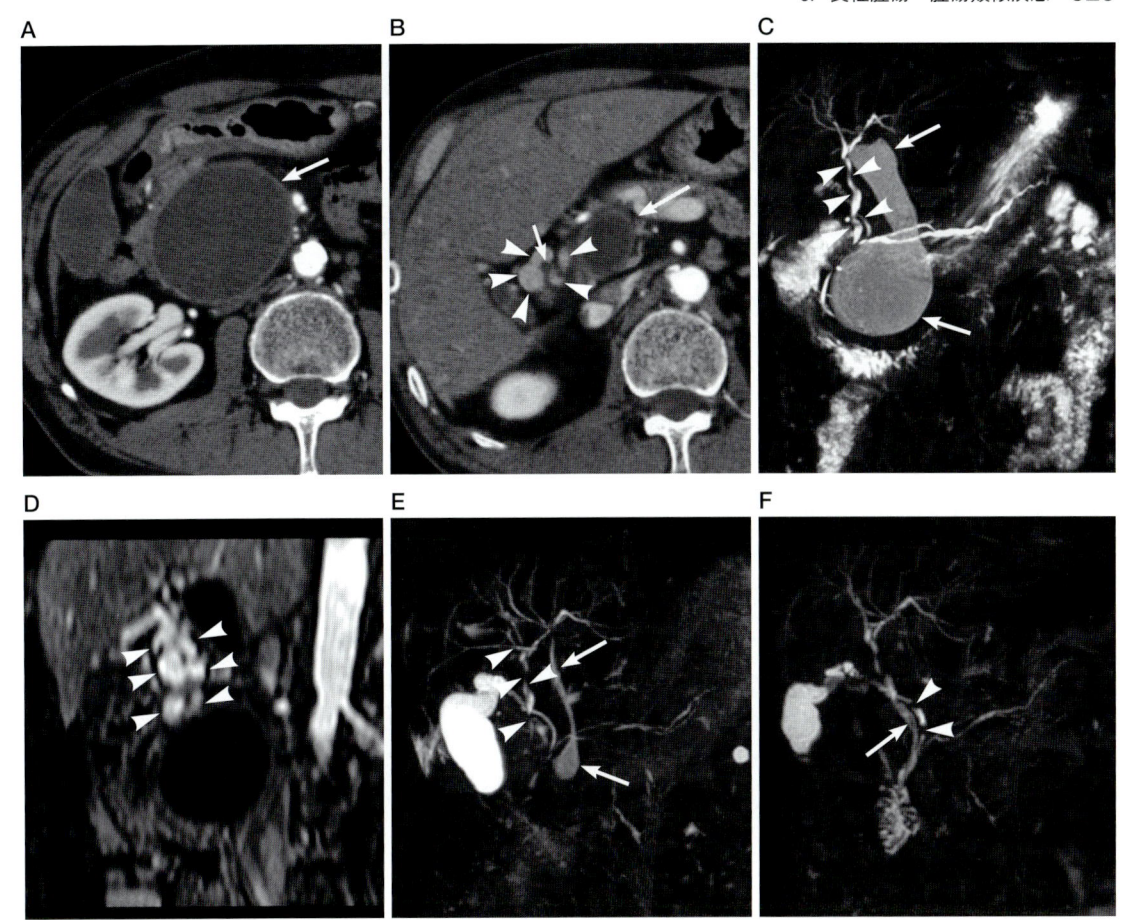

図1 60歳台男性 門脈圧亢進症性胆道症
A, B：造影CT（早期相），C：3D MRCP（MIP像），D：造影T1強調像（早期相，MPR冠状断），E：3D MRCP MIP（約50日後），F：3D MRCP MIP（約120日後） 慢性膵炎の急性増悪の症例．造影CTにて，膵頭部背側に仮性嚢胞形成を認め（A，→），門脈本幹から門脈左枝・右枝へ液貯留が進展し門脈が閉塞している（B，大矢印）．総胆管（B，小矢印）周囲に，cavernous transformationと考えられる脈管拡張（B，▶）が描出される．MRCP（C）にて門脈内へ進展した仮性嚢胞が描出され（→），その右側を走行する総胆管に管外圧排と思われるなだらかな狭小化が多発している（▶）．造影T1強調像のMPR冠状断像（D）では，総胆管周囲のcavernous transformationの発達が明らかであり（▶），portal hypertensive biliopathyの所見と考えられた．50日後のMRCP（E）にて，仮性嚢胞は経時的に縮小している（→）が，胆管の狭小化（▶）は持続している．120日後のMRCP（F）では胆管狭窄は一部改善しているものの，総胆管内（→）および胆嚢管内（▶）に結石が認められる．

鑑別診断と鑑別点

門脈の閉塞とcavernous transformation形成を捉えることができれば，診断は容易である．

● 胆管癌：肝外胆管レベルに壁肥厚と狭窄をきたす場合があり，その際には胆管癌が鑑別となりうる．本疾患における狭窄は，虚血後のfibrosisが主因とされており，胆管癌に比べて増強が遅延性であり鑑別可能とされる．

● 原発性硬化性胆管炎・その他の硬化性胆管炎：門脈閉塞部とそれによる側副血行路が評価できれば，鑑別は容易である．

6. 胆嚢癌

胆嚢癌の病期診断
staging of gallbladder carcinoma

(文献76～78)

　胆道癌診療ガイドラインでは，画像診断のファーストステップとして腹部超音波検査(US)が推奨度Bであげられている．胆管癌と異なり胆嚢癌のUSでの存在診断(描出率)は50％とされている．胆嚢癌の病期診断(表1, 2)は周囲進展度を考慮した深達度(T因子)，リンパ節転移(N因子)，遠隔転移(M因子)の組み合わせでなされるが，これは手術適応の決定のみならず手術術式の選択においても重要である．

1）胆嚢癌と良性病変の鑑別

　良悪性の鑑別では超音波内視鏡(EUS)は感度86％，特異度91％，CTは感度72％，特異度91％，と報告されており，EUSが優れている．MRIは基本的には胆嚢で頻度の高い隆起性病変の質的診断において，多発・単発，広基性・有茎性，サイズが重要である．多発の病変はコレステロールポリープが多く，単発で有茎性(亜有茎性)では腺腫の可能性が高くなる．また，一般に広基性の病変では有茎性よりも癌の可能性が高いとされている．頭部のサイズは10 mmが基準となっており，10 mmを超える病変では有茎性であっても悪性の可能性がある．16 mm以上の隆起性病変では61％が癌であり，その80％がT1b以上の深達度であったとの報告がある．ただし，10 mm以下でも5～9％の癌の存在が報告されており(T1aは82％)，経過観察は必要である．

　平坦型病変では良悪性の鑑別で苦慮することが多い．癌・良性病変ともに漸増性に造影されるが，癌は漿膜側から造影されるのに対し，炎症などの変化は逆に粘膜側から造影されることが知られている．MRIの拡散強調画像が有用であるとの報告もあるが，胆汁の粘稠度によっては胆嚢全体の拡散が抑制され高信号となり，癌との鑑別が困難となる場合がある．

2）胆嚢癌の周囲進展度診断

　胆嚢は通常の臓器と異なり，粘膜下層や粘膜筋板を有していないことが特徴であり，そのため容易に周囲臓器に浸潤をきたす．したがって，周囲進展度診断はいわゆる壁深達度のみならず肝内直接浸潤(Hinf)，胆管側浸潤(Binf)，周囲臓器浸潤，脈管浸潤を診断する必要がある．

① 深達度診断(T因子)

　胆嚢壁の組織学的名称は，粘膜層(M)，固有筋層(MP)，漿膜下層(SS)，漿膜(S)であり，これら各層を正確に描出し，深達度を決定するモダリティとしてEUS，CT，MRIが推奨されるが，EUSが最も優れており，その正確度(正診率)はM，MPでは83～100％，SSでは75％，SE以深では75～100％と報告されている．近年ではさらに造影EUSによる深達度診断も試みられている．

　一方でCT(造影CT)の正診率はM，MPでは40～86％，SSでは53～75％，SE以深では70～95％という成績が報告されている．特にT2以下の病変では正常構造が把握可能であるEUSが有利となっている．MRIはコントラスト分解能は高いもののMDCTと比較すると空間分解能で劣るために深達度診断では不利となっているが，ダイナミックスタディにて漿膜下層の遅延性造影効果を評価することにより，固有筋層までと漿膜下層以深の浸潤を感度

表1　胆嚢癌の進行度分類

Stage 0	Tis	N0	M0
Stage Ⅰ	T1	N0	M0
Stage Ⅱ	T2	N0	M0
Stage ⅢA	T3a, T3b	N0	M0
Stage ⅢB	T1, T2, T3	N1	M0
Stage ⅣA	T4a, T4b	Any N	M0
Stage ⅣB	Any T	Any N	M0

(文献76)より許可を得て転載)

表2　TMN classification による局所進展度

Tx	腫瘍評価不能
T0	腫瘍が明らかでない
Tis	carcinoma in situ
T1a	粘膜固有層への浸潤
T1b	固有筋層への浸潤
T2	漿膜下層あるいは胆嚢床部筋層周囲の結合組織に浸潤
T3a	漿膜浸潤，肝実質浸潤　および/または　1か所の周囲臓器浸潤
T3b	肝外胆管浸潤
T4a	肝臓以外の2か所以上の周囲臓器浸潤
T4b	門脈本幹あるいは総肝動脈・固有肝動脈浸潤

(文献76)より許可を得て転載)

86％，特異度88％の精度で検出可能と報告されている．

② 肝内直接浸潤(Hinf)，胆管側浸潤(Binf)，周囲臓器浸潤，脈管浸潤

周囲臓器への浸潤・進展範囲の診断では，病変の進展が EUS の観察範囲を越えており，MPR (multiplanar reconstruction)を含め任意の断面で観察が可能となる CT，MRI の有用性が大きい．CT では横断像のみによる深達度診断の正診率が71.7％であるのに対し，MPR を加えることで84.9％に上昇したとの報告がある．特に肝内直接浸潤(Hinf)ではダイナミックスタディを詳細に観察することが重要である．肝内直接浸潤と炎症の波及・血流不均衡の鑑別では，肝内直接浸潤は腫瘍細胞の存在により後期相で washout があるのに対し，炎症の波及・血流不均衡では遷延性の増強効果を呈すると報告されている．

周囲臓器への進展評価について，MRI は感度67％〜100％，特異度86％〜100％とばらつきはあるが，CT と同様に有用であると認識されている．

脈管浸潤の診断において多方向からの観察は重要である．血管造影検査と病理診断を比較した正診率は動脈浸潤が78％，門脈浸潤が81％であるが，一方で MDCT では動脈浸潤が87％〜100％，門脈浸潤が76.1％〜92.3％と報告されている．脈管が腫瘍により全周性に取り囲まれている所見や，脈管走行の強い屈曲，広狭不整像，不整狭窄像は脈管浸潤を強く示唆する所見であるが，腫瘍と脈管が接する範囲も重要である．互いが接するのみで組織学的に浸潤がない場合でも，手術で剝離困難なことがあり有用な術前情報となりうる．

③ リンパ節転移(N因子)，遠隔転移(M因子)

病期分類に必須である遠隔転移診断において，撮影範囲や撮影時間などの点からも CT が有用であるとの報告が多い．ただし肝内転移の診断においては Gd-EOB-DTPA を用いた MRI (EOB-MRI)が CT よりも優れている．一方，リンパ節診断では大きさ(短径10 mm)と形態(球状)を中心とする現状の CT，MRI では診断に限界があり，多くの報告が正診率80％未満となっている．T2胆嚢癌でのリンパ節転移陽性率が50％であり，重要な予後因子であることからも画像によるリンパ節転移診断は今後の大きな課題といえる．

④ 胆嚢癌診断における FDG-PET の役割

胆嚢癌の原発巣では感度75〜84％，特異度79〜88％との報告もあるが，炎症性疾患との鑑別が困難であることや，FDG の集積に乏しい胆嚢癌があることを留意するべきである．転移巣については肝転移・リンパ節転移や播種結節に集積するが，既存の画像診断で発見しにくい場合は有用かもしれない．

6. 胆嚢癌

癌のバイオマーカー・予後因子
biomaker and prognostic factor of gallbladder carcinoma

（文献79）

1）診断としてのバイオマーカー

　胆嚢癌に特異的なバイオマーカーは存在しない．そのため実臨床では膵癌やその他の悪性腫瘍で用いられるバイオマーカーを複数種類測定している．現時点で診療報酬点数表に記載されているバイオマーカーはCEA，CA19-9，DUPAN-2，Span-1，CA50，STN，NCC-ST-439，SLXの8種類である．いわゆる健診（検診）では胆道・膵臓の悪性腫瘍を検索する目的で，精査では診断の補助的手段としてバイオマーカーが測定されることが多い．

　実臨床で測定されるバイオマーカーはCEAとCA19-9が中心で，これに前述のバイオマーカーのいくつかを組み合わせることが多い．CEAは胆道癌患者の40〜70％で高値となり，胆汁うっ滞の影響を受けないことが特徴である．CA19-9は胆道癌患者の50〜79％で高値となることが報告されているが，胆道閉塞の影響を受けることが知られている．また，日本人ではLewis式血液型陰性者が約10％と報告されており，陰性者は腫瘍の有無にかかわらずCA19-9は陰性となるので注意が必要である．このような陰性者ではシアリルLe抗原前駆体を認識するDUPAN-2が有用となる．

　これらのバイオマーカーは治療により変動するので，治療の効果判定にも有用である．ただし，前述のCA19-9やDUPAN-2は胆道閉塞の程度により測定値が変動するために，治療前に減黄などの処置をした場合は減黄後の測定値をベースラインとする必要がある．

2）バイオマーカーの新たな試み

　最近ではDNAアレイ技術の進歩やヒトゲノム解読による遺伝子解析が可能となってきた．これにより悪性腫瘍の発見・予後の予測が可能となり，ポストゲノム時代のバイオマーカーとしてDNAアレイを用いた遺伝子発現プロファイルの解析やプロテインチップによるDNAの遺伝情報の解析が研究されている．すでにさまざまな悪性腫瘍に対する末梢血液や胆汁を利用するキットが開発途上である．

3）胆嚢癌の予後因子

　胆嚢癌の予後因子として深達度，周囲臓器浸潤（神経周囲浸潤を含む），リンパ節転移，組織型があげられるが，R0（手術遺残なし）手術であることもまた予後因子である．組織学的分化度についてはいまだ議論のあるところである．胆嚢癌の進行度による5年生存率はⅠ期87.5％，Ⅱ期68.7％，Ⅲ期41.8％，4a期22.3％，Ⅳb期6.3％と報告されている．深達度別の5年生存率はM 85％，MP 82％と比較的良好であるのに対し，SSでは48％と低下し，SE 13％，SI 11％と著しく低くなっている．これは胆嚢の解剖学的特徴として漿膜下層が血管とリンパ管が豊富であり，胆嚢の漿膜は肝臓の漿膜に連続することが原因である．そのために容易に周囲臓器へ進展し，T因子が外科手術適応のみならず強い予後因子となっている（図1）．

　リンパ節転移も有意な予後因子である（図2）．ただし1群リンパ節（肝十二指腸間膜内の

リンパ節)の根治的郭清により予後因子でなくなる可能性を示唆する報告がみられる．1群リンパ節転移と2群リンパ節(膵頭周囲のリンパ節)転移との間に生存率の差はみられず，3群リンパ節(大動脈周囲のリンパ節)転移との間には差がみられるとの報告もある．Nakagawaらの報告によるリンパ節転移別の5年生存率はn0：65％，n1：25％，n2：16％，n3：7％，n4：2％である．

図1 胆嚢周囲進展度別の術後生存率
(文献79)から許可を得て転載)

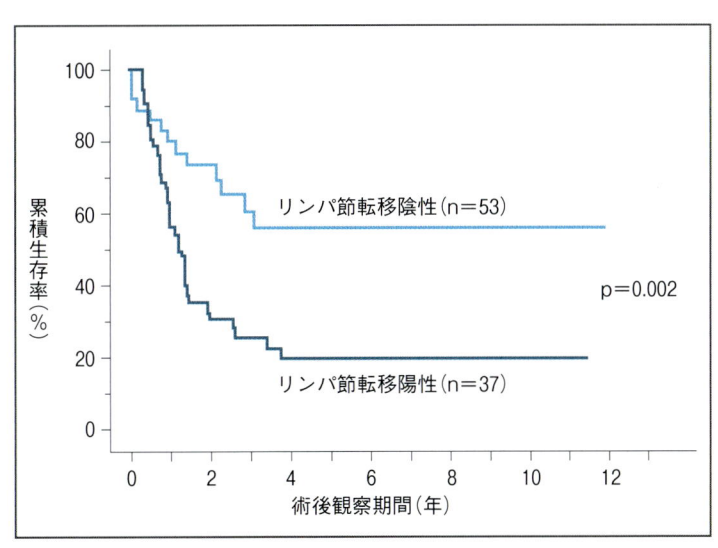

図2 pT2以上の胆嚢癌におけるリンパ節転移の有無に伴う術後生存率
(文献79)から許可を得て転載)

6. 胆嚢癌

胆嚢癌の肉眼分類
macroscopic classification of gallbladder carcinoma　　　　　　（文献21, 76, 80）

　胆嚢癌の肉眼的形態については，「胆道癌取扱い規約」（2013年第6版）において，粘膜面から見た腫瘍の形態と高低によって，a) 乳頭型(papillary type)，b) 結節型(nodular type)，c) 平坦型(flat type)，d) 充満型(filling type)，e) 塊状型(massive type)，f) その他の型(others)の6型に分類されている．このうちa) 乳頭型，b) 結節型，c) 平坦型については割面所見によってそれぞれ膨張型(expanding type)と浸潤型(infiltrating type)に分類されている（図1）．なお，充満型と塊状型は，胆嚢を腫瘍が充満し粘膜面から見た肉眼形態が不明な場合の名称であり，このうち胆嚢が原形をとどめている場合が充満型，原型をとどめず肝臓への浸潤が高度な場合が塊状型とされている．

　一方で，画像診断においては，「総論」にて詳述されているように，鑑別診断を行ううえで，腔内突出型，壁肥厚型，腔外腫瘤形成型に分けて考えることが有用である．これらの形態的な評価に関しては，MPR (multiplanar reconstuction)画像が付加情報となる場合が多く，空間分解能の点でCTでの評価が有利となる．しかし，適切な断面で撮像されている場合においては，造影剤のコントラストの点でMRIが有利であり，漿膜下浸潤所見をより捉えやすいことがある．

　以下に，画像上での形態別に，鑑別診断や深達度を交えて症例呈示を行う．

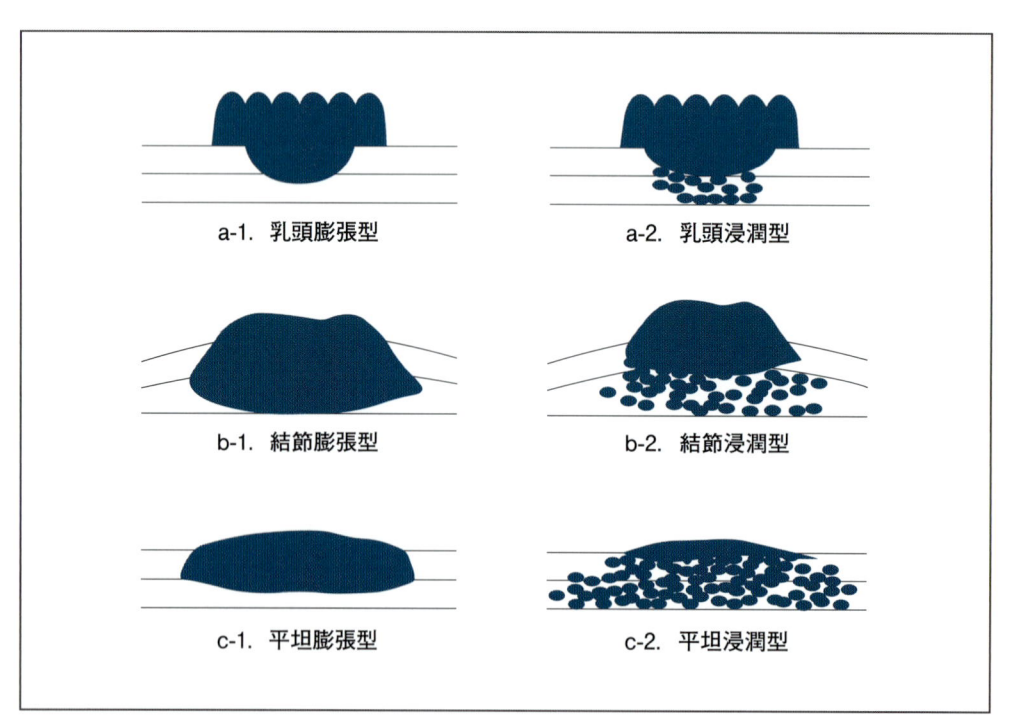

図1　胆嚢癌の肉眼型分類
（文献76）より許可を得て転載）

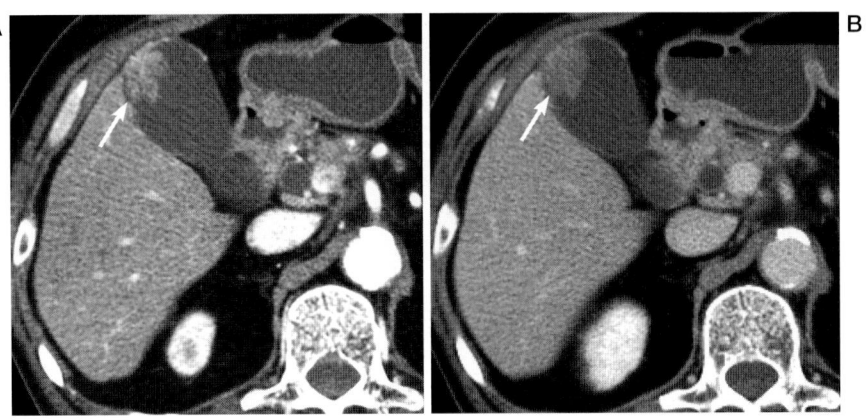

図2 70歳台男性 腔内突出型胆嚢癌〔papillary adenocarcinoma, T1b(MP)〕
A：造影CT（動脈優位相），B：造影CT（遅延相） 胆嚢底部に2.5 cmの亜有茎性の隆起性病変を認める(→)．ダイナミックCTでは早期濃染パターンを呈しており(A)，遅延相(B)での基部の増強は比較的目立たず，壁の変形も認められない．MP：固有筋層．

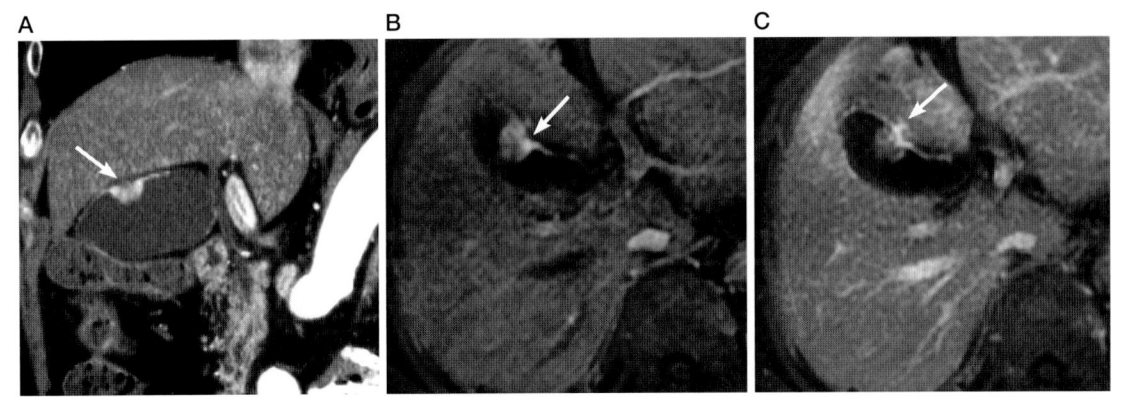

図3 70歳台女性 腔内突出型胆嚢癌〔papillary adenocarcinoma, T2(SS)〕
A：造影CT（動脈優位相）MPR斜冠状断像，B：造影T1強調像（動脈優位相），C：造影T1強調像（遅延相） 造影CT (A)では胆嚢体部前壁に1.6 cmの広基性の隆起性病変を認め(→)，壁に軽度変形を伴っている．ダイナミックMRI(B, C)では基部優位に強い遅延性増強を認め(→)，SS（漿膜下層）以深への浸潤が疑われた．

1）腔内突出型

　腔内突出型病変は，胆嚢ポリープの範疇であり，コレステロールポリープなどの良性胆嚢ポリープや腺腫がおもな鑑別となる．他項で言及されているように，鑑別するうえでは，数，サイズ，形態などが重要である．多発する小病変の場合はコレステロールポリープをより疑うが，図2，3のような1 cm以上の単発病変については，腺腫や胆嚢癌を疑う．図3のように，広基性で基部の遅延性増強を呈するものは，SS（漿膜下層）以深の浸潤が示唆され，胆嚢癌と考えるべき所見である．一方で，図2の症例のように亜有茎性で基部の遅延性増強がないものについては腺腫と胆嚢癌の鑑別が困難であるが，腺腫もまたmalignant potentialを有しているため，基本的には手術が選択される．

　また，腔内突出型病変は図4のようにサイズが大きくなると，腔外腫瘍形成型と一見判別しがたい場合もあるが，MPRの併用で形態や壁外への浸潤の有無が評価しやすくなる．

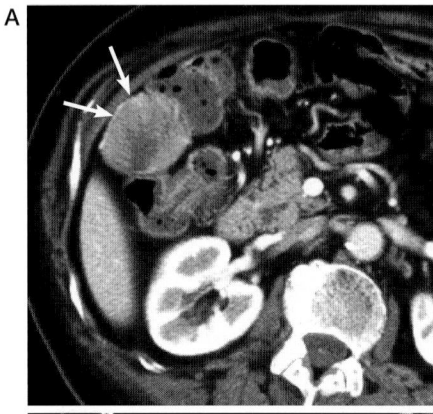

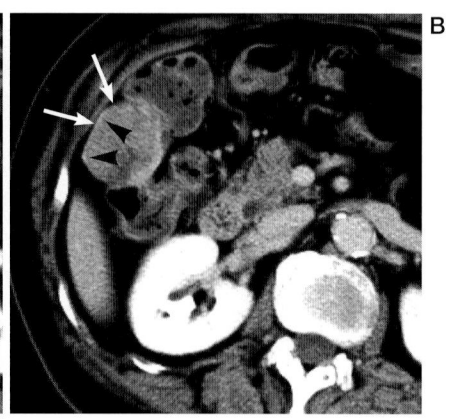

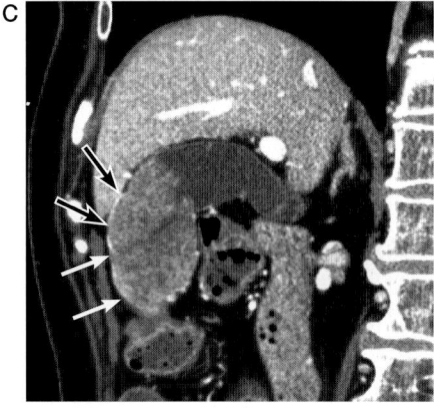

図4 70歳台女性 腔内突出型胆嚢癌〔papillary adenocarcinoma, T1b(MP)〕
A：造影CT（門脈相），B：造影CT（遅延相），C：造影CT（門脈相）MPR斜冠状断像 胆嚢底部側に長径7.5 cmの腫瘤を認め（→），CT横断像（A, B）では，結腸肝弯曲部と接しており，壁外浸潤・結腸浸潤を否定できない．MPR斜冠状断像（C）では，胆嚢の形態はほぼ保たれており（→），腔内突出型に相当する病変であることがわかる（胆道癌取扱い規約の肉眼型分類では充満型に相当）．遅延相（B）では，胆嚢壁には血管に相当する染まり（▶）がみられるのみで，それ以外には漿膜側に濃染所見は認められない．切除標本にて，漿膜下浸潤はなくMPであった．

2）壁肥厚型

　壁肥厚型病変は，腺筋腫症や慢性胆嚢炎との鑑別が重要となる．一般的に，CTにて限局性の胆嚢壁肥厚を認めた場合には，まず超音波検査やMRIにて，Rokitansky-Aschoff洞（RAS）が一致して認められるかを確認すべきである．典型的なRASがない，もしくは部分的に認められる場合には，胆嚢癌を考慮し，拡散強調画像（図5）や造影増強パターン（図6）などを参考に鑑別を行う．

3）腔外腫瘤形成型

　周囲臓器へ浸潤する進行癌であり，非切除となることも多い．周囲臓器や脈管への浸潤については，MPRが有用となる（図7, 8）．黄色肉芽腫性胆嚢炎が腔外に大きな軟部腫瘤を形成する場合があり，鑑別困難なことがある（図9）．

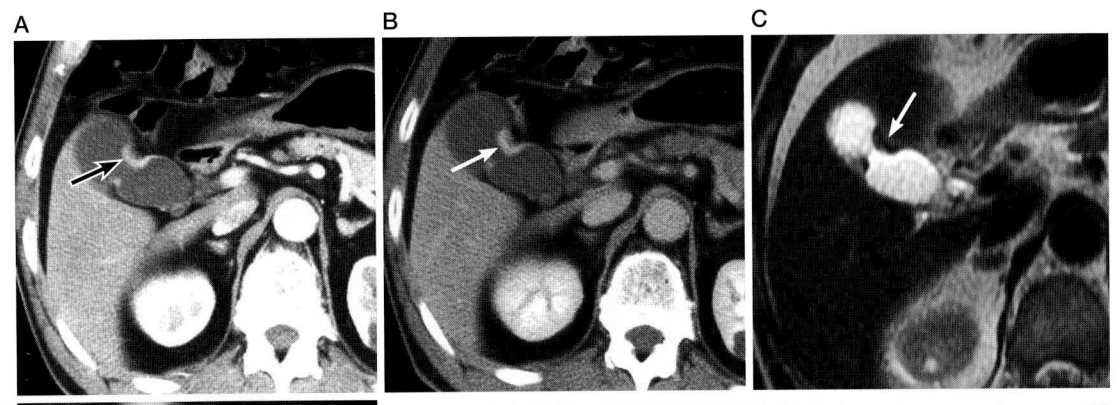

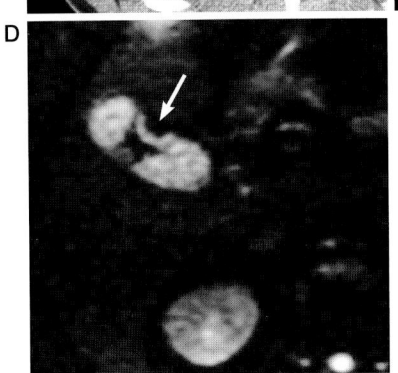

図5 60歳台男性，壁肥厚型胆囊癌〔tubular adenocarcinoma, T2(SS)〕

A：造影CT（動脈優位相），B：造影CT（遅延相），C：T2強調像，D：拡散強調画像（b＝1000 s/mm²）　胆囊体部に限局性にくびれと壁肥厚を認め，ダイナミックCT（A, B）では粘膜側優位に遷延性増強を認める（→）．T2強調像（C）にてRASは認められず（→），拡散強調画像（D）にて一致する高信号を認めた（ADC値はサイズが小さく測定困難）．粘膜側優位の増強であったが限局性の壁肥厚で増強の程度が強く，壁肥厚型の胆囊癌を疑った．

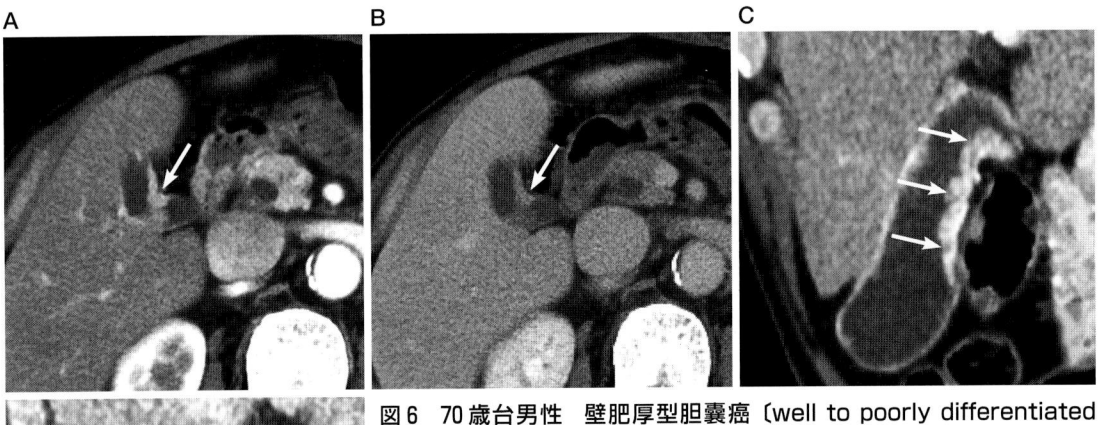

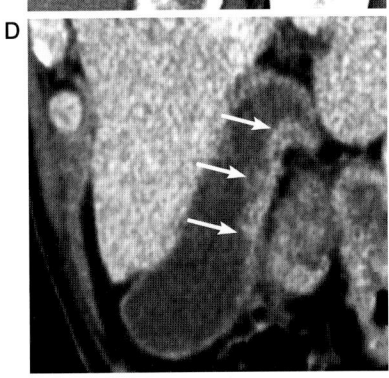

図6 70歳台男性　壁肥厚型胆囊癌〔well to poorly differentiated adenocarcinoma with neuroendocrine carcinoma, T2(SS)〕

A：造影CT（動脈優位相），B：造影CT（遅延相），C：造影CT（動脈優位相）MPR斜冠状断像，D：造影CT（遅延相）MPR斜冠状断像　CT（A, B）にて，胆囊体部に限局性壁肥厚を認め，全層性の遷延性増強を呈する（→）．斜冠状断MPR画像（C, D）にて，形態がより明瞭に描出され，丈の低い不整な壁肥厚型病変で，漿膜側優位の増強を呈していることがわかる（→）．なお，MRI，T2強調像（非呈示）ではRASは認められない．

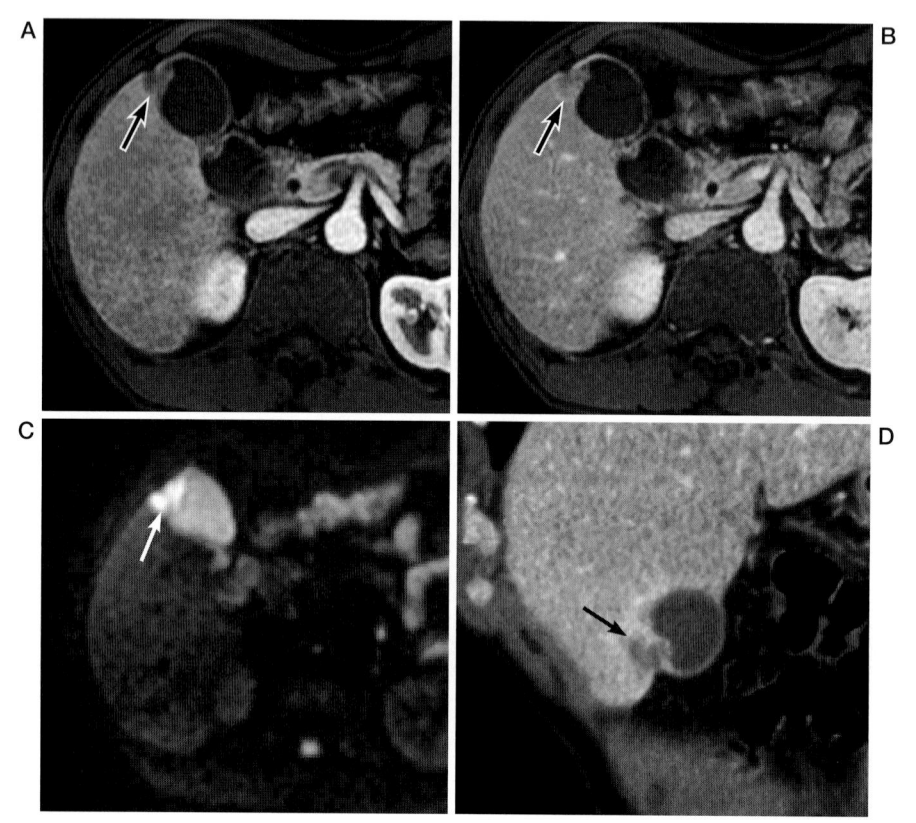

図7 60歳台男性 腔外腫瘤形成型胆嚢癌〔tubular adenocarcinoma, T3a (Hinf2)〕
A：造影T1強調像（動脈優位相），B：造影T1強調像（遅延相），C：拡散強調画像（b＝1000 s/mm²），D：造影CT（門脈相）MPR冠状断像　胆嚢底部より右側へ突出する径2 cmの腫瘤性病変（→）を認め，ダイナミックMRI（A, B）にて遅延性増強を呈している．拡散強調画像（C）にて高信号，ADC値（非呈示）は0.81×10⁻³ mm²/sと低値であった．造影CT門脈相のMPR冠状断像（D）では，肝実質へ浸潤する腔外腫瘤を形成しており，胆嚢癌（T3a）の所見である．Hinf：肝内直接浸潤．

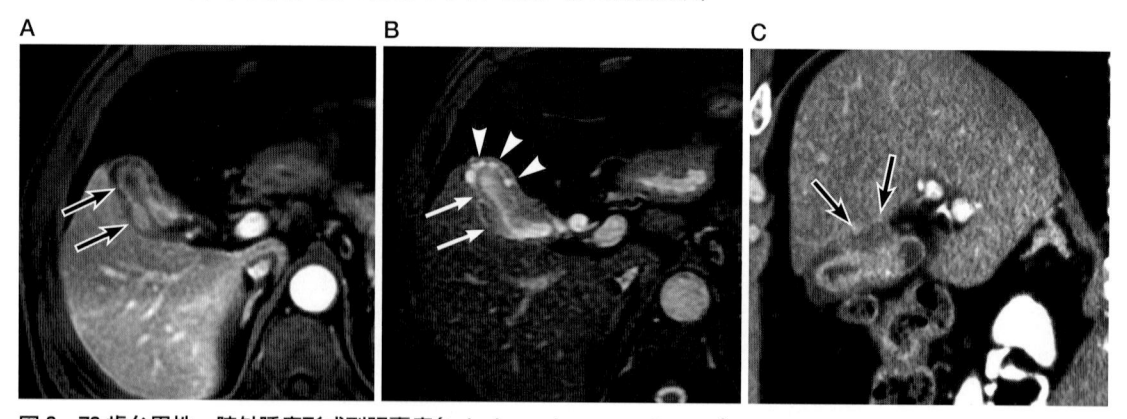

図8 70歳台男性 腔外腫瘤形成型胆嚢癌（tubular adenocarcinoma）
A：造影T1強調像（門脈相），B：T2強調像，C：造影CT（門脈相）MPR斜矢状断像　胆嚢はびまん性に壁肥厚しており（→），いわゆる壁肥厚型病変である．T2強調像（B）にてRASを認め（▶），一見，腺筋腫症を考える所見である．しかしながら，斜矢状断像（C）では胆嚢体部の上方に腔外腫瘤形成を認め（→），びまん型腺筋腫症に合併した腔外腫瘤形成型の胆嚢癌を疑うべきであった．外科的切除を試みたが，腹膜播種にて非切除となった．

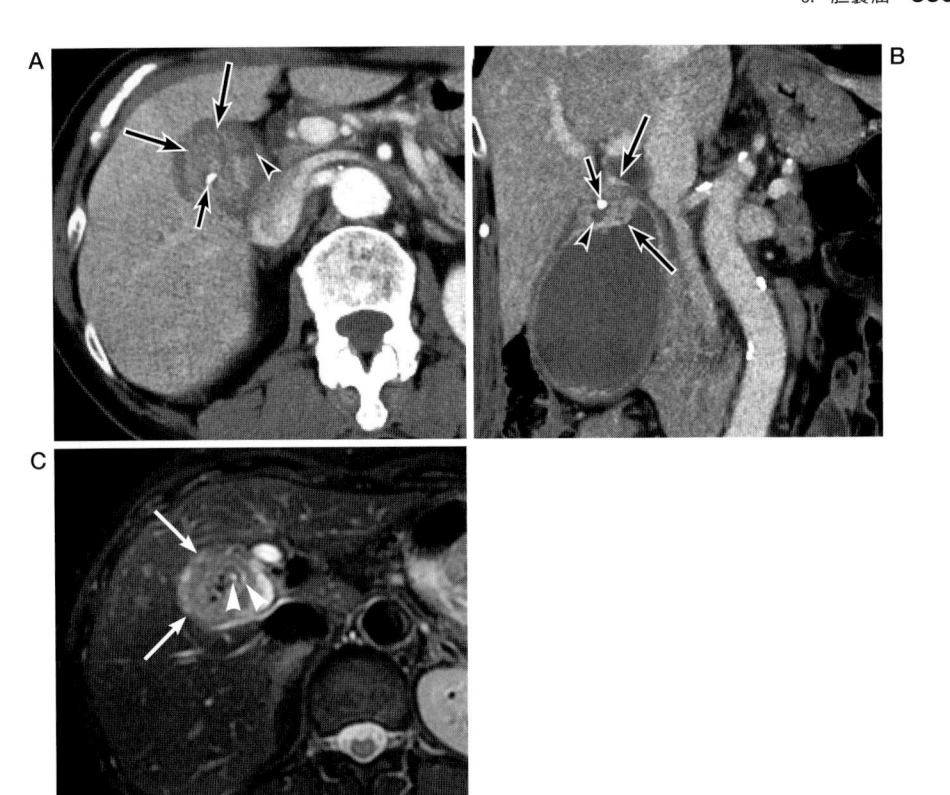

図9　60歳台女性　黄色肉芽腫性胆嚢炎（腔外腫瘤形成型病変）
A：造影 CT（門脈相），B：造影 CT（遅延相）MPR 冠状断像，C：T2 強調像　胆嚢に腫大と軽度のびまん性壁肥厚を認める．頸部に径 35 mm の腔外性の腫瘤性形成があり（大矢印），ダイナミック MRI（非呈示）では遷延性増強を呈している．造影 CT（A, B）では内部に石灰化（小矢印）と小さな低吸収域を認め（▶），MRI, T2 強調像（C）における高信号（▶）と一致している．chemical shift image（in phase/opposed phase, 非呈示）では脂肪成分は検出できなかった．粘膜面が保たれてみえることや内部低吸収域の存在から黄色肉芽腫性胆嚢炎を考えたが，術前に胆嚢癌との鑑別は困難であった．

6. 胆嚢癌

特殊な胆嚢癌：腺扁平上皮癌，扁平上皮癌
squamous cell and adenosquamous carcinomas of the gallbladder （文献81〜83）

■ 臨床像

　腺扁平上皮癌は腺癌成分と扁平上皮成分とが1つの病巣内でみられる癌をいい，扁平上皮癌が病巣の少なくとも1/4を占めていることが必要とされる(BOX)．その頻度は胆嚢癌の3.6〜4.2％程度とされている．扁平上皮癌は病巣のすべてが扁平上皮癌であることが必要であり，発生頻度は胆嚢癌の1％との報告がある．倍加時間の検討では扁平上皮癌成分は腺癌成分の1.2〜2倍との報告があり，進行例の多い原因と推察される．一般に腺扁平上皮癌・扁平上皮癌では予後不良との報告が多いが，一方で扁平上皮癌の予後は他の組織系の胆嚢癌よりも良好との報告もみられる．また，SCC (squamous cell carcinoma) 抗原やCYFRA (cytokeratin fragment) 21-1などの腫瘍マーカーが高値を示したとの報告もある．

■ 病理・病態

　腺扁平上皮癌・扁平上皮癌の組織発生についてはいまだ不明な点が多い．現在は，①異所性迷入扁平上皮の癌化，②腺組織の扁平上皮化生，③腺癌の扁平上皮癌化，④未分化基底細胞の癌化，の4つの仮説が考えられている．腺癌と扁平上皮癌の間で移行がみられること，扁平上皮癌の倍加速度が腺癌の倍加速度を上回っていることから，③の腺癌の扁平上皮癌化が支持されているが，明確な結論とはなっていない．腺扁平上皮癌と扁平上皮癌はいずれも進行例が多いが，扁平上皮癌では大型の腫瘍を形成し，局所浸潤が強くリンパ行性および血行性転移が少ないとされる．腺扁平上皮癌ではより広範浸潤，転移の傾向が強いとされ，また壊死傾向が強いとの報告がみられる．

■ 画像所見

　腺扁平上皮癌・扁平上皮癌の画像所見は通常の腺癌に類似している．胆嚢の原発巣は内腔に突出する腫瘤を形成する場合もあるが，進行すると胆嚢壁が全周性に肥厚し巨大な腫瘤を形成する．また，腺癌よりも浸潤性発育を呈することが多く，時には原発巣よりも浸潤巣が目立つこともある．扁平上皮癌成分は壊死傾向が強いとされ，壊死部はMRI, CTともに通常の腫瘍壊死の所見を呈する．画像所見では腺癌との鑑別や腺扁平上皮癌と扁平上皮癌間の鑑別は困難であるが，臨床経過上，腫瘍の発育が非常に早い場合は腺扁平上皮癌・扁平上皮癌を考慮する必要がある．

BOX　胆嚢腺扁平上皮癌と胆嚢扁平上皮癌

- 病巣における腺癌と扁平上皮癌の割合で病理学的に診断される．
- いずれも進行癌で発見されることが多く，通常の胆嚢癌の1〜5％以下のまれな疾患である．
- 扁平上皮癌は局所浸潤傾向が強いが，腺扁平上皮癌は局所浸潤傾向に加え，遠隔転移の頻度が高いとされる．

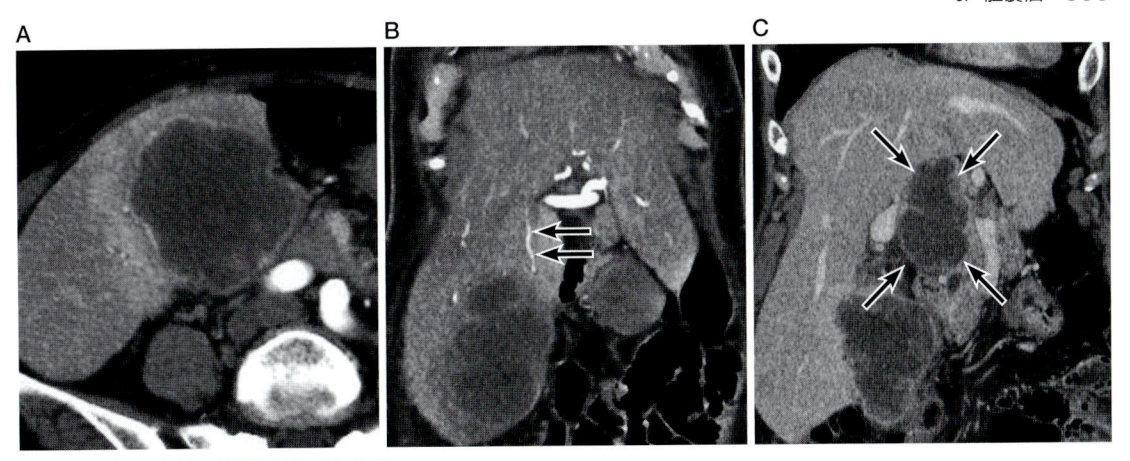

図1 60歳台女性　胆嚢腺扁平上皮癌
ダイナミックCT　A：後期動脈相，B：MPR冠状断像（早期動脈相），C：MPR冠状断像（門脈優位相）　胆嚢全体が腫瘍に置換され腫瘤を形成している．境界不明瞭で肝臓に浸潤している．後期動脈相(A)にて辺縁が造影されるが，大部分は増強効果を呈さず，広範な壊死が示唆される．早期動脈相冠状断像(B)では拡張した胆嚢動脈が描出されている(→)．また，門脈優位相冠状断像(C)では肝門部に転移リンパ節が描出されている(→)が，原発巣と同様に変性が非常に強く広範な壊死が示唆される．

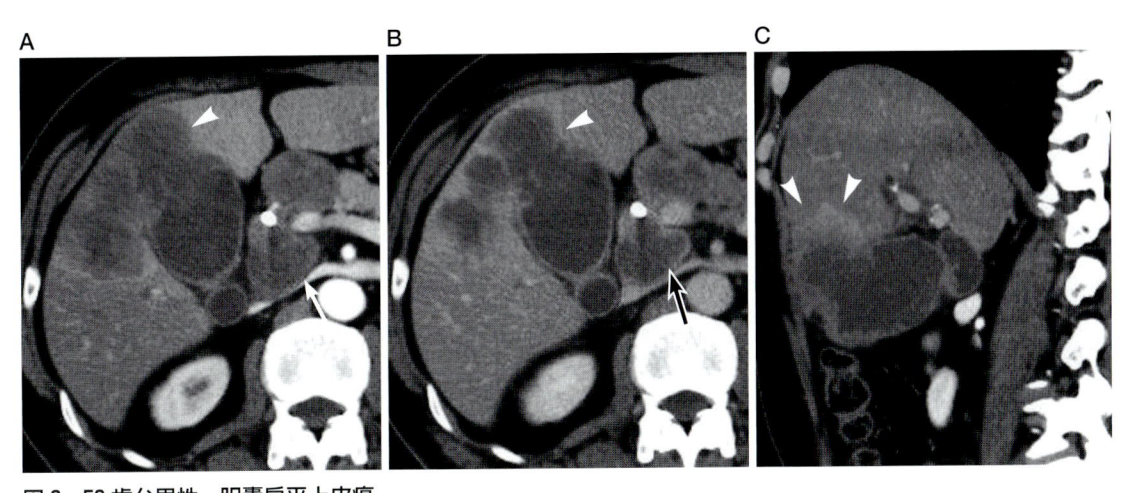

図2 50歳台男性　胆嚢扁平上皮癌
ダイナミックCT　A：動脈優位相，B：平衡相　C：門脈優位相（MPR矢状断像）　胆嚢底部に不整な壁肥厚が認められ(▶)，胆嚢癌に矛盾しない．腫瘍は肝床側に連続する(→)境界不明瞭な腫瘤として描出されている．肝臓への直接浸潤である．腫瘍は変性が強く平衡相(B)でも増強効果は乏しい．膵頭部周囲リンパ節転移が認められるが，原発巣と同様に変性が示唆される．

鑑別診断と鑑別点

　本疾患は扁平上皮の割合で診断され，両者を画像的に明瞭に鑑別することは難しい．
　腺扁平上皮癌は通常の腺癌と比較すると結節浸潤型の形態を取りやすいとの報告がある．
　扁平上皮癌では壊死傾向が強いとされている．扁平上皮癌成分は腺癌成分と比較して腫瘍倍加時間が短く急速に増大することが知られており，胆嚢原発巣よりも肝浸潤巣が大きい場合もある．

7. 胆管癌

胆管癌の病期診断
staging of bile duct cancer (cholangiocarcinoma)　　　　　　　　（文献 84～86）

1) 胆管癌の臨床像

　胆道癌のほとんどは腺癌であり，その発生部位により胆嚢癌，胆管癌，十二指腸乳頭部癌に大別される．初発症状は黄疸，体重減少，腹痛，悪心・嘔吐，発熱である．黄疸は病変の進行とともに増悪するが，乳頭状腫瘍においては間欠的胆管閉塞がみられることがある．非黄疸症例の発見の契機になるのは肝胆道系酵素の上昇である．胆道癌が疑われた場合に最初に行うべき画像診断は体外式腹部超音波検査 (US) で，腫瘍そのものの描出率は下部胆管癌では必ずしも高くないが，上流側の胆管拡張は胆管癌を疑う間接所見であり，さらなる精査を行う．

2) 胆管癌の病期診断

　胆管癌においては，外科的切除が唯一の根治的治療法であり (BOX)，また腫瘍を残さず切除することが予後と直結するため，進展度診断がきわめて重要である．使用するモダリティとしては，造影CT検査が必須となる (図1A, B)．胆管に沿った進展範囲に加え，胆管外への進展範囲，すなわち，脈管浸潤，膵実質浸潤，肝実質への浸潤，リンパ節転移，腹膜転移について検討し，記載しなくてはならない．特に，主たる脈管への浸潤があると，肝葉合併切除の妨げとなり，取扱い規約上，進展度はT4, Stage IVa以上となってしまうため，特に注意が必要である．肝門部領域では胆管は右肝動脈，門脈と接していることも (図1A, B)，容易にこれらに浸潤する原因となっている．なお進展度診断において，造影CTはドレナージチューブが入る前に行うことに留意すべきである．チューブ挿入による機械的刺激によって造影CT上，胆管壁が濃染されてしまい，真の腫瘍の進展範囲が不明瞭化する場合があるからである．撮影にあたっては極力，MDCT (マルチスライスCT) を使用する．

3) 胆管癌の画像所見

　動脈優位相において腹腔動脈枝ならびに上腸間膜動脈枝の吻合形態と血行動態を観察，これら動脈への腫瘍浸潤に注意し，門脈相においては，門脈への腫瘍浸潤の有無を評価する (図1A, B)．造影平衡相においては線維化の強い胆管癌で濃染をきたすことから，これも胆管上での腫瘍の進展範囲決定に有用である．その次に行うべき検査は3D MRCPを含むMRIである (図1D)．造影CTと同様にドレナージ前に行うことが望ましい．T2強調像で腫瘍は線維成分を反映して低信号となる (図1E, F)．MRCPでは正面の投影画像のみならず，足側から頭側に見上げた投影画像を観察する必要がある．肝内胆管二次分枝への浸潤の有無を確認するためである．脂肪抑制造影T1強調像において，肝転移の有無，造影CTと同様の胆管壁内進展，脈管浸潤について検討する．また，拡散強調画像においては (図1G)，腫瘍の範囲，肝転移の有無，リンパ節の所在，胆管炎や肝膿瘍の有無について評価を行う．胆管癌で多数を占めるのは，浸潤型で線維成分の多いタイプが多く，顕微鏡的には管状腺癌の像を呈するものが多い．

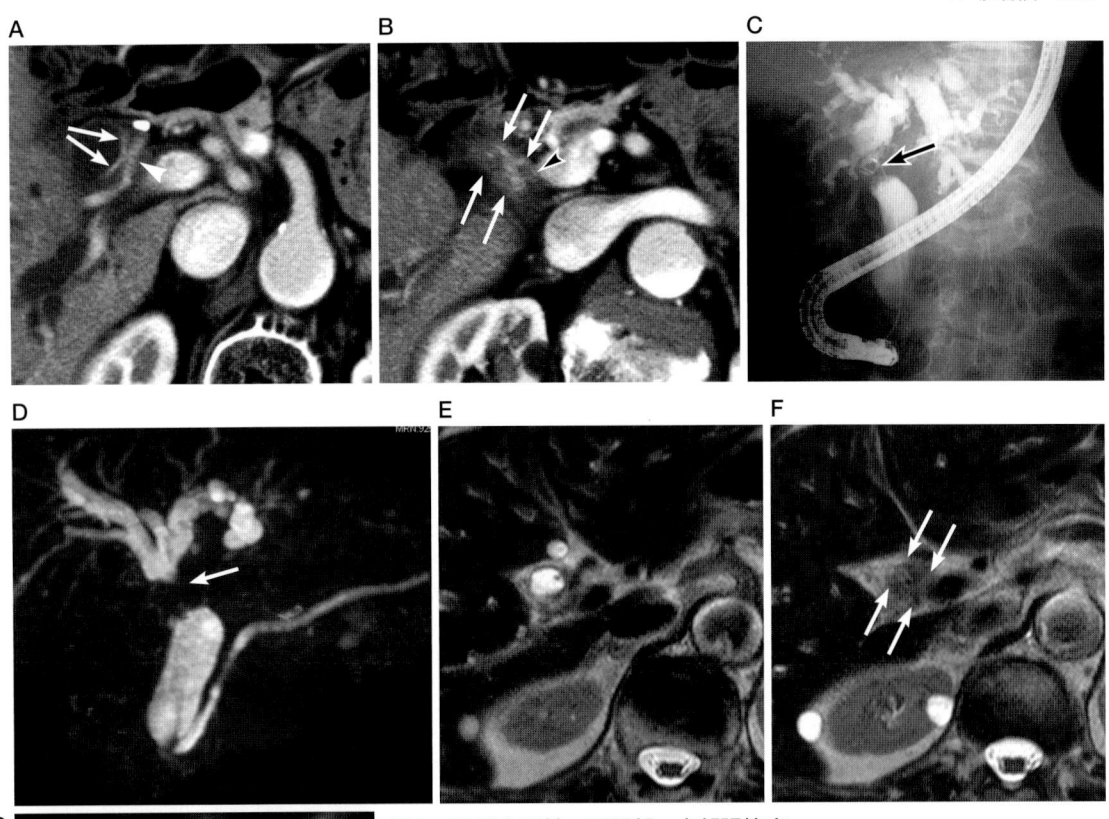

7. 胆管癌

図1 70歳台男性 肝門部・上部胆管癌

主訴：胸やけ・嘔気．腹部 US にて上部総胆管に狭窄指摘．A, B：造影 CT（動脈相，頭尾側2断面），C：ERC（正面像），D：MRCP（正面投影像），E, F：T2強調像（腹側から背側の2スライス），G：拡散強調画像

造影 CT（A, B）で胆管壁に増強がみられる（→）．白矢頭：右肝動脈．黒矢頭：門脈浸潤．ERC（C）では上部胆管の狭窄（→）が明瞭であるが，右胆管，右葉肝内胆管の描出が不良である．MRCP（D）では，上部胆管狭窄の範囲が ERCP よりも明瞭である（→）．T2強調像（E, F）では，低信号の腫瘤（→）が上部胆管を狭窄しているのがわかる．線維の多い胆管癌では，拡散制限は弱く，淡い信号上昇にとどまる（G，→）．

BOX　切除不能な胆道癌

　胆道癌では外科切除が唯一の有効な治療法である．一方，肝転移，肺転移，骨転移，腹膜播種，遠隔リンパ節転移（明らかな傍大動脈周囲リンパ節，腹腔外リンパ節転移）などがある場合，外科切除の適応とはならないので，画像診断でこれらの有無につき言及する必要がある．これ以外の胆道癌については，局所浸潤の程度に関わらず必ずしも外科的切除不適応とはならない．

7. 胆管癌

胆管癌のリスクファクター
risk factor of bile duct cancer (cholangiocarcinoma) （文献87～90）

1) 膵・胆管合流異常

　胆道癌の発癌には，胆道における慢性的な炎症の関与が指摘されている．その範疇のひとつとして，膵・胆管合流異常（図1A, B）や原発性硬化性胆管炎（PSC）がリスクファクターとしてあげられる．膵・胆管合流異常のうち，胆管非拡張型膵・胆管合流異常症は胆嚢癌発生が多く，胆管拡張型では胆嚢癌・胆管癌の発生が多い（BOX 1）．本邦における成人の膵・胆管合流異常を対象とした全国集計の検討では，胆管拡張を伴う群における胆道癌の発生頻度は21.6％，胆管拡張を伴わない群では42.2％と報告されている．胆道癌のうち胆嚢癌の割合は，胆管拡張を伴う群では13.4％，胆管拡張を伴わない群では37.4％であり，胆管拡張を伴わない膵・胆管合流異常は胆嚢癌のハイリスクファクターとされている．これをサポートする事実として，膵・胆管合流異常における胆嚢において粘膜過形成，K-ras遺伝子変異，p53蛋白過剰発現が高頻度に認められることも報告されている．

2) 原発性硬化性胆管炎 (primary sclerosing cholangitis：PSC)

　原発性硬化性胆管炎（PSC）は，肝内外の胆道の線維性狭窄を生じる進行性慢性炎症性疾患で，古くから疫学的に胆管癌のリスクファクターとされている．ただし，欧米での報告では胆管癌の合併率は10～20％前後と高率であるが，本邦における報告では3.6％とやや低い傾向にある．現在に至るまで有効な治療法は明らかにされておらず，最終的には肝移植の適応となる予後不良な疾患である．PSC合併の胆管癌は進行癌であることが多く，予後も不良であることから，胆管癌の発生を念頭において厳重な経過観察が必要である．（「原発性硬化性胆管炎」の項，p.304参照）

3) 有機溶剤曝露

　ジクロロメタンや1,2ジクロロプロパンなど有機溶剤の高濃度曝露を受けた印刷労働者に胆管癌が高率に発症している．これらの症例では，胆管癌の危険因子として従来より指摘されている病態がみられないにもかかわらず，BilIN（biliary intrapitherial neoplasia）やIPNB（intraductal papillary neoplasm of the bile duct）などの前癌病変が広範囲の胆管に観察されるなど，肝内の異なった区域の胆管や肝外胆管の多発胆管癌を疑わせる症例，多中心性発育を疑わせる症例が存在する．このことから慢性肝障害から胆管の増殖性変化，BilINやIPNBなどの前癌病変・早期癌を経て，浸潤性胆管癌に至る多段階発癌機序を示し，広範囲の胆管が発癌リスクを有すると考えられている．

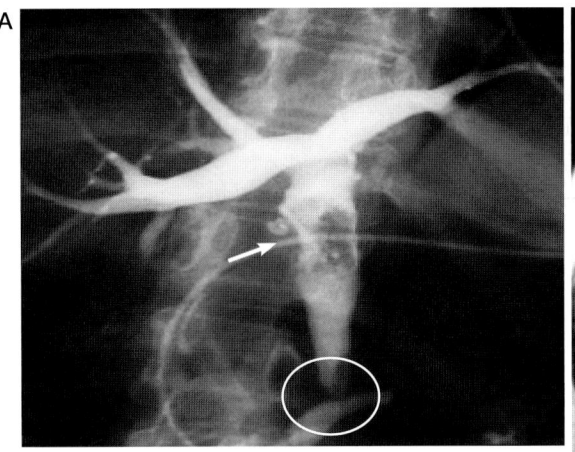

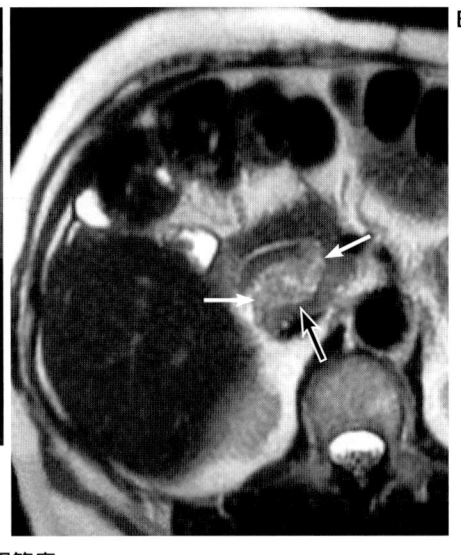

図1 50歳台男性　膵・胆管合流異常に合併した中部胆管癌
A：ERCP，B：T2強調像　ERCP（A）では，bile duct type（b→p型）膵・胆管合流異常（楕円内）と陰影欠損部（→）を伴った上部〜中部胆管拡張がみられる．T2強調像（B）では，拡張した中部胆管内に相対的な低信号の占拠性病変として腫瘍が描出されている（→）．

BOX 1　膵・胆管合流異常に予防的治療が必要か？

　胆管拡張型は胆嚢癌 13.4%，胆管癌 7%，胆嚢＋胆管癌 1%，非拡張型では胆嚢癌は 37.4%，胆管癌 3.1%，胆嚢＋胆管癌 1.8%となっている．この結果から胆管拡張型の膵・胆管合流異常症では胆嚢癌・胆管癌ともに高率であり，標準的治療法は予防的胆嚢摘出術と肝外胆管切除術と考えられている．一方で胆管非拡張型では胆嚢癌の発生は非常に高率であり，予防的胆嚢摘出術を行うことに関して異論はないが，胆管切除術の可否に関しては統一した見解は得られていない．

BOX 2　胆管癌の腫瘍マーカー

　胆道癌に特異的な腫瘍マーカーは存在せず，腫瘍マーカーによる早期診断は困難であるとされている．CA19-9 は 50〜79%の胆道癌患者で上昇するが，腫瘍以外でも CA 19-9 は胆汁うっ滞により上昇するし，シアリル Le 陰性の場合は胆道癌患者であっても上昇しないとされる．CEA は胆汁うっ滞の影響を受けないが，感度は低く，胆道癌患者の 40〜70%で上昇する．そのほか，CA125 は胆道癌患者の 50%前後で上昇する．その他の腫瘍マーカーの有用性は確定していない．

7. 胆管癌

Tubular（浸潤性）vs. papillary（内腔発育）adenocarcinoma

（文献91〜93）

1）胆管癌の肉眼的分類

「胆道癌取扱い規約」によると，癌腫の肉眼分類として，乳頭型（papillary type），結節型（nodular type），平坦型（flat type）に大きく分類される．さらにその浸潤形式から膨張型（expanding type）と浸潤型（infiltrative type）に分類される．結節型と平坦型は中間の状態が存在し，どちらか優位なほうで分類される．

2）胆管癌の前癌病変

必ずしもすべてではないが，BilINから浸潤癌となった腫瘍には，この結節型・平坦型浸潤癌が存在し，組織型は管状腺癌が多いとされ，IPNBから浸潤癌となったもののなかには乳頭腺癌（papillary adenocarcinoma）が含まれている（次項参照）．

3）胆管癌の前癌病変と画像診断

CTやMRIの画像において，BilINを同定することは事実上不可能である．しかし，もうひとつの前癌状態であるIPNBを含む乳頭腺腫・乳頭腺癌は同定可能なことも多い．結節型・平坦型胆管癌と乳頭型胆管癌は画像診断学的にも，それぞれ特徴的な所見がある（図1）．特に粘液過産生のIPNBの場合は，局所の胆道に拡張がみられるため同定しやすい．この胆道拡張は，下流に狭窄部を伴わない拡張であることが特徴で，その拡張程度も尋常ではないことが多く，閉塞性黄疸にみられる胆管拡張とは趣きが異なる．乳頭状の隆起自体も，そのボリューム次第では，造影後に淡い染まりを呈したり（図3A），T2強調像やMRCPで信号欠損部として描出されたり（図3B），拡散強調画像で高信号となったりする（拡散制限される，図3C）．結節型・平坦型胆管癌は主として管状腺癌が多いが，腫瘍内に誘導される豊富な線維成分が特徴であり，造影後に増強効果が遷延するのが特徴である（図2A）．T2強調像においては線維成分の多さを反映して，低信号である傾向がある（図2B）．

結節型・平坦型の浸潤癌は垂直進展（壁外進展）の傾向があり，胆管周囲の主たる動静脈に浸潤する傾向が強く，進展度や選択術式を制限してしまうことが多い．乳頭型は胆管粘膜に沿って水平進展する傾向があり，時にスキップするので，断端陰性でも腫瘍が残存する可能性がある．血管の巻き込みが少ない分，予後は乳頭型のほうが良好であるが，残念ながら膨張型は少数派である．

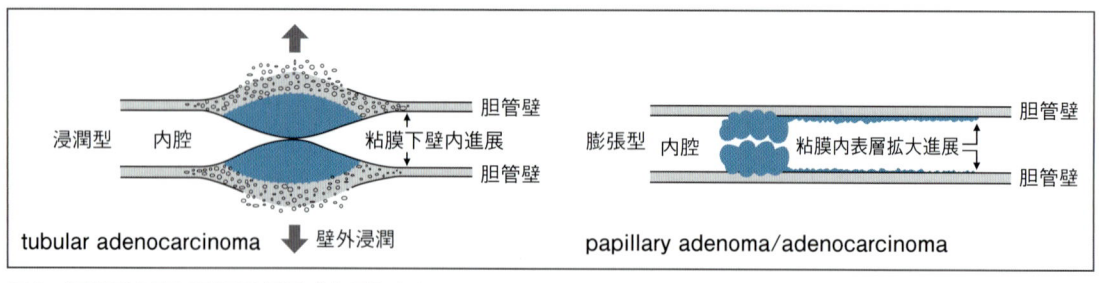

図1 浸潤型と限局型の進展形式を示したシェーマ
浸潤型胆管癌では壁外進展（垂直進展）が多い．顕微鏡的には管状腺癌が主体．膨張型胆管癌では粘膜に沿った進展が多い．スキップした癌巣がしばしばみられ，顕微鏡的には乳頭腺腫・癌が多い．（梛野正人：胆道 新生物．新臨床外科学 第4版．医学書院，2006：712．より許可を得て転載）

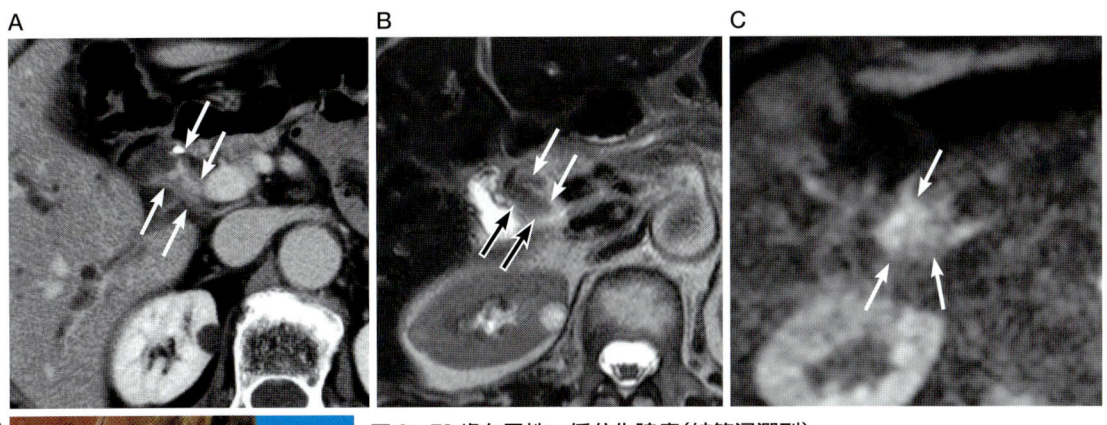

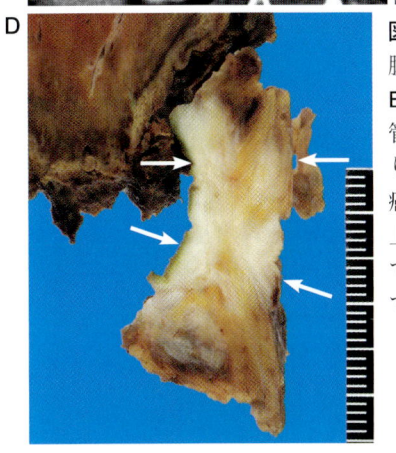

図2 70歳台男性 低分化腺癌（結節浸潤型）

腹部超音波検査（US）にて上部総胆管に狭窄指摘．A：造影 CT（門脈相），B：T2 強調像，C：拡散強調画像，D：切除標本 造影 CT 門脈相（A）で胆管壁に増強がみられる（→）．線維の多い管状腺癌では，T2 強調像（B）でとりわけ低信号として描出される（→）．細胞密度が低めで，線維の多い胆管癌では，拡散制限は弱く，淡い信号上昇にとどまる（C，→）．腫瘍は肉眼上（D），結節浸潤型の tubular adenocarcinoma を主体とする低分化腺癌で，上部胆管を占拠し（→），門脈浸潤がみられた．白っぽい部分が癌浸潤である．

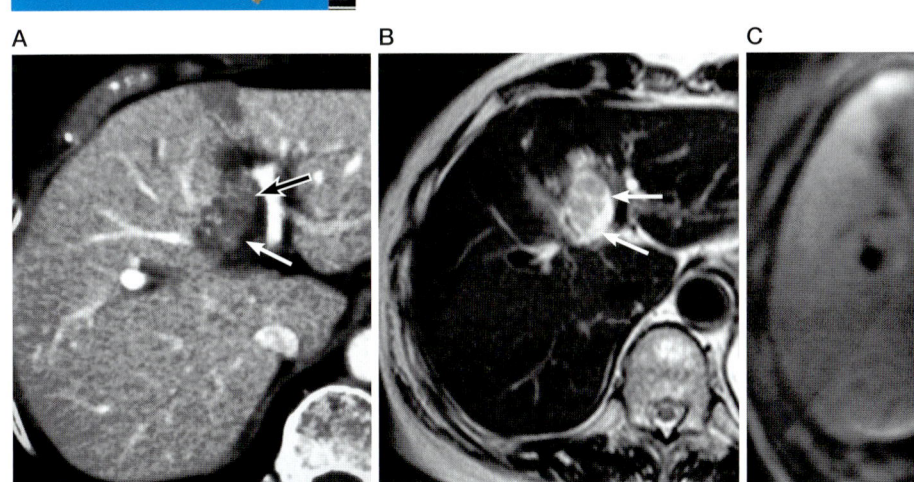

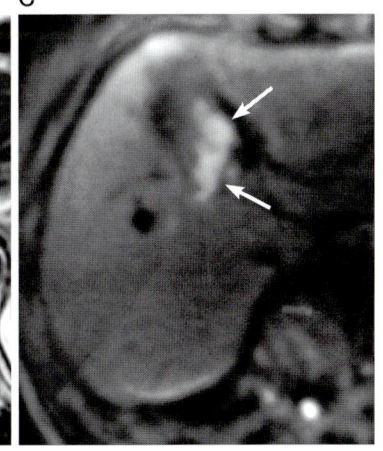

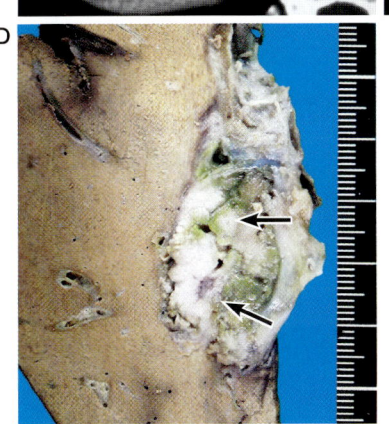

図3 70歳台女性 乳頭腺癌（胆管左枝内に充満する隆起性腫瘍）

A：造影 CT（門脈相），B：T2 強調像，C：拡散強調画像，D：固定標本 造影 CT 門脈相（A）で，乳頭状腺癌は間質成分が少なく，造影門脈相での染まりはぼんやりとしている（→）．T2 強調像（B）では，拡張した胆管左枝内に隆起する腫瘍が認められる（→）．拡散強調画像（C）では，同腫瘍は管状腺癌に比べて高信号を呈する（→）．乳頭腺癌は管状腺癌に比して，細胞密度が高いためである．肉眼標本（D）では，胆管内に隆起した白い乳頭状隆起性腫瘍が認められる（→）．

7. 胆管癌

胆管内乳頭状腫瘍
intraductal papillary neoplasm of the bile duct：IPNB

(文献94, 95)

■ 臨床像
60歳台の男性に多くみられる．胆管上皮由来の腫瘍によって過産生される粘液により，腹痛，黄疸，胆管炎，膵炎などをきたすが，無症状で発見される例も少なくない．

■ 病理・病態
種々の程度に拡張した大型胆管内に，肉眼的に同定される乳頭状の増殖を示す腫瘍性病変で，肝外胆管，肝内大型胆管にみられるが，肝内の小型胆管にはみられない．乳頭状腫瘍の多くは，組織学的にも乳頭状あるいは絨毛状の腫瘍で，狭い線維性，血管性の間質を有しており，高分化な立方あるいは円柱上皮で覆われている．しかし，少量の管状成分を認める例も多い．

IPNBは，膵における膵管内乳頭粘液性腫瘍(intraductal papillary mucinous neoplasm：IPMN)に対応する病態で，腺腫，境界悪性腫瘍，上皮内癌に分類され，化生性変化を伴うことがある．BilIN(biliary intraepitherial neoplasia)と同様に細胞周期蛋白の発現や遺伝子変異が良性病変から段階的に認められるといわれ，胆管癌の前癌状態として分類されている（前項参照）．

■ 画像所見
IPNBでは，しばしば粘液過剰産生から胆管拡張をきたし(図1A〜F)，胆管粘膜から隆起する乳頭状腫瘍が認められ，これが画像上の特徴となる(図1G)．粘液は水とほぼ同等のX線吸収値を示す．MRIにても粘液性の胆道拡張が水と同様の信号を呈する．まず，CTにて，下流側に狭窄や閉塞機転を有さない胆道拡張を捉える．MRCPでは通常のT2強調像で，拡張した胆道内部で胆汁の高信号に対して充実成分が信号欠損となることがある．造影後は充実部の淡い増強と拡散強調画像上で高信号(拡散制限領域)を認める(図1D)ことが重要である．さらに，papillary tumorの特徴として，胆管上皮上でskip lesionを見逃さないことが肝要であるが，これには拡散強調画像が有用である(図1D)．

なお，充実成分は細胞成分が豊富なため，造影後に淡く増強されることが多い(図1A，B)．通常の直接胆道造影法では，粘液に阻まれて胆道内に造影剤が満たされないことが多く，充実成分の同定は不可能といえる．内視鏡では，拡張した乳頭部から粘液の流出を見る．

ただし，粘液産生が特に亢進していないタイプのIPNBも存在し，その場合は診断は困難を極める．

■ 鑑別診断と鑑別点
鑑別診断としては，胆道結石を伴う化膿性胆管炎，結腸癌肝転移，末梢型肝内胆管癌の二次性の胆管内発育，mucinous cystic neoplasia(MCN)などである．

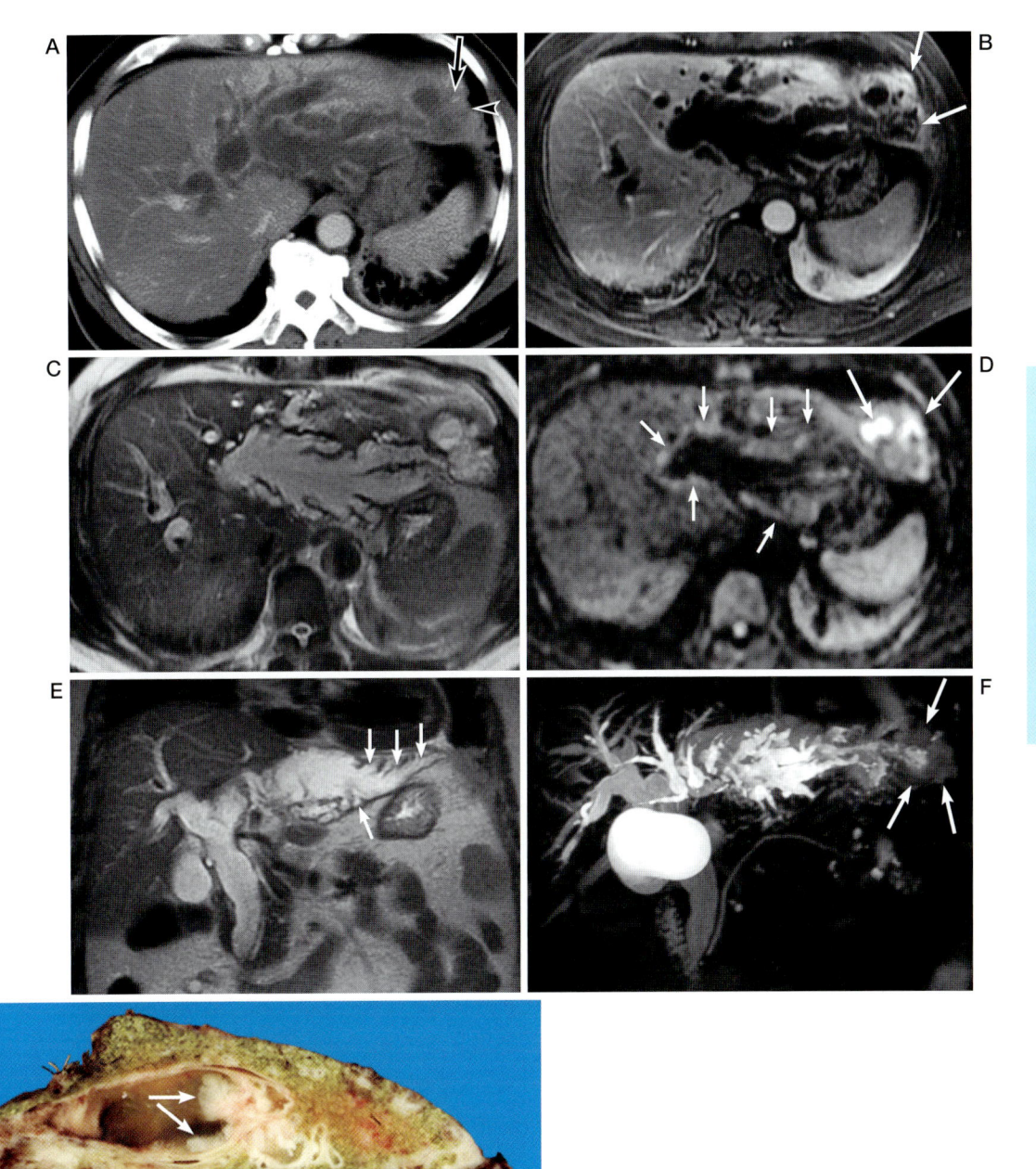

図1 70歳台男性 胆管内乳頭状腫瘍（IPNB）

心窩部痛と黄疸で発症．総ビリルビン値の上昇，肝胆道系酵素上昇，軽度の CEA 上昇があった．**A**：造影 CT（平衡相），**B**：脂肪抑制造影 T1 強調像，**C**：T2 強調像，**D**：拡散強調画像，**E**：T2 強調冠状断像，**F**：3D MRCP，**G**：肝左葉の切除標本断面　主として肝左葉の肝内胆管のびまん性拡張がある．肝左葉の外側端で胆管内に造影後の淡い増強がみられる（**A, B**，→）．近傍では横隔膜への浸潤が疑われる（▶）．拡散強調画像（**D**）では拡張した肝左葉胆管粘膜に沿って中等度の拡散制限がみられ（小矢印），外側端では結節状の強い拡散制限がみられる（大矢印）．T2 強調冠状断像（**E**）では，胆道系にはびまん性に拡張を生じている．特に左葉外側区に著明で，内腔には右葉の胆汁とはやや信号強度の異なる不均一な構造が充満，さらに小さな無信号構造も混在している．左葉外側区の最も辺縁部においては，内部にはさらにもやもやとした構造が存在する（→）．MRCP（**F**）においては，粘液の存在に阻まれない描出が得られる利点がある（→）．肝左葉の切除標本（**G**）では，intrahepatic cholangiocarcinoma, intraductal growth type and periductal infiltrating type, well differentiated adenocarcinoma．多量の粘液の産生で拡張した肝内胆管内に乳頭状隆起（→）を認めるのみならず，肝内胆管に広範な腫瘍の分布がみられた．腫瘍は皮膜外浸潤・横隔膜浸潤があったが，リンパ節転移はなかった．

7. 胆管癌

十二指腸乳頭部癌
duodenal papilla cancer

(文献96)

■臨床像

初発症状は黄疸，発熱，腹痛，全身倦怠感，体重減少，食思不振，背部痛である．特に変動する黄疸が乳頭部癌の初発症状として特徴的とされる．

■病理・病態

十二指腸乳頭部は，胆道と膵管が十二指腸に開口する部分であり，Oddi括約筋を介して，その開閉がホルモンや自律神経によってコントロールされている．十二指腸乳頭部癌は胆管，膵管の共通粘膜を発生母地とするものが多く，組織型は乳頭腺癌が多く，管状腺癌でも高分化なものが多いことから，他の膵頭部領域の悪性腫瘍と比較するとlow grade malignancyとされている．

■画像所見

乳頭部癌を疑った場合，最初に行うべき検査は体外式腹部超音波検査(US)であるが，乳頭部癌の直接的な描出は難しい．むしろ膵管拡張を伴う胆管拡張，いわゆる"double duct sign"が手がかりとなることが多い(図1A)．主膵管閉塞に伴う急性膵炎で発症する例も経験される(図1B)．次に行うべきは造影CT検査(図1B, C)で，必要に応じてMRIを施行する(図1A)．これらにて，局所の腫瘍進展の把握と遠隔転移，リンパ節転移を除外する．まず，十二指腸乳頭部で内腔に隆起する軟部腫瘤を同定する．この際，経口造影剤を投与すると，腫瘍が同定しやすくなる場合がある．腫瘍は乳頭状であることが多く，経静脈性造影後の増強効果は淡いことが多い．また，拡散強調画像で高信号を呈する場合も多い(図1D)．本疾患に内視鏡は省略できない．

内視鏡下で生検を施行したうえで，膵浸潤や十二指腸浸潤の詳細は超音波内視鏡(EUS)や管腔内超音波検査(IDUS)を施行する．内視鏡で腫瘍を観察して潰瘍形成している場合はほとんどが進行癌であり，縮小手術は望めないが，さらに遠隔転移や高度のリンパ節転移がある場合には，原発巣の切除術の適応からも外れる可能性がある．その意味で，CT，MRIによる転移巣評価も重要である．

BOX　十二指腸乳頭部癌の前癌病変

十二指腸乳頭部癌の発癌過程においては大腸癌と同様に，de novo発生とadenoma carcinoma sequenceによる発生があるとされており，十二指腸乳頭部腺腫はその前癌病変と考えられている．十二指腸乳頭部腺腫の生検で結果が腺腫と出ていても，深部にcarcinomaが存在することもまれではないために，本病変では切除が望ましいとされる．また，十二指腸乳頭部腺腫は家族性大腸腺腫症(familial adenomatous polyposis：FAP)に合併することが報告されており，FAPにおいては乳頭部を含めた上部消化管の検査が必須である．

7. 胆管癌　345

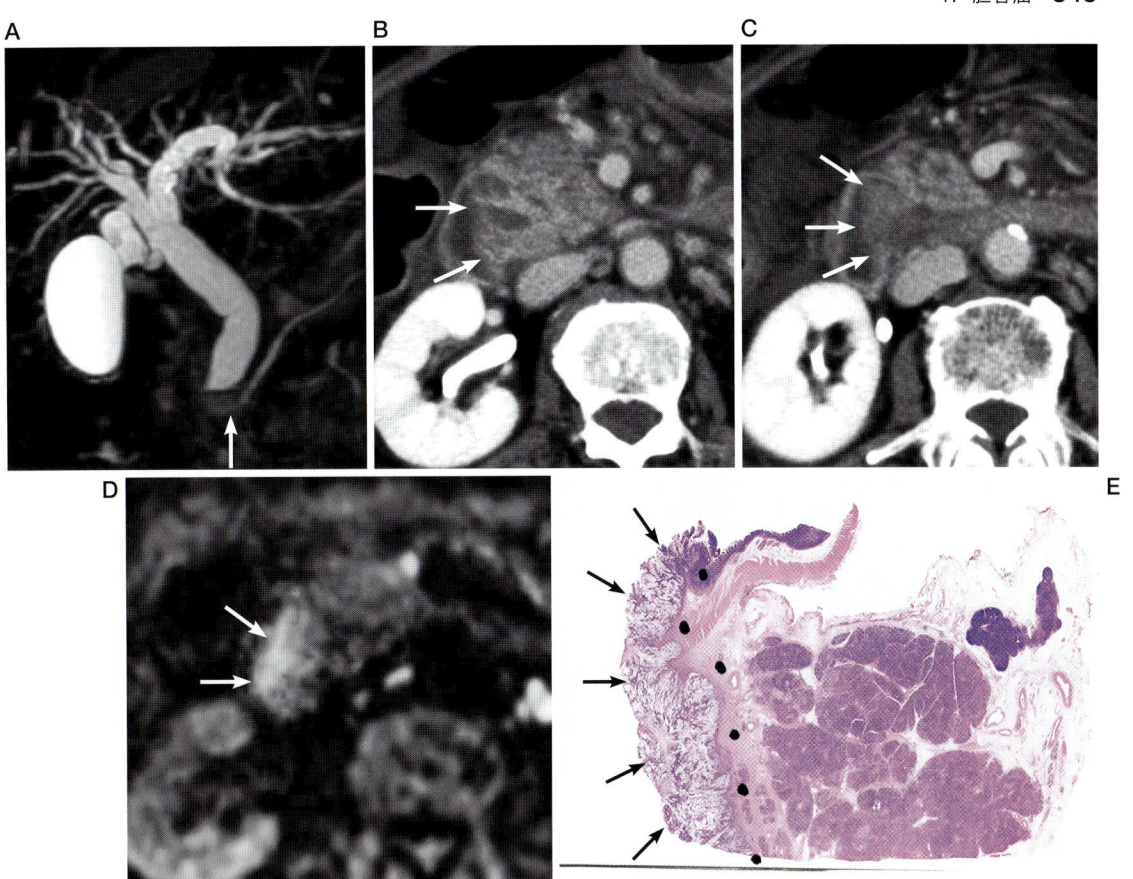

図1　70歳台女性　急性膵炎で発症した十二指腸乳頭部癌
A：3D MRCP（正面像），B, C：造影CT（頭側から尾側断面），D：拡散強調画像，E：切除標本マクロ像　3D MRCP（A）では，乳頭部胆管に狭窄があり，胆道はびまん性に拡張している．主膵管はVater乳頭部で不連続となっており（→），上流主膵管はびまん性に軽度拡張している．この胆道・膵管の拡張状態を体外式USで描出することが発見のきっかけとなる．造影CT（B, C）では，十二指腸乳頭部に扁平隆起がみられ，淡く増強されている（→）．急性膵炎で発症したため，膵頭部周囲脂肪は濃度上昇をきたしている．拡散強調画像（D）では，腫瘍は拡散制限領域（高信号域）として描出されている（D，→）．それに対応する切除標本を示す（E）．

鑑別診断と鑑別点

　小腸腫瘍の発生頻度は低いが，十二指腸は小腸内では最も発生頻度が高い．腺腫，腺癌のほか，種々の良性腫瘍（平滑筋腫，脂肪腫，血管腫，線維腫，神経腫，リンパ腫など）が発生しうる（BOX）．

8. その他の上皮性胆道腫瘍

胆管神経内分泌腫瘍
neuroendocrine neoplasm of bile duct

（文献97〜99）

■臨床像

　膵消化管領域の胆管神経内分泌腫瘍（neuroendocrine neoplasm：NEN）の定義は，近年，大きく変遷しており，「胆道癌取扱い規約」第6版（2013年）では2010年のWHO分類に準じて，神経内分泌腫瘍（neuroendocrine tumor：NET）（G1，G2），神経内分泌癌（neuroendocrine carcinoma：NEC）（G3），混合型腺内分泌癌（mixed adenoendocrine carcinoma：MANEC），杯細胞カルチノイド，管状カルチノイドに分類されている．

　肝外胆管原発の悪性腫瘍は大多数が腺癌であり，NECは0.19％ときわめてまれである．また，膵消化管領域のNENに占める肝外胆管原発の割合もわずか0.67％とされている．胆管NENは中年女性（平均40歳台，男女比1：1.6）に好発するが，NECに関してはより高齢での発症（平均60歳台）との報告がある．胆管NENの症状は，黄疸が最多（約60％）で，腹痛，瘙痒感，嘔気・嘔吐，体重減少などがみられるが，ホルモン産生に関連した症状はまれである（9％）．一方で，胆道系の結石の合併が19％にみられ，胆道拡張症や慢性胆嚢炎との合併も報告されており，胆道系の慢性炎症との関連が示唆されている．

■病理・病態

　胆管NENの発生に関しては，MANECにも関連してさまざまな説が提唱されており，上皮細胞・内分泌細胞両者に分化しうる未分化細胞を起源とする説，腺癌の一部が内分泌細胞へ異分化した説，胆道系上皮に少数存在する神経内分泌細胞を起源とする説などがある．

　胆管NENは中下部胆管に好発し，形態的には結節型および腔内発育型が大多数を占める．NECは結節状で，表面平滑な粘膜下腫瘍様の形態を呈することが多いが，MANECでは病変の主座の違いを反映して乳頭状の形態をとることが多いとの報告がある．一般的には，胆管NENは粘膜下を主座とするため，胆汁細胞診の検出率が低く，術前診断が困難である．

■画像所見

　胆道系閉塞にて発症する場合が多く，ほとんどの症例で上流の胆道拡張をきたす．

■CT：胆管内に突出する腫瘍性病変として描出されるが，NECの場合は周囲への浸潤傾向があり，比較的高率にリンパ節転移や肝転移を伴う．Hongらは，ダイナミックCTにて胆管NENの67％が動脈相で高吸収を示し，特に管内発育型は全例が高吸収を示したことを報告している．

■MRI：MRCPにて，胆管内へ突出する境界明瞭な隆起性病変として描出され，大多数が結節型もしくは腔内発育型を示すとされる．一方で，MANECは肉眼的に乳頭状隆起をきたすとの報告もあり，腺癌成分を含まないNET/NECとは形態が異なる可能性が示唆されている．T2強調像では軽度低信号から高信号，T1強調像に低信号で特異的な信号ではない．拡散強調画像は高信号を呈するとされ，自験例でも高信号でADC低値を呈した．

■ERC・胆道鏡：粘膜下を主座とするNENについては，立ち上がりがなだらかな粘膜下腫瘍の形態を捉えうるとの報告がある．

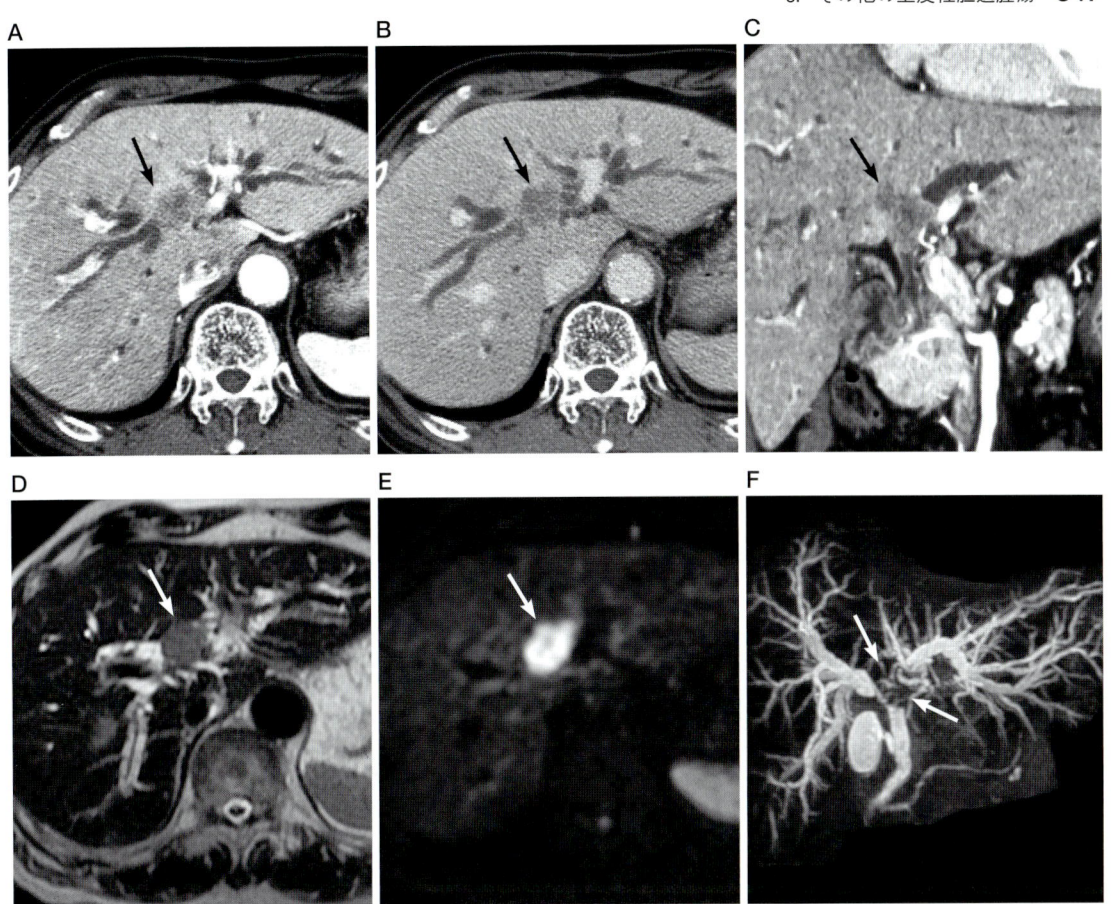

図1 70歳台男性 胆管原発神経内分泌癌
A：造影CT（動脈優位相），B：造影CT（遅延相），C：造影CT冠状断像（動脈優位相），D：T2強調像，E：拡散強調画像（b=1000 s/mm²），F：3D MRCP（MIP像） 造影CT（A～C）にて，左右肝管から上部胆管にかけて，胆管内を占拠する腫瘤性病変を認め，両葉の肝内胆管が拡張し，泣き別れの状態となっている．S_1やS_4肝実質への浸潤が疑われた．ダイナミックスタディの動脈優位相（A）では肝実質より若干低吸収（→）で，どちらかといえば乏血性であり，遅延相（B）でも軽度低吸収を呈している（→）．MRIでは，T2強調像（D）にて肝実質と比べて軽度高信号（→），拡散強調画像（E）にて著明な高信号を呈しており（→），ADC値（非呈示）は0.68×10^{-3} mm²/sと低値であった．MRCP（F）では，内腔に突出する比較的辺縁平滑な腫瘤性病変として描出されている（→）が，MRI上の形態のみでは，通常の胆管癌か粘膜下を主座とする腫瘍かの判別が困難であった．

鑑別診断と鑑別点

●胆管癌：NENは多血性病変が多く，腺癌は比較的乏血性であると考えられているが，ダイナミックスタディにおける増強パターンの点ではオーバーラップが多く，図1のように鑑別困難なことが多い．また，胆管癌も，乳頭型，結節型，平坦型など，さまざまな形態をとりうるため，形態的に見ても鑑別が困難といえる．加えて，NENは胆汁細胞診での偽陰性が多く，胆管原発NENの報告例の大半は胆管癌の術前診断で切除されているというのが現状である．

●肝細胞癌：胆管を主座とする多血性病変として，胆管内発育を呈する肝細胞癌が鑑別にあがる．ベースに肝炎ウイルスなどの慢性肝障害が存在することが多く，腫瘍マーカーも参考になる．

9. 転移性胆嚢腫瘍

転移性胆嚢腫瘍
metastatic tumor of gallbladder

（文献 100, 101）

■ 臨床像

転移性胆嚢腫瘍は比較的まれな病態である．原発巣としては，悪性黒色腫が比較的高頻度に胆嚢転移をきたすことが知られており，悪性黒色腫の剖検例の15％に認めたとされ，欧米の報告では転移性胆嚢腫瘍の50％を占めると報告されている．しかしながら，本邦では悪性黒色腫自体が少ないこともあり，実臨床で遭遇する頻度は比較的まれである．なお，悪性黒色腫に関しては胆嚢以外に病変が検出できない症例の報告があり，原発巣の自然退縮か，胆嚢原発の悪性黒色腫か，鑑別が困難な場合があるとされている．悪性黒色腫以外の原発巣としては，乳癌(4〜7％)，肺癌(1.9％)，腎癌(0.6％)などと報告されている．

■ 病理・病態

胆嚢転移の大多数は血行性転移であり，部位は粘膜下・漿膜下両者の報告があるが，前者の報告が多い．粘膜下への転移は，初期には比較的立ち上がりのなだらかな粘膜下腫瘍の形態を呈するが，大きくなるにしたがって胆嚢内腔へ突出して亜有茎性ポリープの像を呈することがある．一般的に粘膜は保たれ，潰瘍をきたすことは少ないとされる．特殊な例として肝細胞癌の転移がある．これは胆嚢床($S_{4/5}$)の肝癌が胆嚢静脈を逆行して胆嚢内腔にポリープ状の腫瘍を形成するもので，大きくなると胆嚢癌と誤診されやすい．

■ 画像所見

粘膜下を主座とするため，前述の通り，亜有茎性ポリープないし壁肥厚の形態を反映した画像所見であるが，形態のみで他の隆起性病変と鑑別することは困難なことも多い．

■ 超音波検査(US)：単発ないし多発する内腔へ隆起する結節性病変として描出され，病変内には通常，カラードプラ US にて血流がみられることが多い．

■ CT：造影効果を有する結節，壁肥厚として描出される．造影効果は原発巣に依存しており，呈示症例では，悪性黒色腫の胆嚢転移は乏血性の壁肥厚(図1A)として，腎癌の胆嚢転移は多血性のポリープ状の隆起性病変(図2B, C)として描出されている．

■ MRI：一般的に信号強度は原発巣に依存する．悪性黒色腫の場合はメラニン色素を反映してT1強調像にて高信号，T2強調像にて低信号を呈し，特異的な診断が可能な場合がある．しかしながら，メラニンの含有の程度はさまざまで，信号強度はその含有量を反映するために，メラニン色素が少ないもしくは含まない amelanotic type については，特異的な診断が困難である．また，それ以外の原発巣の場合には必ずしも特異的な信号ではなく，胆嚢癌などとの鑑別は困難である．なお，図1の悪性黒色腫の胆嚢転移の症例は，腫瘍内にわずかに T1強調像で高信号を有していたが，病理学的にはメラニン色素の含有がきわめて少なく，むしろ腫瘍内の出血を反映した信号と考えられた(図1B)．

図1　30歳台女性　悪性黒色腫術後，胆囊転移
A：造影CT（早期相），B：脂肪抑制T1強調像　造影CT（A）にて，胆囊壁は高度に肥厚し腫瘍を形成している（→）が，粘膜側の増強が保たれ（▶），粘膜下病変が示唆される．脂肪抑制T1強調像（B）では腫瘍内部が一部高信号を呈している（▶）が，病理学的にはメラニン色素が乏しく，腫瘍内出血を反映しているものと考えられた．

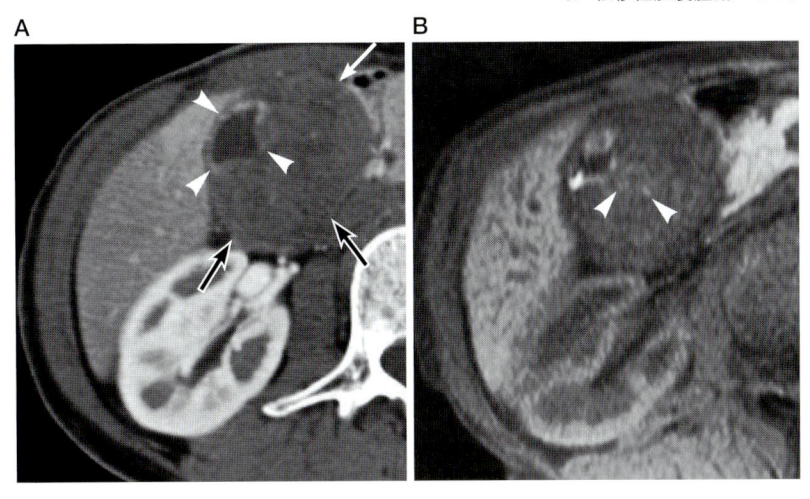

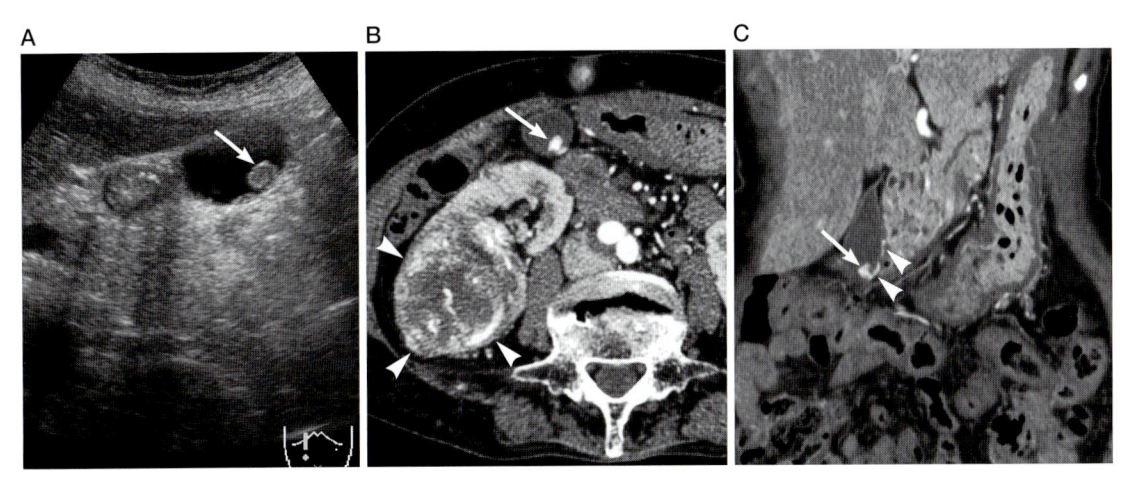

図2　70歳台女性　右腎癌，胆囊転移疑い，膵転移疑い
A：US，B：造影CT（早期相），C：造影CT冠状断像（早期相）　腹部US（A）にて，胆囊底部内腔に9mm大の亜有茎性ポリープを認める（→）．造影CT（B）では，右腎に境界明瞭な多血性腫瘍を認め（▶），腎細胞癌が示唆される．胆囊内腔に突出する病変は，亜有茎性ポリープの形態で早期より強く濃染される（→）．冠状断像（C）にて拡張した動脈と連続が明らかで（▶），多血性病変である（→）．膵にも同様の多血性病変が認められ（非呈示），一連の腎癌の転移巣と考えている．

鑑別診断と鑑別点

　胆囊転移は多彩な像をとりうるため，鑑別となる疾患も多彩で，画像のみでの鑑別が困難であることが多い．実臨床上では，原発巣の存在，悪性腫瘍の既往，および胆囊病変の経時的変化を考慮する．一方で，悪性黒色腫の場合には原発巣が同定できないことも多く，メラニン含有量が少ない場合の診断はきわめて困難である．

● **良性胆囊ポリープ**：1cm以下の病変が多く，サイズが小さい場合は良性病変をより考慮するが，小さなポリープ隆起を呈する転移巣の場合には，画像のみでの鑑別は困難である．

● **胆囊癌**：壁肥厚型の胆囊癌との鑑別が問題となりうる．自験例（図1）では粘膜側が保たれており，粘膜下由来の腫瘍においてはより転移を疑うべきと考えられる．一方でT1強調像での信号も，腫瘍内の出血成分などが影響する場合があり，悪性黒色腫を疑ううえでは注意が必要である．

10. 症候群

Mirizzi 症候群
Mirizzi syndrome

（文献 102〜104）

■ 臨床像

Mirizzi 症候群は，1948 年に Mirizzi らにより初めて報告された疾患概念であり，胆嚢頸部あるいは胆嚢管に嵌頓した結石による機械的圧迫や炎症の波及により，隣接する総肝管に狭窄を生じ，閉塞性黄疸や胆管炎を惹起する症候群である．胆石を長期間保有し，解剖学的に胆嚢管が長く，総胆管下部に合流する，いわゆる「低位合流型」の症例に起こりやすい．

発生頻度は胆嚢摘出術施行例の 1% 以下とまれである．中高年に好発し，やや女性に多い．通常，上腹部痛，黄疸，発熱などで発症し，肝胆道系酵素やビリルビン値の上昇を認める．

■ 病理・病態

Mirizzi 症候群の型分類のうち，おもなものを表に示す．そのうち，Csendes 分類は McSherry 分類を細分化した発展型とされる．重要なことは胆嚢胆管瘻 (cholecystocholedochal fistula) の有無であり，通常，瘻孔が存在する場合は開腹手術が選択される．

■ 画像所見

まずは単純 CT および 3D 法の MRCP 元画像や薄いスライス厚の T2 強調像 (3D FSE 法など) を用いて，胆嚢頸部や胆嚢管内の結石を確認する．結石が確認できたら，その圧排や炎症の波及による三管合流部より上流の胆管拡張の有無を診断する．圧排のみが原因であれば診断は比較的容易であるが，炎症の波及を伴う場合には，総胆管癌や胆嚢癌・胆嚢管癌の胆管浸潤との鑑別が問題となり，ダイナミック造影での CT や MRI が必須である．一般的に，炎症の場合には胆管壁は比較的均一に肥厚し，平滑で弧状の狭窄を示す．また，病変部周囲に炎症の波及を示す比較的広範な fat stranding を認めることも鑑別の一助となる．

胆嚢胆管瘻の診断は，CT や MRI では診断困難なことが多い．最終的には内視鏡的逆行性胆道造影 (endoscopic retrograde cholangiography：ERC) での精査が必要である．

表　Mirizzi 症候群の分類

Corlette 分類	
Ⅰ型	胆嚢管が残存し，胆嚢と胆管に瘻孔を形成しているもの
Ⅱ型	胆嚢管に嵌頓した結石が胆管へ圧出され，胆嚢管は消失し，胆嚢が直接胆管に交通したもの（偽性瘻孔）
McSherry 分類	
Ⅰ型	総胆管狭窄のみで胆嚢胆管瘻を認めないもの
Ⅱ型	胆嚢胆管瘻を認めるもの
Csendes 分類	
Ⅰ型	肝管外からの圧迫により閉塞をきたしたもの
Ⅱ型	胆嚢胆管瘻を形成しているが，瘻孔が胆管全周の 1/3 以内のもの
Ⅲ型	瘻孔が胆管全周の 2/3 に達するもの
Ⅳ型	全周性に胆管が破壊されているもの
Ⅴ型	胆嚢消化管瘻を認めるもの → さらに胆石イレウスを伴う Va 型と伴わない Vb 型に分類される

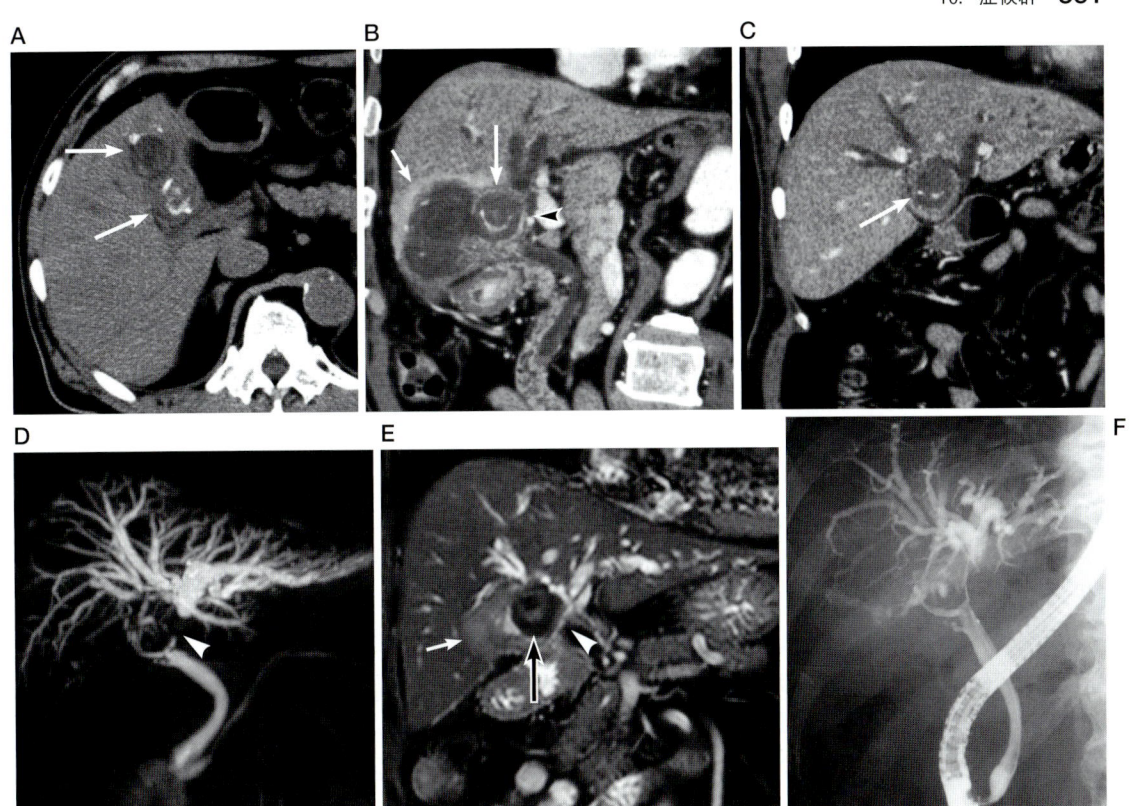

図1　70歳台　男性　Mirizzi症候群
A：単純CT，B：造影CT曲面任意多断面再構成像，C：造影CT冠状断再構成像，D：3D MRCP（MIP像），E：脂肪抑制T2強調冠状断像，F：ERC　単純CT（A）で，胆嚢頸部および体部に同心円状に高吸収を呈する約25 mmの胆石（混成石）が認められる（大矢印，B，Cも同じ）．その圧排により肝門部胆管は狭小化し（B，D，E，►），肝内胆管はびまん性に拡張している．胆嚢壁は全周性に肥厚し，胆嚢床には炎症によるhyperemiaを表す造影CTでの濃染や脂肪抑制T2強調像での高信号域（B，E，小矢印）を認め，急性胆嚢炎が示唆される．ERC（F）では肝門部胆管の狭窄や偏位を認めるが，胆管壁の不整は指摘できない．Mirizzi症候群の診断で開腹胆嚢摘出術が施行された．

鑑別診断と鑑別点

　鑑別疾患として，常に念頭に置いておく必要があるのは総胆管癌や胆嚢癌，胆嚢管癌の胆管浸潤である．その鑑別として，まずは胆石と胆管の狭窄部の位置関係を詳細に確認する必要がある．そのうえで，一般的に，Mirizzi症候群の場合には胆管壁は比較的均一に肥厚し，平滑で弧状の狭窄を示すのに対し，癌では偏在性で不均一な壁肥厚を示すことが鑑別点となる．

BOX　Mirizzi症候群の合併症

- 高率に急性胆嚢炎を併発し，胆嚢の腫大，壁肥厚，debrisの貯留などを認める．
- Mirizzi症候群と術前診断された症例の6〜28%に胆嚢癌の合併を認めたと報告されており，その診断も慎重に行う必要がある．

10. 症候群

Lemmel 症候群
Lemmel's syndrome

(文献 105〜107)

■ 臨床像

　Lemmel 症候群は，1934 年に Lemmel らにより初めて報告された疾患であり，十二指腸の傍乳頭憩室(periampullary duodenal diverticula)が胆汁や膵液の排泄障害を惹起し，膵・胆道障害をきたす症候群である．一般的に，結石や腫瘍など，膵・胆道障害の原因となる他の器質的疾患が存在する場合には除外される．

　傍乳頭憩室の発生頻度が加齢とともに上昇するため，高齢者(特に 70 歳以上)に多く，性差はない．その多くは胆道障害(閉塞性黄疸や胆管炎)で発症し，膵障害(急性膵炎など)を認める症例は全体の 1.4％〜11.4％と少ない．

■ 病理・病態

　病因は傍乳頭憩室による下部総胆管や膵管に対する機械的圧迫，傍乳頭憩室の慢性炎症に伴う開口部の線維性狭窄，Oddi 括約筋の機能不全などが考えられている．

　十二指腸憩室の発生頻度は ERCP (内視鏡的逆行性胆管膵管造影)施行例の 10〜20％，剖検例の 20％とされ，その約 70％が Vater 乳頭の 2 cm 以内に存在し，傍乳頭憩室と呼称されている．その傍乳頭憩室を有する症例の約 7％で本症が認められたとする報告があり，特に総胆管や膵管の開口部が憩室内に存在するもので発症頻度が高い．また，憩室径もリスク因子であり，特に 10 mm を超えると本症の頻度が高くなるとされる．

■ 画像所見

　まずは傍乳頭憩室を確認し，次に，それに起因する膵・胆道障害の有無を診断する．しかしながら，傍乳頭憩室を認める症例であっても実際に Lemmel 症候群を発症する頻度は低く，また，真に憩室がその原因となっているかを直接診断することは難しい．重要なことは他の器質的疾患を慎重に除外することに尽きる．

　画像上，傍乳頭憩室は Vater 乳頭の近傍から膵頭部の間に air と fluid を含有する cavity として認められる．胆道障害をきたした場合には，その憩室の圧排により下部総胆管は狭小化し，上流の胆管が拡張する．造影 CT は胆管炎合併の診断に有用であり，胆管壁の肥厚と増強効果を示す．その際，重要なことは胆管癌や他の良性胆管病変との鑑別である．特に胆管癌は，Lemmel 症候群の経過観察中に発生したという報告があり，慎重な鑑別が必要である．胆管癌の場合，壁は偏在性に不整な肥厚を示し，増強効果の程度が強く，時に隆起性病変を認めることなどが鑑別点となる．また，傍乳頭部の十二指腸腫瘍や膵頭部腫瘍の除外も慎重に行う必要がある．

　膵障害をきたした場合には，膵管の不整な拡張を認め，重症例では急性膵炎をきたすこともある．

　MRCP は総胆管や膵管の開口部と憩室との位置関係の把握に有用であるが，経口消化管陰性造影剤が憩室自体を不明瞭化したり，総胆管へ逆流して画質を劣化させることがあるので，本症が疑われる場合には，造影前にも MRCP を撮像しておくことが重要である．また，3D 法による MRCP 元画像を詳細に確認することで，CT では認識できなかった小さな

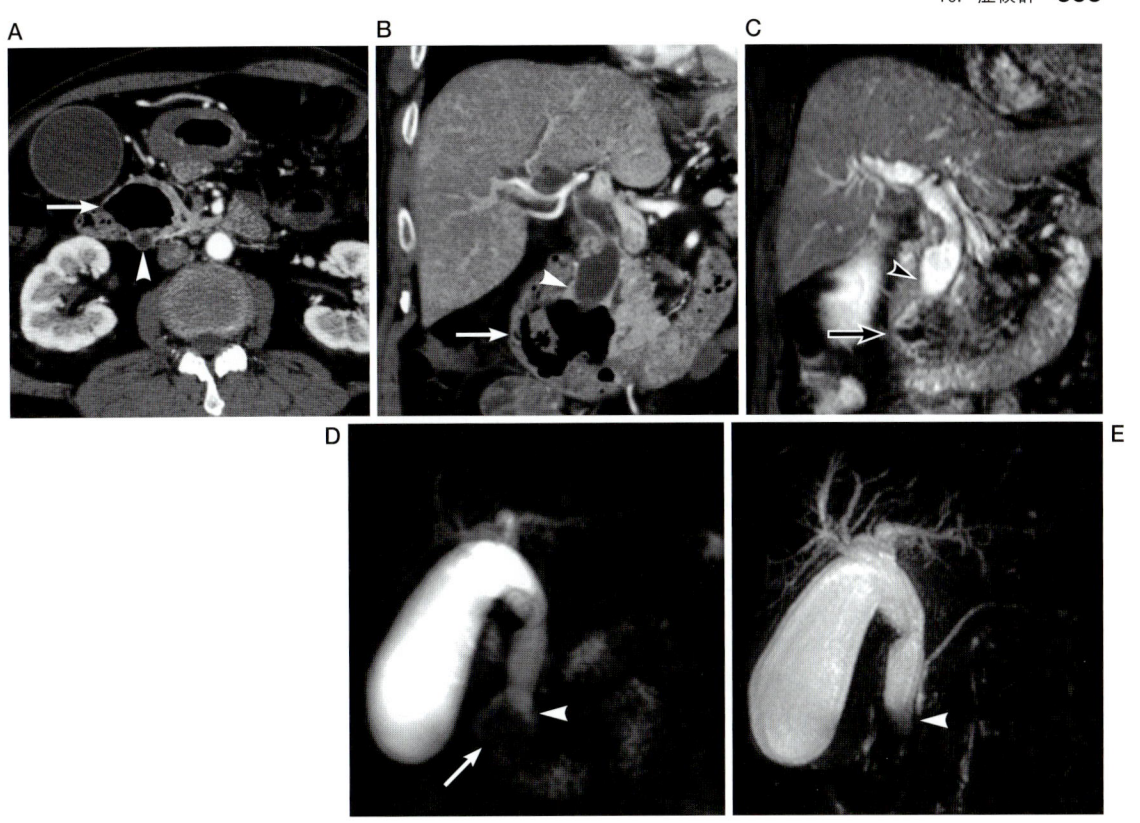

図1 70歳台男性 Lemmel症候群
A：造影CT，B：造影CT冠状断像，C：脂肪抑制T2強調冠状断像，D：2D MRCP（MIP像，経口消化管陰性造影剤負荷前），E：3D MRCP MIP像（経口消化管陰性造影剤負荷後） 十二指腸に傍乳頭憩室が認められる（A〜D，→）．憩室は経口消化管陰性造影剤負荷前に撮像された2D MRCP（D，→）では淡く検出されているが，負荷後の3D MRCP（E）では陰性化している．また，負荷後のMRCPでは総胆管下部の一部も不明瞭化しており，造影剤の逆流が疑われる．その憩室の背側を総胆管が走行し（▶），圧排されている．同部には比較的平滑な弧状の狭小化を認め，上流の胆管は拡張している．明らかな壁肥厚や異常増強効果は認められない．軽度の肝胆道系酵素とビリルビン値の上昇を認め，Lemmel症候群と診断された．

結石やX線陰性結石を検出できる場合もあり，元画像の観察は必須である．
　これら非侵襲的手法によりLemmel症候群が示唆された場合でも，最終的には微小癌を除外するためにERCPや超音波内視鏡（EUS）での精査が推奨される．

鑑別診断と鑑別点
　傍乳頭憩室を認めるからといって安易にLemmel症候群と診断せず，他の器質的疾患を慎重に除外することが重要である．以下に鑑別を要するおもな疾患を記載するが，基本的には胆管，膵管の拡張をきたしうるあらゆる疾患が鑑別疾患となる：下部胆管癌，総胆管結石，IgG4関連胆管炎，原発性硬化性胆管炎，十二指腸乳頭部腫瘍，膵頭部腫瘍など．

11. 胆道出血

胆道出血
biliary hemorrhage

(文献108〜112)

■ 臨床像
胆道出血は，迅速な対応を求められる病態であるが，上部および下部消化管出血と比べるとまれな疾患である．初発症状としてhemobiliaの3大症状(胆道疝痛，黄疸，消化管出血)のいずれかを呈することが多い(BOX)．

胆道出血のうち，門脈や肝静脈などの静脈系の出血は自然止血することが多いが，動脈性出血は繰り返し，間欠的に大量出血するためしばしば治療(IVR)が必要となる．

■ 病理・病態
胆道出血は1948年にSandblomによってhemobiliaとして提唱された病態で，何らかの原因で胆道と血管が交通を生じ，胆道内腔に出血をきたした状態である．

成因として肝外傷や動脈瘤破裂，炎症性，腫瘍性などが多いとされてきたが，近年ではIVR手技の増加により，医原性の割合が著増しており，肝生検の1％，経皮経肝胆道ドレナージの2〜10％に仮性動脈瘤を生じ，胆道出血を合併する．炎症性の原因としては胆石や胆嚢炎があげられる．腫瘍性出血の多くは肝細胞癌の胆管浸潤に起因し，手術例の3.3％，剖検例の12.5％と報告されている．

胆道出血の治療は，従来，輸血などの保存的療法や肝動脈結紮術，肝切除などの外科的治療が主であったが，最近では低侵襲である肝動脈塞栓術(transcatheter arterial embolization：TAE)が第一選択である．仮性瘤にはマイクロコイルまたはヒストアクリルで塞栓し，肝癌の胆道浸潤には通常の肝動脈化学塞栓療法(transcatheter arterial chemoembolization：TACE)を行う．ただし，肝癌胆管腫瘍栓のTAE後には，腫瘍壊死組織が脱落して二次的胆管炎または閉塞性黄疸の増悪も懸念されることから，TAEと胆道ドレナージを併用することも考慮すべきである．

■ 画像所見
■ CT：単純CTでは胆道に一致した部位に軽度の高吸収域として描出される．造影CTでは胆管に一致して造影剤の血管外漏出像(extravasation)を認めた場合には活動性出血の証明となるので，ボーラス性の高い造影CTが必要である．

■ MRI：胆管内の血腫はT1強調像で高信号を呈し，MRCPではdefectとして描出される．さらに直接所見として，上部消化管内視鏡でVater乳頭部からの出血，胆道造影での凝血塊を示す陰影欠損像，選択的肝動脈造影で造影剤の胆管内への漏出などの所見が認められれば診断が確定する．

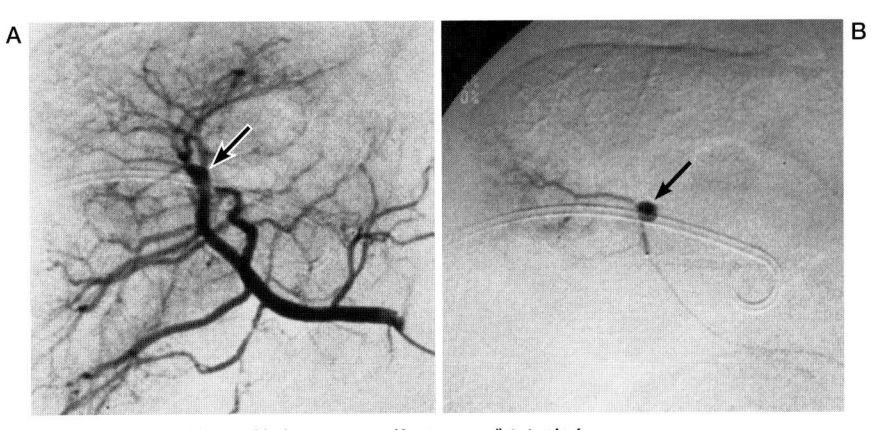

図1 60歳台男性 胆管癌 PTCD後チューブより出血
A：総肝動脈造影，B：血管造影(A8) 右肝動脈の根部に造影剤のpoolingを認める(→)．選択的にA8に挿入し，マイクロコイルにて塞栓し(→)，止血しえた．

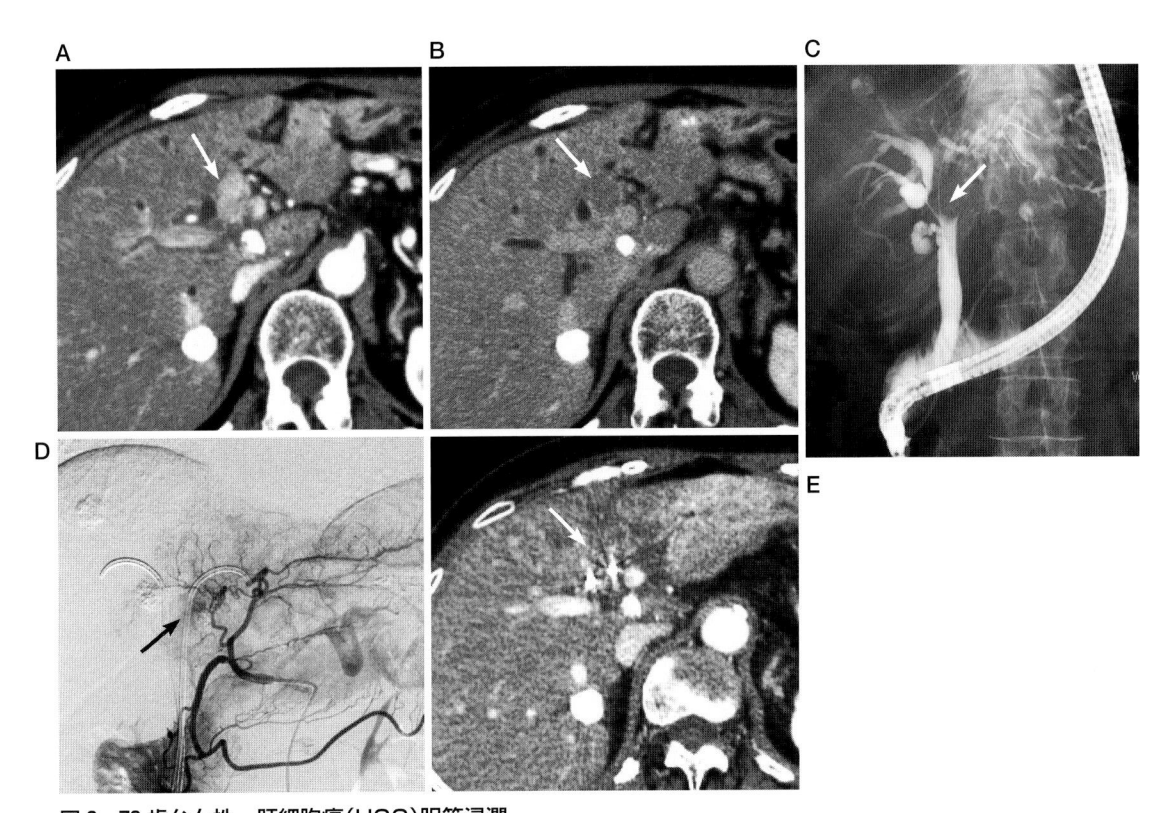

図2 70歳台女性 肝細胞癌(HCC)胆管浸潤
A：造影CT(動脈優位相)，B：造影CT(平衡相)，C：ERCP，D：総肝動脈造影，E：治療後造影CT(動脈優位相) 総胆管に一致して，造影CT動脈優位相(A)で濃染され，造影平衡相(B)で低吸収域を呈する腫瘤を認める(→)．ERCP(C)にて肝門部から総胆管にかけて陰影欠損を認める(→)．総胆管にドレナージチューブを挿入後に血管造影(D)を施行し，左肝動脈根部から分岐するA4からtumor stainがみられ(→)，TACEを施行した．TACE後に放射線治療を追加した後の造影CT動脈優位相(E)では総胆管内にみられたHCCは消失している(→)．

鑑別診断と鑑別点

胆道出血の頻度は決して高くないものの，時に生命の危機につながる危険性をはらんでいるため，原因疾患の正確な診断とそれに対する迅速な対応を行う必要がある．

医原性や外傷による胆道出血に対しては，近年，血管造影が必須であり，腫瘍もしくは胆道結石などによる胆道出血に対しては止血後に根治治療を行う可能性を念頭に置くべきである．

BOX　胆道出血のまとめ

- 原因の 2/3 が医原性で，PTCD (percutaneous transhepatic cholangiodrainage：経皮経肝胆管ドレナージ) の 2.5% で起こる．
- 初発症状として Sandblom が提唱した hemobilia の 3 大症状（胆道疝痛，黄疸，消化管出血）のいずれかを呈することが多いが，三徴すべてを満たす症例は全体の半数弱にしか認められない．
- 治療：動脈性出血に対しては肝動脈塞栓術 (TAE) が第一選択．静脈性出血は自然止血されることもある．

文 献

総論

1) 中沼安二：胆道の病理—胆道と膵臓の潜在的可塑性から観察．胆道 2010；24：73-81．
2) 窪田敬一：胆嚢の発生と解剖，特集「胆嚢を究める」．外科 2011；5：457-463．
3) Terada T : Development of exrahepatic bile duct excluding gallbladder in human fetus : histological, histochemical, and immunohistochemical analysis. Microscop Res Tech 2014 ; 77 : 832-840.
4) 神澤輝実：膵胆管形成異常の臨床．日消会誌 2008；105：669-678．
5) Cardinale V, Semeraro R, Torrice A, et al : Intra-hepatic and extra-hepatic cholangiocarcinoma : new insight into epidemiology and risk factors. World J Gastrointest Oncol 2010 ; 15 : 407-416.
6) Kamisawa T, Ando H, Suyama M, et al : Japanese clinical practice guide line for pancreaticobiliary maljunction. J Gastroenterol 2012 ; 47 : 731-759.
7) 石山秀一：肝門部の Plate system．竜　崇正・編：肝門部の立体外科解剖．医学図書出版，2002：13-16．
8) 吉満研吾：胆道結石症．胆道疾患の画像診断—基本から最近の進歩まで．画像診断 2015；35：687-698．
9) 住吉金次郎，藤堂　省，中山文夫：胆石症の手術．手術のための新・局所解剖アトラス．消化器外科臨時増刊 1991；14：1214-1231．
10) 水本龍二，小倉嘉文：胆嚢癌手術（肝区域切除，胆管切除）．手術のための新・局所解剖アトラス．消化器外科学 7 臨時増刊 1991；8：309-329．
11) 神澤輝実，原　精一，田畑拓久・他：膵・胆管合流異常と膵胆管高位合流は何が違うのか？ 胆と膵 2012；33：43-47．
12) Maetani Y, Itoh K, Kojima N, et al : Portal vein anormaly associated with deviation of the ligamentum teres to the right and malposition of the gallbladder. Radiology 1998 ; 207 : 723-728.
13) Shindoh J, Akahane M, Satou S, et al : Vascular architecture in anomalous right-sided ligamentum teres : three-dimensional analysis in 35 patients. HPB(Oxford) 2012 ; 14 : 32-41.
14) Kitami M, Murakami G, Suzuki D, et al : Heterogeneity of subvesical ducts or duct of Luschka : a study using drip-infusion cholangiography-computed tomography in patients and cadaver specimens. World J Surg 2005 ; 29 : 217-223.
15) Schnelldorfer T, Sarr MG, Adams DB, et al : What is the duct of Luschka : a systematic review. J Gastrointest Surg 2012 ; 16 : 656-662.
16) 秋田恵一：胆嚢の動脈と静脈．胆道疾患の画像診断—基本から最近の進歩まで．画像診断 2015；35：627-635
17) Yoshimitsu K, Honda H, Kaneko K, et al : Anatomy and clinical importance of cholecystic venous drainage : helical CT observations during injection of contrast medium into the cholecystic artery. AJR Am J Roentgenol 1997 ; 169 : 505-510.
18) Yoshimitsu K, Honda H, Kuroiwa K, et al : Liver metastasis from gallbladder carcinoma : anatomic correlation with cholecystic venous drainage demonstrated by helical computed tomography during injection of contrast medium in the cholecystic artery. Cancer 2001 15 ; 92 : 340-348.
19) Yoshimitsu K, Honda H, Kuroiwa K, et al : Unusual hemodynamics and pseudolesions of the noncirrhotic liver at CT. RadioGraphics 2001 ; 21 : S81-96.
20) Yoshimitsu K, Honda H, Aibe H, et al : Radiologic diagnosis of adenomyomatosis of the gallbladder : comparative study among MRI, helical CT, and transabdominal US. J Comput Assist Tomogr 2001 ; 25 : 843-850.
21) Yoshimitsu K, Honda H, Jimi M, et al : MR diagnosis of adenomyomatosis of the gallbladder and differentiation from gallbladder carcinoma : importance of showing Rokitansky-Aschoff sinuses. AJR 1999 ; 172 : 1535-1540.
22) Yoshimitsu K, Honda H, Shinozaki K, et al : Helical CT of the local spread of carcinoma of the gallbladder : evaluation according to the TNM system in patients who underwent surgical resection. AJR 2002 ; 179 : 423-428.
23) Yoshimitsu K, Honda H, Shinozaki K, et al : Cholecystic venous system and liver metastasis from gallbladder carcinoma : anatomical consideration using cholecystic artery CT. Witten JT (ed) : Cancer of the gallbladder—New research, Horizon in cancer research. vol 38, chapter 1, p1-12, NOVA : New York, 2006.

24) Osame A, Mitsufuji T, Kora S, et al : Focal fatty change in the liver that developed after cholecystectomy. World J Radiol 2014 ; 28 : 932-936.
25) Ito M, Mishima Y : Lymphatic drainage of the gallbladder. J Hep Buk Pancr Surg 1994 ; 1 : 302-308.
26) Sato T, Ito M, Sakamoto H, et al : Pictorial dissection review of the lymphatic pathways from the gallbladder to the abdominal para-aortic lymph nodes and their relationship to the surrounding structures. Surg Radiol Anat 2013 ; 35 : 615-621.
27) 易　勤, 太田哲生, 尾崎紀之・他：胆嚢の神経支配．肝胆膵の外科解剖．胆と膵 2011 ; 32（臨時増刊特大号）: 1129-1134.
28) 易　勤：上腹部消化器官の自律神経支配―臨床解剖からの解析．金沢大学十全医会誌 2010 : 119 : 2-6.
29) 日本医学放射線学会，日本放射線科専門医会・医会・編：画像診断ガイドライン．金原出版，2013 : 210-327.
30) Sakamoto K, Shinagawa Y, Inoue K, et al : Obliteration of the biliary system after administration of oral contrast medium probably due to regurgitation ; a pitfall on MR cholangiopancreatography. Magn Res Med 2015, Sci 2016 ; 15 : 137-143.
31) Marugami N, Takewa M, Iwaki Y, et al : MR signal change on hepatobiliary imaging after oral ingenstion of manganese chloride terahydrate : preliminary examination. Jpn J Radiol 2013 ; 31 : 713-723.
32) Peeters JM, Fudere M : SENSE with improved tolerance to inaccuracies in coil sensitivity maps. Magn Res Med 2013 ; 69 : 1665-1669.
33) Yoshimitsu K, Honda H, Kaneko K, et al : Dynamic MRI of the gallbladder lesions : differentiation of benign from malignant. J Magn Reson Imaging 1997 ; 7 : 696-701.
34) 吉満研吾：第2章 胆嚢．本田　浩・編：腹部画像診断学．中外医学社，1999 : 73-94.
35) 吉満研吾, 柿原大輔, 入江裕之・他：Dynamic MRによる胆嚢癌の早期診断．胆嚢癌の早期診断の現況と新たな展開．胆と膵 2005 ; 26 : 827-833.
36) 吉満研吾, 入江裕之, 田嶋　強・他：MRによる胆膵の診断．肝胆膵の画像診断―最近の進歩．画像診断 2007 ; 27 : 1334-1343.
37) 吉満研吾, 井田樹子, 藤光律子・他：MRによる胆道癌進展度の診断．胆道癌の進展度診断（第5回）．胆道 2009 ; 23 : 628-636.
38) 吉満研吾：胆嚢癌，胆管癌．胆嚢/胆道．肝胆膵の画像診断―CT・MRIを中心に．画像診断別冊 2010 : 416-427, 436-437.
39) 吉満研吾：消化器―肝胆道．画像診断ガイドライン―知っておきたいポイント．臨床放射線 2014 ; 59 : 406-408.
40) Irie H, Kamochi N, Nojiri J, et al : High b-value diffusion-weighted MRI in differentiation between benign and malignant polypoid gallbladder lesions. Acta Radiol 2011 ; 52 : 236-240.
41) 植木敏晴：第2章 5) 無症状の胆石・胆嚢ポリープ，胆嚢壁肥厚をみたら．症状・画像から見抜く！ 膵胆道系の鑑別診断―疾患の見極め方と治療のポイント．消化器 Book 05 羊土社, 2005 : 81-88.

各論
1. 発生異常・手術に必要な画像解剖
42) Gross RE : Congenital anomalies of the gallbladder. Arch Surg 1936 ; 32 : 131-162.
43) Kawanishi M, Kuwada Y, Mitsuoka Y, et al : A case of double gallbladder with adenocarcinoma arising from the left hepatic duct : a case report and review of the literature. Gastroenterol Res Pract 2010.［Epub 2010 Jul 12］.
44) Hishinuma M, Isogai Y, Matsuura Y, et al : Double gallbladder. J Gastroenterol Hepatol 2004 ; 19 : 233-235.
45) 日本膵・胆管合流異常研究会，日本胆道学会・編：膵・胆管合流異常の診療ガイドライン．胆道 2012 ; 26 : 678-690.
46) 神澤輝実, 安藤久實, 濱田吉則・他：膵・胆管合流異常の診断基準 2013．胆道 2013 ; 27 : 785-787.
47) Sacher VY, Davis JS, Sleeman D, Casillas J : Role of magnetic resonance cholangiopancreatography in diagnosing choledochal cysts : case series and review. World J Radiol 2013 ; 5 : 304-312.
48) Todani T, Watanabe Y, Narusue M, et al : Congenital bile duct cysts ; classification, operative procedures, and review of twenty-seven cases including cancer arising from choledochal cyst.

Am J Surg 1977 ; 134 : 263-269.
49) Kanegawa K, Akasaka Y, Kitamura E, et al : Sonographic diagnosis of biliary atresia in pediatric patient using the "triangular cord" sign versus gallbladder length and contraction. AJR 2003 ; 181 : 1387-1390.
50) Hyodo T, Kumano S, Kushihata F, et al : CT and MR cholangiography : advantages and pitfalls in perioperative evaluation of biliary tree. Br J Radiol 2012 ; 85 : 887-896.
51) Hollinshead WH : Anatomy for surgeons, vol. 2. The thorax, abdomen, and pelvis. New York : Paul B Harper, 1982 : 357-358.
52) 浦上 淳, 角田 司, 遠迫考昭・他：腹腔鏡下胆嚢摘出術における術中胆道損傷のアンケート調査報告．川崎医学会誌 2012；38：107-118.
53) 久次武晴, 山本裕士, 五十君裕玄・他：胆石症に伴う胆管の走向異常と奇型例の検討．臨床成人病 1974；4：581-586.

2. 胆嚢・胆道炎
54) 急性胆管炎・胆嚢炎診療ガイドライン改訂出版委員会・編：急性胆管炎・胆嚢炎診療ガイドライン 2013．医学図書出版, 2013.
55) Shakespear JS, Shaaban AM, Rezvani M : CT findings of acute cholecystitis and its complications. AJR 2010 ; 194 : 1523-1529.
56) Sugishita T, Higuchi R, Morita S, Ota T, et al : Diagnostic accuracy of transient hepatic attenuation differences on computed tomography scans for acute cholangitis in patients with malignant disease. J Hepatobiliary Pancreat Sci 2014 ; 21 : 669-675.
57) 入江裕之, 蒲地紀之, 江頭秀哲：胆嚢癌と慢性胆嚢炎（黄色肉芽腫性胆嚢炎を含め）は術前画像にて鑑別できるか？ 肝胆膵 2012：64：489-496．
58) 浅山良樹：3. 胆道・胆嚢．2) 胆石および胆嚢炎症性疾患．山下康行・編：肝胆膵の画像診断．学研メディカル秀潤社, 2010：392-417.
59) 森木健生, 西田義記：捻転の画像診断：腹部実質臓器．臨床画像 2013；29：1187-1192.
60) 日本胆道学会：IgG4 関連硬化性胆管炎臨床診断基準 2012, 厚生労働省 IgG4 関連全身硬化性疾患の診断法の確立と治療方法の開発に関する研究班, 厚生労働省難治性の肝胆道疾患に関する調査研究班．胆道 2012；26：59-63.
61) 石神康生, 西江昭弘, 浅山良樹・他：良性胆管狭窄．画像診断 31：305-315, 2011.
62) Linder KD, LaRusso NF : Primary sclerosing cholangitis. In : Schiff's diseases of the liver, 9 th ed. Philadelphia : Lippincott Williams & Wilikins, 2003 : 673-684.
63) Katabathina VS, Dasyam AK, Dasyam N, et al : Adult bile duct strictures: role of MR imaging and MR cholangiopancreatography in characterization. RadioGraphics 2014 ; 34 : 565-586.

3. 胆嚢結石
64) Chan WC, Joe BN, Coakley FV, et al : Gallstone detection at CT in vitro : effect of peak voltage setting. Radiology 2006 ; 241 : 546-553.
65) Tsai HN, Lin XZ, Chen CY, et al : MRI of gallstones with different compositions. AJR 2004 ; 182 : 1513-1519.

4. 胆管結石
66) Williams EJ, Green J, Beckingham I, et al : British Society of Gastroenterology : Guidelines on the management of common bile duct stones（CBDS). GUT 2008 ; 57 : 1004-1021.
67) Ukaji M, Ebara M, Tsuchiya Y, et al : Diagnosis of gallstone composition in magnetic resonance imaging : in vitro analysis. Eur J Radiol 2002 ; 41 : 49-56.

5. 良性腫瘍・腫瘍類似疾患
68) Mellnick VM, Menias CO, Sandrasegaran K, et al : Polypoid lesions of the gallbladder : disease spectrum with pathologic correlation-erratum. RadioGraphics 2015 ; 35 : 387-399
69) Ootani T, Shirai Y, Tsukada K, et al : Relationship between gallbladder carcinoma and the segmental type of adenomyomatosis of the gallbladder. Cancer 1992 ; 69 : 2647-2652.
70) Yoshimitsu K, Irie H, Aibe H, et al : Well-differentiated adenocarcinoma of the gallbladder with intratumoral cystic components due to abundant mucin production : a mimicker of adenomyomatosis. Eur Radiol 2005 ; 15 : 229-233.
71) Park KW, Kim SH, Choi SH, et al : Differentiation of nonneoplastic and neoplastic gallbladder polyps 1 cm or bigger with multi-detector row computed tomography. J Comput Assist Tomogr 2010 ; 34 : 135-139.

72) 山下康行：3.胆道・胆嚢．4) 胆管疾患．山下康行・編：肝胆膵の画像診断．学研メディカル秀潤社，2010：440-441．
73) Ueno Y, Ikeda K, Maehara M, et al：Traumatic neuroma of the bile duct. Abdom Imaging 2008；33：560-562.
74) Condat B, Vilgrain V, Asselah T, et al：Portal cavernoma-associated cholangiopathy：a clinical and MR cholangiography coupled with MR portography imaging study. Hepatology 2003；37：1302-1308.
75) Khan MR, Tariq J, Raza R, et al：Portal hypertensive biliopathy：review of pathophysiology and management. Tropical Gastroenterology 2012；33：173-178.

6. 胆嚢癌

76) 日本肝胆膵外科学会・編：臨床・病理 胆道癌取扱い規約 第6版．金原出版，2013．
77) 日本肝胆膵外科学会胆道癌診療ガイドライン作成委員会・編：エビデンスに基づいた胆道癌診療ガイドライン 改訂第2版．金原出版，2014．
78) 日本医学放射線学会，日本放射線科専門医会・医会・編：画像診断ガイドライン2013度版，第1版．金原出版，2013：282-287．
79) 久保木知，大塚将之，清水宏明・他：胆道専門医講座⑧胆道癌の外科治療—最新の治療成績．胆道 2014；28：703-710．
80) Kim SJ, Lee JM, Lee JY, et al；Accuracy of preoperative T-staging of gallbladder carcinoma using MDCT. AJR 2008；190：74-80.
81) Roa JC, Tapia O, Cakir A, et al：Squamous cell and adenosquamous carcinomas of the gallbladder：clinicopathological analysis of 34 cases identified in 606 carcinomas. Mod Pathol 2011；24：1069-1078.
82) Chan KM, Yu MC, Lee WC, et al：Adenosquamous/squamous cell carcinoma of the gallbladder. J Surg Oncol 2007；95：129-134.
83) Mingoli A, Brachini G, Petroni R, et al：Squamous and adenosquamous cell carcinomas of the gallbladder. J Exp Clin Cancer Res 2005；24：143-150.

7. 胆管癌

84) 二村　雄：肝門部胆管癌の総括．胆道 2007；21：702-708．
85) 新井田達，吉川　達，高崎　健：中・下部胆管癌の進展様式と治療方針：中部胆管癌の進展様式と予後．消化器外科 2002；25：1781-1786．
86) 太田　哲，三輪　晃，北川　裕・他：中・下部胆管癌の進展様式と治療方針：下部胆管癌の進展様式と予後．消化器外科 2002；25：1787-1794．
87) 森根裕二，島田光生，久山寿子・他：全国集計からみた先天性胆道拡張症．膵・胆管合流異常の胆道癌発生率とその特徴．胆と膵 2010；31：1293-1299．
88) Ahrendt SA, Pitt HA, Nakeeb A, et al：Diagnosis and management of cholangiocarcinoma in primary sclerosing cholangitis. J Gastrointest Surg 1999；3：357-367；discussion 67-68.
89) Tanaka A, Takamori Y, Toda G, et al：Outcome and prognostic factors of 391 Japanese patients with primary sclerosing cholangitis. Liver Int 2008；28：983-989.
90) 久保　正，竹村　茂，坂田　親・他：印刷労働者に多発した胆管癌．胆道 2014；28：763-771．
91) 中沼　安，角田　優：膵癌・胆道癌—基礎と臨床の最新研究動向．胆道癌，臨床編，胆道癌の病理学的分類．日本臨牀 2015；73(増刊3)：471-476．
92) Nakanuma Y, Sato Y, Ojima H, et al：Clinicopathological characterization of so-called "cholangiocarcinoma with intraductal papillary growth" with respect to "intraductal papillary neoplasm of bile duct(IPNB)". Int J Clin Exp Pathol 2014；7：3112-3122.
93) 近藤　哲：胆管癌の診断と治療．外科の立場から．日消誌 2005；102：873-879．
94) 中沼安二：胆道癌取扱い規約改訂第6版における病理的規約の論点—WHO新分類による胆道癌の前癌病変および早期癌病変．胆道 2014；28：154-162．
95) 全　陽：膵癌・胆道癌—基礎と臨床の最新研究動向．胆道癌，IPNB, BilINの病理・病態．日本臨牀 2015；73(増刊3)：809-813．
96) 大久保裕直，須山正文，窪川良廣・他：十二指腸乳頭部癌の診断—画像診断の対比と評価．胆と膵 2003；24：3-8．

8. その他の上皮性胆道腫瘍

97) Michalopoulos N, Papavramidis TS, Karayannopoulou G, et al：Neuroendocrine tumors of extrahepatic biliary tract. Pathol Oncol Res 2014；20：765-775.

98) Hong N, Kim HJ, Byun JH, et al : Neuroendocrine neoplasms of the extrahepatic bile duct : radiologic and clinical characteristics. Abdom Imaging 2015 ; 40 : 181-191.
99) 菅　宏美，藤本佳史，徳毛宏則・他：胆管原発神経内分泌腫瘍の1例．胆道 2013 ; 27 : 118-123.

9. 転移性胆嚢腫瘍

100) Takayama Y, Asayama Y, Yoshimitsu K, et al : Metastatic melanoma of the gallbladder. Comput Med Imaging Graph 2007 ; 31 : 469-471.
101) Martel JP, McLean CA, Rankin RN : Melanoma of the gallbladder. RadioGraphics 2009 ; 29 : 291-296.

10. 症候群

102) Corlette MB, Bismuth H : Biliobiliary fistula. Arch Surg 1975 ; 110 : 377-383.
103) McSherry CK, Ferstenberg H, Virship M : The Mirizzi syndrome: suggested classification and surgical therapy. Surg Gastroenterol 1982 ; 1 : 219-225.
104) Beltran MA, Csendes A, Cruces KS : The relationship of Mirizzi syndrome and cholecystoenteric fistula : validation of a modified classification. World J Surg 2008 ; 32 : 2237-2243.
105) Lemmel G : Die Klinische dedeutung der duodenal divertikel. Arch Verkrcht 1934 ; 56 : 59-70.
106) Rouet J, Gaujoux S, Ronot M, et al : Lemmel's syndrome as a rare cause of obstructive jaundice. Clin Res Hepatol Gastroenterol 2012 ; 36 : 628-631.
107) Kim CW, Chang JH, Kim JH, et al : Size and type of periampullary duodenal diverticula are associated with bile duct diameter and recurrence of bile duct stones. J Gastroenterol Hepatol 2013 ; 28 : 893-898.

11. 胆道出血

108) Sandblom P : Hemorrhage into biliary tract following trauma "traumatic hemobilia". Surgery 1948 ; 24 : 571-586.
109) Baillie J : Hemobilia. Gastroenterol Hepatol 2012 ; 8 : 270-272.
110) 急性胆道炎の診療ガイドライン作成出版委員会：科学的根拠に基づく急性胆管炎・胆嚢炎の診療ガイドライン．医学図書出版，2005．
111) 木村史郎：Angioplasty 併用肝動脈塞栓術にて止血した hemobilia の1例．臨床放射線 1992 ; 37 : 289-292.
112) 豊島　宏，木村史郎，城崎　洋・他：胆道出血を合併した肝細胞癌の1例．臨床放射線 1993 ; 38 : 1467-1470.

III. 膵

総論

各論
1. 発生異常
2. 膵炎
3. 膵良性病変
4. 膵癌
5. 上皮性膵腫瘍(囊胞性)
6. その他の上皮性膵腫瘍
7. 転移性膵腫瘍
8. 非上皮性膵腫瘍
9. 外傷・血管病変・その他
10. 膵病変を伴う全身疾患

膵

総論

(文献 1～17)

1. 序　論

　膵は後腹膜腔という人体の深い部位に存在する臓器であり，CT や MRI がその疾患の診断には不可欠である．膵疾患を正確に診断するためには，まず膵と膵周囲の臓器や脈管の解剖学的な関係を深く理解する必要がある．また，膵は腹部臓器のなかでも非常に血流に富む臓器であるので，膵の腫瘍性病変の検出や鑑別診断には，造影剤を急速に静注し，多相で撮像するダイナミック CT やダイナミック MRI が有用である．本稿では，まず膵ならびに膵周囲臓器の解剖を CT を中心に解説する．次いで CT と MRI のルーチンの撮影(像)法を紹介し，各撮影(像)法のポイントを解説する．最後に MRCP の画像に出現し病変と紛らわしい偽病変について，その成因と病変との鑑別点を中心に解説する．

2. 膵の発生とそれに関連した異常

　膵は 2 か所の膵原基である背側膵芽と腹側膵芽が癒合することで形成される．腹側膵芽が中腸を軸として時計回りに回転し，背側膵の背側に回って背側膵と癒合し，膵管も癒合して膵を形成する(図 1)．したがって，膵頭部上部〜膵体尾部が背側膵，膵頭下部および膵鉤部が腹側膵に相当する．腹側膵と背側膵の癒合の過程で膵管の癒合がなされないと，膵管癒合不全(pancreas divisum)が生じることになる(図 2)．癒合不全では，膵体尾部の主膵管はVater 乳頭に開口せず，副乳頭に開口する．副乳頭が小さい場合は背側膵管を流れる膵液にうっ滞が生じて，背側膵領域に膵炎が発症することがある(背側膵炎)．また，背側膵炎よりは発生頻度は少ないが，腹側膵領域に限局した膵炎(腹側膵炎)も認められる．さらには，膵臓には脂肪沈着がよく認められるが，膵頭下部から膵鉤部，すなわち腹側膵には脂肪沈着がみられない(sparing of fatty infiltration)ことが多い(図 3)．

3. 膵の区分

　膵は大きく頭部，体部，尾部の 3 つに区分されている．2009 年に出版された「膵癌取扱い規約」第 6 版では，膵頭部と膵体部の境界は上腸間膜静脈・門脈左縁，膵体部と尾部の境

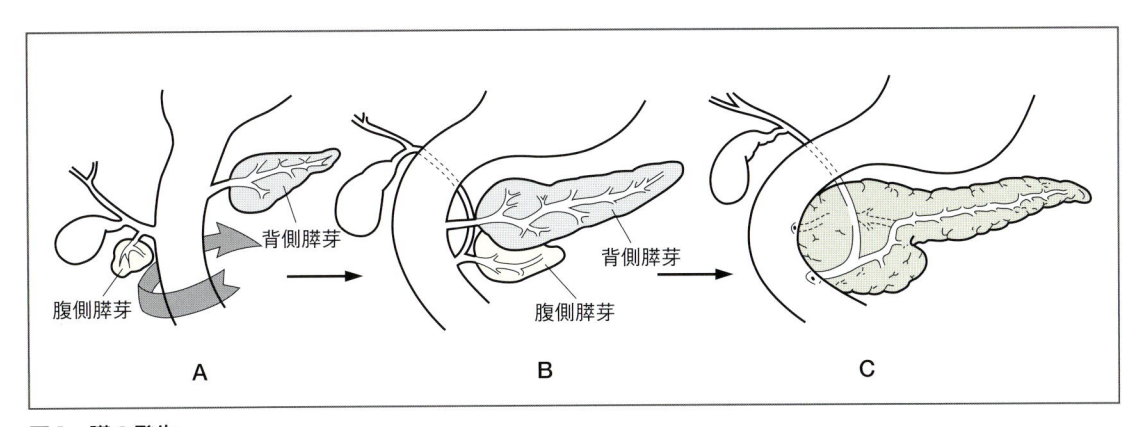

図1 膵の発生
(文献1)より許可を得て転載)

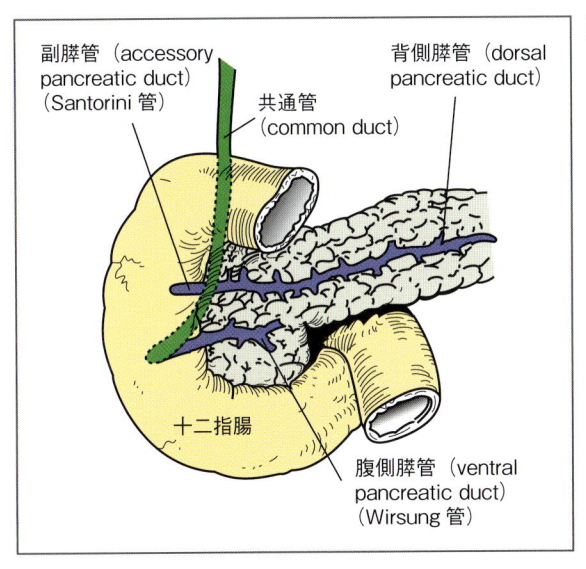

図2 膵管癒合不全(pancreas divisum)
(文献2)より許可を得て転載)

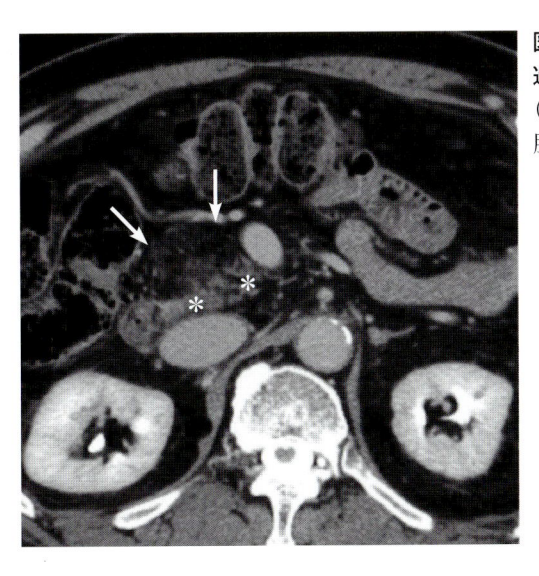

図3 sparing of fatty infiltration of the pancreas
造影CT 膵頭部の前部には著明な脂肪浸潤を認める(→). 膵頭部の後部から膵鉤部すなわち腹側膵領域には脂肪浸潤は認められない(sparing of fatty infiltration, ＊)

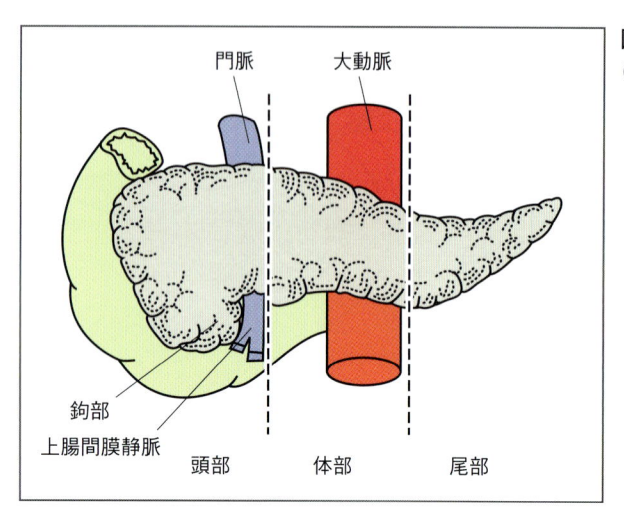

図4 膵の区分
（文献6）より転載）

界は頭部は除いた尾側膵を2等分する線としてきた．2010年のUICC第7版では，体部と尾部の境界は腹部大動脈左縁（図4）となっており，2016年に改訂予定の「膵癌取扱い規約」第7版でもUICCにあわせて変更される予定である．この改訂により従来は曖昧であった体部と尾部の境界が明白となる．

4. 膵のCT解剖

膵臓は胎生期には腹腔内臓器として発生するが，後腹膜と癒合し最終的には後腹膜臓器としての特徴を有する．後腹膜腔は腹膜と前腎筋膜および後腎筋膜により3つの腔（前腎傍腔，腎周囲腔，後腎傍腔）に大別される（図5）．そのうち膵は前腎傍腔に存在している．十二指腸のC-loop（下行脚〜水平脚〜上行脚）と上行結腸および下行結腸もまた，膵と同様に前腎傍腔に存在する．したがって，急性膵炎では最初に前腎傍腔に存在する臓器に影響が生じることになる．また膵体部は横行結腸間膜を介して横行結腸と連続し，膵頭部は小腸間膜（腸間膜）を介して小腸と連続している（図6）．膵体部と胃の間には網嚢（lesser sac）が存在する．この腔は肝十二指腸靭帯の後方に存在する網嚢孔（Winslow孔）を介して腹腔に連続している．結腸間膜は膜内を走行する脈管を同定することで間接的にその広がりを理解することができる．すなわち，横行結腸間膜は中結腸動静脈を，上行結腸間膜は右結腸動静脈および回結腸動静脈を，下行結腸間膜は下腸間膜動静脈および左結腸動静脈を，S状結腸間膜はS状結腸動静脈を同定することで間膜を認識することができるようになる（図7）．

膵鉤部は，上腸間膜動脈と上腸間膜静脈の後方で膵頭部から内側に向かって三角形状に突出する部位をいう（図4参照）．下方には十二指腸水平脚が接している．groove領域は十二指腸下行脚と膵頭部の間の溝をいう．上方ではgrooveは比較的広く脂肪組織を認め，胃十二指腸動脈および総胆管が走向している．下方では溝は狭く，十二指腸と膵頭部の間は線状構造を呈する（図8）．

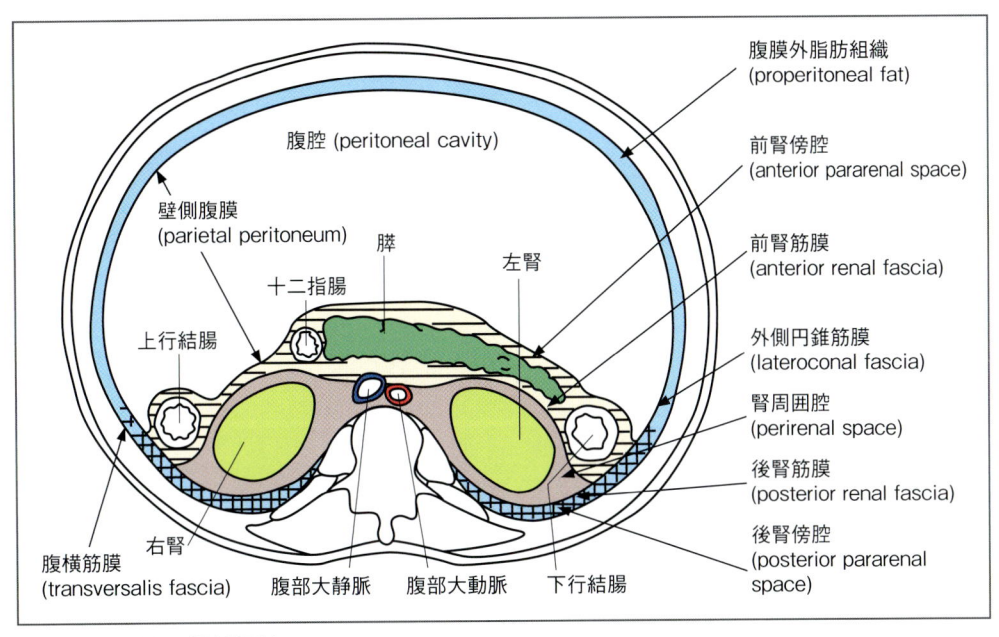

図5　後腹膜腔の横断解剖
（文献7）より許可を得て転載）

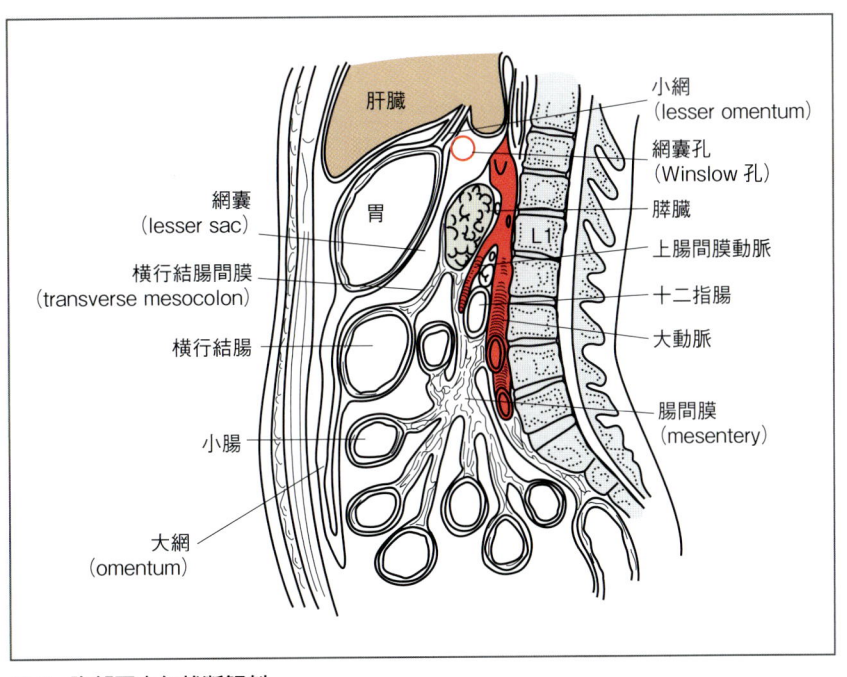

図6　腹部正中矢状断解剖

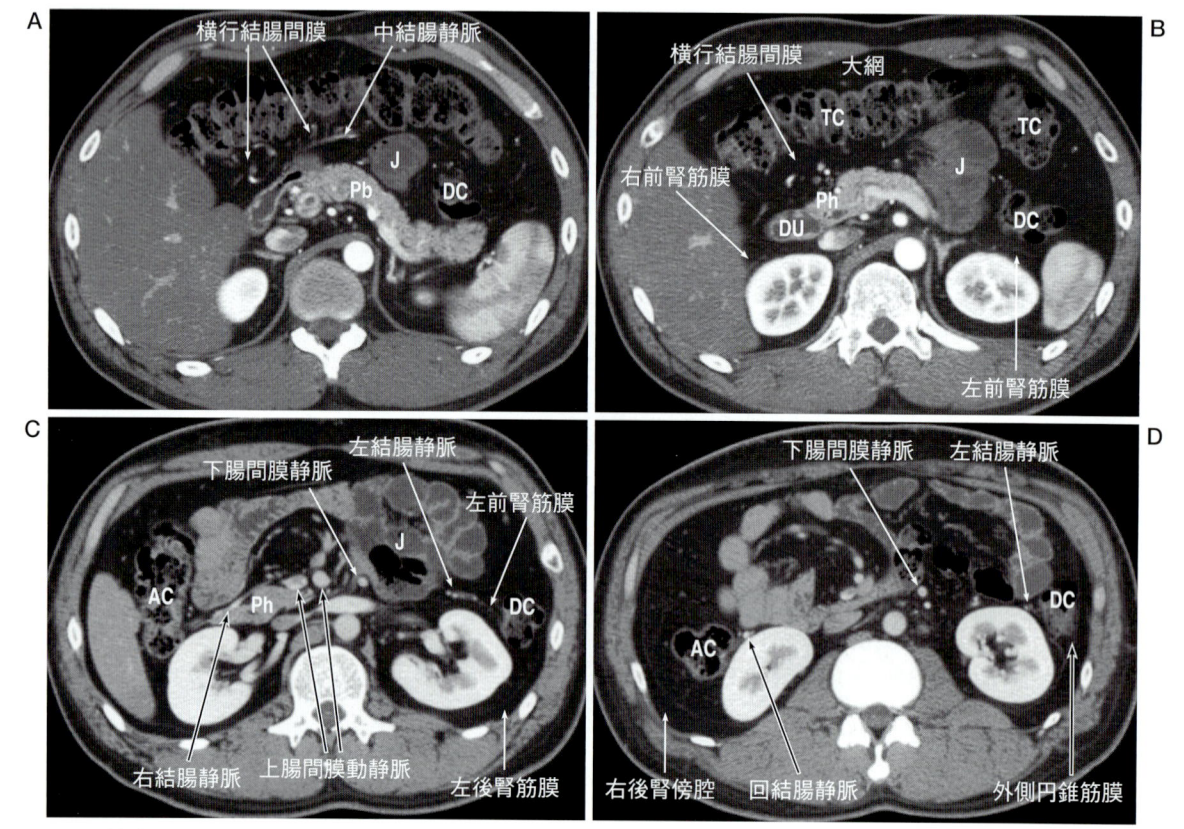

図 7 後腹膜腔の CT 横断解剖
造影 CT（頭側から尾側レベル）　結腸間膜は，内部を走行する動静脈を同定することでその広がりを理解することができる．Ph：膵頭部，Pb：膵体部，DU：十二指腸，J：空腸，AC：上行結腸，TC：横行結腸，DC：下行結腸．

5. 膵の撮影（像）法

a. 膵のダイナミック CT 撮影プロトコール

　最近では，国内の多くの施設で 16 列～256 列の多列検出器型 CT（multidetector-row CT：MDCT）が導入されている現状から，MDCT を使った膵の造影 CT プロトコールを紹介する．

　当科（金沢大学病院放射線科）では，64 列の MDCT で撮影を行っている．膵疾患症例では高濃度造影剤（350 mg/mL あるいは 370 mg/I，100～135 mL）を使用している．造影剤の注入時間を 30 秒に固定している（注入時間一定法）．使用する造影剤量は 1.8 mL/kg（60 kg なら 108 mL，70 kg なら 126 mL）とし，造影剤の注入スピードを一定，注入量/30 秒（60 kg なら 3.6 mL/s，70 kg なら 4.2 mL/s）としてダイナミック CT 検査を行っている（表 1）．

　高濃度ヨード造影剤を使用している理由は，①膵周囲の脈管を明瞭に描出するためには高濃度造影剤が有利である．②膵癌は乏血性であるので，早期相ではできる限り膵実質の増強効果を高めて，膵癌部を低吸収領域として明瞭に描出（陰性に描出する）ためである．また，小膵癌では造影早期相（動脈相）では膵との濃度差がなく不明瞭で，造影後期相（平衡相）

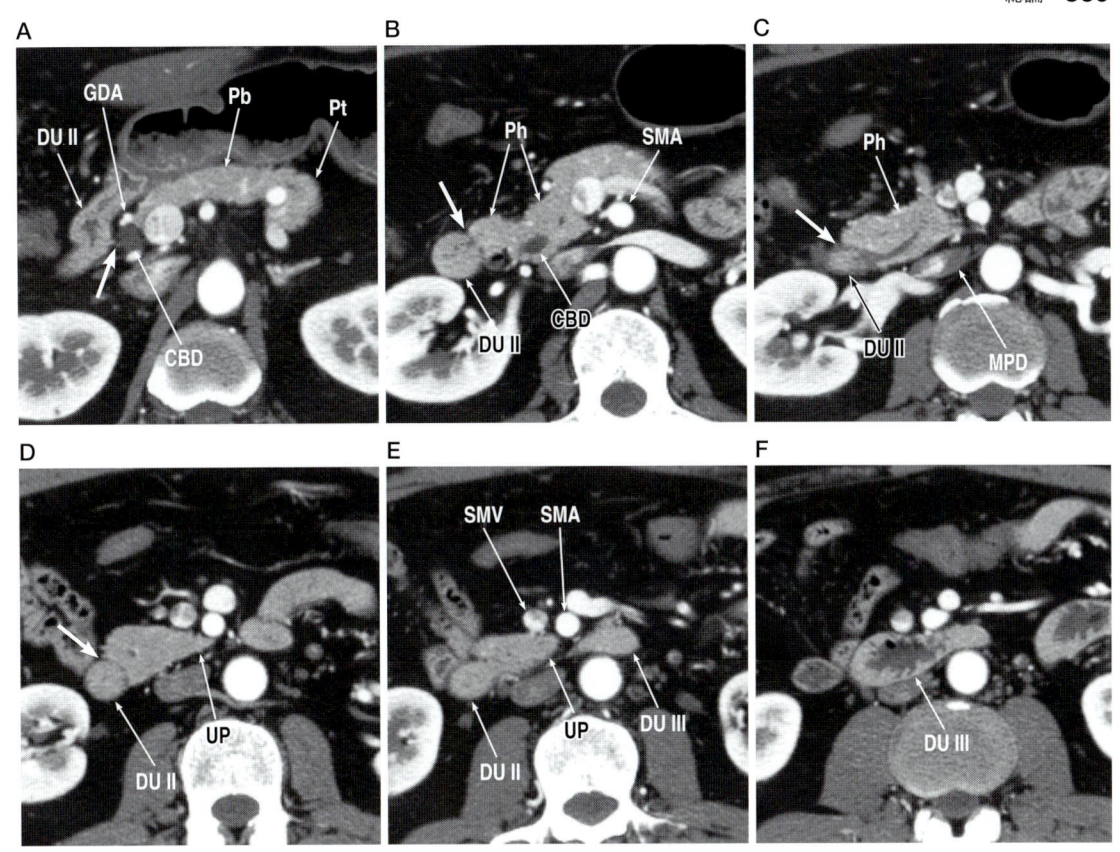

図8 grooveと膵鉤部のCT解剖

造影CT（頭側から尾側レベル） grooveは，膵頭部（Ph）と十二指腸下行脚（DUⅡ）の間の溝を指す（A〜D，→）．grooveの上方（A）は脂肪濃度を示す溝（A，→）は比較的広く，胃十二指腸動脈本幹（GDA）およびその分枝が走行する．一方，grooveの下方では，溝は狭く，十二指腸と膵頭部の間の薄い線状構造（B〜D，→）を呈する．膵鉤部（UP）は，膵頭部から上腸間膜動脈の後方に三角形状に突出する部位である．膵鉤部の下方には十二指腸水平脚（DUⅢ）が接している．Pt：膵尾部，Pb：膵体部，Ph：膵頭部，CBD：総胆管，MPD：主膵管，SMA：上腸間膜動脈，SMV：上腸間膜静脈．

表1 膵のダイナミックCT撮影プロトコール

	撮影範囲	造影剤注入後撮影開始時間	スライス厚	追加スライス	再構成画像
単純	肝〜腎		2.5 mm		
早期動脈相	肝〜腎	25 s（秒）	2.5 mm	1.25 mm	3D（VR） MIP
後期動脈相 （膵実質相）	肝〜腎	40 s	2.5 mm	1.25 mm	MIP（3 mm, 1 mm space）
門脈相	肝〜腎	70 s	2.5 mm	1.25 mm	MIP（3 mm, 1 mm space）
平衡相	肝〜骨盤	180 s	2.5 mm	1.25 mm	MIP（3 mm, 1 mm space）

・高濃度造影剤 350〜370 mg/L，100〜135 mL，造影剤注入時間：30秒固定
・注入時間一定法（30秒）350 mg/mL：1.8 mL/kg：60 kgなら108 mL，70 kgなら126 mL
・注入スピード：注入量/30秒：60 kgなら3.6 mL/s，70 kgなら4.2 mL/s

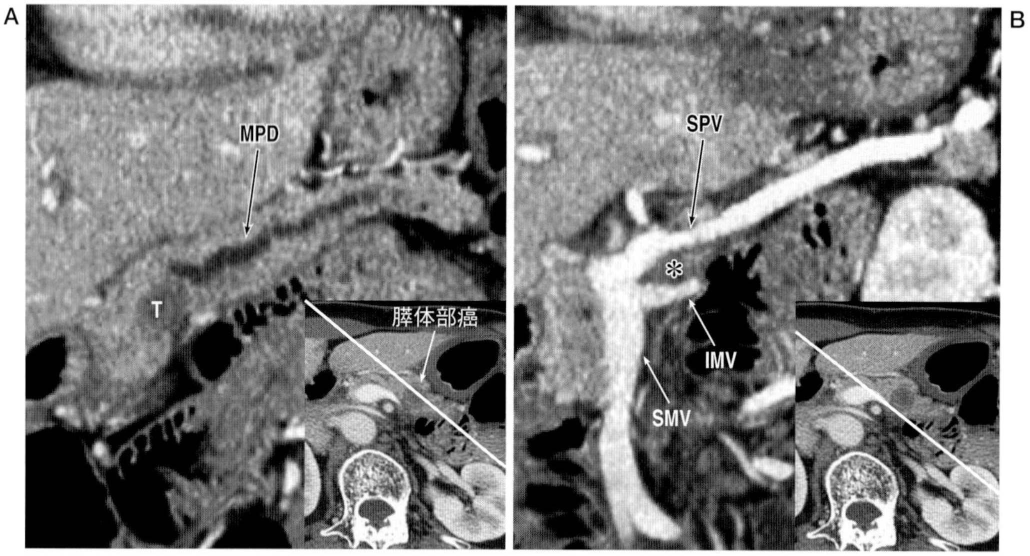

図9 膵体部癌，後腹膜浸潤(＊)，脾静脈および下腸間膜静脈浸潤
A：主膵管と平行な断面の再構成像，B：脾静脈と平行な断面の再構成像　ダイナミックCTの門脈相で膵体部に平行な斜位矢状断再構成画像(A，B)である．主膵管を閉塞させている乏血性腫瘍(T)が後下方に進展(＊)し，脾静脈(SPV)および上腸間膜静脈(SMV)合流部の下腸間膜静脈(IMV)に浸潤している所見を認める．MPD：主膵管．

で腫瘍が遅延性に濃染するために周囲膵より高吸収を呈し，腫瘍の同定が可能となる場合があるためである．したがって，高濃度造影剤を使用することで膵癌の遅延性濃染もより強くなるので，小膵癌の診断能の向上が期待できる．

　スライス厚はすべての相で2.5 mmで撮像しているが，別に1.25 mmのthin sliceデータもサーバーに保存しており，再構成画像や3D画像の作成に利用している．ダイナミックCTの撮影は早期動脈相(25秒後)，後期動脈相(膵実質相)(40秒後)，門脈相(70秒後)，平衡相(180秒後)の少なくとも4相を撮影する必要がある．平衡相は膵癌のDouglas窩転移の有無を見るために骨盤下端まで撮影している．動脈優位相のデータから3D画像(volume rendering：VR)を作成し，動脈解剖や動脈浸潤の評価を行うことができる．また，膵実質相のデータから冠状断，矢状断あるいは頭部や体尾部に平行な斜位像などの再構成画像も作成し，腫瘍の広がりや血管浸潤などを横断像とは異なった視点から評価することも重要である(図9)．

　膵のダイナミックCTで撮影された動脈相および膵実質相ないし門脈相の2.5 mm厚のスライスを，4枚(10 mm厚)ないし7枚(17.5 mm厚)重ねたslab MIP画像では，膵周囲の動脈や静脈が1断面に連続して長く描出されるので，術前の血管解剖や解剖の変異の有無を瞬時に把握できる利点がある(図10)．正常の膵周囲静脈解剖の評価には門脈相でのslab MIP像が有用である．胃結腸静脈幹(gastrocolic trunk：GCT)に合流する右結腸静脈，中結腸静脈，胃大網静脈および上腸間膜静脈に流入する空腸静脈，脾静脈あるいは上腸間膜静脈に合流する下結腸間膜静脈を同定し，腫瘍浸潤の有無や狭窄閉塞に伴う側副路としての静脈拡張の有無を評価している．

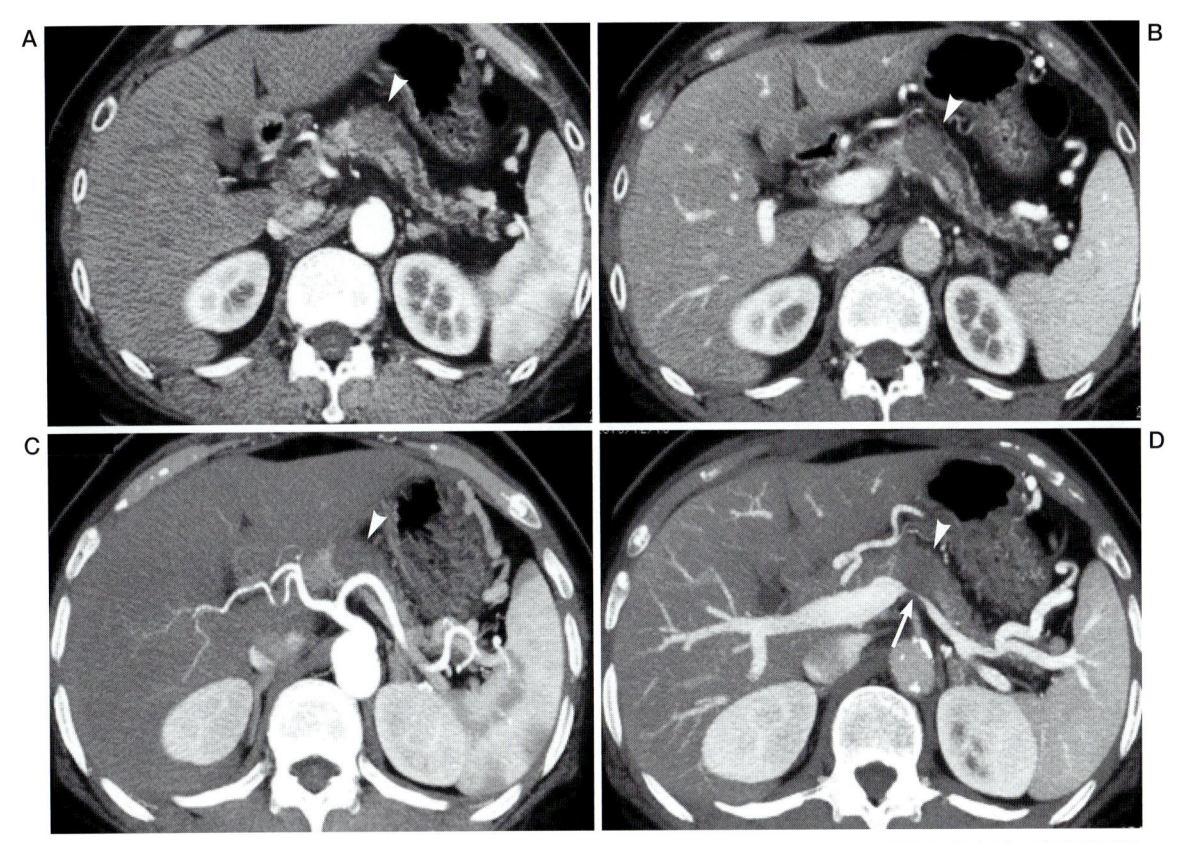

図10　ダイナミック CT の通常の画像(2.5 mm)と slab MIP 像(17.5 mm)の比較：膵体部癌症例，脾動静脈浸潤

A, B：ダイナミック CT，C, D：slab MIP 像　2.5 mm 厚のダイナミック CT 動脈相(**A**)と門脈相(**B**)と比較して，2.5 mm スライスを 7 枚重ねた slab MIP 像(17.5 mm 厚)の動脈相(**C**)ならびに門脈相(**D**)では，脈管が一断面に連続して表示されるので，膵体部癌(▶)の脾動脈浸潤や脾静脈狭窄(→)による胃周囲側副路形成などの評価に役立つ．

b. 膵の MRI 撮像プロトコール

　膵の MRI 検査は，1.5 T ならびに 3 T 装置とも同一の方法で撮像している．すなわち，T2 強調像，T1 強調像，拡散強調画像，MR 胆管膵管撮影(MR cholangiopancreatography：MRCP)(3D)，造影ダイナミック MRI をルーチンとして撮像している(表2，図11)．

　T2 強調像は，通常は脂肪抑制なしで撮像しているが，急性膵炎など膵の炎症の程度を見る目的には脂肪抑制を勧める．膵癌の浸潤の評価には，脂肪抑制なしのほうがわかりやすい．T1 強調像は，同位相(in phase)と逆位相(opposed phase)の両方を撮像している．膵腫瘍との鑑別が問題となる限局性脂肪浸潤の診断には in/opposed phase の T1 強調像(chemical shift imaging)が有用である．拡散強調画像は b = 0 と b = 800〜1000 s/mm^2 の画像を撮像し，ADC マップも作成している(図12)．

　MRCP は通常は 3D で撮像し，MIP 像と元画像を診断に利用している．viewer で立体表示にして観察すると重なりが避けられるので，より評価がしやすくなる(図13)．3D の MRCP の画質が不良の場合には，呼吸同期の 2D MRCP を追加撮像する場合もある．

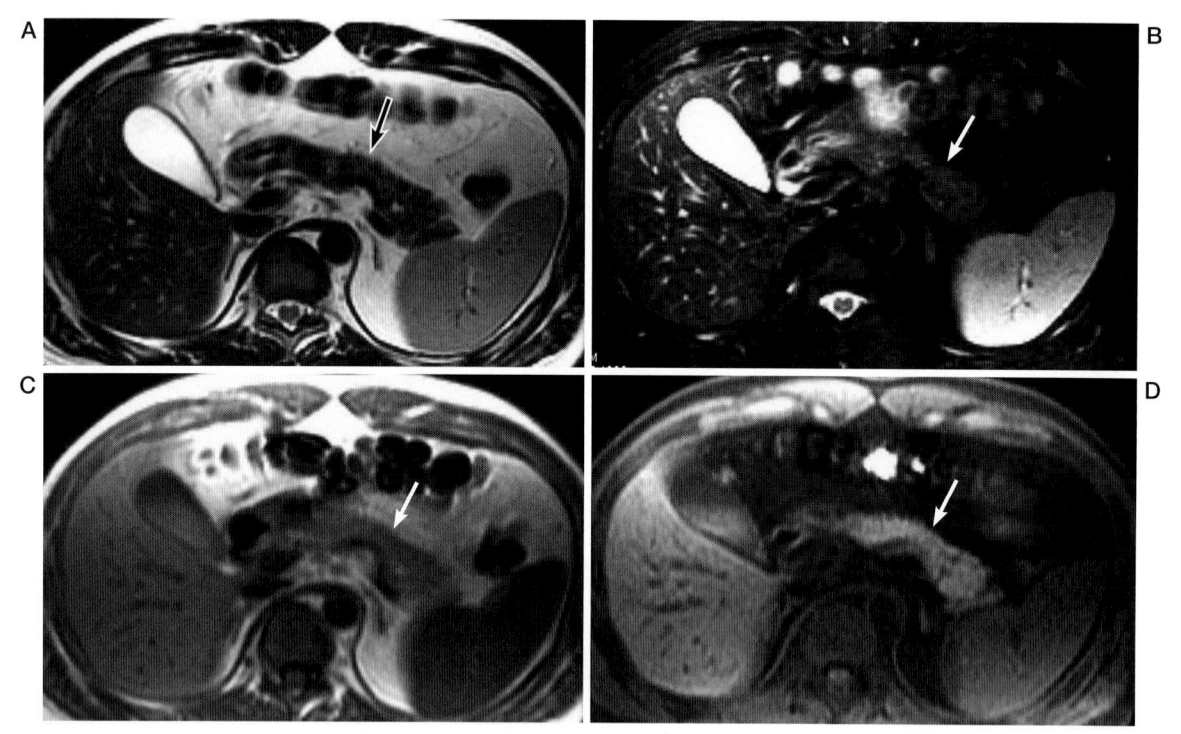

図11 正常膵MRI(1.5T)：T2強調像，T1強調像
A：T2強調像(FSE 4000/90)，B：脂肪抑制T2強調像(FSE 4000/90)，C：T1強調同位相像(SPGR 180/4.4/90°)，D：脂肪抑制T1強調像(SPGR 180/1.8/90°) 正常膵(→)はT2強調像(A)，脂肪抑制T2強調像(B)では肝とほぼ等信号を示す．T1強調像(C)では，肝と比較して軽度高信号を呈するが，脂肪抑制T1強調像(D)では，コントラストが増強し，膵はより高信号にみえる．

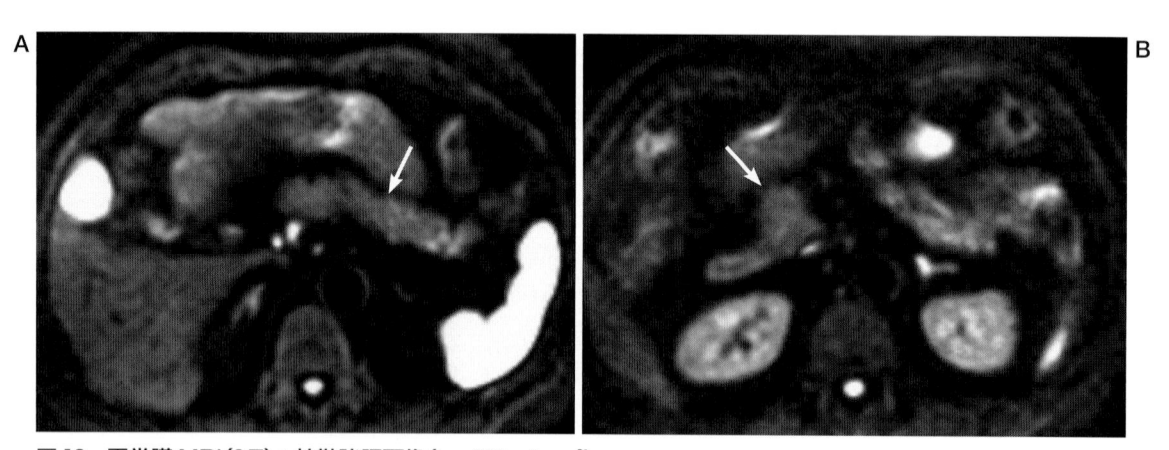

図12 正常膵MRI(3T)：拡散強調画像(b=800 s/mm²)
A：膵体尾部レベル，B：膵頭部レベル 正常膵(→)は拡散強調画像(b=800 s/mm²)では，ほぼ肝と同程度の信号強度を示す．

表2 膵のMRI撮像プロトコール

撮像法	シーケンス	TR/TEなど	スライス厚/間隔など	その他
① T2強調像	呼吸同期FSE法	4000/90	4 mm	肝～腎 脂肪抑制を加えることもあり
② T1強調像 同位相(in phase) & 逆位相(opposed phase)	呼吸停止2D SPGR	TR 220 TE/4.4 & 2.2	4 mm	肝～腎
③ 拡散強調画像	自由呼吸脂肪抑制 2D EPI法	8000/70 (b=0, 800 s/mm²)	6 mm	肝～腎
④ MRCP	脂肪抑制 3D FSE法	4600/400	2/1 mm	MIPおよびも元画像で評価 3Dの画質不良例では呼吸同期2D MRCPも追加
⑤ T2強調像 single shot first spin echo	呼吸同期SSFSE法	2500/90	4 mm	膵頭部，膵体尾部で膵管の走行に合わせて斜位で撮像
⑥ ダイナミックMRI	呼吸停止脂肪抑制 2D or 3D GRE法	2D：180/1.8(FA 90°) 3D：3.4/1.6(FA 12°)	6 mm 3 mm	肝～腎
⑦ 造影後冠状断像 T1強調像	呼吸停止脂肪抑制 2D or 3D GRE法	2D：180/1.8(FA 90°) 3D：3.4/1.6(FA 12°)	6 mm 3 mm	肝～腎

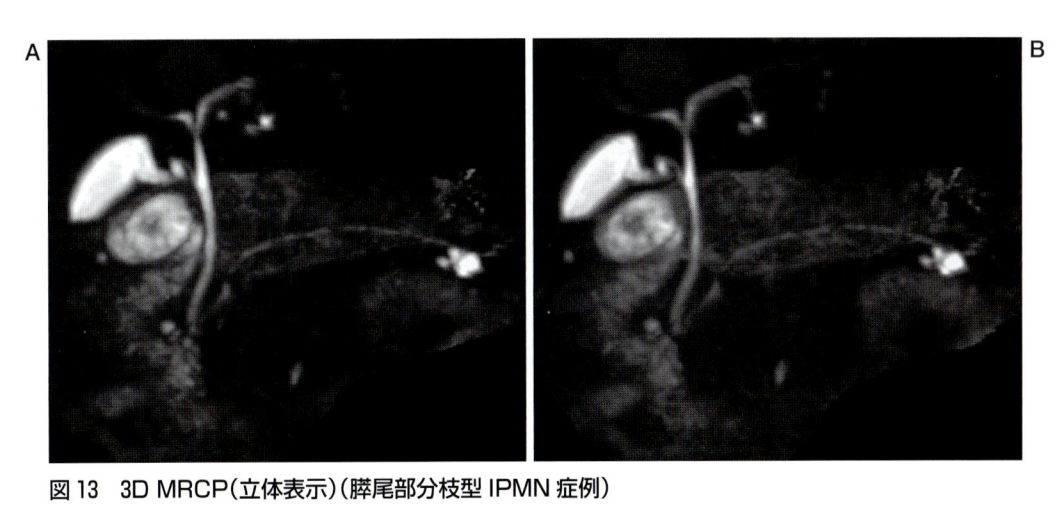

図13 3D MRCP(立体表示)(膵尾部分枝型IPMN症例)
BはAから水平方向に15°回転させている．MRCPは，viewer上で立体表示を行って読影すると，重なりをはずすことができ，診断に有用である．

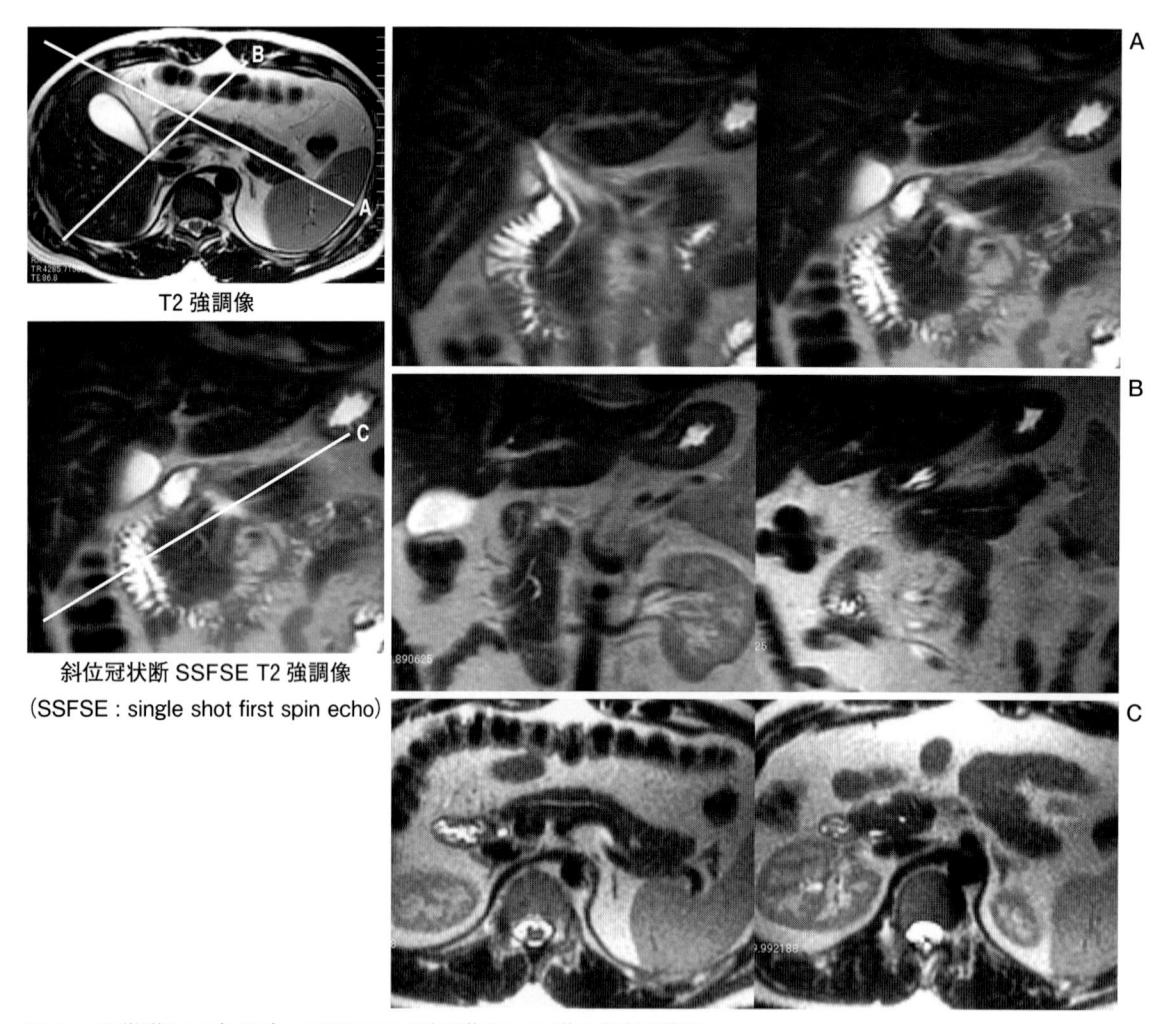

図14 正常膵MRI(1.5T):SSFSE T2強調像による膵の多断面撮像
A:斜位冠状断像,B:斜位矢状断像,C:斜位横断像 膵体部に平行(A)あるいは膵頭部に平行(B)に撮像したSSFSE T2強調像では,膵と周囲臓器との関係が容易に把握できる。(蒲田敏文:6.膵.荒木 力:腹部のMRI 第3版.メディカル・サイエンス・インターナショナル,2014:184.より転載)

MRCPに引き続き,single shot first spin echo(SSFSE)のT2強調像を膵頭部や膵体尾部の膵管の走向に平行となるように斜位の多断面撮像を行う.本法は膵管,胆管が明瞭に描出されるだけでなく,肝臓や膵臓なの実質臓器や腫瘍なども同時に描出される利点がある(図14).ただし,腫瘍のコントラストは通常のT2強調像と比較すると低下するので,腫瘍の診断の目的では通常のT2強調像は省略できない.

造影前の脂肪抑制T1強調像では,正常膵実質は膵腺房細胞の高蛋白を反映して,高信号となる(図11参照).腫瘍,線維化,炎症などがあると脂肪抑制T1強調像では信号が低下する.したがって造影剤を使用しない場合には,脂肪抑制T1強調像の膵の信号には注意を向けるべきである.また,重症急性膵炎に伴う脂肪壊死の多くは出血を伴う.腸間膜脂肪内の出血性脂肪壊死は脂肪抑制T1強調像では高信号となるので診断が容易となる.

Gd-DTPAを急速静注して行うダイナミックMRIは,3mm程度の薄いスライスが得ら

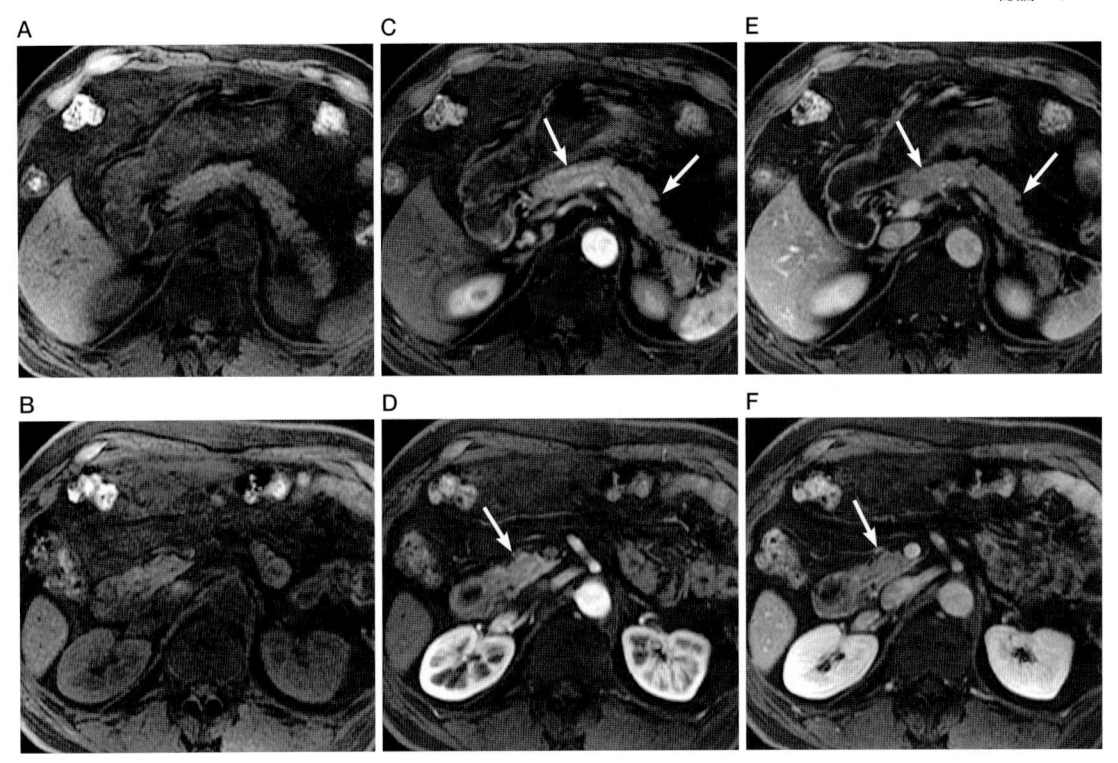

図15 正常膵ダイナミックMRI（3T）
3D GRE　A, B：脂肪抑制T1強調像，C, D：ダイナミックMRI（動脈相），E, F：ダイナミックMRI（平衡相）
正常膵（→）はダイナミックMRIの動脈相（C, D）で強く濃染し，平衡相（E, F）では減弱する．

れ，空間分解能が向上するので3Dグラジエントエコー（GRE）法を用いている（図15）．横断の画像データから冠状断や矢状断の再構成画像も作成することも可能である．ダイナミックMRIは脂肪抑制を併用したほうが病変のコントラストが明瞭である．MRIは濃度分解能に優れているので，膵腫瘤性病変が疑われる症例でダイナミックCTで病変が不鮮明な場合には，ダイナミックMRIが病変の検出に役立つ場合がある．

　膵癌が疑われる症例では，肝転移のスクリーニングも同時に行う目的で，Gd-DTPAに代えてGd-EOB-DTPAを使用することもある．EOBによるダイナミックMRIの動脈相はほとんどGd-DTPAと遜色ない画質が得られるので，造影剤をEOBに変えても大きな支障はない．

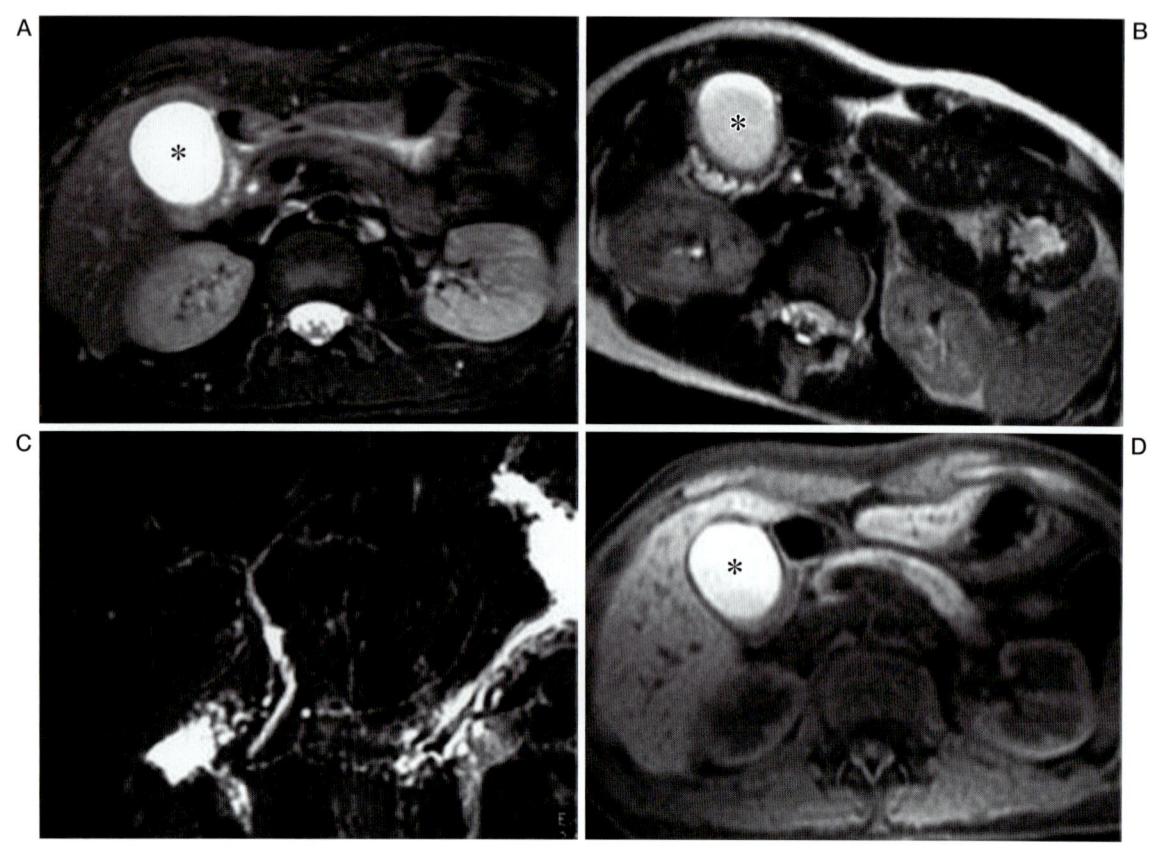

図16 慢性胆嚢炎による濃縮胆汁
A：脂肪抑制 T2 強調像(FSE 4000/90)，B：SSFSE T2 強調像(TE＝90)，C：MRCP(TE＝900)，D：脂肪抑制 T1 強調像(SPGR 180/1.8/90°)　脂肪抑制 T2 強調像(A)，SSFSE T2 強調像(B)では，胆嚢内の胆汁は高信号(＊)を呈している．しかし，MRCP(C)では胆嚢が描出されていない．脂肪抑制 T1 強調像(D)では胆嚢内は著明な高信号を呈しており，濃縮胆汁であることがわかる．胆嚢内の胆汁が濃縮するとMRCPでは信号が低下する．

6. MRCPのピットフォール

　MRCPは造影剤を使用することなく，胆管，胆嚢，膵管を描出できる優れた撮像法である．しかし，MRCPには偽像やアーチファクトが生じることがある．これらを結石や腫瘍，胆管狭窄と誤認しないようにする必要がある(BOX 1)．

a. 濃縮胆汁，胆泥，血液などによる胆汁の信号低下

　正常では，胆嚢内，胆管，膵管内は胆汁や膵液が存在するのでMRCPでは高信号を呈するが，胆嚢炎や胆管頸部あるいは胆嚢管の閉塞などで胆嚢内の胆汁が濃縮すると，TEが非常に長いMRCPでは高信号を示さず，胆嚢自体が描出されないことがある(図16)．濃縮胆汁は通常のT2強調像では高信号を呈し，T1強調像でも高信号を呈するので診断の参考になる．

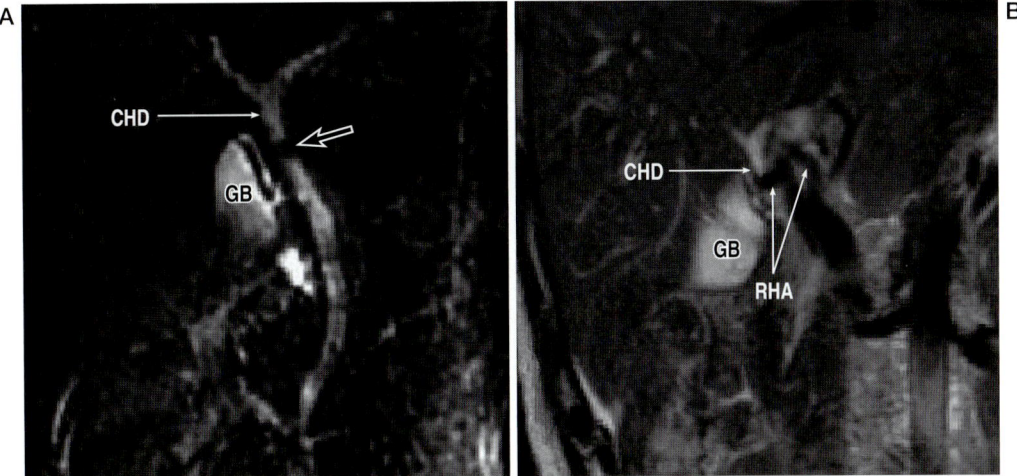

図17 総胆管と交叉する右肝動脈による偽狭窄
A：MRCP，B：SSFSE T2強調冠状断像　MRCP(**A**)では総肝管(CHD)に狭窄(→)があるように
みえる．SSFSE T2強調冠状断像(**B**)では右肝動脈(RHA)が胆管と交差しているために起こる偽狭
窄であることがわかる．GB：胆囊

BOX 1　MRCPのピットフォール

1) 濃縮胆汁，胆泥，血液，胆管内空気などによる胆汁の信号低下
2) 総胆管と交叉する肝動脈による偽狭窄
3) 胆汁の流れによる総胆管中央の信号低下
4) 胆管内空気(胆道気腫)による胆管内信号低下
5) 胆囊摘出時金属クリップ，胆道ステント，血管内金属コイルによる磁化率
アーチファクト

---

b. 胆管と交叉する肝動脈による偽狭窄

解剖学的には右肝動脈は総肝管〜総胆管と交叉する．動脈はflow voidで無信号を示すので，MRCPでは胆管が狭窄しているようにみえることがある．通常のT2強調像を見れば肝動脈による偽狭窄であることがわかる(図17)．

c. 胆汁の流れによる総胆管中央の信号低下

T2強調像やSSFSE T2強調像では，胆管中心部に低信号を認め，総胆管結石と誤認することがある(図18)．冠状断や矢状断像では低信号が指摘できないことが結石との鑑別点となる．

d. 胆管内空気(胆道気腫)による胆管内信号低下

胆膵の術後に生じる胆道内の空気はMRIでは信号が低下し，胆道結石と誤認されることがある．CTを施行すれば胆道気腫の診断は容易である(図19)．

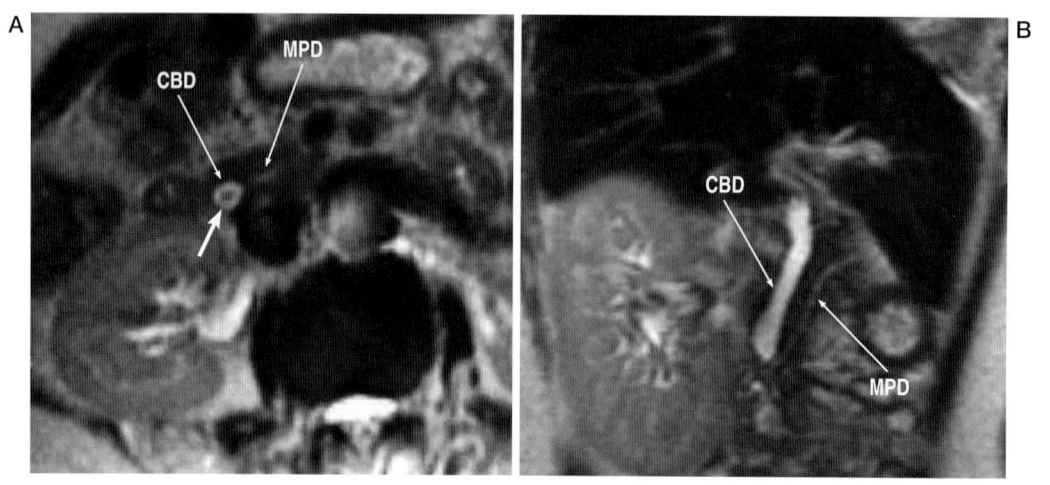

図18 総胆管内の胆汁の flow artifact
A：SSFSE T2 強調斜位横断像，B：SSFSE T2 強調斜位矢状断像　斜位横断の SSFSE T2 強調像（A）では，膵内総胆管（CBD）内に低信号を認め，総胆管結石が疑われる（→）．しかし，斜位矢状断の SSFSE T2 強調像（B）では，明らかな結石は指摘できない．胆管内の flow による信号低下によって生じたアーチファクトであることがわかる．MPD：主膵管

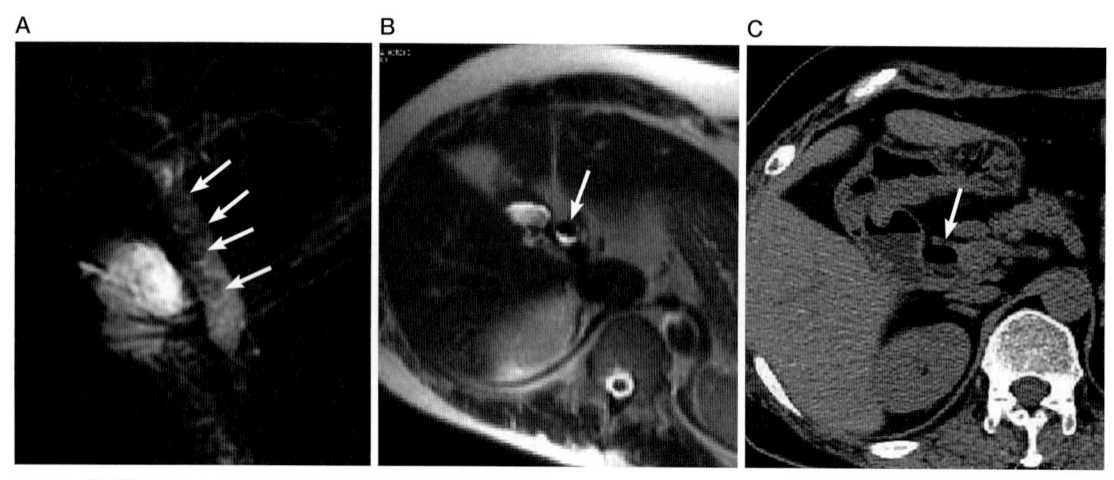

図19 胆道気腫による胆管内信号低下（胆嚢摘出術後）
A：MRCP，B：SSFSE T2 強調像，C：単純 CT　胆嚢摘出後に施行した MRCP（A）ならびに SSFSE T2 強調像（B）では，総肝管から総胆管内に多数の結石が疑われた（→）．しかし，単純 CT（C）では，結石と思われたものは胆管内の空気（→）であることがわかる．胆管内空気（pneumobilia）は MRI では結石と紛らわしいことがある．

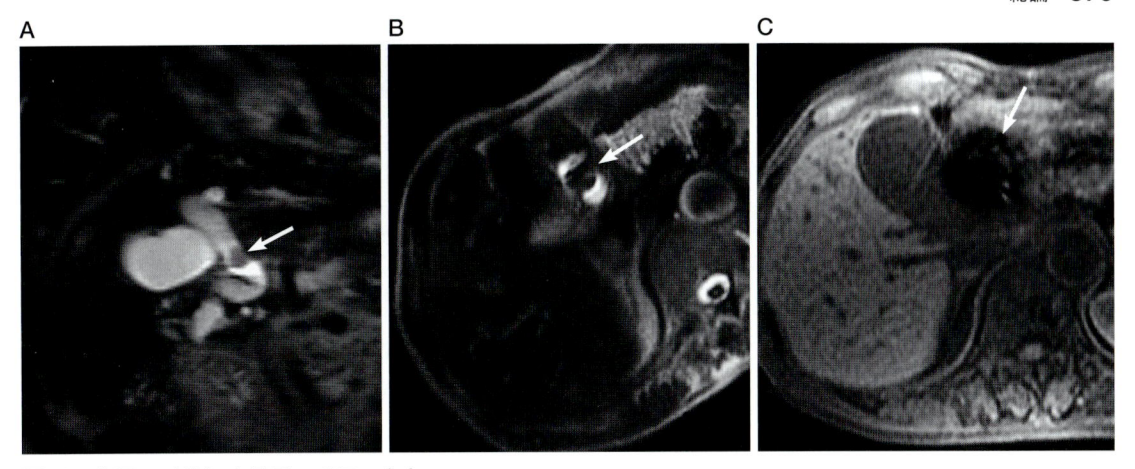

図20 金属コイルによるアーチファクト
A：MRCP，B：SSFSE T2 強調斜位横断像，C：脂肪抑制 T1 強調像（GRE 法） 止血用の金属コイル（stainless steel）は MRI ではアーチファクトの原因となる．MRCP（A）や SSFSE T2 強調像（B）と比較して，GRE 法の脂肪抑制 T1 強調像（C）では，より大きなアーチファクトが生じている．

e. 胆嚢摘出時金属クリップ，胆道ステント，血管内金属コイルによる磁化率アーチファクト

　クリップ，ステント，コイルなどの金属は，MRI では磁場の均一性が乱れるために大きな信号低下をきたす．特に GRE 法を使用した撮像法ではアーチファクトが大きくなる（図20）．

1. 発生異常

膵管非癒合
pancreas divisum

(文献 18〜21)

■ 臨床像

膵管非癒合は最も頻度の高い胎生期の解剖学的破格であり，欧米で6％，アジアでは1.5％程度にみられるといわれている．膵管非癒合では，Wirsung 管が体積的に小さい腹側膵原基域の膵液のみをドレナージするのに対し，Santorini 管は体積的に大きい背側膵原基域からの膵液を小さく狭い小乳頭でドレナージするため，膵液がうっ滞しやすい．食事と関連した腹痛や膵炎（副乳頭における膵液うっ滞による背側膵炎あるいは腸液の逆流による腹側膵炎）の原因になるといわれており，飲酒と関連のない原因不明の再発性膵炎や若年者の膵炎などでは本疾患を疑う．

■ 病理・病態

背側膵管と腹側膵管との間に癒合が認められない発生異常である．

膵管非癒合では，背側膵の膵管がそのまま Santorini 管に連続して小乳頭に開口し，腹側膵の小さな膵管が Vater 乳頭に開口したものである．背側膵管と腹側膵管との間にまったく交通のないものを完全型，細い分枝膵管により交通がある場合を不完全型(functional divisum)とよぶ．背側膵と腹側膵の実質の癒合の程度はさまざまで，完全に分離していることもある．膵管非癒合では大部分の膵液が細い Santorini 管を通して小乳頭に排泄されることになる．

■ 画像所見

膵管非癒合の確定診断には，内視鏡的逆行性胆管膵管造影(endoscopic retrograde cholangiopancreatography：ERCP)が必須(主乳頭からの造影で腹側膵管が馬尾状を呈し，副乳頭からの造影で背側膵管が造影される)であるが，多列検出器型 CT (multidetector-row CT：MDCT)でも膵管非癒合の描出は可能である．MRCP (MR cholangiopancreatography)では良好な感度・特異度を示すことが報告されている．背側膵管は太く小乳頭に開口する．腹側膵管は細くて短い．横断像では太い背側膵管が総胆管の腹側を走行し，小乳頭に向かう．膵管非癒合では背側膵管の遠位末端に囊状拡張(Santorinicele)を認めることがある．これは膵液の小乳頭からの流出障害が関連していると考えられている．

本邦では利用できないが，膵外分泌刺激ホルモン製剤であるセクレチンを投与したセクレチン負荷 MRCP は膵管の描出能向上が得られる検査法であり，膵管非癒合や膵液胆汁逆流現象，Santorinicele の診断に有用である．

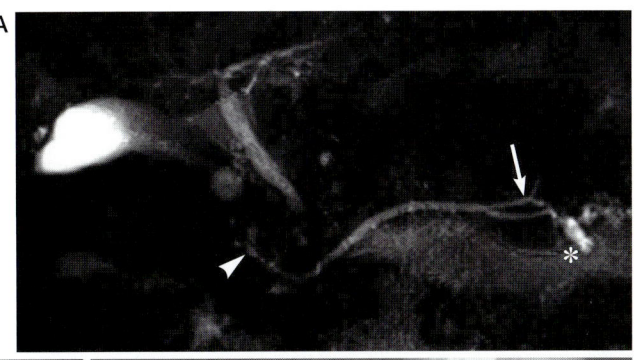

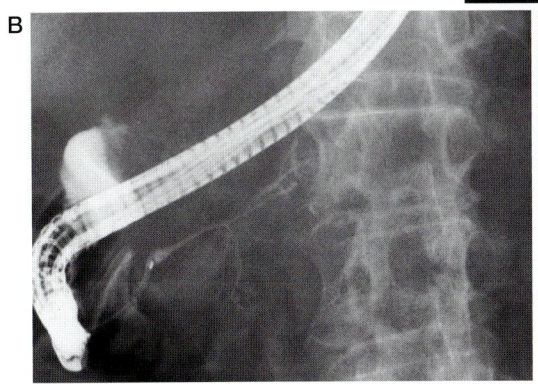

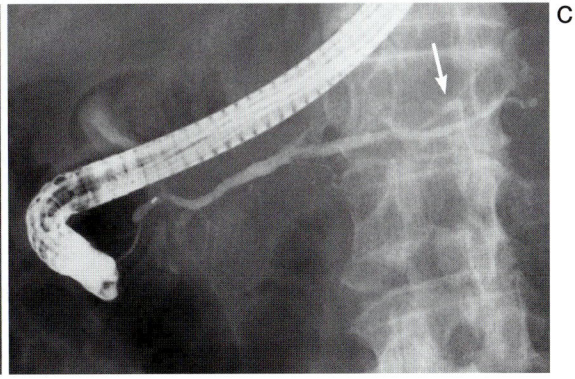

図1 70歳台女性 膵管非癒合
繰り返す膵炎を主訴に来院．A：MRCP，B, C：ERCP（B：主乳頭から Wirsung 管の直接造影，C：副乳頭から Santorini 管の直接造影） MRCP（A）では主膵管が Santorini 管と連続し，副乳頭につながる．副乳頭は嚢状に拡張している（Santorinicele，▶）．主乳頭から Wirsung 管の直接造影（B）では，主膵管は描出されない．副乳頭から Santorini 管の直接造影（C）では主膵管の描出を認める．膵尾部では重複主膵管を認める（A, C，→）．分枝型 IPMN（臨床診断）を認める（A，＊）．IPMN：膵管内乳頭粘液性腫瘍（intraductal papillary mucinous neoplasm）

鑑別診断と鑑別点

膵管非癒合では通常は拡張した副膵管が背側膵管（主膵管）と連続しているが，副膵管そのものは MRCP では 30％程度にみられるため，副膵管が描出されても，必ずしも膵管非癒合があるとは限らない．膵管の発生学的変異は divisum（胎児型）のほかに，Ansa 型（副膵管が主膵管前方を越えて主膵管に対し左下方から合流する），Loop 型（主膵管近位部が膵頭下部にて loop を描いて走行する）などが分類されている．

1. 発生異常

異所性膵
ectopic pancreas

(文献 18, 22〜24)

■ 臨床像
消化管に発生した異所性膵の多くは無症状である．しかし狭窄，潰瘍，出血，腸重積などが起こることがあり，またまれに膵炎を合併することや，膵組織由来の腫瘍（腺癌や内分泌腫瘍など）が発生することもある．

■ 病理・病態
異所性膵とは，膵臓とは別の部位・臓器に存在する膵組織をいい，腺房細胞，膵管，膵島がさまざまな割合で含まれる．Heinrich は組織学的にⅠ型（膵島，腺房細胞，膵管の三者をもつもの），Ⅱ型（膵島を欠くが腺房細胞，膵管をもつもの），Ⅲ型（膵島と腺房細胞を欠き，平滑筋の増殖と膵管のみをもつもの）に分類した．胃（26〜38％），十二指腸（28〜36％），空腸（16％）にしばしばみられ，Meckel 憩室，回腸にもみられることがある．ほとんどが消化管の粘膜下病変として存在する．まれには胆囊，胆管，食道，大腸，腸間膜，大網，肝，脾，縦隔，肺，卵管などにみられる．異所性膵は正常膵と同様に急性ないし慢性膵炎あるいは癌化を起こすことが知られており，消化管出血，狭窄，腸重積などの原因となることがある．十二指腸壁内の異所性膵では，特にアルコール多飲者で繰り返す炎症による十二指腸の壁肥厚と囊胞変性を認めることがあり，しばしば十二指腸狭窄を伴う．duodenal dystrophy あるいは paraduodenal pancreatitis とよばれる．しかし，高率に groove 領域の炎症も伴うことから，一括して groove 膵炎とよばれることが多い．

■ 画像所見
通常 0.5〜2 cm．消化管のものは粘膜下腫瘍の形態を示し，痕跡的な膵管を伴う．CT/MRI でのダイナミックスタディでは膵実質と同等の濃染パターンを呈する．MRI では膵実質と等信号．分葉構造や膵管の有無を見ることがある．上部消化管造影検査では，辺縁平滑で扁平な中心臍窩（膵導管の開口部の陥凹）を伴う陰影欠損像を見る．

鑑別診断と鑑別点
消化管粘膜下腫瘍（カルチノイド，GIST，平滑筋腫・肉腫，神経原性腫瘍，転移，リンパ腫など）が鑑別となる．異所性膵炎では画像上，周囲の炎症性変化が浸潤性の悪性腫瘍に類似する場合がある．

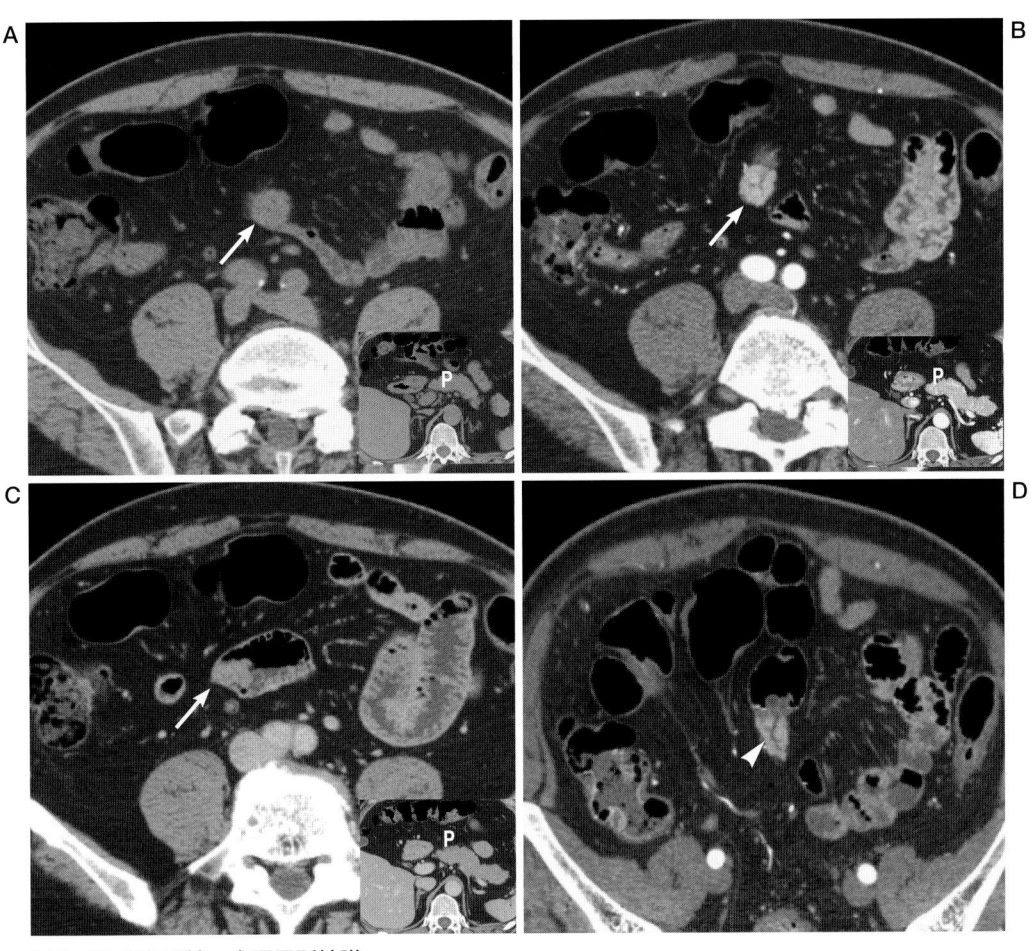

図1 50歳台男性　空腸異所性膵

A：単純 CT, B：造影 CT（早期相）, C：造影 CT（後期相）, D：造影 CT 斜冠状断像（早期相）　直腸癌手術時に偶然発見された．単純 CT（A），造影早期相（B），後期相（C）で膵実質（右下の画像）と同様の濃染パターンを呈する空腸粘膜下腫瘤を認める（→）．造影早期相の斜冠状断（D）では，粘膜下腫瘤内に分岐を有する管状構造を認め（▶），異所性膵であるとわかる．P：膵臓．

図2　60歳台男性　胃幽門部異所性膵に発生した膵管癌

造影 CT　胃幽門部粘膜下に造影で淡く濃染する充実性腫瘤を認める（→）．病理学的に異所膵組織と異所膵から発生した管状腺癌が確認された．▶：胃粘膜．（公立松任石川中央病院放射線科　秋元　学先生のご厚意による）

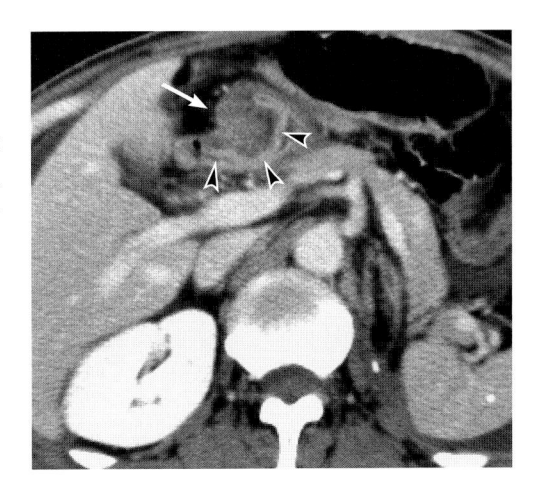

1. 発生異常

輪状膵
annular pancreas (文献 18, 20)

■ 臨床像
　頻度は 2000 出生に 1 例といわれており，合併奇形(消化管，心臓)を併発するものもある．小児期早期(特に新生児期)と中高年期に発見される場合が多い．新生児期発症のものは十二指腸狭窄の程度が強く，嘔吐や腹痛などの閉塞症状をきたす．小児期や成人例では胃十二指腸潰瘍や膵炎の合併による症状，慢性膵炎による十二指腸狭窄の進行による症状や総胆管の狭窄による閉塞性黄疸などにて見つかる場合があり，また輪状膵の 10% に十二指腸閉塞を伴うといわれている．CT や MRI で偶然発見されるケースもある．

■ 病理・病態
　輪状膵とは，膵臓組織が十二指腸を部分的(不完全型・部分型)あるいは全周性(完全型・全周型)に取り巻いた状態をいう．成因は解明されていないが，輪状部の膵管は十二指腸の腹側部を覆う膵臓の部分から起始し，十二指腸の右ならびに背側へと回り，主膵管に合流することから，腹側膵原基の自由端が成長して両側から十二指腸を取り囲む説が有力である．したがって，輪状膵の膵管は Wirsung 管と交通することがほとんどであるが，Santorini 管と交通する例や，直接，十二指腸に開口する例が報告されている．ほとんど十二指腸下行脚に発生するが，まれに球部や水平脚にみられる．

■ 画像所見
　CT/MRI では膵から連続して舌状，輪状に十二指腸下行脚を取り込む膵実質と等吸収/等信号の構造を認め，MRCP や heavily T2 強調像では同部の膵管構造が認められれば診断は確実である．上部消化管造影では十二指腸下行脚に限局した狭窄像を認める．新生児で全周性の輪状膵で十二指腸の完全閉塞例は，腹部単純 X 線検査では，胃と閉塞部よりも口側の十二指腸の拡張による "double bubble sign" を示し，duodenal atresia との鑑別が問題となる．

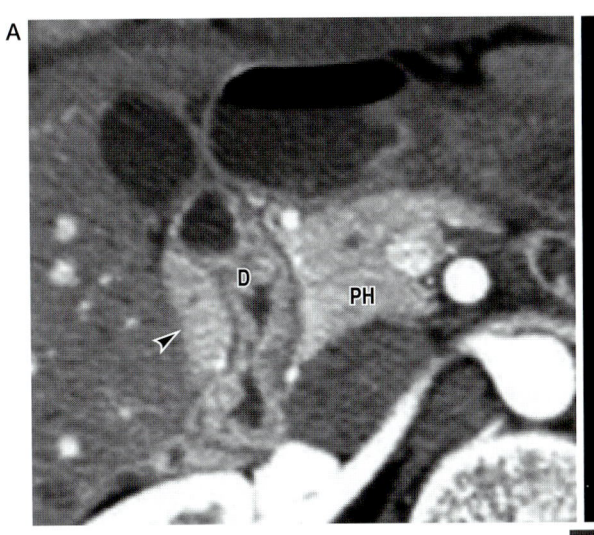

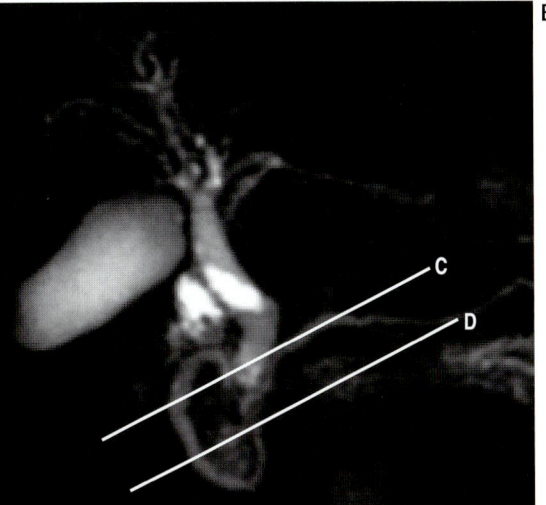

図1 70歳台女性　輪状膵
A：造影CT，B：MRCP，C：T2強調像（SSFSE，主乳頭部頭側の斜横断像），D：T2強調像（SSFSE，主乳頭部尾側の斜横断像）　造影CT（A）では，十二指腸下行脚（D）の周囲を膵実質が取り囲んでいる（▶）．MRCP（B）では，主膵管が十二指腸周囲で輪を描いている．主乳頭部頭側の斜横断像（C）では，膵管（→）が十二指腸の背側を，主乳頭部尾側の斜横断像（D）では，膵管（→）が十二指腸の腹側を走行している．D：十二指腸下行脚，PH：膵頭部．

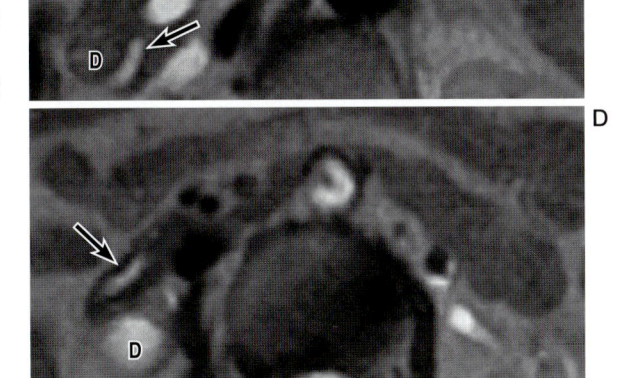

鑑別診断と鑑別点

　新生児，乳幼児では十二指腸閉塞を示す先天性疾患〔duodenal atresia（十二指腸閉鎖），midgut volvulus（中腸軸捻転），duodenal web，Ladd bands，preduodenal portal vein（十二指腸前門脈症），duplication cyst（重複腸管）〕，成人では十二指腸の壁肥厚，狭窄を生じる腫瘍（十二指腸癌，カルチノイド，粘膜下腫瘍，膵癌からの浸潤など）や炎症性疾患（膵炎からの炎症波及，groove pancreatitis，十二指腸潰瘍，十二指腸炎など）が鑑別となる．

1. 発生異常

膵無形成，膵低形成
pancreatic agenesis, pancreatic hypoplasia　　　　　　　　　　　　　　（文献 18, 25）

■ 臨床像
　膵無形成は極めてまれ，かつ他の重篤な奇形を合併することが多く，また新生児死亡率が高い疾患である．子宮内発育遅延，生後早期に発症する新生児永続型糖尿病，膵外分泌機能不全を特徴とする．膵酵素補充療法により救命可能例の報告があるため，早期診断は重要である．膵低形成はその程度によって，無症状のものから糖尿病を発症するものまである．

■ 病理・病態
　膵無形成は背側膵，腹側膵ともに認めないものである．一方，膵低形成には背側膵原基あるいは腹側膵原基の部分的あるいは完全な欠損がある．頻度としては背側膵原基の部分的な欠損が多く，さまざまな程度の短い膵や膵体尾部欠損症を示す．背側膵の完全な無形成では膵頸部，体部，尾部は認められず，Santorini 管や小乳頭も認められない．

■ 画像所見
　膵無形成は非常にまれである．通常は低出生体重児患児の高血糖値を契機に疑われ，各種画像診断にて膵が同定できないことで診断される（図 1）．
　一方，膵低形成はしばしばみられる．膵体尾部の欠損がほとんどであり（図 2），これは背側膵原基の無形成，低形成による．MRCP や ERP（endoscopic retrograde pancreatography）では短小主膵管を認める．まれに十二指腸に接した，丸く，短い膵頭部のみが描出されることがある．背側膵原基の完全欠損例では膵頸部・体部・尾部，そして Santorini 管と小乳頭がすべて欠落するといわれている．膵鉤部が欠損した例もしばしばみられ，これは腹側膵原基の欠損によると考えられている．欠損していない正常の膵実質は通常の吸収値・信号強度でみられる．

鑑別診断と鑑別点
　膵無形成や重度の低形成は新生児糖尿病を契機に発見されることが多く，画像では正しく膵臓がないことを指摘しなければならない．新生児では腸管ガスが多いこと，腹腔内脂肪組織がほとんどみられないことから，各種画像検査（超音波検査，CT，MRI）でも良好な画像が必ずしも得られるとは言えない．そのため脾静脈をメルクマールとし，膵構造の有無を丹念に見極めることが大切である．画像ではっきりしない場合，膵機能検査による膵外分泌機能不全を証明することが重要である．
　膵体尾部の欠損や膵鉤部の欠損を認めたとき，膵癌による膵実質の閉塞性の萎縮（閉塞性膵炎）を疑うことが臨床上最も大事である．閉塞性膵炎では拡張した主膵管を認める．限局性の自己免疫性膵炎の治療後に局所の膵実質が萎縮し欠損しているようにみえる場合がある（図 3）．高度な膵脂肪浸潤や lipomatous pseudohypertrophy（「3. 膵良性病変」，p.404 参照）は膵欠損に類似するが，主膵管が膵低形成との鑑別ポイントである．

1. 発生異常 **387**

図1 1歳男児 膵無形成（重度低形成）
在胎34週にて極低出生体重児として出生．生後早期より高血糖を示した．**造影CT** 脾静脈（→）が同定できるが，膵実質は同定できない．（富山県立中央病院放射線科 阿保 斉先生のご厚意による）

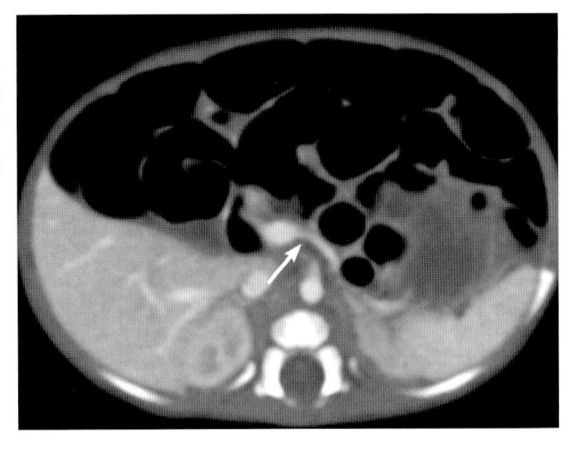

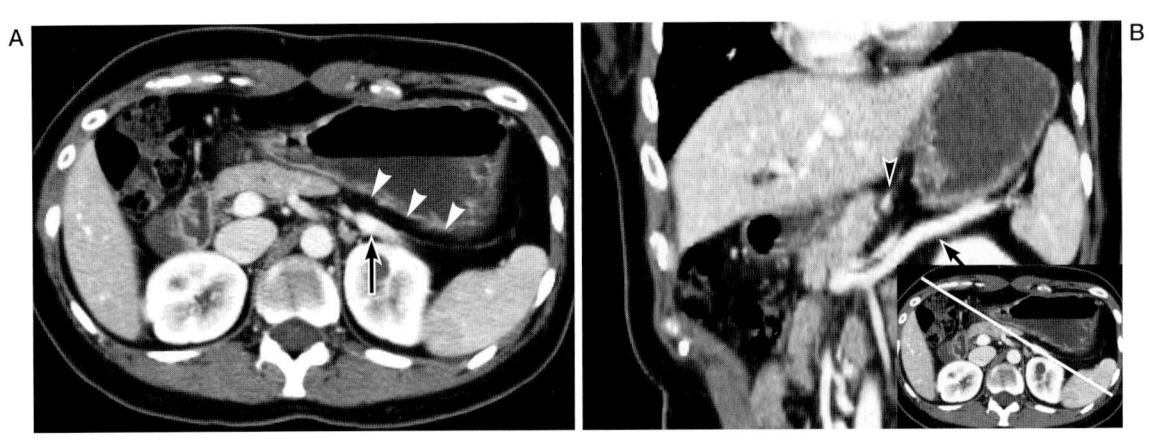

図2 20歳台女性 膵尾部欠損
A：造影CT，B：造影CT斜冠状断再構成像　肝機能障害精査目的で撮影された造影CTで，偶然，膵体尾部欠損を認めた（►）．→：脾静脈

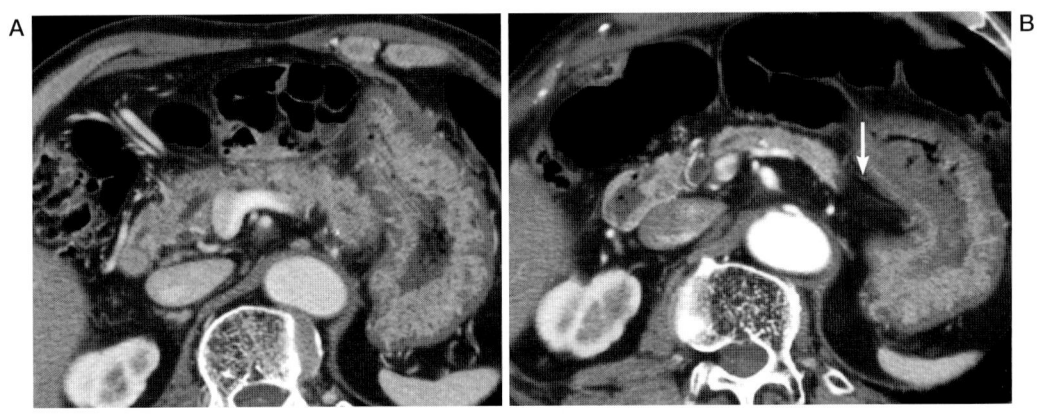

図3 70歳台男性 自己免疫性膵炎加療前後の変化
A：造影CT（ステロイド治療前），B：造影CT（治療後）　自己免疫性膵炎の診断でステロイド治療を実施．治療前CT（A）では膵が腫大している．治療後CT（B）では膵腫大は改善している．膵尾部の萎縮により欠損のようにみえる（→）．

2. 膵炎

急性膵炎
acute pancreatitis

(文献 26, 27)

■ 臨床像
種々の原因により腺房細胞が障害されると，トリプシンを主体とした膵酵素が連鎖的に活性化される．その結果生じた膵の自己消化による膵臓の急性炎症である．画像所見に基づく病態生理学的には間質性浮腫性膵炎と壊死性膵炎に大別される．

成因は，アルコール性，特発性，胆石性の順に多い．上腹部あるいは臍周囲の疼痛，背部への放散痛，嘔気，嘔吐などが症状として多い．アルコール，脂肪の摂取で増悪する．血中のリパーゼ，アミラーゼは診断に有用だが重症度とは相関しない．

大量の炎症物質が血中に流入することで惹起される systemic inflammatory response syndrome (SIRS) では，全身の循環不全，多臓器不全，重症感染症などの合併症を併発し，致命的となることがある．

■ 病理・病態
広範な実質壊死，炎症細胞浸潤，脂肪壊死を生じる．しばしば広範な出血を伴う．

■ 画像所見
■ CT：間質の浮腫性変化を反映し，膵腫大を認める．腫大の判断基準はあるが(膵頭部で1椎体横径以上，体尾部で2/3以上)，個体差や加齢性萎縮があり，実臨床には適していない．過去の画像があれば比較が有用である．膵周囲の脂肪組織の濃度上昇や前腎傍腔の液体貯留あるいは前腎筋膜(Gerota 筋膜)の肥厚を認める．近年では perfusion CT を用いて膵臓の組織血流を測定することで膵臓の虚血や壊死を診断し，重症化の早期予知についての有用性が注目されている．

■ MRI：間質性浮腫性膵炎は T1 強調像で低信号，T2 強調像や拡散強調画像で肝より高信号を呈する．脂肪抑制併用 T2 強調像ではコントラストが強調されて膵はより高信号を示し，炎症の存在が評価しやすくなる．膵周囲の液体貯留や前腎筋膜の肥厚も脂肪抑制 T2 強調像で高信号を呈し，評価は容易となる．MRCP (MR cholangiopancreatography) では膵炎の原因となるような胆道結石，胆管・膵管合流異常の有無を確認するのに適している．脂肪壊死は T1 強調像で高信号を呈し，診断に有用である．

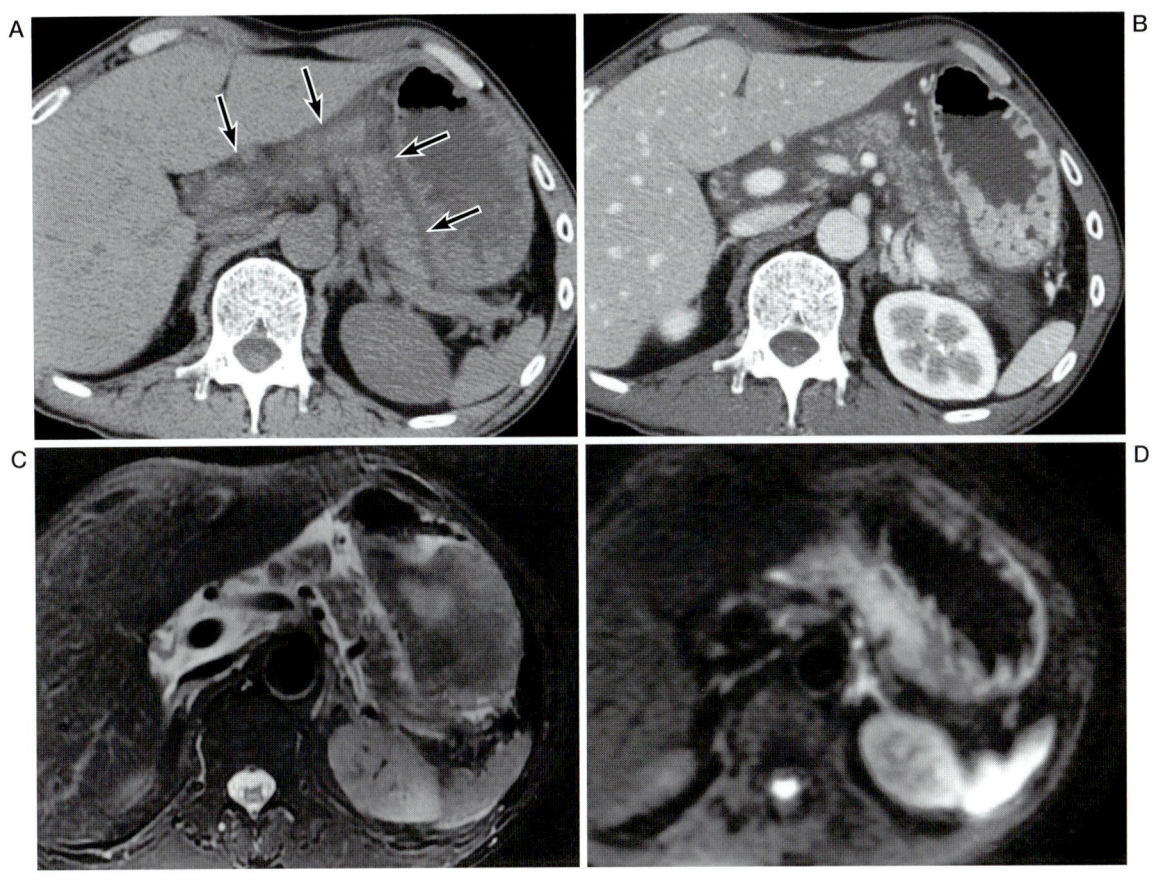

図1 40歳台男性 急性膵炎(Grade 1)
A:単純CT, B:造影CT, C:脂肪抑制T2強調像, D:拡散強調画像(b=800 s/mm²) 単純CT(A)で膵は腫大している(→).膵周囲から結腸間膜根部まで炎症性液体貯留を認める.造影CT(B)では膵実質の増強効果は保たれている.周囲の液体貯留はT2強調像(C)で高信号を呈しており,進展範囲が明瞭である.実質は拡散強調画像(D)で軽度高信号を呈している.

鑑別診断と鑑別点

　急性膵炎は臨床的に診断可能な疾患であり,画像診断の役割は原因精査,重症度・合併症の確認である.画像上,特に鑑別を要するような疾患はないが,膵炎を契機に膵癌が見つかる場合があり,読影時には注意が必要である.

2. 膵炎

急性膵炎の合併症
complications of acute pancreatitis

(文献28)

局所合併症と全身性合併症(SIRS, 多臓器不全など)に大別される. ここでは局所合併症について記載する.

1) 仮性嚢胞/被包化壊死

膵炎によって生じた明瞭な炎症性の壁に被包化された液体貯留/壊死物質である. 急性膵炎のほか, 慢性膵炎の再燃, 外傷性膵炎によく合併する. 次項に詳細を記載する.

2) 血管系

腹腔動脈, 上腸間膜動脈およびこれらの分枝動脈に炎症が及ぶと広狭不整像, 仮性動脈瘤が生じることがある. 仮性動脈瘤は破裂の危険性が高く治療対象となる. 外科手術かIVRかの明確な基準はないが, 近年ではまずはIVRによる止血術が試みられることが多い.

炎症が静脈に及ぶと脾静脈・上腸間膜静脈〜門脈本幹に血栓が生じる. 脾静脈が血栓閉塞すると側副路として胃大網静脈ならびに胃冠状静脈が拡張し, 食道静脈瘤が発達してくることがある. 上腸間膜静脈が閉塞すると静脈うっ血が生じ, 小腸壁に浮腫性肥厚がみられることがある. 門脈本幹〜肝内門脈内にまで血栓が進展した場合には, 肝十二指腸間膜に側副路形成(いわゆるcavernous transformation)が生じる. 肝内門脈閉塞が持続すると肝の末梢の萎縮と中心部の代償性肥大を認め, 門脈圧亢進症に進展する.

3) 感 染

膵壊死巣は血流がないため容易に感染を合併する. 嫌気菌感染の場合には壊死部にガス産生がみられることがある. 経皮的ドレナージにより治療可能だが, 壊死部摘除術が必要となることもある.

4) 腹部コンパートメント症候群(abdominal compartment syndrome:ACS)

腹腔内圧上昇に起因して, 呼吸・循環をはじめ種々の臨床症状が惹起される状態で, 腹腔内圧≧20 mmHgの上昇と腹腔内圧上昇により発生した臓器障害と定義される(腹腔内圧は臨床的には膀胱内圧で代用される).

重症急性膵炎でも後腹膜の滲出液貯留, 二次性の腸管浮腫, 治療のための大量輸液とpermeabilty亢進による漏出などの複合的要素を背景にACSを呈することがある. 保存的治療に抵抗性の場合は減張切開術が推奨されているが, 膵炎を起因としたACSに対しては膵壊死感染の危険性があるため現在のところ一致した見解はない.

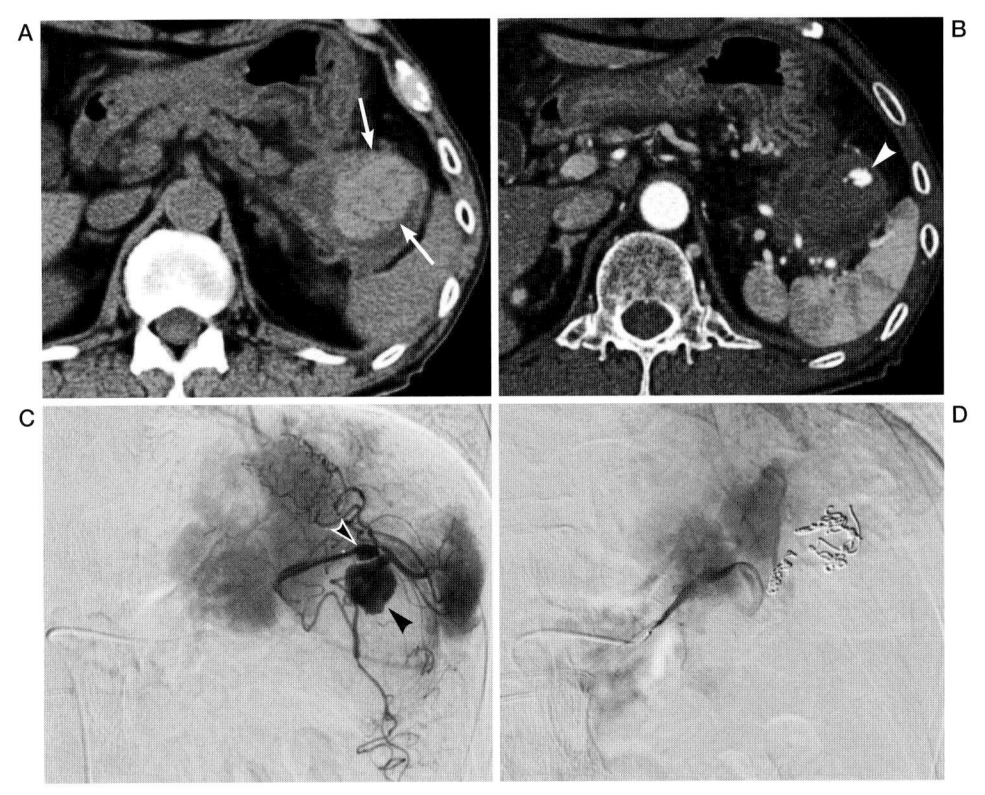

図1 40歳台男性　急性膵炎
A：単純CT，B：造影CT（動脈優位相），C, D：DSA（脾動脈造影）　単純CT（A）で膵尾部に被包化された液体貯留腔を認め，仮性囊胞を考える．仮性囊胞内に高吸収がみられ（→），血腫が示唆される．造影CT（B）では仮性動脈瘤を認める（▶）．止血のためIVR施行．DSA（C）でも仮性動脈瘤が確認できる（▶）．TAEにより仮性動脈瘤の消失を得た（D）．

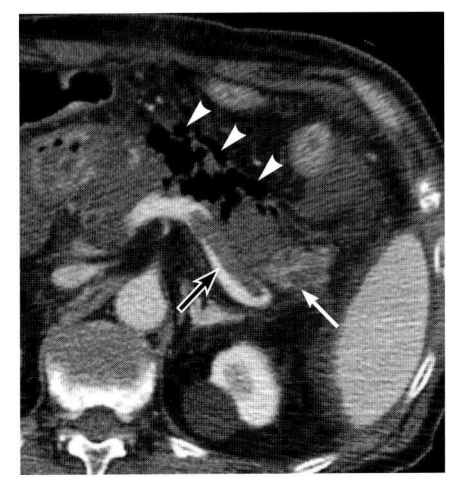

図2 80歳台男性　感染性膵壊死
造影CT（入院5日目）　膵実質は全体に増強効果が不良であり，尾部に一部造影される領域が残存している（白矢印）．膵体部にはガスがみられ，感染性膵壊死を考える（▶）．脾静脈内には血栓もみられる（黒矢印）．

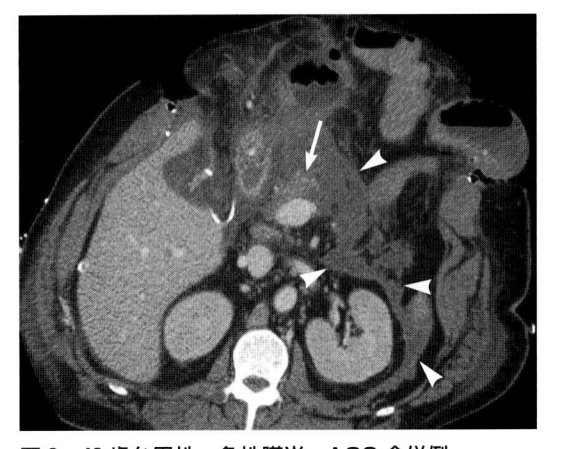

図3 40歳台男性　急性膵炎，ACS合併例
造影CT（入院7日目）　入院2日目にACSと判断し，開腹術を施行した．膵実質は全体に増強効果が不良である（→）．膵周囲の後腹膜および横行結腸間膜に単純な液体よりもやや高吸収な軟部陰影が広がっている（▶）．WON（walled-off-necrosis，被包化された膵および膵周囲の液状化壊死組織）と考える．徐々に全身状態が悪化していき，約1か月後に永眠された．

2. 膵炎

急性膵炎のステージング
staging of acute pancreatitis (文献 26, 29)

重症度は予後因子スコアのみでも判定可能であり，CT は必須ではない．しかし，膵壊死，合併症の診断，外科的処置やドレナージ，局所持続動注療法の適応の可否を検討するためにも造影 CT は有用である．

造影 CT Grade は，①膵造影不良域，②炎症の膵外進展度という 2 つの尺度を用いて分類される．膵造影不良域は，膵を便宜的に頭部，体部，尾部の 3 つに区分し，造影不良域がどの範囲まで認められるかで評価する．発症初期では可逆的な造影不良の場合もあるが，発症後 4～10 日目では膵壊死はほぼ 100% 診断可能となる．炎症の膵外進展度は前腎傍腔，結腸間膜根部，腎下極以遠というように解剖学的に評価する．以上 2 つの尺度を用いて表 1 のように Grade 1～3 に分類し，Grade 2 以上を重症と判定する．重症例では対応可能施設への転送が考慮されるなど治療方針に関わる．

炎症の膵外進展度に用いられる"炎症性滲出液"とは単純な液体貯留と脂肪壊死とを含んでいる．この 2 つの鑑別は重症度には寄与しないが，予後をより正確に評価可能との報告もある．改訂アトランタ分類では，膵および膵周囲の局所合併症としての貯留物を発症からの時期と膵壊死の有無で 4 つのカテゴリーに分類し，またそれぞれに感染の有無を加味し，合計 8 個の診断 entity を定義した(表 2)．

画像所見

■ CT：膵炎の初期(1 週以内)では APFC と ANC との鑑別は困難である(表 2 参照)．しかし，数日～1 週程度経過すると，脂肪壊死は単純 CT で通常の液体に比して高吸収かつ不均一な性状を呈するようになる．造影では不均一な増強効果を示すことが多い．

■ MRI：ANC の診断が容易となる．脂肪壊死の出血性変化を反映し，T1 強調像で高信号を呈する．

表1 造影 CT による CT Grade 分類

膵造影不良域 \ 膵外進展度	前腎傍腔	結腸間膜根部	腎下極以遠
各区域に限局または膵周囲のみ	1	1	2
2 つの区域にかかる	1	2	3
2 つの区域全体あるいはそれ以上	2	3	3

表2 改訂アトランタ分類における膵炎後貯留の分類

	発症 4 週間以前		4 週間以降
壊死(−)	APFC	→	PPC
壊死(+)	ANC	→	WON

APFC：acute peripancreatic fluid collection (急性膵周囲液体貯留)，ANC：acute necrotic collection (急性壊死性貯留)，PPC：pancreatic pseudocyst (膵仮性囊胞)，WON：walled-off necrosis (被包化壊死)

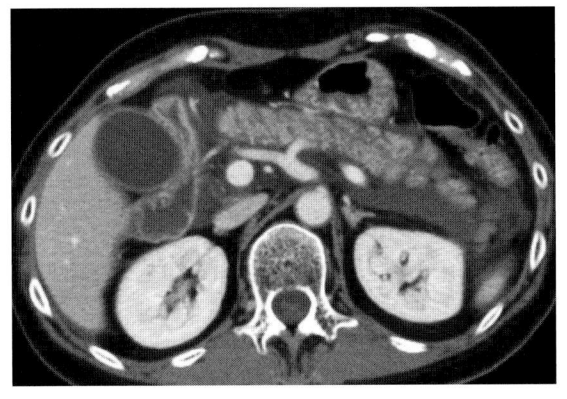

図1 40歳台男性 急性膵炎(CT Grade 1)
造影CT 膵は腫大している．膵周囲から結腸間膜根部まで炎症性液体貯留を認める．実質の増強効果は保たれている．

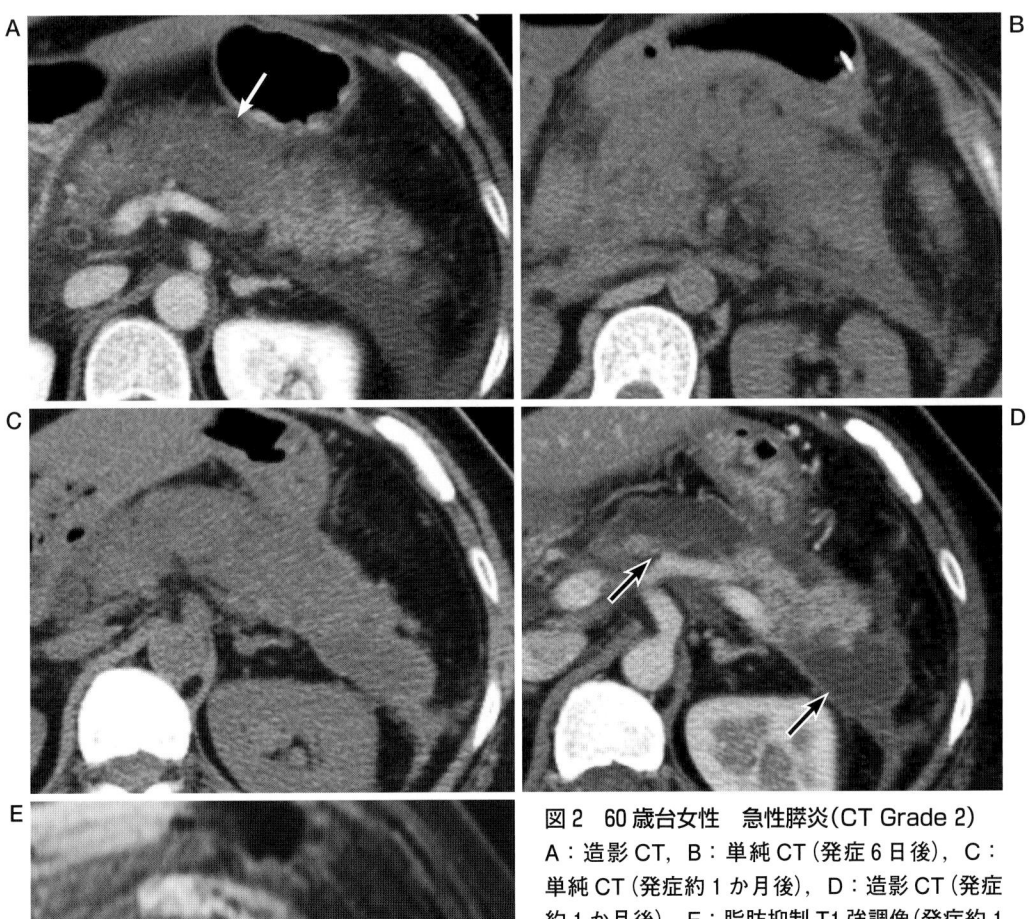

図2 60歳台女性 急性膵炎(CT Grade 2)
A：造影CT，B：単純CT（発症6日後），C：単純CT（発症約1か月後），D：造影CT（発症約1か月後），E：脂肪抑制T1強調像（発症約1か月後） 造影CT（A）では膵体部は増強効果に乏しく（→），腎以遠まで液体貯留を認める（非呈示）．Grade 2相当の急性膵炎と考えられる．6日後の単純CT（B）では膵周囲の液体貯留はやや高吸収を呈しており，ANCと考えられる．約1か月後のCT（C, D）では液体貯留は被包化され（→），内部は単純CTで高吸収を呈している．MRI，脂肪抑制T1強調像（E）では高信号を呈しており（→），出血性脂肪壊死が示唆される．

2. 膵炎

慢性膵炎
chronic pancreatitis

(文献 30)

■ 臨床像
　腹痛や腹部圧痛，膵外・内分泌機能低下などの症状を伴うものが典型的だが，無痛性あるいは無症候性の症例もある．男女比は 3：1 で男性に多い．
　成因別にアルコール性が最も多く（全体の 64.0％），原因不明の特発性，胆石症に伴うものがこれに続く．女性では特発性が最多である．自己免疫性膵炎と閉塞性膵炎は，膵の慢性炎症として別個に扱う．続発する合併症として慢性膵炎の急性増悪，仮性動脈瘤，膵癌などがある．

■ 病理・病態
　膵内に不規則な線維化，細胞浸潤，実質の脱落，肉芽組織などの慢性変化が生じ，基本的には膵全体に存在する．病変の程度は不均一で，分布や進行度も多彩である．膵外分泌・内分泌機能低下を伴う非可逆性の病態である．

■ 画像所見
■ **CT**：膵管内に結石，または膵全体に分布する複数ないしびまん性の石灰化を認めるが，膵石自体は重症の所見ではない．アルコール性では非アルコール性に比して，膵石の合併頻度が高く，形成速度も速いとされる．CT による慢性膵炎の診断能は感度 74〜91％，特異度 78〜98％とされている．また，主膵管は不規則なびまん性の拡張を呈する．膵辺縁は不規則な凹凸となり，変形を認める．読影時には仮性動脈瘤，膵癌の合併などにも注意する．
■ **MRI**：線維化が進行するに従い，蛋白質成分を含む液体が腺房細胞内より減少し，T1 強調像で膵実質は低信号となる．主膵管の不整な拡張，膵全体に不均一に分布する分枝膵管の不規則な拡張も特徴的とされる．脱落・萎縮した膵実質組織が脂肪組織に置換されることがある．通常はびまん性にみられるが，背側膵，腹側膵の一方だけにみられることがある．
■ **造影 CT/MRI**：早期相での濃染が不良で，漸増性に濃染するパターンを示す．
■ **ERCP**：膵全体にみられる主膵管の不整な拡張と，不均等に分布する不均一かつ不規則な分子膵管の拡張を認める．主膵管が膵石，蛋白栓などで閉塞または狭窄しているときは乳頭側の主膵管と分枝膵管の不規則な拡張がみられる．

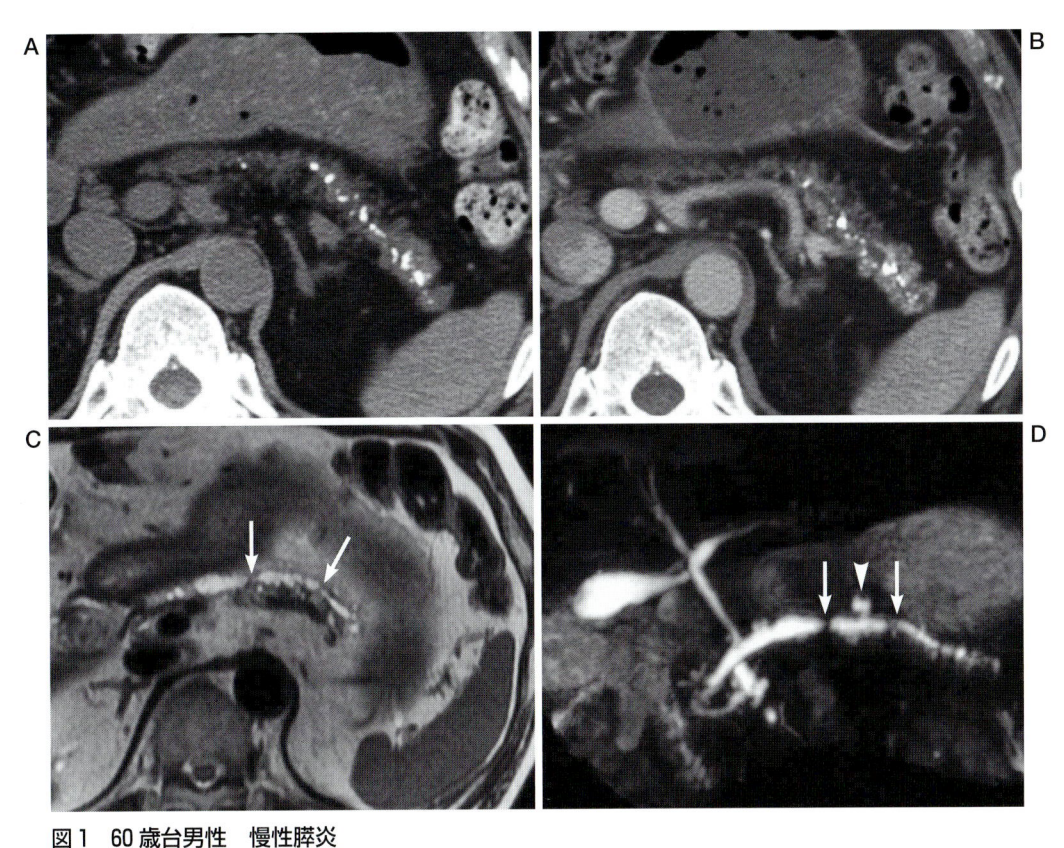

図1　60歳台男性　慢性膵炎
A：単純CT, B：造影CT, C：T2強調像, D：MRCP　CT(A, B)では，膵実質は萎縮しており，びまん性の石灰化が散見される．MRI(C, D)では主膵管に広狭不整がみられ(→)，一部に分枝膵管の拡張もみられる(D, ▶)．

鑑別診断と鑑別点

●膵癌：特に限局性慢性膵炎と鑑別を要する．病変内の膵管分枝拡張，浸潤傾向に乏しい点などが膵癌と異なる．また，造影では慢性膵炎のほうが遅延性濃染が強い傾向にある．

2. 膵炎

Hemosuccus pancreaticus：HP

(文献 31〜33)

■ 臨床像

　hemosuccus pancreaticus (HP) はまれな消化管出血の原因であり，その多くが急性もしくは慢性膵炎に合併した仮性動脈瘤からの出血が，直接的または仮性囊胞を介して膵管内に及び，十二指腸乳頭から消化管内に流出する病態である．症状は心窩部痛，背部痛および吐血，下血，貧血の進行がみられることが多く，上部内視鏡にて胃や十二指腸内に血腫を認めるが出血の原因となるような潰瘍などはみられない際に本症が疑われる．出血は間欠的に生じるため，内視鏡施行時に乳頭からの血液の流出がみられないこともあり，診断まで時間のかかることがある．診断は内視鏡検査およびダイナミック CT が有用であり，特に背景に急性/慢性膵炎が背景にある患者に原因不明の消化管出血がみられた際には，本症を疑う必要がある．

■ 病理・病態

　HP は膵臓に生じた出血が膵管を通じて十二指腸乳頭から消化管内に流出し，消化管出血症状をきたす病態であるが，その原因として最も多いのは前述したように，急性/慢性膵炎に生じた動脈破綻(仮性動脈瘤)の直接もしくは仮性囊胞を介した膵管への穿破である．これは膵炎により膵周囲動脈(脾動脈や膵頭部アーケード)が膵液にさらされることにより，動脈壁の融解(壊死)を生じるほか，仮性囊胞による圧排が動脈を破綻させることが原因として考えられており，特に報告例では脾動脈の仮性動脈瘤の頻度が高い．その他の原因としては膵腫瘍(特に多血性の神経内分泌腫瘍)や膵動静脈奇形，segmental arterial mediolysis (SAM) によるもの，さらには EUS-FNA (超音波内視鏡下穿刺吸引法) や ERCP (内視鏡的逆行性胆管膵管造影) 後の出血によるものが報告されている．手術治療が選択された症例では，仮性動脈瘤と膵管の交通が病理学的に証明された症例の報告もみられる．

■ 画像所見

　HP の診断には，おもにダイナミック CT，血管造影が有用である．

■ CT：単純 CT では仮性囊胞内の出血は高吸収で描出され，経過で仮性囊胞内の濃度上昇がみられた際には出血を疑い，できる限りダイナミック CT を施行する必要がある．仮性動脈瘤は単純 CT のみでは同定困難なことがあるが，動脈相の画像では動脈破綻部に瘤状の強い増強効果を認め，診断に有用である．また，活動性出血が生じている際には，後期相にかけて造影剤の血管外漏出が顕在化するため，動脈相と静脈相(後期相)を比較して造影剤の広がりの有無に注意を払う必要がある．その他の原因の検出にもダイナミック CT は有用であり，原因不明の消化管出血の際には膵腫瘍や膵管拡張の有無に留意する必要がある．また，SAM などの動脈性の病変が原因となっていることもあるため，仮性動脈瘤形成のみられる動脈以外の動脈にも，解離や広狭不整がないか丹念にチェックすることが重要である．

■ 血管造影：血管造影は仮性動脈瘤を直接描出できるほか，金属コイルなどによる治療に直接つなげることができるため，ダイナミック CT で仮性動脈瘤がみられた際には速やかに施行するべき検査である．HP，特に仮性動脈瘤によるものの治療の第一選択は IVR である

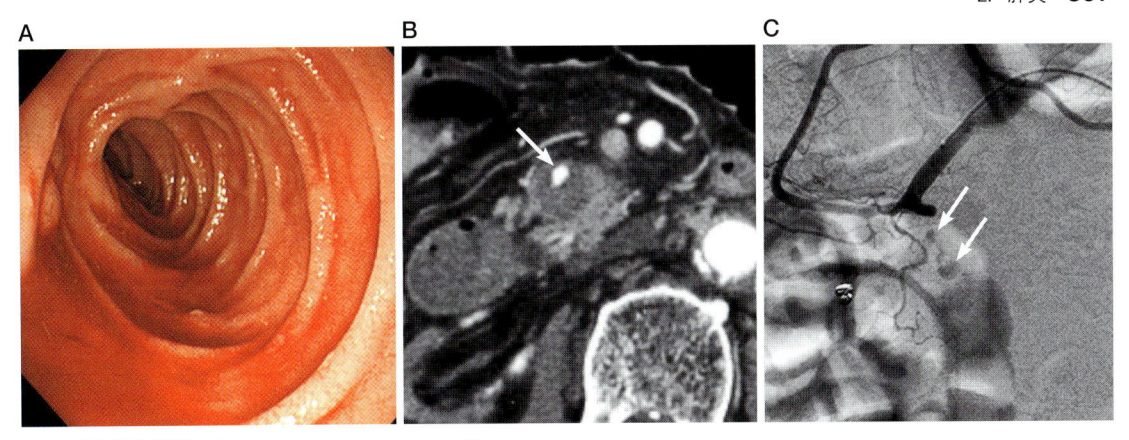

図1　70歳台男性　hemosuccus pancreaticus
慢性膵炎にて経過観察中，消化管出血で発症．A：上部消化管内視鏡，B：造影CT（早期相），C：腹部血管造影
　上部消化管内視鏡（A）では十二指腸内に出血を認める．造影CT早期相（B）では，膵頭部に仮性囊胞を認め，内部に仮性動脈瘤と思われる強い濃染域を認める（→）．緊急で止血目的に血管造影（C）が施行され，前上膵十二指腸動脈末梢に仮性動脈瘤の形成を認めた（→）．この後，引き続き金属コイルによる塞栓術が施行され，止血を得た．（図1,2とも福井県立病院放射線科 吉川　淳先生，福井済生会病院放射線科 永井圭一先生のご厚意による）

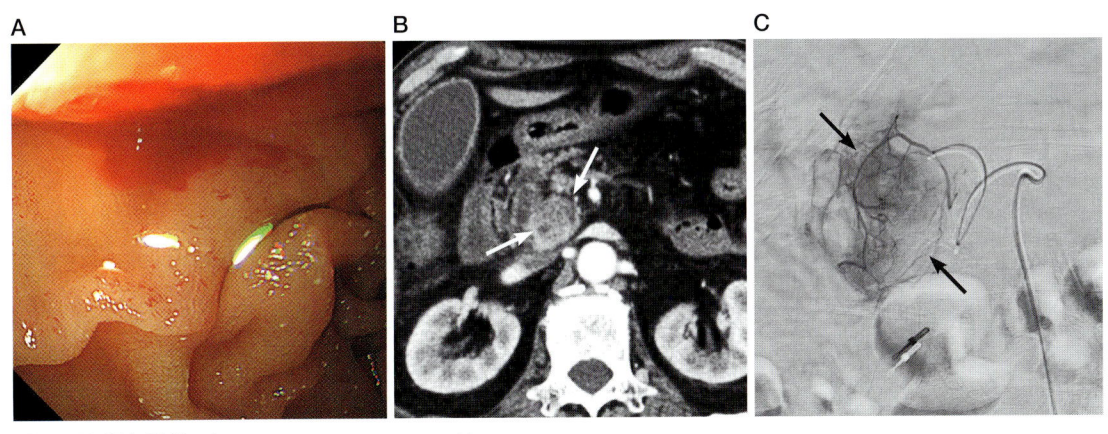

図2　70歳台男性　hemosuccus pancreaticus
消化管出血にて発症．A：上部消化管内視鏡，B：造影CT（早期相），C：腹部血管造影　上部消化管内視鏡（A）で，乳頭部から十二指腸内に出血を認めるが，出血の原因は不明であった．造影CT早期相（B）では，膵鉤部に早期相で比較的強く，不均一に濃染する腫瘍を認める（→）．同腫瘍が出血源と考え，緊急で血管造影（C）にて止血（→）を行った後に手術加療が施行された．

が，再出血の際や腫瘍が原因の際には外科的治療の適応となる．

鑑別診断と鑑別点

　HPは，消化管症状のある患者に仮性動脈瘤を同定できた際には特に診断に迷うことはなく，鑑別診断は存在しない．なにより重要なことは消化管出血の原因として本症の存在を知っておくことであり，消化管出血の原因検索のCTにおいては消化管のみでなく，膵周囲仮性動脈瘤や膵腫瘍の有無，SAMなどの病態がないかどうかを丹念にチェックすることが重要となる．

2. 膵炎

自己免疫性膵炎
autoimmune pancreatitis(AIP : Type 1)　　　　　　　　　　　　　　　　(文献34〜36)

■ 臨床像
中高年男性に好発し，黄疸や糖尿病の増悪といった臨床症状を呈することがあるが，無症状で発見される症例も存在する．血清IgG4値が高値を呈し，血清学的な診断マーカーとして有用であるが，約10％前後では上昇のみられない症例も存在する．ステロイド治療が奏効するが，減量中や中断後に再発する症例もみられる．現在では全身性疾患であるIgG4関連疾患の膵病変として認識されており，顎下腺や涙腺腫大，水腎症など膵臓以外の臓器症状で発症する症例も知られている．

■ 病理・病態
自己免疫性膵炎(AIP)の原因は不明である．病理組織では著明なリンパ球，形質細胞浸潤がみられ，花筵状線維化，閉塞性静脈炎を伴うlymphoplasmacytic sclerosing pancreatitis (LPSP)の所見がみられる．また，好酸球の浸潤がみられることもある．最大の特徴は浸潤形質細胞の多くがIgG4陽性を呈する点であり，診断価値が高い．線維化は主膵管周囲や小葉間隔壁を中心に生じ，膵管上皮病変がみられることはまれである．近年，欧米を中心として報告されてきたAIP症例との異同について検討が重ねられ，AIPは現在Type 1とType 2の2種類が認識されている．本邦でみられるAIPがほとんどType 1で，IgG4関連疾患の膵部分症であり，全身各臓器に類似の病変を伴うのに対し，Type 2はやや年齢が低く，男女差が少ない，膵外病変は炎症性腸疾患であるなど，臨床的にも異なるほか，病理組織所見にも差異がみられる．

■ 画像所見
■ **ダイナミックCT**：典型的には膵全体がソーセージ様に腫大し，周囲脂肪組織との境界面に"capsule-like rim"とよばれるrim様構造を伴う．罹患部は漸増性に濃染し，後期相では均一に濃染される．またcapsule-like rimは線維化が中心であるため，早期相や門脈相で膵実質に比較して低吸収で描出され，後期相にかけて増強される．また全身疾患であるため，顎下腺や肺，後腹膜/動脈周囲や腎尿路系にも同時に病変がみられることがあり，膵外病変の有無にも注意を払う必要がある．

■ **ダイナミックMRI**：罹患部膵実質はT1強調像で低信号，T2強調像で軽度高信号を呈することが多く，拡散強調画像では軽度〜中等度の高信号を呈する．病変は漸増性に濃染し，capsule-like rimはT2強調像で低信号を呈する．膵管は狭細化し，尾側膵管の軽度の拡張を伴うことがある．またAIPは高率に下部胆管病変を合併するが，膵管，胆管の全体像の評価に有用である．しかし，膵管の詳細な評価にはERCPが必要となることが多い．

典型像に関してはCT，MRIで非常に特徴的な所見を呈するため，血清IgG4値と併せて診断に迷うことはないが，AIP病変が限局性に病変を形成し，いわゆる腫瘤形成性膵炎を呈する場合がある(focal AIP，図2)．こういった症例では膵癌との鑑別が問題になる．"duct-penetrating sign"や後期相で均一に濃染するといった特徴に加え，早期相で腫瘤内に点状，結節状の濃染がみられる(speckled enhancement)点が膵癌との画像上の鑑別点と

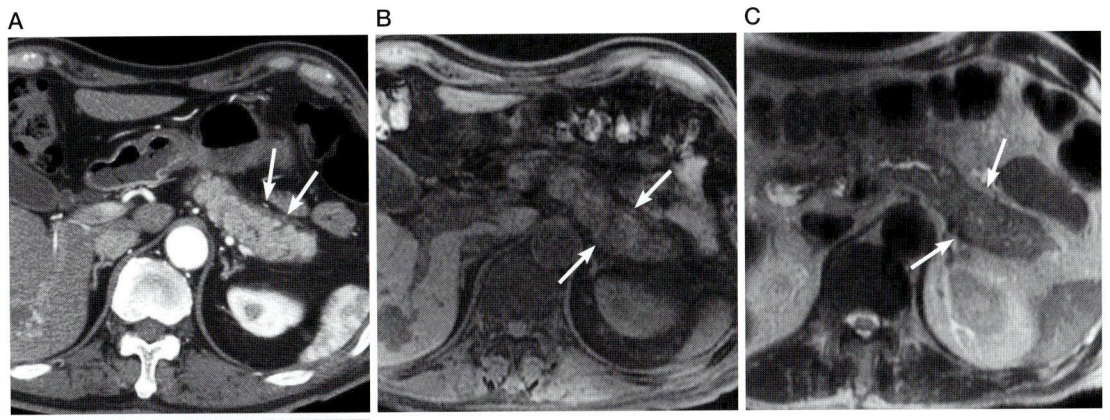

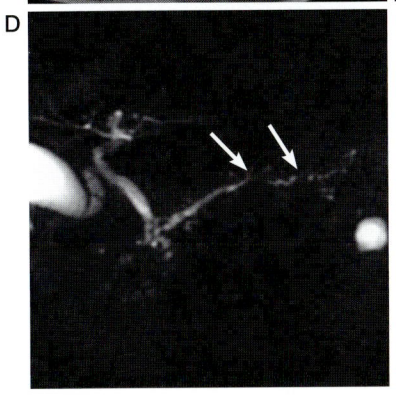

図1 70歳台男性 自己免疫性膵炎(AIP)典型像
A：造影CT，B：脂肪抑制T1強調像，C：T2強調像，D：MRCP 造影CT(A)で膵体尾部は全体に腫大し，やや増強効果が低下している．腫大部を取り囲むようにrim様構造(capsule-like rim)がみられる(→)．脂肪抑制T1強調像(B)にて，病変部は低信号を呈する(→)．T2強調像(C)で腫大実質は軽度高信号を呈し，capsule-like rimは低信号構造として描出されている(→)．MRCP(D)では，膵体尾部で主膵管に狭細像を認める(→)．

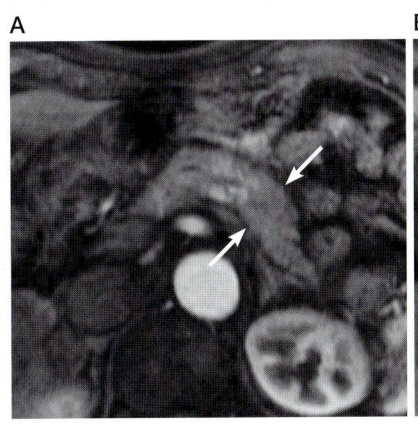

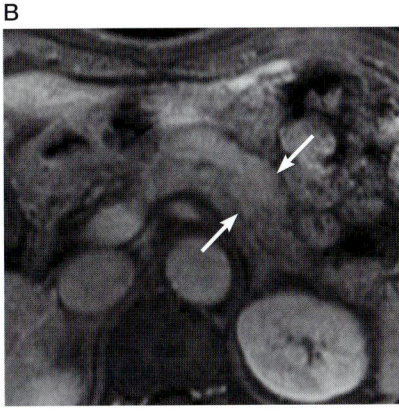

図2 70歳台男性 focal AIP
ダイナミックMRI A：早期相，B：後期相 膵体部に限局性の腫瘤形成を認める．早期相(A)では病変は周囲正常実質に比較して低信号で描出され，内部に点状濃染域(speckled enhancement)がみられる(→)．後期相(B)では病変は均一に濃染し，内部に壊死や変性はみられない(→)．

して報告されているが，特に血清IgG4値の上昇を伴わない症例や周囲浸潤傾向のあるような病変では安易に診断せず，EUS-FNAにてできる限り組織学的に診断する必要がある．

鑑別診断と鑑別点

　AIPは画像上，典型像(ソーセージ様腫大，capsule-like rimなど)を呈する症例においては画像から本疾患の可能性を強く疑うことが可能であり，診断に迷うことはほとんどない．悪性リンパ腫が時に類似の膵腫大を呈することが知られているが，capsule-like rimはみられず，血清IgG4値の上昇もみられない．focal AIPでは膵癌との鑑別が重要である．上記の画像所見が鑑別に有用な場合があるが，膵臓の単独病変や血清IgG4上昇がないような症例においては慎重に鑑別にあたる必要がある．

2. 膵炎

腫瘤形成性膵炎
mass forming pancreatitis

(文献37)

■ 臨床像

慢性膵炎において時に増悪時に膵臓に限局性に炎症が生じ，腫瘤形成もしくは膵臓の限局性腫大を呈することがあり，腫瘤形成性膵炎とよばれる．ただ最近では前項のごとく自己免疫性膵炎でも時に膵臓に限局性に腫瘤形成を生じることが知られており，このような病態も腫瘤形成性膵炎と呼称される．現在では原因に関わらず，膵臓に腫瘤形成を生じる炎症性病態を総称して"腫瘤形成性膵炎"とすることが多い．臨床的には腹痛やアミラーゼ上昇，黄疸のみられることがあるが，無症状で見つかる場合も多い．また画像所見が膵癌と類似し，時に両者の鑑別に難渋する症例も存在する．

■ 病理・病態

腫瘤形成性膵炎は上述のごとく単一の疾患ではなく，それゆえに病態・病理も原疾患により大きく異なる．基本的には炎症細胞浸潤と線維化によって病変が形成されるが，慢性膵炎の増悪時に限局性に腫瘤形成を生じた際には，病変部は背景の慢性膵炎を反映して腺房の高度の萎縮や消失，線維化，炎症細胞浸潤がみられ，時に膵石や石灰化を伴う．限局性の自己免疫性膵炎ではリンパ球，形質細胞浸潤に加え，線維化，閉塞性静脈炎といった所見がみられる．そのほか，薬剤や膵管癒合不全による限局性膵炎も時に腫瘤形成性膵炎として発症することがあることに加え，原因の特定できない(特発性)症例も存在する．

■ 画像所見

■ ダイナミックCT：病変は典型的には乏血性腫瘤として描出され，早期相では周囲膵実質と比較して低吸収を呈し，漸増性に濃染する．慢性膵炎の増悪時にみられる腫瘤形成性膵炎では時に腫瘤内，もしくは背景膵に石灰化が散在性にみられることがあり，膵癌との鑑別点のひとつとして重要である．また，周囲脂肪組織内に急性炎症を反映して毛羽立ちや少量のfluidを伴うことがあり，こういった所見を膵癌の周囲脂肪組織浸潤と間違わないよう注意を払う必要がある．

■ ダイナミックMRI：腫瘤はT1強調像で低信号，T2強調像では低〜淡い高信号を呈し，時に内部の拡散低下がみられる．また，慢性膵炎に生じた場合には背景膵実質の信号が慢性炎症により脂肪抑制T1強調像で低信号となるため，腫瘤とのコントラストがつきにくい場合があるため，注意が必要である．CT同様に早期相では低信号腫瘤として描出され，漸増性に濃染する．腫瘤形成性膵炎では腫瘤内に正常膵実質が取り残されていることがあり，濃度分解能の高いMRIでは，時に腫瘤内に斑状/小結節状の濃染像として認められることがあり，診断に有用である．膵管拡張を伴う症例も存在するが，MRCPにおいて腫瘤内を膵管が貫通する所見(duct-penetrating sign)がみられることがあり，膵癌との鑑別に有用である．また，膵管癒合不全の有無の評価にもMRCPが有用な場合がある．ただ実際の臨床では膵癌との鑑別に苦慮する症例も存在し，画像のみで安易に診断せず，EUS-FNAなどを併用して両者の鑑別には慎重に当たることが必要である．

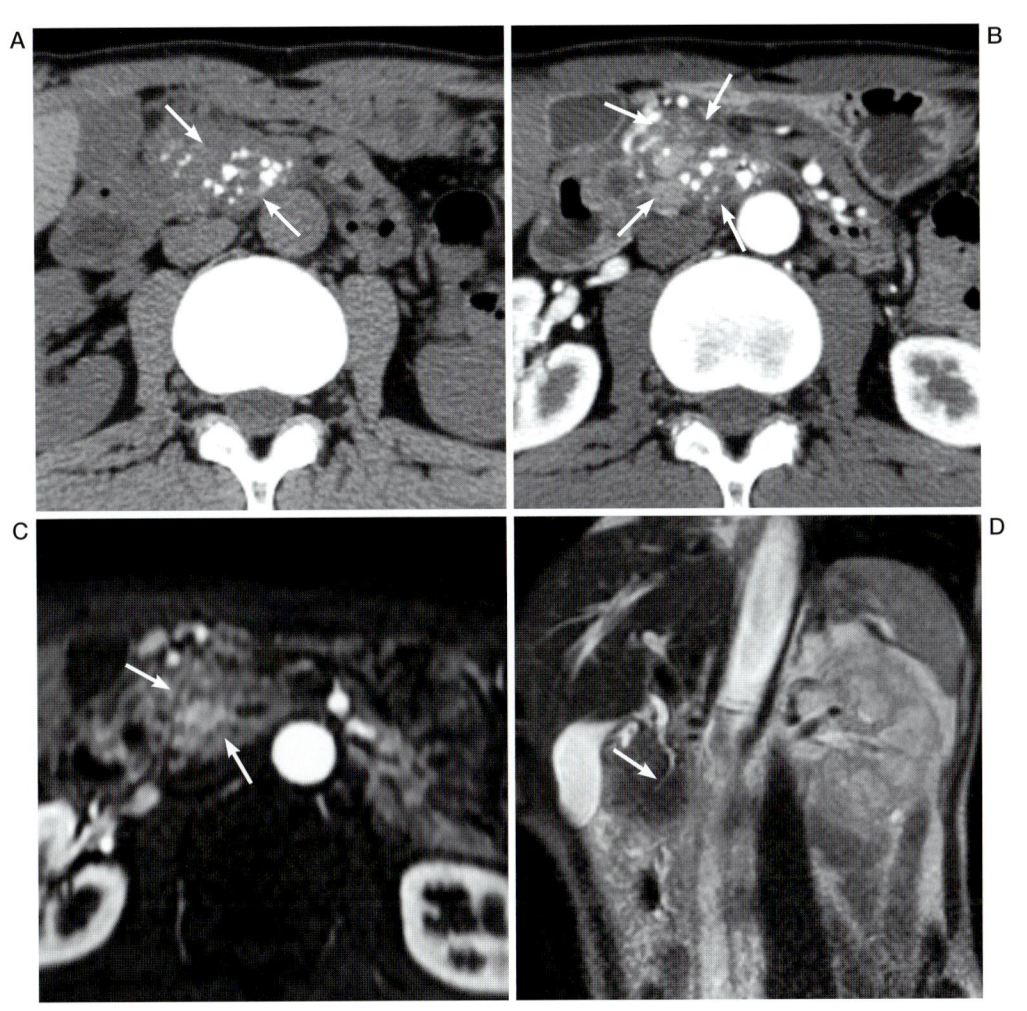

図1　40歳台男性　腫瘤形成性膵炎

慢性膵炎にて経過観察中，腹痛で発症．A：単純CT，B：造影CT（早期相），C：造影T1強調像（膵実質相），D：T2強調斜冠状断像（SSFSE）　単純CT（A）では膵鉤部の腫大を認め，内部に石灰化が多発している（→）．造影CT早期相（B）では，腫大部はやや低吸収の腫瘤を形成している（→）．造影MRI膵実質相（C）では，病変内に正常膵組織の取り残しを疑う斑状の濃染域がみられる（→）．SSFSE斜冠状断像（D）では，腫瘤内膵管は狭小化しているが閉塞なく，貫通している様子が確認できる（duct-penetrating sign，→）．

鑑別診断と鑑別点

　腫瘤形成性膵炎の重要な鑑別疾患は膵癌であり，その鑑別には最大限の注意を払う必要がある．鑑別点としてはduct-penetrating signや腫瘤内の斑状濃染，石灰化などがあげられるが，画像のみで安易に診断せず，癌の疑われる症例においてはEUS-FNAの併用や早めの経過観察を行うべきである．

2. 膵炎

Groove 膵炎
groove pancreatitis

(文献 38, 39)

■ 臨床像

groove 膵炎は groove 領域(十二指腸下行脚と膵頭部の間の領域)に生じるまれな膵炎である。アルコールの多飲がリスクファクターとされ，中高年の男性に好発する．臨床症状は腹痛，背部痛といった急性膵炎様の症状で発症するもののほか，近接十二指腸や総胆管に病変が及ぶことによる嘔吐や黄疸で発症する場合もある．治療は診断が確定すれば保存的治療が選択されるが，臨床的に groove 領域に生じる膵癌 (groove 膵癌) との鑑別が非常に重要である．

■ 病理・病態

groove 膵炎の原因については，副乳頭や Santorini 管(副膵管)の機能性の狭窄や喫煙，飲酒による膵液粘稠度の上昇のほか，Brunner 腺の過形成による背側膵領域の膵液うっ滞や十二指腸異所性膵などが考えられているが，正確な原因についてはいまだ不明である．病態としては，副乳頭付近に生じた炎症が groove 領域に沿って広がり，腫瘤を形成して，十二指腸や胆管を巻き込んで臨床症状を生じる．groove 領域のみに炎症が限局する pure form と膵頭部に炎症が及ぶ segmetal form に分けられるが，両者の分類が困難な症例も存在し，厳密に分類する意義は乏しい．病理学的には炎症細胞浸潤と線維化で形成され，内部に囊胞形成(時に石灰化を含む)を伴うことがある．十二指腸壁には Brunner 腺の過形成や浮腫，炎症細胞浸潤により肥厚がみられるほか，異所性の膵組織が証明される場合がある．

■ 画像所見

■ **ダイナミック CT**：病変は groove 領域の低吸収域として描出され，早期相では隣接膵頭部に比較して低吸収を呈し，後期相にかけて漸増性の増強効果を示す．病変内に石灰化や囊胞形成を伴う場合がある．また，十二指腸下行脚にびらんや潰瘍を伴う高度の浮腫状壁肥厚と内腔狭窄を伴うことがある．通常の急性膵炎でみられるような後腹膜や周囲脂肪組織への広範な炎症波及や fluid 貯留はみられないことが多い．groove 領域は頭尾方向に細長い構造をしているため，病変の広がりの評価には MPR (multiplanar reconstruction) を用いた冠状断像での評価が有用である．また groove 領域は胃十二指腸動脈を内包し，groove 膵癌においては胃十二指腸動脈の途絶や高度の広狭不整がみられることが多いが，groove 膵炎においては比較的保たれる．このため動脈相において胃十二指腸動脈自体の変化を横断像，冠状断像を用いて丹念に評価することも両者の鑑別に重要である．

■ **ダイナミック MRI**：病変は T1 強調像で低信号，T2 強調像では炎症細胞浸潤，線維化の程度によりさまざまな信号を呈する．ダイナミック MRI では CT 同様，漸増性に増強されるが，門脈相において groove 膵癌では辺縁部優位に濃染がみられるのに対して，groove 膵炎では病変内に斑状の濃染がみられ，両者の鑑別に有用であるとの報告もみられる．病変内の小囊胞は T2 強調像や MRCP にて明瞭な高信号を呈する．MRCP は膵管，胆管の評価に有用で，両者とも典型的には乳頭付近で比較的内腔の平滑な狭小化を呈することが多い．

■ **腹部血管造影**：CT の高速化により診断目的の血管造影が行われる機会は少なくなってい

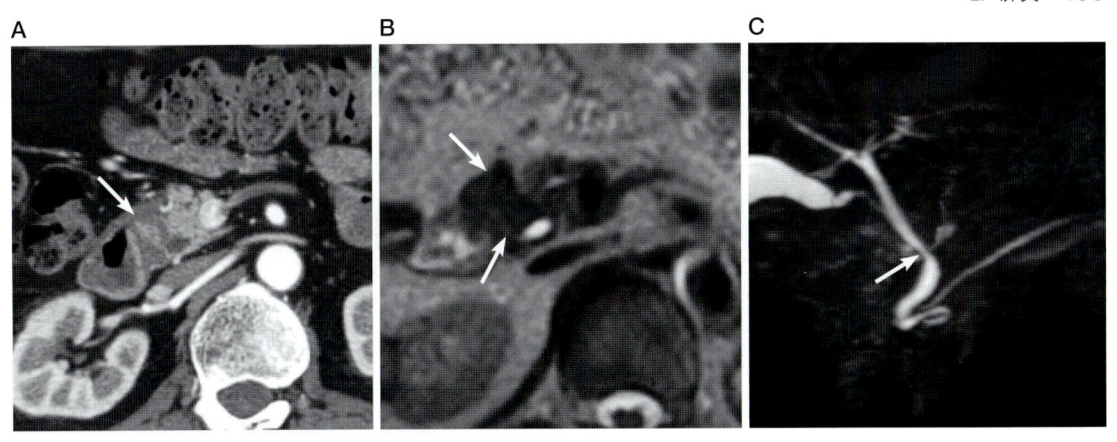

図1 50歳台男性　groove膵炎：肝障害
A：造影CT，B：T2強調像，C：MRCP　造影CT（A）で，膵頭部と十二指腸下行脚部の間（groove領域）に低吸収の軟部影を認める．病変内に斑状の濃染域を認める（→）．T2強調像（B）では，病変は均一な低信号を呈している（→）．MRCP（C）では，下部胆管は病変に巻き込まれ軽度狭小化しているが平滑であり（→），上流胆管拡張もみられない．

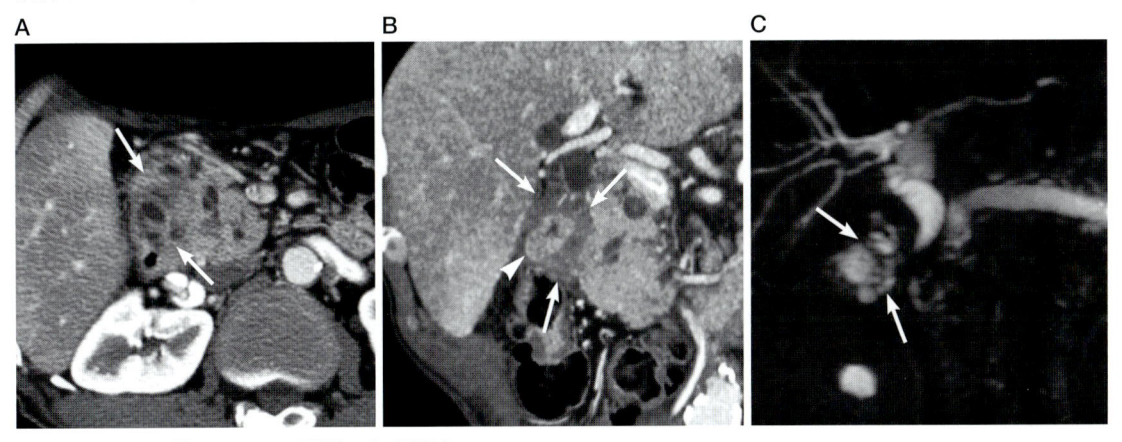

図2 50歳台男性　groove膵炎：心窩部痛
A：造影CT，B：造影CT斜冠状断像，C：MRCP　造影CT（A）でgroove領域に低吸収の軟部影を認め，内部に囊胞が多発している（→）．斜冠状断像（B）では，病変は十二指腸下行脚（▶）を取り囲むように進展している（→）．MRCP（C）では，病変内の囊胞が明瞭に描出されている（→）．下部胆管は狭小化し，上流胆管の拡張もみられる．主膵管は背景の慢性膵炎により拡張している．

るが，上述のごとく胃十二指腸動脈を含む膵頭部アーケードの評価がgroove膵癌との鑑別に重要であるため，CTで十分に評価がしきれない場合には行われることがある．

鑑別診断と鑑別点
　groove膵炎のおもな鑑別疾患は，groove膵癌や乳頭部癌を中心とした悪性腫瘍である．特にgroove膵癌との鑑別は臨床的に非常に重要である．画像上の鑑別点として前述のごとく，造影門脈相における造影パターンや，胃十二指腸動脈の途絶/高度狭窄の有無，囊胞形成の有無があげられるが，画像のみでの鑑別に苦慮する症例も存在する．十二指腸粘膜生検や超音波内視鏡検査（endoscopic ultrasonography：EUS）ガイド下生検を併用して慎重に鑑別を進める必要がある．groove膵癌では十二指腸の外側から浸潤するため，粘膜面まで癌が浸潤しないと十二指腸生検にて偽陰性となることがあり，注意が必要である．

3. 膵良性病変

膵脂肪浸潤
lipomatous pseudohypertrophy　　　　　　　　　　　　　　　　　　　（文献40）

■ 臨床像

　膵の脂肪浸潤とは腺房細胞が脂肪細胞に置換されるものであり，加齢や肥満と関連するとされる（BOX）．pancreatic lipomatosis, fatty replacement, fatty infiltration などと同義とされる．脂肪浸潤の程度はさまざまであり，一般的にはびまん性に認められるが，時に限局性の脂肪浸潤をきたすことがあり，腫瘍性病変との鑑別が問題となる．

　lipomatous pseudohypertrophy は，膵の腺房細胞がほぼ完全に脂肪細胞に置換され，さらに脂肪組織が増生し腫瘤状を呈するが，膵管や Langerhans 島は残存するまれな疾患である．原因は不明であり，高度の脂肪置換により膵の重量は正常膵の2倍から3倍以上となることがある．

　いずれの場合も，糖尿病の合併は時に認められるが，膵外分泌機能の低下を認めることは少ないとされる．

■ 病理・病態

　病理学的には腺房細胞の減少と，脂肪細胞の増生を生じるが，程度はさまざまである．内部に膵管と Langerhans 島が残存していることから膵であることが証明される．lipomatous pseudohypertrophy では脂肪腫あるいは脂肪肉腫との鑑別が臨床的に問題となるが，病理学的には鑑別可能であることが多い．

■ 画像所見

　脂肪浸潤では，CT において膵実質が不均一に濃度低下をきたす．結節状に膵組織は残存し霜降り様を呈するが，ほぼ完全に脂肪濃度を呈することもある．多くは CT で脂肪濃度の検出が可能であるが，時に CT では淡い低吸収を呈し，腫瘍性病変との鑑別が問題となることがあり，MRI, T1 強調像での同位相（in phase）/逆位相（opposed phase）が診断に有用である．特に限局性の病変を呈するときには，注意が必要である．

　lipomatous pseudohypertrophy は膵がびまん性に腫大し脂肪組織の濃度を呈する．びまん性が多いが，頭部や体尾部に限局することがある．同病変内において膵管は正常に同定される．

BOX　脂肪浸潤の原因

　動脈硬化，肥満，ステロイド投与，糖尿病，Cushing 症候群などが原因となりうる．ほかに本邦ではまれであるが，囊胞線維症，Schwachman-Diamond 症候群，Johanson-Blizzard 症候群などがある．

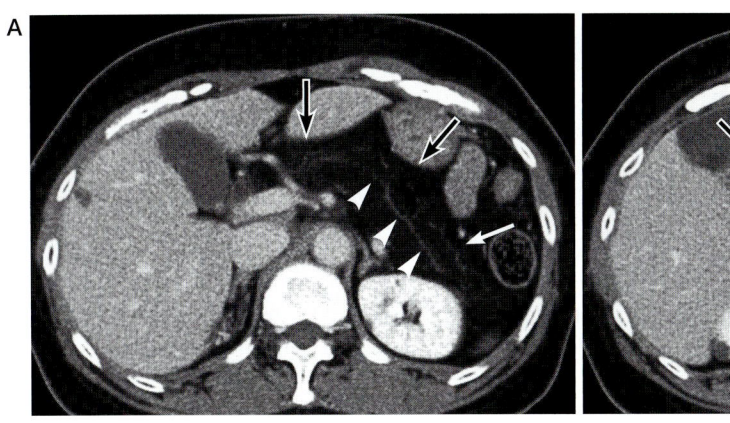

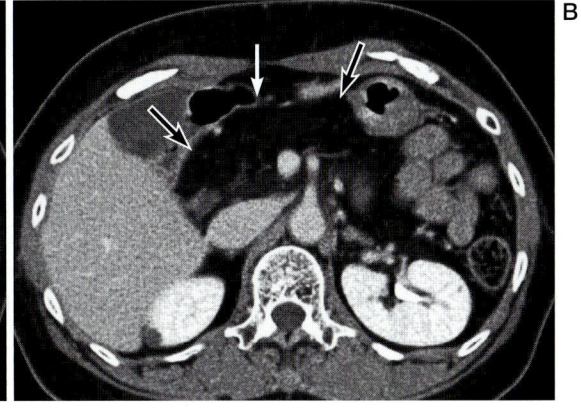

図1　70歳台女性　膵脂肪浸潤
A, B：造影CT（平衡相）　膵実質は頭部から尾部にわたってほぼ脂肪成分に置換されており（→），通常みられる膵実質の軟部濃度陰影が認められない．一部，索状構造が認められている．主膵管はこの脂肪の中心部を全体にわたって同定可能である（▶）．

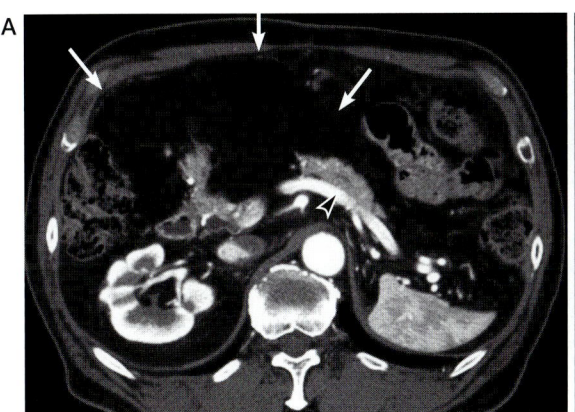

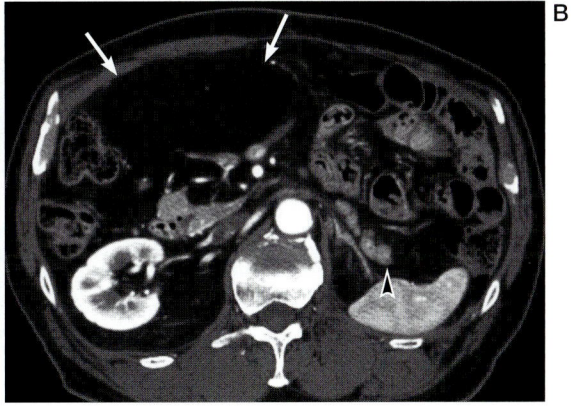

図2　60歳台女性　lipomatous pseudohypertrophy
A, B：造影CT（動脈相）　膵頭部から前方に突出するように10cm強の脂肪性腫瘤を認める（→）．頭体部移行部で膵実質は同定できないが，体尾部の膵臓は正常に描出されている（▶）．上流の主膵管拡張は認めない．腫瘤内部はほぼ脂肪濃度で構成され，脈管が取り込まれている．

鑑別診断と鑑別点

　びまん性の脂肪浸潤をきたした場合，診断に困ることはないが，限局性の脂肪浸潤をきたした場合，CTでは単純で淡い低吸収，造影においてもいずれの時相でも淡い低吸収を呈し，腫瘍性病変との鑑別が問題となる．この場合，MRIのT1強調像の同位相（in phase）/逆位相（opposed phase）が診断に有用となる．一般的に腫瘍性病変内に脂肪を有することはなく，脂肪の証明が決め手となる．
　lipomatous pseudohypertrophyは，脂肪腫，高分化脂肪肉腫が鑑別となる．前腎傍腔から突出しており，膵との連続性を疑わせる所見が鑑別に有用である．

3. 膵良性病変

膵真性囊胞
true pancreatic cyst

(文献 18, 41)

■ 臨床像
単純性，先天性，貯留性，孤立性（孤発性）など文献によりさまざまに呼称されており，いまだに統一された国際分類はなく問題となっている．通常は無症状であるが，他臓器への圧迫や膵炎などによる腹痛，閉塞性黄疸で受診し，発見されることもある．囊胞内溶液中のCA19-9やCEAが高値になることがある．

■ 病理・病態
病理学的には囊胞内面を覆う上皮囊胞が認められるものいう．成因としては先天性，貯留性のほか，過形成性，寄生虫性などに分類される．

先天性は，膵の発生過程で，小膵管の連続性が何らかの原因で途絶し，膵実質内に孤立した未熟な導管に分泌液の貯留が起きて囊胞が形成されると考えられている．von Hippel-Lindau病，polycystic kidney disease，囊胞性線維症などが該当する（表参照）．

貯留性は，分枝膵管が閉塞し，上流膵管に膵液・分泌物が貯留し，囊状に拡張した後天的な囊胞である．原因としては粘液栓，結石，腫瘍，膵炎などの要因があげられる．

孤立性の報告は極めてまれで，40代女性に発生する傾向があり，粘液性囊胞腫瘍に類似する．膵のいずれの部位にも発生するが，膵体尾部に認められることが多い．

■ 画像所見
■ CT：円形または楕円形の囊胞性病変で，均一な水濃度を呈する．壁は菲薄でほとんど認識できない．
■ MRI：T1強調像で低信号，T2強調像で著明な高信号を呈し非特異的である．膵管との交通が認められない．

BOX　膵囊胞の分類

1) 真性囊胞
   先天性：polycystic disease，von Hippel Lindau病，囊胞性線維症
   単純性，貯留性，過形成性，寄生虫性．

2) 仮性囊胞
   膵炎後，外傷性．

3) 囊胞性腫瘍
   膵管内乳頭粘液性腫瘍（IPMN），粘液性囊胞腫瘍（MCN），serous cystic neoplasm（SCN），リンパ上皮性囊胞，類表皮囊胞など．

4) 充実性腫瘍の囊胞変性
   solid peusopapillary neoplasm（SPN），神経内分泌腫瘍（NET），膵癌（粘液癌，退行性癌），転移．

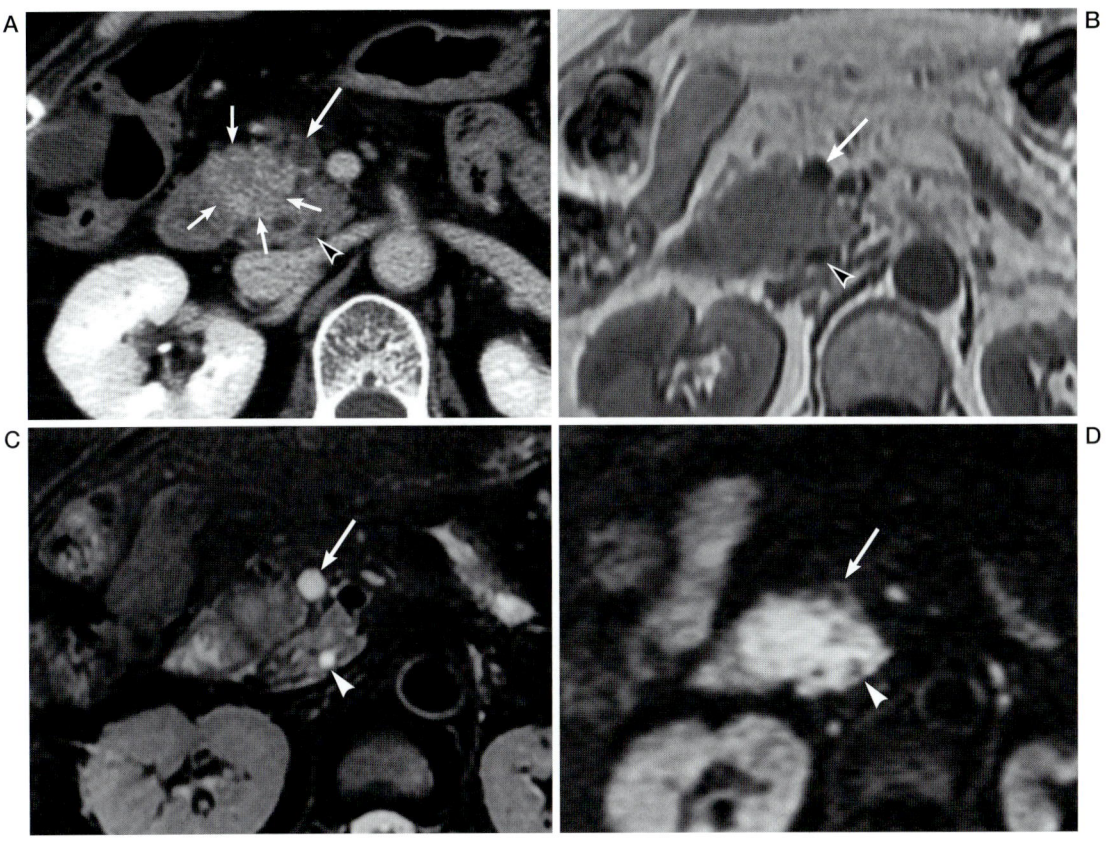

図1　60歳台男性　膵頭部癌＋貯留嚢胞
A：造影CT（平衡相），B：T1強調像，C：T2強調像，D：拡散強調画像　膵頭部に漸増性濃染を呈する3cmの腫瘤あり（A，小矢印）．T1強調像で低信号（B），T2強調像で等信号〜淡い高信号（C），拡散強調画像（D）で高信号を呈している．膵頭部癌を考える．腫瘤近傍に8mmの境界明瞭平滑な結節がある（大矢印）．T1強調像で低信号（B），T2強調像で著明な高信号（C）を呈し，拡散強調画像では不明瞭である（D）．非特異的な嚢胞の信号パターンを呈しており，貯留嚢胞を疑う．▶：主膵管．

鑑別診断と鑑別点

- 拡張した分枝膵管：膵管との交通性の有無が鑑別点となる．鑑別が難しい場合はあるが，鑑別することに大きな意義はない．
- 仮性嚢胞：画像のみでの鑑別は難しい場合がある．膵炎・外傷の既往の有無などの背景が重要である．
- 分枝型IPMN：膵管との交通性の有無が鑑別点となる．また，多房性の場合は膵管内乳頭粘液性腫瘍（IPMN）が考えやすい．単房性かつ交通性が不明瞭な場合は鑑別が難しい．
- リンパ上皮性嚢胞：男性に好発．嚢胞内にケラチン様物質が認められる場合はT1強調像・拡散強調画像で高信号を呈し，鑑別に有用である．
- 充実性腫瘍の嚢胞変性：嚢胞壁の辺縁部に充実部がないか注意深く観察する．

3. 膵良性病変

von Hippel-Lindau 病
von Hippel-Lindau disease (文献 42, 43)

■ 臨床像
　全身に多彩な良性および悪性の腫瘍性病変が多発する常染色体優性遺伝疾患であり，35,000〜50,000 人に 1 人の頻度で発生する．20〜30 歳台で発症し，性差はない．脳・脊髄・網膜の血管芽腫，腎囊胞や腎細胞癌，膵囊胞，褐色細胞腫，内リンパ囊腫瘍，精巣上体囊胞腺腫などを生じる．

　膵病変は単純性囊胞(50〜91%)，漿液性囊胞腺腫(7〜12%)，膵内分泌腫瘍(5〜17%)が生じうる．腺癌の発生はまれとされており，0.7% という報告がある．

　膵には小さな円形の囊胞が多発することが多いとされ，辺縁に石灰化を伴うものもある．年齢を重ねるに従って囊胞数も増加しやすく，膵全体を置換し膵機能不全に陥る．

■ 病理・病態
　染色体 3p25-26 に存在する癌抑制遺伝子(*VHL* 遺伝子)の不活化によるものと考えられている．臨床的には褐色細胞腫，腎細胞癌の有無によって一般に表のように分類される．1 型は最多で褐色細胞腫のリスクが低く，2 型は褐色細胞腫のリスクが高いとされる．さらに 2 型は，腎癌のリスクが低い 2A，腎癌のリスクが高い 2B，褐色細胞腫のみを発症する 2C に分類される．全体の中で 2 型の占める割合は 10〜20% といわれている．

■ 画像所見
■ CT，MRI：囊胞に関しては非特異的な画像所見である．漿液性囊胞腫瘍，内分泌腫瘍などの合併に注意して読影する．

表　von Hippel-Lindau 病の分類

分類	褐色細胞腫	腎細胞癌	網膜血管腫	中枢神経血管芽腫
1 型	−	+	+	+
2A 型	+	−	+	+
2B 型	+	+	+	+
2C 型	+	−	−	−

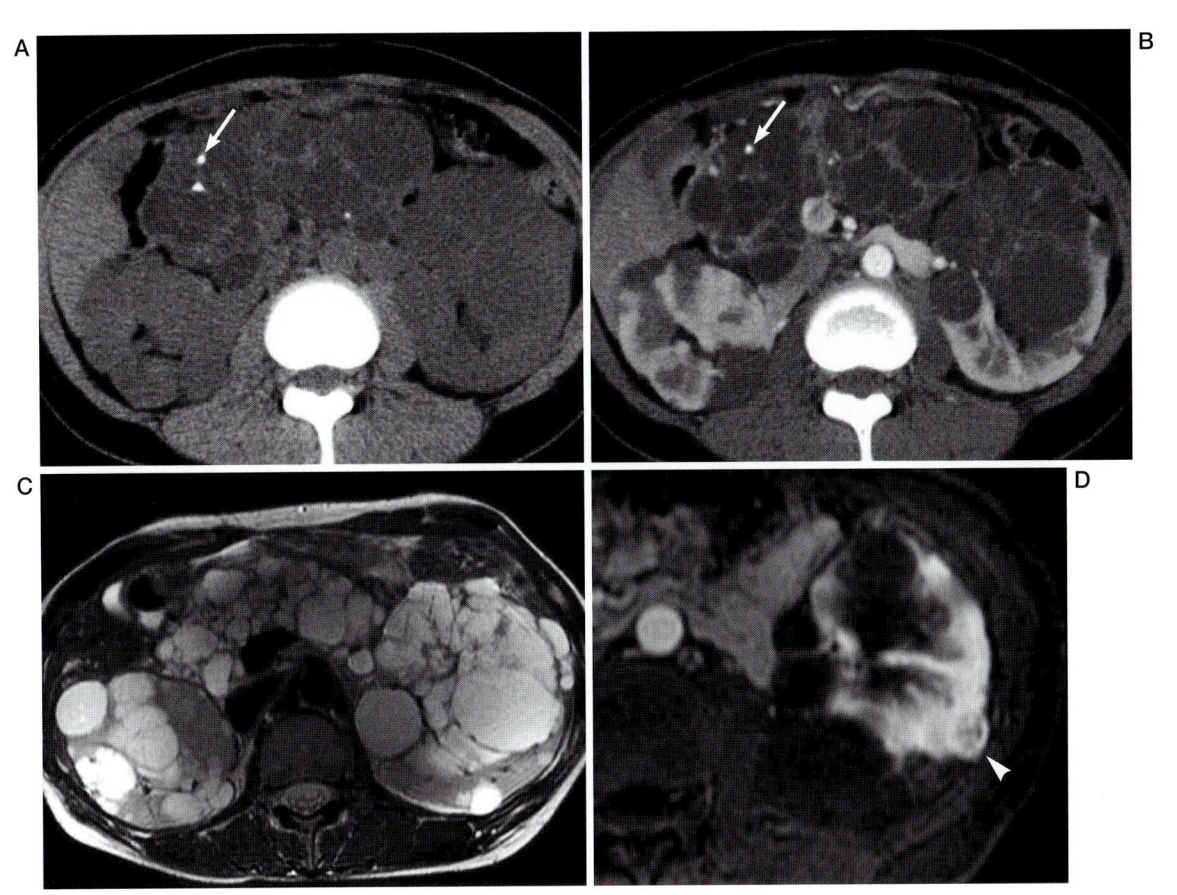

図1 30歳台女性　von Hippel-Lindau病
A：単純CT，B：造影CT，C：T2強調像，D：造影T1強調像　膵，両腎に大小不同の囊胞性病変を多数認める（A, B）．膵頭部では一部石灰化がみられる（→）．T2強調像（C）では高信号を呈している．造影T1強調像（D）では，左腎中部に外方へ軽度突出するような腫瘤がみられる（▶）．境界明瞭平滑で濃染し，腎細胞癌と考える．

鑑別診断と鑑別点

●常染色体優性多発性囊胞腎（ADPKD）：家族歴がある場合，診断は容易である．散発例では種々の囊胞性病変と鑑別を要するため，全身に合併する病変の確認が重要となる（次項参照）．

3. 膵良性病変

常染色体優性多発性囊胞腎
autosomal dominant polycystic kidney disease：ADPKD　　　　　　（文献44）

■ 臨床像
比較的頻度の高い常染色体優性遺伝疾患で，頻度は800〜1000人に1人といわれている．両腎の皮質，髄質に大小不同の囊胞が多発する．腎不全に移行することが多く，世界中における慢性腎不全の原因の4番目であり，透析患者の7〜15％を占める．

種々の臓器に囊胞を形成し，腎は100％，肝は75％と多い．膵は10％で発生するとされる．そのほか，卵巣，精巣などにも生じる．10〜40％には脳動脈瘤の合併もみられ，くも膜下出血で死亡する例も少なくない．

■ 病理・病態
原因は約90％がPKD1（第16染色体短腕），約10％がPKD2（第4染色体長腕）の遺伝子変異である．PKD1を原因とする例のほうが症状は強いが，同じ家系でも個人差が大きく，発症年齢も多彩である．

■ 画像所見
■ CT/MRI：非特異的な囊胞がみられる．孤立性，単房性の囊胞が多く報告されている．多発例はまれである．

BOX　ドルバプタン（商品名：サムスカ）

ADPKDに対する治療法は長く対処療法しかなかったが，2014年に世界初の治療薬が承認された．

本来この薬剤は，バゾプレシンV_2受容体の拮抗作用により，腎集合管における水再吸収を減少させ，電解質排泄に影響を与えない抗利尿薬として臨床応用されてきた．一方で，ADPKDにおける腎囊胞の増殖・増大にもバゾプレシンが影響しているため，これを抑制することで疾患の進行を遅らせると考えられている．

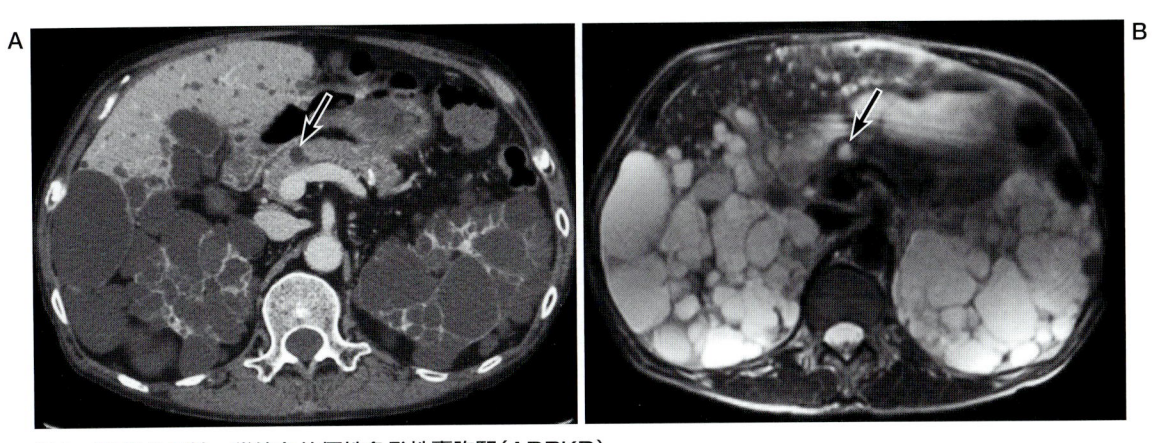

図1 70歳台男性　常染色体優性多発性囊胞腎(ADPKD)
A：造影CT，B：T2強調像　両腎に大小不同の囊胞が多発している．肝にも囊胞が散見される(A, B)．造影CT(A)で膵体部に8 mmの単房性囊胞性病変を認めるが，充実部は指摘できない(→)．T2強調像(B)では著明な高信号を呈しており，非特異的な囊胞の所見である(→)．

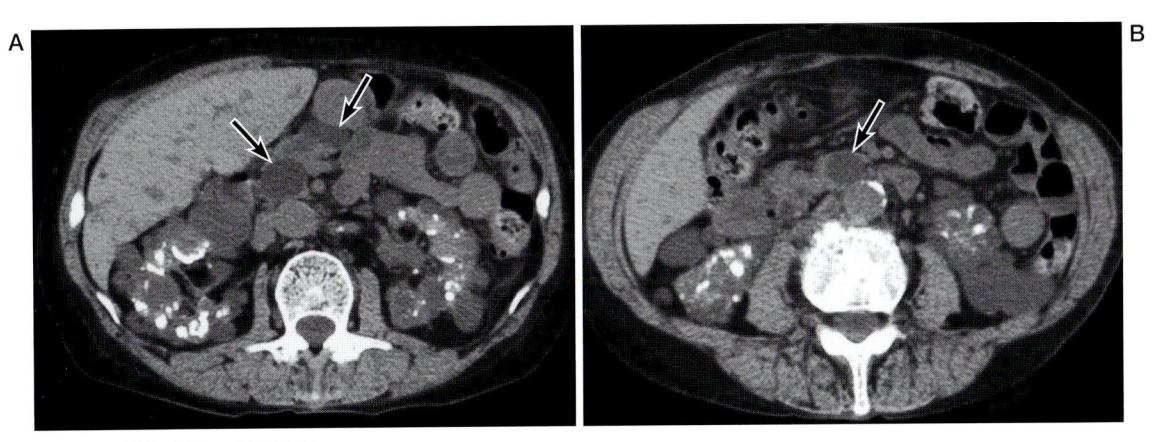

図2 60歳台女性　ADPKD
A, B：単純CT　両腎に大小不同の囊胞が多発し，石灰化もみられる．膵頭部，膵体部に単房性囊胞性病変を認める(A，→)．膵鉤部にも同様の病変を認め，多発している(B，→)．

鑑別診断と鑑別点

●von Hippel-Lindau病：家族歴の確認，合併しやすい種々の腫瘍性病変の確認も重要な鑑別点である．

3. 膵良性病変

リンパ上皮嚢胞
lymphoepithelial cyst　　　　　　　　　　　　　　　　　　　　　　　　（文献 45）

■ 臨床像
　リンパ上皮嚢胞は，まれな膵の良性嚢胞性腫瘍である．中年男性に多く発症し，部位による発生頻度の違いはない．無症状で偶然発見されることが多いが，血中 CA19-9 上昇を呈することがある（BOX）．画像診断の発展に伴い報告例が増加している．術前診断困難例や，サイズが大きい場合は手術が行われるが，画像により診断することができれば，原則，経過観察を行う．

■ 病理・病態
　発症機序には諸説があり，胎生期の迷入鰓裂からの発生や膵周囲リンパ節での異所性膵組織の扁平上皮化生などがあるが，一定の見解は得られていない．嚢胞壁は角化扁平上皮で覆われ，リンパ濾胞を含む密集したリンパ組織を伴う．内部に漿液や角化物を含むことを特徴とする．単房性〜多房性までさまざまな程度の隔壁を有する．内容液は CA19-9 上昇を伴うことがある．膵から膵外へ突出するように存在することが多い．

■ 画像所見
　膵外に突出する単房性〜多房性の嚢胞性病変を呈する．内容液はケラチンを含んだ角化物を伴っていれば，超音波検査（US）で低〜等エコーを呈し，時にモザイク状となる．単純 CT では内容液の性状によるが，漿液性〜角化物に応じて低〜等吸収を呈する．MRI では，T1 強調像で等〜高信号を呈する．T2 強調像では，内容液が漿液性であれば高信号を呈するか，角化物を混じている場合は信号が通常の水よりはやや低下する．この場合，MRCP では淡い高信号にとどまる．また，ケラチンの影響で著明な拡散制限を呈し，拡散強調画像で著明な高信号を呈することがあり，本疾患の診断に有用である．ただし，漿液性の場合は一般的な嚢胞の画像を呈し，他の嚢胞性疾患との鑑別は困難となる．隔壁はやや厚く，造影 CT で濃染が目立つことがある．

BOX　リンパ上皮嚢胞の臨床的特徴

- 男性優位．
- 膵外性発育．
- 単〜多房性．
- CA19-9 上昇（血中あるいは内容液中）．

3. 膵良性病変　413

図1　50歳台男性　リンパ上皮嚢胞
A：US，B；造影CT（動脈相），C；造影CT（動脈相），D：T1強調像，E：T2強調像，F：拡散強調画像（b＝800 s/mm²）　US（A）では門脈背側に境界明瞭な腫瘤を認め（→），内部は低～等エコーが不均一に混在している．造影CT（B）では腫瘤は低吸収で多房性嚢胞性病変の像を呈する．造影CT（C）では腫瘤壁と隔壁構造に濃染が認められる（→）．T1強調像（D）では淡い低信号，T2強調像（E）では不均一な淡い高信号を呈する．拡散強調画像（F）では著明な高信号を呈している（→）．

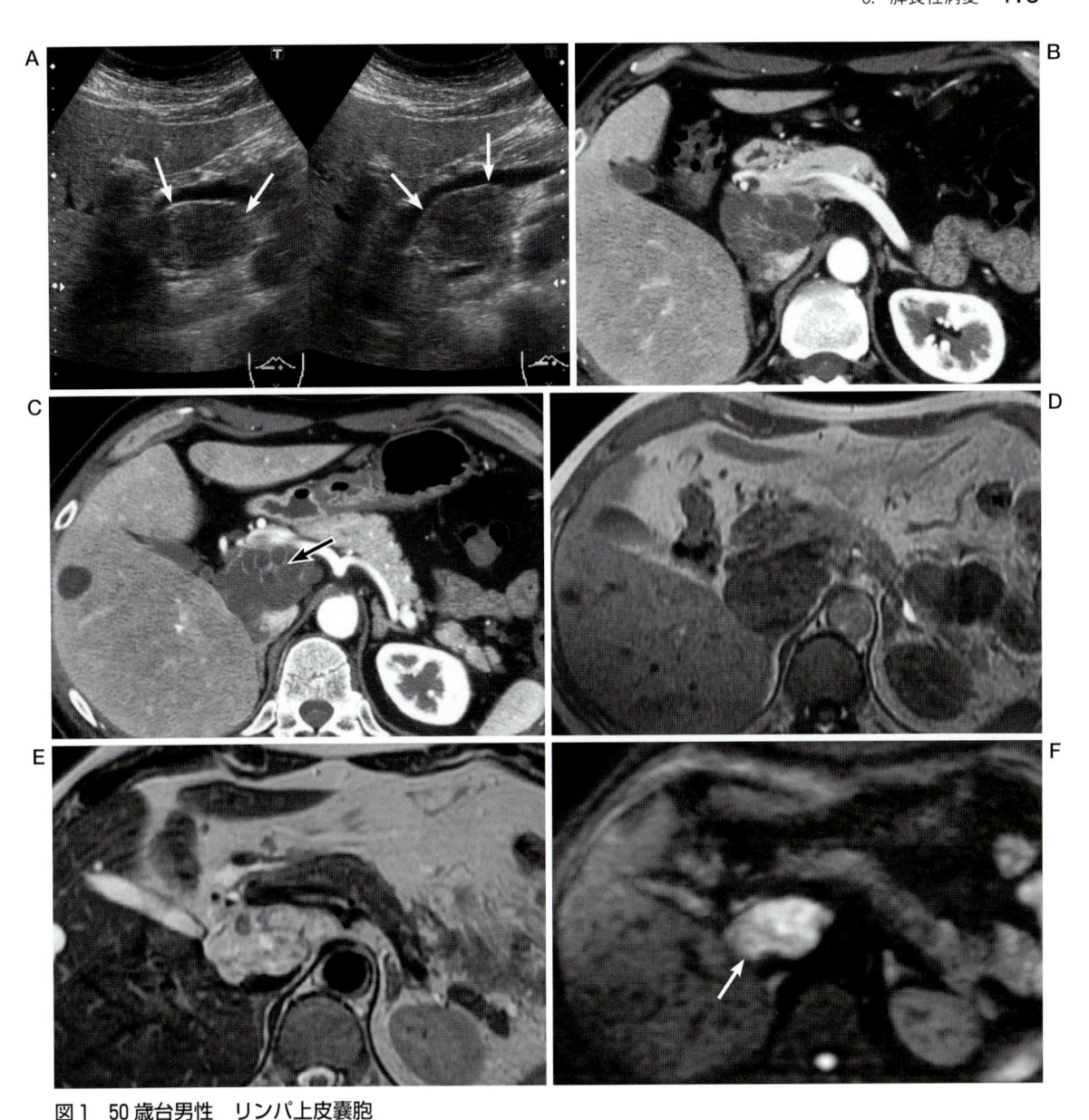

鑑別診断と鑑別点

　多房性嚢胞性病変の形態からは，分枝型膵管内乳頭粘液性腫瘍（IPMN），oligocystic typeの漿液性嚢胞腺腫と類似する．鑑別にはMRIが有用であり，ケラチンを含んだ内容液の性状を反映した，拡散強調画像での高信号は本疾患に特徴的であり，診断的価値が高い．隔壁の濃染も他の嚢胞性病変との鑑別に有用である．

3. 膵良性病変

膵内副脾から発生した類表皮嚢胞
epidermoid cyst in intrapancreatic accessory spleen （文献46, 47）

■ 臨床像
　類表皮嚢胞(epidermoid cyst)は非腫瘍性の真性嚢胞である．膵臓に迷入した，脾組織，副脾から発生する．発症年齢は若年から中高年と多岐にわたり，男女差もほとんどないとされている．無症状で偶発的に発見されることが多いが，腹痛や嘔気，体重減少などの症状が契機となることもある．血液生化学検査では，CA19-9が上昇することがあり，他の膵悪性腫瘍との鑑別が必要となることがある．

■ 病理・病態
　類表皮嚢胞は膵臓原発の嚢胞ではなく，膵内に迷入した副脾から発生したものである．組織学的には皮膚付属器をもたない重層扁平上皮により形成された真性嚢胞で，嚢胞壁や外周には脾組織が確認される(BOX)．嚢胞内容の性状は漿液性に近いものから，粘稠混濁したものまでさまざまであるが，種々の程度にケラチン様物質を伴う．

■ 画像所見
　膵内副脾から発生するため，膵尾部に存在することが特徴的である．境界明瞭な単房性，多房性嚢胞として認められる．構成される2つの成分，すなわち嚢胞成分および付随する副脾を同定できれば，診断は比較的容易であるが，充実成分(副脾)が画像的に認識されない場合は，他の嚢胞性腫瘍との鑑別困難な場合もある．

　充実成分(副脾)が認められる場合，単純CTにて脾臓と同様の濃度を，MRIにて同様の信号を，dynamic CT/MRIにて同様の造影パターンを示す．特に拡散強調画像は，脾臓と同様に高信号を呈しており，副脾と判別しやすく有用である．副脾の確定診断には，Kupffer細胞に取り込まれる超磁性体酸化鉄製剤(superparamagnetic iron oxide：SPIO)が有効である．充実成分が副脾であれば，SPIO投与後に脾臓と同様に信号強度の低下が認められる．

　嚢胞自体の信号は，内容成分によりさまざまである．他部位に発生するepidermoid cystや，ケラチン様物質を伴うlymphoepithelial cystと同様に，拡散強調画像にて高信号を呈する可能性があり，診断の一助となりうる．

BOX　squamous-lined cysts of the pancreas

　膵の嚢胞性腫瘍のなかには扁平上皮で被覆される3つの嚢胞，すなわち，外層に成熟リンパ組織を認めるlymphoepithelial cyst，壁の一部が時に円柱上皮や立方上皮で覆われるepidermoid cyst，嚢胞壁内に皮脂腺を認めるdermoid cyst(類皮嚢胞)が存在する．嚢胞壁の特徴以外にも，嚢胞内容に脂肪やケラチンを高頻度に認める点や，血清CA19-9が高値を示すといった類似点がある．

3. 膵良性病変　415

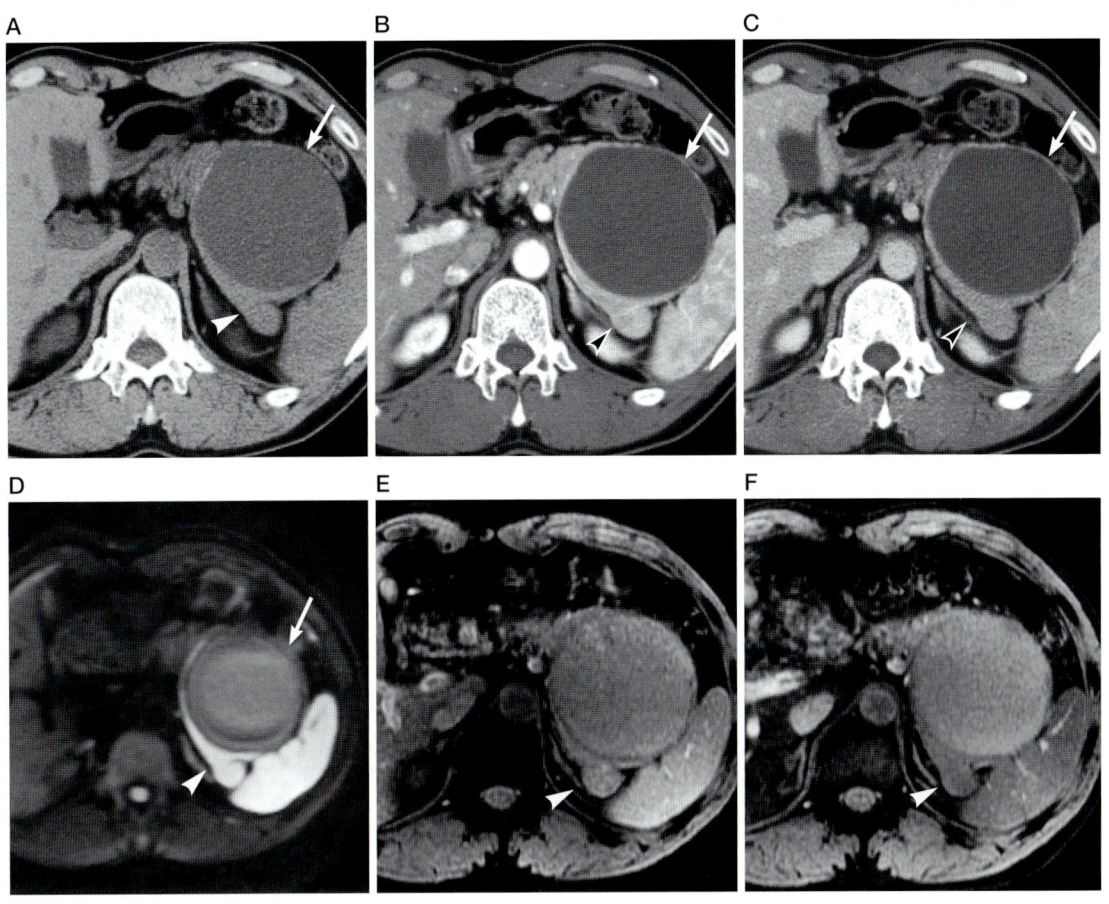

図1　40歳台男性　膵内副脾から発生した類表皮嚢胞
A：単純CT，B：ダイナミックCT（膵実質相），C：ダイナミックCT（遅延相），D：拡散強調画像（b＝800 s/mm²），E：SPIO投与前 long TE T1強調像（TE＝13），F：SPIO投与後 long TE T1強調像（TE＝13）　単純CT（A）では，膵尾部に境界明瞭な8.5 cm大の低吸収腫瘤を認める（→）．その周囲〜背側には周囲膵実質よりもわずかに高吸収を示す腫瘤を認める（▶）．脾臓と同様の濃度を呈する．ダイナミックCT（B, C）では，低吸収腫瘤に増強効果を認めず（→），単房性の嚢胞性腫瘤と考えられる．嚢胞背側を主体とする腫瘤は，ダイナミックCT膵実質相（B）にてやや不均一な濃染を，遅延相（C）にて膵実質相よりも弱いが，均一な増強効果を呈する（▶）．腫瘤と脾臓の造影パターンは類似している．MRI，拡散強調画像（D）では，嚢胞成分は脳脊髄液よりも不均一な高信号（→），嚢胞周囲〜背側の腫瘤は高信号（▶）で，脾臓と同程度の信号を呈する．SPIO投与前後のlong TE画像（E, F）では，嚢胞背側を主体とする腫瘤は脾臓と同程度に信号低下している（▶）．

鑑別診断と鑑別点

　充実成分が同定できない，あるいは充実成分が脾臓と同様の造影効果や濃度，信号を呈しているか判別できない場合，他の嚢胞性腫瘍との鑑別に苦慮する．

● lymphoepithelial cyst：組織学的にも類似する嚢胞であり，鑑別困難な場合が多い．ただし，両者とも squamous-lined cysts of the pancreas という同一範疇の非腫瘍性嚢胞という考え方も報告されており，鑑別は必ずしも重要ではないとも言える．

● 膵粘液性嚢胞腫瘍（MCN）：MCNは嚢胞内容がさまざまな濃度，信号強度を呈する可能性があり，類表皮嚢胞と類似することがある．特に，腫瘍マーカーが上昇していた際の鑑別に苦慮する．

3. 膵良性病変

膵仮性嚢胞
pancreatic pseudocyst

(文献 48, 49)

■ 臨床像

臨床で遭遇する膵仮性嚢胞の大部分は炎症性であり，古典的には，① 急性膵炎あるいは慢性膵炎の再燃から 4 週間以上を経過して形成された急性仮性嚢胞と，② 急性膵炎の既往なく慢性膵炎に合併した慢性仮性嚢胞に分類される．

改訂アトランタ分類において，膵炎後貯留は膵仮性嚢胞(狭義)(pancreatic pseudocyst：PPC)と被包化壊死(walled-off necrosis：WON)に分類された(「2. 膵炎」，p. 392 参照)．従来，頻繁に用いられてきた膵仮性嚢胞(広義)の大部分は WON に分類される．膵実質内，膵周囲後腹膜腔，小網腔が好発部位であるが，滲出液は間膜を介して多方向に広がるので，腹腔内，後腹膜などにも容易に進展し，縦隔に認められる例もある．小網腔の病変はしばしば胃壁内に進展し，粘膜下腫瘤を形成することもある．

膵炎以外の成因として外傷性，二次性(腫瘍性など)，特発性がある．

■ 病理・病態

嚢胞内面が上皮で覆われていない嚢胞で，線維や結合組織の壁で被包化された液体貯留と定義される．貯留物に壊死は伴わない，もしくは少量のみ含まれるものが PPC，膵および膵周囲壊死が主体のものを WON とされる．

腫瘍内部の壊死により形成される嚢胞も病理学的には仮性嚢胞に分類される．

■ 画像所見

■ CT：PPC は一般に単房性の嚢胞性病変で被膜に造影効果を伴う．WON は形状が不整であり，壊死物質を反映して内部濃度は水よりも淡い高吸収で不均一であることが多い．内部高吸収域は出血の可能性もあるため，可能な限り造影を追加し，必要に応じて IVR による止血術を考慮する．慢性仮性嚢胞は石灰化を伴うことがある．多房性，厚壁の病変の場合は嚢胞性腫瘍と鑑別することが困難となる場合もある．

■ MRI：PPC は T1 強調像で低信号，T2 強調像で著明な高信号の非特異的な嚢胞性パターンを呈する．WON では高頻度に出血を伴うため T1 強調像で高信号，T2 強調像で多彩な信号を呈する．

鑑別診断と鑑別点

● 真性嚢胞：画像のみでの慢性仮性嚢胞，PPC との鑑別は困難．周囲の併存所見，膵炎の既往歴などが重要となる．

● 嚢胞変性を伴う充実性腫瘍：solid-pseudopapillary neoplasm：SPN，神経内分泌腫瘍(neuroendocrine tumor：NET)など．嚢胞壁の辺縁部に充実部がないか注意深く観察する．

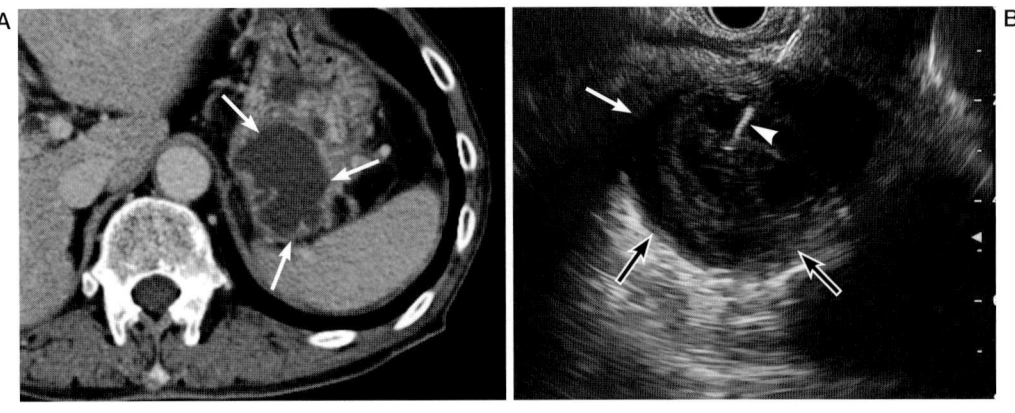

図1 40歳台男性 膵仮性囊胞
A：造影 CT，B：超音波内視鏡検査(EUS) 急性膵炎で入院約1か月後．造影 CT (A) では，胃穹窿部を圧排するような単房性囊胞性病変を認める(→)．経胃的にドレナージを施行した(B，▶)．

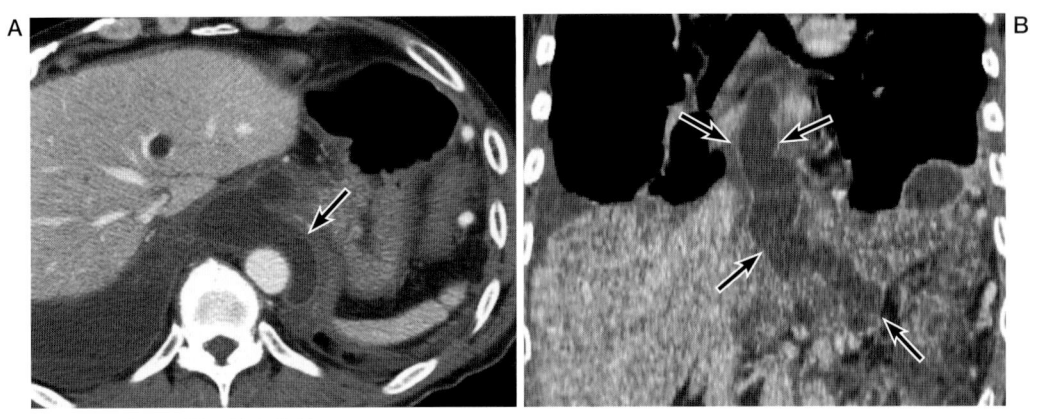

図2 50歳台男性 被包化壊死
A：造影 CT，B：造影 CT 冠状断再構成像 急性膵炎で入院16日後．膵周囲から大動脈周囲にかけて進展する形状不整な液体貯留あり，被包化壊死を考える(A，→)．縦隔内にも進展している(B，→)．

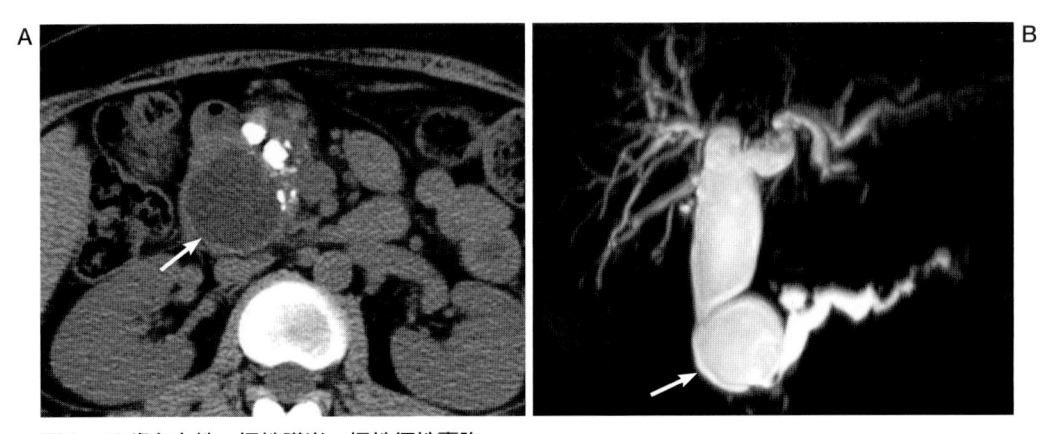

図3 40歳台女性 慢性膵炎，慢性仮性囊胞
A：単純 CT，B：MRCP 膵頭部に45 mm 大の腫瘤がある．単純 CT (A) では，境界明瞭平滑で内部は水濃度を呈している(→)．尾側の膵実質に粗大な石灰化を認める．慢性膵炎に合併した慢性仮性囊胞を考える．MRCP (B) では下部総胆管を圧排しており(→)，閉塞性黄疸を伴っている．主膵管には広狭不整がみられる．

4. 膵癌

膵癌の病期分類
staging of pancreatic cancer

(文献 5, 50)

1) 病期分類

病期分類には日本膵臓学会編集の「膵癌取扱い規約」(表)と UICC 規約が用いられる．いずれも生存率をよく反映しているが，両者にはT因子の定義や病期による切除可能性などに違いがあるため混同してはならない．ここでは「膵癌取扱い規約」を取り上げるが，「膵癌診療ガイドライン 2013」の治療のアルゴリズムでは，cStage 0，I，II，III は切除可能，cStage IVa は切除可能もしくは局所進行切除不能，cStage IVb の多くは切除不能となる．

2) 進展度診断(T因子，N因子，M因子)

病期分類(表A)は，膵局所進展度(T因子)，リンパ節転移(N因子)，遠隔転移(M因子)により決定され，T因子は表Bのごとく判定される．膵前方組織浸潤では結腸間膜の動静脈浸潤の程度，脈管浸潤では門脈系(門脈，上腸間膜静脈)および腹腔動脈，総肝動脈，上腸間膜動脈への浸潤の有無が手術適応や術式に影響する．神経叢浸潤では癌遺残を生じやすい膵頭神経叢第I部，第II部および上腸間膜動脈神経叢への進展度診断が重要である．N因子は予後の成績などに基づいて1群から3群に分類されるが，3群以遠あるいは群分類に入らないリンパ節転移は遠隔転移(M1)とされる．M因子は肝転移が重要であるが，膵体尾部癌では腹膜播種を伴う頻度も高いため注意を要する．

3) 画像所見

典型的な膵癌は線維性間質に富み浸潤性発育を示す．そのため，腫瘍境界は不整で，動脈優位相では正常膵実質より濃染に乏しく，平衡相にかけて遅延性濃染を示す(図1)．

腫瘍が膵実質を介さず，直接，脂肪組織に接している場合，膵周囲脂肪組織への浸潤を伴うことが多い．胆管浸潤をきたすと狭窄により上流の胆管は拡張する．脈管と腫瘍との間に脂肪組織が介在する場合は「脈管浸潤なし」，腫瘍と接し脈管が狭窄している場合は「浸潤あり」と判断できるが，狭窄を伴わずに脂肪組織の介在なく接している場合は外膜浸潤を伴うことも伴わないこともある．神経叢浸潤は脂肪組織内に主病巣から連続する腫瘤状ないし棍棒状の陰影として認められる．

膵癌の肝転移は通常，多発性だが，微細で発見が難しいことがある．他の肝転移より転移巣の周囲に動脈門脈短絡様の楔状早期濃染を伴う頻度が高い．肺転移も境界明瞭な結節影のほか，不整形結節影，浸潤影など多彩な像を呈することがある．サイズによるリンパ節転移の診断には限界があり，正確度(正診率)は高くない．サイズが小さくても内部に壊死を伴うリンパ節は転移の可能性を強く疑う．

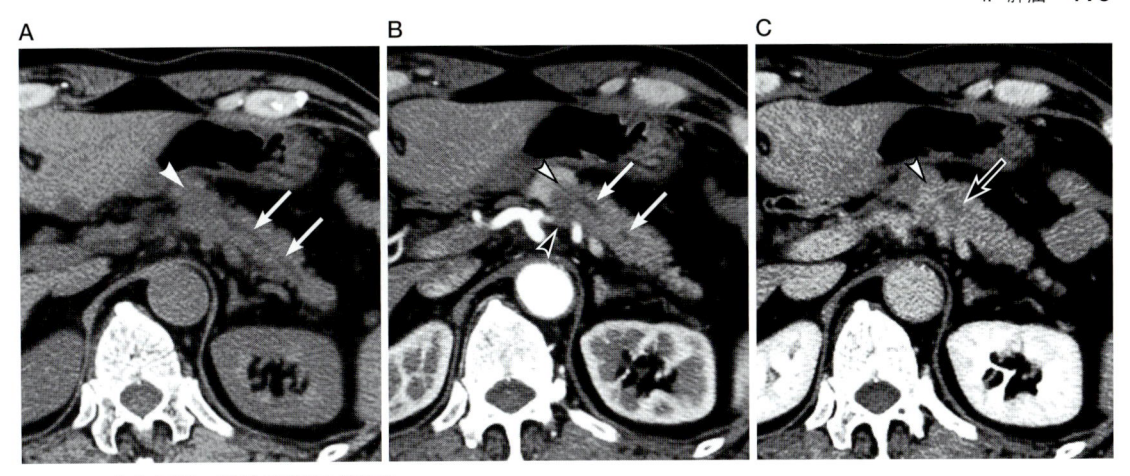

図1 60歳台男性　膵体部癌（典型例）

A：単純CT, B：造影CT（膵実質相）, C：造影CT（平衡相）　膵体部に単純CT（A）でやや低吸収, 造影早期相（B）では早期濃染に乏しく, 平衡相（C）で遅延性濃染によりやや高吸収を呈する腫瘤を認める（白矢頭）. 腫瘤により主膵管は閉塞し, 上流の主膵管拡張（→）と随伴性膵炎による体尾部膵実質の濃染不良を認める. 腫瘤の背側では膵実質を介さず, 直接, 脂肪組織と接しており, 後方膵周囲組織浸潤を伴う. また, 脾動脈を全周性に取り囲み, 脾動脈浸潤（黒矢頭）も伴う.

表　膵癌取扱い規約による病期診断

A：進行度分類（Stage）

	M0			M1
	N0	N1	N2	N3
Tis	0			
T1	I	II	III	IVb
T2	II	III	III	
T3	III	III	IVa	
T4	IVa			

B：膵局所進展度（T因子）

Tis	非浸潤癌
T1	腫瘍径が2 cm以下で膵内に限局したもの
T2	腫瘍径が2 cmを越え膵内に限局したもの
T3	癌の浸潤が膵内胆管（CH）, 十二指腸（DU）, 膵周囲組織（S, RP）のいずれかに及ぶもの
T4	癌の浸潤が隣接する大血管（PV, A）, 膵外神経叢（PL）, 他臓器（OO）のいずれかに及ぶもの
TX	膵局所進展度が評価できないもの

Tisには非浸潤性の粘液性囊胞腺癌および膵管内乳頭粘液性腺癌, 上皮内癌が相当し, 微小浸潤癌はT1に相当する. 膵管内進展部分を含めた大きさが2 cmを越えていても, 膵管壁を越えた浸潤部が2 cm以下で膵内に限局していればT1とする. T3における膵前方組織（S）とは膵被膜, 膵に隣接する大網, 小網, 結腸間膜を含み, 膵後方組織（RP）とは膵後面結合組織である. T4における大血管とは門脈系（上腸間膜静脈, 門脈, 脾静脈）, 腹腔動脈, 総肝動脈, 上腸間膜動脈, 脾動脈であり, 他臓器とは下大静脈, 腎, 腎静脈, 副腎および胃, 大腸, 脾臓である. 3群リンパ節までの転移（N3）はM1とする. （文献5）より許可を得て転載）

鑑別診断と鑑別点

膵癌の転移巣が以下の疾患に類似し, 鑑別を要することがある.

●肝膿瘍, 肝内胆管炎：多発性で動脈門脈短絡様の楔状早期濃染を伴い, 肝転移に類似する. 臨床症状, 検査所見, 画像所見の経時的変化などから総合的に診断する.

●肝囊胞：膵癌の肝転移では単純および造影平衡相で著明な低吸収を呈し, 囊胞に類似することがある. ダイナミックCT, MRI拡散強調画像などの所見が鑑別に有用である.

●原発性肺癌, 肺炎：膵癌の肺転移は境界明瞭な結節影だけではなく, 原発性肺癌に類似する不整形結節, 空洞性結節, 肺炎様の浸潤影を呈するものなど多彩である. 陰影が短期間で増大する場合などは肺転移の可能性を疑って生検などを考慮する必要がある.

4. 膵癌

膵癌のバイオマーカー，予後因子
biomarker of pancreatic cancer/prognostic factor (文献 51, 52)

1) 膵癌のバイオマーカー

膵癌は診断時に全身転移を伴っているか，oligometastatic state の局所進行膵癌かのいずれかであることが多く，術後の再発率も高い．進行度など種々の予後因子が知られており，長期生存には R0（腫瘍遺残なし）切除の達成が必須である．また，複数の腫瘍関連抗原がバイオマーカーとして臨床応用され，画像についても PET/CT，perfusion CT，MRI 拡散強調画像などが研究されているが，画像バイオマーカーとして確立されたものは未だ存在しない．

2) 予後因子

長期生存に関与する予後因子として，組織型が乳頭腺癌，高分化腺癌であること，リンパ節転移がないこと，局所進展度が T1 であること，進行度が Stage I，II であること，などが知られている．また，膵癌は R0 切除でも再発率が高いが，癌遺残症例では 5 年生存はほとんど望めず，R0 切除が長期生存には必須の条件となる．そのため，Stage IVa までは根治を目指した手術切除が推奨される．画像診断には，この Stage IVa 症例を中心とした切除可能性の評価が求められ，治療法の選択と予後の予測に大きな役割を果たす．

3) 脈管浸潤の評価

膵周囲には重要血管が存在するため，脈管浸潤の評価が切除可能性の判定に直結する．世界的には NCCN（National Comprehensive Cancer Network）ガイドラインの切除可能性判定基準が頻用されており，腹腔動脈（CA），上腸間膜動脈（SMA），総肝動脈（CHA）と腫瘍の間に脂肪層の介在を認め両者の接触がないもの，上腸間膜静脈（SMV）/門脈（PV）と腫瘍の接触がない，もしくは半周以下の接触で静脈の輪郭不整がないものは「切除可能」（図1），SMA または CA への半周を超える接触を認めるもの，CA への接触と大動脈浸潤を認める膵体尾部癌，浸潤または閉塞のために SMV/PV が再建不能なものは「切除不能」（図2）に分類される．両者の間の不明瞭な境界に位置する「borderline resectable（BR）膵癌」は，治療方針として切除が推奨されるが，術後の癌遺残の可能性が高い腫瘍とされる（表，図2）．本邦では腹腔動脈幹合併切除を伴う膵体尾部切除術（distal pancreatectomy with enbloc celiac axis resection：DPCAR）などの拡大手術が施行され，脈管浸潤例の取り扱いが欧米と異なるため，この判定基準をそのまま適用できないが，これらの脈管浸潤について評価することは同様に重要である．また，動脈因子による BR 膵癌は門脈因子による BR 膵癌より予後不良であることも示唆されている．

鑑別診断と鑑別点

● **化学療法後の線維化巣**：脈管周囲の腫瘍が，術前化学療法後に脂肪濃度の上昇に置換されることがある．腫瘍細胞の残存の有無を判定することは困難であり，他の所見とともに総合的に判断する．

● **慢性膵炎/随伴性膵炎**：随伴性膵炎や慢性膵炎の増悪により，膵周囲脂肪組織の濃度上昇を伴うことがある．主腫瘍から連続する腫瘤状ないし棍棒状の軟部濃度陰影は腫瘍浸潤を示唆するが，経過観察などにより鑑別せざるをえないこともある．

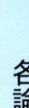

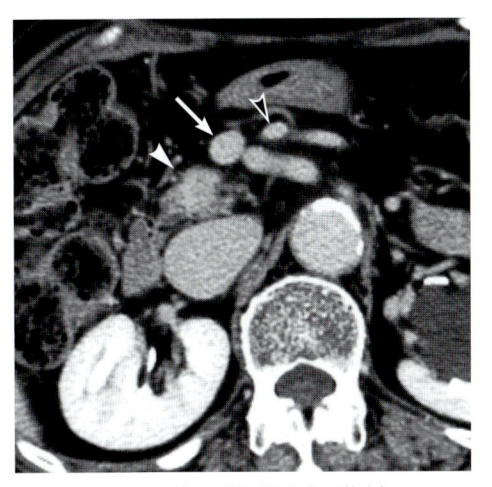

図1 70歳台男性 膵頭部癌(R膵癌)
造影CT(平衡相) 膵頭部の腫瘍(白矢頭)は遅延性に濃染し，周囲膵実質より高吸収に描出されている．腫瘍の辺縁は不整だが，SMV(→)およびSMA(黒矢頭)との間には脂肪組織が介在し接触はない．腹腔動脈(CA)，総肝動脈(CHA)，門脈(PV)などとも接触は認めず，R(切除可能)膵癌と判定できる．

図2 60歳台男性 膵体部癌(BR膵癌)
造影CT(動脈優位相) 膵体部の腫瘍(→)から連続する軟部陰影に脾動脈(SPA)，CHA，CAは，全周性に取り囲まれ浸潤を認めるが，大動脈および胃十二指腸動脈(►)には浸潤を認めない．脾静脈(SPV)は腫瘍浸潤により閉塞している．BR膵癌と判定され，術前化学療法後にDPCARが施行された．

図3 60歳台男性 膵体部癌(UR膵癌)
造影CT(動脈優位相) 膵体部の腫瘍(→)の浸潤により，脾動脈(SPA)には不整鋸歯像を認める．CHA，CAに加え，固有肝動脈(►)および胃十二指腸動脈にも浸潤を伴い，腹部大動脈も腫瘍と接触している．脾静脈は腫瘍浸潤により閉塞している．UR(切除不能)膵癌と判定され，化学療法が施行された

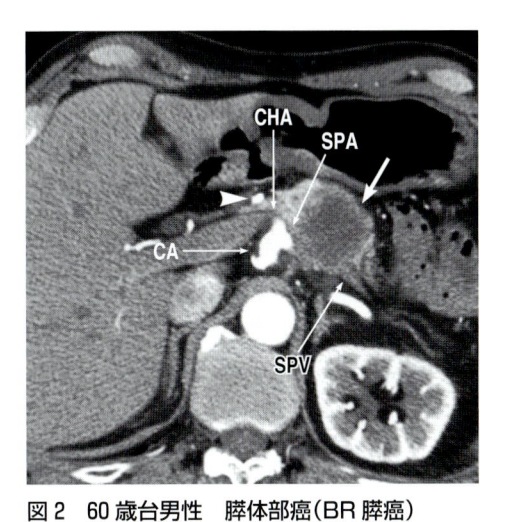

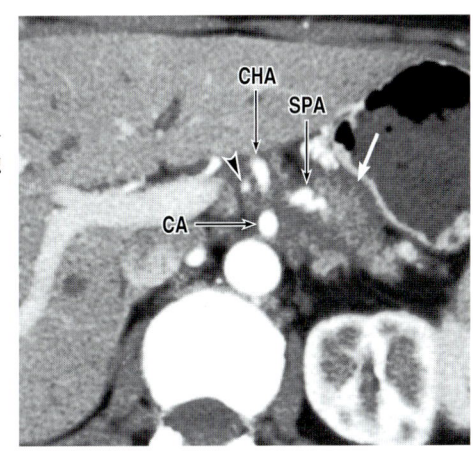

表 borderline resectable(BR)膵癌の定義(NCCN 2015 ver.2)

腹腔動脈(CA) 上腸間膜動脈(SMA) 総肝動脈(CHA)	膵頭部/鉤状突起 ・SMAへの半周を超えない接触を認める ・CHAへの接触を認めるが，CAまたは肝動脈分岐部への進展を認めず，切除および再建が可能 膵体部/膵尾部 ・CAへの半周を超えない接触を認める ・CAへの半周を超える接触を認めるが，大動脈および胃十二指腸動脈浸潤なし
上腸間膜静脈(SMV) 門脈(PV)	・半周を超える接触，静脈の輪郭不整を伴う半周以下の接触，もしくは血栓症を認めるが，切除および再建が可能 ・下大静脈(IVC)への接触を認める
遠隔転移	なし

BR膵癌は切除が推奨されるが，術後の癌遺残の可能性が高い腫瘍とされ，術前治療の介入なども検討される．NCCNガイドライン切除可能性の分類はおおむね妥当な分類と考えられている．

4. 膵癌

発生部位から見た膵癌
imaging features of pancreatic cancer in relation to tumor location　　　（文献 5, 53）

1）膵癌の発生部位

　膵臓は解剖学的に頭部，体部，尾部の3つの部位に分けられ，膵頭部と体部の境界は上腸間膜静脈・門脈左側縁，膵体部と尾部の境界は頭部を除いた尾側膵を2等分する線とされる．頭部より上腸間膜動静脈の背側に突起した部分を鉤状突起（膵鉤部），上腸間膜静脈・門脈の前面を膵頸部とよび，いずれも膵頭部に含まれる．また，膵頭部，十二指腸，総胆管に囲まれる領域を groove 領域と呼ぶ（図1）．

　膵周囲には重要な解剖学的構造が多く，膵癌の進展によりさまざまな臨床・画像所見を呈し，治療方針も左右される．膵癌の発生部位を膵鉤部，膵頭部（膵鉤部および膵頸部を除く），groove 領域，膵頸部，膵体部，膵尾部の6つの部位に分けると，それぞれの進展形式と画像的・臨床的特徴には違いがみられる．これらの特徴をよく理解して読影に臨むことにより，正しい診断と進展度の評価が可能となり，適切な治療方針の決定にもつながる．

2）発生部位ごとの進展形式とその病態

① 膵鉤部癌

　膵頭神経叢第II部〜上腸間膜動脈周囲神経叢，腸間膜に浸潤を認める頻度が高い．総胆管や主膵管への浸潤は生じにくく，閉塞性黄疸などの症状はみられないことが多いが，十二指腸水平脚上壁に接するため，浸潤による十二指腸狭窄をきたすことがある．

② 膵頭部癌

　総胆管閉塞による黄疸や主膵管拡張を指摘されて受診することが多く，他の部位の膵癌に比べて症状の出現が早い傾向にある．進行すれば，上腸間膜静脈/門脈閉塞や浸潤による十二指腸狭窄などを伴うこともある．

③ groove 膵癌

　膵実質の腫瘍はわずかで groove 領域を中心に広がる膵癌であり，主膵管閉塞をきたす前に総胆管閉塞や十二指腸浸潤をきたす．十二指腸下行脚では粘膜下に浸潤し，浮腫，びらんなどを伴うが，十二指腸生検では癌が証明されないことも多い．

④ 膵頸部癌

　腹側に上腸間膜静脈/門脈本幹，頭側に総肝動脈が位置するため，総肝動脈から固有肝動脈あるいは腹腔動脈に浸潤しやすい．また，肝十二指腸間膜を上方に浸潤し，肝門部から肝内の Glisson 鞘まで進展する例も存在する．

⑤ 膵体部癌

　隣接する脾動静脈に浸潤することが多く，後腹膜浸潤が進行すると左副腎や左腎静脈へ及ぶこともある．また，膵体部の腹側には横行結腸間膜が付着するため，結腸間膜や大網への進展および腹膜播種の頻度が高い．

⑥ 膵尾部癌

　症状が出現しにくく，進行した状態で発見されることが多い．膵体部癌と同様に脾静脈閉

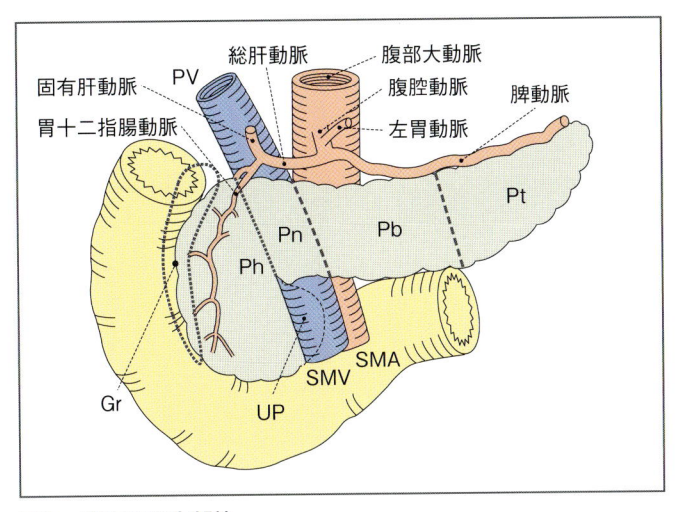

図1 膵癌の発生部位
膵癌の発生部位を解剖学的な頭部(Ph), 体部(Pb), 尾部(Pt)の3つの部位に加え, 頭部より上腸間膜動静脈(SMA・SMV)の背側に突起した膵鉤部(UP), 上腸間膜静脈・門脈(SMV・PV)の前面の膵頸部(Pn), および膵頭部, 十二指腸, 総胆管に囲まれるgroove領域(Gr)の6つの部位に分けて考えると, 進展形式や画像的・臨床的特徴を理解しやすい. (文献5)より改変)

図2 60歳台男性 膵鉤部癌
造影CT (動脈相) 膵鉤部先端の小さな膵癌(→)であるが, 脂肪組織内には腫瘍から上腸間膜動脈(白矢頭)周囲に連続する軟部濃度陰影(黒矢頭)を認め, 神経叢浸潤の所見である.

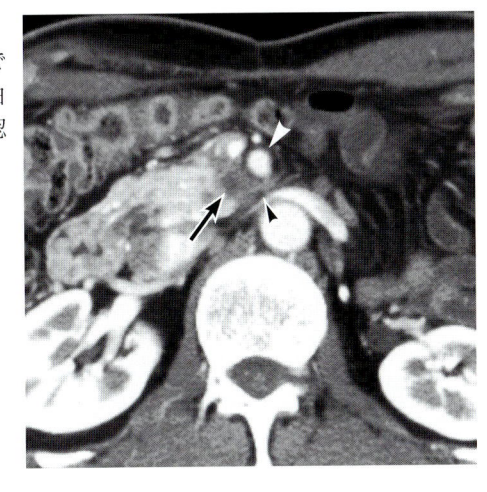

塞をきたすことがあるほか, 脾動脈浸潤により脾梗塞を起こすこともある. また, 脾臓への浸潤や結腸脾弯曲部浸潤による狭窄を伴うこともある.

3) 画像所見
① 膵鉤部癌

解剖学的な位置関係により主膵管拡張や総胆管拡張を伴わないことが多く, MRCP (MR cholangiopancreatography)で異常所見を認めないことも多い. 腫瘍が小さいうちから膵外に浸潤する傾向が強く, 特に上腸間膜動脈周囲に連続する神経叢浸潤は, 主腫瘍から動脈周囲に連続する脂肪組織内の腫瘍状ないし棍棒状の軟部濃度陰影として認められ, 造影では淡

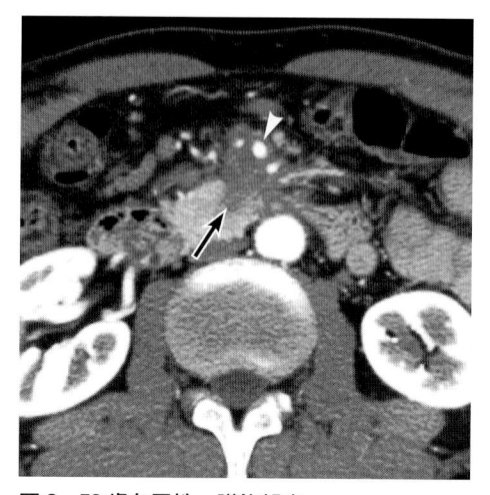

図3 50歳台男性 膵鉤部癌
造影CT（動脈相） 膵鉤部の腫瘍（→）が膵外に進展し，上腸間膜動脈（▶）を全周性に取り囲んでいる．膵鉤部癌は膵外への浸潤傾向が強く，特に神経叢浸潤から上腸間膜動脈浸潤をきたすことが多い．

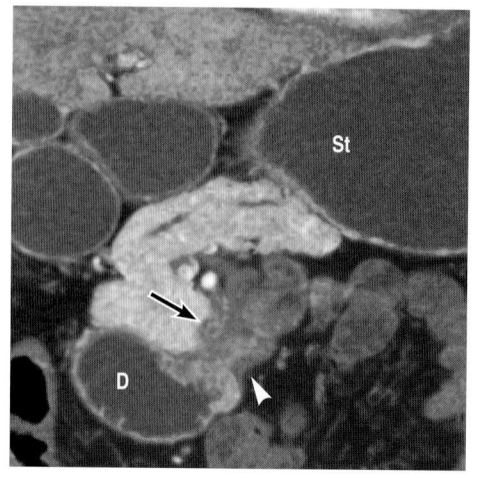

図4 70歳台男性 膵鉤部癌
造影CT冠状断像（動脈相） 膵鉤部の腫瘍（→）が十二指腸水平脚に浸潤し，壁肥厚と狭窄をきたしている（▶）．口側の十二指腸（D）と胃（St）は拡張している．

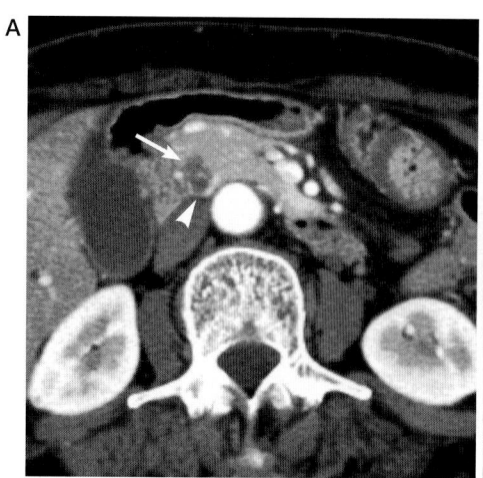

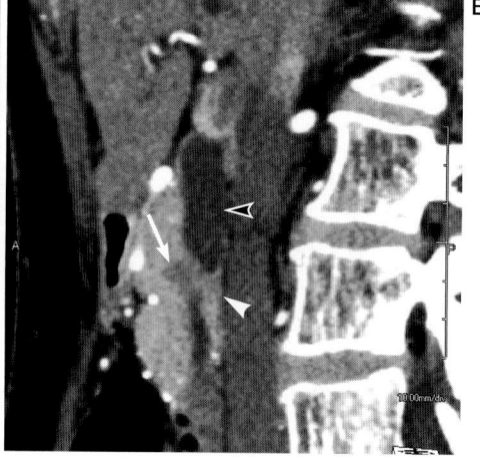

図5 60歳台女性 膵頭部癌
A：造影CT（動脈相），B；造影CT斜矢状断像（動脈相） 膵頭部の腫瘍（→）が総胆管に浸潤し閉塞している．胆管浸潤部（白矢頭）では腫瘍に埋もれた胆管が狭窄し同定できなくなり，上流の総胆管（黒矢頭）には拡張を認める．胆管狭窄部に隣接する膵実質に小さくても腫瘍が存在する場合は，膵癌の胆管浸潤の可能性が高い．

く濃染する（図2,3）．また，desmoplasticな腫瘍が十二指腸に浸潤すると，十二指腸水平脚に壁肥厚と狭窄をきたし，口側の十二指腸の拡張を伴うことがある（図4）．いずれも画像で膵外病変が前面に現れ，診断を難しくすることがあるが，膵鉤部の小さな腫瘍の存在に気づくことで正しい診断に辿り着く．冠状断像を観察することで病変の由来と広がりが把握しやすいことも多い．

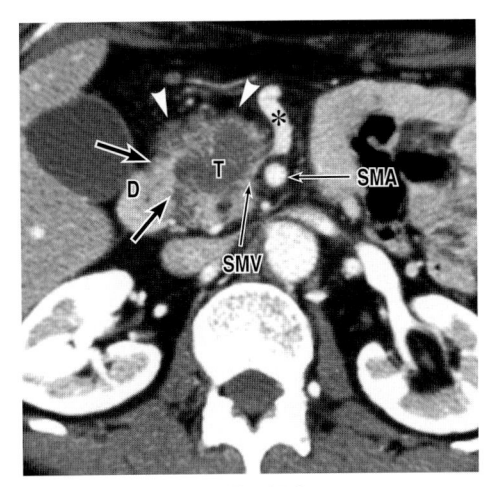

図6 50歳台女性 膵頭部癌
造影CT（動脈相） 膵頭部に大きな乏血性腫瘍（T）を認める．前方膵周囲脂肪組織には細かな結節状あるいは棘状の軟部濃度陰影が広がり（白矢頭），十二指腸下行脚（D）の内側壁には変形と不整像を認める（→）．いずれも浸潤の所見である．上腸間膜静脈（SMV）は浸潤によりスリット状に狭窄し，側副路（＊）が拡張している．上腸間膜動脈（SMA）との間には脂肪組織が介在し，浸潤は認めない．

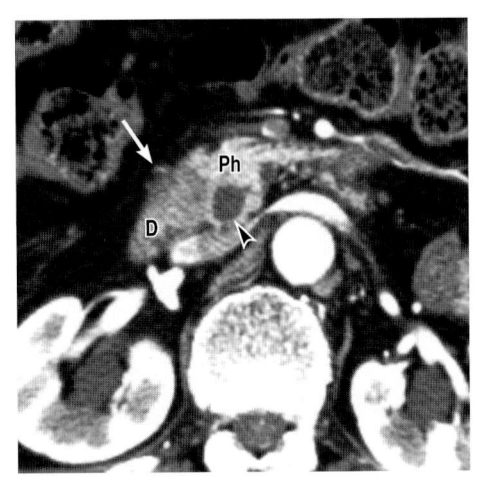

図7 70歳台女性 groove膵癌
造影CT（動脈相） 膵頭部（Ph）と十二指腸下行脚（D）に挟まれる領域に，淡く濃染する軟部腫瘤を認める（→）．十二指腸との境界は不明瞭で浸潤を伴う．総胆管（►）は拡張しているが，この断面の尾側では腫瘍浸潤により閉塞している．

② 膵頭部癌

　上流の主膵管や胆管の拡張を伴うことが多い（図5）．胆管浸潤部では腫瘍に埋もれた胆管が狭窄し同定できなくなることが多いが，なかには胆管壁が全周性に肥厚し濃染する例や，胆管壁の肥厚が長軸方向に伸びている例もある．こうした例では胆管癌や硬化性胆管炎などとの鑑別が難しいが，膵内胆管近傍の膵実質に腫瘍が存在するかどうかが重要な鑑別点になる．進行した膵頭部癌では前方・後方膵周囲組織浸潤，十二指腸下行脚浸潤，上腸間膜静脈/門脈などの脈管浸潤をきたすことが多い（図6）．

③ groove膵癌

　grooveに沿って軟部陰影を認め，胆管狭窄と上流胆管の拡張をきたすことが多い（図7）．一見，膵頭部が正常にみえるため，十二指腸癌や胆管癌と誤診されることがある．groove膵癌の特徴的な進展形式を念頭に置き，膵実質との接点を注意深く観察する必要がある．また，groove領域には胃大網動脈とその分枝が走行しており，これらの動脈に浸潤による鋸歯像を伴うことも特徴のひとつである．十二指腸粘膜下に腫瘍が進展し，壁肥厚と狭窄を認めることがあるが，十二指腸壁内に仮性嚢胞を形成する頻度は低い．

④ 膵頸部癌

　総肝動脈から固有肝動脈あるいは腹腔動脈に浸潤をきたすことがあり，根治的切除が困難となる例も多い（図8）．そのため，脈管浸潤について注意深く観察する必要がある．また，肝十二指腸間膜から肝門部そして肝内Glisson鞘に浸潤する例では，肝内門脈域が肥厚し，

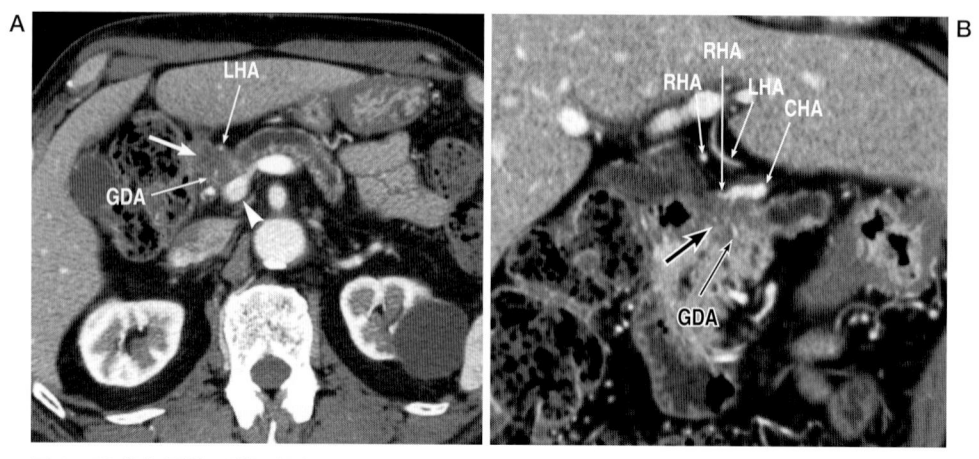

図8 70歳台男性 膵頸部癌
A：造影CT（門脈相），B：造影CT冠状断像（門脈相） 門脈（▶）前面の膵頸部には辺縁不整で境界不明瞭な腫瘍（→）が存在し，上流の主膵管は拡張している．左肝動脈(LHA)，右肝動脈(RHA)，胃十二指腸動脈(GDA)を巻き込みながら浸潤し，さらに総肝動脈(CHA)に沿って腹腔動脈(CA)根部まで連続する進展も伴う．

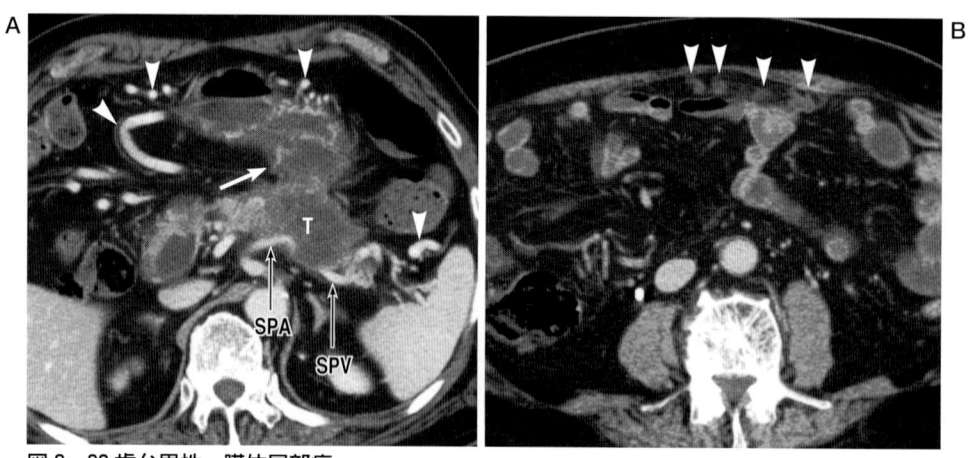

図9 80歳台男性 膵体尾部癌
A：造影CT（門脈相），B：造影CT（平衡相） 脾動脈(SPA)は全周性に腫瘍(T)に取り囲まれ不整狭小化を伴う．脾静脈(SPV)は浸潤により閉塞し，脾門部から胃周囲の静脈(A，▶)が側副路として発達し拡張している．腫瘍は近位空腸（→）に直接浸潤しているほか，腹腔内には播種による結節影(B，▶)も多発している．

MRIでperiportal abnormal intensityを認める．

⑤ 膵体部癌・膵尾部癌

　膵体部癌・膵尾部癌が脾静脈に浸潤し閉塞すると，胃周囲の静脈が側副路として拡張する（図9）．膵癌に特異的な所見ではないが，この所見を見たときには癌の脾静脈浸潤の可能性も考慮する．また，腹膜播種の頻度も高いため，腹水や腹膜結節の有無にも注意が必要である．膵体部癌では主膵管閉塞に伴う貯留囊胞や仮性囊胞がみられることが多いので，これらの囊胞性病変を見たときには膵癌の有無をチェックすることが必要である（図10）．膵尾部

図10 70歳台男性 膵体部癌
造影CT（動脈相） 腫瘍（T）は前方（白矢頭）および後方膵周囲脂肪組織（黒矢頭）へ広く進展し，総肝動脈（CHA），胃十二指腸動脈（GDA），左胃動脈（LGA）を全周性に取り囲んでいる．腫瘍に隣接して拡張した主膵管と連続する囊胞を形成する（→）

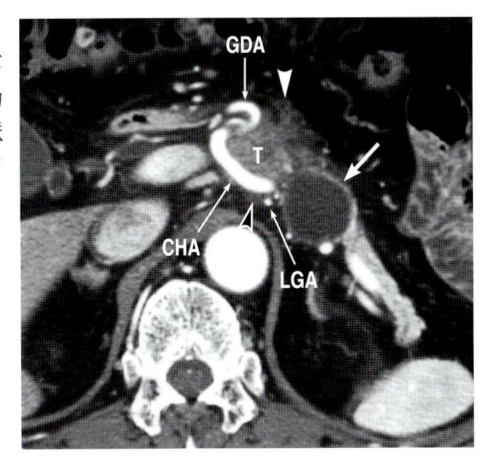

癌の脾浸潤では脾内に腫瘤を形成するが，脾梗塞を合併すると楔状の造影不良域となる．

鑑別診断と鑑別点

- **十二指腸腫瘍**：膵外進展主体の膵癌は，主膵管拡張や総胆管拡張を伴わずに十二指腸浸潤をきたし，十二指腸腫瘍に類似する．小さな膵内腫瘍の存在に気づくことが鑑別に重要である．
- **ventral pancreatitis**：炎症波及による膵周囲脂肪組織の濃度上昇を伴うことがあるが，膵鉤部癌との鑑別は非常に難しい．漫然と経過を診て膵癌の治療機会を逃してはならない．
- **遠位胆管癌**：遠位胆管の壁肥厚と濃染を伴う狭窄でも，隣接する膵実質に小さな腫瘤が存在するときは膵頭部癌の胆管浸潤の可能性が高い．
- **groove 膵炎**：十二指腸壁内の仮性囊胞形成は膵炎の可能性を示唆するが，groove 膵癌との鑑別は容易ではない．groove 膵癌であっても十二指腸生検で癌が証明されないことも多いため，この領域の病変では癌の可能性を常に念頭に置く必要がある．
- **腫瘤形成性膵炎**：血管浸潤なし，"duct penetrating sign" 陽性，分枝膵管の描出が比較的良好，造影早期相での濃染，腫瘤内壊死巣が少ないことは腫瘤形成性膵炎を示唆する．
- **IgG4 関連疾患**：脈管の狭窄の有無，腫瘍マーカーや血中 IgG4 の値，他病変の有無などを参考に総合的な判断が求められる．

4. 膵癌

膵腺房細胞癌
acinar cell carcinoma of the pancreas　　　　　　　　　　　　　　　　(文献54, 55)

■ 臨床像
　全膵腫瘍に占める頻度は1％未満とまれであり，男女比は2：1程度とやや男性に多く，60〜80歳台の高齢者に発生しやすい．特異的な症状は乏しいが，膵頭部に好発するにもかかわらず，黄疸症状は少ない．また外分泌酵素を産生，血液検査にて高値を呈することがある．高リパーゼ血症を呈する場合は，時に皮下の結節・脂肪壊死や多関節炎を引き起こす．予後は通常の浸潤性膵管癌と比較するとやや良好とされている．

■ 病理・病態
　膵腺房細胞へ分化を示す悪性膵外分泌腫瘍であり，好酸性の腺房細胞に類似した細胞で形成され，腺房構造を有する点を特徴としている．電顕的にZymogn (チモーゲン) 顆粒を証明するか，免疫組織化学染色で，アミラーゼ，リパーゼ，トリプシンなどの膵酵素の産生を確認する必要がある．間質は一般的に少なく，髄様性である．粘液は陰性である．

■ 画像所見
　比較的膵頭部に，特に実質辺縁に生じることが多いとされている．境界明瞭な円形ないし類円形を呈する充実性腫瘤であり，外向性・膨張性発育を呈する．

　通常の浸潤性膵管癌に比して膵管や胆管の変化に乏しく，閉塞性黄疸を発症する頻度は低い．時に主膵管内へ進展し，腫瘍栓を形成することがある．脈管浸潤に関しても，浸潤性膵管癌に比して乏しいとされているが，門脈系へも時に腫瘍栓を形成することがある．

　造影効果の程度はさまざまであるが，一般的にダイナミックCT/MRIにて早期から比較的均一に造影される．ただし，周囲膵実質との比較では，膵実質相，遅延相ともに造影効果は弱いことが多い．

　大きい病変では内部に壊死や出血をきたす．また20〜30％程度に石灰化も認められるとされている．

鑑別診断と鑑別点
- **浸潤性膵管癌**：腺房細胞癌は，通常の浸潤性膵管癌と比較して，血流は豊富とされているが，造影効果の程度のみで，鑑別することは難しい．通常の膵管癌のほうが境界不明瞭で，周囲組織への浸潤傾向が強い傾向にある．
- **神経内分泌腫瘍**：神経内分泌腫瘍はvascularityが豊富で，ダイナミックCT/MRIの早期動脈相〜膵実質相にて濃染するのが特徴ではあるが，vascularityの低い腫瘍も存在するため，腺房細胞癌との鑑別に苦慮することも多い．形態や周囲性状は類似している．
- **solid pseudopapillary neoplasm (SPN)**：腫瘍性状のみでは鑑別困難なことが多い．SPNは若年女性の膵尾部に好発する．充実型のSPNでは漸増性濃染を示す．
- **intraductal tubulopapillary neoplasm (ITPN)**：膵管内進展・腫瘍栓の広範な腺房細胞癌の場合，ITPNと鑑別になることがある．

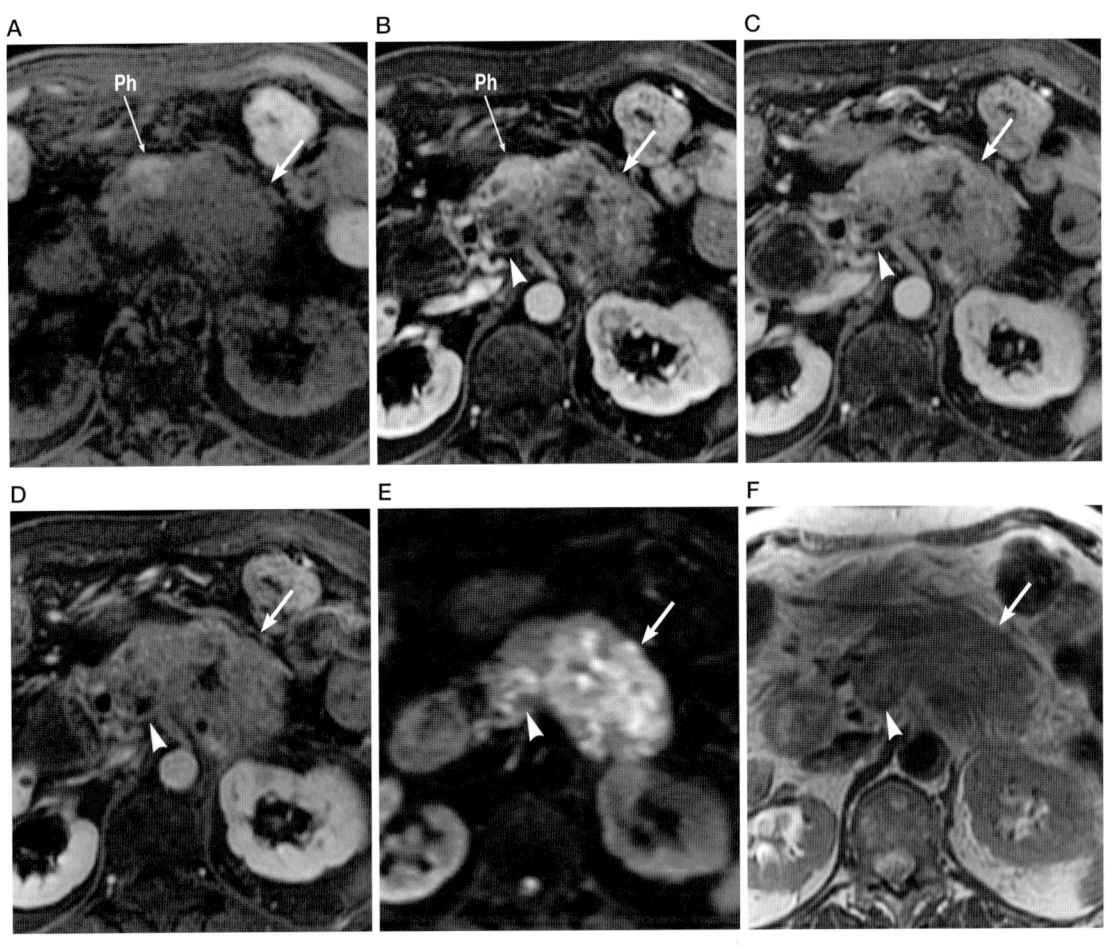

図1　70歳台女性　膵腺房細胞癌

A：脂肪抑制T1強調像，B：ダイナミックMRI（動脈相），C：ダイナミックMRI（静脈相），D：ダイナミックMRI（平衡相），E：拡散強調画像（b＝800 s/mm²），F：T2強調像　MRI. 造影前脂肪抑制T1強調像（A）では，膵体部に6 cm大の腫瘍性病変を認める（→）．頭側の膵実質と比較して，均一な低信号を呈する．腫瘍は類円形〜分葉状の形態を示す．腫瘍背側では，脾静脈および周囲脂肪組織との境界が不明瞭だが，腹側を主体に全体としては比較的明瞭な境界性状を呈する．ダイナミックMRI動脈相（B）では，腫瘍は頭側の膵実質よりは造影不良ではあるが，比較的 vascularity が豊富である（→）．静脈相〜平衡相（C, D）においても，腫瘍の増強効果は膵実質と比較してやや弱い（→）．内部には造影不良域を伴っている．拡散強調画像（E）では，高信号を呈する腫瘍として描出される（→）．T2強調像（F）では，膵実質と比較して，腫瘍はやや不均一な高信号を呈する（→）．また，腫瘍から連続するように，門脈内へ腫瘍と同様の信号増強効果を呈する構造が連続している．門脈内腫瘍栓が疑われる（B〜F，▶）．Ph：膵頭部.

4. 膵癌

退形成癌
anaplastic carcinoma

（文献56）

■ 臨床像

浸潤性膵管癌の一亜型であるが，頻度はまれである．男女比はやや男性に多く，通常型の膵管癌と同様，高齢者に多い．症状も通常型の浸潤性膵管癌と類似しており，腹痛，背部痛，体重減少，食欲不振，腹部腫瘤などを呈する．発見時に広範な血行性，リンパ行性転移を認めることが多く，通常型膵管癌と比較して，予後は非常に不良で，平均5か月程度とされている．一方，破骨細胞様巨細胞型に限ると12か月程度という報告がある．

■ 病理・病態

細胞形態により巨細胞型，破骨細胞様巨細胞型，多形細胞型，紡錘細胞型に分類されるが，これらが混在する場合も多い．巨細胞型は，巨細胞の性状が腫瘍性と反応性であるものが明らかになり，後者は巨大貪食細胞，破骨細胞に類似の巨細胞が目立つため，破骨細胞様巨細胞型として現在では区別されている．破骨細胞様巨細胞型は，おもに骨に発生する巨細胞性腫瘍と病理学的に類似する．なお WHO 分類では，これらを undifferentiated (anaplastic) carcinoma と undifferentiated carcinoma with osteoclast-like giant cells（破骨細胞様巨細胞型）の2種類に大きく分類している．

発育速度は急速で，発見時の腫瘍径は大きく，内部にしばしば地図状の壊死，あるいは出血を伴う．腫瘍細胞は，通常の浸潤性膵管癌に比して，充実性，髄様に近く増殖し，線維性間質が乏しい場合もある．

■ 画像所見

画像に関するまとまった報告は少ないが，内部に壊死あるいは出血を伴う大きな腫瘍として発見されることが多い．また同時に，肝・リンパ節など遠隔転移をきたしている頻度が高い．隣接臓器や動静脈浸潤の頻度も高く，また門脈腫瘍栓を伴った症例も報告されている．

腫瘍内の vascularity に関しては，中等度〜比較的豊富という報告が見受けられる．通常の浸潤性膵管癌に比して，線維性間質の量が少なく，髄様に増殖する場合があり，その際には病理学的所見を反映して，外方性に膨張性発育を呈することがある．また，膵を置換するような発育形態を示す病変も報告されている．

破骨細胞様巨細胞型に関しては，おもに骨に発生する巨細胞性腫瘍と類似して，境界明瞭な分葉状の形態で，内部には広範な出血を伴うとされている．

鑑別診断と鑑別点

- 浸潤性膵管癌：退形成癌は，通常型の浸潤性膵管癌に比して，サイズが大きく，内部変性の頻度も高い．通常型膵管癌では頻度が低い発育形態（膨張性や置換性，あるいは腫瘍栓形成）を示す可能性がある点も有用であるが，鑑別困難なことが多い．
- solid pseudopapillary neoplasm (SPN)：境界明瞭な分葉状の形態で，内部に出血を伴う点が類似する．SPN は若年女性に好発する．
- 粘液性囊胞腫瘍(MCN)：MCN は多房性囊胞性腫瘍であるが，内部に広範な壊死を伴った

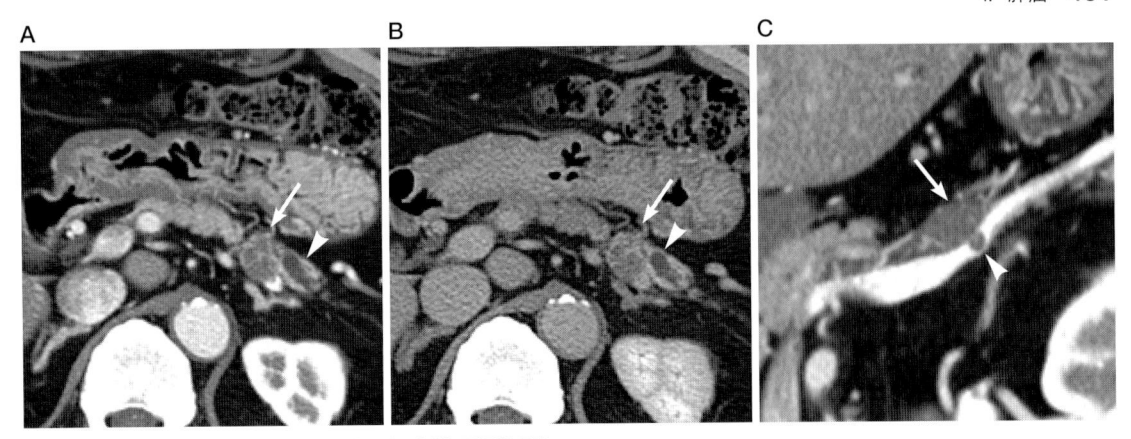

図1 60歳台男性　退形成膵癌（破骨細胞様巨細胞型）
A：ダイナミックCT（膵実質相），B：ダイナミックCT（遅延相），C：ダイナミックCT斜冠状断像（膵実質相）
ダイナミック（A，B）では，膵体部に2cm大の腫瘤性病変を認める（→）．腫瘤の形態は分葉状で比較的境界は明瞭である．尾側の主膵管拡張を伴っている（▶）．膵実質相（A）では，腫瘤の増強効果は頭側の膵実質よりも弱く（→），遅延相（B）でも，膵実質よりやや弱い．斜冠状断像（C）では腫瘤（→）から連続する脾静脈内への腫瘍栓（▶）が明瞭に描出されている．

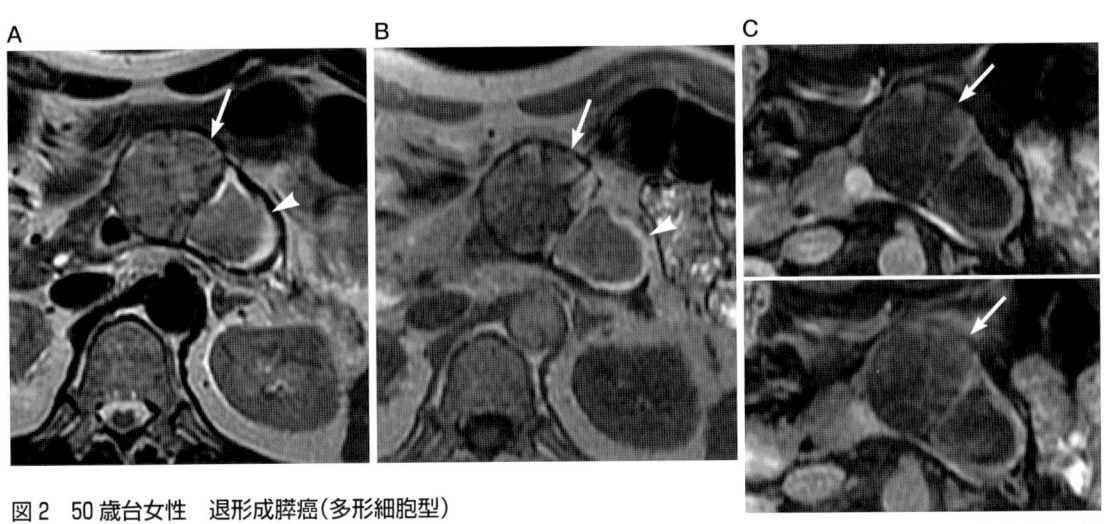

図2 50歳台女性　退形成膵癌（多形細胞型）
A：T2強調像，B：T1強調像，C上段：ダイナミックMRI（動脈相），C下段：ダイナミックMRI（平衡相）　単純MRIでは，膵体部に7cm大の境界明瞭な不分葉状の腫瘍（A, B，→）を認める．腫瘤はT2強調像（A）で軽度高信号，T1強調像（B）で低信号を示すが，腫瘤後部の辺縁部にはT2強調像，T1強調像とも高信号を示し，出血が疑われる（A, B，▶）．ダイナミックMRI（C）では，上段の動脈相では乏血性であり（→），下段の平衡相にてわずかに増強効果を認める（→）．

退形成癌と鑑別になることがある．特にmucinous cystadenocarcinoma（MCC）の場合は，不整な充実部分を伴っていることが多く，鑑別に苦慮する．なお，MCCのcarcinoma成分が退形成膵癌であった症例も報告されている．
● 腺房細胞癌，神経内分泌腫瘍：門脈腫瘍栓を形成した際に鑑別となることがある．
● 自己免疫性膵炎：退形成癌が膵を置換するように発育した際に鑑別となる．自己免疫性膵炎が膵実質相で点状濃染を，遅延相で均一な濃染を呈する点や，周囲脂肪組織との境界が整（あるいはrimを形成）する点が鑑別点である．

4. 膵癌

粘液癌
mucinous/colloid carcinoma （文献57, 58）

■ 臨床像
浸潤性膵管癌の一亜型に分類される，粘液産生の著しい腫瘍である．頻度は膵腫瘍の1％以下でまれとされている．粘液癌は，その前駆病変として通常型の浸潤性膵管癌と膵管内乳頭粘液性腫瘍(intraductal papillary mucinous neoplasm：IPMN)が存在するといわれているが，多くの粘液癌は，腸型のIPMNを背景として発生するとされている．予後は通常型の浸潤性膵管癌に比して良好とされており，5年生存率で50％を超えるという報告も存在する．

■ 病理・病態
粘液癌は，粘液産生が著しく，粘液結節の形成が著明な癌である．「膵癌取扱い規約 第6版」では，粘液結節が腫瘍全体の50％以上を，WHO分類では80％以上を占めるものと定義されている．

一般に，個々の粘液結節および癌全体の周りには線維化が目立つ．高分化型管状腺癌や印環細胞癌など種々の分化を示す癌細胞が，粘液塊の辺縁あるいは内部に浮遊するように存在している．

■ 画像所見
豊富な粘液結節を伴う病理学的特徴を反映して，MRIのT2強調像にて強い高信号を呈するのが最も特徴的である．ダイナミックCT/MRIでは，腫瘍の被膜および隔壁様構造を主体とする増強効果を認めるが，腫瘍内部に関しても，遅延相にかけて漸増性の淡い増強効果を呈し，粘液基質が豊富な充実性腫瘍であることがわかる(BOX)．腫瘍内部の造影パターンをスポンジ様あるいはメッシュ様の漸増性増強効果と表現した報告もある．

形態は通常の浸潤性膵管癌に比して，浸潤傾向に乏しく，分葉状の形状で被膜様構造を伴うことが多い．

IPMNを背景として発生することが多いとされているが，主膵管との交通は，通常，認識されない．

鑑別診断と鑑別点
● **浸潤性膵管癌**：内部壊死変性をきたした通常型の浸潤性膵管癌と鑑別になることがある．粘液癌のほうが，浸潤傾向に乏しく，膨張性の形態を示す点や，通常型膵管癌の壊死部が造影不良であるのに対して，全体に淡い造影効果を認める点などが鑑別点である．

> **BOX　粘液癌診断のポイント**
>
> 粘液癌はT2強調像にて著明な高信号を呈する点が特徴的な腫瘍であり，非造影検査の際には，囊胞性腫瘍と誤診される可能性が高い．他の囊胞性腫瘍との鑑別，充実性腫瘍であることの確認のために，ダイナミックCTやダイナミックMRIを施行することが重要である．

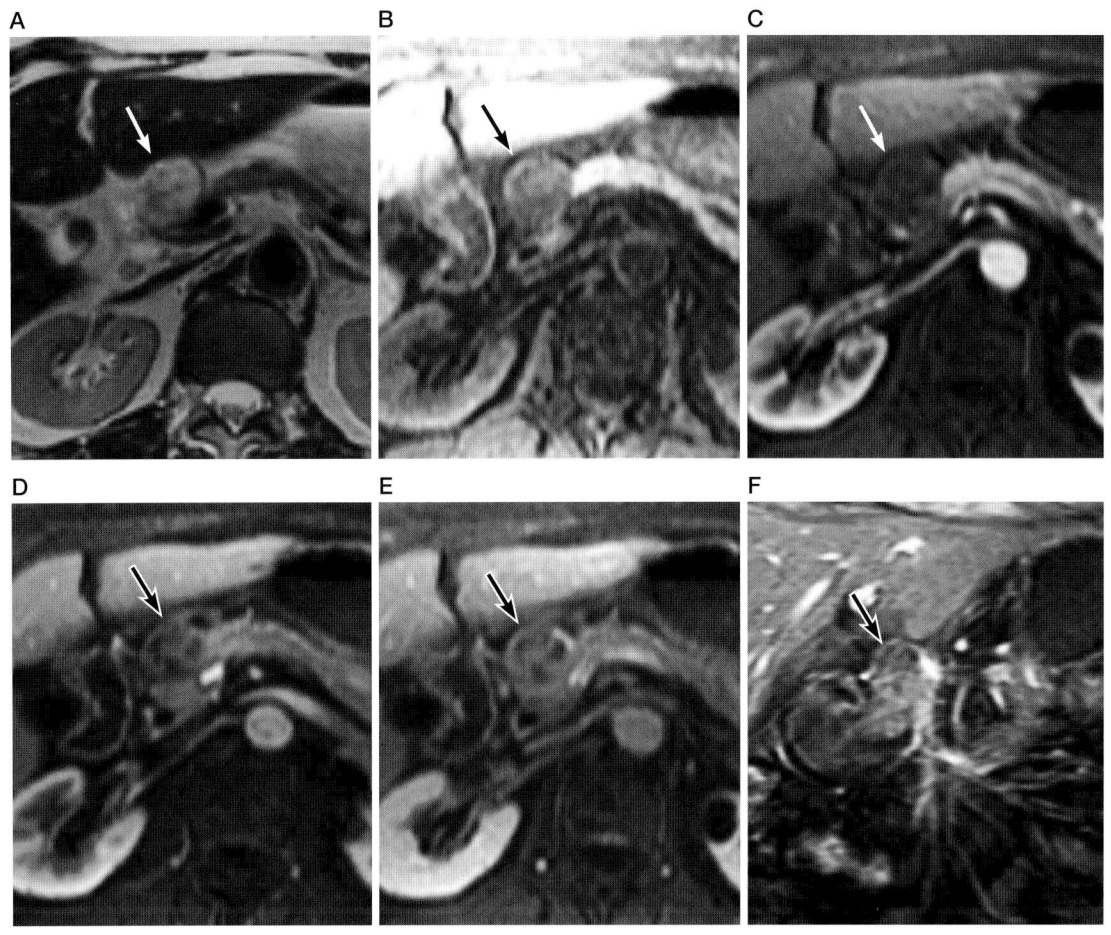

図1 70歳台男性 粘液癌
A：T2強調像，B：脂肪抑制T1強調像，C：ダイナミックMRI（動脈相），D：ダイナミックMRI（静脈相），E：ダイナミックMRI（平衡相），F：脂肪抑制造影T1強調冠状断像　MRI, T2強調像（A）では，膵頭部に3cm大の腫瘤性病変を認める（→）．形態は円形で，周囲脂肪組織との境界も明瞭である．内部は著明な高信号を呈する．造影前脂肪抑制T1強調像（B）にて，腫瘤内部は周囲膵実質と比較して低信号で，やや不均一である（→）．ダイナミックMRI（C～E）では，腫瘤の壁および隔壁構造に，漸増性の増強効果を認める．また腫瘤の内部に関しても，周囲膵実質や隔壁構造と比較すると弱いが，漸増性の増強効果を認める（→）．脂肪抑制造影T1強調冠状断像（F）では，腫瘤が内部を含めて，造影されることが明瞭にわかる（→）．

- 膵管内乳頭粘液性腫瘍（IPMN）：膵臓病変に占めるIPMNの割合は高く，特に分枝型IPMNが，鑑別疾患としてあがることがある．分枝型IPMNは，典型的にはぶどうの房状の形態を示す点や，主膵管との交通がみられる点，粘液産生・排泄を反映して乳頭側の主膵管拡張を認める点などが鑑別点である．またIPMNは内部の乳頭状成分（充実成分）に造影効果を認めることがあっても，粘液癌のように全体が染まることはない．
- 粘液性嚢胞腫瘍（MCN）：粘液癌は，特に非造影検査の際には，MCNを含めた嚢胞性腫瘍と類似する．粘液癌では，MCNでみられるような壁在結節は認識しがたい点や，粘液基質豊富な充実性腫瘍であることを反映して，腫瘍全体に淡い造影効果を認める点が重要である．

5. 上皮性膵腫瘍（囊胞性）

膵管内乳頭粘液性腫瘍
intraductal papillary mucinous neoplasm：IPMN （文献59, 60）

■ 臨床像

膵管内乳頭粘液性腫瘍（IPMN）は膵管上皮系腫瘍で，病変の主座が主膵管にあるものは主膵管型IPMN（MD-IPMN），分枝膵管にあるものは分枝型IPMN（BD-IPMN），両方にまたがるものは混合型IPMNとされる．臨床上，小さな病変では無症状のことも多いが，上腹部痛，体重減少，糖尿病，黄疸を呈する場合もある．時に，膵管内出血や破裂をきたしたり，十二指腸や空腸に瘻孔を形成する場合がある．IPMNの診療方針は2012年のIPMN/粘液囊胞性腫瘍（MCN）国際診療ガイドラインにて手術の適応となる悪性の確診所見を"high-risk stigmata"，慎重な精査および経過観察が必要となる悪性の疑診所見を"worrisome feature"として分類され（BOX），この分類を用いた診療アルゴリズムが示されている．

■ 病理・病態

膵管内に発生し，乳頭状に増生し，粘液産生を示し，膵管拡張を呈する．拡張した膵管はしばしば囊胞状を呈する．腫瘍の肉眼形態では，ポリポイド状の限局性隆起性のものが多いが，びまん性平坦のものも存在する．上皮の構造異型および細胞異型の程度により腺腫あるいは腺癌に分類され，膵管内乳頭粘液性腺腫（IPMA：軽度異形成，中等度異形成），膵管内乳頭粘液性腺癌（IPMC：非浸潤性，微小浸潤癌，浸潤性）に分類される．IPMN症例には通常型膵癌が併存するリスクも高く，この点にも注意が必要である．

■ 画像所見

■ MD-IPMN：診断基準は5mmを超える部分的あるいはびまん性の主膵管拡張が，他に原因が認められずにみられるものである．典型例では，主膵管全体が著明な拡張を呈し，狭窄部位は認められないのが特徴である．拡張した主膵管内に乳頭状隆起を認めるが，平坦や微小なものは同定が難しいことも多い．浸潤癌の合併が多く，周囲浸潤の進展評価も重要である．

■ BD-IPMN：典型的にはいわゆるぶどうの房状と称される多房性囊胞性腫瘤の形態を呈する．辺縁は分葉状であり，共通被膜はもたず，主膵管との交通がみられることが特徴である．また，多発例や単房性の場合もある．膵頭部（鉤部）に好発し，男性に多い傾向がある．壁在結節の評価にはダイナミックCTのMPR像や，3D MRCPが有用であるが，微小な壁

BOX　IPMNの診療方針

1) "high-risk stigmata"（手術の適応となる悪性の確診所見）
    - CTまたはMRI上，悪性を強く示す閉塞性黄疸を伴う膵頭部の囊胞性病変
    - 造影される充実成分
    - 10mmを超える主膵管拡張

2) "worrisome feature"（慎重な精査と経過観察が必要となる悪性の疑診所見）
    - 臨床的な膵炎の発症
    - 尾側に閉塞性膵炎（萎縮）を伴う主膵管狭窄
    - 囊胞径30mm以上
    - リンパ節腫大
    - 造影される囊胞壁
    - 主膵管径5〜9mm
    - 造影効果のない壁在結節

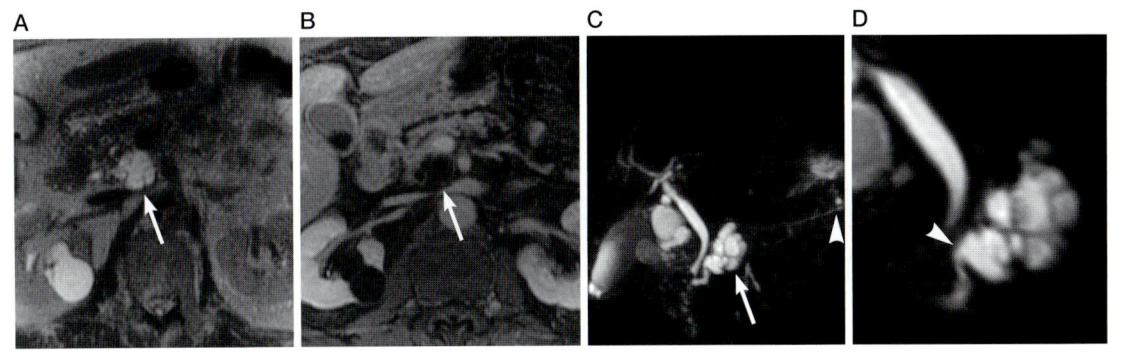

図1 60歳台男性 分枝型膵管内乳頭粘液性腫瘍(BD-IPMN)
A：T2強調像(SSFSE)，B：脂肪抑制造影T1強調像(後期相)，C：3D MRCP，D：3D MRCP元画像 膵鉤部にT2強調像(A)にて高信号を呈する3cm大の多房性嚢胞性病変を認める(→)．造影(B)にて壁在結節部は指摘できない(→)．MRCP(C)では嚢胞の形態はぶどうの房状を呈し(→)，元画像(D)では主膵管との連続が明瞭である(▶)．MRCP(C)では膵尾部にも小嚢胞(分枝型IPMN)を認め(▶)，胆嚢底部には腺筋腫症を認める．

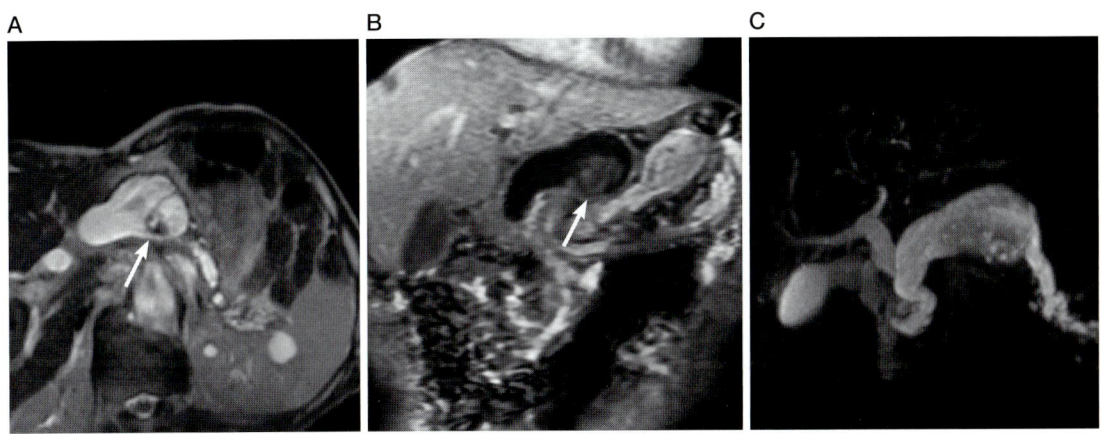

図2 70歳台男性 主膵管型膵管内乳頭粘液性腫瘍(MD-IPMN)
A：T2強調像(SSFSE)，B：脂肪抑制造影T1強調冠状断像(後期相)，C：3D MRCP(MIP像) 主膵管は著明に拡張し，10mm以上に拡張している．体部では嚢状の拡張を認める，体部レベルの主膵管内にはT2強調像で低信号を呈し(A，→)，造影(B)にて濃染される充実性部分を認める(→)．MRCP(C)では主膵管拡張の全体像が明瞭に描出できる．

在結節の検出感度は超音波内視鏡検査(EUS)が優れる．

■ 混合型IPMN：主膵管型と分枝型の双方の基準も充たすものである．

鑑別診断と鑑別点

MD-IPMN
● 慢性膵炎：石灰化は慢性膵炎でより認められる．ただし，IPMNでも石灰化を伴うことがある．乳頭からの粘液排泄は通常，認められない．

BD-IPMN
● 仮性嚢胞：症状を有することが多い．主膵管との交通を有する．
● MCN：女性に多く，体尾部に好発する単発の嚢胞性腫瘤．通常，主膵管との交通をもたない．cyst in cystの形態で共通被膜を有する．嚢胞の形態はオレンジ状と形容される．
● SCN：女性に多く，体尾部に好発．通常，主膵管との交通をもたない．中心に石灰化，星芒状瘢痕を有する．隔壁はよく濃染する．嚢胞の形態はスポンジまたは蜂巣状と形容される．

5. 上皮性膵腫瘍（囊胞性）

膵管内乳頭粘液腺癌
intraductal papillary mucinous carcinoma：IPMC　　　　　　　　　（文献60, 61）

■ 臨床像
　膵管内乳頭粘液性腫瘍（IPMN）はadenoma-carcinoma sequenceを呈し，癌化していく．分枝型IPMNの悪性例の頻度は6.3〜51.0％，浸潤癌の頻度は1.4〜36.7％とされ，主膵管型では分枝型IPMNに比較し悪性化率が高い（主膵管型IPMNの悪性例の頻度35.7〜87.2％，浸潤癌の頻度11.1〜80.8％）．IPMCの予後は通常型膵癌よりもよいとされる．

■ 病理・病態
　IPMNに明らかな浸潤癌を伴うものでは，浸潤成分としてcolloid carcinoma（粘液癌），tubular carcinoma（管状腺癌），oncocytic carcinoma（好酸性細胞癌）のいずれか，または，それらが混在する場合がある．粘液癌は管状腺癌に比べ予後がよい．組織学的亜分類では，乳頭状増性の組織学的形態やムチン（MUC）発現様式により，①胃上皮型（gastric type），②腸上皮型（intestinal type），③膵胆道上皮型（pancreatobiliary type），④好酸性/膨大細胞型（oncocytic type）の4つに分類され，肉眼型，予後などと相関することが知られている（BOX）．全体の頻度では，胃上皮型，腸上皮型が多く，膵胆道上皮型，好酸性/膨大細胞型は比較的まれである．胃上皮型は通常，軽度異型であるが，癌化した場合には通常型膵癌と同様の特徴を有する．腸上皮型は主膵管型のIPMCが多い．膵胆道上皮型はIPMCあるいはinvasive IPMCが多く，予後は亜型のなかで最も不良である．好産生/膨大細胞型では約半数程度に浸潤を認め，分枝型の場合がやや多いとされる．

■ 画像所見
　IPMN症例において"high-risk stigmata"〔①CTまたはMRI上，悪性を強く示す閉塞性黄疸を伴う膵頭部の囊胞性病変，②造影される充実成分，③10 mmを超える主膵管拡張，④"worrisome feature"（ⓐ膵炎の発症，ⓑ囊胞径30 mm以上，ⓒ造影される囊胞壁，ⓓ造影効果のない壁在結節，ⓔ尾側に閉塞性膵炎（萎縮）を伴う主膵管狭窄，ⓕリンパ節腫大，ⓖ主膵管径5〜9 mm）〕を，造影CTや造影MRI（MRCP）にて詳細に評価することが大事となる．また，病変の周囲浸潤の有無や遠隔転移を評価することも重要となる．IPMNの良悪の鑑別には拡散強調画像のADC値や，PETが有用であるとの報告もある．壁在結節は小さなものが多く，詳細な評価には超音波内視鏡検査（EUS）が適している．

BOX　膵管内乳頭粘液腺癌（IPMC）の分類上の取扱い

　膵管内乳頭粘液腺癌（IPMC）は「膵癌取扱い規約」（第6版）では，ⅰ）非浸潤性，ⅱ）微小浸潤癌，ⅲ）浸潤性，に分類されているが，2010年のWHO分類では，IPMNはIPMN with low- or intermediate-grade dysplasia（IPMN-low/int），IPMN with high-grade dysplasia（IPMN-high），IPMN with an associated invasive carcinoma（IPMN-inv）に分類されており，IPMCの項目がない．両者の分類を整理すると，IPMCの非浸潤性はWHO分類のIPMN-highにあたり，IPMCの浸潤性がIPMN-invに相当する．IPMCの微小浸潤癌はWHO分類に記載されていない．

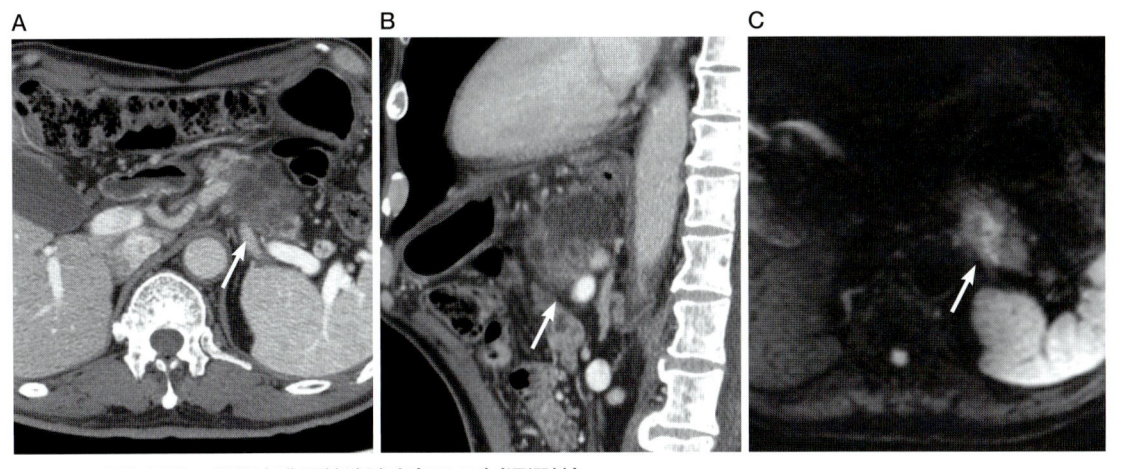

図1 70歳台男性　膵管内乳頭粘液腺癌(IPMC)(浸潤性)
A：造影CT(膵実質相)，B：造影CT矢状断像(膵実質相)，C：拡散強調画像　膵体部に45mm大の多房性嚢胞性病変を認める．嚢胞の尾側では充実部を認め，造影CT(A, B)にて不整な濃染域を認める．周囲膵実質との境界も不明瞭で，膵実質への浸潤が疑われる(→)．充実部分はMRIの拡散強調画像(C)で高信号を呈する(→)．膵体部切除術が施行され，分枝型IPMN由来の浸潤性のIPMCと診断された．

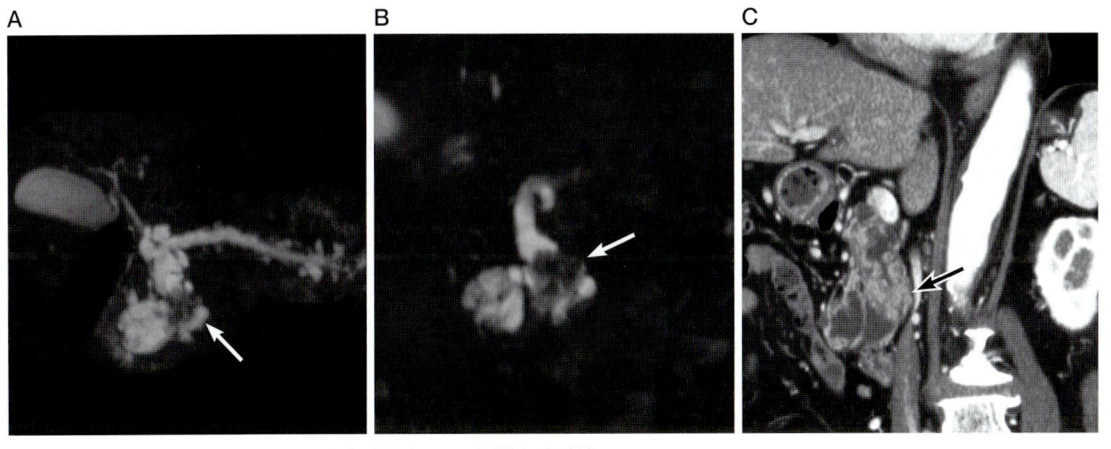

図2 70歳台男性　膵管内乳頭粘液腺癌(IPMC)(非浸潤性)
A：3D MRCP(MIP像)，B：3D MRCP元画像，C：造影CT冠状断像(膵実質相)　MRCP(A)では，主膵管の拡張と頭部に多数の分枝型のIPMNと考えられる多房性嚢胞性腫瘤を認める(→)．体尾部にも小嚢胞(分枝型IPMN)が散見される．背景に混合型のIPMNが存在すると考えられる．MRCPでは，頭部の嚢胞性腫瘍内から主膵管内にまたがるように陰影欠損像を認め，3D MRCP元画像(B)にてその状態が明瞭である(→)．造影CT冠状断像(C)では充実部に増強効果を有する(→)．手術にて混合型IPMN由来のIPMC(非浸潤性)と診断された．

鑑別診断と鑑別点

充実成分が主体となると通常型膵癌をはじめ充実性腫瘍との鑑別を要する．

- **通常型膵癌**：周囲への浸潤性発育がIPMCより目立つ傾向．病変周囲や背景に嚢胞性病変が確認された場合，IPMCの可能性を考える．ただし，画像上での鑑別は難しい場合もある．
- **膵神経内分泌腫瘍(PNET)**：早期より濃染する多血性の腫瘍が多い．圧排性発育を呈する．病変周囲や背景に嚢胞性病変が確認された場合，IPMCの可能性を考える．ただし，画像上での鑑別は難しい場合もある．
- **その他，嚢胞性病変**：IPMN(前項)の鑑別診断を参照．

5. 上皮性膵腫瘍（囊胞性）

膵管内管状乳頭腫瘍
intraductal tubulopapillary neoplasm : ITPN （文献 62, 63）

■ 臨床像

　膵管内管状乳頭腫瘍（ITPN）は膵管内に管状乳頭状を呈して増生する腫瘍で，2010 年の WHO 分類より新たに記載された腫瘍である．粘液は通常，認められず，IPMN とは異なる．頻度的にはまれな腫瘍で，膵外分泌腫瘍切除 578 例中 5 例（0.9％），膵管内腫瘍 182 例中 5 例（3％）を占めたとの報告がある．ITPN は時に浸潤，転移をきたし予後不良となることが報告されているが，報告は少なく，臨床像の解析，確立にはさらなる症例の蓄積が必要な疾患概念である．

■ 病理・病態

　肉眼的に拡張膵管内に充満する充実性腫瘍であり，粘液は通常，認められない．IPMN のようにぶどうの房状の囊胞には通常ならない．管状乳頭状を呈して増殖し，管状部分と乳頭状部分が入りまじり，複雑な構造を示す．時に管状増殖をほとんど占め，「膵癌取扱い規約」にある膵管内管状腺癌と同等の像を示す．ITPN は膵管内管状腺癌を包含する概念である．細胞は低円柱状，立方状であり，胞体はやや好酸性を示す．核は腫大して核小体が明瞭で異型が強い．IPMN のように異型が弱い部分を伴うことは通常ないとされ，一様に異型が強いとされる．腫瘍内壊死を頻繁に伴う．WHO 分類でも low-grade 病変は記載されていない．膵管内で壊死を頻繁に伴う．導管上皮細胞への分化が明瞭であり，通常，cytokeratin 7, 19 が陽性となる．トリプシンは陰性であり，腺房細胞への分化は認められない．

■ 画像所見

　画像上の特徴としては肉眼的特徴を反映し，充実性腫瘍が拡張膵管内に鋳型状にはまりこんでみえることがあげられる．拡張膵管内に粘液は認められず，IPMN のようにぶどうの房状の囊胞構造には通常ならない．分枝膵管の拡張を伴う場合もある．

■ 超音波検査（US）：腫瘍は不均一な高エコーを呈する場合が多い．
■ CT：単純 CT で，周囲膵実質と比較して等吸収あるいは軽度高吸収を呈する．
■ MRI：T1 強調像で低信号，T2 強調像で高信号を呈する．
■ ダイナミック CT/MRI：ダイナミック CT ではいずれの相でも，周囲膵実質に比して相対的に低吸収となることが多い．画像上，腫瘍内壊死を反映した所見を呈する場合もある．CT/MRI では腫瘍の膵管内発育を反映して，主膵管内の腫瘍と非腫瘍部（液体）が分離してみえる場合が多い（2-tone duct sign）．
■ MRCP/ERCP：拡張膵管内において膵管内腫瘍周囲に液体が存在し，膵管内発育が明瞭な場合（cork of wine bottle sign）や拡張膵管の急激な途絶を呈する場合がある．

鑑別診断と鑑別点

● IPMN：粘液を有し，ぶどうの房状を呈するが，ITPN では拡張膵管内に鋳型状にはまりこみ，ぶどうの房状にはならず，乳頭からの粘液排出は認めない．また，IPMN で膵管内での壊死はまれであるが，ITPN では頻繁に認められる．
● 通常型膵癌：ITPN では膵管内に鋳型状にはまりこむような形態が特徴で鑑別点となる．

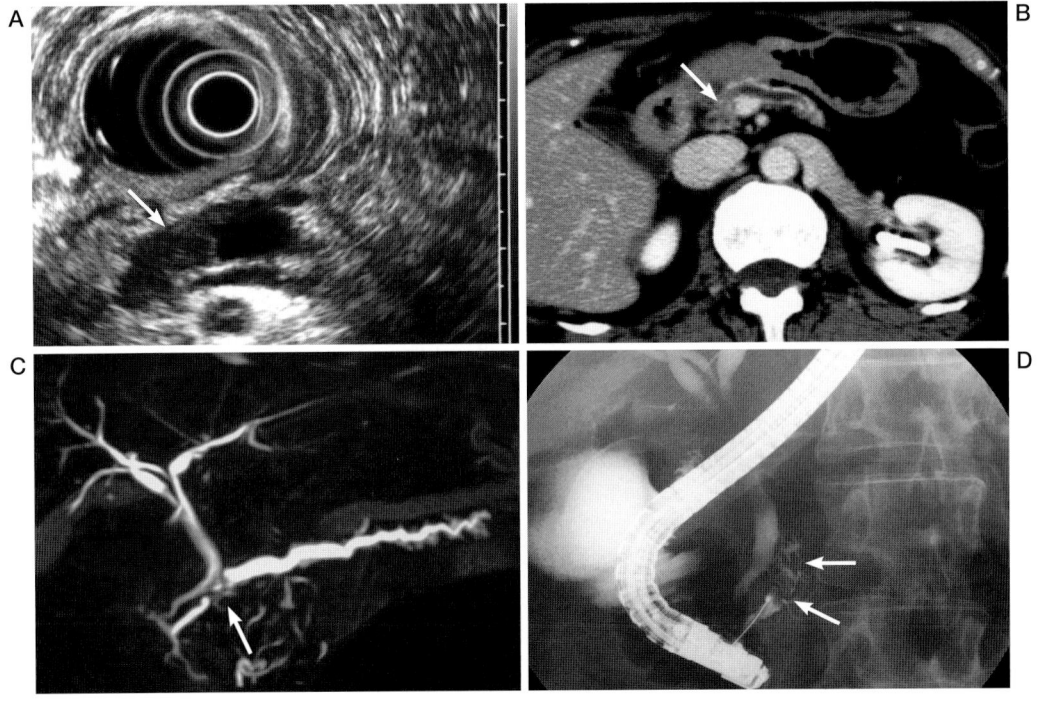

図1 60歳台女性 膵管内管状乳頭腫瘍（ITPN）
A：超音波内視鏡検査（EUS），B：造影CT（後期相），C：MRCP，D：ERCP　EUS（A），造影CT後期相（B）ともに主膵管内に腫瘍を認める（→）．腫瘍は尾側に向かって膨隆する形状を示し，膵管内にはまりこんだ腫瘍である．MRCP（C）では主膵管の途絶（→）として描出されているが，ERCP（D）では腫瘍（→）が膵管内に浮遊するように存在することが示唆される．（文献63），より許可を得て転載）

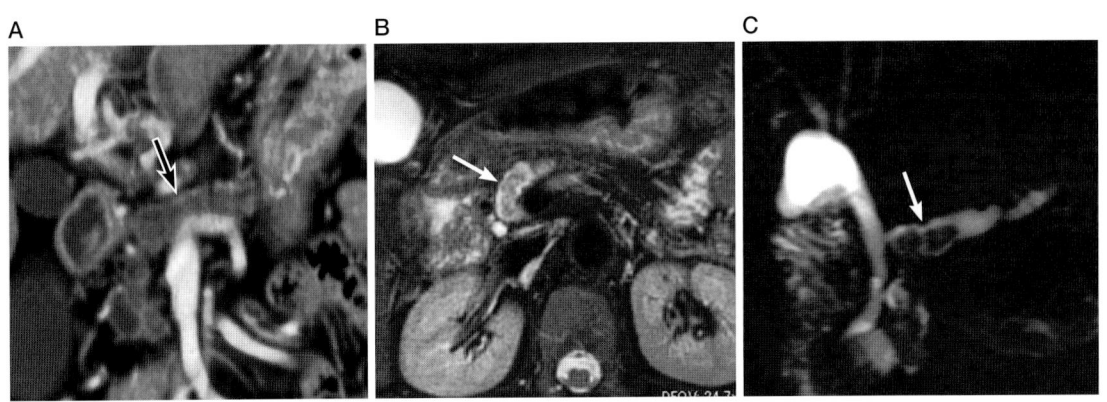

図2 60歳台女性 膵管内管状乳頭腫瘍（ITPN）
A：造影CT冠状断像（門脈相），B：脂肪抑制T2強調像，C：MRCP　膵頭部から膵体部の主膵管内に発育する腫瘍を認める．造影CT冠状断像（A）では，腫瘍は膵実質より増強効果が弱いが造影され，2-tone duct signを示し，管腔内発育が明瞭である（→）．脂肪抑制T2強調像（B）でも主膵管内に発育する腫瘤が明瞭に描出されている（→）．MRCP（C）では，膵管内に腫瘍がはまりこむワインのコルク栓様の所見を呈している（→）．（文献63），より許可を得て転載）

5. 上皮性膵腫瘍（囊胞性）

粘液性囊胞腫瘍
mucinous cystic neoplasm：MCN　　　　　　　　　　　　　　　　　　　　（文献64）

■ 臨床像

　膵粘液性囊胞腫瘍（MCN）は粘液産生能を有する上皮より構成される囊胞性腫瘍で，中年女性に好発し，男性例は極めてまれである．膵体尾部に孤立性に大きな囊胞を形成することが多い．膵管との交通は通常は認められない．組織学的には malignant potential を有し，上皮の異型により「膵癌取扱い規約」上は，腺腫，腺癌（非浸潤，微小浸潤，浸潤）に分類される（BOX）．治療としては，外科的切除が原則である．腺腫，非浸潤癌の予後はよいが，浸潤癌の予後は5年生存率で30%程度と悪い．

■ 病理・病態

　MCNは，粘液産生性の高円柱上皮と卵巣様間質を有する線維性被膜により構成される．囊胞の構成としては中心部に大きな，辺縁に小さな腔を有する傾向があり，囊胞間に交通はなく，内容液は粘液性あるいは粘血性である．卵巣様間質は MCN の特徴的組織成分であり，上皮直下に紡錘形細胞が集簇して認められる．主膵管との交通は一般的にはないとされるが，時に交通が証明されることもある．内腔に突出する隆起や囊胞壁内の結節性病変は悪性を示唆する．浸潤癌成分としては管状腺癌を伴うことが多い．

■ 画像所見

■ CT：膵体尾部に好発し，単発であることが多い．多房性囊胞性腫瘍の形態を示す．線維性被膜や隔壁に石灰化を伴うことがある．

■ MRI：T2強調像や MRCP が病変の形態や主膵管との関係の評価に適している．T2強調像では典型的には多房性の囊胞がさまざまな信号強度を示し，いわゆるステンドグラス様所見を示す．囊胞性腫瘍の形態が，cyst in cyst の形態を示すこと，厚い線維性被膜を有しオレンジ状と形容される形態が特徴である．被膜および隔壁は T2強調像で低信号を示す．主膵管との交通の頻度は低い．

■ 造影 CT/MRI：壁在結節の同定にはダイナミック CT/MRI，また 3D MRCP の元画像が有用である．壁在結節は詳細に観察しないと同定できない場合もある．被膜や隔壁は線維性組織であるためダイナミック CT/MRI にて遅延性濃染を示す．

鑑別診断と鑑別点

　膵囊胞性腫瘍全般が鑑別となるが，頻度的には以下の3疾患との鑑別を要することが多い．
● 仮性囊胞：症状を有することが多い．単房性であることが多い．石灰化は認めないことが多い．主膵管との交通は認められることが多い．
● SCN：主膵管との交通は通常，認めない点は MCN と同一であるが，microcystic type の SCN とは囊胞形態（スポンジ状，蜂巣状）で鑑別可能なことが多い．macrocystic type の SCN との鑑別は困難な場合も多いが，周囲に microcyst を伴うことが多い（次項を参照）．石灰化は中心部に多い．
● 分枝型 IPMN：主膵管との交通を認める．囊胞形態はぶどうの実・房状を呈する．

5. 上皮性膵腫瘍（囊胞性） 441

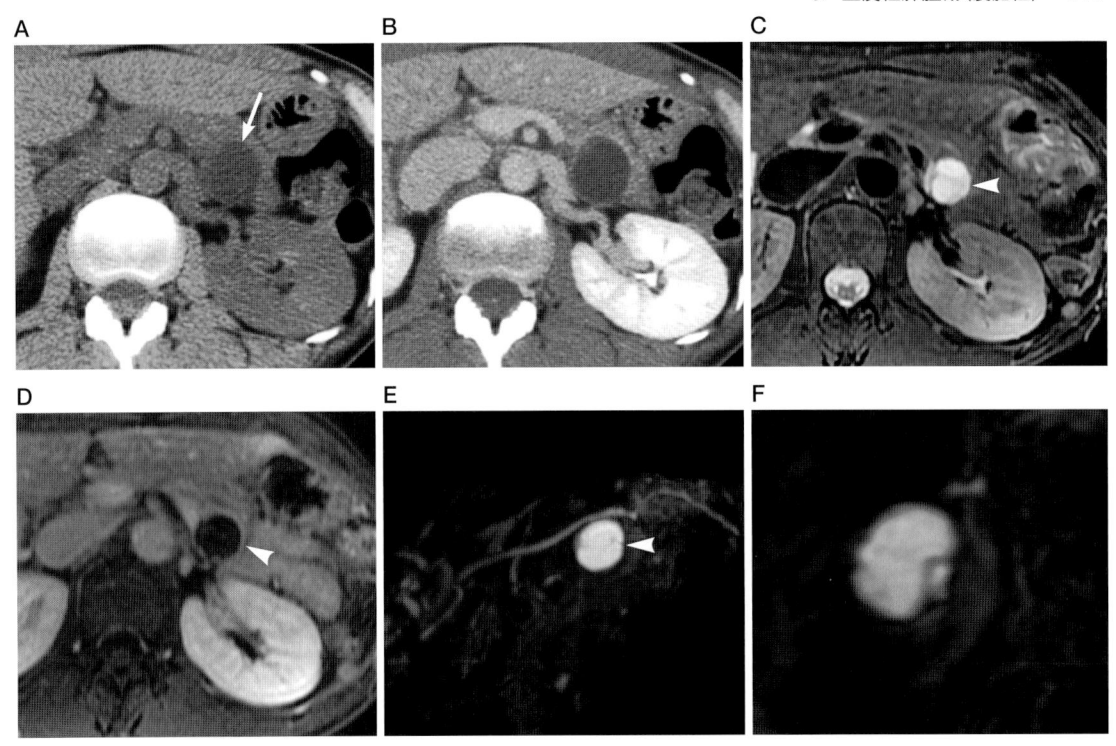

図1 40歳台女性 膵粘液性囊胞腫瘍（MCN）（腺腫）
A：単純CT，B：造影CT（後期相），C：脂肪抑制T2強調像，D：脂肪抑制造影T1強調像（後期相），E：3D MRCP，F：3D MRCP元画像 膵尾部に長径で23 mm大の囊胞性病変を認める（→）．単純CT（A），造影CT（B）ではcyst in cyst構造は明瞭ではないが，T2強調像（C）や脂肪抑制造影T1強調像（D）やMRCP（E）では隔壁構造が明瞭で（▶），cyst in cyst構造が明瞭である．はっきりとした充実部は同定できない．MRCP（E）にて主膵管との連続性は認められない．手術にてMCN（腺腫）と病理診断された．

図2 20歳台女性 膵粘液性囊胞腫瘍（MCN）（浸潤性腺癌）
A：単純CT，B：造影CT（後期相） 膵尾部に9 cm大の囊胞性腫瘤を認める．内部に隔壁様構造を有しcyst in cyst構造をもっている．単純CT（A）では一部に石灰化を認める（→）．造影CT（B）では増強効果を有す充実部分が明らかである．手術にてMCN（浸潤性腺癌）と診断された．

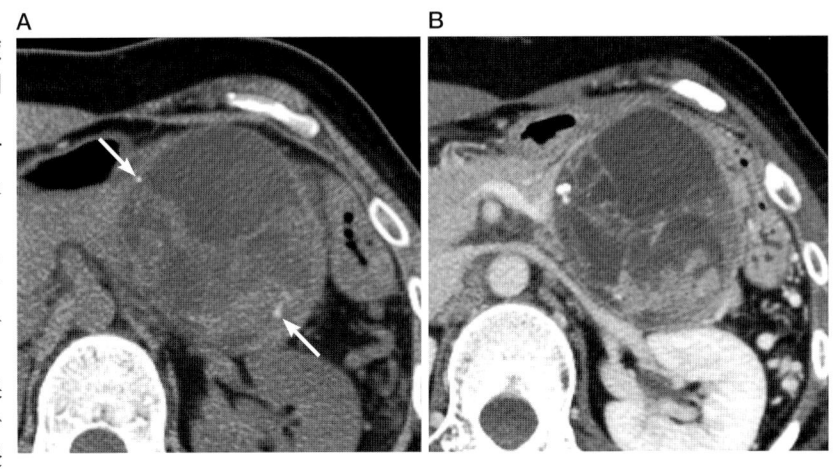

BOX　MCN（mucinous cystic neoplasm）の分類上の取り扱い

WHO分類（2010年）では，MCN with low- or intermediate-grade dysplasia（MCN-low/int），MCN with high-grade dysplasia（MCN-high），MCN with an associated invasive carcinoma（MCN-inv）に分類されている．それぞれが「膵癌取扱い規約」の腺腫，非浸潤性腺癌，浸潤性腺癌に相当する．

5. 上皮性膵腫瘍（囊胞性）

漿液性囊胞性腫瘍（腺腫）
serous cystic neoplasm : SCN

(文献65, 66)

■ 臨床像

膵に生じる漿液を内包する囊胞性病変である．女性にやや多く生じる．無症状で偶然発見されることが多い．肉眼的に蜂巣状を呈するmicrocysticタイプが典型例とされるが，他の亜型も存在する．大部分が良性であるが，まれに悪性の報告がある．

■ 病理・病態

漿液を産生するglycogenを含有する細胞で構成される．肉眼的な囊胞形態から，①honeycomb type，②honeycomb dominant type，③pure macrocystic type，④solid typeに分類される（図1）．honeycomb typeでは微小囊胞が集簇し海綿状を呈する．辺縁部に比較的大きな囊胞を認め，中心部に星芒状瘢痕，石灰化を伴うことがある．③pure macrocystic typeでは，比較的大型の囊胞が集簇する．辺縁部など一部に小囊胞を伴う場合②となる．④solid typeは肉眼上，充実性を呈するまれな亜型とされる．原則，主膵管との交通はないが，上流の主膵管拡張を伴うことがある．

■ 画像所見

各肉眼型に応じた画像所見を呈する．honeycomb typeでは，各囊胞が小さく隔壁がよく濃染し，CTでは多血性腫瘍と誤認されることがある．中心部は囊胞がさらに小さく，一見，充実様に濃染する．時に石灰化を伴う．MRIでは多数の小囊胞の集簇を反映し，T2強調像で著明な高信号を呈する．MRCPでも病変全体が高信号を呈する．

solid typeは，CTでは多血性腫瘍像を呈し，囊胞を同定することはできない．MRIではT2強調像で高信号を呈し，MRCPでの高信号から診断に至ることがある．

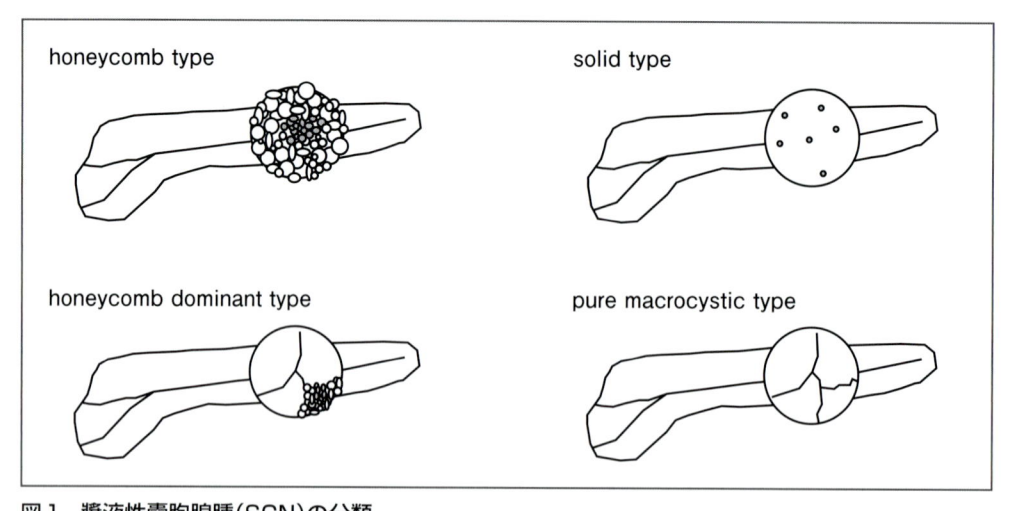

図1 漿液性囊胞腺腫（SCN）の分類
（文献67）より改変

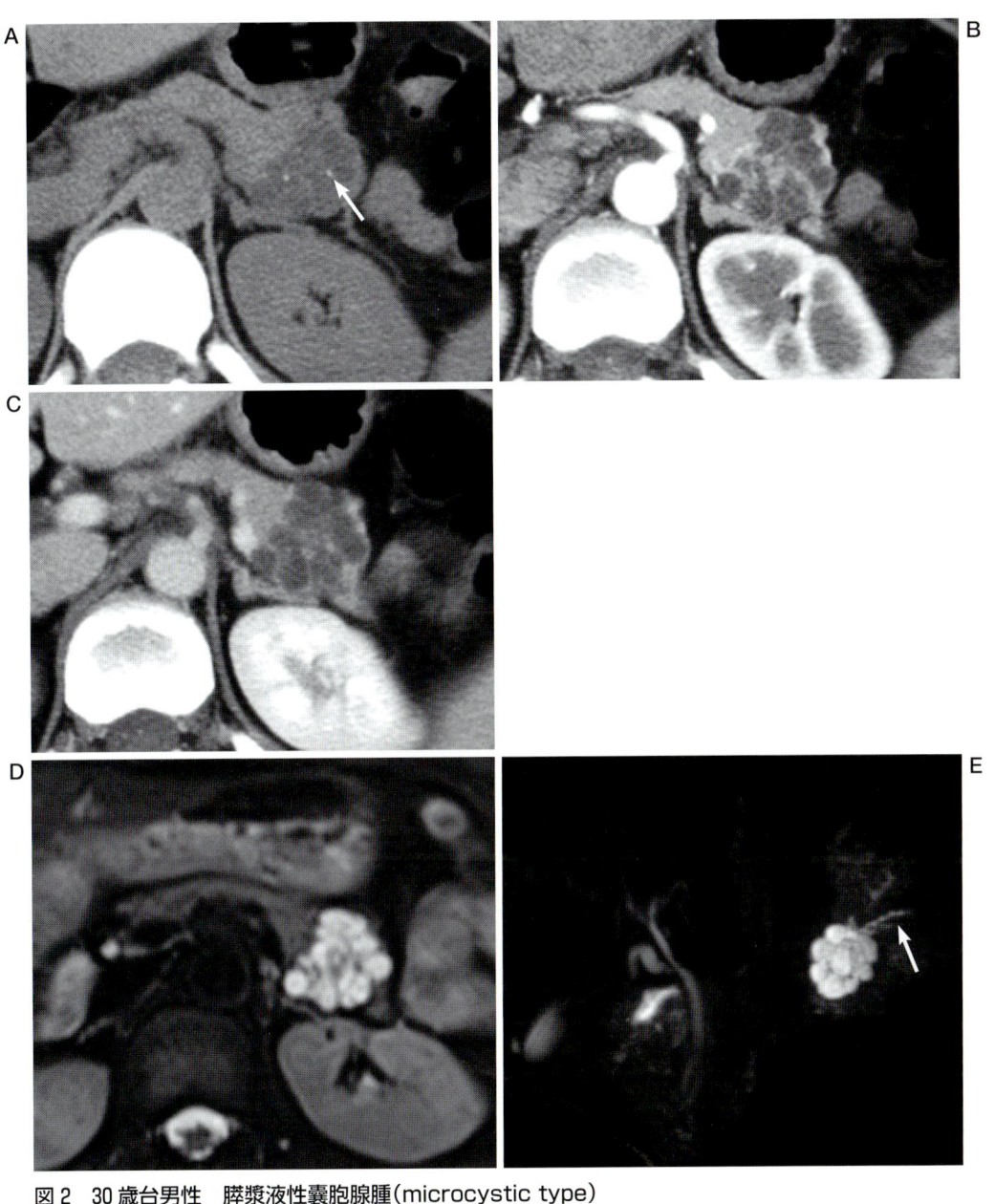

図2 30歳台男性 膵漿液性囊胞腺腫(microcystic type)
A：単純CT，B；造影CT（動脈相），C；造影CT（平衡相），D：T2強調像，E：3D MRCP　単純CT（A）では膵尾部に3cm大の低吸収腫瘤を認め，点状の石灰化を中心付近に認める(→)．造影CT早期相（B）では多房性囊胞性を呈し，中心部はやや結節状に濃染している．隔壁は比較的よく濃染する．平衡相（C）では中心部の増強効果の持続を認める．T2強調像（D）では蜂巣状の多房性囊胞の像を呈する．MRCP（E）では腫瘤部は高信号を呈しており，上流の主膵管に拡張を認める(→)．

鑑別診断と鑑別点

　多血性腫瘍の像を呈すると，神経内分泌腫瘍との鑑別が問題となる．MRIのT2強調像，MRCPでの内部の囊胞成分の検出が鑑別に有用である．pure macrocystic typeは分枝型IPMNとの鑑別がしばしば困難となる．

付録Ⅲ-1
膵嚢胞性疾患の鑑別
differential diagnosis of cystic pancreatic lesions　　　　（文献67, 68）

　膵嚢胞性疾患は種類が多く画像も多彩であり，時に鑑別に苦慮する（各疾患の詳細に関しては各項に述べられている）．

　膵に嚢胞性病変を画像で疑った場合，まず最初に本当に嚢胞性疾患か，充実性の腫瘍性病変が嚢胞変性をきたした可能性がないかを検討する必要がある．膵に生じる充実性腫瘍のうち，内分泌腫瘍は時に大きな（全体の大部分が）嚢胞変性をきたすことがあるため，嚢胞性疾患と誤認しないことが重要である．また膵癌も時に内部に変性を生じることがあり，粘液癌や退形成癌はしばしば嚢胞性成分を伴う．辺縁全体を取り囲む充実性成分の有無と併せて検討する．solid pseudopapillary neoplasm（SPN）は充実性成分が画像上はっきりしないことがある．

1）各膵嚢胞性疾患の特徴

　次に嚢胞の性状から，① 単房性か多房性か，② 多房性の場合の形態，③ 嚢胞内容液の性状，④ 充実部の有無，を詳細に検討する．

① 単房性嚢胞

　単房性嚢胞で最も頻度が高いのは仮性嚢胞とされる．仮性嚢胞は急性膵炎あるいは慢性膵炎を背景にすることが多く，これらの背景が存在するときは容易に診断できる．形態や内容液性状は出血を混じるなど多彩である．真性嚢胞は，von Hippel-Lindau病，polycystic kidney disease，嚢胞性線維症などに合併することで知られている．また，分枝型膵管内乳頭粘液性腫瘍（intraductal papillary mucinous neoplasm：IPMN）では小さな単房性嚢胞の多発を認めることがある．これらの背景がない場合，単房性嚢胞のそれ以上の鑑別は難しいが，臨床的には質的診断ができなくともサイズや経過での増大などを中心に経過観察することとなる．

② 多房性嚢胞

　多房性嚢胞では嚢胞の形態を観察する．ぶどうの房状，オレンジ状，蜂巣状などと形容されるように，おのおのの疾患に特徴がある．これに加えて年齢や性別，付随所見などを加味して診断していく必要がある（表参照）．粘液性嚢胞性腫瘍（mucinous cystic neoplasm：MCN）では圧倒的に女性の体尾部に多いこと，SPNが若年女性に多いことは，念頭に置く必要がある．IPMNは日常的に遭遇する頻度が高い．漿液性嚢胞性腫瘍（腺腫）（serous cystic neoplasm：SCN）では一見，充実性の多血性腫瘍にみえることがあり，注意を要する．臨床的には，MCN，SPNは原則手術適応とされ，IPMNではhigh-risk stigmata，worrisome featureを検討し，治療あるいは経過観察することが必要である（詳細は各項を参照）．

③ 嚢胞内容液の性状

　嚢胞内容液は一般的にはT2強調像で著明な高信号を呈する．ただし，MCNあるいはSPNの内容液は粘液性であったり，出血を混じることが多く，T1強調像で通常より高い信号を呈することがある．これらにはCTでの濃度や超音波検査（US）での内容液の性状評価

も有用である．リンパ上皮性囊胞や，膵内副脾に生じた類表皮囊胞(epidermoid cyst)では，内容液が拡散強調画像で高信号を呈することが特徴であり，診断的価値が高い．

④ 充実部の有無

充実部の有無を評価するためにはダイナミックCT，ダイナミックMRIが必要となる．囊胞の状態と充実部の位置関係，充実部の形態を注意深く読影する．おもには囊胞壁あるいは隔壁が肥厚する形態と，囊胞内に乳頭状の病変を形成することが多い．たとえば，囊胞形態からIPMNが疑われている病変に，壁肥厚や乳頭状病変が出現した場合には，悪性化の可能性を考慮する必要がある．膵尾部の囊胞性病変の壁あるいはその周囲に三日月状に充実性成分を認めた場合，類表皮囊胞を合併した膵内副脾の可能性を考える必要があり，SPIO-MRIが診断に有用である．また多房性囊胞に一部多血性の充実性成分を認めた場合，oligocytic type の SCN の可能性を考え，MRIでの同部の信号などを詳細に検討する必要がある．

2) モダリティの選択

膵囊胞性疾患の診断にはモダリティの選択が重要である．一般的には造影CT，造影MRI，超音波内視鏡(EUS)，内視鏡的逆行性胆管膵管造影(ERCP)がある．全体像の把握には造影CTがよいが，囊胞内容液の評価や主膵管との関係性を評価するにはMRIの信号強度やEUSが有用である．いずれも一長一短があるが，複数のモダリティを用いて総合的に診断にあたることが重要である．また近年は，超音波内視鏡下穿刺吸引法(EUS-FNA)が普及してきており，症例に応じて病理学的な検討ができるが，囊胞性病変に対するEUS-FNAに関しては議論がある．囊胞液のDNA分析や腫瘍マーカー測定が可能であるなど有用な側面があるが，播種などのリスクもあるため現時点での必要性に関しては不明である．

3) 治療方針

治療方針に関しては，疾患をひとつに絞り込むことができれば，各疾患の良悪性に応じて治療方針を決めることとなるが，実臨床の場では，1疾患に絞り込むことが困難なこともしばしばある．その場合，鑑別疾患に悪性病変が含まれているのかなどを各症例で十分に検討して，治療方針を決定する必要がある．

表　多房性囊胞の種類と特徴

	分枝型IPMN	MCN	SCN	SPN
年齢	60〜	40〜60	50〜	30歳台
性別(男性：女性)	2:1	原則女性	1:2	1:7
部位	頭部，鉤部	体尾部	体尾部	頭部
囊胞形成	ぶどうの房	オレンジ様	蜂巣状	充実部＋囊胞
他のポイント	主膵管と交通	厚い被膜	星芒状瘢痕，石灰化	石灰化

IPMN，MCN，SCN，SPN：本文参照．

6. その他の上皮性膵腫瘍

膵神経内分泌腫瘍（多血性，乏血性）
pancreatic neuroendocrine tumor : PNET

（文献 69, 70）

■ 臨床像

　膵神経内分泌腫瘍（PNET）は膵腫瘍の1〜2％と比較的まれな腫瘍であるが，近年では画像診断の向上により，発見頻度が増加している．発症率に性差はなく，50歳台に多いとされる．多くは孤発性だが，多発性内分泌腫瘍1型（MEN type 1），von Hipple-Lindau病といった遺伝性疾患に関連して，発生・多発することもある．臨床的には，ホルモン過剰産生による症状の有無によって機能性と非機能性に分類される．機能性は産生するホルモンによって，インスリノーマ（insulinoma），ガストリノーマ（gastrinoma），グルカゴノーマ（glucagonoma），ソマトスタチノーマ（somatostatinoma），VIPomaなどがある．

■ 病理・病態

　Langerhans島細胞類似の腫瘍細胞がリボン状，胞巣状，索状に組織構築を示し発育する．神経内分泌腫瘍（NET）は約100年前にカルチノイドという名称が使われ以来，良性腫瘍と長らく考えられていたが，その後，転移をきたす症例も多数報告され，現在では悪性腫瘍と認識されている．ただし，決して均一な疾患群ではなく，悪性度には幅があり，緩徐な臨床経過をたどるものから，急速に進行するものまで存在する．WHO分類では，増殖動態に基づき，これらをNET G1，G2，およびNEC G3に区分している．

■ 画像所見

　典型的なPNETは境界明瞭，円形の充実性腫瘍である．時に，石灰化や囊胞形成といった変性を，特にサイズが大きい病変をきたすことがある．

　PNETは，ダイナミックCT/MRIの早期動脈相〜膵実質相にかけて著明で均一な濃染を呈することが特徴である．周囲膵実質の増強効果が低下する門脈相にて，腫瘍が相対的に最も良好に描出されることもある．しかし，vascularityが低く，膵実質相で低吸収に描出されるような病変，あるいは不均一な増強効果を呈する病変も一定の割合で存在している．

　MRIでは，T1強調像で低信号，T2強調像で高信号を呈する病変が多い．しかし，T2強調像にて低信号を呈する病変もまれに存在する．

　PNETは悪性度に幅がある疾患群であるが，悪性を示唆する所見として，大きなサイズ，不整な形態，不均一な造影効果，低いvascularity，強い拡散制限，内部変性などが報告されている．

■ 鑑別診断と鑑別点

　多血性病変と乏血性病変の場合で，鑑別にあがる疾患は変わってくる．多血性病変の鑑別として以下のものが代表である．

●漿液性囊胞性腫瘍（腺腫）（SCN）：solidないしmicrocystic typeの際，一見，均一な多血性病変のようにみえ，鑑別疾患となる．SCNのほうが，単純や門脈相でより低吸収として描出されると報告されている．SCNはあくまでも囊胞性腫瘍であり，MRCPで描出される

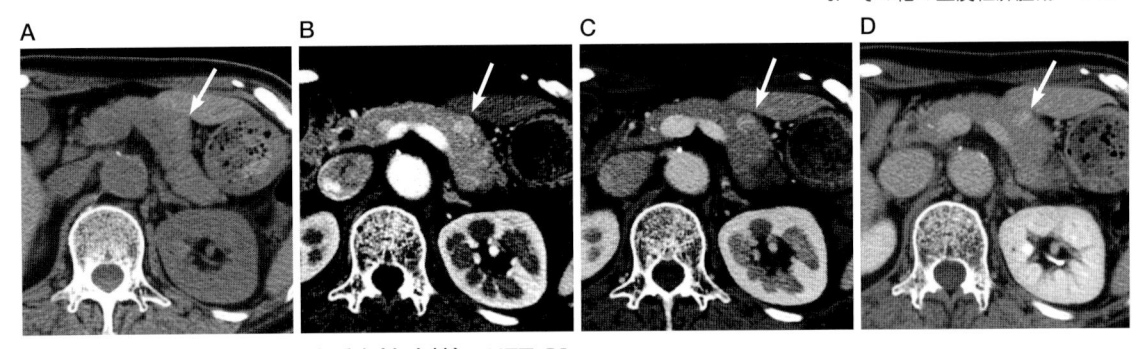

図1 60歳台男性　神経内分泌腫瘍（多血性）：NET G1
A：単純CT，B：ダイナミックCT（膵実質相），C：ダイナミックCT（門脈相），D：ダイナミックCT（遅延相）
単純CT（A）では，膵体部に1.5 cm大の小さな結節を認める（→）．周囲膵実質とほぼ等吸収であり，単純CTのみでは指摘困難である．ダイナミックCT膵実質相（B）では，周囲膵実質よりも均一に濃染する結節を認める（→）．境界は明瞭で，円形な結節である．ダイナミックCTの門脈相（C）〜遅延相（D）でも，結節の増強効果は，周囲膵実質と比較して強い（→）．

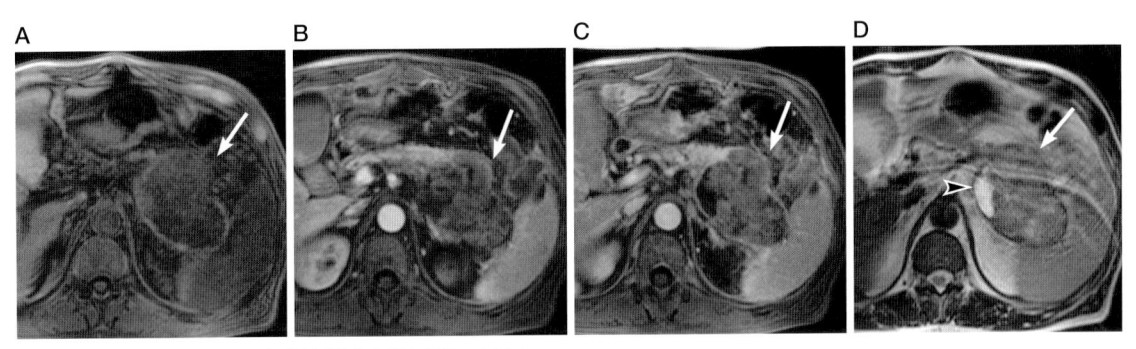

図2 60歳台男性　神経内分泌腫瘍（乏血性）：NEC
A：脂肪抑制T1強調像，B：ダイナミックMRI（1st phase），C：ダイナミックMRI（3rd phase），D：T2強調像
MRI，造影前脂肪抑制T1強調像（A）では，膵体部に8.5 cm大の腫瘤性病変を認める（→）．周囲膵実質と比較して，腫瘤は低信号である．境界は比較的明瞭で，分葉状の形態を呈する．ダイナミックMRI 1st phase（B）にて，腫瘤は増強効果を認めるものの，周囲膵実質と比較して，不均一で弱い（→）．3rd phase（C）でも，同様に周囲膵実質と比較して，腫瘤は不均一で弱い増強効果を呈する（→）．腫瘤内部の一部には，造影不良域を伴っている．T2強調像（D）にて，腫瘤は不均一な等〜高信号を呈する（→）．また，造影不領域に一致する高信号域を認め，囊胞ないし壊死変性が疑われる（▶）．

頻度が高い点が有用な鑑別点である．

- 膵内副脾：副脾も境界明瞭なvascularityの高い結節であるが，膵内副脾は脾臓と同様の造影効果，信号強度を呈する．SPIOが有用である．
- 腎細胞癌の転移：画像は類似し，鑑別は困難である．既往歴が重要である．

乏血性病変の鑑別として，以下の疾患などがある．

- 浸潤性膵管癌：PNETのほうが，境界明瞭，石灰化の頻度が高い，脈管・周囲組織進展の頻度が低い点などが鑑別点であるが，鑑別困難な場合も多い．
- solid pseudopapillary neoplasm（SPN）：サイズが小さく変性の乏しいSPNの場合，鑑別となってくる．SPNは若年女性の膵尾部に好発するが，PNETも同年代でも発症しうるため，鑑別が難しいことがある．
- 腺房細胞癌：両者とも造影効果の程度に幅があり，鑑別は難しい．

6. その他の上皮性膵腫瘍

多発性膵神経内分泌腫瘍
multiple pancreatic neuroendocrine tumor (文献71)

■ 臨床像

　膵神経内分泌腫瘍（PNET）は，孤発性に発生することが多いが，まれに多発することがあり，その大部分が，多発性内分泌腫瘍 1 型（multiple endocrine neoplasm type 1：MEN1）やvon Hipple-Lindau（VHL）病といった遺伝性疾患に関連して発生する．MEN1 症例の 50～80％，VHL 症例の 15％程度に PNET はみられるとされている．ほかに神経線維腫症 1 型や結節性硬化症を背景に発生することがある．

　MEN1 や VHL 病では，PNET 以外にも pancreatic neuroendocrine microadenoma あるいは，hypertrophy や hyperplasia といった Langerhans 細胞の異常も背景に多発していることが多い．

　PNET は，本邦のガイドラインでは，機能性・非機能性にかかわらず，切除可能であれば原則，手術的加療が推奨されている．一方，MEN1 で PENT が多発している場合，機能性，サイズが大きいもの（通常 2 cm 以上），もしくはサイズ増大傾向を示すものは切除が推奨されるが，サイズが小さい非機能性腫瘍に関しては，経過観察が勧められている．

■ 病理・病態

　孤立性に発生する PNET も，多発する病変も病理学的な差異はない．pancreatic neuroendocrine microadenoma は，サイズが 0.5 cm 以下かつ非機能性の結節と定義されている．通常，臨床的には認識されず，剖検例の 0.4～1.5％で発見されるとされている．MEN1 や VHL 病症例にて多発する．円形の結節で，増殖能に乏しく良性である．免疫染色では，1～2 種類のホルモンをびまん性に発現する．グルカゴンないし膵ポリペプチドが発現することが多い．

■ 画像所見

　孤発性の PENT と，多発症例における個々の結節は画像的にも差異を認めない．多発症例において，おのおのの結節間では画像所見が異なることは多々あり，サイズが異なる，vascularity が異なる，囊胞や石灰化変性の程度が異なる病変が混在することがある．

　pancreatic neuroendocrine microadenoma は，MEN1 や VHL 病で多発するが，サイズは 0.5 cm 以下であり，通常，CT や MRI では同定できないことが多い．

　vHL 病では，PNET 以外に，膵臓病変として囊胞を合併する頻度も高い．膵囊胞は小さな円形の形態を示すものが多いが，緩徐に増加・増大し，膵全体を置換するように発育することもしばしば経験される．

6. その他の上皮性膵腫瘍　449

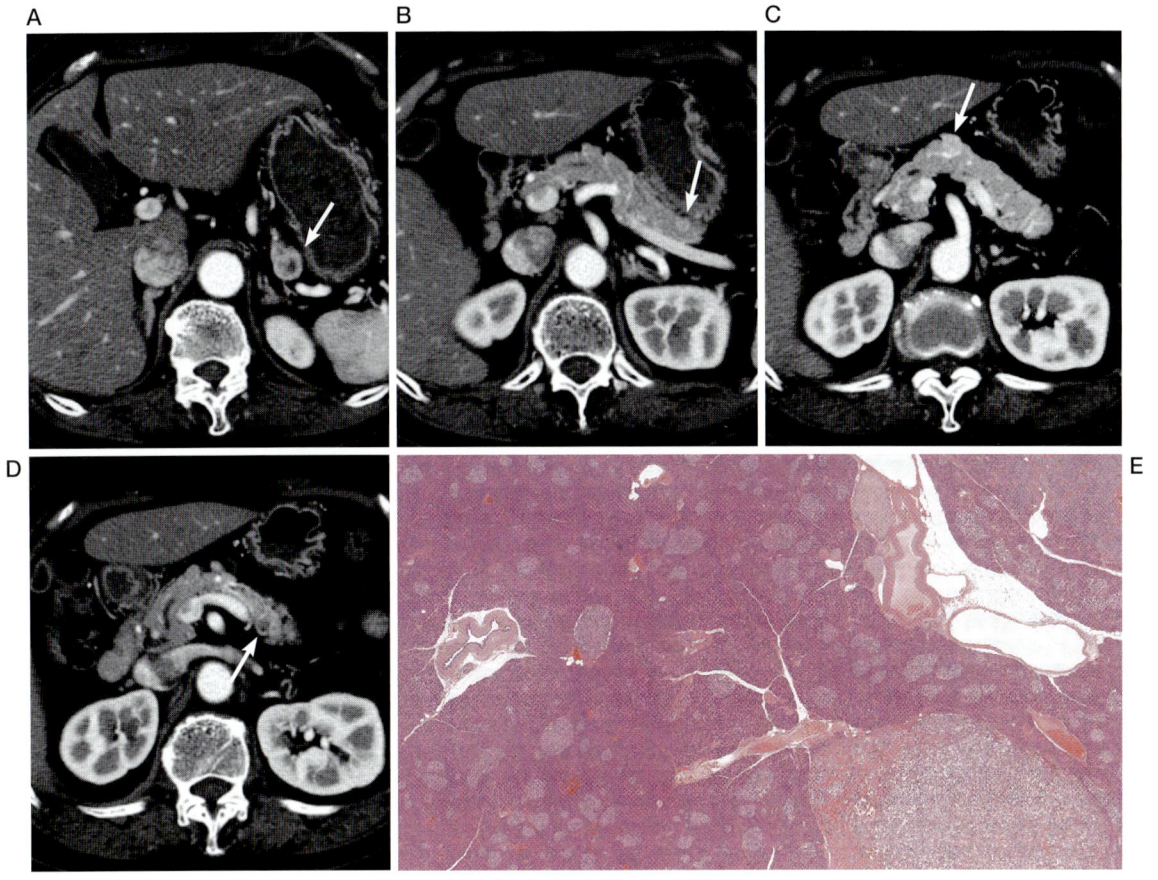

図1　60歳台女性　多発性内分泌腫瘍1型
A〜D：ダイナミックCT（膵実質相），E：病理像〔ヘマトキシリン・エオジン（HE）染色〕　ダイナミックCT膵実質相（A〜D）では，膵実質内に2cmまでの小さな結節が多発している（→）．形態はいずれも境界明瞭な円形結節である．大部分の結節は，周囲膵実質よりもvascularityが豊富であるが（B, C），一部の結節は，内部に膵実質よりも造影不良な領域を伴っている（A, D）．病理標本（HE染色，弱拡，E）では，画像で認識される結節以上に無数の小さな結節が多発している．多数のNET G1，および無数のneuroendocrine microadenoma（microadenomatosis）であった．

鑑別診断と鑑別点

　MEN1やVHL病症例であることがわかっていれば，鑑別に迷うことは少ない．また，多発PNETの存在から，MEI1などを疑う契機となることもある．
●腎細胞癌の多発膵転移：画像のみから多発膵転移と多発PNETを鑑別することは容易ではない．特に臨床的に比較的高頻度で経験される，腎細胞癌の多発膵転移は，腎細胞癌も，PNET同様，vascularityが高いことが多く，鑑別困難である．既往歴を確認することが，最も重要と思われる．

6. その他の上皮性膵腫瘍

膵芽腫
pancreatoblastoma

(文献 72, 73)

■ 臨床像

膵芽腫は，全膵腫瘍の 0.2% 程度とまれであるが，小児に関しては最も頻度の高い腫瘍である．多くは 10 歳以下の小児，平均 5 歳前後の特に男児に発生する．Beckwith-Wiedemann 症候群を背景に発生することもある．

悪性度は高い腫瘍であり，1/4～1/3 程度の症例では，発見時，すでに転移性病変，特に肝転移が見つかる．成人発症はごくまれだが，悪性度はより高いとされている．

症状は無症状で，腹部腫瘤を契機として発見されることが最も多い．ほかに，腹痛や易疲労感，不活発，体重減少，食欲不振，嘔気，下痢などの症状で見つかることもある．一般的に黄疸は乏しい．血液検査上，1/3 程度の症例で AFP が上昇し，診断に役立つ．

■ 病理・病態

肉眼的には充実性腫瘍であり，さまざまな分化傾向を示す腫瘍細胞からなる．腺房細胞への分化が主体となることが多く，ほかに膵管上皮細胞，扁平上皮細胞(squamoid corpuscle)が混在する．内分泌細胞や間葉細胞へも分化しうる．

平均腫瘍径は 10 cm 大と大きく，半数の症例は膵頭部に発生する．形態は分葉状で，境界は明瞭なことが多い．部分的に被膜を有する．内部にはしばしば，囊胞形成や，出血，壊死変性を伴う．Beckwith-Wiedemann 症候群に関連して発生した膵芽腫の場合，著明な囊胞変性をきたすとされている．

■ 画像所見

発見時にはサイズが既に大きいことが多く，まず由来臓器がわかりにくいことが多い．境界明瞭な多分葉状の形態で，圧排性増殖を示す．膵頭部に半数が発生する．

腫瘍の内部は，充実部分と変性した部分が混在する性状を示す場合が多く，変性に関しては，石灰化や囊胞形成，あるいは出血などの変化がみられる．単純 MRI では，T1 強調像にて不均一な低～等信号，T2 強調像にて不均一な高信号と，非特異的な信号を呈するとされている．ダイナミック CT/MRI でも不均一で，中等度の増強効果を示すことが多いとされている．増強効果を有する隔壁も伴う．

膵頭部に半数が発生するにもかかわらず，総胆管や十二指腸閉塞の頻度は低い．動静脈浸潤はみられ，門脈腫瘍栓を形成した症例も報告されている．転移をきたすことが多く，肝転移が最も高頻度にみられる．ほかリンパ節，肺，骨，腹膜・後腹膜などに転移するとされている．

■ 鑑別診断と鑑別点

頻度は非常にまれな腫瘍ではあるが，10 歳以下の小児，特に男児に発生した際には第一に疑う疾患である．サイズが大きく由来臓器がわかりにくいことが多いため，小児に発生した際の鑑別疾患は，膵臓由来の腫瘍よりもむしろ，肝臓由来の肝芽腫や，腎臓由来の

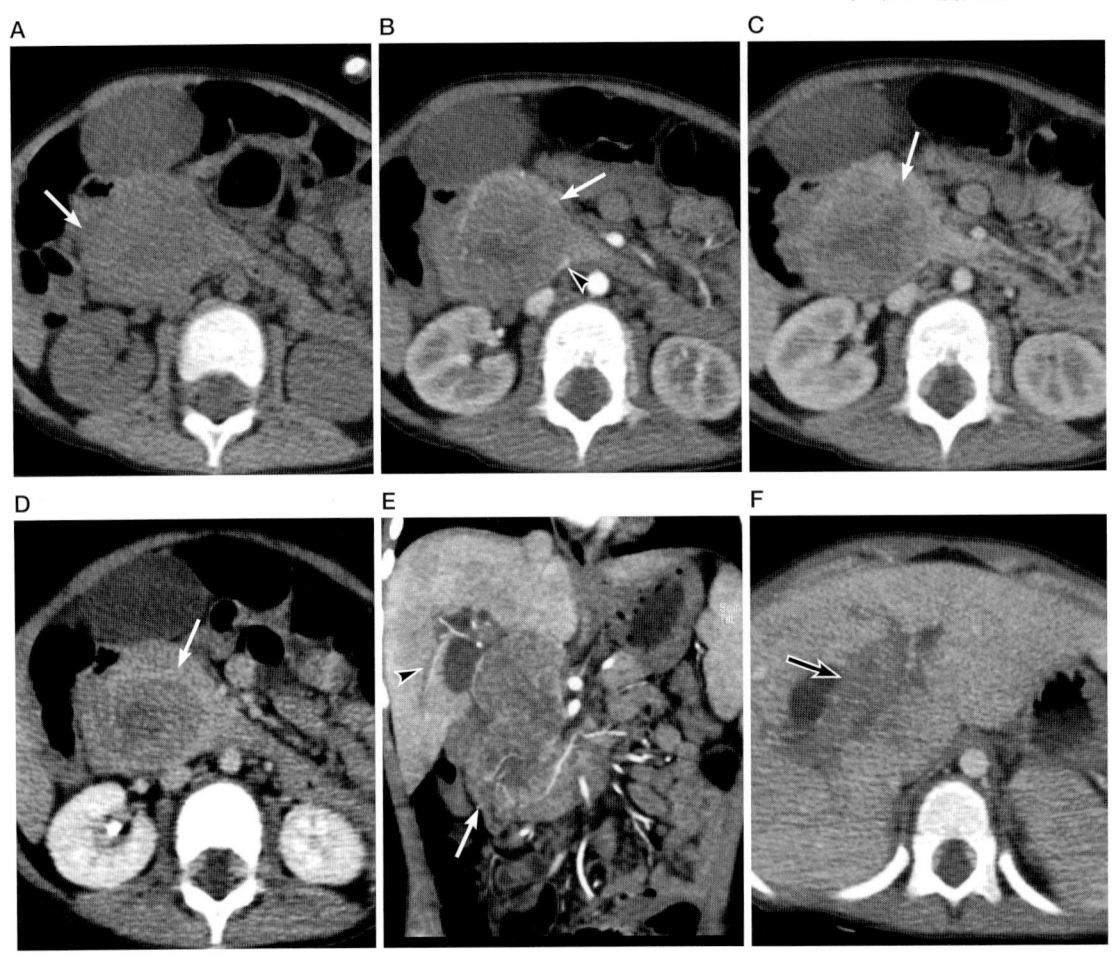

図1 2歳男児 膵芽腫

A：単純CT，B：ダイナミックCT（膵実質相），C：ダイナミックCT（門脈相），D：ダイナミックCT（遅延相），E：ダイナミックCT冠状断像（膵実質相），F：ダイナミックCT（遅延相，肝門部レベル）　単純CT（A）では，膵頭部に大きな腫瘤を認める（→）．周囲膵実質と比較して，腫瘤はやや不均一な低吸収を示す．周囲脂肪組織との境界は比較的明瞭である．ダイナミックCT膵実質相（B）では，腫瘤内部に不均一な増強効果を認める（→）．周囲膵実質との比較では，増強効果は弱い．門脈相〜遅延相（C, D）においても，腫瘤内部には，不均一な増強効果を認める（→）．冠状断像（E）では，腫瘤が頭尾方向に広がる分葉状の形態を呈していることがわかる（→）．肝門部を主体に，周囲リンパ節と一塊になっていると考えられる．また本症例では，腫瘤上流側の胆管拡張もみられる（▶）．ダイナミックCT遅延相（肝門部レベル，F）では，腫瘤近傍の門脈から連続する腫瘍栓が，左右の肝内門脈レベルまで広がっている様子が観察される（→）．

Wilms腫瘍，副腎由来の神経芽腫などのほか，臓器由来の小児好発固形腫瘍があがってくる．臓器との連続性や，周囲血管との関連性を慎重に判断し，由来臓器を同定することが必要となってくる．

好発年齢以外で発生した症例に関しては，浸潤性膵管癌を代表に，solid pseudopapillary neoplasm（SPN），pancreatic neuroendocrine tumor（PNET）など，鑑別は多岐にわたり，画像のみで診断することは困難である．

6. その他の上皮性膵腫瘍

Solid pseudopapillary neoplasm：SPN

(文献 74, 75)

■ 臨床像

　頻度は全膵腫瘍の1～3％程度と比較的まれな腫瘍であるが，近年では画像診断の発展により，発見頻度が，特にサイズが小さく変性の乏しい病変において増加している．1：9程度の割合で女性に多く，20～40歳台に好発する．初発症状は腫瘍触知が最も多いと報告されているが，近年では画像診断で小さな病変が偶然発見される例が増加している．大部分が良性に近い性質を示すが，まれに悪性例もあり，10～15％の症例で転移，特に肝転移をきたすとされている．

■ 病理・病態

　SPNは分化方向の不明な上皮性腫瘍に分類されている．膵尾部に好発し，平均腫瘍径は9 cm大と大きい．腫瘍は，小～中型，円形～卵円形の好酸性細胞からなる．間質は毛細血管性であり，出血部には血管を軸にした偽乳頭構造が目立つ．また，腺腔形成がみられることもある．このような肉眼像，組織像より papillary cystic tumor あるいは solid and cystic tumor ともよばれていた．典型的には，線維性被膜を有する境界明瞭な腫瘍で，特にサイズが大きいものに関しては，内部に出血・壊死を伴うことが多い．

■ 画像所見

　典型的には，若年女性の膵尾部に好発する．内部に広範な変性をきたした，サイズの大きな充実性腫瘤の像を呈する．被膜を有する境界明瞭な円形の形態を示す．

　充実部分は辺縁部主体に認める．ダイナミックCT/MRIでの造影パターンはさまざまではあるが，おもに遅延相にかけて漸増性の増強効果を示すことが多い．

　変性は中心部主体にみられる．出血性変化の頻度が高く，CTにて高吸収，MRIのT1強調像にて高信号，T2強調像にて低信号ないし不均一な信号，また液面形成を呈する点が診断の鍵となる．石灰化も高頻度に認める変性で，辺縁部を主体に著明にみられることがある．

　時に，特にサイズの小さな病変において，変性を伴わない円形の充実性腫瘤の像を呈することがある．ダイナミックCT/MRIでの造影パターンはさまざまではあるが，膵実質相では周囲膵実質よりも造影不良で，遅延相にかけて均一な漸増性の増強効果を示すことが多いとされている．

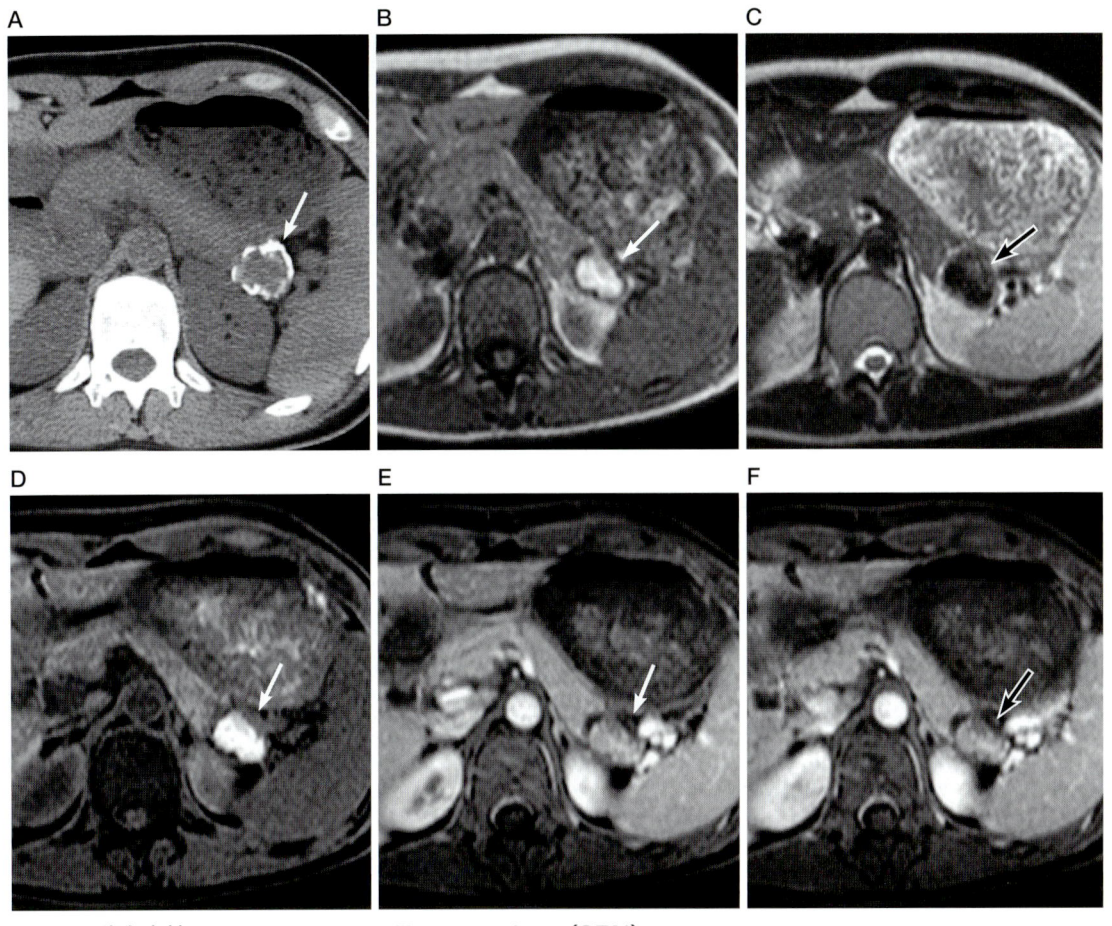

図1 30歳台女性 solid pseudopapillary neoplasm(SPN)
A：単純CT，B：T1強調像，C：T2強調像，D：脂肪抑制T1強調像，E：ダイナミックMRI (1st phase)，F：ダイナミックMRI (3rd phase)　単純CT(A)では，膵尾部に3cm大の腫瘤を認める(→)．辺縁部には粗大なリング状の石灰化を伴っている．腫瘤内部は不均一な軽度高信号を呈する．MRI，T1強調像(B)では腫瘤内部は著明な高信号を，T2強調像(C)では低信号を呈する(→)．造影前脂肪抑制T1強調像(D)でも，すでに腫瘤大部分が高信号を呈しており(→)，評価困難ではあるが，ダイナミックMRI(E, F)では，腫瘤に明らかな増強効果を認めない(→)．

鑑別診断と鑑別点

　若年女性の膵尾部に発生し，出血ないし著明な石灰化変性をきたしたSPNの例では，診断は比較的容易である．時に粘液性囊胞腫瘍(MCN)など囊胞性腫瘍と鑑別になることがあるが，出血変性・著明な石灰化を有する頻度はSPNで高い．変性の乏しい充実性腫瘤の形態を呈した際には，鑑別に苦慮する．

● 浸潤性膵管癌：膵管癌のほうが，浸潤傾向は一般的に強く，形態が不整で，境界も不明瞭となるが，ダイナミックCT/MRIでの造影パターンは類似することがあり，鑑別となることがある．

● 膵神経内分泌腫瘍(PNET)：PNETは一般的に早期動脈相〜膵実質相にかけて，周囲膵実質よりもvascularityが高いことが多いが，造影効果の程度には幅があり，鑑別困難なことが多い．

7. 転移性膵腫瘍

転移性膵腫瘍
metastatic tumors to the pancreas

(文献76)

■ 臨床像

転移性膵腫瘍とは，膵臓以外の他臓器原発悪性腫瘍が膵臓に転移した状態であり，通常型膵癌と比べるとまれである．原発巣として腎癌が60%以上と最も多く，ほかは肺癌，大腸癌，胆嚢癌，卵巣癌，悪性黒色腫，肉腫などがそれぞれ10%に満たない頻度で報告されている．無症状で発見されることが多く，特異的な症状はないため，早期に診断することは難しい．まれに膵転移により膵管が閉塞し，急性膵炎を発症することがある．担癌患者において終末期と判断されうるが，時に切除により長期予後が望める場合がある．

■ 病理・病態

転移経路としては，近接臓器からの直接浸潤，血行性，リンパ行性，癌性腹膜炎と推測されるが，リンパ行性が最も多いと考えられている．

■ 画像所見

画像所見は原発巣の特徴により異なるため一様ではなく，原発病変の画像所見と対比することが重要である．

■ CT/MRI：ともに原則，原発臓器ごとの特徴を呈するため，原発病変の画像的特徴と比べる必要がある．腎癌では特に病変が小さい場合は造影早期相にて均一な強い増強効果を呈する．病変が大きい場合は，中心は変性により増強効果がみられず，辺縁主体のrim様増強効果がみられる．大腸癌では造影にて膵実質と同等の増強効果を呈する．中心は壊死により増強効果が弱い場合がある．

BOX 転移性膵腫瘍の診断と治療

転移性膵腫瘍は，膵内多発例，他臓器多発転移例も存在することから，画像診断や超音波内視鏡下穿刺吸引法（endoscopic ultrasound guided fine needle aspiration：EUS-FNA）を用いて病理組織学的診断を駆使し，正確な診断を得る必要がある．特に，単発の膵転移症例は長期予後が期待できるため，手術を中心とした加療を行うべきとの意見もある．

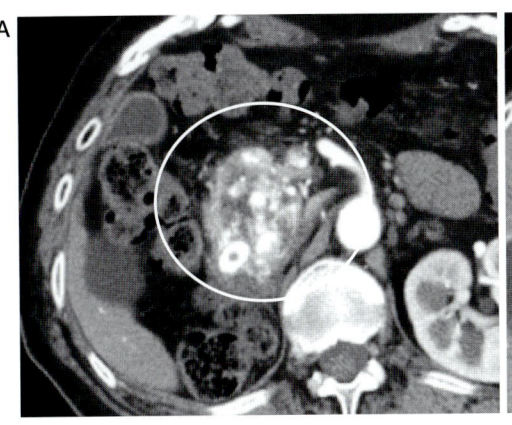

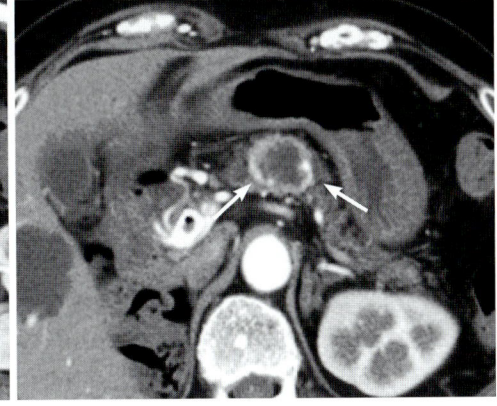

図1　70歳台女性　腎癌多発膵転移
ダイナミックCT（膵実質相）　A：膵頭部主体，B：膵体部主体　ダイナミックCTでは膵頭部（A），膵体部（B）に腫瘍性病変がみられる．膵実質相で内部に点状（楕円内），辺縁にrim状（→）の大血管と同程度の増強効果を呈する領域がみられる．一部で造影不領域がみられ，変性と考える．手術にて両病変は切除された．

図2　60歳台女性　肺癌多発膵転移（肝や両副腎にも転移がみられる）
ダイナミックCT（動脈相）　膵体部，膵尾部に腫瘍性病変がみられ（→），膵実質より弱い増強がみられる．そのほか，肝臓や両側副腎にも同様の増強効果を呈する転移を指摘できる．

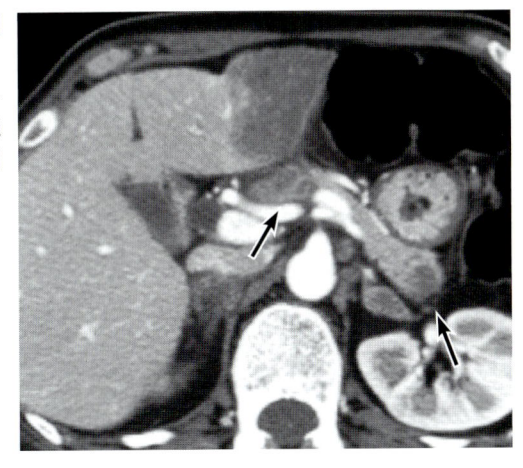

鑑別診断と鑑別点

　転移性膵腫瘍は，原発性腫瘍により臨床像や治療方針が大きく異なり，画像診断のみならず，病理組織学的診断を駆使し，正確な診断を得る必要がある．
●**腎細胞癌膵転移**：緩徐に発育する症例が多く，術後10年以上の異時性発育がありうるため長期経過症例では注意が必要である．また，切除腎と膵転移の位置が同側とは限らず，特に変性が強い場合は，原発巣である腎癌と同様な多血の状態を呈さないことがあり，その場合には組織学的診断により，全身状態に応じて外科的切除が推奨されている．
●**肺癌膵転移**：全身状態が良好といった条件下では切除が考慮され，また肺癌原発巣の組織型に応じても治療方針が異なる．近年普及したEUS-FNAによる病理組織学的検索によっても，腺癌の場合は原発性膵癌との，小細胞癌の場合は膵原発性神経内分泌腫瘍との鑑別が問題となり，免疫染色を含めた検索が必要となる．

8. 非上皮性膵腫瘍

膵悪性リンパ腫
malignant lymphoma of the pancreas (文献 77, 78)

■ 臨床像
消化管原発の節外性悪性リンパ腫の定義を満たす，膵原発の節外性悪性リンパ腫を膵悪性リンパ腫とよんでいる．膵臓は後腹膜腔にあるため病期が進行してから発見されることが多く，腫瘍が大きく周囲リンパ節腫大と一塊となった場合にも，膵原発悪性リンパ腫として報告されていることが多い．罹患年齢は 35〜75 歳と広く，男性が多い(7:1)．主訴は腹痛，腹部腫瘤触知が多く，ほかに体重減少，黄疸，吐き気，小腸閉塞，下痢もきたす．治療は化学療法が第一選択である．

■ 病理・病態
原因は他の非 Hodgkin リンパ腫と同様に不明である．EB ウイルスは悪性リンパ腫を発症すること，MALT リンパ腫では *Helicobactor pylori* が原因で生じることがわかっているが，特に膵では関連する原因もわかっていない．発見時の腫瘍最大径は 2〜15cm，頭部に多い傾向(80%以上)がある．

組織型は B 細胞型リンパ腫が 60%以上を占め，そのうち diffuse large B-cell lymphoma (DLBCL)が最も多く，T 細胞型では非常にまれである(**BOX**)．

■ 画像所見
病変が頭部，体尾部に限局する腫瘤形成型(孤立性，多発性)，膵全体に広がるびまん型がある．いずれも膵外浸潤をきたす際には，脈管は取り込まれるものの閉塞はきたしにくい．解剖学的構造に関係なく，後腹膜や上腹部臓器，消化管に浸潤する傾向がある．副所見として，腫瘍のサイズのわりに総胆管や主膵管拡張の程度の弱いことや，腎静脈以下のリンパ節に腫大がみられることがある．

■ CT：正常な膵実質との境界は明瞭であり，内部構造は均一で石灰化や壊死を示唆する低吸収域を伴うことはまれ．

■ MRI：病変内部は T1 強調像で均一な低信号，T2 強調像では比較的均一な高信号を呈する．

■ ダイナミック CT/MRI：軽度増強効果を認めるが，周囲の膵実質に比して造影での増強が弱い．膵癌とは異なり遅延性濃染は乏しい．

■ FDG-PET：著明な集積を認める．

BOX　T 細胞型悪性リンパ腫の特徴

- 若年者に多い．
- 診断されるまでの期間が長い．
- 体部や尾部が好発部位である．
- 日本は HTLV-1 の浸潤地域で成人 T 細胞白血病(ATL)が多く，米国や欧州より多い傾向との推察あり．

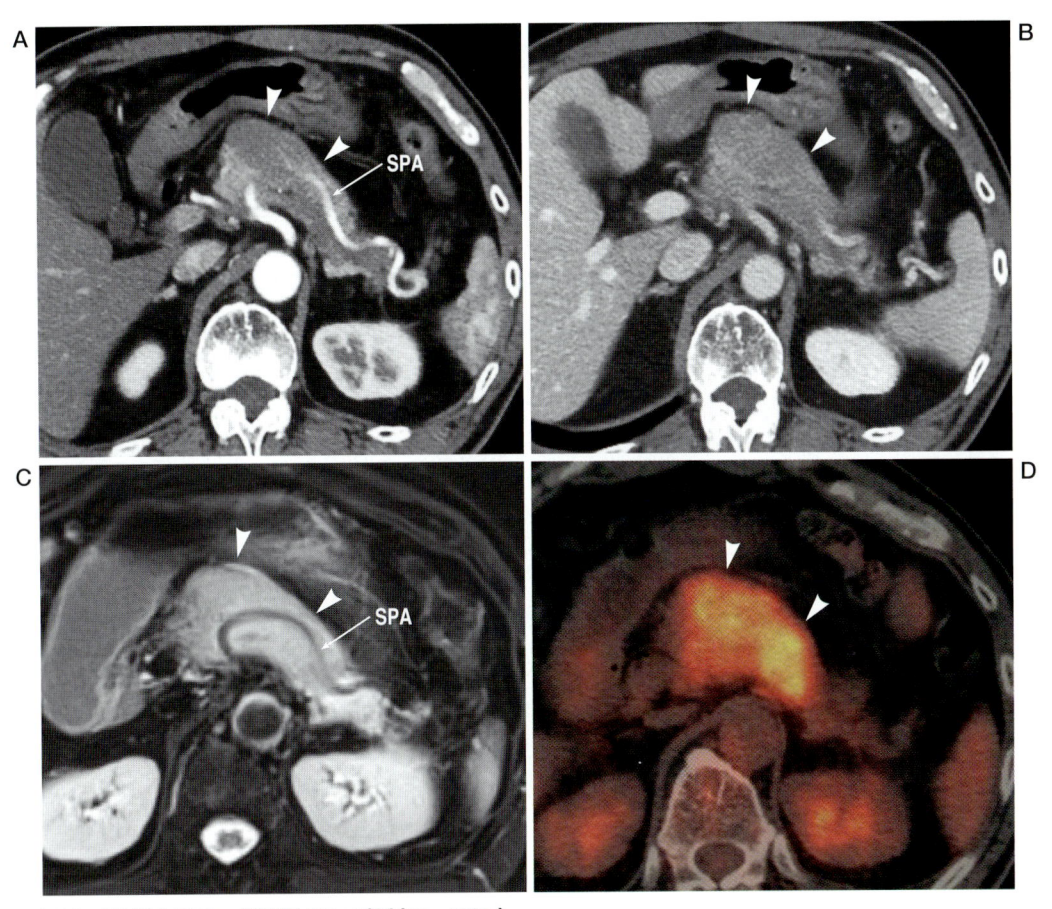

図1 60歳台男性 膵悪性リンパ腫(DL-BCL)
A：ダイナミックCT（動脈相），B：ダイナミックCT（平衡相），C：脂肪抑制T2強調像，D：FDG-PET/CT　ダイナミックCT動脈相(A)では，膵体部に腫瘤を認める（▶）．動脈相では増強効果は軽度であり，腫瘤内を脾動脈(SPA)が走行しているが，明らかな動脈のencasementは認めない．平衡相(B)でも遅延性濃染は認めない（▶）．MRI，脂肪抑制T2強調像(C)では，腫瘤は均一な高信号を呈し（▶），内部には脾動脈が走行している．PET/CT(D)では腫瘤部にFDGの集積が著明である（▶）．

鑑別診断と鑑別点

腫瘤形成型とびまん型で鑑別は異なる．

1）腫瘤形成型

- 腺房細胞癌：増大するにつれ，出血や壊死を疑う所見を伴う．
- 内分泌腫瘍：不均一な多血性を呈することが鑑別点である．
- 自己免疫性膵炎：造影後期相で膵実質より強く増強される(delayed enhancement)，CTで被膜様構造(capsule like rim)，MRIダイナミックスタディ動脈相で病変内に点状高信号(speckled hyperintensity)を呈することが鑑別点である．

2）びまん型

- 急性膵炎：基本的には臨床的に鑑別可能．膵周囲の炎症所見や仮性嚢胞があれば急性膵炎を，膵周囲や後腹膜リンパ節の腫大をきたせば，より悪性リンパ腫を考慮する．

8. 非上皮性膵腫瘍

膵過誤腫
pancreatic hamartoma

（文献 79, 80）

■ 臨床像

過誤腫は一般的には腫瘍と奇形（形態発生異常）の中間的な性格の病変とされるが，過誤腫と良性腫瘍，過形成との厳密な区別は研究者により曖昧である．膵由来の過誤腫は 2012 年までの報告で 18 例のみと非常にまれであり，その症例の乏しさも相まって疾患概念が不十分である．生後 34 週から 62 歳と幅があるが，平均年齢が 35.6 歳と他疾患と比し若年性であることがうかがえる．腹部腫瘤触知，上腹部痛のほか，無症状発見の報告も散見され，症候も非特異的である．

■ 病理・病態

過誤腫はその構成成分の割合がさまざまであり，必然的にその画像的・病理学的特徴も一定しない．膵由来の過誤腫として一致する点としては，成熟した外分泌・内分泌組織が不規則に，無秩序に配置・構成されており，疎密でさまざまな線維性間質により隔てられているが，正常の膵小葉構造は消失，もしくは不明瞭化している．内部に膵管（導管）も存在し，腫瘍内で膵管拡張を伴う症例報告もある．また Langerhans 島組織が病変内には介在しないほか，末梢神経線維や膵管周囲の弾性線維層も欠落している点が，炎症性，反応性あるいは過形成性の否定根拠となっている．

■ 画像所見

報告例では膵頭部由来が最も多く半数を占めるが，いずれの場所からも発生しうる．サイズも 1.0〜14 cm と多岐にわたるほか，充実性腫瘍，多嚢胞性腫瘍，両者混合の腫瘍で報告がなされているため，疾患として一定の画像的特徴を導き出すのは極めて困難と言わざるをえない．

CT では境界明瞭で等〜低吸収値を示し，造影効果は不均一で，充実性・嚢胞性いずれも伴いうる．MRI でも多彩な信号を呈しうる境界明瞭な腫瘍として報告されている．造影では後期相で造影されたとする報告があったが，多血性の所見を呈した報告は見つからず，血管造影で腫瘍濃染を認めなかった報告もなされているので，少なくとも多血性腫瘍ではないという認識でよさそうである．報告例の術前診断もさまざまで，充実性腫瘍と考えた場合は内分泌腫瘍や転移性膵腫瘍，膵内副脾，SFT（solitary fibrous tumor），消化管間葉系腫瘍（GIST），嚢胞性腫瘍を主軸に考えると SPN（solid pseudopapillary neoplasm），漿液性嚢胞性腫瘍（serous cystic neoplasm：SCN），仮性嚢胞などがあがっており，小児発生例では膵芽腫もあげられている．

■ 鑑別診断と鑑別点

画像所見の項で列挙したごとく，多種多様な性質に伴い鑑別診断も大きく異なってくるため，ここで鑑別点をあげることは適わず，術前診断は極めて困難である．最終的には組織学的診断に頼らざるをえない．

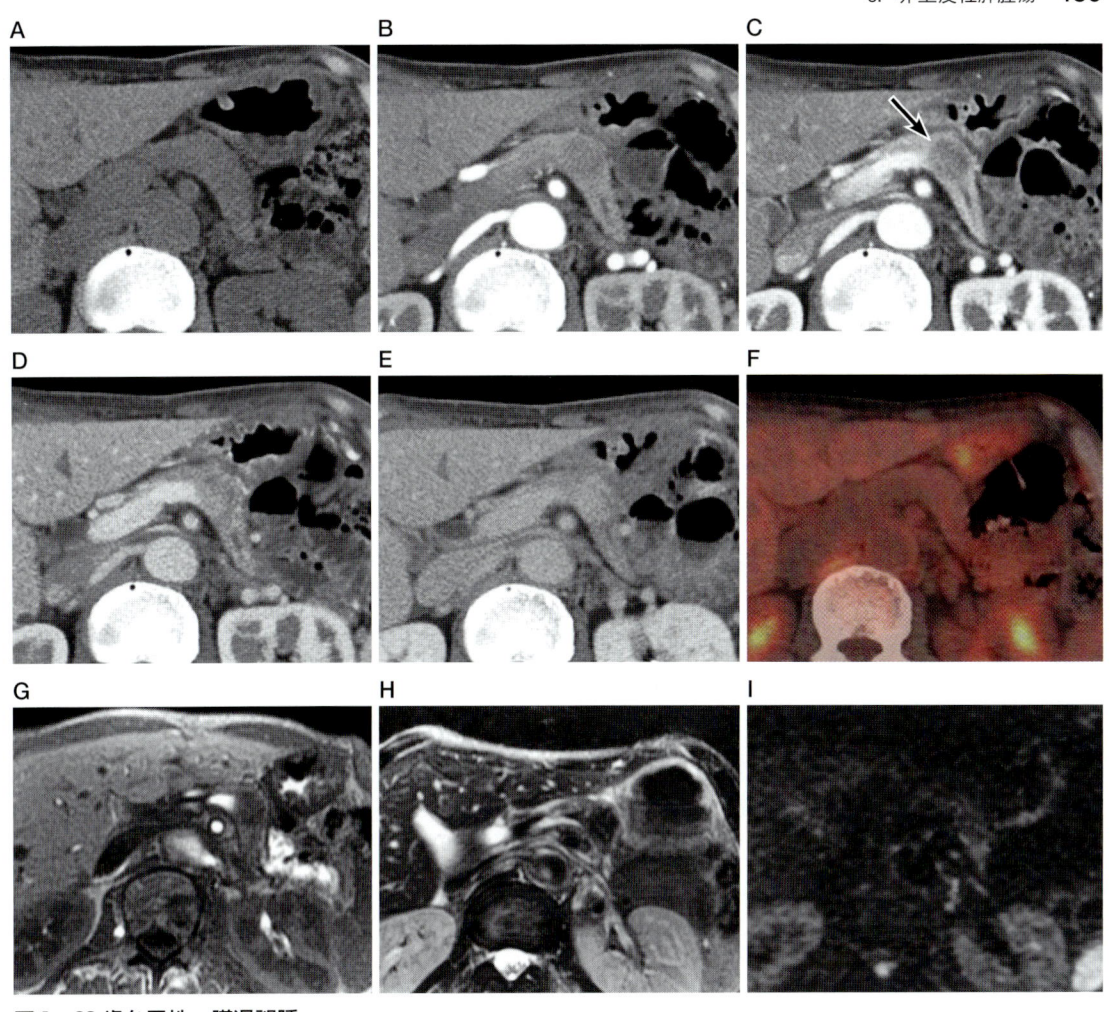

図1 60歳台男性 膵過誤腫

A：単純CT，B：ダイナミックCT（動脈早期相），C：ダイナミックCT（膵実質相），D：ダイナミックCT（動脈後期相），E：ダイナミックCT（遅延相），F：FDG-PET/CT画像，G：T1強調像，H：T2強調像，I：拡散強調画像（b=800 s/mm²） 単純CT（A）では膵実質と等吸収で分離同定が困難で，ダイナミックCT（B～E）で膵実質と比し，緩徐に漸増性の増強効果を示す腫瘤を認める．最もコントラストがついているのは，膵実質相（C）と思われる（→）．本症例では囊胞成分は指摘できない．FDG-PET/CT（F）では，同部に集積は認められない．MRIではT1強調像（G），T2強調像（H）ともに実質と比し軽度の低信号を示し，拡散強調画像（I）でも高信号は伴わない．超音波内視鏡検査（EUS）でも境界明瞭な低エコー腫瘤として描出された（非呈示）が，EUS-FNAでは膵腺房組織の採取のみで診断に至れなかった．鑑別診断を絞り込めず，術前診断としてはPNET（膵神経内分泌腫瘍）を第一に疑っていた．

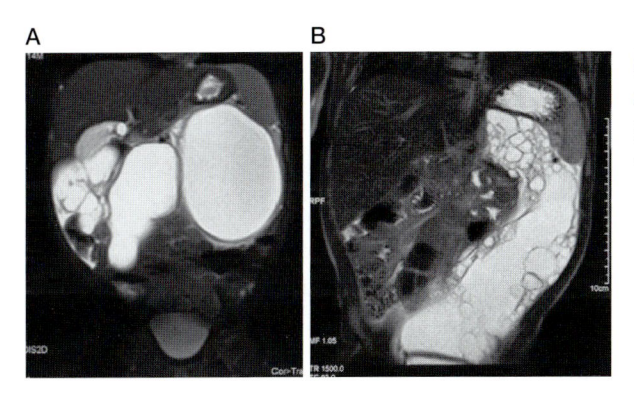

図2 （参考症例）14か月男児 膵過誤腫

A, B：T2強調冠状断像 腹部に巨大な多房性囊胞性占拠性病変を認める．一部，壁には厚い個所もみられる．（文献79）より許可を得て転載）

8. 非上皮性膵腫瘍

膵神経鞘腫
pancreatic schwannoma

(文献 81, 82)

■ 臨床像
　神経鞘腫は，脳神経，脊髄神経根および末梢神経のSchwann細胞に由来する良性腫瘍で，頭頸部，体幹，縦隔，後腹膜などに好発するが，膵臓原発の神経鞘腫は非常にまれである．腫瘍径が5 cm未満ではほとんどが無症状だが，5 cmを超える症例では腫瘤触知，腹痛，嘔気・嘔吐，下痢，血便，便秘などの臨床症状がみられることが多くなる．組織学的には大半が良性であり，外科的切除で根治が期待されるが，術前診断は非常に困難である．

■ 病理・病態
　膵実質および近傍に発生する神経鞘腫としては，膵実質内の交感神経や副交感神経から発生する場合と，膵後面の後腹膜神経叢からも発生する場合が考えられるが，腫瘍の増大に伴い発生部位の確定は困難なことが多い．また腫瘍の増大に伴い，囊胞形成，石灰化，出血などの二次的変化を伴うことが多くなる．病理組織学的には，細胞配列様式が密な線維状束状構造を主とするAntoni A型と，粗な網状配列を主とし，硝子様，粘液様，囊胞様変化などの二次変性を起こすAntoni B型の2型に分類され，構成細胞がS-100蛋白に染色される特徴を有する．膵原発の悪性末梢神経鞘腫に確立された診断基準はなく，軟部に発生する悪性末梢神経鞘腫瘍の診断基準が用いられており，肉眼的に平均5 cm以上で，出血・壊死を伴い，組織学的には細胞密度の増加，核分裂像の増加（≧4個/HPF），地図状の壊死巣，周囲組織への浸潤がみられ，Ki-67標識率は5〜65%とされている．

■ 画像所見
　膵原発神経鞘腫には特徴的な臨床症状や画像所見がなく，術前診断は非常に困難な場合が多い．超音波検査では境界明瞭な類円形の低エコー腫瘤として，CTでは低吸収値を示す円形の境界明瞭な腫瘤として描出されることが多く，囊胞性腫瘤のようにみえる場合もある．MRIではT1強調像で低信号，T2強調像で高信号を呈し，これらの特徴は他部位の神経鞘腫とおおむね一致する．またサイズが大きくなるにつれてその内部が壊死，変性を起こし，腫瘍内部構造が不均一となる（腫瘍内出血が介在すればT1強調像で高信号を伴うなどは周知のごとくである）．
　低吸収ないし囊胞状の画像所見は，Antoni B成分（腫瘍細胞が粘液状の基質の中に疎に存在する部分）や内部変性によるものとされ，Antoni A成分（線維芽細胞に類似した紡錘形細胞が密に増殖する部分）では，不均一または多分隔状の造影効果を伴う充実性腫瘤を示すとされる．また，充実性腫瘤として認められた膵神経鞘腫が1.5〜3.5 cmほどの報告なのに対し，囊胞性腫瘤と認識されたものは3〜20 cmまでと多岐にわたる．神経鞘腫自体は比較的多血性の腫瘍であるが，成分の差で速度も程度も変わるため一概に言えない．増大速度が速い，周囲組織への浸潤が示唆される，境界不明瞭な充実性腫瘤である，血管閉塞を伴うといった特徴は，いずれも悪性の指標と考えられる．超音波内視鏡下穿刺吸引法（EUS-FNA）により術前診断しえた例も報告されているが，画像診断のみでは現時点で鑑別は困難である．

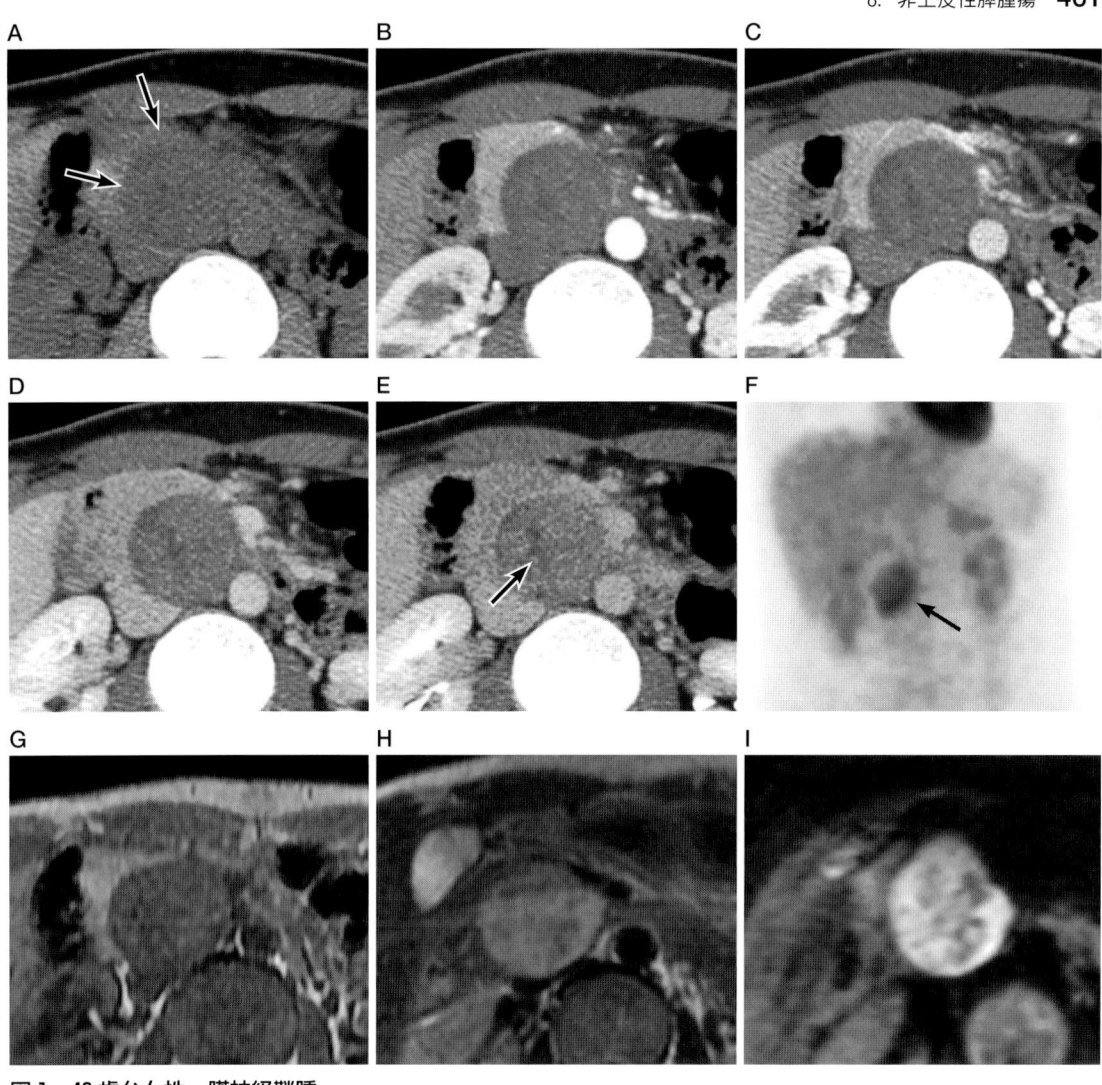

図1 40歳台女性　膵神経鞘腫

A：単純CT，B：造影CT（動脈早期相），C：造影CT（膵実質相），D：造影CT（動脈後期相），E：造影CT（遅延相），F：FDG-PET（冠状断MIP像），G：T1強調像，H：T2強調像，I：拡散強調画像（b=800 s/mm²）　単純CT（A）で膵実質と比し相対的に低吸収を示す境界明瞭な腫瘤を認める（→）．ダイナミック造影CTでは，緩徐に漸増性の増強効果を示すが，一部造影不良域も含有する（E，→）．FDG-PET（F）では同部に一致する集積がある（SUVmax＝3.6，→）．MRIではT1強調像（G）で実質と比し低信号，T2強調像（H）では不均一高信号を示し，拡散強調画像（I）でも高信号が強く認められる．血管走行の観点からEUS-FNAが見送られ，本例は術前診断としてSPN（solid pseudopapillary neoplasm）を第一に疑っていた．

鑑別診断と鑑別点

　von Recklinghausen 病の既往でもない場合，術前診断は非常に困難な部類に入る．

● solid pseudopapillary neoplasm (SPN)：若年女性に好発する比較的まれな腫瘍で，囊胞成分・充実成分・出血成分を混合した被包化が特徴．ダイナミック CT で漸増性濃染を示すことも神経鞘腫に類似しており，画像的な区別は困難である．

● 膵内分泌腫瘍：通常，多血性であるが乏血性を示すこともあり，非症候性の場合は容易に鑑別から外せない．

● 膵囊胞性腫瘍：内部変性が進んだ場合は，MCN（粘液性囊胞腺腫）や分枝型 IPMN（膵管内乳頭粘液性腫瘍）など，一連の囊胞性腫瘍も鑑別になり，本邦報告例で最も多い術前診断（1953〜2012 年までの 32 例中 12 例）である．MCN は体尾部発生や女性好発，石灰化などをキーに，IPMN の場合は膵管との関連性を判断できるかによる．

● 膵腺房細胞癌：一般的に多血性，膨張性発育と被膜形成が特徴であり，悪性だが浸潤傾向を見出せない場合がある．

● 消化管間葉系腫瘍（gastrointestinal stromal tumor：GIST）や孤立性線維性腫瘍（solitary fibrous tumor：SFT），神経節細胞腫，傍神経節腫，平滑筋腫など膵外腫瘍："beak sign" や "prominent feeding artery sign" など，原発巣の特定を詳細に行うことで鑑別できるが，困難な場合も多い．

8. 非上皮性膵腫瘍

膵リンパ管腫，その他
pancreatic lymphangioma and other diseases

(文献 83～86)

1）膵リンパ管腫

リンパ管腫は頸部，腋窩などの体表が95％以上を占める．腹腔内での発生は5％以下とまれで，そのなかで膵由来の割合は1％程度といわれている．2008年の報告では世界で60例，1983～2009年までの間に本邦では26例が報告されている．報告例はほぼすべての症例が多房性囊胞性腫瘍として認められている（CTで単房性とされた症例も，組織では多房性であった）．充実成分は伴わず，薄壁であることが多いが，仮性囊胞や漿液性囊胞腺腫，粘液性囊胞腺腫などの囊胞性疾患との鑑別は困難である．膵外性発育を示す症例もあり，その場合も腹膜偽粘液腫など膵外由来の病変が鑑別対象になる．囊胞内に乳糜や出血を伴う症例も報告されており，MRIで囊胞内部の信号が不均一となりうることも粘液性腫瘍との鑑別を困難にしている（図1）．

2）孤立性線維性腫瘍（solitary fibrous tumor：SFT）

有病率が10万人あたり2.8人とされるまれな腫瘍である．近年，胸腔外のさまざまな場所での報告が増加してきており，膵原発のSFTとしては2012年までに世界で合わせて12例の報告がなされている．低悪性度腫瘍だが，残膵再発をきたした報告もある．画像所見のある報告例ではいずれも比較的明瞭な腫瘍として描出され，ダイナミックスタディでは早期から濃染され，後期相まで持続したとされており（図2），その多くの術前診断は膵内分泌腫瘍である．MRIの信号強度は一定の見解を得ておらず，膠原線維の増生の程度や紡錘細胞の密度の程度，内部の壊死や出血，粘液変性などの変性による影響を受けるためとされる．SFTの一般論として，大きいもの（10 cm以上）や壊死，出血を伴うものは悪性の可能性が高い．

3）膵傍神経節腫（pancreatic paraganglioma）

神経堤由来の神経節から発生する腫瘍で，神経内分泌腫瘍（NET）の一種である．成人膵組織には通常，傍神経節は存在しないが，胎児膵組織内には神経周膜下に神経内分泌マーカー陽性細胞が多数あるとされ，膵臓も発生臓器となりうると報告されている．機能性の場合はカテコールアミンやその代謝産物の高値に相まった症状を呈する．画像的にはNETに類似し，境界明瞭な充実性腫瘍として，ダイナミック造影で早期濃染を示すのが特徴で（図3），機能性例ではMIBGシンチグラフィが有用な場合があるが，特に非機能性において他のNETとの鑑別は困難である．数少ない報告のなかにリンパ節転移例もあるものの，多くは外科的切除で予後良好である．

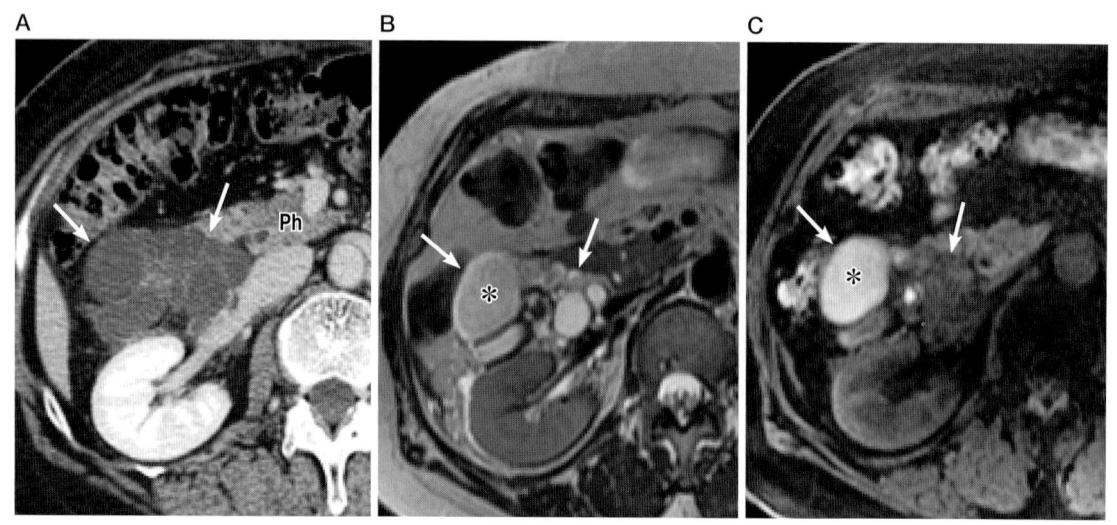

図1 60歳台女性 後腹膜リンパ管腫
A：造影CT，B：T2強調像，C：脂肪抑制T1強調像 膵頭部に接して多房性の腫瘤を認める（A～C，→）．造影CT（A）では壁は薄く，壁在結節の存在は明らかではない．嚢胞の一部はT2強調像（B）ならびに脂肪抑制T1強調像（C）で高信号（＊）を呈しており，出血を伴っている．Ph：膵頭部

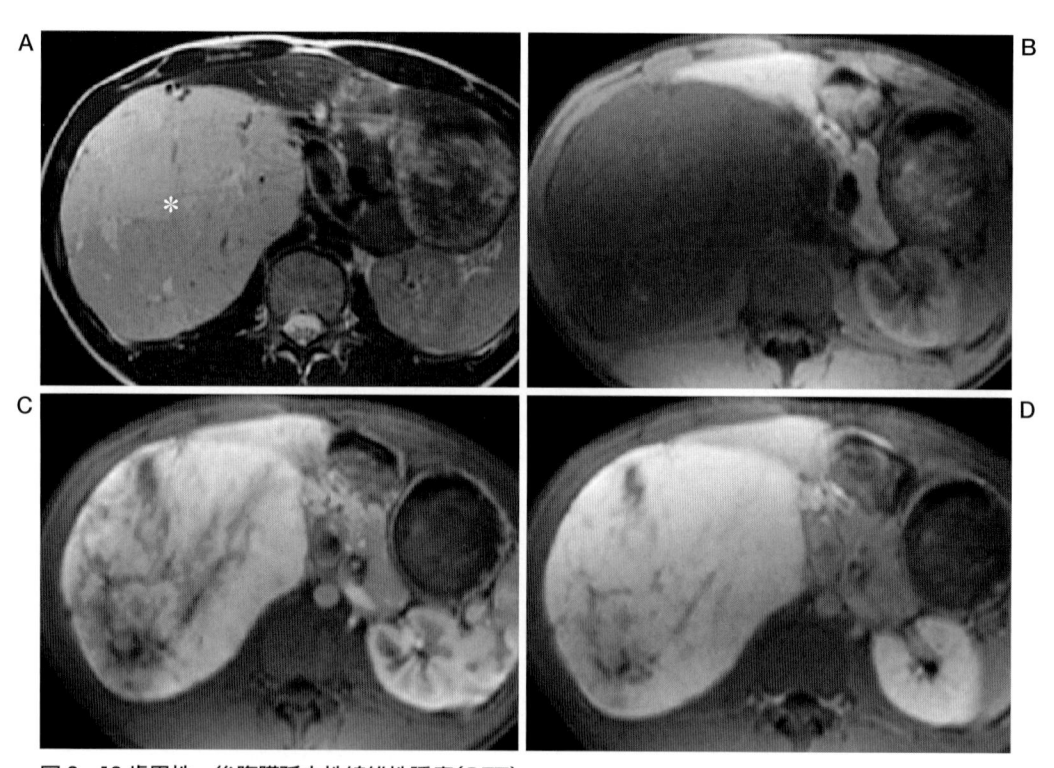

図2 19歳男性 後腹膜孤立性線維性腫瘍（SFT）
A：T2強調像，B：脂肪抑制T1強調像，C：ダイナミックMRI（動脈相），D：ダイナミックMRI（平衡相） 後腹膜の巨大な腫瘤（＊）はT2強調像（A）では著明な高信号，脂肪抑制T1強調像（B）では低信号を呈する．ダイナミックMRI動脈相（C）では多血性であり，平衡相（D）まで濃染が持続している．粘液間質の豊富なSFTであった．

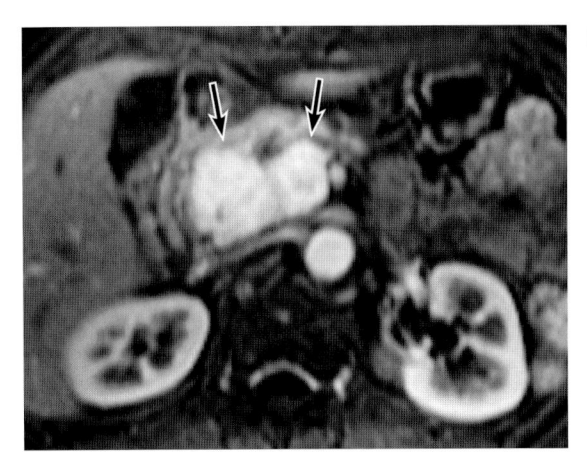

図3 60歳台女性　膵傍神経節腫
ダイナミック MRI（動脈相）　膵頭部に 4.5 cm 大の著明な濃染を示す腫瘍を認める（→）．

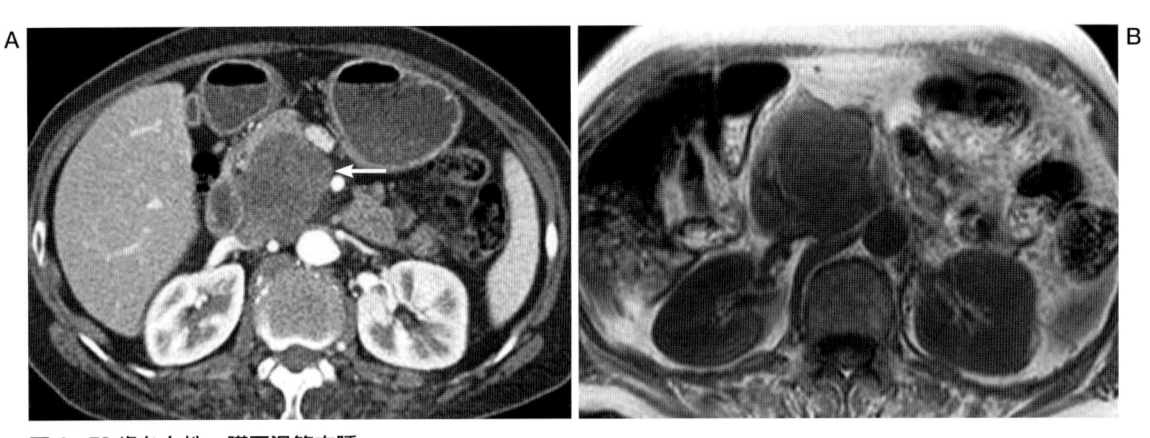

図4　70歳台女性　膵平滑筋肉腫
A：造影 CT，B：T1 強調像　造影 CT（A）で膵頭部に 5 cm 大の充実性腫瘍を認め，膵実質と比し遅く不均一な増強効果を有する（→）．MRI の T1 強調像（B）では，筋に近い低信号だが非特異的である．（文献 86）より許可を得て転載）

4）膵平滑筋肉腫（pancreatic leiomyosarcoma）

　膵原発平滑筋肉腫の報告は極めて少ない．腹痛や体重減少，上腹部の圧痛や腫瘤で発見されることが多いとされるが非特異的である．報告例では頭部発生が多く，平均 10.5 cm（3〜25 cm）と大きいサイズで発見され，十二指腸など周囲組織の圧排（または浸潤）をきたすことから原発の特定が困難になる．内部に壊死を伴う充実性腫瘍を呈することが多いが，囊胞変性が多くみられ，充実成分は多くが MRI の T1 強調像で筋組織と等信号である（図4）．また転移性の膵平滑筋肉腫も報告されており，発生母地として多い後腹膜など膵外病変の確認も要する．

9. 外傷・血管病変・その他

膵動静脈奇形
pancreatic arteriovenous malformation：PAVM　　　　　　　　　　　　　(文献 87, 88)

■ 臨床像
　膵動静脈奇形は，1968年にHalpernらによって初めて報告がなされた比較的まれな病態である．本症の発生に関しては，先天性のものや膵外傷・膵炎に伴う二次性のもののほかに，遺伝性出血性毛細血管拡張症(hereditary hemorrhagic telangiectasia：HHT，以前はOsler-Weber-Rendu病といわれていたもの)の一症状としての報告もされており，ほとんどが先天性のものといわれている．今日では画像診断の発達により偶然発見されることが多いが，消化管出血や門脈圧亢進症とそれに起因する病態，腹痛，十二指腸潰瘍などが発見の契機となっているようである．

■ 病理・病態
　HHTに伴う血管病変の組織学的特徴は細動脈の屈曲蛇行，動脈壁の線維性硬化，内皮細胞の菲薄化などの特徴をもつとされるが，本邦では欧米諸国に比してHHTに合併するPAVMの頻度は少ない．動静脈奇形は一般に組織学的に動脈類似のもの，静脈類似のものおよびその中間のものよりなり，主体となる異常血管の組織の割合により流量や流速が異なってくるとされる．本邦で報告されているPAVMについては脈管や周辺組織に特徴的所見をもつという報告はみられない．

　PAVMに伴って生じる病態としては，①AVMを形成する血管の破綻による消化管や胆管からの出血，②門脈圧亢進症による胃食道静脈瘤および腹水貯留，③AVMによる盗血現象による周囲組織の虚血による膵炎や十二指腸潰瘍形成があげられる．

■ 画像所見
　診断は一般的には血管造影によりなされてきたが，近年では他の画像診断機器の発達に伴い，小さいものであっても存在診断は可能となっている．しかしながら，細い流入血管の描出や径の計測，流出する門脈系も含めた血流速度の把握，塞栓や手術などによる治療の対象となる領域の体積の把握については，選択的な動脈造影も含めた血管造影にいまだ一日の長があるといえる．

■ **超音波検査(US)**：病変部はBモードで低エコーと無エコーとが混在して描出されるが，カラードプラ検査を行うことにより内部に豊富な血流シグナルが認められる．

■ **CT**：単純CTでは脾動脈の軽度拡張はみられるものの，明らかな異常としては捉えにくい．ダイナミックCTでは，造影早期相より膵尾部の異常血管増生と拡張したdrainage veinの描出に連続するように脾静脈ならびに門脈の描出が観察される．

■ **血管造影**：腹腔動脈造影では，脾動脈は拡張蛇行し，膵尾部に一致して動脈相早期より網目状の異常血管の増生が観察される．おもな供血動脈は大膵動脈と膵尾動脈であり，異常血管の描出の後ただちに脾静脈の描出がみられ，さらに下腸間膜静脈と左胃静脈が逆行性に描出される．診断のオプションとして行った脾動脈造影下のCTAでは，病変とその周囲構造がより立体的に把握可能であり，治療を行う際には有用な情報となりうる．

9. 外傷・血管病変・その他　467

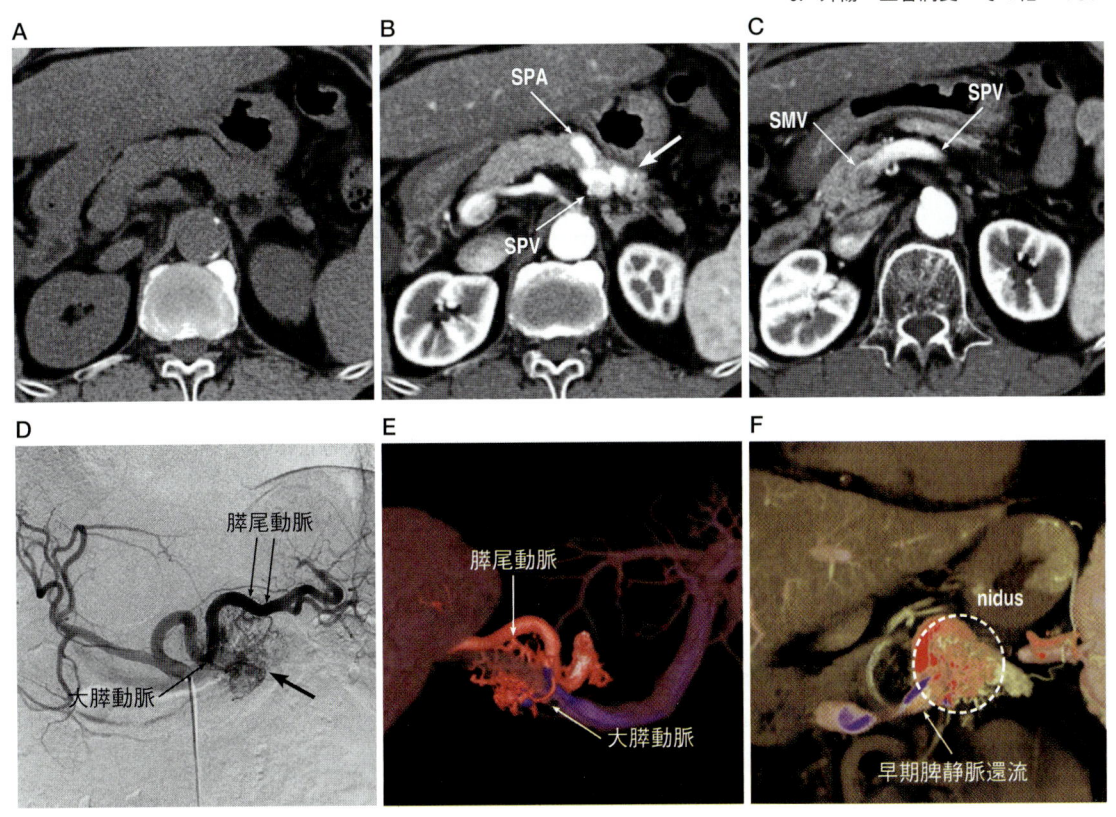

図1　60歳台男性，膵動静脈奇形

A：単純CT，B：造影CT（動脈相），C：造影CT（動脈相，図1Bよりも尾側のスライス），D：腹腔動脈造影（DSA），E：脾動脈からのCTAの3D再構成VR（volume rendering）像，F：脾動脈からのCTAの3D再構成VRのslab画像　単純CT（A）では病変部ははっきり捉えられないが，造影動脈相（B）では拡張した脾動脈（SPA）と膵尾部の血管性病変（動静脈奇形，→），脾静脈（SPV）の早期描出がみられる．さらに尾側で脾静脈と上腸間膜静脈（SMV）が合流するレベル（C）においては，腸管から上腸間膜静脈への造影剤の還流がみられておらず，早期の還流を示す脾静脈と層流となっている状態が観察される．腹腔動脈造影（D）では，拡張蛇行した脾動脈とその分枝である大膵動脈，膵尾動脈の描出と動静脈奇形（→）が描出される．脾動脈からのCTAを背側から観察したVR像（E）では，膵動静脈と流入動脈の立体的関係が見やすく，VRのslab画像（F）では，AVMを構成する微細な血管も描出され，周囲膵実質，さらに周辺の脈管や臓器との関係も把握可能である．

鑑別診断と鑑別点

　膵の多血性腫瘍類似である点からは，漿液性嚢胞性腫瘍（腺腫）（SCN）のsolid typeや神経内分泌腫瘍が鑑別としてあげられる．しかしながら，thin slice CTやMRIで観察すれば鑑別は困難ではなく，血管造影による診断が必要となることは少ないと考えられる．

BOX　膵動静脈奇形の合併症とその原因

- 消化管出血（異常血管の破綻，動門脈短絡に伴う門脈圧亢進症による静脈瘤の破綻）
- 膵炎（AVMにおける盗血現象に伴う膵実質の虚血）
- 十二指腸潰瘍形成やその破綻による出血（AVMにおける盗血現象に伴う十二指腸虚血）
- 腹水貯留（動門脈短絡に伴う門脈圧亢進症）

9. 外傷・血管病変・その他

膵外傷
pancreatic injury

(文献 89, 90)

■ 臨床像

　腹部外傷のうちで，膵損傷が占める割合は 0.4〜5.9％ と頻度は比較的低い．外傷の要因は交通外傷，転落，スポーツなどによる鈍的外傷が 89〜95.1％ とその大部分を占めており，銃創による穿通性外傷が半数以上を占める欧米とはやや事情が異なっている．本邦に多いこのような外傷形態においては，腹壁に鈍的外力が加わることにより，後腹膜に固定されている膵が椎体との間にはさまれることによって挫傷や裂傷を生じるとされる．この後腹膜臓器である解剖学的観点から，膵損傷による特異的な身体所見に乏しく，他臓器損傷の症状にマスクされてしまうことで診断が遅れやすいことや，膵炎を高率に合併することなどが死亡率の高い要因としてあげられる．

■ 病理・病態

　膵外傷の本態は出血と膵液漏出である．出血については他の臓器の損傷も合併していることがほとんどであり，それらも含めた血管損傷・失血状況により循環動態不全が引き起こされる．膵管損傷に伴う膵液のみの漏出による重篤化の頻度は少なく，管腔臓器の損傷による腸液の漏出の合併により重症化するとされる．腸液により活性化された膵液が，膵壊死，膵液瘻，腹腔内膿瘍，仮性囊胞や仮性動脈瘤形成，出血などの多彩な合併症を引き起こす．

　膵損傷による早期の疼痛は比較的軽度であり，単なる打撲による症状との鑑別が困難である．さらに，自発痛・圧痛は受傷後 1〜2 時間で減弱し，5〜6 時間以内に増悪してくるといわれている．血清アミラーゼ値につても類似の傾向にある．外傷当初は，損傷された膵管の周囲に凝血塊が存在することにより，膵液の漏出や膵管内圧の上昇が少ないために血清アミラーゼの上昇には至らない．それが時間の経過とともに膵管内圧が上昇し，膵液の漏出が生じてアミラーゼ上昇につながる．したがって，受傷後 3 時間以上経過した状態の血清アミラーゼ値を診断の参考にすべきである．

■ 画像所見

　膵外傷の画像診断としてはダイナミック CT が最も有用である．単純 CT のみでは出血や血流障害，血管破綻像の正確な把握はできない．

■ **腹部単純 X 線写真**：膵近傍の腸管麻痺による "sentinel loop sign" や "colon cut off sign" がみられることもあるが，頻度は低く診断は極めて困難である．

■ **超音波検査(US)**：膵周囲あるいは腹腔内の出血の診断が簡便にできる点では有用であるが，麻痺性のイレウスや腹壁の外傷性変化により膵自体の観察が困難なことが多く，肝や腎の損傷ほどは有用といえない．

■ **造影 CT**：血管損傷や実質の損傷度合いの正確な判断にはダイナミック CT が必要である．一般的な所見としては膵腫大と実質の不均一化，膵断裂像，膵内外・周囲の血腫形成，膵が存在する前腎傍腔や横行結腸間膜の脂肪組織濃度の上昇，Gerota 筋膜肥厚があげられる．前述したアミラーゼ上昇時点以降についても CT 検査の施行を考慮すべきである．

■ **MRI**：MRCP (MR cholangiopancreatography) は CT よりも膵管描出に優れており，太い

レベルでの膵管の連続性の診断には有用である．
■ 内視鏡的逆行性膵管造影（endoscopic retrograde pancreatography：ERP）：膵管損傷の診断感度が高く，MRCP では検出しがたい膵管一次分枝以降の損傷も判断可能である．しかしながら，外傷による消化管穿孔や他臓器の損傷状況により適応を慎重に判断することが必要で，ERCP 後の膵炎のリスクも考慮しなければならない．

表1　日本外傷学会　膵損傷分類

Ⅰ型	被膜下損傷　subcapsular injury
	皮膜の連続性は保たれ，膵液の腹腔内への漏出なし（挫傷，被膜下血腫）．
Ⅱ型	表在性損傷　superficial injury
	被膜損傷あり．実質損傷は膵実質の 1/2 以下．膵管損傷なし．
Ⅲ型	深在性損傷　deep injury
	a. 単純深在性損傷 simple deep injury
	膵実質径 1/2 以上の損傷かつ主膵管損傷なし．
	b. 複雑深在性損傷 complex deep injury
	主膵管損傷あり（損傷形態問わず）．

（文献 90）より許可を得て転載）

表2　膵損傷に対する術式の選択

Ⅰ型	全領域で処置不要．
Ⅱ型	全領域でドレナージ，可能であれば膵縫合．
Ⅲa 型	全領域でドレナージ．
Ⅲb 型	SMV（上腸間膜静脈）左縁より尾側では膵体尾部切除（±）脾温存術．
	SMV 右縁まででは広範囲体尾部切除（±）尾側膵空腸吻合．
	膵頭部高度損傷の場合は DCS（damage control surgery），ドレナージ，待機的 ERCP（±）ステント，二期的膵頭十二指腸切除再建．

鑑別診断と鑑別点

　膵外傷については受傷起点が存在するので，特に鑑別を要することはない．しかしながら，全身的な外傷度合いの把握と診断をもとに，治療の優先順位を判断する必要がある（表1, 2）．

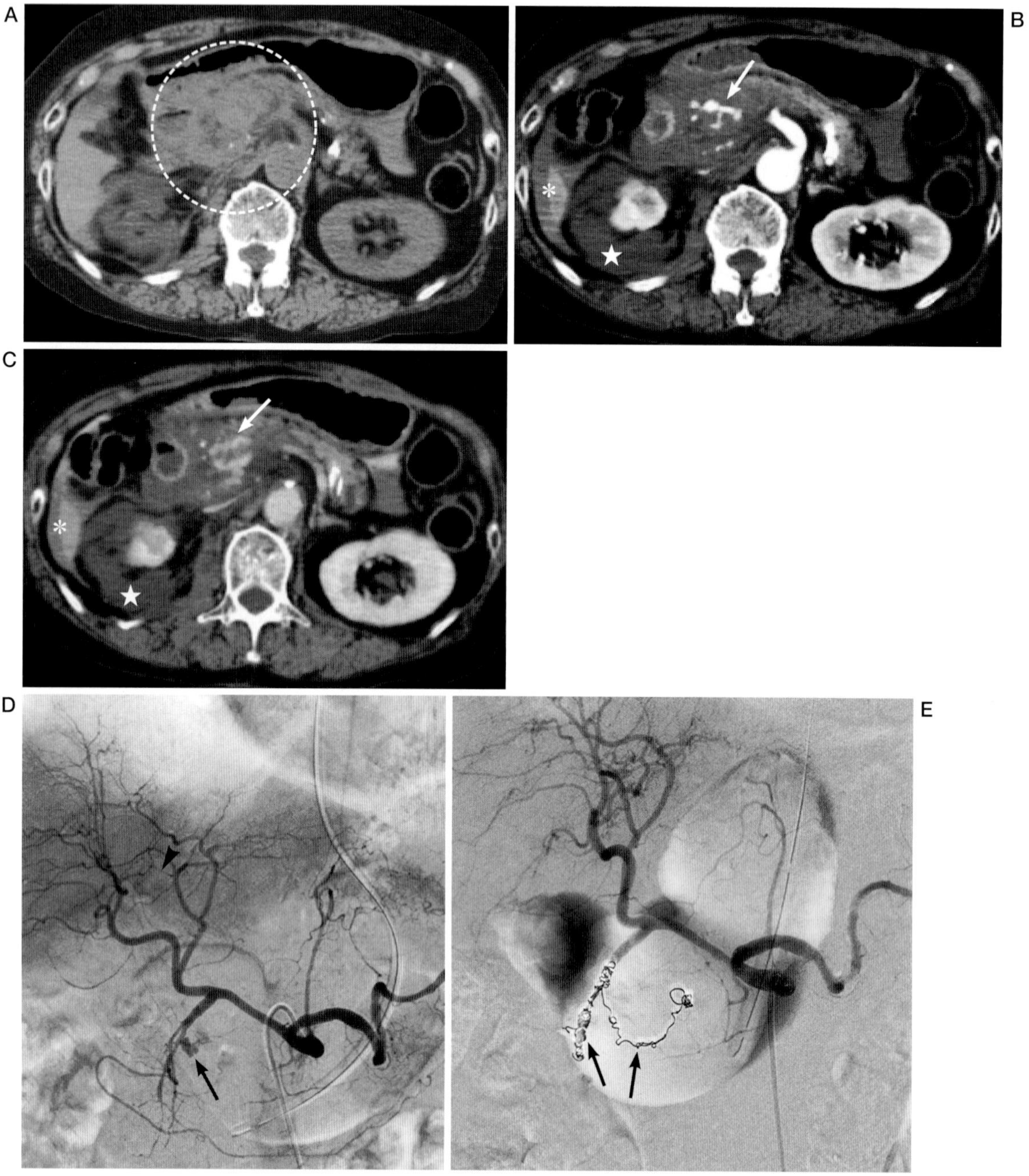

図1 70歳台女性　交通外傷
A：単純CT，B：造影CT（動脈相），C：造影CT（平衡相），D：腹腔動脈造影像（DSA），E：コイル塞栓術後の腹腔動脈造影像（DSA）　単純CT（A）では膵頭部の腫大と高吸収化がみられ（円内），造影動脈相（B）で血腫を伴う損傷した膵頭部内に仮性動脈瘤がみられ（→），平衡相（C）においても同部位には造影剤が貯留している（→）．そのほかにも外傷性変化として肝表に腹腔内出血（＊）がみられ，腎周囲の後腹膜出血（☆）も存在している．治療目的に行われた血管造影の腹腔動脈造影（D）では，胃十二指腸動脈と膵頭部の分枝に複数の仮性動脈瘤が描出される（→）．また，肝内には肝損傷に伴う造影剤の血管外漏出像が観察される（▶）．膵頭部の複数の動脈をそれぞれ金属コイルを用いて塞栓し（E，→），肝損傷に対しても塞栓を行って状態の安定が得られた．

9. 外傷・血管病変・その他

膵周囲後腹膜出血・仮性動脈瘤
peripancreatic retroperitoneal hemorrhage・pseudoaneurysm （文献91, 92）

■ 臨床像

　後腹膜出血の原因は打撲や交通外傷などの頻度が高いが，その他の後腹膜出血については腎由来であることが多いとされ，おもには腎腫瘍のほかに腎動脈瘤や腎動静脈瘻などに起因すると報告されている．また，全身性の病態としては血友病や抗凝固療法中の患者，妊娠中の患者に生じることもあり，血液状態により比較的大きな血腫を形成することもある．血管性病変については動脈瘤や動静脈奇形，血管炎などに起因することが多い．

　膵周囲の出血については，その多くが活動性の膵炎や膵外傷，膵液瘻なども含めた術後の出血が多いが，これらについては別項を参照されたい．そのほかに特徴的な膵周囲後腹膜出血としては，胃十二指腸動脈や膵十二指腸動脈あるいはそれらの分枝にみられる動脈瘤破裂があげられる．その多くは正中弓状靱帯症候群（median arcuate ligament syndrome：MALS）による腹腔動脈起始部の閉塞が原因であり（BOX），これらの動脈瘤の破裂は膵周囲後腹膜出血の原因となっている．破裂が後腹膜ではなく十二指腸に穿破した場合は大量の消化管出血をきたすこととなり，まれな例では胆管内あるいは膵管内に穿破し，それぞれ hemobilia, hemosuccus pancreatics といわれている．

■ 病理・病態

　MALS に伴う腹腔動脈幹の閉塞や高度狭窄により，肝臓や脾臓への血流が上腸間膜動脈から膵頭部のアーケードあるいは背側膵動脈を介して供給されるため，これらの動脈枝の流量が増大することで，動脈壁に力学的なストレスが加わって動脈瘤が形成されると考えられている．動脈瘤が破裂した場合は出血性ショックに陥ることが多く，死亡率も高い．破裂例については本邦において，藤沢らにより 2005 年に報告がなされており，膵十二指腸動脈瘤破裂 71 例中で本病態が関与したとされるものは 22 例（31.9％）で，欧米においては Party らが 1996 年に行った報告で約 45％の症例があったとされている．

■ 画像所見

　膵周囲の出血・血腫については，不均一な膵腫大と液体貯溜の所見であるが，MALS に伴う出血は膵頭部アーケードや背側膵動脈領域に形成された動脈瘤の破裂が起点となるので，膵尾部には異常をきたすことはない．

■ **超音波検査（US）**：膵頭部を中心とした不均一な膵腫大と後腹膜血腫が観察される．ドップラー検査によりアーケードの拡張や動脈瘤，仮性動脈瘤が描出される．

■ **造影 CT**：血管の状態についてはダイナミック CT が必須である．膵内部や膵周囲血腫が広がっており，その内部の動脈アーケードの拡張・蛇行と瘤化あるいは仮性動脈瘤の形成が観察される．さらに，MPR（multiplanar reconstruction）や 3D 再構成を行えば，より立体的な血管の把握が可能である．腹腔動脈幹レベルの矢状断像では腹腔動脈起始部の狭窄状態の把握が容易であり，膵頭部周囲の血管の volume rendering（VR）像はその後の IVR 治療などに有用である．

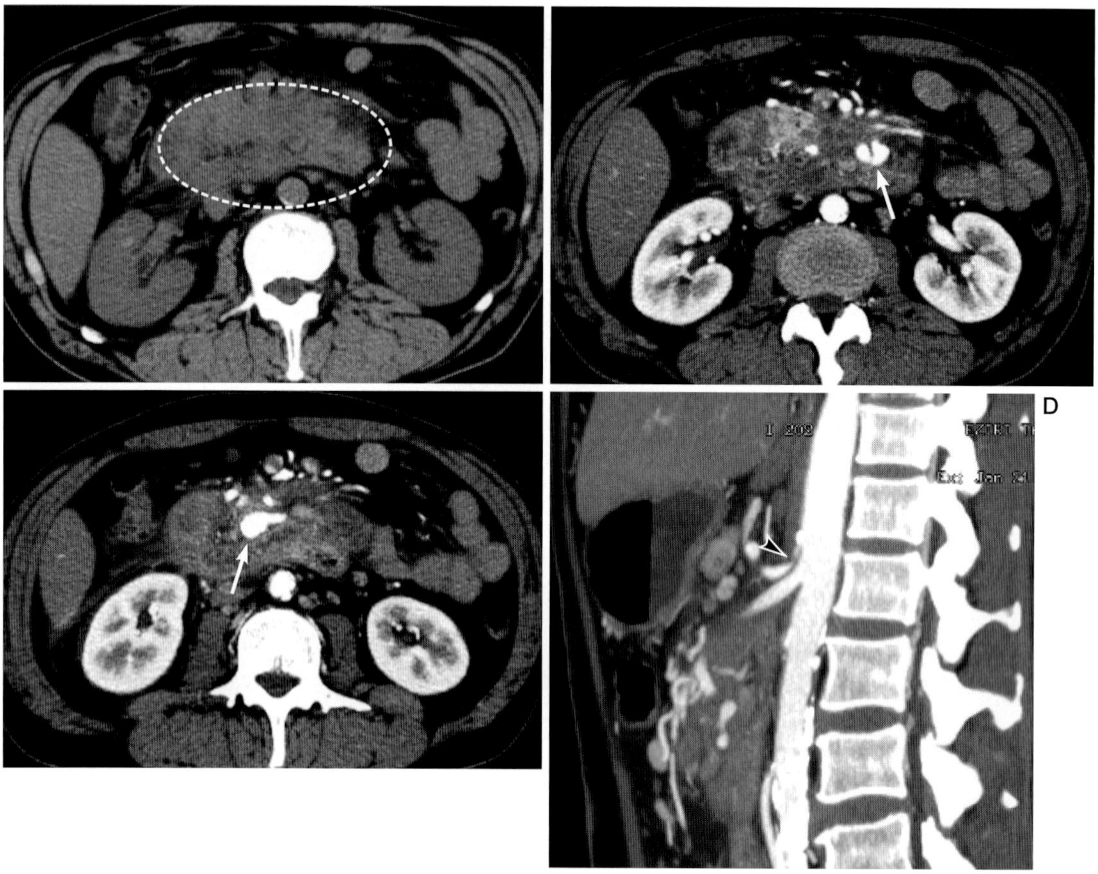

図1 50歳台男性 正中弓状靭帯症候群に伴う膵周囲動脈瘤破裂
A：単純CT，B：造影CT（動脈相），C：造影CT（動脈相，図1-Bよりも尾側のスライス），D：造影CT矢状断再構成像（動脈相），E,F：Bより再構成された3D画像，G：上腸間膜動脈造影，H：コイル塞栓術後上腸間膜動脈造影　単純CT（A）では，膵腫大とその尾側に血腫による不均一高吸収がみられ（楕円内），同レベルの造影CT動脈相（B）では，膵鉤部から正中付近の前傍腎腔に広がる血腫内に仮性動脈瘤（→）が存在している．さらに尾側の造影CT動脈相（C）では，上部の血管から連続する動脈に瘤化がみられる（→）．腹腔動脈分岐レベルの造影CT矢状断再構成像（D）では，正中弓状靭帯により腹腔動脈幹が尾側に強く圧排されて閉塞している状態が観察される（▶）．造影CT（動脈相）より再構成された3D画像（E,F）では，腹腔動脈の根部の閉塞状態が明瞭に観察され，腹腔動脈・上腸間膜動脈が膵頭部アーケードにより連続している様子が立体的に把握可能である．このような術前画像は，実際の塞栓術手技を行う際の塞栓コイル径の選択や，血管造影時の作業角度の選択に非常に有用な情報を与えてくれる．上腸間膜動脈造影（G）では術前の3D画像に示されるごとく，腹腔動脈は根部から閉塞しており，膵周囲の側副路から肝動脈ならびに脾動脈が描出される．その側副血行路は拡張蛇行しており，下膵十二指腸動脈，背側膵動脈には複数の動脈瘤が存在する．これらの動脈瘤に対して金属コイル（→）を用いた塞栓術を行った（H）．塞栓術を行うことにより出血に対しての可及的な処置が可能であるが，腹腔動脈幹の閉塞が解除されないかぎり，他の側副血行路の動脈壁にかかる力学的ストレスはさらに強くなると考えられるため，厳重な経過観察が必要である．

BOX　正中弓状靭帯症候群（MALS）

- 正中弓状靭帯は，横隔膜の左脚と右脚が椎体前面にて結合したもので，腹腔動脈幹を圧排することで高度の狭窄や閉塞の原因となる病態である．
- 腹腔動脈起始部狭窄は大部分が無症状であるが，慢性腹痛や吸収不良，下痢，嘔気・嘔吐，体重減少を伴うことがある．

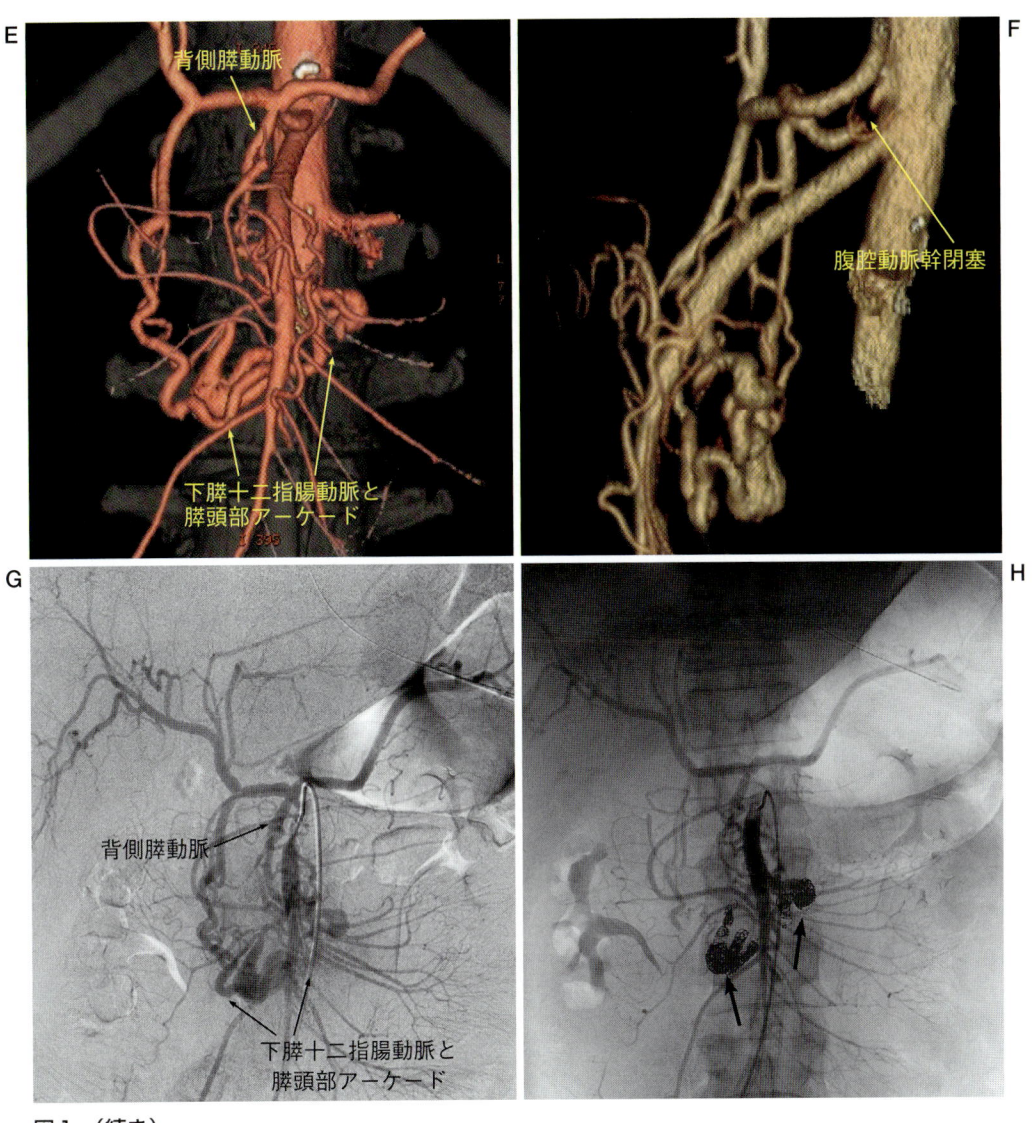

図1 (続き)

鑑別診断と鑑別点

　後腹膜出血はさまざまな原因で生じる．凝固能の状態の把握はその原因を知るためのみならず治療に際しての重要な情報となる．MALSに起因するものではなく，SAM (segmental arterial mediolysis) などが原因と考えられるようであれば，胃周囲の動脈や結腸動脈などの動脈についての所見も丹念に読影すべきである．

10. 膵病変を伴う全身疾患

膵病変を伴う全身疾患

(文献 93〜97)

膵病変を伴う全身疾患は多岐にわたる(表).膵疾患に結びつくさまざまな疾患を熟知することは,病変の検出や解釈において重要である.以下に,全身疾患を伴う膵病変の概要を示す.

1) IgG4 関連疾患(「2. 膵炎」の「自己免疫性膵炎」の項,p.398 参照)

IgG4 関連疾患は,血清 IgG4 高値および全身の傷害臓器への IgG4 陽性形質細胞浸潤により診断される.中高年男性に多く,膵臓は最好発臓器である.

2) 膵外分泌異常をきたす疾患

① 慢性膵炎(「2. 膵炎」の p.394 参照)

継続的なアルコールの多飲などによって,膵臓に持続性の炎症が起こり,膵臓の細胞が破壊されて,実質の脱落と線維化が引き起こされ,膵内外分泌不全が惹起される.肝臓では中心静脈優位の線維化から最終的には肝硬変に至る.大型胆管周囲に胆管付属腺炎による胆管周囲嚢胞をきたすことがある.

② 嚢胞線維症(cystic fibrosis)

繰り返す膵炎により,膵石,膵嚢胞を形成し,また膵萎縮・脂肪化をきたす.コーカサス系白人種に多く,常染色体劣性の遺伝子疾患であり,原因遺伝子として 7 番染色体長腕の *CFTR* (cystic fibrosis transmembrane conductance regulator)遺伝子変異が同定されている.臨床像としては膵外分泌機能不全,胎便イレウス,下気道感染症,気管支拡張症,胆管,汗腺,生殖器など全身の外分泌腺が障害される

③ Shwachman-Diamond 症候群

膵外分泌機能不全,汎血球減少,骨幹端異形成を主訴とする疾患であり,常染色体劣性の遺伝子疾患である.原因遺伝子として 7 番染色体長腕の *SBDS* (Shwachman-Bodian-Diamond syndrome)遺伝子が同定されている.

3) 膵嚢胞をきたす疾患

① 常染色体優性多発性嚢胞腎(autosomal dominant polycystic kidney disease:ADPKD)

ADPKD では両側腎臓に多数の嚢胞が進行性に発生・増大し,腎臓以外の種々の臓器にも障害が生じる.原因遺伝子として *PKD1* (polycystic kidney disease 1)および *PKD2* が同定されている.嚢胞は多臓器にわたり,肝臓,膵臓,精巣,くも膜に好発する.

② von Hippel-Lindau 病(「3. 膵良性病変」の p.408 参照)

網膜血管腫,中枢神経芽腫を主病変とする疾患である.常染色体優性の遺伝子疾患であり,原因遺伝子として 3 番染色体短腕に存在する *VHL* 遺伝子の変異が同定されている.膵内病変としては膵嚢胞(10%),内分泌腫瘍(12%),漿液性嚢胞性腫瘍(腺腫)の合併が知られている.膵外病変としては褐色細胞腫,肝,腎,精巣上体の嚢胞や,血管芽腫,網膜・中枢神経の血管芽腫,腎細胞癌などが知られている.

表 膵病変を伴う全身疾患

1) IgG4 関連疾患 (2.膵炎の「自己免疫性膵炎」の項を参照)
    - 腫瘤形成性膵炎, 自己免疫性膵炎 (Type 1)
    - 膵外病変 (涙腺, 顎下腺, 下垂体, 血管周囲, 胆管, 腎など)

2) 膵内外分泌機能の喪失を伴うもの
    - 慢性膵炎 (2.膵炎の「慢性膵炎」の項を参照)
        - 膵萎縮, 膵石
        - peribiliary cyst, アルコール性肝硬変
    - 糖尿病
        - 膵萎縮
        - 微小血管障害, インスリン抵抗性
    - 囊胞線維症 (常染色体劣性遺伝)
        - 膵外分泌異常 (繰り返す膵炎, 膵石, 膵萎縮・脂肪化, 膵囊胞)
        - コーカサス系白人種に多い
        - *CFTR* 遺伝子変異
        - 臨床像:膵外分泌機能不全, 胎便イレウス, 下気道感染症, 気管支拡張症, 胆管, 汗腺, 生殖器など全身の外分泌腺も障害される
    - Shwachman-Diamond 症候群 (常染色体劣性遺伝)
        - 膵外分泌機能不全, 汎血球減少, 骨幹端異形成
        - 男女比 1:1, *SBDS* 遺伝子が原因

3) 囊胞形成を主体とするもの
    - polycystic disease
        - 多発膵囊胞
        - 多発腎囊胞, 多発肝囊胞
    - von Hippel-Lindau 病:(常染色体優性遺伝) (3.膵良性病変の「von Hippel-Lindau 病」の項を参照)
        - 多発囊胞, 囊胞腺腫, 血管芽腫
        - Langerhans 島腫瘍を伴う場合もあり
        - 網膜・中枢神経の血管芽腫, 腎細胞癌, 褐色細胞腫

4) 膵内分泌腫瘍の膵外 manifestation (5.その他の上皮性膵腫瘍の「膵内分泌腫瘍 (多血性・乏血性)」の項を参照)
    - MEN type I, Wermer 症候群 (常染色体優性遺伝)
        - 膵内分泌腫瘍, 副甲状腺過形成, 下垂体腺腫, 副腎腫瘍, 甲状腺腫, カルチノイド
    - Zollinger-Ellison 症候群
        - ガストリン産生腫瘍
        - 下痢, 消化性潰瘍
    - WDHA 症候群 (Verner-Morrison 症候群)
        - VIP 産生腫瘍
        - W (watery diarrhea (水溶性下痢), hypokalemia (低カリウム血症), achlorhydria (無酸症)

5) その他
    - Gardner 症候群:AD
        - desmoid (デスモイド)
        - 骨腫, 消化管ポリポーシス・癌
    - Osler-Weber-Rendu 病 (9.外傷・血管病変・その他の「膵 AVM」の項を参照)
        - 膵動静脈奇形
    - 肉芽腫性疾患
        - サルコイドーシス
        - 結核
    - びまん性膵疾患
        - ヘモクロマトーシス

4) 膵内分泌腫瘍の膵外所見

膵内分泌腫瘍のうち, 機能性内分泌腫瘍は分泌物に応じた症状をきたす.

① Zollinger-Ellison 症候群

ガストリノーマによる胃酸過剰分泌による消化性潰瘍や逆流性食道炎と, 膵酵素不活性化による下痢がある.

② WDHA症候群（Verner-Morrison症候群）

VIP産生腫瘍であり，watery diarrhea（水溶性下痢），hypokalemia（低カリウム血症），achlorhydria（無酸症）を示す．

③ インスリノーマ（insulinoma）

インスリン過剰分泌により低血糖をきたす．低血糖症状をてんかん発作や精神疾患として診断・治療される場合があり，注意を要する．

④ ソマトスタチノーマ（somatostatinoma）

3主徴（糖尿病，胆石，脂肪便）が知られているが，多くは無症状である．

⑤ カルチノイド症候群

おもに膵を含めた消化管神経内分泌腫瘍からセロトニン，タキキニンなどのホルモンが分泌されて起こる症候群で，発作性の皮膚紅潮，下痢，腹痛などの消化器症状，喘鳴，ペラグラ様皮疹，右心不全などが経過中に異時性あるいは同時に発症する．

⑥ MEN1（multiple endocrine neoplasia type 1）

常染色体優性の腫瘍症候群であり，複数の内分泌臓器，非内分泌臓器に腫瘍性病変を生じる．MEN1では約60％の患者に膵消化管NET（神経内分泌腫瘍）が生じ，膵NETの10％にMEN1を合併すると報告されている．副甲状腺機能亢進症，下垂体前葉腺腫，膵消化管NETを主徴とし，それ以外に副腎皮質，胸腺，気管支，皮膚などに良性・悪性の腫瘍が多発する．

5）Gardner症候群

Gardner症候群は1958年に多発性大腸腺腫症に加え，骨・軟部腫瘍（類上皮嚢胞，線維腫，desmoid腫瘍）を合併する疾患として定義された常染色体優性遺伝疾患である．まれに膵にdesmoidが発生する．

6）Osler-Weber-Rendu病（オスラー病，遺伝性出血性毛細血管拡張症）

① 遺伝的発生，② 皮膚，粘膜および内臓の多発性末梢血管拡張，③ それらの部位からの反復する出血を三主徴とする，全身性血管疾患である．膵動静脈奇形による腹痛，消化管出血を契機に診断される場合がある．

7）サルコイドーシス（sarcoidosis）

膵サルコイドーシスはまれな疾患であり，サルコイドーシス剖検例の3％程度とされている．乏血性腫瘤の像を呈し，膵管癌と鑑別を要する．多中心性に病変を認める場合は自己免疫性膵炎も鑑別となる．

8）ヘモクロマトーシス（hemochromatosis）

鉄が網内系細胞にのみ沈着する場合をヘモジデローシス（hemosiderosis），網内系のみならず実質細胞にまで及ぶ場合をヘモクロマトーシスとよぶ．膵臓では膵β細胞への選択的鉄過剰沈着が起こり，耐糖能異常を引き起こす．

付録Ⅲ-2

肝臓・胆道・膵臓手術の合併症

（文献98〜101）

1）肝臓・胆道外科手術の合併症（肝移植を除く）

　肝臓外科手術には，腫瘍性病変に対する切除術や外傷による修復術，びまん性肝疾患に対する移植術があげられる．特に問題になる術後合併症は，脈管系，胆道系のトラブルである．肝切除後合併症をBOX 1に示す．

　腫瘍性病変に対する肝外科切除では，残肝容量不足による術後肝不全を避けるために肝アシアロシンチグラフィやCTやMRIを用いた肝容積測定にて，残肝予備能を十分に評価する必要がある．術後肝不全では大量腹水が生じる．

　術式は門脈浸潤を伴いやすい肝細胞癌と転移性肝腫瘍で大きく異なる．通常，肝細胞癌では系統的肝切除が，転移性肝腫瘍では腫瘍核出術が行われる．切離面の大きな術式（中二区域切除など）では，一般的に術中の出血や胆汁漏〜胆汁性嚢胞形成，後出血の合併症リスクが高いといわれている．

　肝切離面周囲には高頻度に液体貯留を伴うが，通常は次第に吸収・消失する．しかし，胆管が破綻し胆汁が貯留した場合，胆汁性嚢胞あるいは胆汁漏（Ⅰ.肝の「biloma」，p.176参照）とよばれ，遷延した胆管との瘻孔が疑われた場合は再手術やインターベンショナルラジオロジー（IVR）による瘻孔部閉塞が施行される．

　後出血は処理した動脈や吻合部の動脈の破綻によるものが多く，ドレナージチューブからの血性排液を見ることで気付かれ，緊急CTが施行される．

　血腫は単純CTで高吸収を呈する．活動性の出血や仮性動脈瘤はダイナミックCTで造影剤の血管外漏出あるいは仮性動脈瘤（図1）そのものを確認することで診断可能であり，緊急の再手術あるいはIVRによる塞栓術がなされる．末梢肝動脈の場合は塞栓物質やコイルによる塞栓で治療されるが，主要血管が障害された場合は，側副路の発達が期待できるかどうか，慎重に判断しなければならない．肝臓は動脈・門脈で二重支配される臓器であるが，動脈の完全虚血では肝臓はもちこたえることはできない．したがって，側副血行路の発達が期待できない場合は，外科的な血管再建術や上腸間膜動脈と上腸間膜静脈に短絡路を作成した部分門脈動脈血化術などが施行される場合がある．

　肝切離面近傍の肝実質に造影不良域を認めることがある．原因のほとんどが灌流静脈を切断されることによるうっ血であり，そのような肝領域は次第に萎縮していく．動脈血と門脈血が同時に遮断された場合は肝梗塞に陥る（図2）．

　胆管再建術の術後早期には胆汁漏や胆管狭窄，晩期には胆管狭窄，胆道結石症，胆管炎に留意する必要がある．

478　Ⅲ. 膵

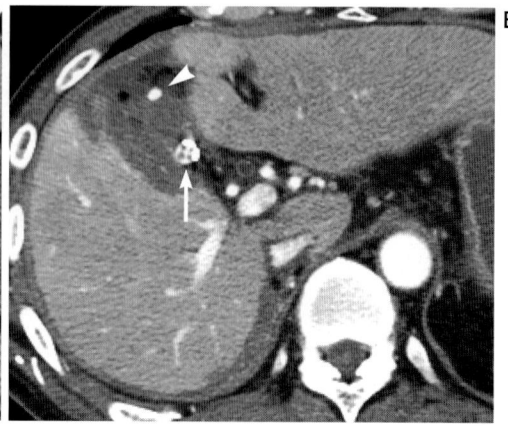

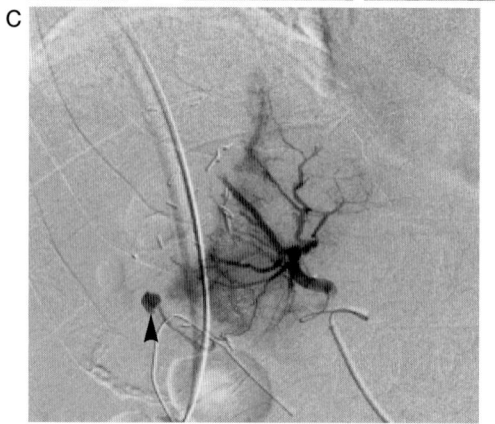

図1　60歳台男性　肝前区域切除後合併症：仮性動脈瘤
A：単純CT，B：造影CT（早期相），C：緊急血管造影（A4の選択造影）　S8の肝細胞癌（HCC）に対して前区域切除後の第5病日に，ドレーン排液が血性であるため造影CTが施行された．単純CT（A）では肝切離部に血腫と思われる高吸収（＊）を認める．→：ドレナージチューブ．造影CT早期相（B）では血腫の中に点状の増強効果を認め（▶），仮性動脈瘤と診断した．緊急で血管造影検査が行われた．A4の選択造影（C）では仮性動脈瘤の描出が明瞭である（▶）．ゼラチンスポンジにてTAEを施行し，第11病日にドレーンは抜去された．

BOX 1　肝切除の術後合併症

1) 早期合併症
   - 胸水・腹水貯留
   - 胆汁漏
   - 膿瘍形成，創感染
   - 仮性動脈瘤
   - 動脈・門脈・静脈狭窄
   - 肝不全
   - 肝梗塞

2) 晩期合併症
   - 胆管炎，胆道結石症，胆管狭窄
   - イレウス

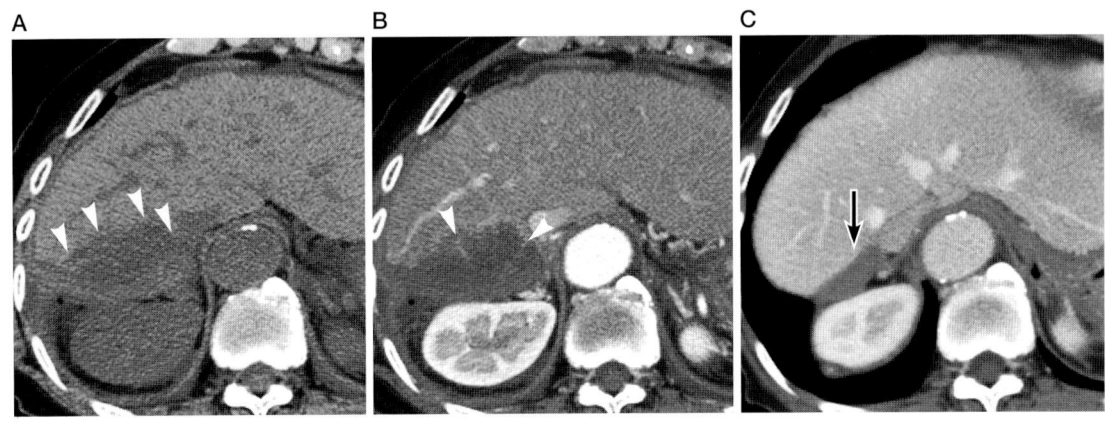

図2 80歳台女性 肝後区域切除・胆摘術後合併症：肝梗塞
A：単純CT（術後6日後），B：造影CT（早期相，術後6日後），C：造影CT（4か月後） S6のHCCに対して後区域切除，胆摘術が施行された．術後6日後の単純CT（A）ではS7に低吸収域を認めた（▶）．造影CT早期相（B）では低吸収域に増強効果はみられず，内部には血管構造の走行を認めた（▶）．造影後期相においても同部位には増強効果は明らかではなく，またドレーンからは胆汁排液も認められないことから肝梗塞と考えられた．4か月後のCT（C）では梗塞域は縮小していた（→）．

2) 肝移植に伴う合併症

　肝移植においては，吻合血管の狭窄や胆管吻合部の狭窄の頻度が高い．また，拒絶によるGVHD（graft-versus-host disease），VOD（veno-occlusive disease）がみられることがある．再建した脈管の異常を早期に発見するために，術後は連日の超音波ドプラ検査で吻合血管の確認がなされる．ただし超音波ドプラでは視野が限られているため客観的な評価が困難な症例では，CTやMRIは上記の合併症の評価に有用である．レシピエントの肝動脈血栓は成人例で4〜12%，小児で42%，肝動脈狭窄は5〜11%に起こると報告されている．豊富な血管ネットワークを有する肝臓では，肝虚血や肝梗塞は通常はまれな病態であるが，肝移植例では側副血行路になりうる脈管を遮断するため，しばしばみられる．仮性動脈瘤は動脈吻合部，狭窄に対する血管拡張術後あるいは肝生検や局所の炎症後に起こることがある．

　門脈系の合併症は比較的まれであるが，門脈狭窄の有無，門脈血栓の有無の確認は重要である．下大静脈と肝静脈の合併症もまれであるが，外科吻合部に起こりうる．急性静脈閉塞ではいわゆるBudd-Chiari症候群を生じることがある．

　胆道系の合併症は，「肝移植術のアキレス腱」と表現されるほど古くから肝移植術における最も頻度の高い（20%程度）合併症のひとつである．通常，術後3か月以内に起こる．胆道狭窄・閉塞，胆汁漏，結石形成，Oddi括約筋機能不全，胆道疾患の再燃などが生じうる．血中ビリルビン値高値を伴う肝内胆管拡張がみられれば確実に報告し，早急な治療介入が必要である．MRCP（MR cholangiopancreatography）は非侵襲的な胆道評価のテクニックであり，狭窄部位の同定は治療戦略決定に有用である．動脈狭窄・閉塞による胆道虚血では，胆汁漏や胆管狭窄がみられる．

　血管吻合部・胆管吻合部における漿液や血腫貯留はよくみられ，通常，数週間で消失する．まれにこの貯留液が門脈や静脈を圧排し，狭窄を引き起こすことがある．

　拒絶はグラフト不全の原因として最も重要であるが，肝生検による組織診断によってなされるため画像の果たす役割は低い．

3) 腹腔鏡下胆嚢摘出術における合併症

近年,胆嚢摘出術において腹腔鏡下胆嚢摘出術(laparoscopic cholecystectomy)が盛んに行われるようになっている.これは根治性を担保しつつ入院期間の短縮,術後疼痛の軽減などさまざまな利点がある反面,誤って胆管を結紮(特に副肝管例で報告が多い)するなどの胆道損傷をきたす頻度が開腹術と比べて高いといわれている.そのため術前画像診断で胆嚢管・副肝管の正常変異の有無を指摘しておくことが重要である.

4) ラジオ波焼灼療法(radiofrequency ablation therapy:RFA),肝動脈化学塞栓療法(transcatheter arterial chemoembolization:TACE)における合併症

ラジオ波焼灼療法(RFA)では焼灼による横隔膜ヘルニア,胆管障害,血管障害,穿刺経路の動静脈瘻(A-V fistula),動門脈瘻(A-P shunt,A-P fistula)などが問題になる.近傍に胆嚢や消化管があればそれらの熱焼灼が問題となる.

肝動脈化学塞栓療法(TACE)では胆嚢動脈や胆管周囲血管叢(peribiliary capillary plexus:PBP)への塞栓により,急性胆嚢炎や胆管炎,胆管狭窄が起こる場合がある.

5) 膵切除術後合併症

膵切除術の合併症として,経口摂取回復遅延(胃排泄遅延,delayed gastric emptying:DGE),膵瘻(pancreatic fistula),術巣感染・膿瘍,仮性動脈瘤や腹腔内出血,吻合部縫合不全による腹膜炎や術後膵炎などがある(BOX 2).

DGEは膵頭十二指腸切除術後の合併症として最も頻度の高い合併症であり,画像では胃流出部の狭窄を伴う胃の緊満を認めることがある.

膵瘻は膵切除術後合併症のなかでも生命に関わりうる合併症である.診断にはドレーン排液中のアミラーゼ値測定が有用であるが,画像ではドレーンが正しく挿入されているか注意深く観察することが重要である.膵瘻は残膵周囲の液体貯留としてとらえられる(図3)が,正常例でも術後床に液体貯留を認めることがあり,両者の鑑別は容易ではない.しかしながら,残膵と消化管の間の液体貯留を認めた場合は膵瘻による吻合不全を意味する重要な所見である.ドレーンから血性排液を認めた場合はダイナミックCTで責任血管の同定に努める必要がある.特に膵瘻は動脈を破綻させるため,液体貯留の周囲は注意深く観察する.

晩期合併症として,膵空腸吻合部狭窄による膵炎,胆管空腸吻合狭窄による胆管炎,結石発生,閉塞性黄疸があげられる.膵切除や神経叢郭清による消化吸収障害による下痢や著明な脂肪肝をきたす場合がある.また区域性あるいは限局性脂肪肝を認めることがあるが,これは胃・膵頭部から肝内に流入する門脈血流の成分が変化することで生じると考えられている.

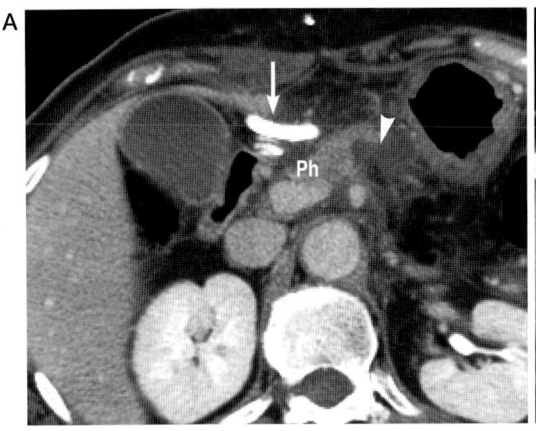

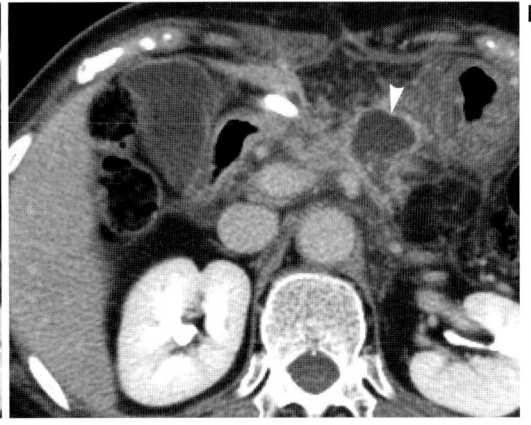

図3 60歳台女性 膵体尾部切除,脾摘術後合併症：膵瘻
A：造影CT(術後4病日後)，B：造影CT(術後23病日後) 膵尾部の漿液性嚢胞腺腫(SCN)に対して膵体尾部切除,脾摘術後.術後よりドレーン排液中のアミラーゼ高値(7570 IU/L)を認めた.第4病日後の造影CT(A)では,膵切離面に液体貯留を認める(▶).→：ドレナージチューブ,Ph：膵頭部.ドレーンおよび抗菌薬投与にていったんは排液がなくなったが,23病日に熱発を認めたため造影CT(B)を撮影したところ,被包化液体貯留腔を認めた(▶).断端部から流出する少量の膵液に感染をきたしたものと考えられた.ドレナージにて速やかに液体は消失し,35病日にドレーン抜去となった.

BOX 2　膵外科手術の合併症

1) 早期合併症
   - 経口摂取回復遅延(胃排泄遅延, delayed gastric emptying：DGE)
   - 膵瘻(pancreatic fistula)
   - 縫合不全
   - 仮性動脈瘤・腹腔内出血
   - 難治性下痢
   - 術巣感染・膿瘍
   - 術後膵炎

2) 晩期合併症
   - 胆管炎,胆管狭窄
   - 脂肪肝(神経叢郭清による吸収障害や血流変化)
   - インスリン依存性の新規糖尿病発症

文献

総論

1) Gilbert-Barness E : Potter's pathology of the fetus and infant and child. vol 1, St Louis : Mosby, 1997 ; 774-822.
2) Zeman RK, McVay LM, Silverman PM, et al : Pancreas divisum : thin section CT. Radiology 1988 ; 169 : 395-398.
3) Shanbhogue AKP, Surabhi NFVR, Doherty GP, et al : A clinical and radiological review of uncommon types bas causes of pancreatitis. RadioGraphics 2009 ; 29 : 1003-1026.
4) Jacobs JE, Coleman BG, Arger PH, Langer JE : Pancreatic sparing of focal fatty infiltration. Radiology 1994 ; 190 : 437-439.
5) 日本膵臓学会：膵癌取扱い規約．第6版補訂版，金原出版，2013．
6) Sobin LH, Gospodarowicz MK, Wittekind C : International Union Against Cancer (UICC) TNM classification of malignant tumours. 7. New York : Wiley-Liss ; 2010.
7) Meyers MA, et al : Chapter 6, The extraperitoneal spaces : normal and pathologic anatomy. In : Meyer's dynamic radiology of the abdomen : normal and pathologic anatomy. 6th ed, New York : Springer, 2005.
8) Charnsangavej C, DuBrow RA, Varma DG, et al : CT of the mesocolon. Part 1, Anatomic considerations. RadioGraphics 1993 ; 13 : 1035-1045.
9) Charnsangavej C, DuBrow RA, Varma DG, et al : CT of the mesocolon. Part 2, Pathologic considerations. RadioGraphics 1993 ; 13 : 1309-1322.
10) Yanaga Y, Awai K, Nakayama Y, et al : Pancreas : patient body weight tailored contrast material injection protocol versus fixed dose protocol at dynamic CT. Radiology 2007 ; 245 : 475-482.
11) Fukukura Y, Hamada H, Kamiyama T, et al : Pancreatic adenocarcinoma : analysis of the effect of various concentration of contrast material. Radiat Med 2008 ; 26 : 355-361.
12) 蒲田敏文：PSP社のEV Insite Rによる胸部CT読影の効率化：畳み込みMIP機能の有用性．Rad Fan 2009 ; 7 : 42-43.
13) Mitchell DG, Vinitski S, Saponaro S, et al : Liver and pancreas : improved spin-echo T1 contrast by shorter echo time and fat suppression at 1.5 T. Radiology 1991 ; 178 : 67-71.
14) Kim YK, Kim CS, Han YM : Role of fat-suppressesd T1-weighted magnetic resonance imaging predicting severity and prognosis of acute pancreatitis : an intradivisual comparison with multi detector computed tomography. J Comput Assist Tomogr 2009 : 33 : 651-656.
15) Liu K, Xie P, Peng W, Show Z : Assessment of dynamic-enhanced magnetic resonance imaging in the differentiation of pancreatic ductal adenocarcinoma from other pancreatic solid lesions. J Comput Assist Tomogr 2014 ; 38 : 681-686.
16) Watanabe Y, Dohke M, Ishimori T, et al : Pseudo-obstruction of the extra hepatic bile duct due to artifact from arterial pulsatile compression : a diagnostic pitfall of MR cholangiopancreatography. Radiology 2000 ; 214 : 856-860.
17) Sugita R, Sugimua E, Itoh M, et al : Pseudolesion of the bile duct by flow effect : a diagnostic pitfall of MR cholangiopancreatography. AJR Am J Roentgenol 2003 ; 180 : 467-471.

各論
1. 発生異常

18) Mortel KJ, Rocha TC, Streeter JL, Taylor AJ : Multimodality imaging of pancreatic and biliary congenital anomalies. RadioGraphics 2006 ; 26 : 715-731.
19) 竹原康雄，一条勝利，遠山典宏・他：セクレチン負荷MR cholangiopancreatography (MRCP)．日医放会誌1995 ; 55 : 255-256.
20) 秋田恵一：膵臓．日獨医報2013 ; 58 : 224-243.
21) 松本俊郎，森　宣，清末一路，山田康成：膵の発生と膵胆管合流異常．臨床放射線2004 ; 49 : 1381-1392.
22) von Heinrich H : Ein Beitrag zur Histologie des sogen. akzessorischen Pankreas. Virchows Archiv 1909 ; 198 : 392-401.
23) Egorov V, Vankovich A, Petrov R, et al : Pancreas-preserving approach to "paraduodenal pancreatitis" treatment : Why, When, and How? experience of treatment of 62 patients with duodenal dystrophy. Biomed Res Int 2014 ; 2014, Article ID 185265.
24) Hungerford JP, Magarik MAN, Hardie AD : The breadth of imaging findings of groove pancre-

atitis. Clin Imaging 2015 ; 39 : 363-366.
25) 三谷　裕, 尾上　洋, 畑崎　喜：膵低形成を認めた極低出生体重児の一例. 日未熟児新生児会誌 2009 ; 21 : 71-75.

2. 膵炎

26) 急性膵炎診療ガイドライン 2015 改訂出版委員会・編：急性膵炎診療ガイドライン 2015（第 4 版）. 金原出版, 2015.
27) 武田和憲, 木村憲治, 佐藤明弘：Perfusion CT による急性壊死性膵炎の診断. 膵臓 2007 ; 22 : 547-555.
28) Miller FH, Keppke AL, Wadhwa A, et al : MRI of pancreatitis and its complications : Part 2, chronic pancreatitis. AJR 2004 ; 183 : 1645-1652.
29) Martin DR, Karabulut N, Yang M : High signal peripancreatic fat on fat-suppressed spoiled gradient echo imaging in acute pancreatitis : preliminary evaluation of the prognostic significance. J Magn Reson Imaging 2003 ; 18 : 49-58.
30) Johnson PT, Outwater EK : Pancreatic carcinoma versus chronic pancreatitis : dynamic MR imaging. Radiology 1999 ; 212 : 213-218.
31) Naitoh I, Ando T, Shimohira M, et al : Hemosuccus pancreaticus associated with segmental arterial mediolysis successfully treated by transarterial embolization. JOP J Pancreas (Online) 2010 ; 11 : 625-629.
32) Cerrato DR, Beteck B, Sardana N, et al : Hemosuccus pancreaticus due to a noninflammatory pancreatic pseudotumor. JOP 2014 ; 15 : 501-503.
33) Ray S, Das K, Ray S, et al : Hemosuccus pancreaticus associated with severe acute pancreatitis and pseudoaneurysms : a report of two cases. JOP 2011 ; 12 : 469-472.
34) Irie H, Honda H, Baba S, et al : Autoimmune pancreatitis : CT and MR characteristics. AJR 1998 ; 170 : 1323-1327.
35) Sahani DV, Kalva SP, Farrell J, et al : Autoimmune pancreatitis : imaging features. Radiology 2004 ; 233 : 345-352.
36) Sugiyama Y, Fujinaga Y, Kadoya M, et al : Characteristic magnetic resonance features of focal autoimmune pancreatitis useful for differentiation from pancreatic cancer. Jpn J Radiol 2012 ; 30 : 296-309.
37) Ichikawa T, Sou H, Araki T, et al : Duct-penetrating sign at MRCP : usefulness for differentiating inflammatory pancreatic mass from pancreatic carcinomas. Radiology 2001 ; 221 : 107-116.
38) Raman SP, Salaria SN, Hruban RH, et al : Groove pancreatitis : spectrum of imaging findings and radiology-pathology correlation. AJR 2013 ; 201 : W29-39.
39) Gabata T, Kadoya M, Terayama N, et al : Groove pancreatic carcinomas : radiological and pathological findings. Eur Radiol 2003 ; 13 : 1679-1684.

3. 膵良性病変

40) Smits MM, van Geenen EJ : The clinical significance of pancreatic steatosis. Nat Rev Gastroenterol Hepatol 2011 ; 8 : 169-177.
41) Kim YH, Saini S, Sahani D, et al : Imaging diagnosis of cystic pancreatic lesions : pseudocyst versus nonpseudocyst. RadioGraphics 2005 ; 25 : 671-685.
42) Hes FJ, Feldberg MA : Von Hippel-Lindau disease : strategies in early detection (renal-, adrenal-, pancreatic masses). Eur Radiol 1999 ; 9 : 598-610.
43) Igarashi H, Ito T, Nishimori I, et al : Pancreatic involvement in Japanese patients with von Hippel-Lindau disease : results of a nationwide survey. J Gastroenterol 2014 ; 49 : 511-516.
44) Pirson Y : Extrarenal manifestations of autosomal dominant polycystic kidney disease. Adv Chronic Kidney Dis 2010 ; 17 : 173-180.
45) Nam SJ, Hwang HK, Kim H, et al : Lymphoepithelial cysts in the pancreas : MRI of two cases with emphasis of diffusion-weighted imaging characteristics. J Magn Reson Imaging 2010 ; 32 : 692-696.
46) Motosugi U, Yamaguchi H, Ichikawa T, et al : Epidermoid cyst in intrapancreatic accessory spleen : radiological findings including superparamagnetic iron oxide-enhanced magnetic resonance imaging. J Comput Assist Tomogr 2010 ; 34 : 217-222.
47) Adsay NV, Hasteh F, Cheng JD, et al : Squamous-lined cysts of the pancreas : lymphoepithelial cyst, dermoid cysts (teratomas), and accessory-splenic epidermoid cysts. Semin Diagn Pathol

2000 ; 17 : 56-65.
48) Habashi S, Draganov PV : Pancreatic pseudocyst. World J Gastroenterol 2009 ; 15 : 38-47.
49) Aghdassi A, Mayerle J, Kraft M, et al : Diagnosis and treatment of pancreatic pseudocysts in chronic pancreatitis. Pancreas 2008 ; 36 : 105-112.

4. 膵癌

50) 日本膵臓学会 膵癌診療ガイドライン改訂委員会(編)：科学的根拠に基づく膵癌診療ガイドライン 2013年版．金原出版，2013．
51) 川井田博充，藤井秀樹：膵癌・胆道癌―基礎と臨床の最新研究動向．膵癌 上皮性腫瘍 通常型膵癌 予後 通常型膵管癌の長期生存に関する予後因子．日本臨床 2015 ; 73 (増刊3 膵癌・胆道癌) : 181-185.
52) National Comprehensive Cancer Network : NCCN Clinical Practice Guidelines in Oncology (NCCN Guidelines®), Pancreatic Adenocarcinoma Version 2.2015. [http://www.nccn.org/professionals/physician_gls/pdf/pancreatic.pdf]
53) 太田哲生，松井 修(監修)，北川裕久，蒲田敏文，大坪公士郎・編著：画像と病理の対比から学ぶ膵癌診療アトラス―手術適応の決定と術式立案に役立つ読影の要点に迫る．学研メディカル秀潤社，2012．
54) Raman SP, Hruban RH, Cameron JL, et al : Acinar cell carcinoma of the pancreas : computed tomography features : a study of 15 patients. Abdom Imaging 2013 ; 38 : 137-143.
55) Tatli S, Mortele KJ, Levy AD, et al : CT and MRI features of pure acinar cell carcinoma of the pancreas in adults. AJR 2005 ; 184 : 511-519.
56) Ichikawa T, Federle MP, Ohba K, et al : Atypical exocrine and endocrine tumors (anaplastic, small cell, and giant cell types) : CT and pathologic features in 14 patients. Abdom Imaging 2000 ; 25 : 409-419.
57) Yoon MA, Lee JM, Kim SH, et al : MRI features of pancreatic colloid carcinoma. AJR 2009 ; 193 : W308-W313.
58) Adsay NV, Pierson C, Sarkar F, et al : Colloid (mucinous noncystic) carcinoma of the pancreas. Am J Surg Pathol 2001 ; 25 : 26-42.

5. 上皮性膵腫瘍(囊胞性)

59) 国際膵臓学会ワーキンググループ(代表：田中雅夫)：IPMN/MCN国際診療ガイドライン(2012年版)．医学書院，2012．
60) Procacci C, Carbognin G, Biasiutti C, et al : Intraductal papillary mucinous tumors of the pancreas : spectrum of CT and MR findings with pathologic correlation. Eur Radiol 2001 ; 11 : 1939-1951.
61) Kawamoto S, Horton KM, Lawler LP, et al : Intraductal papillary mucinous neoplasm of the pancreas : Can benign lesions be differentiated from malignant lesions with multidetector CT. RadioGraphics 2005 ; 25 : 1451-1470.
62) Yamaguchi H, Shimizu M, Ban S, et al : Intraductal tubulopapillary neoplasms of the pancreas distinct from pancreatic intraepithelial neoplasia and intraductal papillary mucinous neoplasms. Am J Surg Pathol 2009 ; 33 : 1164-1172.
63) Motosugi U, Yamaguchi H, Furukawa T, et al : Imaging studies of intraductal tubulopapillary neoplasms of the pancreas : 2-tone duct sign and cork-of-wine-bottle sign as indicators of intraductal tumor growth. J Comput Assist Tomogr 2012 ; 36 : 710-717.
64) Buetow PC, Rao P, Thompson LD : From the Archives of the AFIP. Mucinous cystic neoplasms of the pancreas : radiologic-pathologic correlation. RadioGraphics 1998 ; 18 : 433-449.
65) 一二三倫郎，山根隆明，川口 哲・他：膵漿液性囊胞腺腫の肉眼形態の多様性に関する検討．胆と膵 2001 ; 22 : 9-98.
66) 一二三倫郎，西東龍一，竹熊与志・他：CT, MRI所見からみたSCT：良・悪性の鑑別は可能か．胆と膵 2003 ; 24 : 245-253.

付録Ⅲ-1

67) Kalb B, Sarmiento JM, Kooby DA, et al : MR imaging of cystic lesions of the pancreas. RadioGraphics 2009 ; 29 : 1749-1765.
68) Kucera JN, Kucera S, Perrin SD, et al : Cystic lesions of the pancreas : radiologic-endosonographic correlation. RadioGraphics 2012 ; 32 : E283-301.

6. その他の上皮性膵腫瘍

69) Sahani DV, Bonaffini PA, Del Castillo CF, et al：Gastroenteropancreatic neuroendocrine tumors：role of imaging in diagnosis and management. Radiology 2013；266：38-61.
70) d'Assignies G, Couvelard A, Bahrami S, et al：Pancreatic endocrine tumors；tumor blood flow assessed with perfusion CT reflects angiogenesis correlates with prognostic factors. Radiology 2009；250：407-416.
71) Klimstra DS, Arnold R, Capella C, et al：Neuroendocrine neoplasms of the pancreas. In：Bosman F, Carneiro F, Hruban RH, Theise ND（eds）：World Health Organization of the tumours：pathology and genetics tumor of the digestive system. Lyon：IARC Press, 2010；322-326.
72) Chung EM, Travis MD, Conran RM：From the archives of the AFIP pancreatic tumors in children：radiologic-pathologic correlation. RadioGraphics 2006；26：1211-1238.
73) Papaioannou G, Sebire NJ, McHugh K：Imaging of the unusual pediatric 'blastomas'. Cancer Imaging 2009；9：1-11.
74) Ganeshan DM, Paulson E, Tamm EP, et al：Solid pseudo-papillary tumors of the pancreas：current update. Abdom Imaging 2013；38：1373-1382.
75) Baek JH, Lee JM, Kim SH, et al：Small（＜or＝3 cm）solid pseudopapillary tumors of the pancreas at multiphasic multidetector CT. Radiology 2010；257：97-106.

7. 転移性膵腫瘍

76) Kanno A, Masamune A, Shimosegawa T：Metastatic tumors to the pancreas. Nihon Rinsho 2015；73：371-375.

8. 非上皮性膵腫瘍

77) Mizutani Y, Hirooka Y, Kawashima H, et al：Malignant lymphoma of the pancreas. Nihon Rinsho 2015；73：381-385.
78) 池野　宏, 奥村健一朗, 吉田耕太郎・他：肝胆膵脾. 臨床放射線 2014；59：1454-1465.
79) Sueyoshi R, Okazaki T, Lane GJ：Multicystic adenomatoid pancreatic hamartoma in a child：case report and literature review. Int J Surg Case Rep 2013；4：98-100.
80) 山田壮亮, 谷本昭英, 松木康真：Pancreatic hamartoma の1症例. 診断病理 2007；24：336-338.
81) Yu RS, Sun JZ：Pancreatic schwannoma：CT findings. Abdom Imaging 2006；31：103-105.
82) Moriya T, Kimura W, Hirai I：Pancreatic schwannoma：case report and an updated 30-year review of the literature yielding 47 cases. World J Gastroenterol 2012；18：1538-1544.
83) Colovic RB, Grubor NM, Micev MT：Cystic lymphangioma of the pancreas. World J Gastroenterol 2008；14：6873-6875.
84) Sugawara Y, Sakai S, Aono S：Solitary fibrous tumor of the pancreas. Jpn J Radiol 2010；28：479-482.
85) He J, Zhao F, Li H：Pancreatic paraganglioma：a case report of CT manifestations and literature review. Quant Imaging Med Surg 2011；1：41-43.
86) Hur YH, Ho Kim HH, Park EK：Primary leiomyosarcoma of the pancreas. J Korean Surg Soc 2011；81：S69-73.

9. 外傷・血管病変・その他

87) Chou SC, Shyr YM, Wang SE：Pancreatic arteriovenous malformation. J Gastrointest Surg 2013；17：1240-1246.
88) Hansen W, Maximin S, Shriki JE, et al：Multimodality imaging of pancreatic arteriovenous malformation. Curr Probl Diagn Radiol 2015；44：105-109.
89) 井上潤一, 小井土雄一, 辺見　弘：膵損傷・十二指腸損傷. 外科治療 2010；103：271-283.
90) 日本外傷学会臓器損傷分類委員会：膵損傷分類2008（日本外傷学会）. 日外傷会誌 2008；22：264.
91) Horton KM, Talamini MA, Fishman EK：Median arcuate ligament syndrome：evaluation with CT angiography. RadioGraphics 2005；25：1177-1182.
92) Murata S, Tajima H, Fukunaga T, et al：Management of pancreaticoduodenal artery aneurysms：results of superselective transcatheter embolization. AJR 2006；187：290-298.

10. 膵病変を伴う全身疾患

93) Inoue D, Yoshida K, Yoneda N, et al：IgG4-related disease：dataset of 235 consecutive patients. Medicine 2015；94：e680.
94) 井上　達：内分泌疾患：診断と治療の進歩. 膵内分泌腫瘍. 日内会誌 2014；103：908-915.
95) 多発性内分泌腫瘍症診療ガイドブック編集委員会：多発性内分泌腫瘍症診療ガイドブック. 金原

出版, 2013.
96) 塩谷 隆：オスラー病(遺伝性出血性末梢血管拡張症). 呼吸 2014；33：845-855.
97) 岸本 美, 遠藤 久, 萩原 將, 野田 光：鉄代謝の臨床, 鉄欠乏と鉄過剰. 診断と治療の進歩, 鉄過剰, 鉄過剰と膵障害・糖尿病. 日内会誌 2010；99：1255-1260.

付録III-2
98) 三瀬葉子, 三瀬祥弘, 渡谷岳行・他：肝癌, 肝切除術. 癌の術後画像診断―合併症と局所再発のチェックポイント. 画像診断 2013；33：120-134.
99) Caiado AHM, Blasbalg R, Marcelino ASZ, et al : Complications of liver transplantation : multimodality imaging approach 1. RadioGraphics 2007；27：1401-1417.
100) 小坂一斗, 蒲田敏文, 望月健太郎・他：膵癌, 膵体尾部切除術. 癌の術後画像診断―合併症と局所再発のチェックポイント. 画像診断 2013；33：144-149.
101) 小坂一斗, 蒲田敏文, 望月健太郎・他：膵癌, 膵頭十二指腸切除術. 癌の術後画像診断―合併症と局所再発のチェックポイント. 画像診断 2013；33：136-143.

IV. 脾

総論

各論
1. 先天性・良性疾患
2. 良性腫瘍
3. 悪性腫瘍

脾

総論

(文献 1〜3)

1. 組織構築

　脾は赤血球の破壊にあずかり，血液系に侵入してきた抗原に対して免疫応答にも関与するとされる人体最大のリンパ系臓器であり，腹腔内の左上腹部の横隔膜と左腎の間に存在する．第9〜11肋骨の高さにあり，その長軸は第10肋間と並行している．形態は扁平な楕円形で，横隔膜面は凸面をなし，胃，膵尾部，左腎に接する臓側面は凹面をなしている．脾門部は臓側面にあり，脾動静脈と神経の出入り部位となる．

　脾は正常では長さ12cm，幅7cm，厚さ3cm程度の大きさであるが，個人差も大きく，一般に脾の長さは身長と比例関係にあるとされる．年齢とともに大きくなり，20〜40歳程度で最大となる．脾腫の判定基準としてさまざまなものが提唱されているが，脾の下縁が肝右葉の下縁よりも尾側にある，脾の前後径が腹部の前後径の2/3を超えるなどが簡便で，ある程度有用な基準である．

　脾組織は実質成分と結合組織に大別される．実質成分はリンパ組織である白脾髄と，多くの血管を含み，血液の貯留や破壊，処理を行う細網性血液流床である赤脾髄よりなる．年齢とともに，また抗原刺激にさらされることにより，白脾髄の割合が高くなるとされるが，成人では一般的に白脾髄が20%程度，赤脾髄が80%程度で構成されている．

　一方，結合組織は被膜と被膜が索状に脾実質内に入り込んだ脾柱から構成される．脾門部から伸びる脾柱には脾柱動静脈が存在する．なお，脾柱動脈は末端に吻合がない終動脈である．脾柱動脈からは脾実質に垂直に中心動脈とよばれる枝が出ている．この周囲には動脈周囲リンパ床（periarterial lymphatic sheath：PALS）とよばれるリンパ装置が発達している．PALSとこれらにつながるリンパ濾胞が白脾髄である．リンパ濾胞は通常のリンパ濾胞と同様に中心部に胚中心を認める．PALSはTリンパ球，リンパ濾胞はBリンパ球より構成される．また，白脾髄を取り囲むように濾胞辺縁帯が存在し，Bリンパ球，マクロファージが存在する．

　この濾胞辺縁帯の広い範囲を赤脾髄が占めている．赤脾髄は多くの血管より構成され，脾索と脾洞からなる．脾索は脾柱のつくる網の間を満たし，細網組織と血管よりなり，この間に組織球が存在する．一方，脾洞は広い管腔をもつ類洞構造を呈する．

　血液は脾柱動脈，中心動脈から白脾髄を通過，枝分かれし，毛筆細動脈，莢毛細血管を介して濾胞辺縁帯から脾索を通り，脾洞へ注ぎ，その後，脾洞静脈，脾柱静脈を経て流出する．

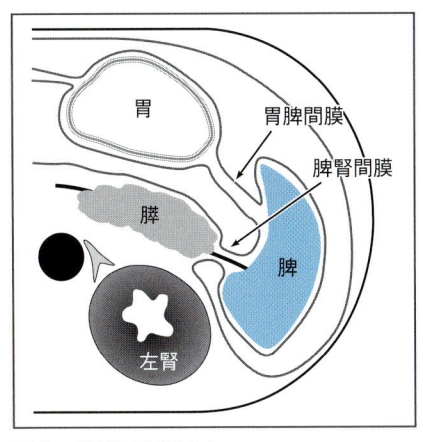

図1 脾周囲間膜のシェーマ

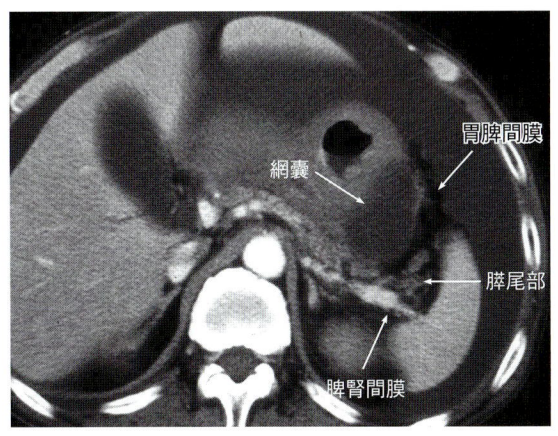

図2 70歳台女性 腹水
造影CT 腹水貯留により，脾周囲間膜が明瞭に描出されている．

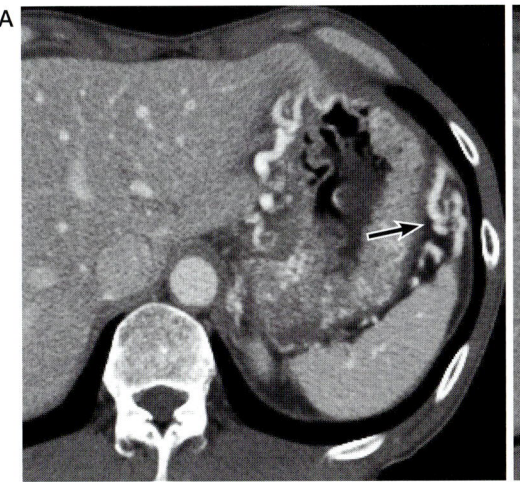

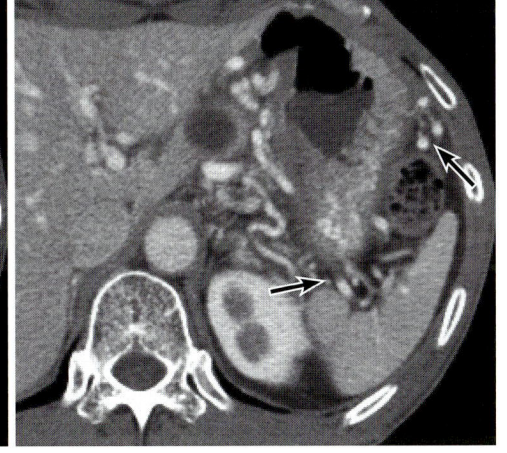

図3 50歳台女性 膵癌に伴う脾静脈閉塞
A, B：造影CT 膵癌による脾静脈閉塞のため形成された胃脾間膜内の求肝性側副路(→)．

2. 画像解剖

　脾は脾門部を除くと腹膜に覆われている．脾の上縁後方を走行し，脾門部に達する脾動脈に栄養され，脾静脈は逆に脾門部から流出する．脾の血管は脾腎間膜を通り脾門部に入り，胃脾間膜を経て胃大弯側に達する(図1, 2)．胃脾間膜内を短胃動静脈，左胃大網動静脈が走行する．膵癌や慢性膵炎などにより脾静脈が閉塞すると，胃脾間膜内の静脈が求肝性側副路として発達し(図3)，いわゆる左側門脈圧亢進症の状態となる．脾腎間膜は比較的短い間膜で膵尾部を入れ，脾動静脈を導く．なお，脾は後腹膜臓器であるが，膵尾部の尾側端は脾腎間膜に存在する(図2)．すなわち腹腔内臓器であり，したがってこの部位に発生した膵癌は容易に腹膜播種をきたし，予後不良となることを認識しておきたい．

　胃脾間膜，脾腎間膜は網嚢の左縁を形成し，炎症，特に膵炎の波及経路として重要であ

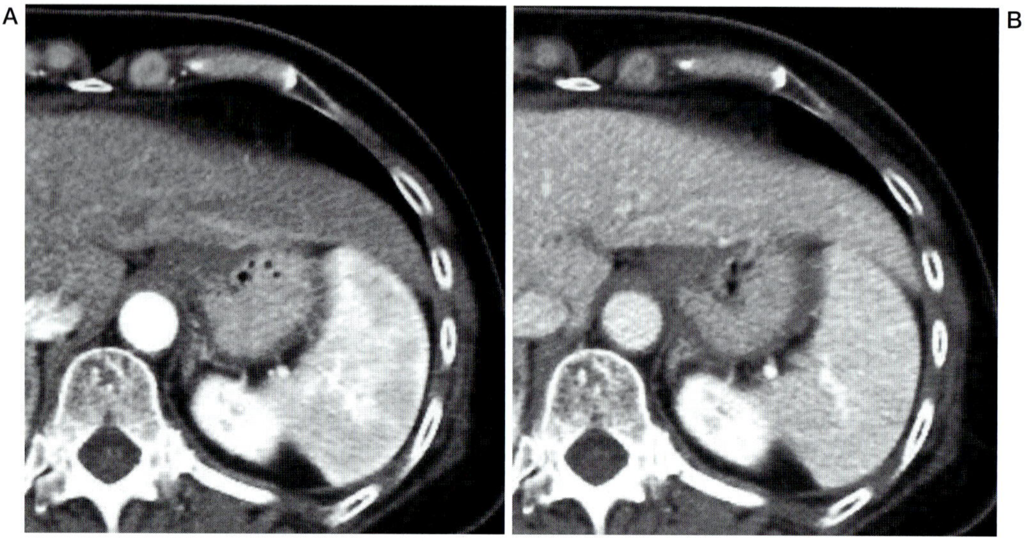

図4 60歳台女性 正常例
ダイナミックCT A：動脈優位相，B：門脈相 動脈優位相(A)では脾の増強効果は不均一で，内部に不整形の低吸収病変があるようにもみえるが，門脈相(B)では均一で，病変はないことがわかる．

る．画像上は認識することは困難なことが多いが，脾は結腸の脾弯曲と横隔膜を結ぶ強靱な間膜である横隔結腸間膜の上に乗っている．この間膜の上下で左傍結腸溝は交通を断たれており，炎症などの進行が妨げられている．この間膜の存在により横隔膜下面への播種は右側に比べて左側に少ないのである．脾の支持組織として，そのほかに横隔脾靱帯，脾結腸靱帯がある．

3. 撮影(像)法

a. CT

　正常では単純CTでの脾の吸収値は40～60 HU程度で，肝に比較して5～10 HU程度低い．腫瘍性病変の診断などにはダイナミックCTが施行されるが，脾に特有の撮影タイミングはなく，一般的な動脈優位相，門脈相，平衡相が撮影されることになる．脾は血流豊富な臓器であるが，肝や膵と異なり，動脈優位相ではかなり不均一に増強されるため，一見すると異常と誤解されたり，病変の評価が困難になったりすることもある(図4A)．これは脾の組織は赤脾髄と白脾髄が混在しており，血管腫様の構造を呈する赤脾髄を造影剤が通過するのに時間を要するためである．血管腫の造影パターンを想像するとわかりやすい．門脈相になると脾は均一に増強される(図4B)ので，脾のダイナミックスタディは門脈相と平衡相の2相があればよいともいえる．ただし，脾動脈瘤や脾損傷の評価には動脈優位相が必要である．

b. MRI

　正常では脾の信号強度はT1強調像では肝より低く，T2強調像では肝よりも高い(図5)．T2強調像にて脾の信号強度が筋肉のそれよりも低下していた場合，ヘモジデローシス

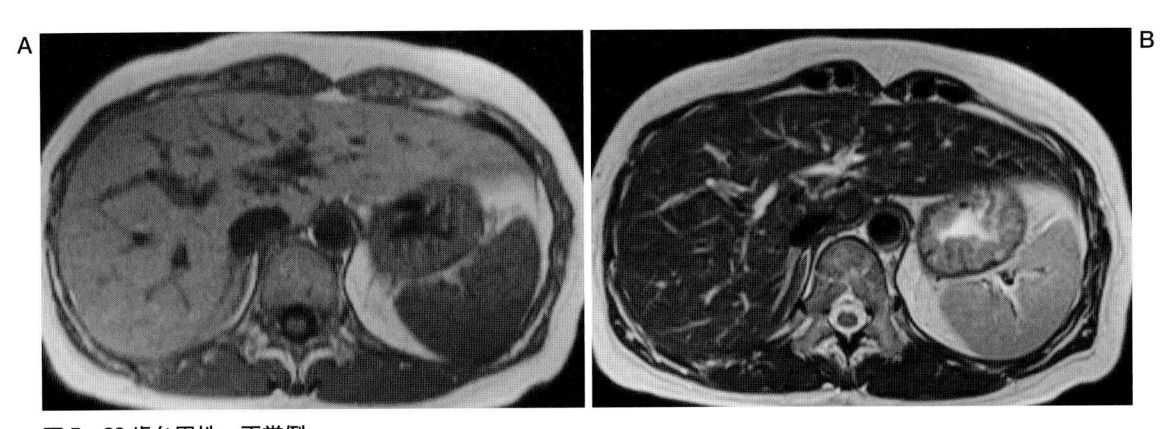

図5　30歳台男性　正常例
A：T1強調像，B：T2強調像　肝と比較し，脾はT1強調像(A)では低信号，T2強調像(B)では高信号を示す．

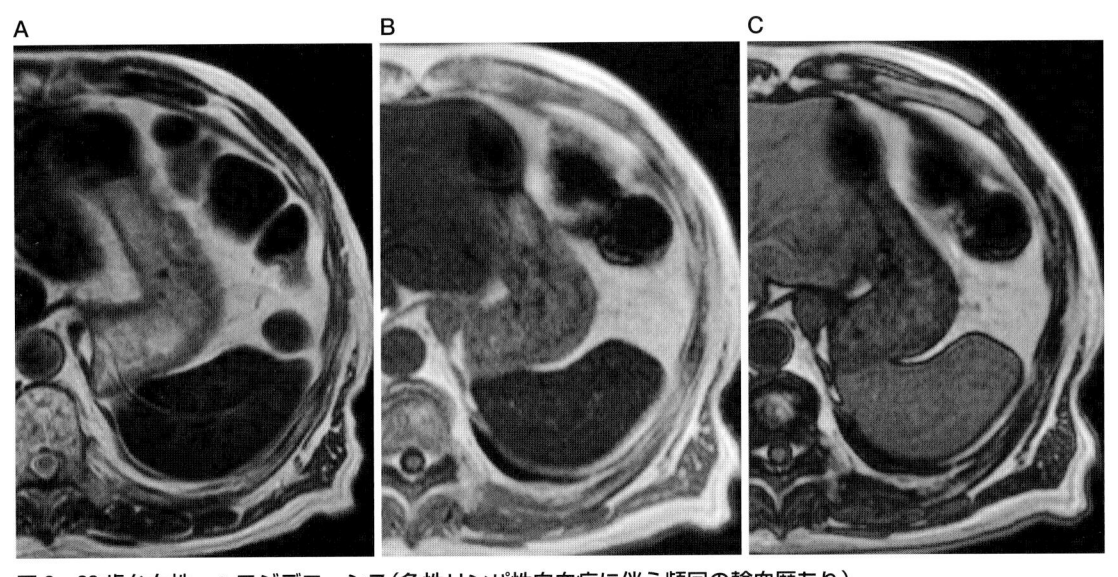

図6　60歳台女性　ヘモジデローシス(急性リンパ性白血病に伴う頻回の輸血歴あり)
A：T2強調像，B：GRE法T1強調同位相(in phase)像(TE：4.6 ms)，C：T1強調逆位相(opposed phase)像(TE：2.3 ms)　T2強調像(A)で脾は著明な低信号を示す．GRE法T1強調像では同位相(B)のほうが逆位相(C)よりも信号低下が目立つ．

など鉄の過剰沈着をきたす病態が示唆される(図6A)．また，鉄沈着症はグラジエントエコー(GRE)法のT1強調像ではTEの長い同位相(in phase)の画像のほうが，逆位相(opposed phase)より信号低下が目立つ(図6B, C)．ただし，生後8か月後くらいまでの乳児においては赤脾髄の割合が高いことを反映して，T1強調像，T2強調像ともに脾の信号強度は肝よりも低いことを認識しておかなければならない．T2強調像で肝よりも低信号だからといって，鉄の過剰沈着と診断してはならない．

　ダイナミックMRIでの脾の増強効果はダイナミックCTでのそれと同様であるが，動脈優位相での不均一さはMRIのほうがより目立つ傾向にあり，動脈優位相では小さな結節性病変の評価が困難なことが少なくない(図7)．ダイナミックCT同様，ダイナミックMRI

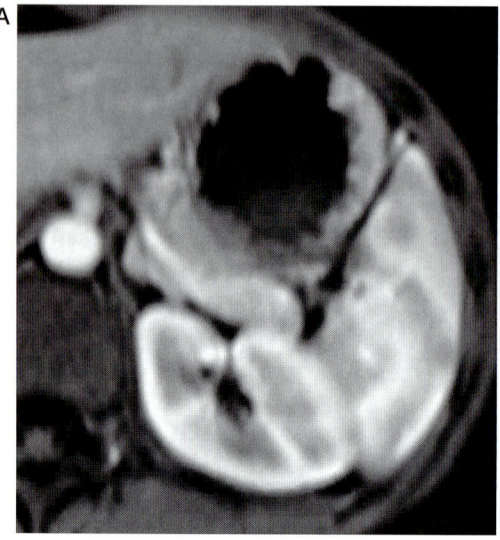

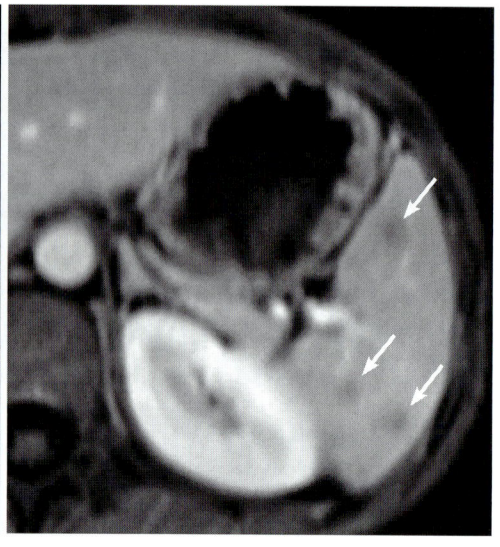

図7 20歳台女性　サルコイドーシス
ダイナミック MRI　A：動脈優位相，B：門脈相　動脈優位相(A)では脾の増強が不均一で，門脈相(B)でみられる3個の結節(→)のうち，背側の2個は指摘困難であり，それ以外にも結節があるようにみえる．

でも門脈相〜平衡相の評価が基本となる．
　拡散強調画像(diffusion weighted imaging：DWI)で，脾は肝や膵に比べて明らかに高信号に描出され，見かけの拡散係数(apparent diffusion coefficient：ADC)は $1.2±0.2×10^{-3}$ mm^2/s 程度で，他の腹部臓器よりも低値を示す．拡散強調画像は脾疾患の MRI 診断に役立つ場合があり，ADC 値は脾の腫瘤性病変の良悪性の鑑別にある程度有用と考えられる．血管腫(図8)や過誤腫などの良性病変は拡散強調画像で高信号を示さず，ADC 値も高いことが多い．一方，脾の悪性リンパ腫は拡散強調画像で高信号を示し，ADC 値が低い腫瘍として知られており，ADC 値が低い脾の腫瘤の鑑別として第一に考えるべきである(図9)．

4. 脾腫の鑑別診断

　脾腫の判断基準としては，前述した基準のほかに，頭尾方向に 10 cm 以上，最大横断面にて外側縁が4肋間以上にわたって描出され，脾の前縁が椎体前面より 8 cm 以上前にある，あるいは中腋窩線を越える，など多くの基準が提唱されているが，個人差もあり，軽度の脾腫の診断基準に確固たるものはないといえる．
　脾腫の原因はうっ血，腫瘍，代謝異常，感染，血液疾患，膠原病，サルコイドーシスなど多岐にわたる(BOX 1)．本邦では門脈圧亢進症に伴うものの頻度が高い(図10)．慢性骨髄性白血病や骨髄線維症などでは巨大脾腫をきたすことがある(図11)．血液疾患に伴う脾腫では循環障害により，脾梗塞を合併することがあることに注意したい(図12)．
　脾腫のほとんどの症例では CT 値や MRI の信号強度には変化がないため，鑑別には脾以外の CT，MR 所見の評価が重要となる．たとえば多発リンパ節腫大を伴っている場合には悪性リンパ腫(図13)が，肝硬変や側副路の発達を認めれば門脈圧亢進症に伴う脾腫(図10)

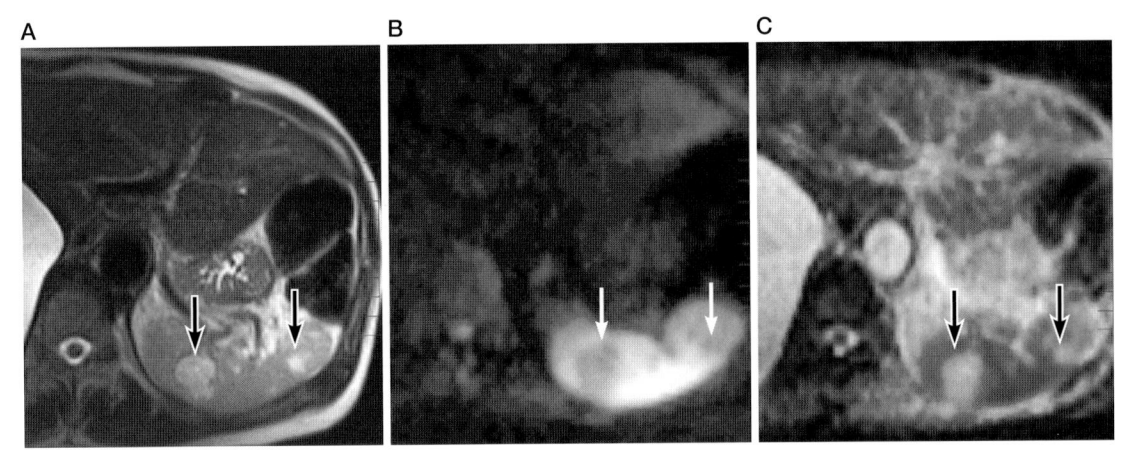

図8 50歳台女性　多発脾血管腫
A：T2強調像，B：拡散強調画像（b=1000 s/mm²），C：ADCマップ　脾内にT2強調像（A）で高信号を示す結節（→）が2個みられる．拡散強調画像（B）ではいずれも低信号で，ADCマップ（C）では高信号で，ADC値はいずれも 1.8×10^{-3} mm²/s であった．

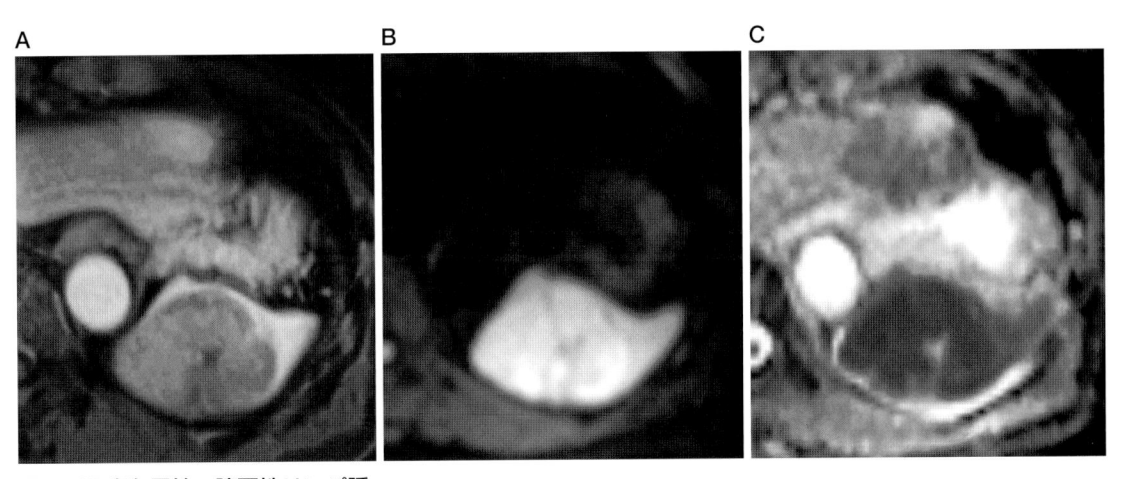

図9 60歳台男性　脾悪性リンパ腫
A：ダイナミックMRI（門脈相），B：拡散強調画像（b=1000 s/mm²），C：ADCマップ　ダイナミックMRIの門脈相（A）で脾に比較的均一に増強される腫瘤を認める．拡散強調画像（B）では著明な高信号を示し，ADCマップ（C）では低信号で，ADC値は 0.7×10^{-3} mm²/s であった．

が，MRIで骨髄の信号強度がびまん性に低下していれば骨髄線維症（図11）が示唆される，などである．なお，うっ血による脾腫の場合にはT2強調像で著明な高信号を示すことがある．

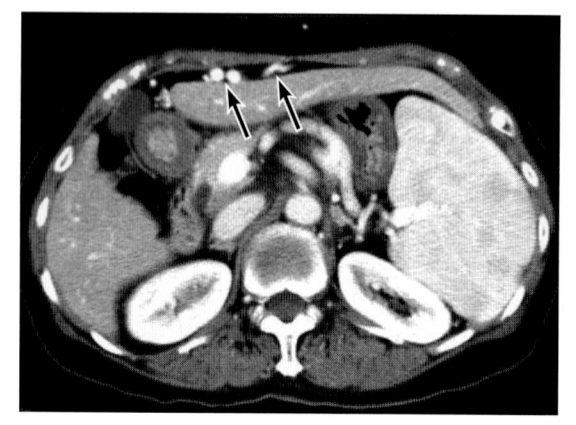

図 10　70 歳台女性　門脈圧亢進症に伴う脾腫
造影 CT　肝硬変や側副路(→)の存在に注目すれば診断は容易である．

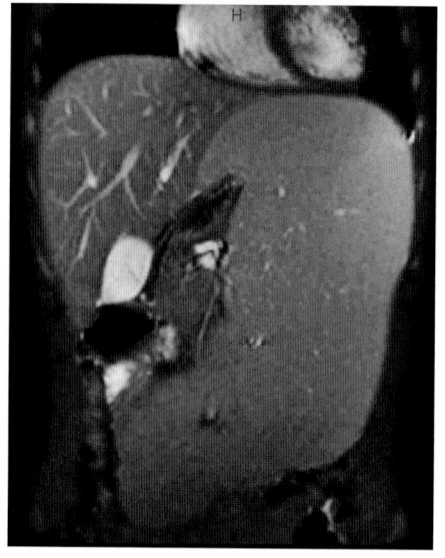

図 11　20 歳台男性　骨髄線維症
T2 強調冠状断像　正中を越え，骨盤部にまで達する巨大脾腫を認める．

BOX 1　脾腫の原因疾患

1) **うっ血**
   - 心不全，門脈圧亢進症，肝硬変など．

2) **腫瘍**
   - 悪性リンパ腫，白血病，リンパ増殖性疾患，転移，原発性腫瘍など．

3) **代謝異常**
   - Gaucher 病，Niemann-Pick 病，アミロイドーシス，ヘモクロマトーシスなど．

4) **感染**
   - 結核，梅毒，伝染性単核球症，マラリア，ヒストプラズマ症など．

5) **血液疾患**
   - 溶血性貧血，特発性血小板減少性紫斑病，骨髄線維症(髄外造血)など．

6) **膠原病**
   - 全身性エリテマトーデス，Felty(フェルティ)症候群など．

7) **サルコイドーシス**

図12 40歳台女性 成人T細胞白血病
造影CT 腫大した脾の外側にみられる増強不良域(→)は脾腫に合併した脾梗塞である．

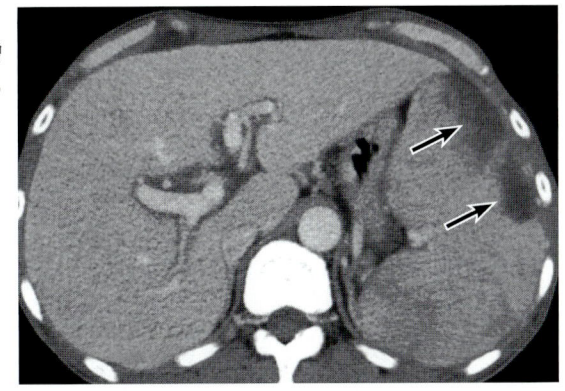

図13 50歳台女性 脾悪性リンパ腫
造影CT 脾門部や後腹膜にリンパ節腫大が多発している(→)．

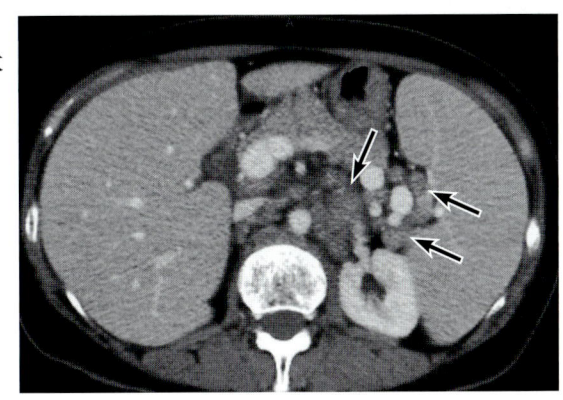

5. 脾の限局性腫瘤の鑑別診断

　比較的頻度の高い脾の限局性腫瘤性病変の鑑別をBOX 2に示す．個々の画像所見の特徴などは各論に譲り，本項では総論的に鑑別の大まかなポイントや読影上の注意点などに関して述べる．

　嚢胞性腫瘤の約80％は仮性嚢胞である．寄生虫症や陳旧性血腫の場合には嚢胞壁の石灰化を伴いやすい．リンパ管腫は多房性の嚢胞性腫瘤のことが多い．脾の嚢胞性腫瘤は，ほぼすべてが良性病変と考えてよいが，ごくまれに転移が嚢胞性腫瘤としてみられることもあり，注意を要する（ただし，ほとんどの脾転移の症例では他部位にも転移が存在する）．

　良性充実性腫瘤で頻度が高いものには血管腫，過誤腫，炎症性偽腫瘍などがあり，まれにSANT（sclerosing angiomatoid nodular transformation）に遭遇する．これらの腫瘤は類似したCT，MR所見を示すことが多く，鑑別は容易ではないが，いくつかの特徴的所見を呈する場合は鑑別を絞ることが可能なこともある．血管腫と過誤腫は比較的内部均一な充実性腫瘤としてみられることが多く，炎症性偽腫瘍やSANTは内部がやや不均一なことが多い印象があるが，腫瘤のサイズにも左右される．血管腫はT2強調像で高信号を示すことが特徴的とされる（図14）．一方，過誤腫（図15）や炎症性偽腫瘍，SANTはT2強調像で軽度低信号を示すことがある．ダイナミックスタディではいずれも遅延性増強を示すことが多いが，過誤腫では早期から濃染する遷延性増強を示すことがある（図15）．最も重要なことは，良性充実性腫瘤の鑑別診断ではなく，後述する悪性リンパ腫と鑑別することである．前述した

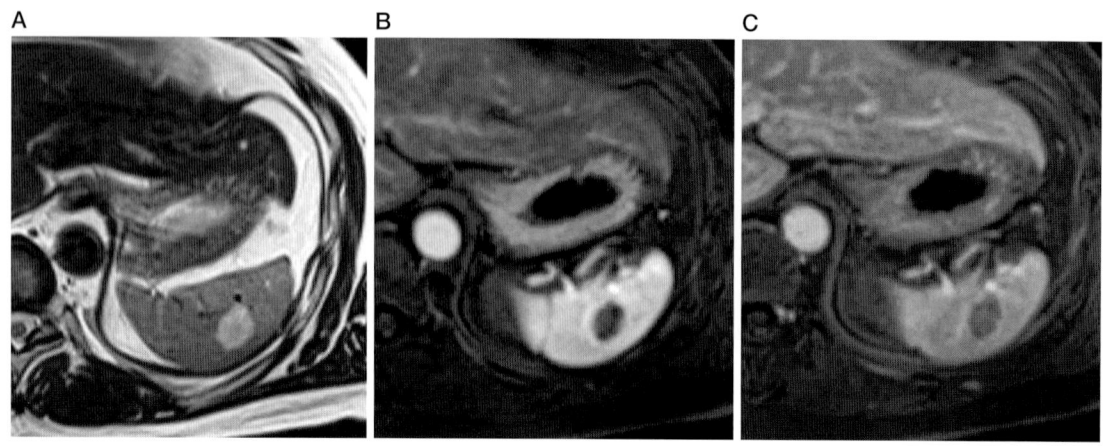

図14 40歳台男性　脾血管腫
A：T2強調像，B：ダイナミックMRI（門脈相），C：ダイナミックMRI（平衡相）　脾の腫瘤はT2強調像（A）で著明な高信号で，ダイナミックMRI（B, C）では遅延性増強を示す．

BOX 2　脾の限局性腫瘤性病変の鑑別

1) 良性
 - 囊胞（真性，仮性）
 - 囊胞性腫瘤：リンパ管腫，類皮囊胞（dermoid cyst），寄生虫症，陳旧性血腫
 - 血管腫
 - 過誤腫
 - 炎症性偽腫瘍
 - SANT（sclerosing angiomatoid nodular transformation）
 - サルコイドーシス

2) 悪性
 - 悪性リンパ腫
 - 転移
 - 血管肉腫

ように拡散強調画像，ADC値が有用なことが多い（図8, 9参照）．

　悪性腫瘍で頻度が最も高いのは転移であるが，脾のみへの転移は極めてまれであり，全身転移の一部であることが多い．原発巣としては肺癌，乳癌，卵巣癌，悪性黒色腫などの頻度が高い．境界不明瞭な腫瘤が多発することが多いが，特に悪性黒色腫の場合は囊胞状の転移が多いとされる．血管肉腫は悪性度が極めて高い腫瘍で，早期に広汎な転移をきたし，診断時から1年以内に死亡することが多い．脾腫瘍の画像所見は血管腫に類似するものや，造影効果をほとんど認めないものなどさまざまであるが，発見された段階で多発転移，特に肝転移を伴っている場合が多く，そのような場合には血管肉腫を疑うことができる．

　悪性リンパ腫は原発性脾悪性腫瘍では最も多い．びまん性の脾腫としてみられることもあるが，単発性あるいは多発性の脾腫瘤を形成することある．内部不均一な大きな腫瘤としてみられることが多いが，腫瘤が小さい場合は内部が比較的均一なこともあり，前述の良性充実性腫瘤との鑑別が問題となる．T2強調像での信号強度はさまざまで，ダイナミックスタディでは遅延性増強を示すことが多い（図16）．鑑別診断のポイントは拡散強調画像で，悪性リンパ腫は細胞密度が極めて高いことを反映して高信号を示し，ADC値が低いのが特徴である（図9, 16）．

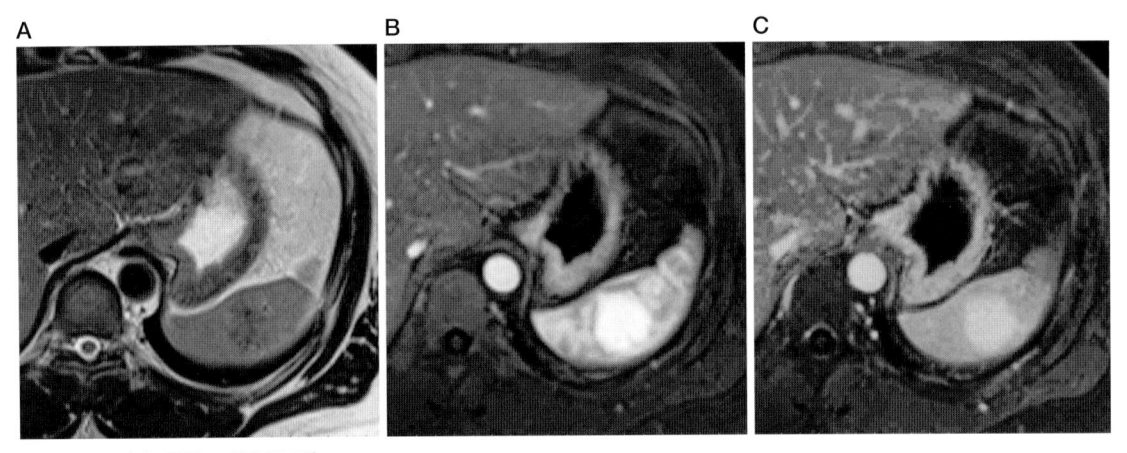

図15 30歳台男性　脾過誤腫
A：T2強調像，B：ダイナミックMRI（動脈優位相），C：ダイナミックMRI（平衡相）　脾の腫瘤はT2強調像（A）で淡い低信号を示し，ダイナミックMRI動脈優位相（B）から濃染し，平衡相（C）でも濃染は持続している．

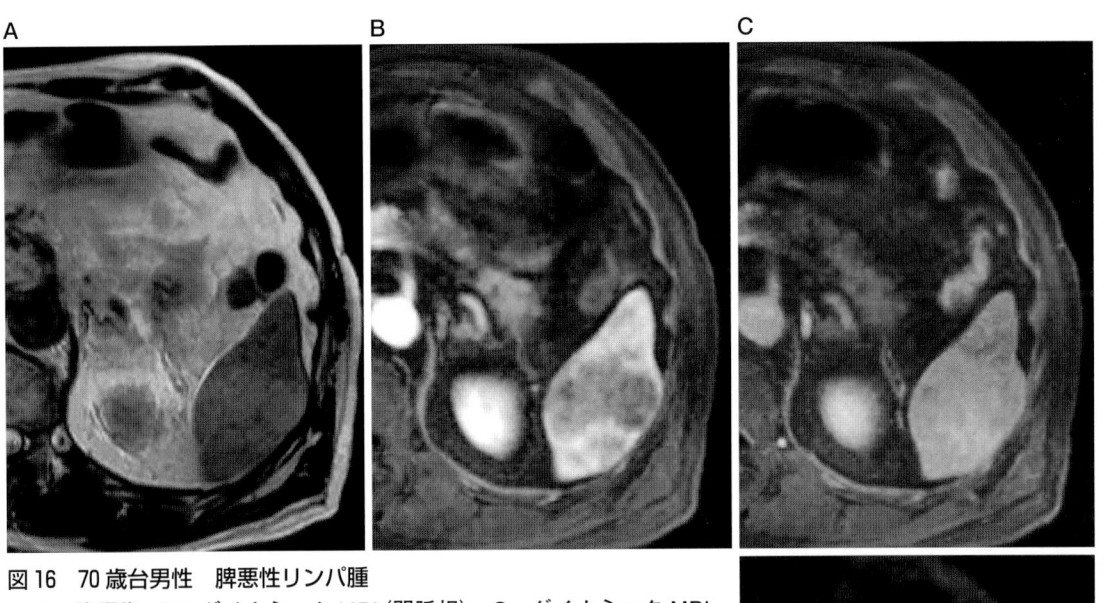

図16 70歳台男性　脾悪性リンパ腫
A：T2強調像，B：ダイナミックMRI（門脈相），C：ダイナミックMRI（平衡相），D：拡散強調画像（b＝1000 s/mm²）　脾の腫瘤はT2強調像（A）で境界不明瞭な淡い高信号を示し，ダイナミックMRI（B, C）では遅延性に増強される．T2強調像（A），ダイナミックMRI平衡相（B）で腫瘤内部は均一である．拡散強調画像（D）では高信号で，ADC値は0.8×10^{-3} mm²/s であった．

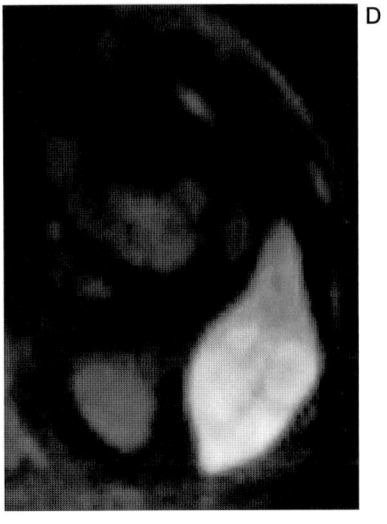

1. 先天性・良性疾患

無脾症，多脾症
asplenia, polysplenia　　　　　　　　　　　　　　　　　　　　　　　　　　（文献 4, 5）

■ 臨床像

　無脾症と多脾症は，臓器発生の左右分化障害に基づく胸腹部臓器の位置異常や形態異常であり，無脾症では臓器の右側構造・右側相同(両側右房構造，両側3葉肺，両側右気管支構造，脾臓はなく対称肝)，多脾症は左側構造・左側相同(両側左房構造，両側2葉肺，両側左気管支構造，多脾を伴う対称肝)を特徴とする．無脾症では脾臓が存在しないため易感染性があり，チアノーゼ性心疾患を高率に合併し，患児の80%が生後1年以内に死亡するとされる．多脾症も心奇形の合併が多いが，非チアノーゼ性心疾患が多いため無脾症より予後がよい．5～10%では心疾患の合併はないか軽度で，無症状で経過し，成人後の画像検査で偶然発見される．

■ 病理・病態

　遺伝子異常が原因と考えられるが，その発症機序は不明である．無脾症，多脾症では，しばしば内臓の配列(＝正中に対する心房や臓器の位置)が異常になり，多彩な心奇形，内臓奇形を合併する．一方，位置異常や多発奇形を認めても脾は正常なものもある．両症候群の本質は「本来，非対称性の発育を示す臓器が対称性の発育を示す」ことにあり，広くheterotaxy syndrome(内臓錯位症候群)という用語を用いるのが妥当であるとの意見がある．つまり，臓器のいずれもが右側ないし左側相同を示す必要はなく，少なくとも1つ以上の臓器が左右分化障害を示せば本症候群と診断しようとするものである．

■ 画像所見

　表のようにさまざまな位置異常や合併奇形がある．おもなチェック項目として，①心房・心室の位置や形態，②腹部大動脈と下大静脈の正中に対する位置関係，下大静脈閉塞，奇静脈連結の有無，③胃の位置，腸回転異常の有無，④肝臓と胆嚢の位置，⑤脾臓の有無，個数，⑥両側2ないし3葉肺の有無があげられる．特に予後に影響する心奇形，脾臓の有無(無脾では易感染性)，腸回転異常(腸捻転の原因)を評価することが肝要である．

表　無脾症と多脾症の合併奇形

	無脾症(右側相同)	多脾症(左側相同)
年齢，性別	新生児～幼児期，男性に多い	幼児期～成人，女性に多い
心奇形	チアノーゼ性が多い	非チアノーゼ性が多い
	単心室，単心房，大血管転位，房室中隔欠損，総肺静脈還流異常，両側上大静脈，肺動脈閉鎖など	房室中隔欠損，心房中隔欠損，心室中隔欠損，部分肺静脈還流異常，両側上大静脈など
肝臓の位置，形態	対称肝	対称肝/右側肝/左側肝
胃の位置	正中/右側/左側	右側が多い
腸回転異常	あり	あり
脾臓	欠損	多脾
腹部大動脈と静脈	大動脈/下大静脈が正中に対し同じ側を走行	肝部下大静脈閉塞と奇静脈連結
肺	両側右肺構造(3葉肺)	両側左肺構造(2葉肺)
その他	鎖肛，気管食道瘻，脊髄髄膜瘤，口唇/口蓋裂，馬蹄腎など	食道閉鎖，十二指腸閉鎖，胆道閉鎖，膵尾部欠損など

＊どの奇形を合併するかは症例ごとに異なる．

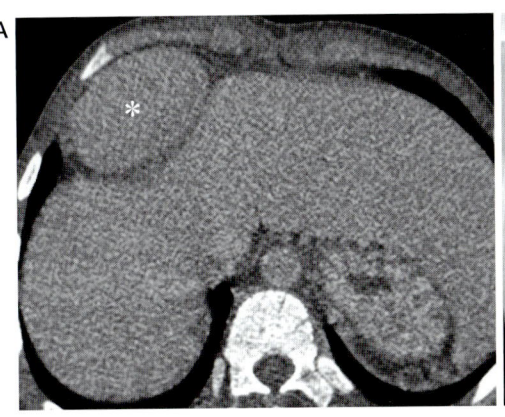

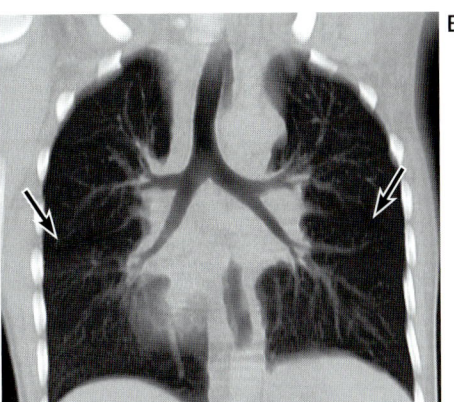

図1　17歳男性　無脾症：単心室，肺動脈閉鎖あり
A：造影CT（静脈相），B：胸部CT冠状断像（部分MIP像）　腹部造影CT（A）では脾臓を認めない．右胸心を認め，肝右葉の腹側に心尖部（＊）が描出されている．胸部CT冠状断像（B）では気管の形態が左右対称で，両肺に小葉間裂を認め（→），右側相同の所見である．

▶ **図2　50歳台男性　多脾症**
造影CT（門脈相）　腹部造影CTで右側に複数の脾を認める．胃（＊）も右側に存在する．脾は背側胃間膜に発生するため，通常，多脾症の脾と胃の左右は一致する．肝臓は左側肝である．拡張した半奇静脈を認める（→）．腸回転異常を認めた（非呈示）．

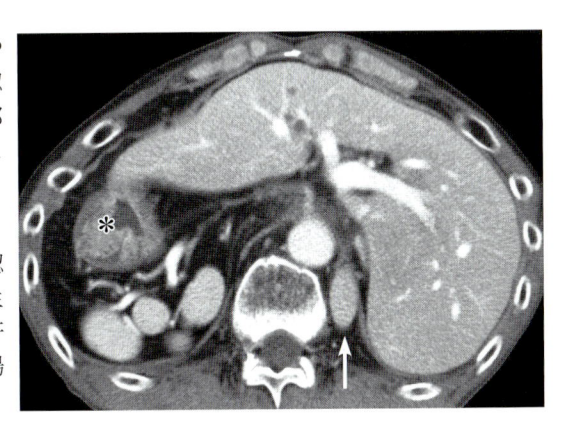

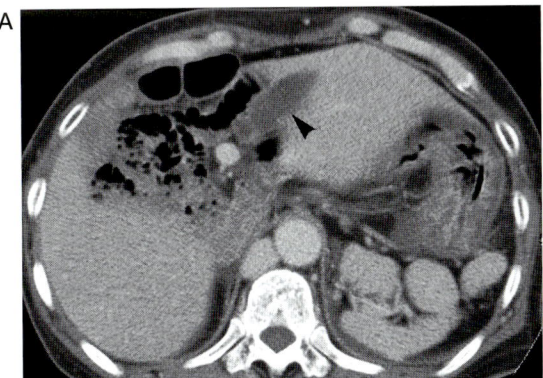

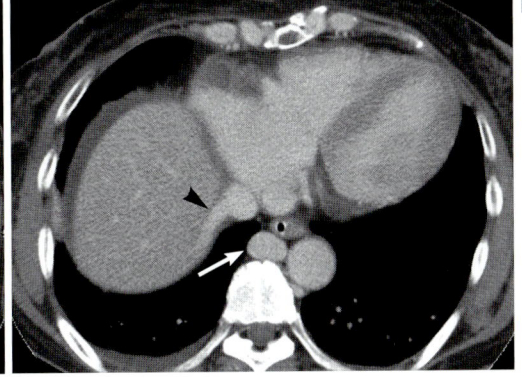

図3　60歳台女性　多脾症
A, B：造影CT（門脈相）　左側に多脾を認める（A）．肝臓の位置，形態は正常だが，胆嚢の位置異常を認める（A，▶）．肝部下大静脈は欠損し，下大静脈は拡張した奇静脈（B，→）に連続する（下大静脈奇静脈連結）．肝静脈は右房に直接流入している（B，▶）．

鑑別診断と鑑別点

無脾症では適切な画像診断による脾の欠損の証明が診断の決め手となる．
- 遊走脾：正常位置に脾臓を認めないことがある．腹部全体を観察することで診断可能．多脾症の鑑別診断．
- 副脾：臓器の位置異常，合併奇形の有無を確認する．
- 外傷による脾の断片化，脾症：脾症では脾門を認めないことから鑑別可能である．

1. 先天性・良性疾患

副脾，脾症
accessory spleen, splenosis

(文献 6〜8)

■ 臨床像

　副脾は10〜30％に認められる正常変異である．約75％が脾門部近くにみられ，20％は膵尾部に発生する．そのほか大網，後腹膜，腸間膜，骨盤内，陰囊内などどこにでも発生しうる．肝，腎，副腎，胃壁内，結腸壁内などの臓器内副脾の報告もある．臨床的に副脾が問題となることは少ないが，血小板減少性紫斑病などに対する脾摘後に副脾が増大し，疾患の再発がみられることがある．

　脾症は外傷や手術により腹腔内に脾組織の一部が播種され，他部位に着床し発育したものを指す．腹壁，腸間膜，大網，骨盤腔などの腹腔内，胸腔内に生じることが多いが，後腹膜，頭蓋内，創部の皮下組織などにも報告がみられる．

■ 病理・病態

　副脾は正常脾のほかに存在する小さな脾組織の結節であり，発生の初期に背側胃間膜内でいくつかの脾原基が完全に癒合しないために生じる．副脾は脾動脈の分枝より血流を受け，血管系の出入りする脾門が存在する．また，弾性線維や平滑筋を含む被膜を認める．脾症には脾門や被膜がなく，血流は新生血管に依存する．

■ 画像所見

　副脾は円形の腫瘤で，大きさは2cm以内のもの多いが，脾摘後に肥大することがある．脾症は円形，卵形，分葉状，三日月形などさまざまな形態のものが認められる．副脾は6個未満がほとんどであるが，脾症は100個以上のこともまれではない．CT，MRIでは副脾，脾症とも脾臓と同様の吸収値や信号強度，造影増強効果を示す．正常脾と同様に動脈相での縞状増強効果を認めることもある(図2A)が，小さな腫瘤でははっきりしないことが多い．膵内副脾は膵尾側端から3cm以内の膵の背側に位置することが多い．網内系を有するため，脾臓と同様にSPIO (superparamagnetic iron oxide：超常磁性酸化鉄)造影MRIで信号低下を認め，診断の決め手となる(BOX)．

BOX　拡散強調画像による膵内副脾と膵腫瘍の鑑別

　拡散強調画像が膵内副脾と膵腫瘍の鑑別に有用であったとする報告がある．Jangら[8]は，膵内副脾(20例)と3cm未満の膵腫瘍(22例)の拡散強調画像(b値：0，100，800s/mm^2)とADC mapを視覚的に評価し，脾臓と同様の信号を示すものを膵内副脾と診断した場合，感度95〜100％，特異度86〜91％であったと報告している．また，偽陽性例(拡散強調画像とADC mapで脾臓と同様の信号を示した膵腫瘍)については，ダイナミックスタディの増強パターンが脾臓と異なっており，従来の撮像法(T1強調像，T2強調像，ダイナミックスタディ)と拡散強調画像，ADC mapを併せて評価することで誤診を減らすことができると述べている．

図1 50歳台女性　副脾（典型例）
造影CT（門脈相）　脾門部に約1cm大の円形結節を認める（→）．脾臓と同程度の増強効果を示す．

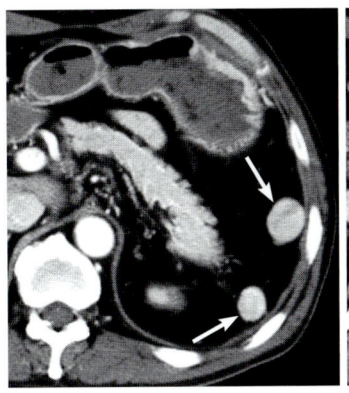

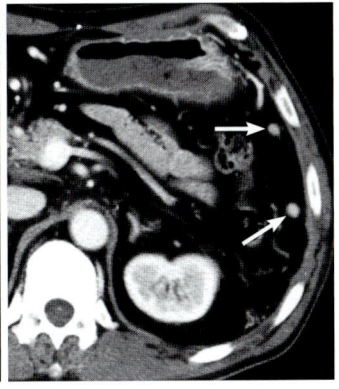

図2 50歳台男性　脾症　外傷による脾破裂に対し脾摘の既往あり
A, B：造影CT（動脈相）　脾臓摘出部付近や下行結腸外側の脂肪組織内に類円形の結節が多発している（A, B, →）．大きな結節は動脈相で縞状の増強効果がみられる（A）．

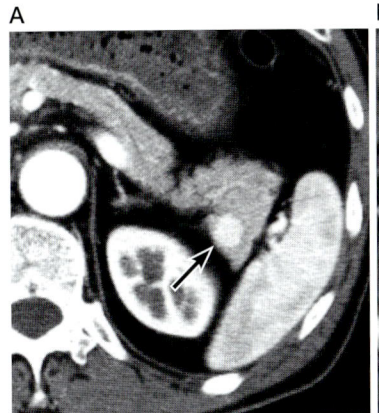

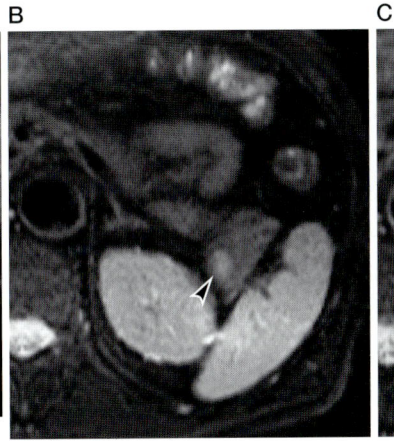

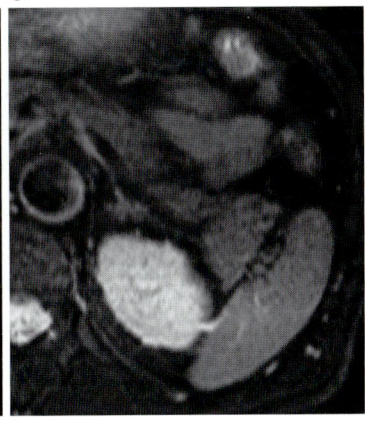

図3 50歳台男性　膵内副脾
A：造影CT（動脈相），B：脂肪抑制T2強調像，C：脂肪抑制T2強調像（SPIO投与後）　造影CT動脈相（A）では膵尾部背側に脾臓と同程度に強く造影される円形の結節を認める（→）．脂肪抑制T2強調像（B）では結節は脾臓と同程度の高信号を示す（►）．SPIO投与後（C）は信号低下を示し，網内系を有することが示唆される．

鑑別診断と鑑別点

　副脾はその特徴的な部位，脾臓と同様の性状（吸収値，信号強度，造影効果）を示すことから多くは診断可能と思われる．脾症については，外傷歴や脾臓摘出の既往がある患者ではこの病態を認識しておくことが重要である．鑑別困難な場合はSPIO造影MRIを考慮する．

●**悪性腫瘍の播種，リンパ節転移**：脾臓と同様の性状（吸収値，信号強度，造影効果）かどうかを確認する．特にダイナミックの増強パターンが鑑別に有用とされるが，原発が多血性腫瘍（肝細胞癌や腎細胞癌など）では鑑別が難しい可能性がある．

●**膵神経内分泌腫瘍**：富血性腫瘍であり，膵内副脾との鑑別が問題となる．SPIO造影MRIが鑑別に有用である．

●**膵嚢胞性腫瘍**：膵内副脾に類表皮嚢胞を合併することがあり，その場合は膵嚢胞性腫瘍との鑑別が問題となる（p.414参照）．全体が嚢胞化し，充実部がほとんど認められないものはSPIO造影MRIでも鑑別は難しい．

1. 先天性・良性疾患

脾性腺癒合
splenogonadal fusion

(文献 9, 10)

■ 臨床像

脾臓と性腺が癒合するまれな奇形である．2つに分類される．①連続型(57%)：本来の位置にある脾臓と性腺が，脾組織もしくは線維性索状物で連続するもの．索状物による小腸閉塞をきたすことがある．②非連続型(43%)：固有の脾臓ではなく副脾が性腺と癒合しているもの．

脾臓の位置から予想されるように左側に多いが，右側例の報告もある．男女比は16：1で圧倒的に男性に多い．臨床的には陰囊内腫瘤，鼠径ヘルニア，停留精巣などで発見される場合が多い．連続型の約30%は小顎症，奇肢症(四肢の欠損)など他の奇形を合併する．

■ 病理・病態

脾原基と性腺原基が近接する胎生5～8週の間に，何らかの原因でこれらが癒合し，その後，性腺が下降して奇形が起こるといわれる(図1)．非連続型は，連続型でみられる先天奇形を合併することはほとんどなく，副脾のバリエーションのひとつとも考えられている．

■ 画像所見

■ 連続型：脾臓は正常位置に存在し，脾組織や線維性索状物あるいは数珠状に連なった脾結節と性腺が連続する．

■ 非連続型：多くの場合，境界明瞭な腫瘤(副脾)が精巣鞘膜内に存在する．精巣と近接するが，被膜により精巣との境界は明瞭である．精巣上極に接することが多いが，精巣上体や精索内に存在することもある．超音波検査では内部均一，精巣と同程度のエコーレベルを示す．CTやMRIでは脾臓と同様の吸収値や信号強度，造影増強効果を示す．^{99m}Tcスズコロイドシンチグラフィでの集積やSPIO造影MRIでの信号低下は診断の決め手となる．

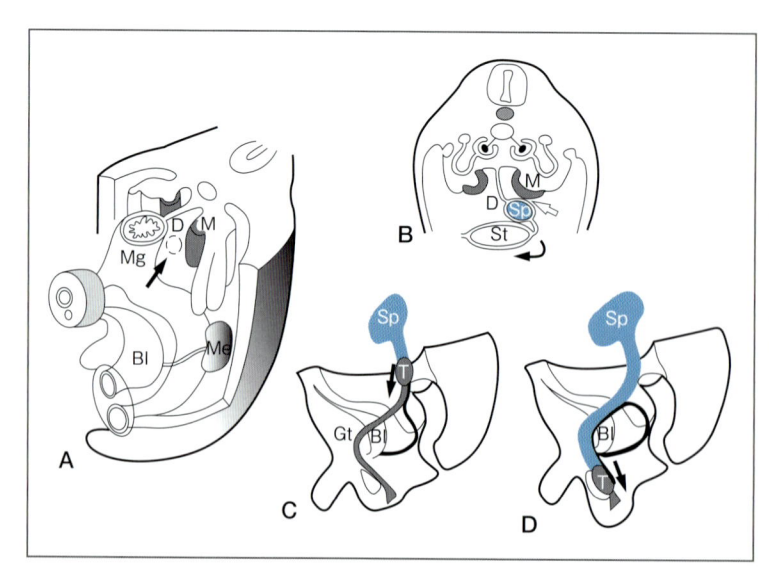

図1 脾性腺癒合(連続型)の発生
A：背側胃間膜(D)で脾(→)が発生する．B：胃(St)が回転(曲矢印)する期間に発達過程の脾(Sp)と中腎(M)が癒合する(白矢印)．C：中腎から発生した精巣(T)が下降すると，脾臓の一部が精巣とともに下降する．D：細長く伸びた脾が陰囊に達する．Mg：中腸，Me：後腎，Bl：膀胱，Gt：精巣導帯．(文献9)より許可を得て転載)

1. 先天性・良性疾患　503

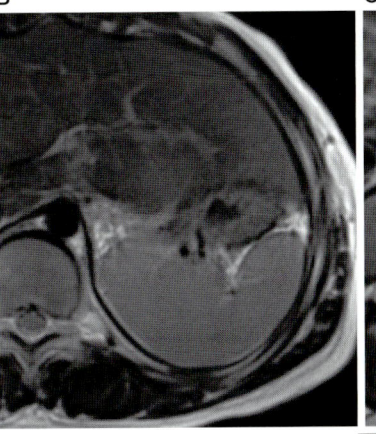

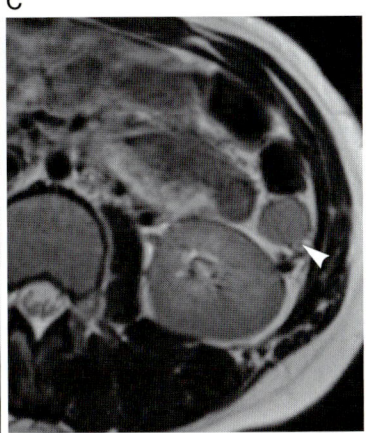

図2　11歳女性　脾性腺癒合（連続型）
A～C：T2強調像，D：T2強調冠状断像（他のスライスで描出される脾臓を色付けして重ね合わせている）　左下腹部の大腰筋の外側に約2cm大の囊胞状構造物を認める（A，→）．脾臓は正常位置に存在する（B）が，尾側に細長く伸びており，左後腹膜を走行している（C，▶）．脾臓の先端は上述の囊胞状構造と連続している（D）．外科的に証明はされていないが左卵巣との脾性腺癒合と診断された．（九州大学症例）

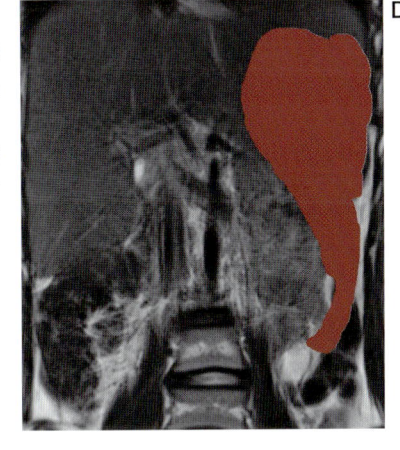

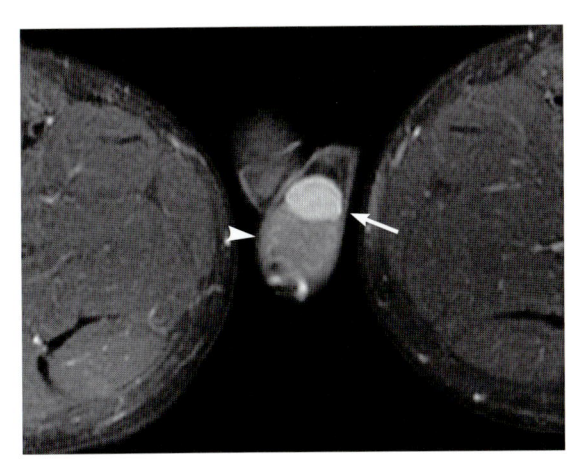

図3　16歳男性　脾性腺癒合（非連続型）
脂肪抑制造影T1強調像　左陰囊内に境界明瞭で強く造影される1.6cm大の腫瘤を認める（→）．腫瘤は左精巣（▶）の上極に接している．
（文献10），p.893，Figure2より許可を得て転載）

鑑別診断と鑑別点

精索や陰囊内に発生する充実性腫瘤との鑑別が問題となる．
- **精巣腫瘍**：精巣内に病変が存在．副脾ほどの豊富な血流を見ることは少ない．
- **精巣上体炎**：精巣上体が腫大し，血流は増加する．明瞭な被膜はなく，形態的に鑑別可能である．
- **傍精巣腫瘍**：アデノマトイド腫瘍，平滑筋腫，線維腫，肉腫などがある．画像の報告は少ないが，前3者は境界明瞭，内部均一な所見を示すとされ，鑑別は難しいかもしれない．副脾の可能性を念頭に置いてSPIO造影MRIを撮像すれば鑑別可能．肉腫は小児では横紋筋肉腫が最多で，出血や囊胞変性を伴うことが多い．

1. 先天性・良性疾患

遊走脾，脾捻転
wandering spleen, splenic torsion

(文献 7, 11)

■ 臨床像

　遊走脾とは，脾臓が過剰な可動性を有する状態である．通常，無症状であるが，約64％に捻転が発症するとの報告がある．軽度の捻転ではうっ血に伴い軽い腹痛を訴える程度であるが，高度の捻転では梗塞に至り，急性腹症を生じる．膵尾部も捻転し，膵虚血や壊死を起こす病態があり，遊走脾症候群として知られている．脾腫を認めることが多い．男女比は1：4と女性に多く，年齢は40歳未満の若年者に多く全体の約90％を占め，特に10歳未満が約30％と多い．治療として以前は一般に脾摘出術が施行されていたが，感染症や血小板増加に伴う血栓症などの合併症を考慮し，近年は脾臓が壊死に至っておらず機能的に問題なければ，脾臓の免疫機能を温存するために脾固定術が推奨されている．特に小児の場合，脾摘出後感染症は重篤化することがあり，可能な限り脾摘出術は避けるべきである(BOX)．

■ 病理・病態

　脾臓を固定する間膜(胃脾間膜，脾腎間膜，脾結腸間膜)の形成不全・過長により脾に過度の可動性が生じる．脾臓は時に骨盤内まで達する．原因は先天的な間膜の形成不全，妊娠や外傷による脾支持組織の脆弱化，腹壁筋力の低下，脾腫などがあげられる．

■ 画像所見

　遊走脾では，正常の位置に脾臓が存在しない，検査ごとに脾臓の位置が異なる，などの所見を認める．脾動脈との連続性を確認できれば，鑑別に苦慮することは少ないと思われる．遊走脾の捻転では，正常の位置に脾を認めず，腹腔内・骨盤内の他の位置に腫大した脾を認める．血管や脂肪組織が渦巻状に脾門部につながる所見(whirled appearance，図1C)は遊走脾の捻転に特徴的とされる．梗塞を合併すると，脾実質の造影効果が全体または一部で失われる．

BOX　脾臓摘出後重症感染症

　脾摘後に起こる重症感染症は，脾臓摘出後重症感染症(overwhelming postsplenectomy infection：OPSI)とよばれる．脾摘患者の約5％に起こるとされ，50〜75％と高い死亡率が報告されている．起因菌は肺炎球菌が50〜90％と最も多く，そのほか髄膜炎菌やインフルエンザ桿菌b型などがある．脾摘後2年以内にOPSIを発症するリスクが高いが，リスクは一生涯続く．OPSIの発症予防として肺炎球菌ワクチンの接種が推奨されている．

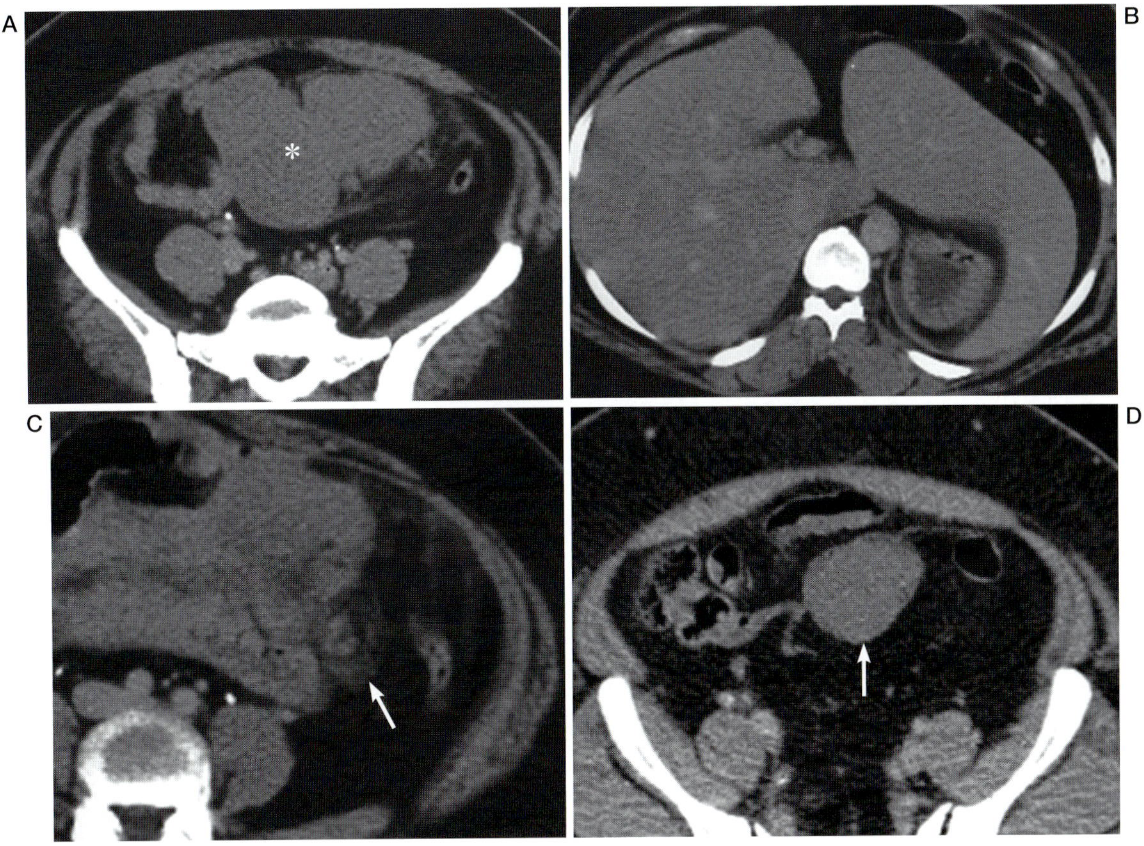

図1 20歳台女性　遊走脾捻転
下腹部痛と発熱，血小板上昇（97×10⁴/μL）．3か月前に出産．A～C：造影CT（平衡相），D：造影CT（平衡相，2年後のCT）　下腹部に分葉状の腫瘤（A，*）を認める．内部に増強効果を認めない．左横隔膜下には正常脾が存在しない（B）．腫瘤の左頭側には血管や脂肪組織が渦巻状の構造を形成している（whirled appearance：C，→）．以上より脾捻転と診断されたが，手術は行わず経過観察となった．2年後のCT（D）では脾は縮小している（→）．（九州大学症例）

鑑別診断と鑑別点

鑑別に苦慮することは少ないと思われる．しかし，骨盤内臓器における病変の精査目的に骨盤部のみのMRIが撮像された場合には，腫瘍性病変と誤診する可能性がある．脾門を同定し，脾門に流入する血管を追跡することが重要である．

1. 先天性・良性疾患

脾動脈瘤
splenic artery aneurysm

(文献 12, 13)

■ 臨床像
　腹腔内に生じる動脈瘤としては大動脈瘤，腸骨動脈瘤に次いで多く，腹部内臓の動脈に生じる真性動脈瘤に限ると最多の60％を占める(BOX 1)．発生頻度は0.2～10.4％と報告によりさまざまであるが，多くが無症状で，超音波検査やCTなどで偶然に発見されることが多い．高齢者の女性に多くみられる．ほとんどの瘤は単発で，多発例は20％程度，囊状瘤であり，脾動脈の遠位1/3の動脈分岐部に生じることが多い．脾動脈瘤の破裂の頻度は3～10％と低いが，破裂後の死亡率は20～36％で，特に妊娠中や門脈圧亢進症合併例は死亡率が高い．治療に関しては，破裂症例では緊急手術が行われる．未破裂の場合は，血管内治療がその低侵襲性と合併症の少なさ，治療成績の高さから治療の第一選択とされることが多い(BOX 2)．

■ 病理・病態
　脾動脈瘤の発生には，高血圧，門脈圧亢進症，妊娠などが危険因子といわれている．通常は真性動脈瘤で，動脈硬化性変化を伴っていることが多い．仮性動脈瘤は膵炎や外傷，手術などが原因となる．

■ 画像所見
■ 造影CT：動脈と同等の吸収値を呈する脾門部の類円形構造として描出される．瘤内に壁在血栓を認めることもある．瘤壁の石灰化は高頻度に認められ，壁のみならず全体に石灰化をきたし，石灰化腫瘤として描出されることもある．
■ MRI：動脈瘤内腔はflow voidのため，無信号を呈することが多い．また，壁在血栓は血腫の発生した時期に応じた信号強度を示す．

BOX 1　真性動脈瘤と仮性動脈瘤

　真性動脈瘤は動脈壁の3層構造(内膜，中膜，外膜)を保ったまま動脈が瘤状に拡張したものをいう．これに対し，動脈壁の一部が破綻・欠損し，血液が血管外に漏れ出た状態で，動脈周囲の結合組織が動脈瘤の壁を形成したものを仮性動脈瘤という．

BOX 2　未破裂動脈瘤に対する血管内治療の適応

　治療の適応は確立したものはないが，症状がある場合，無症状でも瘤径が2 cm以上の場合，増大傾向の瘤，妊娠中もしくは将来妊娠する可能性がある場合などが治療の適応といわれている．

図1　70歳台女性　脾動脈瘤
A：単純CT，B：造影CT（動脈相），C：3D-CTによる再構成像　脾門部に2〜3 cmの類円形構造物を認め，辺縁に石灰化を伴っている（A，→）．造影CT（B）では病変内部は動脈と同程度の増強効果を示している．3D-CTによる再構成像（C）では，病変（瘤，→）の形状や脾動脈分枝との位置関係がよくわかる．

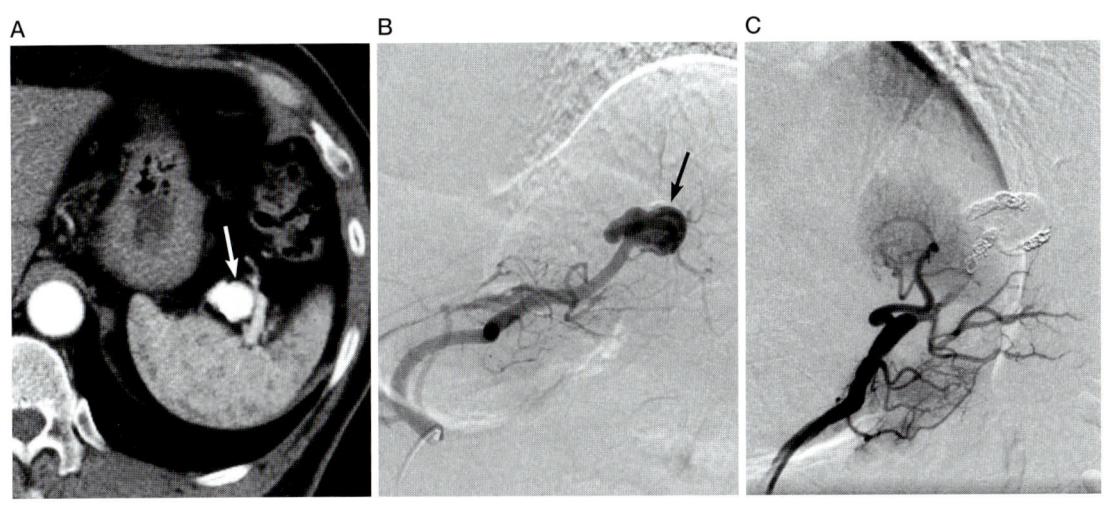

図2　60歳台男性　脾動脈瘤
A：造影CT（動脈相），B：脾動脈造影（血管内治療前），C：脾動脈造影（血管内治療後）　脾門部に2 cm程度の動脈瘤を認める（A, B，→）．金属コイルによる塞栓術を行い，良好な塞栓効果が得られた（C）．

鑑別診断と鑑別点

- **仮性動脈瘤**：仮性動脈瘤は瘤の大きさや症状に関係なく，積極的な治療を行う必要があるため，真性動脈瘤と鑑別を要する．膵炎や感染により生じる仮性動脈瘤は胃や仮性囊胞内，膵管内への出血などで発症し，臨床所見と併せて診断可能である．外傷により生じる仮性動脈瘤は，脾臓の損傷や周囲の出血を伴っている．
- **脾腎シャント**：造影CTなどで拡張した静脈が一部瘤状にみえることがあるが，動脈との増強効果とは異なる．また，注意深く血管走行を追い静脈との連続性を確認することで鑑別可能である．

1. 先天性・良性疾患

脾梗塞
splenic infarction

(文献 14, 15)

■ 臨床像

症状としては左側腹部痛，呼吸困難，悪心・嘔吐などがある．1～2週間で症状が消失する場合が多いが，時に膿瘍形成や出血，破裂，囊胞形成などの合併症を伴うこともある．慢性の血液疾患では無症状の場合も多い．

一般的には梗塞脾に対する治療適応はなく，治療のメインは原疾患の治療や，さらなる血栓症を予防するための抗凝固療法となる．

■ 病理・病態

脾梗塞は心内膜炎や心房細動などの心血管性病変，骨髄線維症や悪性リンパ腫，白血病などの血液疾患，全身性エリテマトーデス(SLE)や感染性血管炎，マラリア，膵炎などの炎症，脾動脈瘤，脾動脈捻転や腫瘍の脾動脈浸潤などさまざまな疾患が原因で生じる．最も多いのは塞栓症によるものだが，40歳以下は血液疾患に伴うことが多い．また，脾機能亢進症の治療として行われる部分脾動脈塞栓術(partial splenic artery embolization：PSE)後も脾梗塞の像を呈する(BOX)．

■ 画像所見

造影CT，MRIにて，被膜側に底辺をもつ楔状の低吸収を呈する病変として認められることが多いが，不整形や類円形の病変としてみられることもある．病変は単発のこともあれば多発のこともある．脾の被膜に沿ってrim状増強が認められることがあり，被膜からの血流による所見と考えられる．発症直後では，単純CTにて出血性梗塞を示す高吸収を呈することもある．慢性期になると病変は次第に縮小し消失するが，その過程で瘢痕萎縮が起こり，脾臓の輪郭は不整になる．単純MRIではT1強調像にて低信号，T2強調像にて高信号を呈するが，出血合併などにより信号は変化する．

BOX　部分脾動脈塞栓術

部分脾動脈塞栓術(partial splenic artery embolization：PSE)は，脾動脈を部分的にゼラチンスポンジや金属コイルなどで塞栓することにより，脾腫・脾機能亢進症による汎血球減少症(特に血小板減少)を改善することができ，インターフェロン(IFN)治療や肝細胞癌に対する化学療法の導入の際に施行されている．また，食道・胃静脈瘤への補助的な効果や肝機能の改善が得られた症例も報告されている．

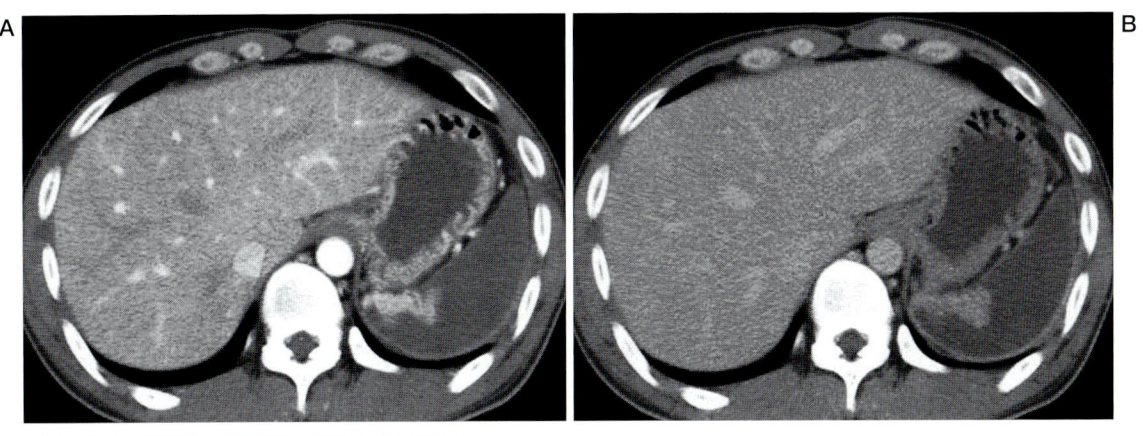

図1 30歳台男性 脾梗塞：既往にSLEあり
A：造影CT（動脈相），B：造影CT（平衡相） 造影CT動脈相（A）にて脾臓に広範な低吸収域（増強不良域）を認める．平衡相（B）でも増強されていない．

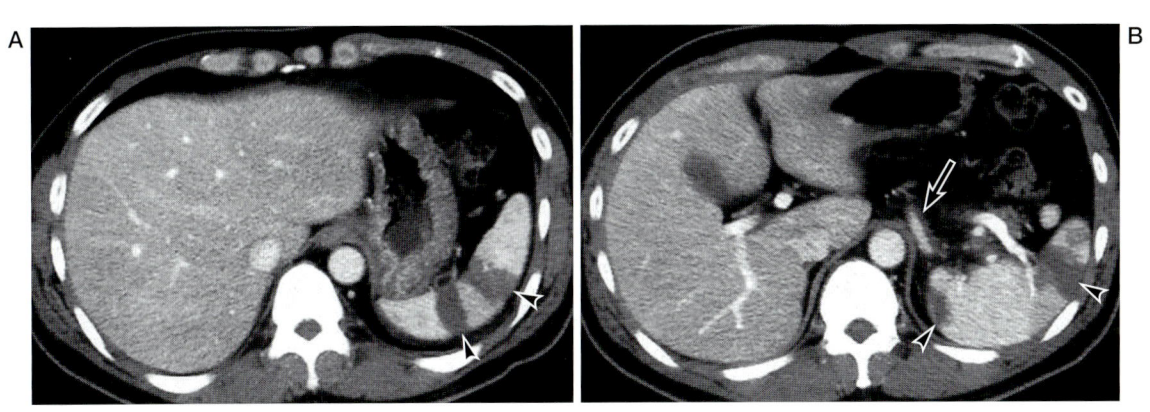

図2 40歳台男性 脾梗塞
A, B：造影CT（門脈相） 脾臓に脾梗塞と思われる楔状の低吸収域が散見される（►）．脾動脈には解離がみられる（B, →）．

鑑別診断と鑑別点

- 脾損傷：脾梗塞同様に脾臓の実質は低吸収を呈する．ただし，外傷歴および画像にて造影剤の血管外漏出像や仮性動脈瘤，被膜下血腫，血性腹水などの所見を認めれば鑑別可能である．
- 脾裂溝：先天性の形態異常で，慢性期の脾梗塞と似たような所見を呈してみえることはある．いずれにしても臨床的には問題にならない．
- 脾膿瘍：脾膿瘍の場合，内部隔壁や気泡がみられることがある．また，低吸収域は梗塞よりも不整形や類円形を呈するが，鑑別が困難な場合もある．臨床症状や血液・生化学検査，経過などが診断の決め手になることも少なくない．
- 悪性リンパ腫：通常は楔状よりも類円形で，脾腫やリンパ節腫大を伴う．

1. 先天性・良性疾患

脾膿瘍
splenic abscess

(文献 16, 17)

■ 臨床像
　脾膿瘍は剖検例の 0.14〜0.7％に認められる．そのおもな原因としては，感染巣からの血行性転移によるもの，隣接感染巣からの波及，脾梗塞後の二次感染，外傷や医療行為，免疫不全などの基礎疾患などがある．近年は静注薬物乱用や AIDS の増加に伴い，わが国でも増加が懸念されている．

　古典的には発熱，左上腹部痛，白血球増多で脾膿瘍を疑うとされているが，これらは特異的な所見ではなく，臨床所見や画像診断を組み合わせることで診断は可能になる．

　治療法としては，従来は脾臓摘出術と抗菌薬の投与が一般的な治療法であった．最近は単発・単房性の膿瘍に関しては超音波あるいは CT ガイド下での経皮的ドレナージ術も選択されている(BOX)．症例ごとの慎重な対応が必要になる．

■ 病理・病態
　起因菌としては，ブドウ球菌や連鎖球菌が最も多い．またグラム陰性桿菌も多く，そのなかでは大腸菌が最も多い．さらに，嫌気性菌や真菌も起因菌となりうる．

　単発，多発いずれの場合もあり，内部が多房性を呈することもある．2〜5mm 程度の微小膿瘍が無数にみられる場合，カンジダ，アスペルギルス，クリプトコッカスなどの真菌感染によることが多く，通常は免疫能の低下した患者に生じる．これら微細な膿瘍の場合は画像では描出できないこともある．

■ 画像所見
　有用な検査は超音波検査(US)と CT とされる．

■ US：脾膿瘍は脾内にエコーフリーな囊胞様パターンとして描出されるが，内容物の性状によりエコーレベルは変化する．

■ CT：造影剤により濃染されない低吸収病変として描出される．他部位の膿瘍のように周囲に rim 状の増強がみられることがあるが，脾膿瘍においての頻度はそれほど高くない．ガス産生像，隔壁などの所見も診断に有用である．

■ MRI：膿瘍内部は粘稠な成分であるため，拡散能低下(拡散強調画像で高信号，ADC 値低下)病変として描出される．

BOX　経皮的脾膿瘍ドレナージ

　安全な穿刺経路が確保でき，吸引可能な腔を有する膿瘍に対し CT ガイド下もしくは超音波ガイド下で行われる．膿瘍が単一・単房性のものは成功率が高い．

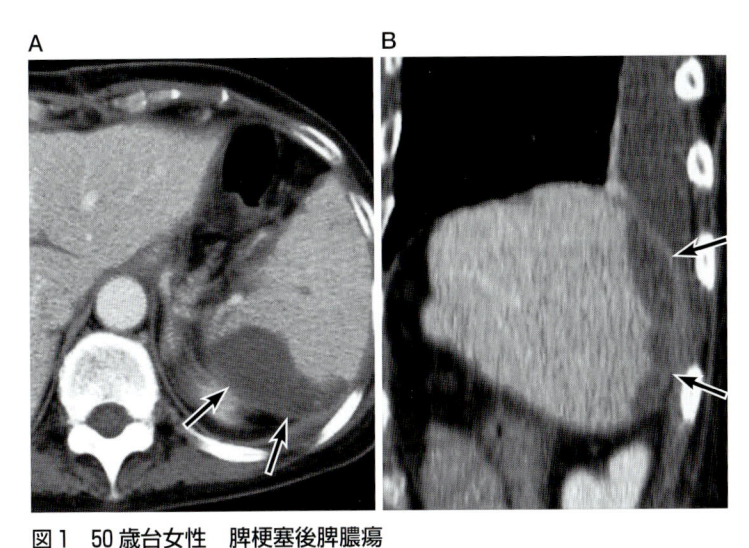

図1 50歳台女性 脾梗塞後脾膿瘍
A：造影CT，B：造影CT矢状断再構成像　脾の背部に低吸収領域を認める(→)．正常脾との境界は比較的明瞭だが，やや波打ったような形態を呈していて，正常の脾臓実質を圧排している．

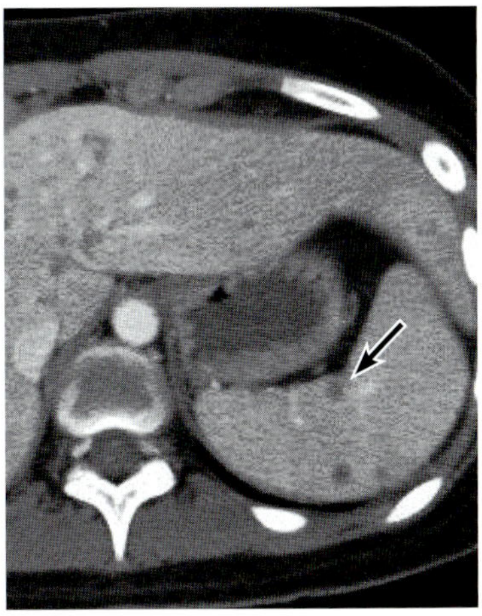

図2 14歳女性 カンジダ性肝脾膿瘍
造影CT　脾臓および肝臓に多発する低吸収病変を認める．rim状の淡い増強効果を認める病変もある(→)．(九州大学症例)

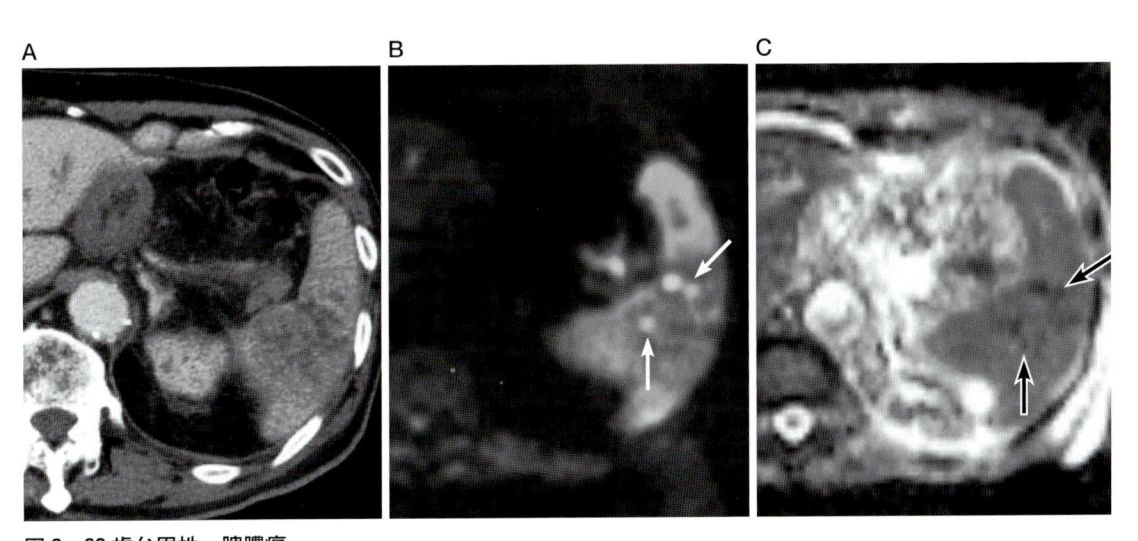

図3 80歳台男性 脾膿瘍
A：造影CT，B：拡散強調画像，C：ADCマップ　脾臓内に不均一な低吸収域を認める(A)．MRIでは同領域内に膿瘍と思われる小さな拡散能低下病変が散見される(B, C, →)．

鑑別診断と鑑別点

USやCTでは，転移や原発性腫瘍，囊胞，梗塞などが鑑別としてあげられる．基礎疾患や病歴，臨床所見の確認は必須である．前述のごとくMRI検査(特に拡散強調画像)も有用と思われる．

1. 先天性・良性疾患

脾損傷
splenic injury

(文献 18, 19)

■ 臨床像
　脾損傷は，交通事故などによる鈍的腹部外傷により発症し，臨床的にしばしば遭遇する．患者の循環動態が不安定な場合は，救命のために CT を省いて開腹手術が選択される．循環動態が安定している場合は原則，造影 CT が施行される．造影 CT で脾臓の損傷および活動性の出血がある場合や仮性動脈瘤などが積極的な治療の適応となる．

　治療に関しては，一般的には脾門部の比較的大きな血管の損傷は外科手術を要する．深在性の損傷の場合は血管内治療で止血を行うことが多い．それ以外の軽度の損傷の場合は保存的治療を行うことが多いが，患者状況に合わせて治療を決定することが優先される．

■ 病理・病態
　日本外傷学会では，脾損傷を損傷の程度により分類している(図1)．Ⅰ型は脾被膜の連続性が保たれている損傷をいう．被膜下血腫(Ⅰa)，実質内血腫(Ⅰb)が含まれる．Ⅱ型は表在性の損傷で，損傷が脾表面から実質の約1/2の深さ未満の実質損傷があるものをいう．Ⅲ型は深在性の損傷で，損傷が脾表面から実質の約1/2の深さ以上に及ぶ損傷があるものをいう．創縁，創の走行などが比較的単純で，損傷が脾門部にかからないもの(Ⅲa)，創縁，創の走行などが複雑もしくは損傷範囲が脾門部領域にかかるものや，脾片に分断されている粉砕型(Ⅲb)に分類される．脾門部血管損傷はHVと別記する．

■ 画像所見
■ CT：脾損傷は造影 CT にて実質の不均一な濃染像や断裂像として描出される．血腫は単純 CT にて軽度高吸収を呈する．被膜下血腫は脾実質の辺縁に三日月状や凸レンズ状に認められる．造影剤の血管外漏出像や仮性動脈瘤は血管損傷を示唆する所見である．

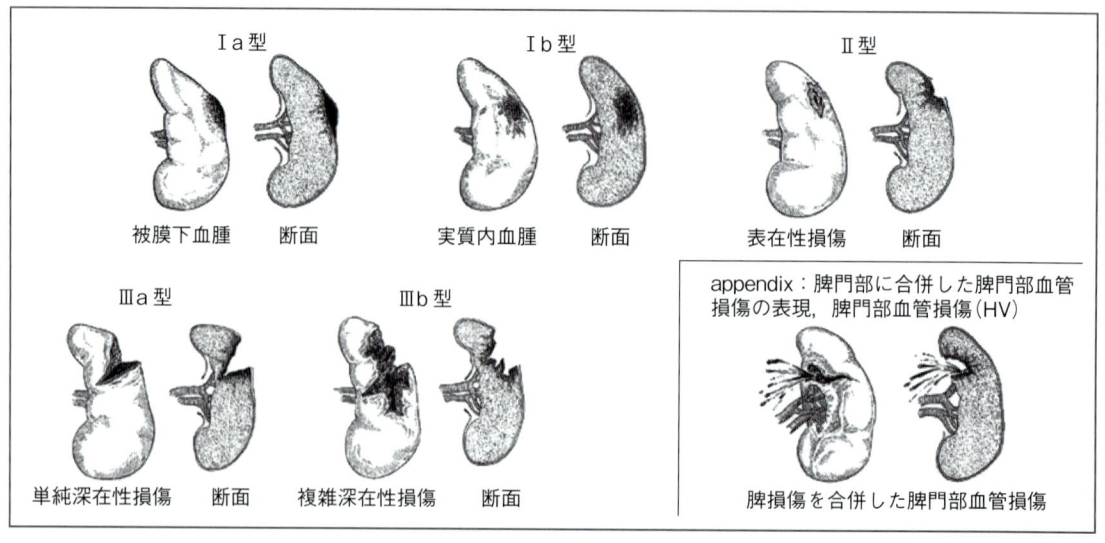

図1　脾損傷分類(文献18)より許可を得て転載)

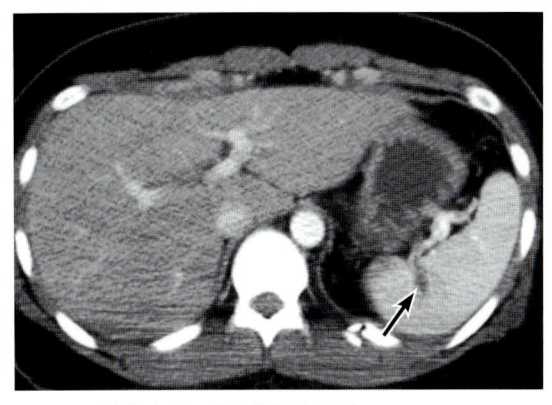

図2 20歳台女性 脾損傷（Ⅰb型）
造影CT（動脈相） 脾実質に損傷を示唆する楔状の低吸収域を認める（→）．被膜損傷や活動性の出血は認めない．

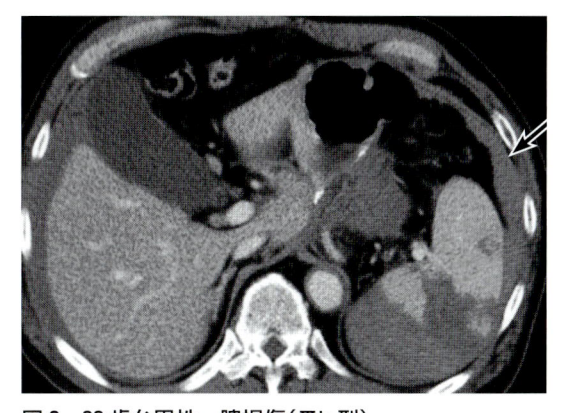

図3 60歳台男性 脾損傷（Ⅲb型）
造影CT（門脈相） 脾実質内に地図状の広範な低吸収域を認める．周囲には血腫が広がっている（→）．

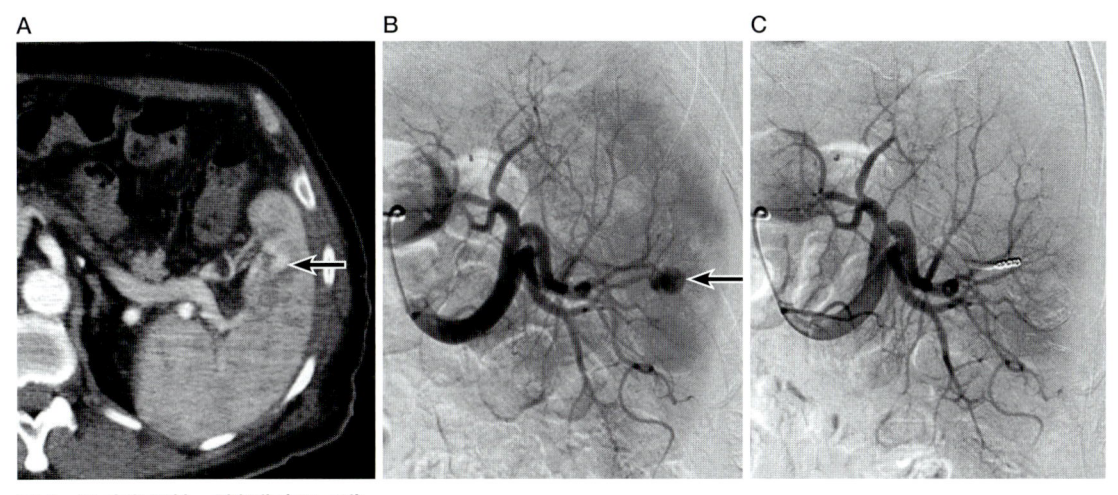

図4 80歳台男性 脾損傷（Ⅲb型）
A：造影CT（動脈相），B：脾動脈造影（血管内治療前），C：脾動脈造影（血管内治療後） 脾腹側に不整な低吸収域を認める．内部には径12×8mm程度の仮性動脈瘤を認める（A，→）．血管内治療（金属コイルによる動脈塞栓術）前に認められていた仮性動脈瘤（B，→）は治療後消失している（C）．

> **BOX 遅発性脾臓破裂（delayed rupture of spleen）**
>
> 遅発性脾臓破裂とは，受傷後48時間以上無症状に経過する潜伏期があり，その後，突発的に腹腔内出血が出現するものと定義される．遅発性出血をきたす機序は明らかではないが，被膜下血腫の溶解に伴って内圧が高まり，被膜破綻をきたして生じるといったものや，仮性動脈瘤の破裂，他臓器により圧迫止血されていた脾周囲の血腫が破裂するものなどが原因として考えられている．発症のほとんどは3週間以内である．

鑑別診断と鑑別点

一般的には腹部外傷歴があるため，診断に迷うことはないが，その他の臓器損傷や骨折，血気胸などの外傷性変化がないか注意深く観察する必要がある．

1. 先天性・良性疾患

脾サルコイドーシス
splenic sarcoidosis (文献20)

■ 臨床像
サルコイドーシスは原因不明の多臓器疾患であり，環境因子と遺伝因子が関連すると考えられている．肺門および縦隔リンパ節，肺，眼，皮膚病変の頻度が高いが，神経，筋，心臓，腎，骨，消化器などにも病変がみられる．脾サルコイドーシスは全身性のものの部分症として，脾臓内に多発性の肉芽腫を形成する．剖検ではサルコイドーシス患者の50～80％に肝臓や脾臓内に肉芽腫形成がみられるとの報告がある．

■ 病理・病態
脾腫と内部に非乾酪性類上皮肉芽腫を反映した灰白色の多発結節を認める．肉芽腫は相互に癒合する傾向がみられる．内部に壊死は伴わない．

■ 画像所見
■ 超音波検査(US)：脾腫のみのことが多いが，内部に低または高エコーの多発結節がみられることがある．
■ CT：脾腫と脾臓内に数mm～30mm程度の多発低吸収結節を認める．病変の癒合傾向がみられることがある．結節は，ダイナミックCTの早期には周囲脾実質よりも増強効果は弱く（図1A），平衡相では漸増性の増強効果を認め，周囲脾実質との境界が不明瞭となる．
■ MRI：T1強調像，T2強調像で脾実質よりも低信号を呈し，特にT2強調像にて明瞭である（図1B）．T2強調像では結節中心の信号が特に低く，辺縁部は比較的信号が高いと報告されている．ダイナミックスタディでは漸増性の増強効果がみられ，平衡相では不明瞭となる（図1C, D）．拡散強調画像では高信号を呈する脾実質よりも低信号を示し（図1E），ADC (apparent diffusion coefficient)値の著明な低下はみられない（図1F）．

BOX　脾臓内の多発結節の鑑別

- サルコイドーシス
- 粟粒結核
- 真菌症
- Gamna-Gandy body
- 転移性腫瘍
- 悪性リンパ腫
- 血管腫
- 過誤腫
- littoral cell angioma*

---

*littoral cell angioma：脾臓独特の血管腫で，赤脾髄髄洞の内皮細胞由来と考えられている．

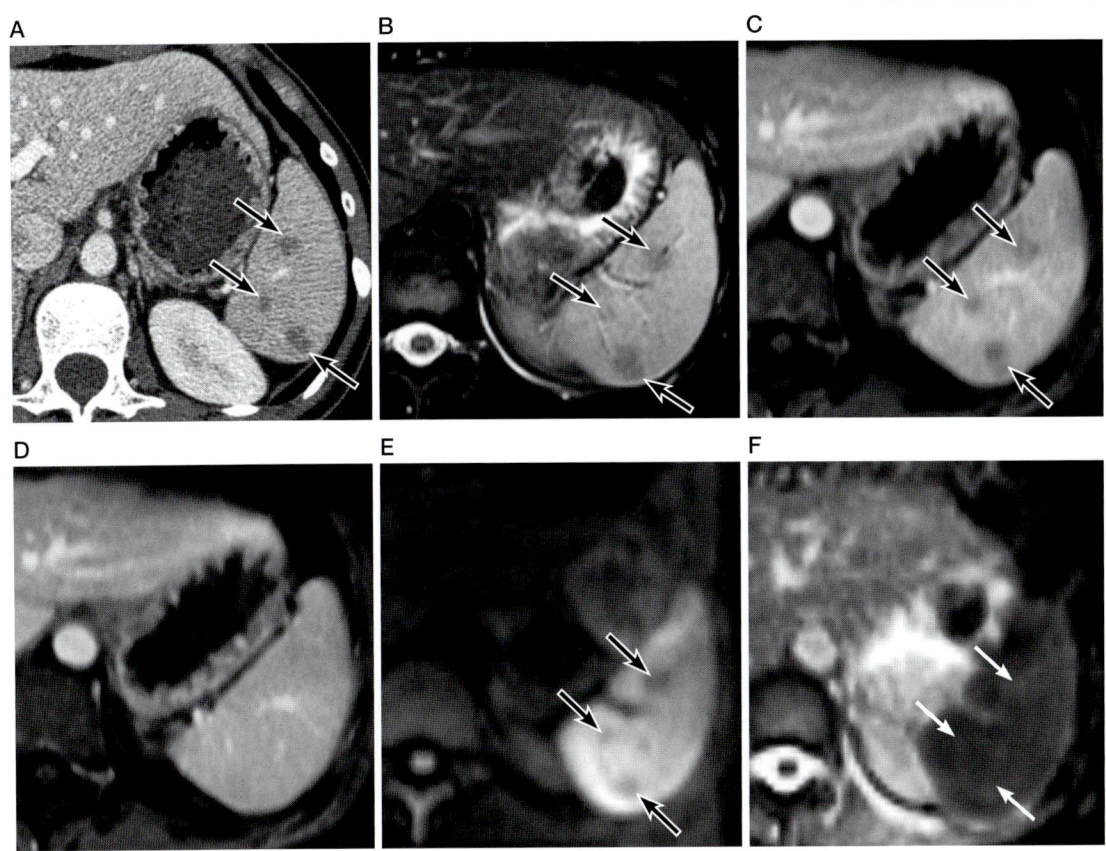

図1 20歳台女性　脾サルコイドーシス
A：ダイナミックCT（門脈相），B：脂肪抑制T2強調像，C：ダイナミックMRI（門脈相），D：ダイナミックMRI（平衡相），E：拡散強調画像，F：ADCマップ　ダイナミックCT門脈相（A）では脾臓内に境界不明瞭な多発低吸収結節を認める（→）．多発結節はT2強調像（B）にて脾実質よりも低信号を示し（→），ダイナミックMRI門脈相（C）では脾実質よりも増強効果が弱く（→），平衡相（D）では漸増性濃染がみられ不明瞭となっている．拡散強調画像（E）では高信号を呈する脾実質に比べて低信号で（→），ADC値の著明な低下はみられない（F，→）．胸部CTにて両肺に多発粒状影を認め（非呈示），臨床的にぶどう膜炎を認めた．気管支鏡下肺生検でサルコイドーシスと診断された．

鑑別診断と鑑別点

　脾腫および脾臓内に多発結節をきたす疾患が鑑別となる（BOX）．脾病変の性状から鑑別することは困難であり，臨床所見や血液検査，肺や眼病変の有無などと併せて評価する必要がある．

●悪性リンパ腫：脾腫のみ，単発性または多発性腫瘤，びまん性病変などさまざまな所見を呈する．腹部のリンパ節腫大を伴うことが多い．病変は拡散強調画像で高信号，ADCは著明な低値を示す．可溶性interleukin-2レセプターが上昇する．

●脾結核：粟粒結核など結核が全身に広がった場合に，脾腫と内部の多発小結節を認める．大きな病変では中心部は壊死や膿瘍を反映して造影効果に乏しく，辺縁にリング状濃染を認める．膿瘍部は拡散強調画像で高信号，ADCは著明な低値を示す．リンパ節炎を伴うと中心部の増強効果が乏しいリンパ節腫大を伴う．

●真菌症：免疫不全患者の日和見感染として起こり，カンジダ，アスペルギルス，クリプトコッカスなどが多い．脾腫と内部に5〜10 mmの微小膿瘍がみられる．微小膿瘍は造影ではリング状濃染を示し，拡散強調画像で高信号，ADCは著明な低値を示す．

1. 先天性・良性疾患

うっ血脾
splenic congestion

(文献1)

■ 臨床像

　脾腫の原因は門脈圧亢進症が最も多い．門脈圧亢進症による脾腫では，うっ血脾，脾機能亢進(congestive hypersplenism)を伴う．肝硬変などの慢性肝障害が基礎疾患となることが多い．膵や脾近傍の炎症や腫瘍によって脾静脈が狭窄，閉塞を起こすと，うっ血脾の原因となる．膵炎では炎症の波及や線維化によって脾静脈血栓をきたし，うっ血脾の原因となる(BOX)．

■ 病理・病態

　急性の循環不全による急性うっ血と門脈圧亢進症に伴う慢性うっ血に分類されるが，大部分は後者である．病理組織学的には，慢性のうっ血では脾洞の拡張と脾索の線維性肥厚がみられる．門脈圧亢進症の9〜12%には，脾柱内にGamna-Gandy結節とよばれる器質化した小血腫がみられ，ヘモジデリン沈着や石灰化もみられる．

■ 画像所見

■ CT：脾腫を認め，慢性肝障害を反映した肝の形態異常，門脈圧亢進症を反映した脾周囲の側副血行路を伴うことが多い．単純CTではGamna-Gandy結節を反映した多発性の小さな高吸収域を認める(図1A)．造影の平衡相では，正常の脾臓と同様に均一な増強効果を認める．

■ MRI：うっ血脾では正常に比べ，脾実質がT2強調像にて高信号を示す．Gamna-Gandy結節はヘモジデリンを含むためT2強調像で著明な低信号を呈し(図1B)，特に磁化率変化に鋭敏なグラジエントエコー(GRE)法ではさらに低信号域が強調される(図1C,D)．

BOX　うっ血脾の原因

- 肝硬変
- 門脈圧亢進症
- 門脈血栓症
- 腫瘍や膵炎による脾静脈浸潤
- 心不全
- cystic fibrosis
- sickle cell anemia

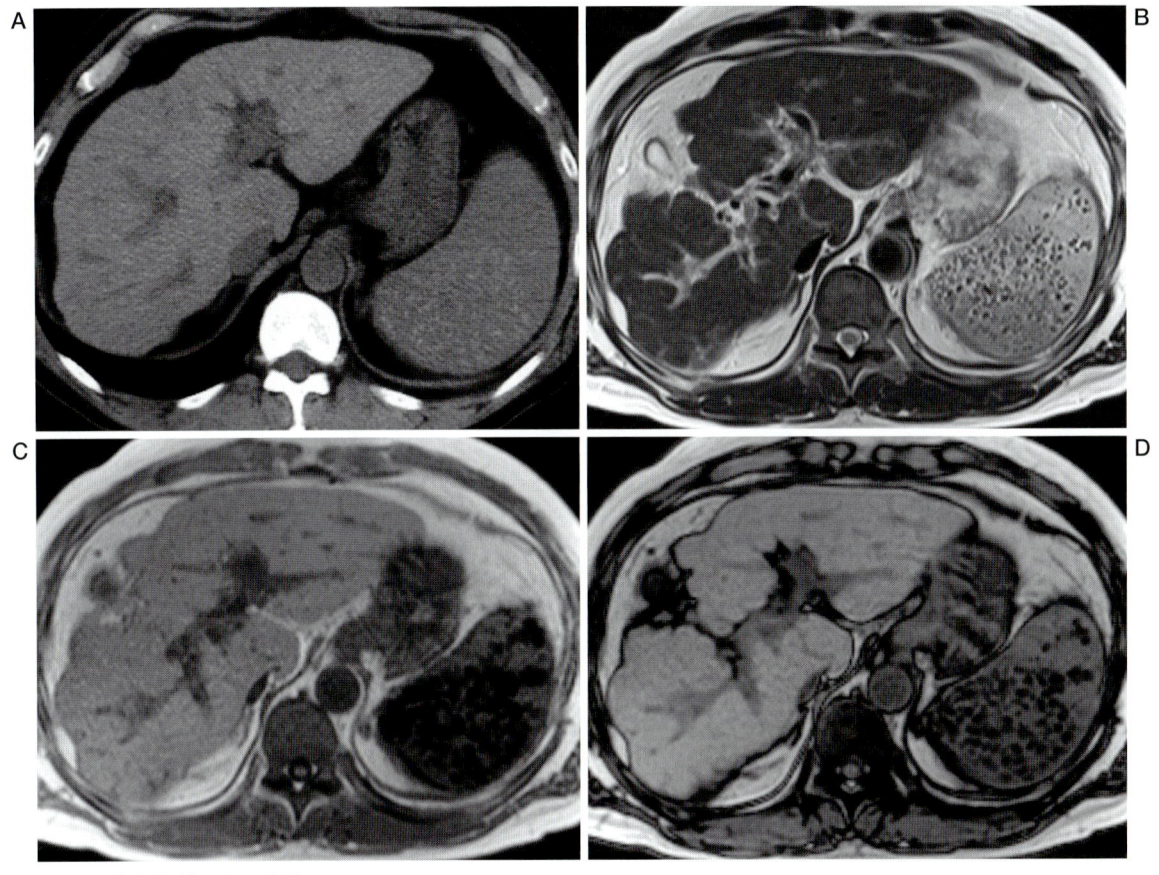

図　40歳台女性　うっ血脾
A：単純CT，B：T2強調像，C：GRE同位相(in phase)像，D：GRE逆位相(opposed phase)像　脾腫を認め，単純CT(A)では内部に多数の点状高吸収域を認める．肝臓の辺縁は鈍化しており凹凸不整もみられ，肝硬変のパターンである．T2強調像(B)では脾臓内に多数の点状低信号域がみられ，GRE法(C, D)でより明瞭である．Gamna-Gandy結節が示唆される．

鑑別診断と鑑別点

　脾腫をきたすさまざまな疾患が鑑別となる．患者の臨床所見や基礎疾患，特に肝硬変の有無が重要である．うっ血脾では肝硬変や側副血行路を伴うことが多く，脾臓内にGamna-Gandy結節が同定できれば特徴的である．また，画像で脾静脈を閉塞するような膵癌や膵炎などの病変がないか評価する必要がある．脾腫をきたす疾患として，悪性リンパ腫などの腫瘍性病変，結核や真菌などの微小膿瘍，サルコイドーシスなどでは，脾臓内に多発性の腫瘤や結節を認めることが多い．うっ血脾では肝硬変や側副血行路を伴うことが多く，脾臓内に単純CTで高吸収，GRE法で著明な低信号を呈するGamna-Gandy結節が同定できれば鑑別は容易である．

2. 良性腫瘍

脾囊胞
splenic cyst

(文献21)

■ 臨床像

　脾臓の囊胞は，壁に上皮細胞の裏打ちを伴う真性囊胞(true cyst)と，上皮細胞を欠く仮性囊胞(pseudocyst)に分類される．真性囊胞には先天性の類表皮囊胞(epidermoid cyst)と単包条虫(*Echinococcus granulosus*)感染による包虫囊胞(hydatid cyst)がある．類表皮囊胞は非腫瘍性の良性脾囊胞の約10％を占める．包虫感染症で脾病変がみられるのは約2％とまれである．全身播種もしくは肝囊胞破裂による腹腔内進展から二次性に生じるため，ほとんどの症例で肝にも同様の囊胞を認める．仮性囊胞は脾囊胞の80％以上を占める．外傷，脾梗塞，膵炎に伴うものが多い．仮性囊胞は自然に改善することがあり，出血，感染，破裂をきたすこともある．

■ 病理・病態

　類表皮囊胞の壁は扁平上皮によって裏打ちされ，内面に白色の線維状網状構造がみられる．扁平上皮がはっきりしない場合には上皮囊腫とも表現される．囊胞内容は漿液性もしくは混濁しており，コレステロール結晶，デブリ，血液を含むことがある．包虫囊胞は外層となる厚い無細胞で層状の角皮層(laminated layer)と，内層となる薄い胚層(germinal layer)より構成されている．大きな囊胞の周囲に小囊胞(娘囊胞)形成がみられる．成虫の原頭節が囊胞内に浮遊したものは包虫砂とよばれる．角皮層の外側には肉芽，線維組織，壊死物などがみられる．仮性囊胞の囊胞壁には上皮細胞による裏打ちがみられず，密な線維性組織で構成されヘモジデリンや炎症細胞浸潤を伴う．

■ 画像所見

■ **類表皮囊胞**：単房性もしくは多房性で，約10％に石灰化を伴う．MRIでは囊胞内容はT1強調像で低信号，T2強調像で高信号を呈するが，出血や粘稠な液体を含むとT1強調像で高信号を呈する．角化物を含むと，拡散強調画像で高信号，ADCは低値を示し，超音波検査でも内部エコーが上昇する．

■ **包虫囊胞**：単発性のことが多く，単房性もしくは多房性で，内部や周囲に娘囊胞が認められると本症が強く疑われる．囊胞壁に線状やリング状の石灰化を伴うことがある．

■ **仮性囊胞**：壁が厚い囊胞性腫瘤で，真性囊胞よりも壁に石灰化を伴う頻度が高い(図1A)．囊胞内容液は通常は漿液性であるが，出血を伴うことがあり，その場合には単純CTでの吸収値，T1強調像(図1C)での信号が上昇し，T2強調像(図1D)での信号が低下する．

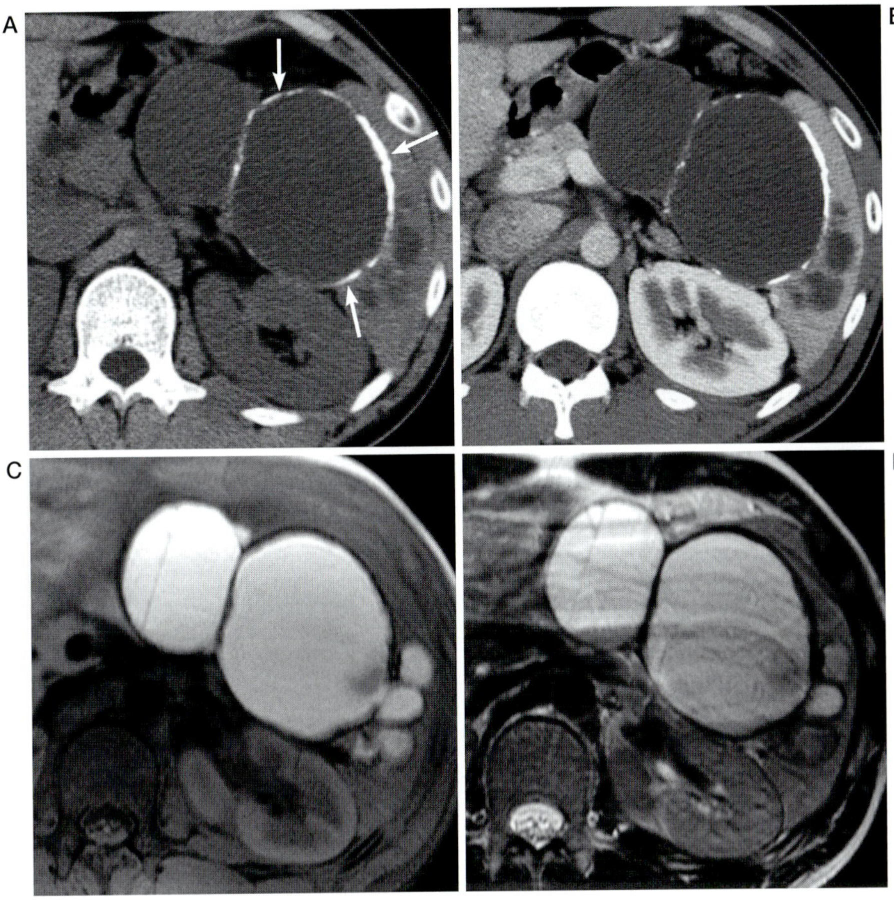

図1 20歳台男性　脾仮性嚢胞：膵炎の既往は不明
A：単純CT，B：造影CT（門脈相），C：脂肪抑制T1強調像，D：T2強調像　脾内〜脾門部〜膵尾部に壁の厚い大小多数の嚢胞を認める．単純CT（A）では中央の大きな嚢胞の壁に沿って線状，点状の石灰化を認める（→）．造影効果を有するような充実部分は認めない（B）．嚢胞内容はT1強調像（C）で高信号，T2強調像（D）で高信号〜一部低信号を呈しており，血性や粘稠性の液体が示唆される．嚢胞壁は厚く，T2強調像にて低信号を呈している．手術で仮性嚢胞が確認された．

鑑別診断と鑑別点

　画像のみで真性嚢胞か仮性嚢胞かの鑑別は困難である．随伴する膵炎の所見や既往があれば，仮性嚢胞の可能性が高くなる．

●囊胞状リンパ管腫：多房性で内部は蜂巣状を呈し，曲線状の石灰化を伴うことがある．通常，造影効果はみられないが，隔壁に造影効果を伴うことがある．

●脾膿瘍：壁が厚く境界不明瞭で，内部の膿は拡散強調画像で高信号，ADCは著明な低値となる．発熱や炎症所見の有無が鑑別に重要である．

●壊死が著明な転移性腫瘍，囊胞性悪性腫瘍の転移：壁が厚くて不整，浸潤傾向があり境界不明瞭，辺縁に充実部分が残存してみられる点などが鑑別点となる．卵巣などの嚢胞腺癌からの転移や播種は，嚢胞との鑑別が難しい．既往，経過，腫瘍マーカーなどが鑑別に重要である．

2. 良性腫瘍

脾血管腫
splenic hemangioma

(文献22)

■ 臨床像
　脾の原発性良性腫瘍として最も頻度が高い．単発性もしくは多発性で，Klippel-Trenaunay-Weber症候群による全身性血管腫の一部としてみられることもある．2cm以下の小さなものが多く，無症状で発見されることが多いが，サイズが大きなものでは破裂，門脈圧亢進症，脾機能亢進症，Kasabach-Merritt症候群などの合併が報告されている．

■ 病理・病態
　病理では，内皮細胞に被包され，赤血球で満たされたさまざまな大きさの血洞からなり，血洞は線維性隔壁や脾髄によって分けられる．血洞の大きさによって海綿状血管腫と毛細血管性血管腫に分類されるが，脾原発のものはほとんどが前者である．大きな血管腫では内部に血栓，梗塞，線維化，壊死などを伴う．

■ 画像所見
■ 超音波検査(US)：サイズが小さいものは境界明瞭な高エコー結節，大きなものは囊胞成分と充実成分が混在した腫瘤として描出される．

■ CT：単純CTでは脾実質よりも低〜等吸収を呈し(図1A)，石灰化を伴うことがある．海綿状血管腫は肝臓のものと同様に，ダイナミックCTの動脈相では辺縁部に増強効果がみられ(図1B)，増強効果は経時的に求心性に広がり，平衡相でも持続してみられる(図1C)．毛細血管性血管腫では，動脈相から均一な強い増強効果がみられ，平衡相まで持続すると報告されている．

■ MRI：脾実質に比べてT1強調像で低〜等信号，T2強調像で等〜高信号(図1D)を呈する．サイズが大きなものでは内部不均一となり，出血を伴えばT1強調像で高信号，T2強調像で低信号の領域がみられる．濃染パターンはCTと同様である．拡散強調画像では，脾実質が高信号であるため相対的に低信号を呈し(図1E)，ADC値は比較的高い(図1F)．

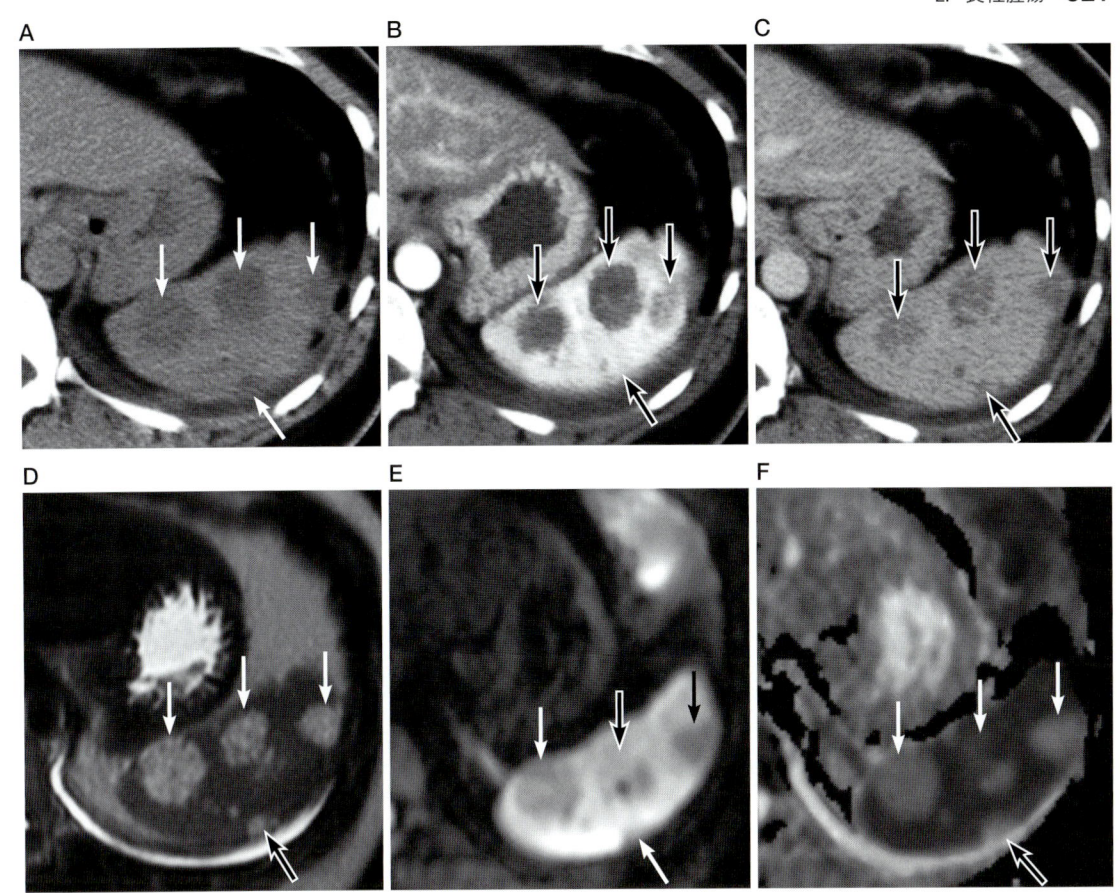

図　30歳台女性　脾血管腫
A：単純CT，B：造影CT（動脈相），C：造影CT（平衡相），D：T2強調像，E：拡散強調画像，F：ADCマップ　単純CT（A）では脾臓内に境界不明瞭な多発低吸収結節を認める（→）．造影CT動脈相（B）では多発結節の辺縁に淡い増強効果がみられ（→），平衡相（C）では結節全体に遷延性の増強効果がみられ（→），周囲脾実質との境界が不明瞭になっている．T2強調像（D）では，多発結節は脾実質よりも高信号を呈している（→）．拡散強調画像（E）では多発結節は，高信号を呈する脾実質よりも低信号を示し（→），ADC値は比較的高い（F，→）．
（九州大学症例）

鑑別診断と鑑別点

- 過誤腫：富血性腫瘍であり，動脈相から強い増強効果がみられ，平衡相まで持続する．毛細血管性血管腫と濃染パターンが類似する．線維性過誤腫は漸増性濃染を示す．
- 炎症性偽腫瘍：造影では漸増性の軽度～中等度の増強効果を示す．T2強調像での信号が海綿状血管腫ほどは高くない．
- 血管肉腫：サイズが大きく境界不明瞭，浸潤性であり，内部に広範な壊死や出血を伴うことが多く，中心部は増強効果に乏しい．

2. 良性腫瘍

脾過誤腫
splenic hamartoma

(文献3, 22)

臨床像
　脾原発の過誤腫は，剖検例の報告では0.024〜0.13％とまれな疾患である．通常，無症状であり，画像で偶然に発見されることが多い．ほとんどが単発性であるが，多発することもある．多系統の過誤腫形成を特徴とする結節性硬化症に合併することがある．

病理・病態
　正常脾髄成分の異常混合による奇形で，先天的な脾の局所的発生障害によるものと考えられている．病理組織学的所見では，赤脾髄優位の線維性の脾索様構造と，内皮細胞に被覆された血洞構造よりなり，白脾髄は含むものと含まないものがある．線維成分が非常に豊富で，血洞が乏しい線維性過誤腫も存在する．

画像所見
　過誤腫は脾髄成分から構成されるため，正常脾実質に類似した所見が随所にみられる．
■ 超音波検査(US)：通常，均一な正常脾実質よりも高エコーの結節を呈するが，内部に嚢胞や，虚血や出血による二次的な石灰化を伴うこともある．カラードプラ法では病変内の豊富な血流シグナルを同定できる．
■ CT：単純CTでは境界不明瞭で脾実質と比べてやや低〜等吸収を呈する(図1A)．石灰化がみられることがある．赤脾髄要素を反映して富血性腫瘍であることが多く，ダイナミックスタディでは動脈相から不均一な強い増強効果がみられ(図1B)，平衡相では均一な遷延性の濃染がみられる(図1C)．
■ MRI：脾実質と比べT1強調像で低〜等信号(図1D)，T2強調像で不均一な高信号を呈し(図1E)，造影パターンはCTと同様である．病変内に網内系細胞を有する場合には，SPIO(superparamagnetic iron oxide)投与で信号低下を認める(図1F)．線維性過誤腫では，T2強調像で低信号，造影後は動脈相では増強効果は弱く，平衡相では漸増性の濃染を示す．

BOX　T2強調像で低信号を呈する可能性がある脾病変

- 線維性過誤腫
- 線維化や血栓化の目立つ血管腫
- Gamna-Gandy body
- サルコイドーシス
- 悪性リンパ腫
- 炎症性偽腫瘍
- littoral cell angioma

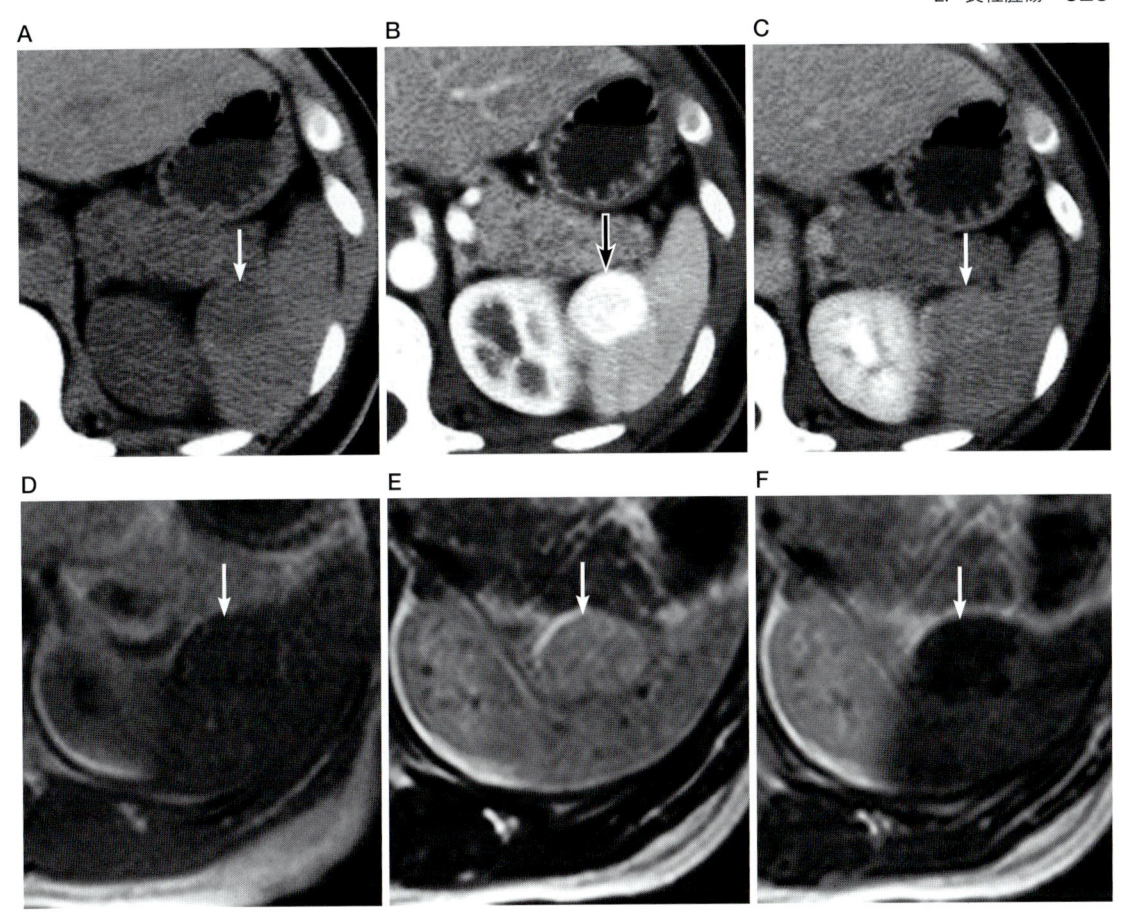

図1 30歳台女性　脾過誤腫
A：単純CT，B：造影CT（動脈相），C：造影CT（平衡相），D：T1強調像，E：T2強調像，F：SPIO投与後T2強調像　脾臓内に脾実質よりも低吸収を呈する境界不明瞭な結節を認める（A，→）．ダイナミックCT動脈相（B）では結節に非常に強い増強効果を認め（→），平衡相（C）ではwashoutがみられるが，脾実質よりもやや強い増強効果が持続している（→）．T1強調像（D）では結節は脾実質よりもやや低信号（→），T2強調像（E）で高信号を呈している（→）．SPIO投与後のT2強調像（F）にて，結節は脾実質よりも強い信号低下を示しており（→），内部に網内系細胞の存在が示唆される．（九州大学症例）

鑑別診断と鑑別点

- **血管腫**：海綿状血管腫は，T2強調像で著明な高信号を呈し，造影では動脈相で辺縁に増強効果がみられ，平衡相にかけて中心部に増強効果が広がる（centripetal enhancement）．毛細血管性血管腫は動脈相から均一な強い増強効果を認め，平衡相まで増強効果が持続するため，過誤腫との鑑別が困難である．線維性過誤腫は，濃染パターンが血管腫と類似する可能性があるが，線維成分を反映してT2強調像での信号が低くなる（BOX）．
- **炎症性偽腫瘍**：T2強調像では中等度の高信号を呈し，造影では漸増性の軽度～中等度の増強効果を認める．線維性過誤腫では濃染パターンが類似する可能性がある．
- **髄外造血**：線維性過誤腫との鑑別が問題となる．活動性の病変はT1強調像にて中等度信号，T2強調像にて高信号を呈し，造影では軽度の増強効果がみられる．非活動性の病変はT1強調像，T2強調像ともに低信号を呈し，増強効果はみられない．

2. 良性腫瘍

炎症性偽腫瘍
inflammatory pseudotumor （文献 23, 24）

■ 臨床像

炎症性偽腫瘍はさまざまな臓器に発生する良性腫瘍類似性疾患である．脾での報告はまれで，1984年以降110例程度が報告されている．その原因は不明であるが，EBウイルスをはじめとする感染，脾の梗塞や壊死，外傷，凝固能異常や自己免疫機序などが示唆されている．性差はなく，中年以降に好発するとされている．症状としては腹痛，発熱，貧血，脾腫などを呈するが，無症状で偶然発見されることも多い．予後良好であるが，臨床上あるいは画像上リンパ腫をはじめとする悪性腫瘍との鑑別が問題となることが多い．

■ 病理・病態

病変は赤脾髄領域に存在し，線維芽細胞様間質細胞の増生した中に形質細胞やリンパ球，組織球のような炎症細胞浸潤をさまざまな程度で伴う．また，壊死や硝子様変性，異物肉芽腫を認める．

■ 画像所見

■ 単純X線写真：時に石灰化を伴う脾腫を認めることがある．

■ 超音波検査(US)：境界明瞭な低エコー腫瘤として描出されるとの報告が多く，時に石灰化を伴う．

■ CT：単純CTでは周囲より低吸収の腫瘤を呈する．造影後は不均一に増強される．特に動脈相で辺縁がリング状に増強され，その後，辺縁から中心に向かって漸増性の増強効果を認めると報告されている．これは病変の辺縁から中心にかけて血管が減少し，線維成分が増加するためとされている．また，中心の線維成分に相当する増強効果が不良な"central satellite area"を認めた場合は，この疾患が示唆されるとの報告もある．

■ MRI：T1強調像では低〜等信号，T2強調像では線維成分が多いと低信号，炎症細胞浸潤が多いと高信号を呈するとされている．CT同様に中心部の線維成分に相当するT2強調像での低信号は特徴的との報告がある．造影後は不均一な増強効果を呈する．

■ 核医学：^{99m}Tcコロイドシンチグラフィと^{67}Gaシンチグラフィが過誤腫や悪性リンパ腫との鑑別に有用との報告がある．また，FDG-PETによる集積の報告もみられる．

BOX　炎症性筋線維芽細胞性腫瘍

炎症性偽腫瘍は腫瘍類似性疾患である．一方，病理学的に似たような組織像をとる疾患として炎症性筋線維芽細胞性腫瘍(inflammatory myofibroblastic tumor：IMT)が存在するが，こちらは腫瘍性病変である．ALK (anaplastic lymphoma kinase)の遺伝子変異に関連する病変が考えられている．炎症性偽腫瘍ではALKの異常はみられない．

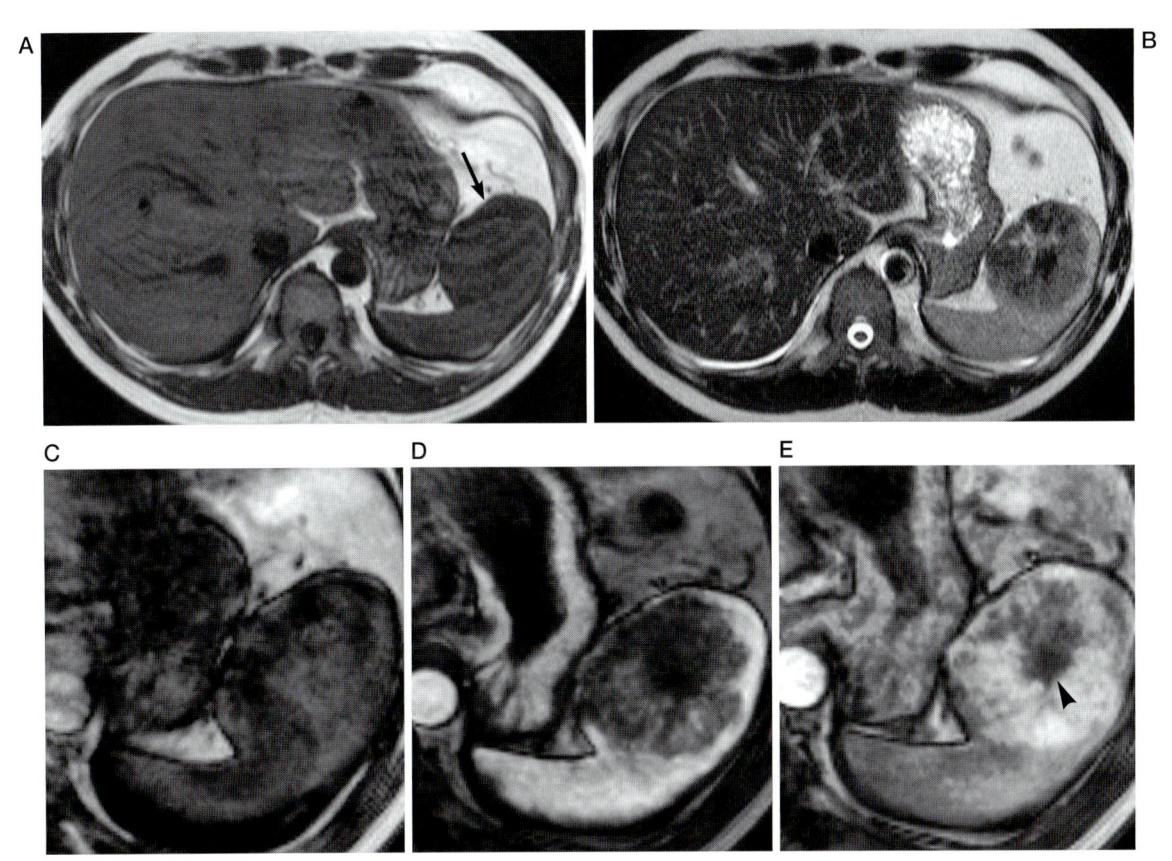

図1 30歳台 男性 炎症性偽腫瘍
A：T1強調像, B：T2強調像, C：ダイナミックMRI（造影前）, D：ダイナミックMRI（動脈相）, E：ダイナミックMRI（平衡相） MRI, T1強調像(A)では正常脾実質と比べて等～軽度低信号の腫瘤を認める(→). T2強調像(B)では腫瘤の辺縁は脾実質よりも低信号部分と高信号部分が混在している. 中心ではより低信号の領域を伴っている. ダイナミックMRI(C～E)では腫瘤は動脈相(D)にてその辺縁が軽度濃染され, 平衡相(E)ではほぼ全体が不均一に濃染されているが, 中心では増強効果の不良な領域を伴っている(▶). 手術が施行され, 炎症性偽腫瘍であった. (福岡大学症例)

鑑別診断と鑑別点

　線維成分や炎症細胞浸潤の程度でさまざまな画像所見を呈しうるため, 腫瘤を形成する多くの良性および悪性脾腫瘍との鑑別が問題となるが, その鑑別は困難なことが多いと考えられる. CTでのcentral satellite areaやT2強調像での中心部の低信号は鑑別の一助となりうる. ただし, 次項のsclerosing angiomatoid nodular transformation (SANT)でも類似の報告があり, その鑑別は困難と思われる.

2. 良性腫瘍

Sclerosing angiomatoid nodular transformation(SANT)

(文献 25, 26)

■ 臨床像

sclerosing angiomatoid nodular transformation (SANT)は，2004年にMartelらによってはじめて報告された非腫瘍性と考えられる血管病変である．その原因は不明で，突然発症，血管障害や間質増生に対する赤脾髄の過誤腫様反応，IgG4関連疾患のひとつの病態あるいは炎症性偽腫瘍や過誤腫，血腫などの終末像などが考えられている．このため以前は過誤腫や血管内皮腫，硬化性血管腫，炎症性偽腫瘍に多くのSANT症例が分類されていたと考えられている．最初の報告(25例)では男女比は2：1，平均年齢は48歳，大きさは3〜17 cmである．多くの症例は無症状で偶然に発見されているが，まれに腹痛や脾腫，貧血を主訴に発見されることもある．

■ 病理・病態

肉眼像では白色調の線維性硬化性間質内に大小不同の血管腫様結節が多発している．血管腫結節内にはcord capillary, small vein, sinusoidなどの通常の赤脾髄に存在する血管成分を含んでいる．間質には紡錘形細胞や炎症細胞，赤血球などを含んでいる．壊死巣はみられない．

■ 画像所見

画像上は単発の円形ないし分葉状の境界明瞭な腫瘤としてみられる

■ 超音波検査(US)：周囲脾組織とほぼ等エコーで辺縁に低エコーの被膜様構造を伴う．超音波ドプラでは，腫瘤の中心から辺縁に向かう血流がみられるとの報告がある．

■ CT：造影後の動脈相や門脈相では周囲脾組織より低吸収で，不均一な増強効果を示す．特に被膜様の増強効果や病変の辺縁主体に放射状の線状の増強効果を示すとの報告がある．この放射状の増強効果は病変内部の辺縁に存在する血管腫様結節に相当し"spoke wheel appearance"ともよばれる(図1E, F)．平衡相では，全体が脾と同程度あるいは高吸収に増強される．中心瘢痕を伴う症例もみられる．

■ MRI：T2強調像で低信号あるいはその内部に淡い高信号域を含む不均一な信号としてみられる．造影後はCT同様の増強パターンを示す．病変内の陳旧性出血によるヘモジデリンの沈着がchemical shift法の同位相(in phase)画像で低信号を呈するとの報告もある．

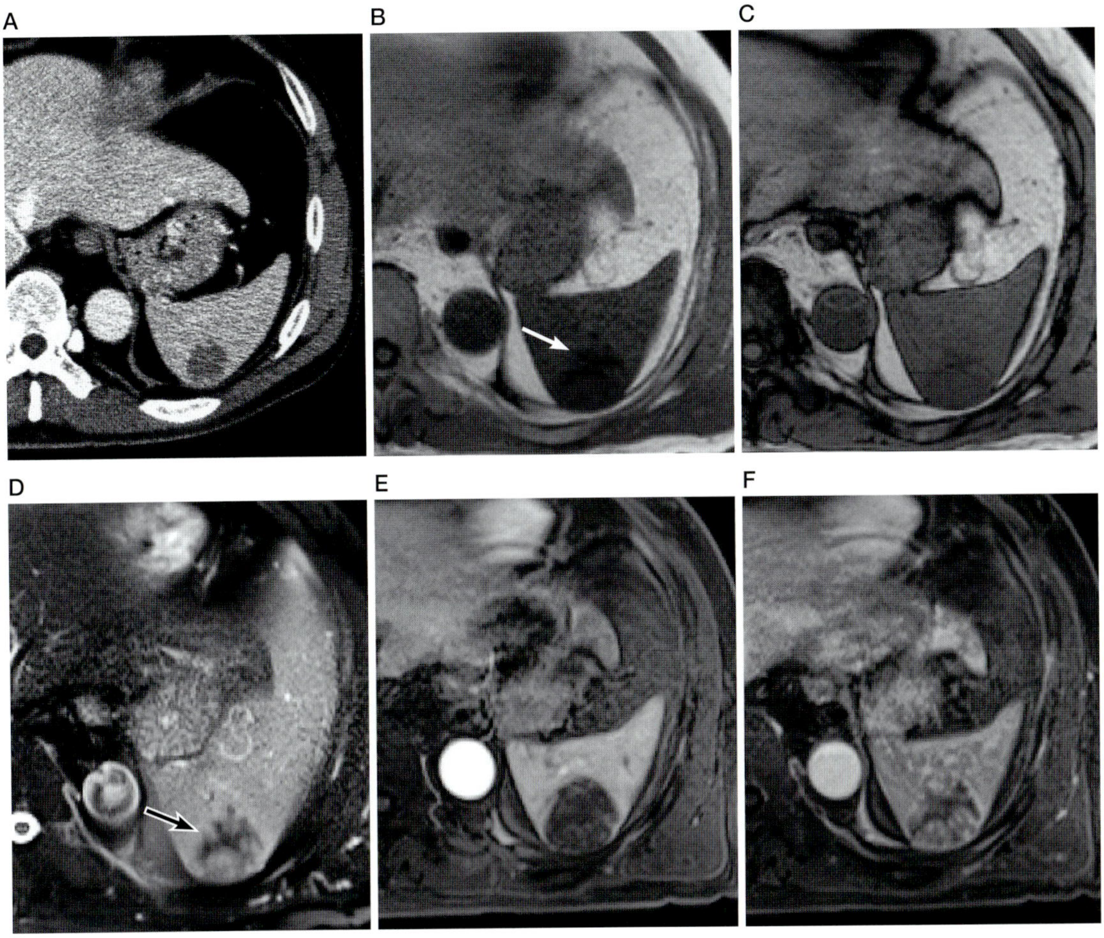

2. 良性腫瘍　527

図1　50歳台男性　SANT
検診にて脾腫瘤を指摘され，当初，血管腫を疑われ経過観察されていたが増大傾向があり，精査された（CTは手術の1年前）．A：造影CT（門脈相），B：T1強調同位相(in phase)像，C：T1強調逆位相(opposed phase)像，D：T2強調像(HASTE画像)，E：ダイナミックMRI（動脈相），F：ダイナミックMRI（門脈相）　造影CTの門脈相(A)では周囲脾実質に比べて低吸収を呈する腫瘤を認める．MRI，T1強調像の同位相像(B)と逆位相像(C)を比較すると，同位相(B)で腫瘤の内部に低信号を認め，ヘモジデリンの存在が示唆される(→)．T2強調像(D)でも同様に内部にヘモジデリンの存在を示唆する低信号を認める(→)．ダイナミックMRI(E, F)では腫瘤内部に経時的に車軸様の増強効果が出現している．手術が施行されSANTであった．（九州大学症例）

鑑別診断と鑑別点

　緩徐な増大を示すことがあり，悪性脾腫瘍との鑑別が問題となる．いくつかの特徴的な画像所見の報告があるが，不均一に増強される他の脾病変との鑑別は困難と思われる．特に炎症性偽腫瘍は以前の病理学的診断の混同もあり，似たような所見の報告もあることからその鑑別は困難と思われる．

3. 悪性腫瘍

脾悪性リンパ腫
splenic malignant lymphoma

(文献 27, 28)

■ 臨床像
悪性リンパ腫は脾の悪性腫瘍のなかで最も頻度が高い．しかしながら，そのほとんどは続発性であり，非 Hodgkin リンパ腫の 30〜40％，Hodgkin リンパ腫の 33％で脾への浸潤がみられる．脾原発の悪性リンパ腫はまれである (0.3〜2.0％)．症状には発熱，腹痛，腹部膨満感，腹部腫瘤などがあり，血液検査では貧血，白血球減少，血小板減少や LDH 高値を示すことが多い．

■ 病理・病態
脾の悪性リンパ腫は B 細胞性リンパ腫がほとんどで，日本では大細胞型 B 細胞性リンパ腫が多い．このタイプでは白脾髄に孤立性あるいは多発性結節性病変を呈することが多い．ほかに小細胞性 B 細胞リンパ腫や濾胞性 B 細胞性リンパ腫，マントル細胞リンパ腫，濾胞辺縁帯 B 細胞性リンパ腫も発生する．これらは白脾髄を置換するように増殖し，赤脾髄にもびまん性の浸潤を呈する．脾の T 細胞性リンパ腫はまれであるが，特徴的なタイプとして肝脾 T 細胞性リンパ腫が存在し，赤脾髄髄索をびまん性に浸潤する．

■ 画像所見
■ **超音波検査 (US)**：腫瘤を形成する場合，わずかに境界不明瞭で不均一な低エコー腫瘤としてみられる．びまん性に病変が存在する場合は，病変全体が 1 cm 以下の微小な低エコー域が多発する不均一な領域としてみられる．

■ **CT**：多彩な病理像を反映して，腫瘤を形成しない均一な腫大のみ，孤立性の腫瘤，多発性の腫瘤，びまん性の不均一な領域などを呈する．造影後，病変は周囲脾組織よりも低吸収を呈する．病変は門脈相でよく描出される．

■ **MRI**：T1 強調像，T2 強調像ともに周囲脾組織と等信号のことが多く，この場合は病変の描出が困難である．時に病変が T2 強調像でより低信号を呈し描出が容易なこともある．また，内部に壊死を含む場合は高信号を呈する．ガドリニウム製剤による造影後は周囲脾組織よりも低信号を呈し描出に有用である．以前よく使用されていた SPIO 製剤も描出に有用である．病変の細胞密度が高いことを反映して拡散強調画像で高信号，ADC マップで低信号を呈することがある．

■ **核医学**：FDG-PET で高集積を呈する．

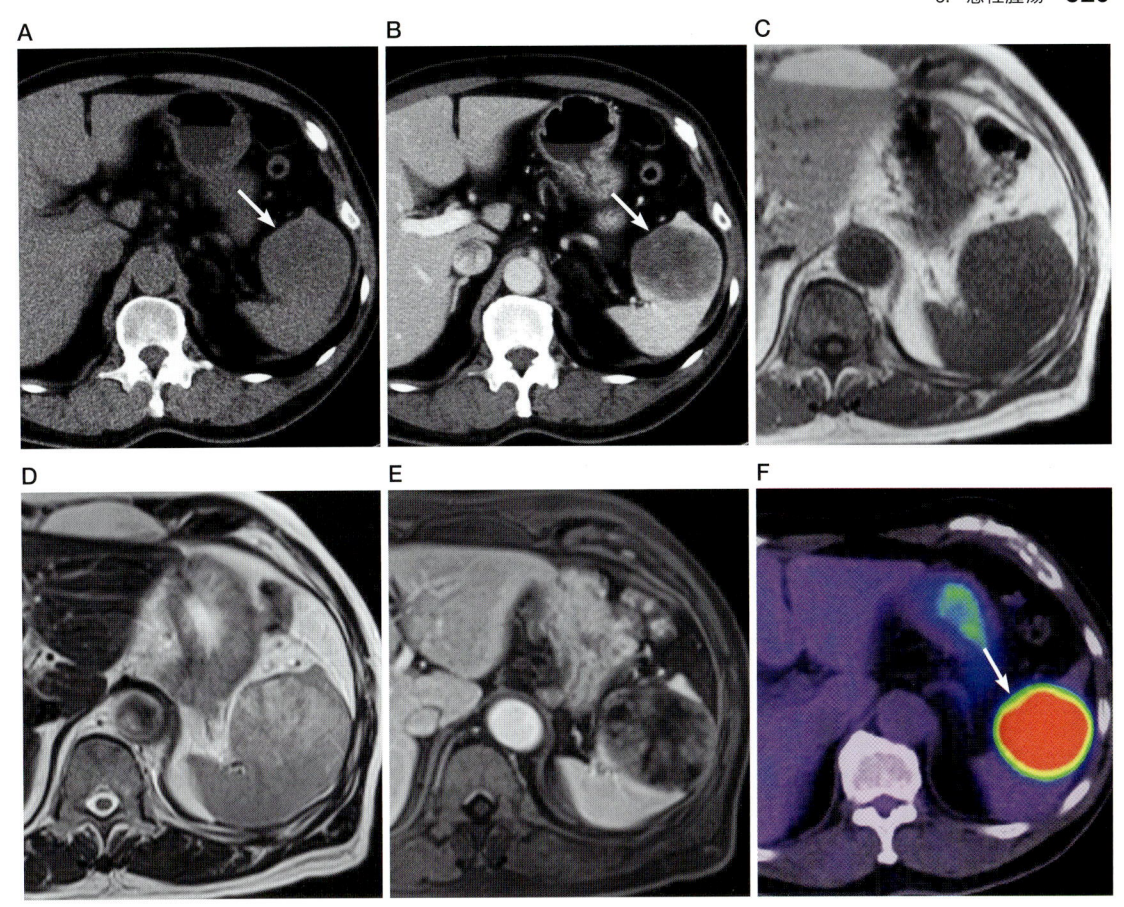

図1 60歳台男性　脾悪性リンパ腫（びまん性大細胞型B細胞性リンパ腫）
A：単純CT，B：造影CT（門脈相），C：T1強調像，D：T2強調像，E：造影T1強調像，F：PET/CT　単純CT（A）で脾臓内部に周囲との境界不明瞭で，正常脾実質に比べてわずかに低吸収の腫瘤を認める（→）．造影CT（B）では腫瘤はやや境界不明瞭で，その内部は不均一に増強され，全体としては脾実質に比べて低吸収を呈している（→）．MRI, T1強調像（C）では正常脾実質と等信号，T2強調像（D）では軽度高信号を呈している．造影T1強調像（E）では不均一な増強効果を認める．PET/CT（F）では腫瘤に一致して著明な高集積を認める（→，SUV_{max}：early 21.28, delay 26.38）．手術が施行され，びまん性大細胞型B細胞性リンパ腫であった．

鑑別診断と鑑別点

　続発性であれば診断は比較的容易と思われるが，単発の場合は転移など他の脾腫瘍との鑑別が問題となる．臨床，血液所見が参考となる場合がある．転移性腫瘍はT2強調像で低信号を呈することはまれで，リンパ腫病変が等～低信号を呈する点は鑑別点となりうるが，リンパ腫病変でも壊死を伴い，T2強調像で高信号を呈することがあり，その場合は鑑別も困難である．

3. 悪性腫瘍

脾血管肉腫
splenic angiosarcoma (文献 3, 29)

■ 臨床像

　脾の血管肉腫は血管内皮細胞由来のまれな腫瘍であるが，血液リンパ系を除いた脾の原発性悪性腫瘍としては最も頻度が高い(BOX)．50歳台以降に好発し，性差はほとんどみられない．腹痛や腫瘤触知，発熱などの症状を呈する．また，貧血や汎血球減少を認めることがある．肝原発性血管肉腫のような塩化ビニル，砒素，トロトラストなどとの関連性は不明である．その予後は不良で，多くが診断時から12か月以内に死亡すると報告されている．転移先としては肝，肺，リンパ節，骨，脳などが多い．

■ 病理・病態

　肉眼的には脾腫を呈する病変で，その内部に多結節性，出血性病変を認める．また，囊胞状変化や壊死も認める．組織学的には浸潤性増生が特徴的で，異型内皮細胞が種々の程度で血管構造を形成する．免疫組織学的に血管内皮細胞マーカー(CD31，CD34など)が陽性となる．

■ 画像所見

■ 超音波検査(US)：多くの症例で脾腫を認め，その内部には単発あるいは多発する不均一な腫瘤を認める．

■ CT：脾は腫大し，単純CTではその内部に不均一な低吸収を呈する単発あるいは多発する腫瘤を認める．腫瘍内に急性期の出血を伴うと高吸収を呈する．時に石灰化を伴う．造影後は腫瘍内の出血や壊死の程度を反映してさまざまな度合いの不均一な増強効果を呈する．周囲との境界は多くの場合，不明瞭である．血管腫にみられるような辺縁主体の増強効果や造影後の pooling を呈することもある．

■ MRI：腫瘍内の出血，壊死やヘモジデリンの沈着を反映してT1強調像，T2強調像ともに不均一な信号を呈することが多い．腫瘍内に亜急性期出血が存在するとT1強調像での高信号部分を含み，ヘモジデリンの沈着が存在するとT2強調像で低信号部分を含む．また，壊死部分はT2強調像で高信号を呈する．造影後も壊死や出血の程度により不均一に増強される．

BOX 脾に発生する血管系腫瘍

1) 良性
   - 血管腫
   - 脾リンパ管腫
   - littoral cell angioma*

2) 悪性
   - 血管肉腫
   - littoral cell angiosarcoma

---

*littoral cell angioma：脾臓独特の血管腫で，赤脾髄髄洞の内皮細胞由来と考えられている．

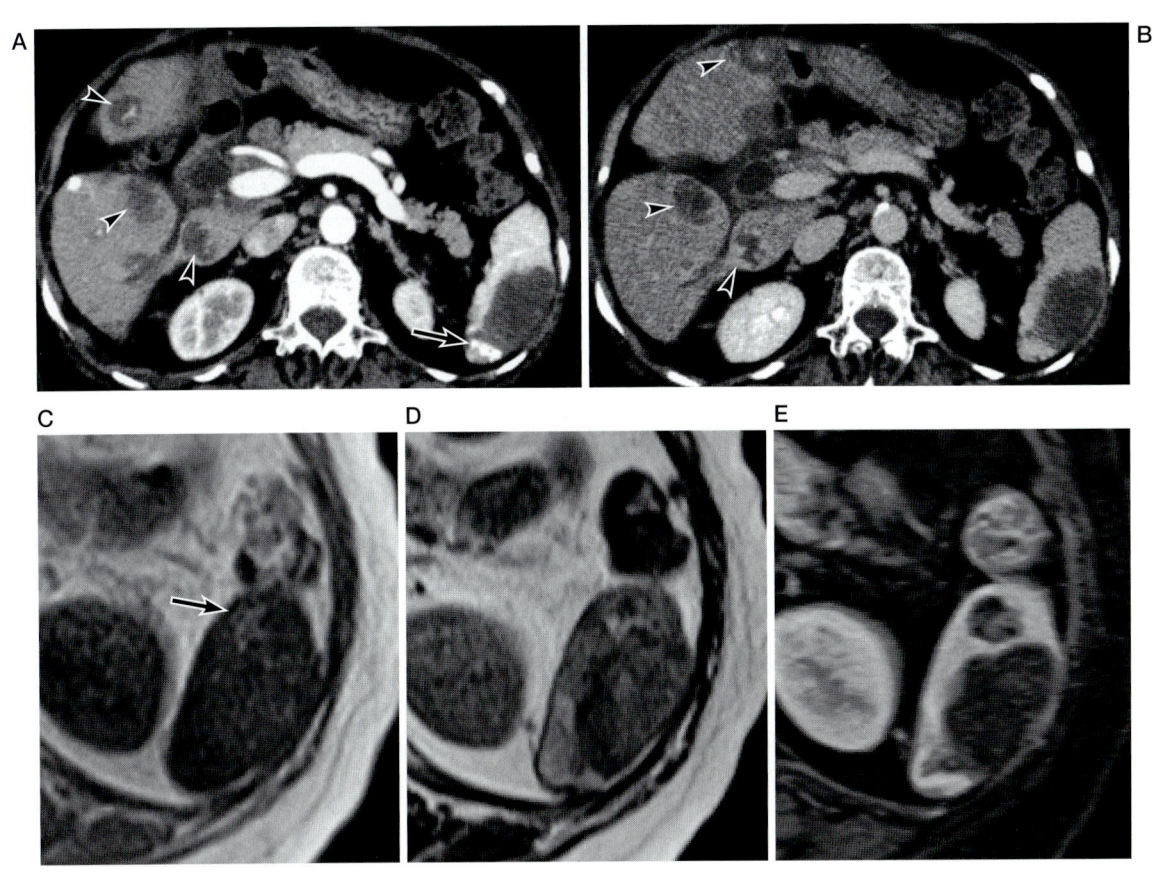

図1 80歳台女性 脾血管肉腫

A：造影CT（動脈相），B：造影CT（平衡相），C：T1強調像，D：T2強調像，E：ダイナミックMRI（門脈相）

造影CT動脈相（A）ではその大部分が周囲脾実質より低吸収の腫瘤を認める．辺縁には拡張した血管様の数珠状の高吸収域を伴っている（A，→）．造影CT平衡相（B）でも大部分は周囲脾実質よりも低吸収である．動脈相でみられた数珠状の高吸収域は不明瞭化している．肝内にも同様の性状の腫瘤が多発している（A, B，▶）．MRI，T1強調像（C）では腫瘤の一部に高信号域を認め（→），出血成分が示唆される．T2強調像（D）では周囲脾実質と等〜軽度高信号を含んだやや不均一な信号を呈している．ダイナミックMRIの門脈相（E）では周囲より低信号となっている．肝の部分切除が施行され血管肉腫の診断であった．脾の病変も同一の血管肉腫と考えられた．

鑑別診断と鑑別点

血管性腫瘍である．血管腫やlittoral cell angioma，リンパ管腫，血管周皮腫，あるいはリンパ腫，転移性腫瘍などが鑑別にあがる．血管肉腫の造影後の増強パターンは血管腫に似るとの報告があるが，出血や壊死を反映した内部の多彩な画像所見は本疾患と他の腫瘍との鑑別点になりうる．

3. 悪性腫瘍

転移，直接浸潤
metastatic splenic tumor, direct extension to the spleen （文献 3, 30）

■ 臨床像

脾の転移性腫瘍は比較的まれな病態だが，時に遭遇する．その頻度は 0.3〜7.3％程度である．まれな理由としては求心性のリンパ路が存在しないためとされている．また，転移の経路はおもに血行性と考えられている．原発巣としては悪性黒色腫，乳癌，肺癌，卵巣癌，胃癌，前立腺癌が多い．単発あるいは多発腫瘤としてみられることが多く，びまん性に浸潤する病変としてみられることは少ない．多くの例は無症状である．サイズが大きいとまれに破裂をきたすことがある．

脾への直接浸潤は，胃大弯と脾門部を結ぶ胃脾間膜や，膵尾部・左前腎傍腔と脾門部を結ぶ脾腎間膜を介した胃や膵の腫瘍の浸潤が知られている．

■ 病理・病態

解剖学的に脾臓リンパ管の発達は被膜や脾柱に限られているため，上述のごとく脾への転移の多くは血行性である．リンパ行性の転移は被膜，脾柱に比較的限局し，血行性転移は赤脾髄にびまん性に多発する傾向がある．病理像は原発性と同様の所見を示す．

■ 画像所見

1) 転移性腫瘍

■ 超音波検査(US)：組織型によりさまざまなエコー輝度を呈しうるが，低エコーを呈することが多い．

■ CT：造影後に周囲より低吸収の病変としてみられることが多く，門脈巣で描出されやすい．粘液癌からの転移では石灰化をきたしうる．

■ MRI：T1 強調像で低〜等信号，T2 強調像で高信号を呈することが多い．単純 MRI では同定困難であることも多い．造影後 T1 強調像では低信号を呈するが，増強効果の程度はさまざまである．悪性黒色腫の転移は囊胞変性や壊死により単房性あるいは隔壁を伴う多房性腫瘤としてみられることがある．

転移性腫瘍の画像所見に特異的なものはなく，一般には原発巣のそれと類似すると考えられている．

2) 直接浸潤

特に胃や膵の腫瘍から直接の連続性をもって，脾の辺縁から内部にかけて不整な病変を形成する．

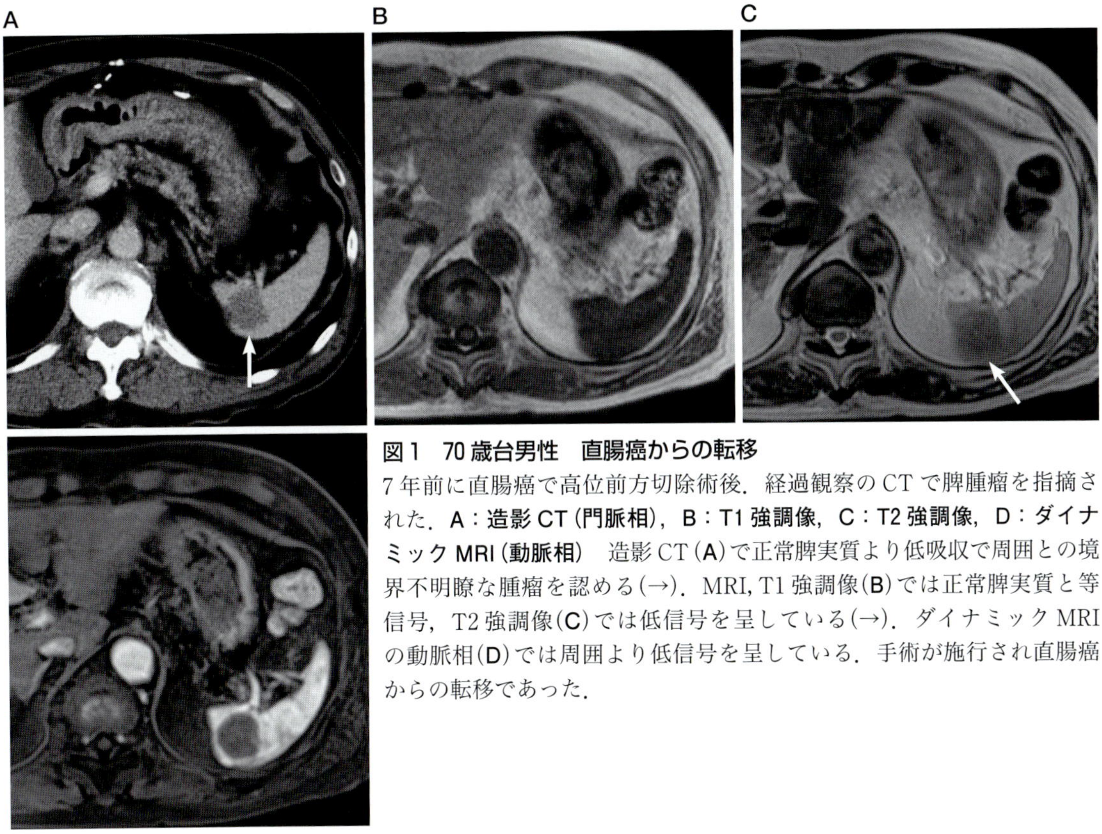

3. 悪性腫瘍　533

図1　70歳台男性　直腸癌からの転移
7年前に直腸癌で高位前方切除術後．経過観察のCTで脾腫瘤を指摘された．A：造影CT（門脈相），B：T1強調像，C：T2強調像，D：ダイナミックMRI（動脈相）　造影CT（A）で正常脾実質より低吸収で周囲との境界不明瞭な腫瘤を認める（→）．MRI, T1強調像（B）では正常脾実質と等信号，T2強調像（C）では低信号を呈している（→）．ダイナミックMRIの動脈相（D）では周囲より低信号を呈している．手術が施行され直腸癌からの転移であった．

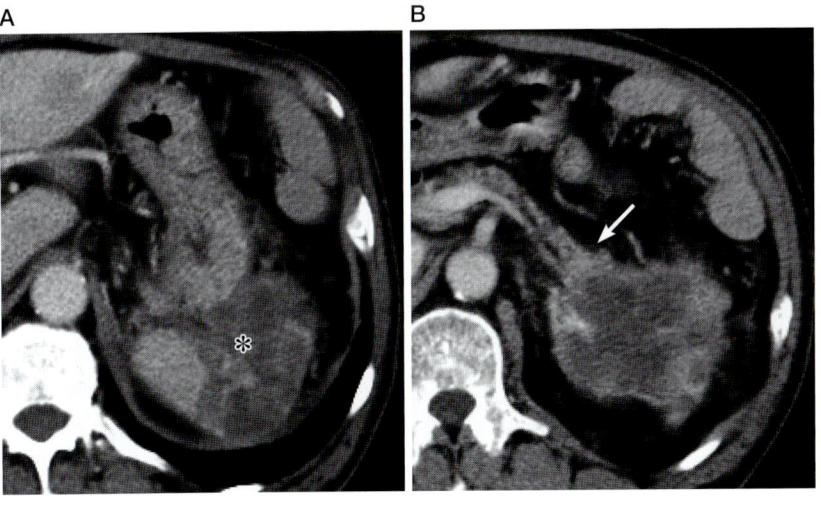

図2　70歳台男性　膵癌からの直接浸潤
A, B：造影CT（門脈相）
造影CT（A）にて脾およびその周囲を取り囲むように不整な腫瘤（＊）を認める．尾側のスライス（B）では腫瘤は膵尾部より連続している（→）．脾腎間膜を介した，膵癌から脾への直接浸潤であった．

鑑別診断と鑑別点

　転移性腫瘍は原発巣や組織型により多彩な画像を呈するため，他の原発性の脾腫瘍との鑑別は困難なことがある．ただし原発巣が確認され，かつその画像所見が類似する場合は鑑別可能である．また，脾への転移は全身への転移のひとつとして出現することが多く，他部位にも転移を示唆する所見があれば転移と診断可能である．

文　献

総論

1) Elsayes KM, Narra VR, Mukundan G, et al : MR imaging of the spleen : spectrum of abnormalities. RadioGraphics 2005 ; 25 : 967-982.
2) Low G, Panu A, Millo N, et al : Multimodality imaging of neoplastic and nonneoplastic solid lesions of the pancreas. RadioGraphics 2011 ; 31 : 993-1015.
3) Thipphavong S, Duigenan S, Schindera ST, et al : Nonneoplastic, benign, and malignant splenic diseases : cross-sectional imaging findings and rare disease entities. AJR Am J Roentgenol 2014 ; 203 : 315-322.

各論

1. 先天性・良性疾患

4) Applegate KE, Goske ML, Pierce G, et al : Situs revisited : imaging of the heterotaxy syndrome. RadioGraphics 1999 ; 19 : 837-852.
5) 篠原　徹：心房内臓錯位症候群の臨床．近畿大医誌 2009 ; 34 : 177-183.
6) 大谷紗代，小山　貴：脾病変の画像診断．画像診断 2013 ; 29 : 480-495.
7) 前田恵理子，赤羽正章，野田正信・他：脾の発生と先天奇形．画像診断 2006 ; 26 : 829-836.
8) Jang KM, Kim SH, Lee SJ, et al : Differentiation of an intrapancreatic accessory spleen from a small (<3 cm) solid pancreatic tumor : value of diffusion-weighted MR imaging. Radiology 2013 ; 266 : 159-167.
9) Varma DR, Sirineni GR, Rao MV, et al : Sonographic and CT features of splenogonadal fusion. Pediatr Radiol 2007 ; 37 : 916-919.
10) Chen SL, Kao YL, Sun HS, et al : Splenogonadal fusion. J Formos Med Assoc 2008 ; 107 : 892-895.
11) 大塚新平，磯谷正敏，原田　徹・他：術前診断した遊走脾茎捻転の1例．日臨外会誌 2012 ; 73 : 2669-2673.
12) Trastek VF, Pairolero PC, Bernatz PE : Splenic artery aneurysms. World J Surg 1985 ; 9 : 378-383.
13) Guillon R, Garcier JM, Abergel A, et al : Management of splenic artery aneurysms and false aneurysms with endovascular treatment in 12 patients. Cardiovasc Intervent Radiol 2003 ; 26 : 256-260.
14) Nores M, Phillips EH, Morgenstern L, Hiatt JR : The clinical spectrum of splenic infarction. Am Surg 1998 ; 64 : 182-188.
15) Jaroch MT, Broughan TA, Hermann RE : The natural history of splenic infarction. Surgery 1986 ; 100 : 743-750.
16) 田嶋　強，本田　浩：脾腫の画像診断とIVR．画像診断 2006 ; 26 : 843-861.
17) 坂元一郎，家里　裕，横森忠紘・他：孤立性脾膿瘍に対しエコーガイド下ドレナージが有効であった1例．日臨外会誌 2001 ; 62 : 800-803.
18) 日本外傷学会臓器損傷分類委員会：日本外傷学会臓器損傷 2008 より脾損傷分類 2008．(http://www.jast-hp.org/archive/sonsyoubunruilist.pdf)
19) 米永和真，前田恵理子：4.その他の疾患(脾損傷)．山下康行・編：肝胆膵の画像診断—CT・MRIを中心に．学研メディカル秀潤社，2010 ; 458-461.
20) Koyama T, Ueda H, Togashi K, et al : Radiologic manifestations of sarcoidosis in various organs. RadioGraphics 2004 ; 24 : 87-104.

2. 良性腫瘍

21) Urrutia M, Mergo PJ, Ros LH, et al : Cystic masses of the spleen : radiologic-pathologic correlation. RadioGraphics 1996 ; 16 : 107-129.
22) Abbott RM, Levy AD, Aguilera NS, et al : From the archives of the AFIP : primary vascular neoplasms of the spleen : radiologic-pathologic correlation. RadioGraphics 2004 ; 24 : 1137-1163.
23) Irie H, Honda H, Kaneko K, et al : Inflammatory pseudotumors of the spleen : CT and MRI findings. J Comput Assist Tomogr 1996 ; 20 : 244-248.
24) Yarmohammadi H, Nakamoto D, Faulhaber PF, et al : Inflammatory pseudotumor of the spleen : review of clinical presentation and diagnostic methods. J Radiol Case Rep 2011 ; 5 : 16-22.
25) Lewis RB, Lattin GE, Nandedkar M, et al : Sclerosing angiomatoid nodular transformation of the spleen : CT and MRI features with pathologic correlation. AJR 2013 ; 200 : W353-360.
26) Raman SP, Singhi A, Horton KM, et al : Sclerosing angiomatoid nodular transformation of the

spleen (SANT) : multimodality imaging appearance of five cases with radiology-pathology correlation. Abdom Imaging 2013 ; 38 : 827-834.

3. 悪性腫瘍

27) Giovagnoni A, Giorgi C, Goteri G : Tumours of the spleen. Cancer Imaging 2005 ; 5 : 73-77.
28) Luna A, Ribes R, Caro P, et al : MRI of focal splenic lesions without and with dynamic gadolinium enhancement. AJR 2006 ; 186 : 1533-1547.
29) Thompson WM, Levy AD, Aguilera NS, et al : Angiosarcoma of the spleen : imaging characteristics in 12 patients. Radiology 2005 ; 235 : 106-115.
30) Kaza RK, Azar S, Al-Hawary MM, et al : Primary and secondary neoplasms of the spleen. Cancer Imaging 2010 ; 10 : 173-182.

和文索引

複数頁に載っている用語は，必要な場合，主要説明箇所の頁をゴシック体で示した．（欧文索引も同じ）

あ

亜区域　18
悪性黒色腫　348
網内系造影剤　36
　──によるSPIO-MRI　47
網囊孔　366
アルコール性肝炎　72
アルコール性肝障害にみられる過形成結節　194

い

異栄養性石灰化　292
異型結節　125
胃結腸静脈幹　370
異所性膵　382
位相コントラスト画像　33
　──T1強調像　124
遺伝性出血性毛細血管拡張症　178, 466, 476
胃排泄遅延　480
胃脾間膜　489
イメージング・バイオマーカー　114
インスリノーマ　446, 476

う・え

うっ血脾　516

液面形成　172
エコープラナー法　33
壊死性膵炎　388
壊疽性胆囊炎　286, 288, 296, 298
エタノール注入療法　110
炎症性偽腫瘍　188, 190, 302, 495, 524
炎症性筋線維芽細胞腫　188
炎症性筋線維芽細胞性腫瘍　524
炎症性ポリープ　314

お

横隔結腸間膜　490
横隔脾靱帯　490
黄色肉芽腫性胆囊炎　294, 330
　──と胆囊癌の鑑別点　294
横断像　8

か

塊状線維化巣　202
改訂アトランタ分類　392, 416
海綿状血管腫　168
化学シフト　33, 46, 294
架橋壊死　56
核医学検査　2
拡散強調画像　33
拡散現象　46
過形成　458
過形成性結節　194
過形成性ポリープ　314
ガストリノーマ　446
仮性動脈瘤　230, 354, 390, 396, 471, 506
仮性囊胞　390, 406, 495
褐色細胞腫　408
合併奇形　498
ガドキセト酸ナトリウム　36
カルチノイド症候群　150, 476
肝悪性リンパ腫　142
　──，びまん性大細胞型　142
肝移植　479
肝円索
　──，右（側）　251, 253, 282
肝外傷　230
肝外胆管　246, 271
　──周囲神経叢　261
肝芽腫　220
肝幹細胞　140
肝癌治療効果判定基準　110
肝偽脂肪腫　204
肝偽腫瘍　206
肝偽病変　192, 210
肝偽リンパ腫　144
肝区域　18
管腔内超音波検査　320
肝血管筋脂肪腫　160
肝血管腫　168
肝血管肉腫　146
間欠的胆管閉塞　336

肝硬変　62
　──のおもな成因　63
肝細胞癌　80, 90
　──，CK19陽性　122
　──，偽腺管型　120
　──，金属沈着　124
　──，硬化型　116
　──，進行　100, 102
　──，浸潤性　202
　──，成人型　222
　──，早期　98
　──，胆管腫瘍栓を伴う　106
　──，中分化型　100
　──，低分化型　102
　──，肉腫様　118
　──，びまん型　108
　──，門脈腫瘍栓を伴う　104
　──診断アルゴリズム　217
　──のバイオマーカー　114
　──の予後因子　114
肝細胞腺腫　194
肝細胞相　214
肝細胞胆道系造影剤　36, 48, 50
間質性浮腫性膵炎　388
肝紫斑病　180
　──の原因　180
肝十二指腸間膜　2
冠状断像　8
肝静脈　6
肝静脈腫瘍栓　102
肝神経内分泌腫瘍　150
肝線維化　60
肝線維多囊胞性疾患　175
肝腺腫　158
感染性囊胞　172
肝胆道線維性多囊胞性疾患　175
肝中心静脈閉塞症　84
肝蛭症　191
肝動脈　4, 284
肝動脈化学塞栓療法　111, 255, 480
肝動脈造影下CT　36
肝動脈塞栓術　354
肝内胆管　7, 246
肝内胆管癌　202
　──，胆管浸潤型　128

―――，胆管内発育型　130
―――，末梢腫瘤形成型　126
―――の肝門型・末梢型　127
―――のバイオマーカー　132
―――の予後因子　132
肝内胆管結石　310, 312
肝内胆管腺腫　162
肝内直接浸潤　325
肝内微細血管解剖　7
肝内脈管解剖　3
肝内門脈　3
肝肉眼解剖　3
癌肉腫　118
肝粘液性囊胞腫瘍　136, 166
肝囊胞　172
―――，多発性　174
肝膿瘍　186, 288
鑑別診断　40, 50
肝未分化肉腫　224
肝門枝　258
肝門板　246, 247
間葉系過誤腫　166, 228
肝幼虫移行症　190
還流欠損像　38
肝類上皮血管内皮腫　148
肝類洞閉塞症候群　84

き

偽狭窄　377
奇形　458
気腫性胆囊炎　288, 298
寄生虫　190
逆位相　33, 371
急性肝炎　56
急性肝不全のおもな成因　59
急性膵炎　388
―――の合併症　390
―――のステージング　392
急性胆管炎　290
急性胆囊炎　286
―――の合併症　288
―――の診断基準　287
急性閉塞性化膿性胆管炎　290
強度変調放射線治療　85
局在診断　52
局所的肝実質圧排　210
金属クリップ　379
金属コイル　379
金属沈着　46

く

区域　18
腔外腫瘤形成型胆囊病変　270
腔内突出型胆囊病変　270
グラジエントエコー法　28
グルカゴノーマ　446

け

経口摂取回復遅延　480
経口造影剤　266
―――，MRCP　266
―――逆流現象　267
経口避妊薬　158
経動脈性門脈造影下 CT　36
経皮経肝胆管ドレナージ　356
経皮経肝胆囊ドレナージ　176
経皮的脾膿瘍ドレナージ　510
劇症肝炎　56
―――のおもな成因　59
血液プール　215
血管外漏出像　230, 354
血管作用性物質　150
血管内皮細胞マーカー　530
血管肉腫　80
結節状過形成　68
結節性硬化症　160
結節性再生性過形成　70, 158, 196
―――の肉眼像　196
結腸間膜　366
血流異常　86
限局性結節性過形成　158, 198
限局性脂肪肝　86, 206
限局性脂肪浸潤　371
原発性肝癌　50, 52
原発性肝癌取扱い規約　18, 52
原発性硬化性胆管炎　304, 338
原発性胆汁性肝硬変　66
―――の特徴　66

こ

硬化性血管腫　170
好酸球性肉芽腫　190
後腹膜出血　471
高分子水和効果　43
抗ミトコンドリア抗体　66
黒色石　306, 312
骨髄線維症　493, 494

コメットエコー　164
孤立性線維性腫瘍　463
コレステロール結石　306, 312
コレステロールポリープ　314
コロナ様濃染　120
混合石　306
―――，含気性　307
混合型肝癌　140, 202
混合型腺内分泌癌　346
混成石　306

さ

サーフェスレンダリング　25
臍静脈板　246
再生結節　96
最大強度投影法　312
細胆管　244
細胆管癌　138
細胞外液性(Gd)造影剤　35, 47, 212
細胞膜移送蛋白　95
左側胆囊　251, 282
撮影タイミング　23
サルコイドーシス　476
残肝予備能の予測　54

し

磁化率アーチファクト　379
自己免疫性膵炎　302, 394, 398
矢状断像　8
しだれ柳様(肝静脈)　68
至適撮像法　217
磁場強度　28
脂肪肝　72
脂肪沈着　46
脂肪非沈着部位　86
脂肪抑制　33, 371
車軸状血管　198
周囲臓器浸潤　325
住血吸虫症　82
充実性腫瘍の囊胞変性　406
十二指腸腫瘍　427
十二指腸乳頭部癌　344
―――の前癌病変　344
重複胆囊　274
数珠状変化　304
出血　46
術前画像情報　49

術中迅速細胞診　162
術中胆道損傷　282
腫瘍縮小率　111
腫瘍形成型胆嚢病変　270
腫瘍形成性膵炎　400
純コレステロール石　306
漿液性囊胞性腫瘍(腺腫)　442, 444
消化管間葉系腫瘍　462
常磁性効果　44
常染色体優性多囊胞性肝疾患　174, 474
常染色体優性多発性囊胞腎　174, 410
小腸間膜　366
静脈還流　210
静脈腫瘍栓　213
シリアル Le 抗原前駆体　326
シングルスライス 2D 撮像法　312
神経鞘腫　460
　　──, Antoni A 型　460
　　──, Antoni B 型　460
神経内分泌癌　346
神経内分泌腫瘍　346
信号雑音比　28, 265
腎細胞癌　408
新生児肝炎　281
新生児糖尿病　386
真性動脈瘤　506
真性囊胞　406
深達度診断　324
進展度診断　52, 418

す

膵・胆管合流異常　276, 278, 338
膵悪性リンパ腫　456
膵炎　380
　　──, 背側　380
膵外傷　468
膵外性発育　412
髄外造血　523
膵過誤腫　458
膵仮性囊胞　416
膵癌　420
　　──, 発生部位から見た　422
　　──のバイオマーカー　420
　　──の病期分類　418
　　──の予後因子　420

膵管胆管高位合流　247
膵癌取扱い規約　418
膵管内管状乳頭腫瘍　438
膵管内乳頭粘液性腫瘍　134, 434, 444
　　──, 混合型　434
　　──, 分枝型　434
膵管内乳頭粘液腺癌　436
膵管非癒合　380
膵管癒合不全　364
膵頸部癌　422
膵鉤部　366
膵鉤部癌　422
膵脂肪浸潤　404
膵神経鞘腫　460
膵神経内分泌腫瘍　446
膵真性囊胞　406
膵石　394
膵腺房細胞癌　428
膵体尾部切除術　420
膵体部癌　422
垂直進展　340
膵低形成　386
膵頭後部主幹リンパ節　261
膵動静脈奇形　396, 466
　　──の合併症とその原因　467
膵頭部癌　422
膵内副脾　414, 445, 500, 501
膵囊胞性疾患　444
　　──の鑑別　444
膵尾部癌　422
膵平滑筋肉腫　465
水平進展　340
膵傍神経節腫　463
膵無形成　386
膵芽腫　450
水溶性ガドリニウム製剤　35, 47
膵リンパ管腫　463
膵瘻　480
ステント　379
スピンエコー法　26

せ

成人 T 細胞白血病　495
正中弓状靱帯症候群　472
星芒状瘢痕　442
赤脾髄　488
石灰化　400
ゼラチンスポンジ　111

線維性過誤腫　522
線維性間質　126
遷延性濃染　132
前癌病変　98
前駆細胞　244
前腎傍腔　366
前腸囊胞　182
先天性肝線維症　62
先天性胆道拡張症　276, 278
先天性囊胞　182
腺扁平上皮癌(胆嚢)　334

そ

造影 CT　22, 41
　　──Grade　392
造影 MRI　35,
　　──, 肝の　35
　　──の要点　49
造影後期相　212
造影剤　2
　　──濃度　26
　　──量　26
造影前 CT　22
造影能　212
造影パターン　22
造影理論　21
総胆管結石　310, 312
ソマトスタチノーマ　446, 476
存在診断　50

た

体外式衝撃波結石破砕療法　307
退形成癌　430
　　──, 巨細胞型　430
　　──, 多形細胞型　430
　　──, 破骨細胞様巨細胞型　430
　　──, 紡錘細胞型　430
ダイナミック CT　22, 368
　　──の至適画像　23
　　──の撮影プロトコール　27
ダイナミック MRI　47, 371
ダイナミックスタディ　22, 41
多血性充実性腫瘍　163
多重反射　164
多段階発癌　90
多断面再構成　249
多発性膵神経内分泌腫瘍　448

多発性内分泌腫瘍 1 型　448
多脾症　498
多房性囊胞　444
多列検出器型 CT　249, 368
胆管過誤腫症　164
胆管癌　336
　——，結節型　340
　——，浸潤型　340
　——，乳頭型　340
　——，平坦型　340
　——，膨張型　340
　——の病期診断　336
　——のリスクファクター　338
胆管結石　278, 310, 312
　——CT 所見・検出率　310
　——MRCP 所見・検出率　312
胆管細胞癌　80
胆管周囲静脈叢　258
胆管周囲付属腺　184
胆管障害　208
胆管神経内分泌腫瘍　346
胆管性微小過誤腫　174
胆管側浸潤　325
胆管断端神経腫　320
胆管内空気　377
胆管内乳頭状腫瘍　130, 134, 342
胆管分岐形式　284
胆汁性囊胞　176
胆汁性腹膜炎　288
胆汁の流れ　377
単純 CT　22, 40
　——による鑑別　41, 44
単純 MRI　28, 43
　——，肝の　31
胆石溶解療法　307
胆道癌　336
　——，切除不能な　337
胆道気腫　377
胆道出血　354
胆道閉鎖症　280
胆囊板　246
胆囊管　252, 282
胆囊癌　278, 318, 324
　——，腔外腫瘤形成型　330
　——，腔内突出型　329
　——，壁肥厚型　330
　——の肉眼分類　328
　——のバイオマーカー　326
　——の病期診断　324
　——の予後因子　326

胆囊結石　306, 308
　——CT 所見・検出率　306
　——MRCP 所見・検出率　308
胆囊周囲膿瘍　288, 296
胆囊床　258
胆囊-上腸間膜経路　261
胆囊静脈　258
胆囊腺筋腫症　316, 330
　——，底部型　316
　——，びまん型　316
　——，分節型　316
胆囊穿孔　289
胆囊腺腫　314, 318
胆囊胆管瘻　350
胆囊動脈　255, 282
胆囊捻転症　300
胆囊-腹腔経路　261
胆囊ポリープ　314
単房性囊胞　444

ち

遅延性濃染　43, 132, 370
遅延相　43
逐次近似再構成法　24
遅発性脾臓破裂　513
中間型肝癌　140
中心性肥大　68
注入時間　26
注入時間一定法　25
超音波検査　2
　——，管腔内　134
超音波内視鏡　324, 403
超音波内視鏡下穿刺吸引法　445, 454
腸間膜　366
超常磁性酸化鉄粒子　36, 47

て

定位放射線治療　85
低電圧撮影　24
鉄過剰症　76
　——をきたす疾患　76
鉄沈着　46
転移性肝腫瘍　50, 52, 152
転移性膵腫瘍　454
　——の診断と治療　454
転移性胆囊腫瘍　348
転移性脾腫瘍　532

転位左肝動脈　5
転位右肝動脈　5

と

同位相　33, 371
陶器様胆囊　292
糖原病　158
動注 CT　36, 38
銅沈着　46, 124
動脈供血　104
動脈周囲リンパ床　488
動脈性濃染域　212
動脈のしめつけ狭窄像　128
動脈門脈シャント　210
動脈優位相　22, 42
特発性門脈圧亢進症　68
　——の成因，臨床所見　68
戸谷分類　276, 279
トランスフェリン　76
　——非結合鉄　76
トリウム　80
ドルバプタン　410
トロトラスト　80

な

内視鏡的逆行性胆管膵管造影　274, 445
内視鏡的逆行性胆道造影　350
内臓錯位症候群　498

に

二次性硬化性胆管炎　304
日本住血吸虫症　82
乳児血管腫　226
乳頭状腫瘍　336
乳頭状腺腫　318
乳頭部　246

ね

粘液癌　432
粘液性囊胞腫瘍　134, 440, 444
粘液栓　134

の

濃縮胆汁　376

脳動脈瘤　410
囊胞性腫瘍　406
囊胞線維症　474
膿瘍腔　186

は

倍加時間　334
背側膵芽　364
白脾髄　488
バゾプレシン　410
パルス系列　26
斑状濃染　70

ひ

非 Hodgkin リンパ腫　528
脾悪性リンパ腫　485, 492, 493, 496, 497, 528
非アルコール性脂肪肝炎　72, 74
非アルコール性脂肪性肝疾患　74
脾過誤腫　495, 497, 522
脾仮性囊胞　519
脾血管腫　493, 495, 496, 520
脾血管肉腫　496, 530
脾結腸靱帯　490
脾梗塞　492, 508
脾サルコイドーシス　492, 514
脾腫　488
非腫瘍性ポリープ　314
脾症　500
尾状葉　21
脾腎間膜　489
脾性腺癒合　502
　　――, 非連続型　502
　　――, 連続型　502
脾臓摘出後重症感染症　504
脾損傷　512
脾柱　488
脾直接浸潤　532
脾動脈瘤　506
脾捻転　504
脾囊胞　518
脾膿瘍　510
被包化壊死　390, 416
びまん性類洞内肝転移　152
病期分類　418
ビリルビンカルシウム(結)石　306, 310

ふ

フィルタ補正逆投影　24
副右肝動脈　5
副肝管　275, 283
腹腔鏡下胆囊摘出術　282, 480
腹腔鼠　204
腹腔内遊離体　204
副左肝動脈　5
腹側膵芽　364
副胆囊　274
副乳頭　402
副脾　500
　　――, 膵内　500
　　――, 臓器内　500
腹部コンパートメント症候群　390
腹膜転移　336
浮腫性胆囊炎　286
ブタ回虫　190
部分脾動脈塞栓術　508

へ

平衡相　23, 43, 214
閉塞性黄疸　61
閉塞性膵炎　394
壁肥厚型胆囊病変　270
ヘモクロマトーシス　476
ヘモジデリン　530
　　――沈着　46
ヘモジデローシス　490, 491
扁平上皮癌(胆囊)　334

ほ

放射線肝炎　84
放射線性肝障害　84
包虫囊胞　518
傍乳頭憩室　352
ボーラストラッキング　23, 217

ま

マイクロバルーンカテーテル　110
マルチスライス 3D 撮像法　312
マンガン製剤　268
慢性肝炎　60
慢性膵炎　394
慢性胆囊炎　292, 330
慢性非化膿性破壊性胆管炎　66

み

見かけの拡散係数　34, 115
未破裂動脈瘤　506
未分化癌　118
未分化肉腫　224
脈管浸潤　325, 336, 420

む

無漿膜野　3
無石胆囊炎　286
無脾症　498

め

メタボリックシンドローム　72
メラニン色素　348
メラニン沈着　46
免疫不全　142

も

毛細血管性血管腫　168
網囊　366
門脈　284
門脈圧亢進症　62, 516
　　――, 左側　489
門脈圧亢進症性胆道症　322
門脈血栓　208
門脈腫瘍栓　102, 213
門脈障害　208
門脈排血　104
門脈優位相　23, 43

や・ゆ・よ

薬剤溶出性ビーズ　111

有機溶剤曝露　338
有石性胆囊炎　286
遊走胆囊　300
遊走脾　504
遊走脾症候群　504
遊離結腸垂　204

容積透視法　264

予後因子　420

ら
ラジオ波焼灼療法　110, 480
卵巣様間質　136, 440

り・る
リピオドール　111
良性上皮性腫瘍　162
輪状膵　384
輪状濃染域　212

リンパ上皮嚢胞　412, 445
リンパ節転移　132, 325

類表皮嚢胞　414, 445, 518

欧文索引

2-tone duct sign　438
3D グラジエントエコー　375
3-point Dixon 法　72
3次元画像　25
3次元画像再構成　25

A

abdominal compartment syndrome（ACS）　390
aberrant subvesical duct　254
accessory left gastric artery　5
accessory right hepatic artery　5
accessory spleen　500
acinar cell carcinoma of the pancreas　428
ACS（abdominal compartment syndrome）　390
acute cholangitis　290
acute cholecystitis　286
　──, complications of　288
acute hepatitis　56
acute obstructive suppurative cholangitis（AOSC）　290
acute pancreatitis　388
　──, complications of　390
　──, staging of　392
ADC（apparent diffusion coefficient）　34, 114, 115
　──マップ　34
adenocarcinoma
　──, expanding type　340
　──, flat type　340
　──, infiltrative type　340
　──, nodular type　340
　──, papillary type　340
adenoma of gallbladder　318
adenomyomatosis of gallbladder　316
　──, diffuse type　316
　──, fundal type　316
　──, segmental type　316
adenosquamous carcinoma　334
ADPKD（autosomal dominant polycystic kidney disease）　174, **410**, 474

ADPLD（autosomal dominant polycystic liver disease）　174
adrenal rest tumor　204
AFV（anterior fissure vein）　19
AIP（autoimmune pancreatitis）　302, **398**
Alagille 症候群　280
alcoholic cirrhosis　194
AMA（anti-mitochondrial antibody）　66
amputation neuroma　320
anaplastic carcinoma　430
annular pancreas　384
anterior fissure vein（AFV）　19
anti-mitochondrial antibody（AMA）　66
AOSC（acute obstructive suppurative cholangitis）　290
apparent diffusion coefficient（ADC）　34, 114, 115
A-P シャント　179, **192**, 210
　──の原因となる病態　192
Arantian plate　246
Arantius 板　246
arterio-portal shunt　192
Ascaris suum　190
asplenia　498
autoimmune pancreatitis（AIP）　302, **398**
autosomal dominant polycystic kidney disease（ADPKD）　174, **410**, 474
autosomal dominant polycystic liver disease（ADPLD）　174

B

bare area　3
Beckwith-Wiedemann 症候群　450
bile duct stone　310
biliary atresia　280
biliary cystadenoma　136
biliary hamartoma　164
biliary hemorrhage　354
biliary intraepithelial neoplasia（BilIN）　338, 342

BilIN（biliary intraepitherial neoplasia）　338, 342
biloma　176
bolus tracking　23, 217
borderline resectable（BR）　420
BR（borderline resectable）　420
bridging necrosis　56, 60
Brunner 腺　402
Budd-Chiari 症候群　70
　──の治療　70

C

CA19-9　326
　──上昇　412
Calot 三角　255, **282**
Cancer of the Liver Italian Program（CLIP）score　114
Cantlie 線　3, 18
capillary hemangioma　168
capsule-like rim　398
carcinosarcoma　118
caudate vein　6
cavernous hemangioma　168
cavernous transformation　322
CDBD（congenital dilatation of the bile duct）　278
CEA　326
central hypertrophy　68
central satellite area　524
centrifugal pattern　180
centripetal enhancement　116, 523
centripetal pattern　181
Charcot 三徴　290
chemical shift imaging　371
Child-Pugh score　114
cholangiocarcinoma　336
cholangiolocellular carcinoma　138
cholangiovenous and cholangiolymphatic reflux　290
cholesystocholedochal fistula　350
chronic cholecystitis　292
　──, acute on　292
chronic hepatitis　60

chronic non-suppurative destructive cholangitis(CNSDC) 66
chronic pancreatitis 394
CLIP(Cancer of the Liver Italian Program) score 114
CNSDC(chronic non-suppurative destructive cholangitis) 66
colloid carcinoma 432
colon cut off sign 468
comet-like echo 316
complicated cyst 172
confluent hepatic fibrosis 202
congenital dilatation of the bile duct(CDBD) 278
cork of wine bottle sign 438
Couinaud の区域分類 18
CPR(curved planar reconstruction) 264
critical view 255, 282
CT 2, 21
CT during arterial portography (CTAP) 36
CT during hepatic arteriography (CTHA) 36
CTAP(CT during arterial portography) 36, 37, 39
CTHA(CT during hepatic arteriography) 36, 37, 38
Curaçao の診断基準 178
curved planar reconstruction (CPR) 264
cyst in cyst 136, 167, 440
cystadenocarcinoma 136
cystic fibrosis 474
cystic plate 246, 258
cytokeratin(CK) 19 122

D

delayed enhancement 43
delayed gastric emptying(DGE) 480
delayed rupture of spleen 513
desmoplastic reaction 270
DGE(delayed gastric emptying) 480
DIC(drip infusion cholecystocholangiography) 264, 290

diffuse large B-cell lymphoma 456
direct extension to the spleen 532
distal pancreatectomy with enbloc celiac axis resection(DPCAR) 420
DNA アレイ技術 326
double bubble sign 384
double duct sign 344
double gallbladder 274
double target sign 186
DPCAR(distal pancreatectomy with enbloc celiac axis resection) 420
drip infusion cholecystocholangiography(DIC)-CT 264, 290
drug-eluting beads 111
ductal plate 244
ductal plate malformation 228
duct-penetrating sign 398, 400
duodenal atresia 384
duodenal dystrophy 382
duodenal papilla cancer 344
DUPAN-2 326
dynamic study 22, 41
dysplastic nodule 125
dystrophic calcification 292

E

echo planar(EPI) 33
ectopic pancreas 382
edematous cholecystitis 286
Eggl の分類 108
EHE(epithelioid hemangioendothelioma) 148
embryonal sarcoma 224
――of the liver 224
emphysematous cholecystitis 298
encasement 128
endoscopic retrograde cholangiography(ERC) 350
endoscopic retrograde cholangiopancreatography(ERCP) 274
endoscopic ultrasonography (EUS) 403
endoscopic ultrasound guided fine needle aspiration(EUS-FNA) 454
EOB 36
EOB-MRI 48, 50, 217
――肝細胞相による鑑別 49
EPI(echo planar) 33
epidermoid cyst 414, 445, 518
epithelioid hemangioendothelioma(EHE) 148
ERC(endoscopic retrograde cholangiography) 350
ERCP(endoscopic retrograde cholangiopancreatography) 274, 445
ESWL 307
EUS(endoscopic ultrasonography) 324, 403
EUS-FNA(endoscopic ultrasound guided fine needle aspiration) 445, 454
extravasation 354

F

fatty infiltration 404
fatty liver 72
FBP(filtered back projection) 24
fill-in 43, 168, 213, 226
filtered back projection(FBP) 24
flow artifact 378
fluid-fluid level 172
FNH(focal nodular hyperplasia) 158, 198
――, 古典的 198
――, 非古典的 198
FNH-like lesion 200
focal nodular hyperplasia(FNH) 158, **198**
focal spared area 206
foregut cyst 182
fulminant hepatitis 56

G

gallbladder carcinoma
――, macroscopic classification of 328
――, staging of 324

gallbladder polyp 314
gallbladder torsion 300
gallstone 306, 308
Gamna-Gandy 結節 516
gangrenous cholecystitis 296
Gardner 症候群 476
gastrinoma 446
gastrocolic trunk(GCT) 370
gastrointestinal stromal tumor (GIST) 462
⁶⁷Ga シンチグラフィ 524
GCT(gastrocolic trunk) 370
Gd-DTPA 374
Gd-EOB-DTPA 36, 50, 212, 375
Gd 製剤 35, 47
GIST(gastrointestinal stromal tumor) 462
Glisson 鞘 2, 246
globular enhancement 180
glucagonoma 446
gradient echo(GRE) 28
graft-versus-host disease(GVHD) 479
GRE(gradient echo) 28
groove pancreatitis 402
groove 膵炎 382, 402
groove 膵癌 422
groove 領域 366
Gross の分類 274
GVHD(graft-versus-host disease) 479

H

HCC(hepatocellular carcinoma) 90, 98
——, biomarker of 114
——, early 90, 98
——, prognostic factor of 114
hemobilia 354, 471
hemochromatosis 476
hemosuccus pancreaticus(HP) 396, 471
hepatic abscess 186
hepatic adenoma 158
hepatic angiomyolipoma 160
hepatic angiosarcoma 146
hepatic fascioliasis 191
hepatic fibropolycystic disease 175
hepatic hemangioma 168
hepatic malignant lymphoma 142
hepatic mucinous cystic neoplasma(hepatic MCN) 166
hepatic neuroendocrine tumor 150
hepatic pseudolesion 210
hepatic pseudolymphoma 144
hepatic simple cyst 172
hepatic sinusoidal obstruction syndrome 84
hepatic trauma 230
hepatic veno-occlusive disease 84
hepatic visceral larva migrans 190
hepaticocholecystic duct 254
hepatobiliary phase 133
hepatoblastoma 220
hepatocellular carcinoma(HCC) 90
——, CK19 positive 122
——, diffuse 108
——, early 98
——, moderately differentiated 100
——, poorly differentiated 102
——, progressed 100, 102
——, pseudoglandular type 120
——, sarcomatoid 118
——, scirrhous 116
——adult type 222
——with bile duct tumor thrombus 106
——with metallic accumulation 124
——with portal vein tumor thrombus 104
hepatopancreatic bud 244
hereditary hemorrhagic telangiectasia(HHT) 178, 466
Hering 管 244
heterotaxy syndrome 498
HHT(hereditary hemorrhagic telangiectasia) 178, 466
high-grade dysplastic nodule 90
high-risk stigmata 434, 436
hilar plate 246
HIV(human immunodeficiency virus) 142
Hodgkin リンパ腫 528
——, 非 528
HP(hemosuccus pancreaticus) 396
human immunodeficiency virus (HIV) 142
hydatid cyst 518
hyperplastic nodule 194

I

IDEAL(iterative decomposition of water and fat with echo asymmetry and least-squares estimation) 72
idiopathic portal hypertension (IPH) 68
IDUS(intraductal ultrasonography) 134, 320
IgG4-related sclerosing cholangitis(IgG4-SC) 302
IgG4-related sclerosing cholecystitis 302
IgG4-SC(IgG4-related sclerosing cholangitis) 302
IgG4 関連硬化性胆管炎 302
IgG4 関連疾患 474, 526
IgG4 関連胆管炎 302
IgG4 関連胆嚢炎 302
IMRI(intensity modulated radiation therapy) 85
IMT(inflammatory myofibroblastic tumor) 188, 524
in phase 33, 371
infantile hemangioma 226
inferior vein of Sappey 86
inflammatory myofibroblastic tumor(IMT) 188, 524
inflammatory pseudotumor(IPT) 188, 524
——, fibrohistiocytic type 188
——, plasma cell type 188
——, pseudolymphoma type 188

insulinoma 446, **476**
intensity modulated radiation therapy (IMRI) 85
interaortico-caval node 261
interrupted rim sign 296
intraductal papillary neoplasia of the bile duct (IPNB) 130, **134**, 338, **342**, 434, 436, 444
intraductal tubulopapillary neoplasm (ITPN) 438
intraductal ultrasonography (IDUS) 134, 320
intrahepatic bile duct adenoma 162
intrahepatic cholangiocarcinoma (IHC)
　――, biomarkers of 132
　――, prognostic factors of 132
　――intraductal growth type 130
　――mass forming type 126
　――periductal infiltrating type 128
intraluminal flap 296
intraluminal membrane 296
intrapancreatic accessory spleen 414
IPH (idiopathic portal hypertension) 68
IPMC (intraductal papillary mucinous carcinoma) 436
IPMN (intraductal papillary mucinous neoplasm) 134, **434**, 444
　――, 混合型 434
　――, 分枝型 434
　――の診療方針 434
IPNB (intraductal papillary neoplasm of the bile duct) 130, **134**, 338, **342**
IPT (inflammatory pseudotumor) 188
iron overload disorder 76
iterative decomposition of water and fat with echo asymmetry and least-squares estimation (IDEAL) 72
ITPN (intraductal tubulopapillary neoplasm) 438

J

Japan Integrated Staging (JIS) score 114
JIS (Japan Integrated Staging) score 114
juxtacaval fat 204

K

Kasabach-Merritt 症候群 168, 226, 520
Klippel-Trenaunay-Weber 症候群 520
Kupffer 細胞 36, 47

L

laparoscopic cholecystectomy 480
late dynamic phase 133
Lemmel 症候群 352
lesser sac 366
Lewis 式血液型陰性者 326
lipomatous pseudohypertrophy 386, **404**
littoral cell angioma 531
liver cirrhosis 62
low grade malignancy 344
low-grade dysplastic nodule 90
LPSP (lymphoplasmacytic sclerosing pancreatitis) 398
lymphoepithelial cyst 412
lymphoplasmacytic sclerosing pancreatitis (LPSP) 398

M

malfusion of pancreaticobiliary ducts 276
malignant lymphoma of the pancreas 456
MALS 472
MALToma 144
MALT リンパ腫 456
MANEC (mixed adenoendocrine carcinoma) 346
mass forming pancreatitis 400
maximum intensity projection (MIP) 25, **312**

MCN (mucinous cystic neoplasm) 134, **136**, 166, **440**, 444
MDCT (multidetector-row CT) 249, 368
MEN1 (multiple endocrine neoplasia type 1) 448, 476
mercedes sign 306
mesenchymal hamartoma 228
metastatic liver tumor 152
metastatic splenic tumor 532
metastatic tumor of gallbladder 348
metastatic tumor to the pancreas 454
micro hamartoma 174
MIP (maximum intensity projection) 25, **312**
　――, slab 370
Mirizzi 症候群 288, **350**
　――の合併症 351
mixed adenoendocrine carcinoma (MANEC) 346
mixed hepatocellular and cholangiocellular carcinoma 140
modified Response Evaluation Criteria in Solid Tumors (mRECIST) 114
mosaic pattern 136
MPR (multiplanar reconstruction) 25, 249
MR cholangiopancreatography (MRCP) 249, 278, 312, 371
MR elastography (MRE) 34
MRCP (MR cholangiopancreatography) 249, 278, 312, 371
　――, セクレチン負荷 380
　――経口造影剤 266
　――のピットフォール 376, 377
MRE (MR elastography) 34, 75
mRECIST (modified Response Evaluation Criteria in Solid Tumors) 114
MRI 2
MR エラストグラフィ **34**, 75
MR 胆管膵管撮影 249, 371
mucinous cystic neoplasm (MCN) 134, **136**, 166, **440**, 444
mucinous/colloid carcinoma 432
multicystic biliary hamartoma

166
multidetector-row CT(MDCT) 249, 368
multiplanar reconstruction (MPR) 25, 249
multiple endocrine neoplasia type 1(MEN1) 448, 476
multiple pancreatic neuroendocrine tumor 448
multistage carcinogenesis 90

N

NAFLD(nonalcoholic fatty liver disease) 74
NASH(nonalcoholic steatohepatitis) 72, 74
NCCN(National Comprehensive Cancer Network)ガイドライン 420
NEC(neuroendocrine carcinoma) 346
necrotizing cholecystitis 286
NET(neuroendocrine tumor) 346
neuroendocrine carcinoma(NEC) 346
neuroendocrine neoplasm of bile duct 346
neuroendocrine tumor(NET) 346
nodular hyperplasia 68
nodular regenerative hyperplasia (NRH) 70, 158, 194, 196
nonalcoholic fatty liver disease (NAFLD) 74
nonalcoholic steatohepatitis (NASH) 72, 74
non-transferrin bound iron (NTBI) 76
NRH(nodular regenerative hyperplasia) 70, 158, 194, 196
NTBI(non-transferrin bound iron) 76

O

OATP1B3(organic anion-transporting polypeptide 1B3) 48, 95

Oddi 括約筋 246, 247, 344
opposed phase 33, 371
organic anion-transporting polypeptide 1B3(OATP1B3) 48, 95
Osler-Weber-Rendu 病 136, 178, 466, 476
ovarian type stroma 136
oversampling 250
overwhelming postsplenectomy infection 504

P

PAI(periportal abnormal intensity) 66
PALS(periarterial lymphatic sheath) 488
pancreas divisum 364, 380
pancreatic agenesis 386
pancreatic arteriovenous malformation(PAVM) 466
pancreatic cancer
　——, biomarker of 420
　——, prognostic factor of 420
　——, staging of 418
pancreatic fistula 480
pancreatic hamartoma 458
pancreatic hypoplasia 386
pancreatic injury 468
pancreatic leiomyosarcoma 465
pancreatic lipomatosis 404
pancreatic lymphangioma 463
pancreatic neuroendocrine microadenoma 448
pancreatic neuroendocrine tumor (PNET) 446
pancreatic paraganglioma 463
pancreatic pseudocyst 416
pancreatic schwannoma 460
pancreatico-pyloro-duodenal venous plexus 258
pancreatoblastoma 450
papillary adenocarcinoma 340
paraduodenal pancreatitis 382
parallel imaging technique 250
partial nodular transformation (PNT) 62
partial splenic embolization

(PSE) 508
patchy enhancement 70
PAVM(pancreatic arteriovenous malformation) 466
PBC(primary biliary cirrhosis) 66
PBP(peribiliary plexus) 7
PCLD(polycystic liver disease) 174
PEComa 160
peliosis hepatis 180
percutaneous transhepatic cholangiodrainage(PTCD) 356
perfusion defect 38
perfusion パラメータ 115
periampullary duodenal diverticula 352
periarterial lymphatic sheath (PALS) 488
peribiliary cyst 184
peribiliary plexus(PBP) 7
perinodular enhancement 144
peripheral enhancement 43, 168, 212
peripheral rim enhancement 116
peripheral washout sign 152
periportal abnormal intensity (PAI) 56, 66, 426
periportal collar 56, 66
periportal halo sign 66
periportal plexus(PPP) 7
phagocytosis 94
PHB(portal hypertensive biliopathy) 322
plate system 246
PNET(pancreatic neuroendocrine tumor) 446, 448
pneumobilia 378
PNT(partial nodular transformation) 62
polycystic liver disease(PCLD) 174
polysplenia 498
porcelain gallbladder 292
portal hypertension 62
portal hypertensive biliopathy (PHB) 322
posterior hepatic plexa 261
PPP(periportal plexus) 7

premalignant lesion　98
primary biliary cirrhosis（PBC）　66
primary sclerosing cholangitis（PSC）　**304**, 338
prolonged enhancement　43, 168, 180
PSC（primary sclerosing cholangitis）　**304**, 338
PSE（partial splenic embolization）　508
pseudoaneurysm　471
pseudolipoma of the Glisson capsule　204
PTCD（percutaneous transhepatic cholangiodrainage）　356
PTGBD　176

R

radiation hepatitis　84
radiation induced liver disease（RILD）　84
radiofrequency ablation（RFA）　110, 480
RAS（Rokitansky-Aschoff 洞）　248, 316, 330
regenerative nodule　96
replaced left hepatic artery　5
replaced right hepatic artery　5
retropancreatic node　261
retroperitoneal hemorrhage　471
Rex 線　18
Reynolds 五徴　290
RFA（radiofrequency ablation）　110, 480
RI　2
RILD（radiation induced liver disease）　84
Rokitansky-Aschoff 洞（RAS）　248, 316, 330

S

S/N　28, 265
S1 の解剖　21
SAA 陽性肝細胞性腫瘍　194, 201
SANT（sclerosing angiomatoid nodular transformation）　495, **526**

Santorinicele　380
Santorini 管　380, 384, 402
sarcoidosis　476
SCC（squamous cell carcinoma）抗原　334
schistosomiasis　82
Schwann 細胞　460
sclerosed hemangioma　170
sclerosing angiomatoid nodular transformation（SANT）　495, **526**
sclerosing hemangioma　170
SCN（serous cystic neoplasm）　**442**, 444
—, honeycomb type　442
—, solid type　442
SE（spin echo）　26
sentinel loop sign　468
serous cystic neoplasm（SCN）　**442**, 444
SFT（solitary fibrous tumor）　463
short hepatic vein　6
Shwachman-Diamond 症候群　474
siderotic nodule　62
single shot first spin echo（SSFSE）　374
small field of view　250
solid pseudopapillary neoplasm（SPN）　444, **452**
solitary fibrous tumor（SFT）　463
somatostatinoma　446, 476
spared area　86
sparing of fatty infilltration　364
speckled enhancement　398
spilled stone　288
spin echo（SE）　26
SPIO　**36**, 47, 198, 528
SPIO-MRI　47
——による鑑別　49
splenic abscess　510
splenic angiosarcoma　530
splenic artery aneurysm　506
splenic congestion　516
splenic cyst　518
splenic hamartoma　522
splenic hemangioma　520
splenic infarction　508

splenic injury　512
splenic malignant lymphoma　528
splenic sarcoidosis　514
splenic torsion　504
splenogonadal fusion　502
splenosis　500
SPN（solid pseudopapillary neoplasm）　444, **452**
spoke-wheel appearance　198, 526
squamous cell carcinoma 抗原　334
squamous-lined cysts of the pancreas　414
SR（surface rendering）　25
SRT（stereotactic radiotherapy）　85
SSFSE（single shot first spin echo）　374
stained glass appearance　136
starry night パターン　56
stereotactic radiotherapy（SRT）　85
subtypes with stem cell features　140
subvesical（bile）duct　251, **254**, 282
surface rendering（SR）　25
symptomatic cyst　172

T

T1 強調像　29
T2 shine-through　172
T2* mapping　75
T2*強調像　**32**, 76
T2 強調像　30
TACE（transcatheter arterial chemoembolization）　**111**, 118, 255, 354, 480
TAE（transcatheter arterial embolization）　118, 354
target appearance　116
target sign　180
^{99m}Tc コロイドシンチグラフィ　524
third flow　**86**, 204, 206, 259
thorotrast　80
thread and streaks sign　108

TNM（tumor node metastasis）分類　114
transcatheter arterial chemoembolization（TACE）　111, 118, 255, 480
transcatheter arterial embolization（TAE）　118, 354
transferrin　76
transient segmental enhancement　186
transverse portion　3
triangular cord sign　280
true pancreatic cyst　406
tubular adenocarcinoma　340
tumor node metastasis（TNM）分類　114

U

umbilical plate　246
umbilical portion　3, 246
undifferentiated carcinoma　118
undifferentiated sarcoma　224
US　2

V

vascularity　132
veno-occlusive disease（VOD）　479
Verner-Morrison 症候群　476
VHL（von Hipple-Lindau）　448
VHL 遺伝子　408
view-sharing technique　219
VIPoma　446
VMC（von Meyenburg complex）　164
VOD（veno-occlusive disease）　479
volume rendering（VR）　264, 370
von Hippel-Lindau 病　**408**, 448, 474
von Meyenburg complex（VMC）　164, 174
VR（volume rendering）　264, 370

W

walled-off necrosis（WON）　416
wandering spleen　504
washout　212
——, pseudo-　212
WDHA 症候群　476
weeping willow　68
whirl sign　300
whirled appearance　504
Wilson 病　78
Winslow 孔　366
Wirsung 管　380, 384
WON（walled-off necrosis）　416
worrisome feature　434, 436

X・Z

xanthogranulomatous cholecystitis（XGC）　294
XGC（xanthogranulomatous cholecystitis）　294

Zollinger-Ellison 症候群　475

肝胆膵のCT・MRI　　　定価：本体 12,000 円＋税

2016 年 4 月 5 日発行　第 1 版第 1 刷 ©

編集者　本田　浩・角谷眞澄・吉満研吾・
　　　　蒲田敏文・入江裕之

発行者　株式会社 メディカル・サイエンス・インターナショナル
　　　　代表取締役　若松　博
　　　　東京都文京区本郷 1-28-36
　　　　郵便番号 113-0033　電話 (03) 5804-6050

印刷：横山印刷／表紙装丁：トライアンス

ISBN 978-4-89592-846-5　C3047

本書の複製権・翻訳権・上映権・譲渡権・公衆送信権(送信可能化権を含む)は(株)メディカル・サイエンス・インターナショナルが保有します.
本書を無断で複製する行為(複写,スキャン,デジタルデータ化など)は,「私的使用のための複製」など著作権法上の限られた例外を除き禁じられています.大学,病院,診療所,企業などにおいて,業務上使用する目的(診療,研究活動を含む)で上記の行為を行うことは,その使用範囲が内部的であっても,私的使用には該当せず,違法です.また私的使用に該当する場合であっても,代行業者等の第三者に依頼して上記の行為を行うことは違法となります.

JCOPY　〈(社)出版者著作権管理機構 委託出版物〉
本書の無断複写は著作権法上での例外を除き禁じられています.
複写される場合は,そのつど事前に,(社)出版者著作権管理機構
(電話 03-3513-6969,FAX 03-3513-6979,info@jcopy.or.jp)の
許諾を得てください.